AF269689

Estiramientos de las cadenas musculares

JOAQUÍN ARGENTE

ESTIRAMIENTOS DE LAS CADENAS MUSCULARES

*Recuperar la buena forma con el Método Mézières
y la Bioenergética de Alexander Lowen*

Ilustraciones de Miquel Herrero

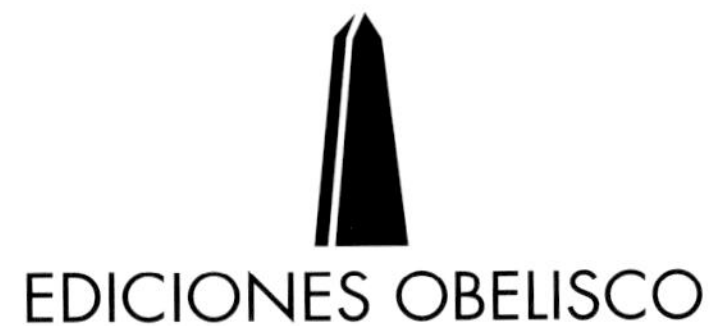

EDICIONES OBELISCO

Si este libro le ha interesado y desea que le mantengamos informado
de nuestras publicaciones, escríbanos indicándonos qué temas son de su interés
(Astrología, Autoayuda, Psicología, Artes Marciales, Naturismo,
Espiritualidad, Tradición...) y gustosamente le complaceremos.

Puede consultar nuestro catálogo en www.edicionesobelisco.com

*Los editores no han comprobado la eficacia ni el resultado de las recetas,
productos, fórmulas técnicas, ejercicios o similares contenidos en este libro.
Instan a los lectores a consultar al médico o especialista de la salud ante
cualquier duda que surja. No asumen, por lo tanto, responsabilidad alguna
en cuanto a su utilización ni realizan asesoramiento al respecto.*

Colección Estudios y Documentos
ESTIRAMIENTOS DE LAS CADENAS MUSCULARES
Joaquín Argente

1.ª edición: diciembre de 2019

Maquetación: *Juan Bejarano*
Corrección: *Tsedi, Teleservicios Editoriales, S. L.*
Diseño de cubierta: *Enrique Iborra*
Ilustraciones: *Miquel Herrero*

© 2019, Joaquín Argente
(Reservados todos los derechos)
© 2019, Ediciones Obelisco, S. L.
(Reservados los derechos para la presente edición)

Edita: Ediciones Obelisco, S. L.
Collita, 23-25. Pol. Ind. Molí de la Bastida
08191 Rubí - Barcelona - España
Tel. 93 309 85 25 - Fax 93 309 85 23
E-mail: info@edicionesobelisco.com

ISBN: 978-84-9111-484-0
Depósito Legal: B-17.814-2019

Printed in India

Nota introductoria

En algunos temas importantes tratados en esta obra, he sido reiterativo a propósito y con plena conciencia. Con esas repeticiones desde diferentes puntos de vista, intento contrarrestar el aluvión de tópicos, clichés, lugares comunes y sinsentidos que la fisioterapia y la gimnasia clásicas recitan una y otra vez reincidiendo en las mismas gastadas verdades de décima mano, desanimando a los pacientes con tratamientos contraproducentes, y abrumando y confundiendo a millones de personas doloridas y enfermas que, además, son culpabilizadas al no responder a ejercicios que carecen de toda lógica porque no observan el cuerpo concreto de cada individuo: no son más que la aplicación estándar de fórmulas de lo que ya se ha estado haciendo antes y no ha funcionado.

El paradigma científico de la fisioterapia clásica está en bancarrota desde hace décadas. Sin embargo, las inercias de lo considerado correcto (y que excluye todo lo demás), continúan vigentes. Se persiste en ellas **sin llevar a cabo la más mínima revisión crítica**, al igual que haría un individuo obsesivo negándose a salir de su atmósfera irreal, reiterando una y otra vez las mismas ideas preconcebidas y rituales, que nada tienen que ver con el cuerpo singular y las condiciones irrepetibles del paciente que se tiene delante: «Es necesario fortalecer la espalda», «Haga natación», «Un poco de tacón no es malo», «Debe practicar esta tabla de ejercicios»... Y peor todavía: siguen tratando el cuerpo de forma fragmentaria, concebido de forma mecanicista como un simple agregado de piezas sueltas más o menos ensambladas, ignorando lo que la anatomía enseña, que **el trayecto de los músculos hace que se conecten unos con otros creando una relación imposible de evitar entre puntos del cuerpo distantes pero mutuamente influyentes.**

El lector perdonará mis reiteraciones. Probablemente le serán útiles para enfrentar los problemas de la estructura del cuerpo que en el curso de su vida habrá de enfrentar inevitablemente. Tendrá un referente para no obedecer ni prescripciones ilógicas ni tratamientos contraproducentes, y podrá evitar seguir dañándose más a sí mismo.

Agradecimientos

Somos porque nos hacemos posibles unos a otros, porque nos ayudamos a ser.

Esta obra nunca hubiera visto la luz sin el trato extraordinariamente paciente que he recibido en todo momento de mi editor, Juli Peradejordi. Quiero expresarle, además, mi mayor gratitud por su estímulo, que no contenía presión en absoluto. Reconozco la generosidad y amabilidad del resto del equipo de la editorial con el que más directamente me he relacionado: Anna Maria Mañas, Charo Sánchez Ortiz, Olga Calvo Bellido y David Aliaga. El trabajo con Miquel Herrero –autor de la mayoría de las ilustraciones– ha sido un placer: allí donde se presentaba cualquier dificultad, proponía otro punto de vista interesante y válido; y ésa es, muy agradablemente, su actitud general. Me siento agradecido también a amigos y pacientes de los que tanto he aprendido: Mercedes La Fond, María Vicenta Gil Barberá, Javier Cañeque Arias, Ana Olivert Alegre, Julián S. Ruiz, Elvira Félix Naya, Paqui González Fernández, Vanesa Gimeno, Mercedes García Plaza, Isabel García Plaza, Victoria Contreras Flores; quiero recordar a Daniel Gil Ferrando por su bondad y buen ánimo; dar la gracias también a Jesús Muñoz Íñiguez, por su alto sentido de la amistad; a Vicente Marquina Rubio, José Luis Leal, Juan Carlos Martínez Panadero, Inmaculada Claramunt Manzanaro, Antonio Climent Heras, Carlos Sánchez Martínez, Francisco Carrión Soler, Irene Soto Santos, Julián Olivas Martínez, Inmaculada Castrillo Castelblanque, Ana María Castrillo Castelblanque, Ana Buigues Durá, Malén Cirerol Golliard, Linda Jent, Marta Coria Quispe, Francisco Aroca Martínez, Josep Sanchis Barberà, María Dolores Llorens Arnau; Mari Do Sanchis; a los amigos italianos Tiziana Baco, Simone Bangoni, Toni Pellegrino, Emiliano Di Geronimo, Claudio Lodi, Paolo Gilibini, Giulio Massaro, Fabio Chigi, Gabriele Nero, Luigi Giuseppe Pigoli y su esposa Yumiko Sugawara. A Empar Martínez Briz, María José Dasí Castellar, Miguel Ángel García Ruiz, Juan Carlos Jiménez, Juan José Sánchez Kirlovich, Jacobo Pons Colom, José Navarro Amador, Pilar Caballero, Raúl Luján Cárcel, Crescencio Rubio Vico, Manuel Chinea, Antonio Rubio, Pep Beltrán, Amparo Berenguer Martínez, Consuelo Berenguer, Óscar Giménez Gomar, Juan Alcahut Ramírez, Neus Álvarez, Marga Bau Mas, Javier Sánchez Ortiz, Josep Vicent García Lluna –por su amabilidad y cordialidad tranquilas y reconfortantes–, Daniel García Hedrosa, Federico Gimeno Tortajada, Gema Guzmán Taberner, Paqui Sesé Ramos y Joaquín Soto Alcalá. Y, siempre, a Chui Álvarez.

A mis padres, Joaquín y Pilar,
a María Serra Tomás (1910-2010),
a Pere Ros Vilanova,
a María Cirerol Ferriol,
a Ana María Lajusticia Bergasa.

«Lo esencial en la educación física es más la educación de la sensibilidad muscular que el aumento de la fuerza».

PAUL CHAUCHARD (neurofisiólogo), *Les muscles*

«No sufrimos de falta de fuerza en la musculatura, ¡sino de un exceso de fuerza mal repartida!».

FRANÇOISE MÉZIÈRES (Conferencias y cursos)

«Cada uno debe conocerse a sí mismo y aceptar la responsabilidad de conocerse mejor que ninguna otra persona, en caso contrario buscará siempre la autoridad ajena: un médico, una cura, una droga (...). Y después intentará rebelarse contra esta autoridad a quien él mismo ha dado el poder; querrá liberarse pero no será capaz. Su cuerpo ya no le pertenecerá si no toma posesión de él y desarrolla el control de sí mismo».

FRANÇOISE MÉZIÈRES (Conferencias y cursos)

«No se trata de negar la autoridad de los sentidos y del entendimiento humanos a causa de su debilidad, sino de procurarles las necesarias ayudas».
«El fracaso en la acción procede sobre todo de la ignorancia de las causas».

FRANCIS BACON, *Novum organum*

El hecho de que los propios fisiólogos reconozcan que los huesos son elementos pasivos mientras que, por el contrario, los músculos son activos tiene consecuencias de capital importancia para la configuración de la estructura del cuerpo, su evolución, sus deterioros y las posibilidades de mejoría y solución que podemos aplicar.

Resulta sorprendente que la mayoría de los médicos en general, los traumatólogos en particular, y los fisioterapeutas, no tengan en cuenta este principio (reconocido en los manuales de Anatomía y Fisiología) que afirma la naturaleza pasiva de los huesos y la activa de los músculos que nos conduce a la idea clave de esta obra y del trabajo entero de Françoise Mézières y de Alexander Lowen: la estructura del cuerpo depende de lo que le ocurre a nuestra musculatura, de su estado, y no de los huesos.

Paul Chauchard, prestigioso neurofisiólogo francés conocido por sus numerosas publicaciones, escribe: «El esqueleto articulado (...) no está dotado de ninguna capacidad de movilidad espontánea. **Es un dispositivo pasivo, una posibilidad de sostén o apoyo, y de movimiento, que necesita la intervención de una fuerza activa. En el motor viviente (que es el cuerpo humano) esta fuerza activa procede de los músculos**» (Paul Chauchard, *Les muscles*, Presses Universitaires de France, París, 1971, pág. 9). Y a su vez, el estado de nuestra musculatura (hipertónica o, por el contrario, con el tono justo) guarda una relación directa con nuestras actitudes y estados de ánimo: miedo, ansiedad, estrés, prisa, relajación, calma... Por tanto, el concepto mecanicista del cuerpo humano (que lo considera sólo una serie de fragmentos inconexos entre sí y que excluye por completo las emociones y actitudes) no puede continuar defendiéndose. Las emociones determinan el bloqueo de la respiración (o lo contrario), al mismo tiempo deciden el tono muscular y éste actúa sobre los huesos. Hay que trabajar, pues, sobre la totalidad del organismo.

«La fisiología nos dice que sobre la forma de los huesos influye la tracción de los músculos que en ellos se insertan. La formación de hueso es un proceso constante en el cuerpo viviente, más activo durante los primeros años de vida, pero nunca del todo en reposo. **Así, la estructura corporal se modifica constantemente a causa de las tensiones musculares a que es sometido el cuerpo**».

Alexander Lowen, *La traición al cuerpo*, Era Naciente, Buenos Aires, 1995, pág. 226.

La estructura del carácter y la estructura del cuerpo

Estudio de tres estructuras corporales y de carácter y otras ideas de punto de partida

La estructura del cuerpo depende de la acción que los músculos ejercen sobre los huesos y no de los huesos en sí mismos. Y a su vez, el estado de la musculatura que tira de los huesos (puede ser crónicamente tensa o, por el contrario, con el tono justo) está determinado por la forma de respirar, que es inseparable de nuestras actitudes y emociones: prisa, ansiedad, angustia, miedo, rechazo, tristeza o relajación, alegría, sensación de seguridad...

Así pues, nuestras actitudes y emociones guardan una relación directa con la estructura del cuerpo: es imposible negar que el estrés, la ansiedad, la angustia o el miedo, por ejemplo, bloquean la respiración y, con ello, tensan la musculatura, de la misma forma que las sensaciones de seguridad, bienestar o placer desbloquean la respiración de forma simultánea a la relajación muscular.

El carácter es nuestra actitud predominante ante la vida más nuestro comportamiento: de esta forma tan concisa y con tanta precisión lo define Alexander Lowen. La actitud predominante puede ser, por ejemplo, decidida, valerosa y con empuje, o, por el contrario, temerosa, depresiva y tendente a la pasividad: nuestros actos estarán en consonancia con esas distintas actitudes.

1.1. Previo y a tener siempre presente: los procesos energéticos que subyacen a nuestra conducta

Nuestra conducta sólo puede comprenderse si tenemos en cuenta los procesos energéticos subyacentes. Y esos procesos se concretan en las tensiones –o su ausencia– que configuran la estructura del cuerpo. Por ejemplo: no sirve de nada decir de una persona que es negligente, o perezosa, o que no es perseverante, que se cansa con facilidad o que no se concentra, a no ser que busquemos las causas por las que se ve obligada a abandonar las tareas o a dispersarse.

Necesitamos una teoría del funcionamiento de la mente y del cuerpo porque la conducta de cada individuo (que parece decirnos con claridad lo que es) resulta engañosa: las observaciones del comportamiento que ignoran los procesos energéticos no pasan de la superficie y no sirven ni para comprender ni para solucionar los problemas.

En general los individuos son calificados como perseverantes o por el contrario inconstantes; con fuerza de voluntad o débiles de carácter; indolentes u holgazanes en contraste con los que son trabajadores; los emocionalmente estables frente a los que sufren frecuentes altibajos en su estado de ánimo; ansiosos o nerviosos en lugar de tranquilos; vitalistas en oposición a los de existencia deprimida o con un estado de ánimo bajo... Etiquetar esos diferentes comportamientos no explica, por ejemplo, por qué unos sujetos pueden recargarse de energía mediante la respiración y la alimentación –y llevar a cabo una actividad sostenida–, en claro contraste con aquellos que teniendo a su alcance los mismos medios no pueden hacerlo y apenas disponen de empuje o fuerza para iniciar y concluir cualquier trabajo, o con quienes se derrumban rápidamente.

Resulta extremadamente fácil y ramplón –y es lo habitual en la psicología cognitivo-conductual– colgar etiquetas de perseverantes y trabajadores a los primeros o de haraganes a los segundos. Pero ¿sirve esto para solucionar los problemas? Rotundamente no. Etiquetar a los individuos observando sólo su conducta e ignorando al mismo tiempo las causas de ese comportamiento resulta estéril, no sirve de nada, no hace posible resolver los problemas. En lugar de colocar etiquetas quedándonos en lo superficial, necesitamos una teoría del funcionamiento psíquico imbricada con el físico (es decir, la estructura del cuerpo que va pareja con determinadas formas de actuar y sentir) para comprender todas esas diferentes actitudes y conductas de los individuos concretos. Se necesita una teoría que sirva de punto de partida para observar los procesos energéticos subyacentes a la conducta de cada individuo.

1.2. Bases psicológicas elementales

Necesitamos enfrentar los conflictos emocionales conscientes e inconscientes a fin de desbloquear la respiración, recobrar el placer del movimiento y del ejercicio y conservar o ganar de nuevo la salud.

Nos provocamos dolores físicos y enfermedades (a veces muy graves) para ocultarnos a nosotros mismos las emociones dolorosas no resueltas, para no enfrentar los conflictos pendientes y para no cambiar los hábitos de conducta que el dolor psíquico hizo que estableciéramos. **Esos conflictos pueden provenir –y en la mayoría de los casos proceden– de la infancia.** El primero y principal fundamento de la salud radica en el hecho de enfrentar el dolor emocional: ¿cuántos abusos de comida o de tabaco o de alcohol, o cuántas relaciones tóxicas, o cuántas actitudes compulsivas serían innecesarias si no las usáramos para mitigar y encubrir nuestros dolores emocionales?

He conocido a decenas de personas que físicamente se tratan mal a sí mismas (con excesos de todo tipo, con falta de sueño y otras formas de dañarse) a causa de móviles inconscientes de naturaleza emocional: adultos, por ejemplo, cuya obsesión por la limpieza y el control, cuyos celos, envidias y temores, respondían a las órdenes y castigos que recibieron décadas antes, en la infancia. Todavía en su edad adulta no han sacado a la luz esa necesidad compulsiva de satisfacer a quienes les inculcaron sus obsesiones y miedos, y, en consecuencia, siguen respondiendo como autómatas, repitiendo los esquemas que les impusieron y sometiéndose a órdenes y prohibiciones –desconocidas– que actúan desde lo más profundo de su mente. Conocer esas órdenes e interdictos es el primer paso para rebelarse contra ellas y afirmar un Yo adulto, con necesidades, deseos y ritmos propios.

Orígenes multicausales de la enfermedad y de la salud. Las enfermedades no tienen una sola causa: el origen de la enfermedad es multicausal. Incluso en los casos en que existe un agente patógeno muy claro, ese agente actúa con mayor o menor intensidad según el estado general de cada individuo. No obstante, en esta obra situaremos los aspectos emocionales en primer lugar porque determinan nuestra conducta cotidiana y, con ello, nos permiten adoptar hábitos saludables (de nutrición, de relaciones interpersonales, de ausencia de adicciones, de ejercicio...), o por el contrario, nos empujan inconscientemente hacia lo mórbido. Sólo cuando resolvemos nuestras emociones y conflictos soterrados (inconscientes), estamos cimentando sobre una sólida base nuestras posibilidades de salud o de recuperación de la salud.

Los conflictos y sufrimientos psíquicos concretos –no genéricos ni teóricos– que expongo a continuación, fueron los que nos dejaron huella durante las primeras etapas de nuestra vida a la inmensa mayoría de individuos, y luego nos empujaron a las conductas destructoras de salud ya en la propia infancia más avanzada, en la adolescencia, la juventud y la edad adulta. Si queremos recuperar la salud corporal es imprescindible hacer frente a esas cargas emocionales que arrastramos y que condicionan en primer lugar nuestra respiración y, con ella, toda la estructura del cuerpo.

Primeros conflictos. Las actitudes de abandono y descuido afectivo que sufrimos en la primera infancia, o, por el contrario, la intromisión excesiva y el intento de quebrar nuestra voluntad por el deseo autoritario de padres o educadores. A veces se trató de una desatención extrema al niño; en otros casos fueron chantajes emocionales y la presión prematura para controlar los esfínteres; o la invasión brusca o violenta de nuestro espacio corporal (con abusos sexuales o sin ellos, quizá mediante las actitudes seductoras que luego conducen al narcisismo); o la frialdad de las figuras parentales y su escasa o nula capacidad de transmitir afecto y calidez; o la culpabilización y humillación de las expresiones espontáneas, esperando del niño actitudes de madurez anticipada; o las exigencias emocionales del padre o de la madre dirigidas al hijo (demandas inapropiadas o desmedidas puesto que, *per se*, el niño es incapaz de asumir, elaborar y procesar los densos conflictos emocionales que los progenitores son incapaces de resolver como supuestos adultos que son). El niño no es un adulto, no tiene los medios físicos ni psicológicos para cargar con los conflictos del padre, la madre u otros miembros de la familia.

En suma, la sucesión de pequeñas y grandes desdichas vividas durante la infancia –reiteradas y a veces sin necesidad de episodios traumáticos especialmente llamativos–, produjo, por ejemplo, los bloqueos crónicos del vientre y de la respiración por miedo a revivir en nuestra edad adulta aquellas situaciones infantiles antiguas. O nos condujo a poner una gran rigidez en las piernas y glúteos, rigidez que ya desde niños usamos para inmovilizar la pelvis y controlar prematuramente la salida de las heces. O a cerrar la garganta y evitar el llanto para no contrariar a los padres que quisieron niños que no molestaran o que no emitieran –más adelante– una voz clara y afirmativa de su ser.

Cada persona concreta experimentó, repetidamente, alguna o varias de las pesadumbres y aflicciones que acabo de nombrar. No sólo condicionaron, sino que determinaron lo que iba a suceder en su estructura corporal y, por tanto, en sus funciones fisiológicas y psicológicas. La empujaron además, silenciosamente, a dejarse tratar por muchos otros de la misma forma que sus padres o educadores lo hicieron.

Calmamos (o negamos inconscientemente) esa suma de malestares y dolores emocionales antiguos, pero que permanecen dentro de nosotros, mediante distintas conductas o hábitos que minan la salud o la arruinan del todo: por ejemplo, el movimiento –imprescindible para la buena salud y para sentirnos plenos de vitalidad– podemos vivirlo como algo gozoso o, por el contrario, experimentarlo como displacentero y culpabilizador, incluso amenazador (de ahí la tendencia al sedentarismo y a evitar el movimiento). De ese sedentarismo vino la tendencia al sobrepeso, la respiración superficial y, por tanto, la baja carga de energía, vino la diabetes, la escasa eliminación del dióxido de carbono ya quemado en el metabolismo, con la consiguiente intoxicación crónica, y la pobre eliminación de los desechos del interior de la célula necesaria para evitar su degeneración.

La presión para que controláramos prematuramente los esfínteres –esto es, para que fuéramos limpios y obedientes antes de tiempo– se convirtió para cada uno de nosotros en la necesidad de poner una enorme tensión en las piernas y en la musculatura pélvica. De ahí vinieron las actitudes retentivas –el no soltar, el aferrarse incluso a lo más tóxico–, vino el estreñimiento, la mala circulación de retorno de la que las varices en el esfínter anal (hemorroides) no son más que una manifestación. Pero también lo son el no dejar ir las actitudes y emociones de tipo retentivo: la posesividad, por ejemplo, o el rencor, o los odios guardados y conservados durante años o décadas, o la obstinación en repetir conductas dañinas.

De esas graves carencias o abusos iniciales que acabo de citar, se originaron los trastornos de la alimentación, experimentada como necesidad compulsiva de excesos a fin de calmar la angustia propia del vacío generado por la carencia, o como algo del todo rechazable. De ahí, en gran parte, la obesidad, la diabetes, la hipertensión, problemas cardíacos, o, en el otro extremo, la anorexia o la bulimia, que son formas de rechazo de la familia ya que el niño y el adolescente comen en familia. La alimentación nunca es sólo mera nutrición, sino que es, inicialmente, una relación cargada de afectos positivos o negativos entre el niño y la madre –o el padre– y luego se convierte en una relación familiar.

Las necesidades de una cierta seguridad, atención y afecto –que no recibimos durante la primera fase de la vida– se convirtieron en la tendencia a hablar compulsivamente, sin darnos tiempo a respirar, buscando conseguir o retener la atención que no nos fue dada, o se derivaron hacia los recurrentes atracones de comida (y de dulces en particular, ya que proporcionan energía inmediata y calman la sensación de desierto emocional), o se transmutaron en fumar o beber alcohol desmedidamente (de ahí, en gran parte también, el cáncer y las enfermedades cardiovasculares).

De las graves carencias afectivas o de los abusos sexuales, se derivaron las depresiones y el autoodio, y también las mil y una maneras de resultar físicamente rechazables para evitar de esa forma volver a sentir la violación de nuestro espacio íntimo (mediante la gordura excesiva o mediante la psoriasis o cualquier otra afección de la piel, por ejemplo). Pero nació, además, la falta de autoconfianza y, por tanto, el conformarnos con cualquier tipo de trabajo, de amistades o de pareja, incluida la pareja incapaz de respetar y amar.

De las severas y exageradas exigencias de «perfección», higiene y orden –probablemente acompañadas de chantajes emocionales–, nació la obsesión por la limpieza

irreprochable, que oculta una extrema necesidad de control. Un control que se usa para que nada escape, para que nada esté «sucio», incorrecto, no perfecto. Es una necesidad que va acompañada de estados depresivos, de cansancio crónico, puesto que es imposible controlar tanto como desearíamos y, menos aún, complacer a figuras que impusieron tal nivel de pulcritud en lo físico y en la conducta que no era posible contentarlas. El obsesivo-compulsivo adulto todavía está intentando satisfacer aquellas obligaciones impuestas a un niño. Oscila entre el trabajo incesante de limpieza, orden y control, y el derrumbamiento por extenuación, con recurrentes estados depresivos.

De la frialdad afectiva de los padres, de su indiferencia emocional, de la carencia de contacto físico afectuoso, nació la abrasadora tendencia –como una quemadura– a buscar ese contacto de piel en cualquiera, sin ser capaces de seleccionar, de manera promiscua, resignándonos a la penuria, y tendiendo a establecer relaciones con otras personas –semejantes a los padres– incapacitadas para dar lo que no tienen: la aptitud para compartir calidez y afecto.

De la culpabilización aparecieron las tendencias al autocastigo; al sabotaje de las posibilidades de salud; a la dificultad para gozar de un cuerpo ágil, hermoso y bien proporcionado; a encerrarnos en relaciones amistosas y de pareja que crean sufrimiento, desdicha e imposibilidad de buena comunicación; de la culpabilidad nació el sentimiento de no merecer éxito en los estudios o el trabajo; de la culpa se creó la creencia soterrada de que no somos dignos de una vida buena.

Recuperaremos una buena estructura corporal, con la respiración desbloqueada y la salud plena, siempre y cuando hagamos frente a los dolores emocionales que cada uno de nosotros, cada individuo concreto, arrastra todavía y con los que boicotea las posibilidades de bienestar y realización.

1.3. Mecanicismo y narcisismo médicos. Médicos e industria farmacéutica

Médicos e industria farmacéutica: hacen negocio y magnifican su imagen a costa de tu salud (de tu vida).

Los médicos se interesan casi exclusivamente por las «reparaciones»: la eliminación de síntomas mediante fármacos o cirugía, pero sin entrar a buscar las causas de la enfermedad, lo que conduce a la reaparición de la dolencia o a la aparición de otra. Esta actitud –ya generalizada– resulta poco acorde con lo que debe ser una verdadera medicina que mereciera ser llamada así.

Si los médicos se interesaran por las causas que originan las enfermedades, se verían obligados a hablar con sus pacientes sobre numerosos aspectos de su forma de vida y, sobre todo, sobre sus estados emocionales: habrían de conocer la alimentación; los ritmos de sueño y vigilia; la situación concreta de las relaciones del paciente con su pareja, amigos o hijos en caso de tenerlos; o las situaciones de acoso escolar –en los pacientes más jóvenes– o laboral –en los adultos–.

Para poder curar y no sólo eliminar síntomas, los médicos habrían de escuchar al paciente y comprender determinados rasgos de carácter, como **las compulsiones que le empujaron a adoptar conductas autodestructivas** o que, al menos, minaban poco a poco pero muy gravemente la salud.

Y para conocer los principales rasgos de carácter del paciente (y las dichas y desdichas que le ocasionan atracones de comida, abuso del tabaco, del alcohol, sedentarismo por miedo a las sensaciones que el movimiento provoca, relaciones tóxicas…), el médico tendría que observar y escuchar primero diversas actitudes y formas de comportamiento **en las que el propio médico se vería reconocido,** ya que los médicos son seres humanos por muy **anestesiados emocionalmente** que estén. Sólo entonces comprenderían la causa o causas más directas de la enfermedad que sufre ese ser humano concreto.

Si quisieran sugerir o proponer al paciente cambios de vida importantes que dan salud en lugar de enfermedad, **los médicos mismos deberían cambiar,** cosa difícil para todas las personas a no ser que se lo propongan seriamente y abandonen las inercias.

Dado que ni los médicos ni la mayoría de individuos enfrentan los cambios de hábitos imprescindibles para gozar de buena salud, lo que nos encontramos en el campo de la medicina son, sobre todo, dos tipos de sujetos (con algunas excepciones): primero los codiciosos y socialmente acomplejados. Son los que desean mucho dinero para proveerse de los objetos, elementos, vivienda y actividades extra laborales que proporcionan estatus y «aseguran» la admiración ajena: ir a jugar al golf allí donde resulte difícil y exclusivo; o ir a esquiar allí donde no sea habitual el esquí y marque claras diferencias con los que no son médicos; en suma, cualquier actividad –sea la que sea– que acentúe, enfatice y resalte la diferencia respecto a los otros, cualquier cosa o afición que indique que el médico es distinto –y superior: el halo de divinidad– a los otros seres humanos.

El médico inglés Ben Goldacre, conocido por su *best seller* sobre la mala práctica médica (tras su también famosa obra *Mala farma*), afirma que los médicos son engañados por las multinacionales farmacéuticas: ¡pobres médicos!, pensamos nosotros. Criaturas candorosas inocentemente ignorantes, embaucadas por las taimadas empresas que producen fármacos sin ofrecerles ningún tipo de obsequio o regalo.

Por otra parte, nos encontramos con los médicos mediocres y obtusos: son los necios que no poseen siquiera la capacidad de plantearse la búsqueda de las causas de la enfermedad. No obstante, en ambos casos, se trata de narcisistas. Es fácil observar cómo se esponjan (metafóricamente hablando) cuando escuchan la palabra «doctor» (aunque la mayoría no lo son). Observaremos también que tratan a los pacientes dóciles y sumisos con una aparente solicitud y condescendencia, que niegan a cualquier otro paciente que les haga preguntas para las que no tienen respuesta. En cuanto se les pregunta algo que desconocen, se sienten cuestionados y reaccionan agresivamente. Son egos frágiles y vanidosos: un elevado grado de narcisismo parapetado tras el actual carácter sacerdotal de la profesión médica. Aunque de todo esto, la responsabilidad es nuestra y no de los médicos.

Exigimos demasiado a los médicos porque no nos hemos hecho responsables de nuestra salud. Pongámonos por un momento en su lugar: ¿acaso no los estamos cargando con una tarea sobrehumana imposible de cumplir?

Cada vez que un paciente le dice al médico: «Doctor, me pongo en sus manos», ¿no le está concediendo un poder descomunal al mismo tiempo que lo abruma con una responsabilidad que no corresponde al médico? ¿Es consecuente luego quejarse de sus muchos errores y desconocimientos, ya que, como cualquier ser humano, no puede saberlo todo? Y, sobre todo, ¿somos capaces de comprender que un médico puede llegar a un punto extremo de desinterés hacia sus pacientes porque muy pocos cambian la forma de vida y hábitos que les han conducido a la enfermedad? Probablemente la mayoría de médicos comienzan a ejercer su profesión con entusiasmo y dan consejos a sus pacientes... que estos desoyen.

Escuchemos las palabras de un pensador tan incisivo y lúcido como Pascal Bruckner: «Nada más ambiguo que la figura del médico, que es a la vez sacerdote, hechicero y curandero, dueño de la vida y de la muerte. Durante mucho tiempo su representación ha oscilado entre dos imágenes extremas: la del facultativo arrogante, ebrio de poder, dotado de todos los atributos del saber; y la del médico de familia, divinidad tutelar, que sabía combinar un diagnóstico preciso y seguro con los amistosos consejos sobre los pasos que se debían seguir (...). Algunos de estos doctores se convertían, a fuerza de fidelidad, casi en guías capaces de inspirar tanto la higiene del cuerpo como la del espíritu. Todo ha cambiado desde que la medicina se ha especializado y liberalizado. No sólo el ser humano se fragmenta en manos del especialista, sino que hay múltiples competidores en cada pedazo (...). Como se supone que lo sabe todo, el médico no tiene el menor derecho a equivocarse (...). Cuanto más esperamos de la medicina (y actualmente se lo exigimos todo, incluido lo imposible: la curación total, la victoria sobre la muerte), más nos impacientamos con las limitaciones de los médicos (...). Sin embargo, no es cierto que estemos condenados a esta medicina fragmentaria que a menudo se parece a un trabajo de fontanería o grifería. Afortunadamente, hay veces en que el enfermo y el médico intercambian algunas palabras que no son únicamente funcionales, y el primero tiene la oportunidad de hablar de su sufrimiento, de integrar sus síntomas en una historia personal. Y entonces la relación, en lugar de consistir en la desigualdad de un mandarín que ordena y un paciente que obedece, se convierte en un intercambio, en un pacto en el que dos personas, conscientes de sus límites y en un contexto de respeto mutuo, intentan encontrar juntas la mejor cura posible» (Pascal Bruckner, *La euforia perpetua. Sobre el deber de ser feliz*, Tusquets, Barcelona, 2008, págs. 185-186).

1.4. El titánico esfuerzo de Sigmund Freud y la perdurable validez del psicoanálisis. Fundamentos psicoanalíticos y otras anotaciones

En el plano mental-emocional nuestro trabajo consiste en hacer consciente lo inconsciente, traer a la conciencia lo que es desconocido para el propio sujeto.

«De ningún modo el psicoanálisis se limita a desestimar las actividades psíquicas conscientes y su papel en la dirección de las labores vitales. Por el contrario, la tarea y el objeto del trabajo analítico consiste en ampliar el dominio del pensamiento consciente, en llenar sus lagunas, en descubrir y disolver las resistencias que impiden a los contenidos psíquicos acceder a la conciencia. Para cualquier analista constituye un triunfo el lograr que los procesos inconscientes se vuelvan conscientes».

Sigmund Freud, *Algunas observaciones sobre el concepto del inconsciente en psicoanálisis*, (pág. 171 del volumen *Los textos fundamentales del psicoanálisis*, Altaya, Barcelona, 1993).

Por ingenuidad, por necesidad de autoengaño o por incapacidad para soportar experiencias y sentimientos que nos resultan dolorosos, cada uno de nosotros sólo conoce unos pocos móviles de su propio comportamiento. Apenas conocemos una mínima parte de los verdaderos motivos que nos empujan a actuar. En caso contrario, ¿por qué tantas personas repetirían una y otra vez conductas autodestructivas? Hay algo en su interior que ignoran –es algo no sabido, inconsciente– que las empuja hacia esos comportamientos destructores. Ilustremos esta tesis mediante un ejemplo. Sabemos que en un momento determinado necesitamos incorporarnos al trabajo para conseguir el dinero que nos permite comprar alimentos o pagar la casa en que vivimos. Pero otra cosa bien distinta es, siguiendo el mismo ejemplo, que tenga que ser el tipo de casa que queremos, situada en un barrio determinado y no en otro, con una cantidad de espacio concreta y no menor, con más o menos tranquilidad por ausencia de contaminación acústica y con un tipo de vecinos también de cierta clase y no de otra. Todas esas decisiones ya no responden tan claramente a la estricta necesidad de un hábitat, sino que llevan aparejados y ocultos numerosos deseos e impulsos inconscientes. Pongamos por caso, escalar hasta un nivel social superior porque supone mayor comodidad para la vida cotidiana, más oportunidades para sí y para los hijos; o quizá, y el individuo no se da cuenta, porque se avergüenza de sus orígenes humildes y tiene necesidad de parecer que forma parte de un grupo más selecto de personas y, además, (tampoco tiene consciencia de esto) cree que ese grupo más reducido y escogido de gente es merecedor de un trato mejor y quiere recibir las atenciones que le parecen apropiadas; o tal vez, siente envidia de antiguos compañeros de clase... Pero es más, para conseguir subir a ese nivel que desea, es probable que tenga que trabajar más intensamente y, en algunos casos, su cuerpo y su mente

> «El individuo neurótico está en conflicto consigo mismo. Una parte de su ser trata de sojuzgar a la otra. Su ego intenta dominar a su cuerpo».
>
> ALEXANDER LOWEN, *Miedo a la vida*, Era Naciente, Buenos Aires, pág. 11.

no respondan a las nuevas exigencias debido a tendencias recurrentes al agotamiento después de un esfuerzo que no es capaz de sostener: no conoce las causas de esas oscilaciones entre la capacidad para llevar adelante las tareas y el derrumbamiento frecuente. Y ahí entran el psicoanálisis y la bioenergética de Lowen. El individuo sólo conoce una mínima porción de lo que pasa en su cuerpo y en su mente, y ése es el motivo de que una parte de la mente –el ego– intente imponerse al cuerpo atropellándolo e imponiéndole, por ejemplo, tareas, horarios o ritmos de trabajo que no puede soportar, para comprar una nueva casa: el sujeto se ha escindido en una dualidad permanente en la que una parte de sí lucha contra la otra, como si se tratara de dos enemigos que no se dan tregua en lugar de un organismo integrado. La labor de la terapia ha de consistir en hacer consciente lo inconsciente, pero no sólo desde un punto de vista mental e intelectual, sino también corporal, ya que no resulta sanador el hecho de que un individuo se encuentre tendido en el diván del psicoanalista, evocando situaciones que le provocaron, por ejemplo, una intensa rabia, y deba permanecer inmóvil, tumbado y reteniendo en su pecho y brazos esa energía que los recuerdos han movilizado. Por este motivo, y ya en época de

> Cada individuo sólo conoce una mínima porción de lo que pasa en su cuerpo y en su mente y ése es el motivo de que una parte de la mente –el ego– intente imponerse al cuerpo atropellándolo e imponiéndole, por ejemplo, tareas, horarios o ritmos de trabajo que no puede soportar. Dicho de otro modo: en el sujeto neurótico se produce una dualidad y una batalla permanente entre las dos partes en las que se ha escindido: el cuerpo y el ego.

Freud, su discípulo Sandor Ferenczi propuso lo que llamó «técnicas activas» para suscitar las emociones y darles algún tipo de salida o canalización. Ferenczi ya se dio cuenta de que verbalizar los conflictos no era suficiente Más tarde fueron Wilhelm Reich (y su escuela) y Alexander Lowen (y los seguidores de sus tesis bioenergéticas) quienes profundizaron en esas «técnicas activas» y llegaron todavía más lejos. Establecieron una correlación entre la estructura del cuerpo y la estructura del carácter. No se equivocaron. A no ser que creamos que nuestras propias emociones no las sentimos con el cuerpo sino que sobrevuelan o existen alrededor nuestro, independientemente del cuerpo, es necesario convenir en que expresamos y contenemos emociones mediante la musculatura. No disponemos de ningún otro elemento para contenernos o para expresarnos, por muy leve que sea la emoción o el sentimiento que queramos retener o comunicar. La pena, el miedo, la ira, el rechazo o asco, la alegría, son, antes que nada, corporales, pues se instalan o forman parte de nuestro cuerpo. Sentimos con músculos, órganos y vísceras. ¿Acaso no conoce casi todo el mundo la correlación entre el exceso de nerviosismo y las úlce-

Es innegable que existe una correlación directa entre la estructura del cuerpo y la del carácter. A no ser que creamos que nuestras propias emociones no las sentimos con el cuerpo sino que sobrevuelan o existen alrededor nuestro, independientemente del cuerpo, es necesario convenir en que expresamos y contenemos emociones mediante la musculatura. No disponemos de ningún otro elemento para contenernos o para expresarnos, por muy leve que sea la emoción o el sentimiento que queramos retener o comunicar.

ras de estómago, o la contención de la ira con los problemas cardíacos y con la hipertensión? Incluso la mayoría de médicos –tan reacios a tener en cuenta las emociones– recomiendan con frecuencia a sus pacientes que se tranquilicen o que se relajen. También será necesario aceptar que esas emociones producen alteraciones específicas en el estado de la musculatura. Nadie puede negar que el miedo nos hace contener la respiración y nos pone en tensión, una tensión muscular que puede volverse crónica en el caso de que la causa del miedo también se prolongue en el tiempo: ¿cómo pedirle a un niño o adolescente maltratado o acosado que relaje su musculatura y que no esté en tensión si su estado es de alarma y teme ser agredido? Siguiendo con este ejemplo, podemos afirmar que la «estafa» de la psicología cognitivo-conductual consiste precisamente en intentar enseñarle a ese niño maltratado y acosado que «todo depende de la forma en que vive las cosas», ¡de la forma en que vive su maltrato, de la manera en que se lo toma! Es cierto que probablemente también le enseñarán técnicas asertivas, pero insistirán una y otra vez en que «debe tomarse las cosas que ocurren de otra forma», haciendo al muchacho, por tanto, responsable y culpable de lo que le ocurre, aunque

«¿Cómo surge este estado de conflicto interior? ¿Cómo surgen las neurosis? En el caso individual, las neurosis se crean en el contexto de la situación familiar y, puesto que la familia está sometida a todas las fuerzas de la sociedad de la que forma parte, refleja la situación cultural. Para comprender las condiciones existenciales del hombre moderno y conocer su sino, deben investigarse las fuentes del conflicto en el seno de su cultura».

Alexander Lowen, *Fear of life*, Bioenergetics Press, Alachua, Florida, 1980, págs. 2-3.

viva rodeado de un grupo de maltratadores o abusones de más edad y de más envergadura física contra los que muy poco puede hacer.

Todo lo contrario que la psicología cognitivo-conductual, la bioenergética de Alexander Lowen aborda los problemas psicológicos a partir del cuerpo: ¿por qué un adolescente o un joven, pongamos por caso, tiene tan poca confianza en sí mismo que envía un mensaje inconsciente que lo convierte en víctima propiciatoria de un grupo de abusones? ¿Qué ocurre en su cuerpo que le impide sentir confianza en sí mismo y en sus capacidades de hacer frente al mundo? Se comienza, pues, por observar el cuerpo: sus apoyos en el suelo, su actitud predominante (encorvada, derrotada, depresiva y sumisa, o, por el contrario, recta y con flexibilidad, decidida, vigorosa, dispuesta a hacer frente a las situaciones cotidianas y a superarlas).

Sin embargo, matizamos y mucho la validez del método psicoanalítico basado exclusivamente en la verbalización y la rememoración del pasado. Lowen se pregunta: «¿Por qué estamos tristes? ¿Cuál es la causa de nuestro miedo? ¿Cuál es el fundamento de nuestra ira? Atribuir esas emociones a experiencias pasadas es una explicación histórica, no dinámica. Los sentimientos surgen directamente de las experiencias actuales, sin embargo, éstas se hallan condicionadas por el pasado, a tal punto que se han estructurado en nuestra forma de ser. En ese sentido, el pasado forma parte del presente. Por ello, no es del todo correcto atribuir el sentimiento tristeza, por ejemplo, a una pérdida de amor en la infancia. La tristeza surge directamente de la falta de amor en el presente. Si uno se siente pleno en el presente, la pérdida de amor de su infancia será un recuerdo sin carga emotiva».

ALEXANDER LOWEN, *Fear of life*, Bioenergetics Press, Alachua, Florida, 1980, pág. 186.

1.4.1. Los tres personajes que luchan e interactúan en nuestra mente: el *Ello*, el *Yo* y el *Superyó*

«Pues la razón es la luz de la mente y sin ella todo son sueños y fantasmas».

Baruch Spinoza

En nuestra mente interactúan y luchan entre sí tres fuerzas o *personajes* distintos que tiran de nosotros en direcciones opuestas. Así, una de esas partes nos induce a dejarnos llevar por nuestros impulsos más inmediatos: por ejemplo, la necesidad de saciarnos de comida o de bebidas azucaradas, dañando nuestro aparato digestivo y creando múltiples problemas como la obesidad o la diabetes; la necesidad de beber o fumar sin moderación; la tendencia a comprar compulsivamente, o a permanecer enganchados a las redes sociales, o a gastar sin freno el dinero en juegos de azar... **El psicoanálisis habla de estas fuerzas llamándolas «instancias psíquicas». Son fuerzas que coexisten y se contraponen.** Lo más importante para nuestra salud mental y física es darnos cuenta de su existencia y de la forma en que condicionan nuestra conducta. Una vez tomemos conciencia de que existen en nuestro interior impulsos y órdenes contradictorias, la tarea más importante consistirá en armonizarlos y establecer el mayor grado posible de equilibrio que resulte útil a nuestra vida. El *Ello*, el *Yo* y el *Superyó* son los nombres que reciben estos tres agentes internos. El *Ello* es nuestra parte más instintiva y pulsional. Actúa como un niño que no tiene conciencia de las consecuencias de sus actos, empujándonos de forma muy espontánea pero autodestructiva. Va directamente a por lo que quiere y se entrega sin control a esos deseos: sexo sin protección, conducir a toda velocidad, comer, beber o fumar sin tasa ni medida... El *Ello* viene a decir inconscientemente: «Lo quiero todo y lo quiero ahora, y sin medida. No quiero que nada ni nadie me ponga límites».

En radical contraste con el *Ello*, el *Superyó* actúa en sentido opuesto: es el policía o juez severo y censor que ordena, coarta y prohíbe. **Hasta hace pocas décadas, su función principal ha sido la de prohibir el placer, pero su acción actual se ha modificado.** Antes, este *tirano* prohibía el goce. Ahora sigue siendo un *déspota,* pero en lugar de prohibirlo exige el disfrute con igual encarnizamiento que antes lo vetaba. Conocer sus interdictos y sus órdenes es esencial para nuestra salud, ya que se trata de un enemigo instalado dentro de nosotros: puede obstaculizar la salud o abocarnos a constantes problemas y desdichas.

Finalmente, el *Yo* es nuestra parte adulta, la que puede tomar las riendas de nuestra vida en beneficio de la salud y de la realización de nuestras capacidades. **El *Yo* tiene por objeto adaptar nuestros deseos inconscientes a las exigencias o requisitos de la realidad:** no podemos hacer cualquier cosa y no podemos hacerla de cualquier forma. La realidad tiene normas (relativamente flexibles) a las que debemos someternos si no queremos autodestruirnos.

Al contrario de lo que afirman los críticos del psicoanálisis, éste no busca perderse y divagar inacabablemente sobre el inconsciente sino justo lo opuesto: devolver a la conciencia, al *Yo*, la mayor cantidad posible de material inconsciente que ha estado determinando sin que lo supiéramos nuestra conducta y, por tanto, nuestra salud. El psicoanálisis pretende hacer consciente lo inconsciente, traer al *Yo* lo que antes eran fuerzas desconocidas (el *Ello* y el *Superyó*) provocadoras de un enfrentamiento interno conducente al bloqueo o a la enfermedad. Traer al *Yo* –a la conciencia– lo que antes eran órdenes y prohibiciones ignotas que se hallaban en el *Superyó* o en el *Ello*. Dicho brevemente: hacernos dueños de nuestros actos, hacernos conscientes, darnos cuenta de lo que hacemos. Esta tarea resulta imprescindible para una vida buena. Desarrollar al máximo nuestro *Yo*, nuestra parte adulta y consciente, en lugar de ser empujados o movidos de forma pasiva por deseos inmoderados que provienen del *Ello* o de vivir sometidos a las órdenes y prohibiciones del *Superyó*.

«Estamos circundados por una enorme cantidad de reclamos potentísimos y tan poderosamente difusos que resulta difícil no sucumbir a la ansiedad, la huida fácil, la deriva, la confusión...».

CORRADO AUGIAS, escritor y periodista

Hacer consciente lo inconsciente. Al contrario de lo que afirman los críticos del psicoanálisis, éste no busca perderse y divagar inacabablemente sobre el inconsciente sino justo lo opuesto: devolver a la conciencia, al *Yo*, la mayor cantidad posible de material inconsciente que ha estado determinando sin que lo supiéramos nuestra conducta y, por tanto, nuestra salud. El psicoanálisis pretende hacer consciente lo inconsciente.

En nuestra mente actúa una especie de policía o juez severo y censor (el *Superyó*) que ordena, coarta, deniega, veta y exige. Hasta hace pocas décadas, su función principal ha sido la de prohibir el placer, pero su acción actual se ha modificado. Antes, este *tirano* prohibía el goce. Ahora sigue siendo un *déspota,* pero en lugar de prohibirlo exige el disfrute con igual encarnizamiento que antes lo vetaba. Conocer sus interdictos y sus órdenes es esencial para nuestra salud, puesto que se trata de un enemigo instalado dentro de nosotros: puede prohibirnos la salud y abocarnos a la desdicha.

1.4.2. La acción del *Ello* en una sociedad narcisista de (falsas) gratificaciones inmediatas

Con frecuencia se afirma que vivimos sucumbiendo constantemente a las gratificaciones inmediatas. Esto no es cierto, es un engaño esgrimido por los nuevos puritanos. La nuestra no es una sociedad ni de gratificaciones mediatas ni inmediatas, sino de alivios compulsivos de los frecuentes y sucesivos estados de ansiedad. La ansiedad va aparejada a nuestro tipo de vida, que exige un obsesivo e incesante cuidado de la imagen, que impone una juventud inacabable, una actitud incansablemente gozosa, nunca aburrida y nunca en estado de calma, sino hiperestimulada y en estado de alta intensidad emocional.

Ésta es una sociedad que produce un nivel de ansiedad extremo, pero la situación es mucho peor. En un sistema de vida en el que somos bombardeados a cada instante por multitud de exigencias para buscar la satisfacción inmediata, esas gratificaciones, que conseguimos dejándonos llevar por los impulsos, no son tales, sino que esas supuestas gratificaciones se limitan a mitigar la intensa angustia y las frustraciones que produce precisamente el bombardeo de exigencias (las del consumo, por ejemplo). No hay, pues, gratificación sino un mero alivio de la fuerte tensión emocional en la que vivimos. La prueba está en que una vez hemos conseguido esa supuesta gratificación, con demasiada rapidez necesitamos lanzarnos a colmar otro vacío más y de esa forma volver a calmar otra vez la omnipresente angustia. El clima de nuestra sociedad es de alta intensidad emocional, tal como ya hemos explicado en otras páginas, y el nivel de exigencias referidas a la imagen y al tener (no al ser) alcanza tales grados que la búsqueda de esas «gratificaciones» se convierte en un estado inacabable, no puede cesar, y, por tanto, resulta agotador y necesariamente frustrante.

UNA INACABABLE SUCESIÓN DE MEROS ALIVIOS DE LA ANSIEDAD
Las exigencias de nuestra forma de vida (cuidado obsesivo de la imagen, juventud eterna, estado de gozo incesante, agitación...) producen niveles de ansiedad extremos. No vivimos, pues, en una sociedad entregada a las gratificaciones, no es cierto que estemos inmersos en el placer y vivamos para él, sino que nos limitamos al alivio momentáneo de la fuerte tensión emocional que experimentamos. La prueba la tenemos en que una vez conseguida la supuesta gratificación inmediata, necesitamos lanzarnos rápidamente a colmar otro vacío más, a tapar u ocultar otra sensación de angustia.

1.4.3. El carácter oral y su estructura física: «Me lo merezco todo a cambio de ningún esfuerzo»

En esta obra sólo hablaré de tres estructuras de carácter cuya correspondencia corporal presenta rasgos o actitudes inconfundibles: la oral, la masoquista y la esquizoide. Dejo para un trabajo posterior el análisis de otras estructuras psíquicas y del cuerpo.

Los rasgos del carácter oral y de su correspondiente estructura física se generan durante el primer período de la infancia (el postnatal). En estos primeros meses e incluso hasta los tres años, **el ser humano vive en estado de máxima dependencia y la necesidad de recibir alimentos** (y también de permanecer seco y arropado) **es extrema**. Se llama estructura oral porque se genera durante la fase en que, sobre todo, impera esa necesidad de ser alimentado, de ahí la referencia a la boca (oral). Como he señalado, no basta solamente con la alimentación, sino que la temperatura justa y la ausencia de humedad son cruciales para la supervivencia. El niño necesita sentirse arropado, cuidado, protegido, seguro y –¡atención!– necesita recibir los gestos y palabras que le confirman en su existencia, en que no es rechazado sino amado. Anhela el contacto físico con los otros y esto se deriva, a su vez, de su total dependencia de la madre o del cuidador principal. El niño recién nacido, o hasta de varios años, se encuentra completamente indefenso desde el punto de vista

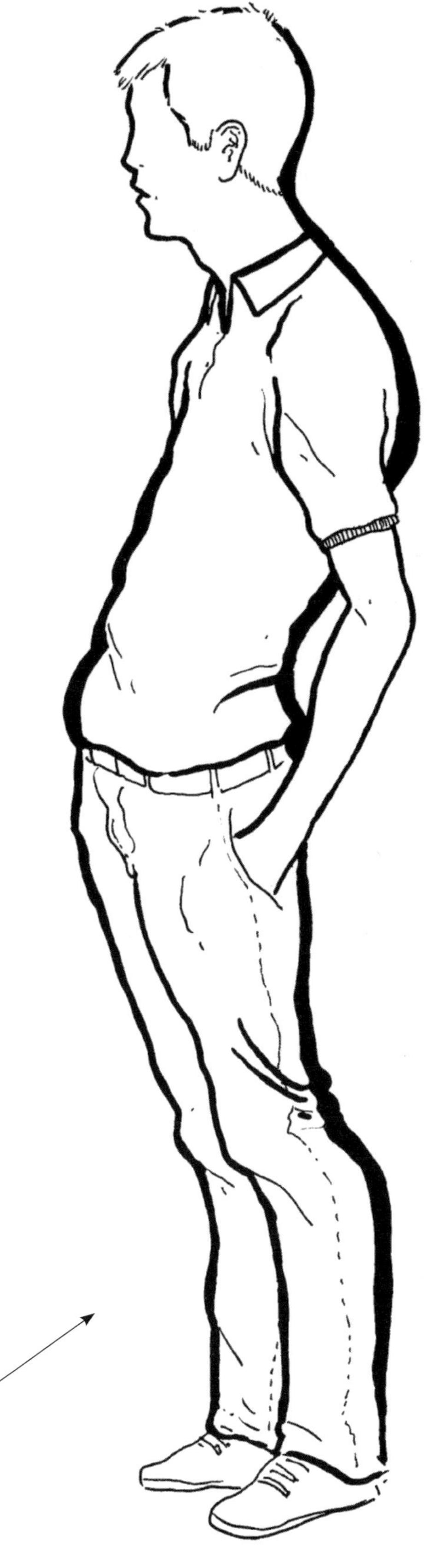

Actitud corporal típica de un individuo con estructura de carácter oral: las sinuosidades del cuerpo responden a un esquema que permite retener la escasa energía disponible, y revelan también su carencia de vigor. La prestancia del cuerpo es nula, mientras que la sensación de cansancio y dejadez es máxima.

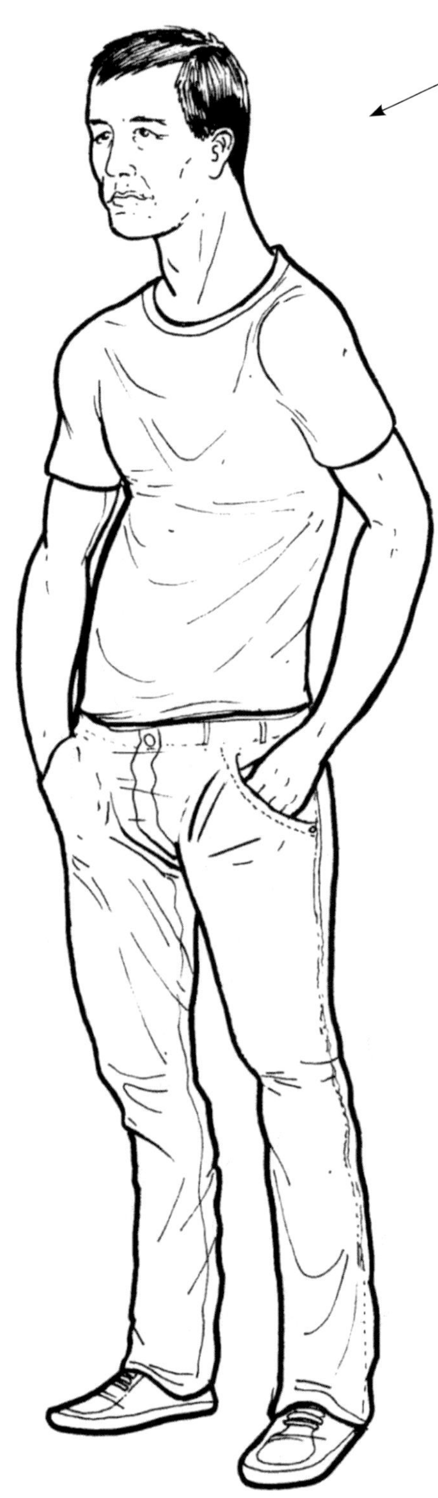

El pecho hundido y estrecho, en lugar de amplio y abierto. Revela una respiración superficial para evitar que emerjan las sensaciones de abandono y tristeza infantiles.

biológico: depende enteramente de los adultos para sobrevivir. Al contrario de lo que sucede con otros mamíferos que ya son capaces de caminar al cabo de pocos minutos u horas después de haber nacido, el bebé humano ni siquiera es capaz de mantenerse agarrado a su madre y ha de ser transportado y sujetado durante los desplazamientos de quienes se hacen cargo de él. Muy lentamente adquiere fuerza y va aprendiendo a sentarse, gatear y luego ponerse de pie para, finalmente, andar. Sin embargo, incluso a los tres años de edad en que ya es capaz de caminar rápido y juguetear, intenta ser tomado en brazos de nuevo para que lo transporten. Dicho de otro modo: **la dependencia biológica del niño humano es extraordinariamente prolongada**, y de ahí la importancia que adquieren las actitudes culturales para nuestra especie. Entre esas actitudes pueden darse modelos radicalmente opuestos: dejar al niño abandonado en la cuna mientras llora persistentemente, por ejemplo, «para que aprenda a no ser un malcriado y a valerse por sí solo» (como afirman absurdamente los seguidores del método Ferber), o, por el contrario, atender la demanda imprecisa del niño, que expresa mediante su llanto. Un niño no llora durante horas y horas porque sí, sino porque experimenta algún dolor, porque necesita alimento, porque tiene miedo...

Son devastadores los efectos de dejar que el niño llore durante horas sin responder a su demanda –recordemos siempre esto: el llanto es una petición de auxilio y no un capricho–. El niño persistirá en su llanto hasta que sea tomado en brazos y reconfortado mediante alimento o tacto, o bien hasta que constate que no le dejan solo en la oscuridad o abandonado con el dolor interno que siente sin saber expresarlo todavía mediante palabras o gestos (por ejemplo, un dolor en el vientre).

Las observaciones indican que si no es atendida la demanda de auxilio del niño expresada con el llanto, insistirá y seguirá llorando incluso durante horas, y que, finalmente, ago-
tado, se dará por vencido y cesará de expresar su miedo, o su
dolor, o su sensación de estar solo y asustado. Detendrá el
llanto, o lo que es lo mismo, dejará de expresar su súplica dirigida al exterior. Lo que habrá aprendido no es a valerse por
sí mismo (¡¿qué aprendizaje se extrae del hecho de sentirte
abandonado cuando no puedes valerte por ti mismo de ninguna forma?!), sino que su demanda de auxilio o apoyo emocional no será atendida, que permanecerá solo y asustado,
que el mundo no va a responderle haga lo que haga: «*Pida lo
que pida no seré tenido en cuenta, no seré escuchado y no lo conse-
guiré*», es la idea que le queda tan fuertemente grabada. **De
ahí nace una profunda desesperanza que se prolongará
durante toda su vida adulta, a no ser que tome conciencia
y actúe sobre ella.** El estado de máxima dependencia infantil (lógico porque forma parte de la biología) se alargará de
manera indefinida en las etapas posteriores, precisamente
porque el niño no ha obtenido respuesta a su petición de
apoyo o compañía durante la primera etapa, cuando lo necesitaba casi tanto como el respirar. **Para evitar sentir ese
dolor de abandono** –y el miedo al abandono parece ser el
miedo de los miedos en la especie humana y en otras próximas–, **bloqueará su respiración, que se convertirá ya desde
la infancia en un muy leve movimiento con el que apenas
toma aire y apenas lo deja ir.** Será, pues, una respiración extremadamente superficial que casi no le recarga de energía.
Así, la alimentación y la respiración –que a otros individuos
les sirven para proveerse de gran cantidad de energía destinada a la acción– no serán en el individuo de carácter oral
suficientes para disponer de vigor y empuje. Es interesante
señalar que los alimentos que tomamos requieren de un

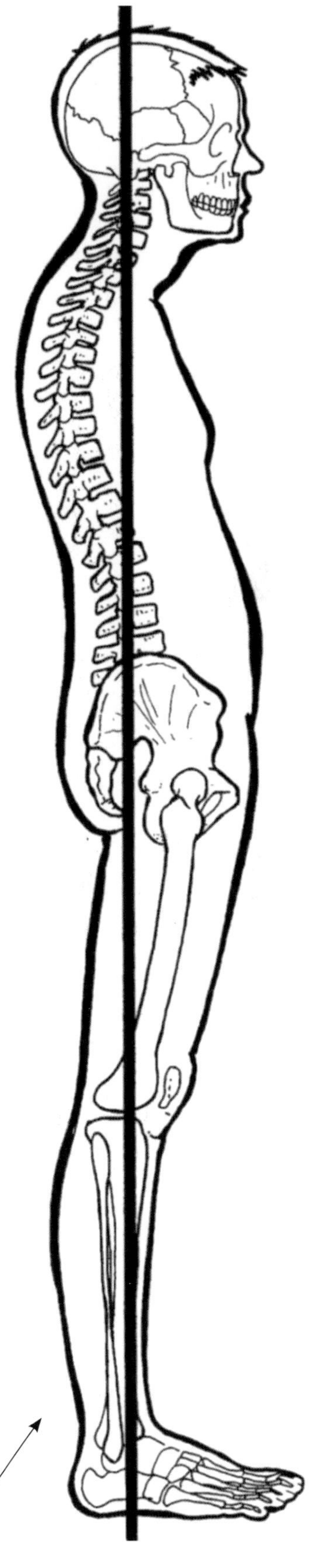

El bloqueo de la respiración y sus tensiones musculares crónicas
conducen a este tipo de osamenta en los individuos con una
estructura de carácter oral.

buen aporte de oxígeno para ser bien metabolizados y producir así abundante energía, cosa que no ocurre cuando la respiración apenas es un suspiro imperceptible como en el caso oral. En la etapa adulta, el sujeto oral respirará levemente, con poca o muy poca profundidad, con tal de no sentir ese primer dolor de abandono y la desesperanza asociada a él. En el caso de que respirara profundamente, aparecerían una pena y llanto profundísimos, que aprendió a acallar desde la cuna y que cualquier ser humano teme. El resultado es una carga de energía muy baja y, como correlato lógico, la actitud corporal que transmite tan poca prestancia, tanto abatimiento y falta de empuje: no hay apenas energía disponible para poder adoptar una actitud briosa y decidida. En esas graves carencias infantiles (las que son producto de la desatención en la fase oral, la fase en la que las gratificaciones proceden de la boca, de la recepción del alimento y del contacto reconfortante con la madre o con el cuidador principal) radica el origen de las compulsiones que encontramos una y otra vez en los sujetos con carácter oral: fumar un cigarrillo tras otro; la tendencia a consumir bebidas alcohólicas, a comer en exceso, a tener la boca siempre ocupada con algún tipo de aperitivo o a hablar sin cesar... son, todas ellas, acciones de los labios y la boca (orales) que sirven de sucedáneo para mitigar la angustia de aquella primera carencia que no fue atendida. De su desesperanza, de su falta de confianza en ellos mismos y de la baja carga de energía, nacen las expresiones más habitua-

En la etapa adulta, el sujeto oral respirará con muy poca profundidad a fin de no sentir ese primer dolor de abandono y la desesperanza asociada a él. Si respirara profundamente, aparecerían una pena y llanto profundísimos, que aprendió a acallar desde la cuna y que cualquier ser humano teme.

les que observamos en estos sujetos (aunque no las pronuncien, las vemos en las actitudes de su cuerpo y en su incapacidad para enfrentarse a las exigencias de la vida adulta): «No puedo». «No puedo hacerlo». «No puedo con esto». En suma: «No tengo fuerzas». Se los califica de vagos y de no perseverantes en el trabajo, pero etiquetarlos no sirve para comprender que el problema es su dificultad física para cargarse de la energía que les proporcione vigor. La psicóloga francesa Françoise Parot lo expresa muy bien al afirmar que los animales tienen un comportamiento alimentario fijado genéticamente, pero que los humanos no hacemos eso y menos todavía durante la primera etapa de la vida: nosotros comemos. Y ese comer es distinto del rígido comportamiento alimentario de los animales precisamente porque siempre va acompañado de gestos, palabras, miradas... todo lo que lo convierte en humano por su carga simbólica y lo distingue de la mera animalidad. En el caso de los individuos orales, faltó la seguridad que les pudo haber sido transmitida si su llanto (su demanda oral) hubiese sido atendido mediante la alimentación o los cuidados reconfortantes que debían haber respondido al llanto del bebé.

> El resultado es una carga de energía muy baja y, como correlato lógico, la actitud corporal que transmite tan poca prestancia, tanto abatimiento y falta de empuje: no hay apenas energía disponible para poder adoptar una actitud briosa y decidida.

En una ocasión, una paciente particularmente triste y decaída me comentó que su madre –mujer rígida y poco afectuosa– le contó que siendo todavía muy niña la paciente ya emitía una especie de canturreo mediante el cual ella misma parecía tranquilizarse. El rostro de esta paciente de unos cincuenta años estaba marcado por unas profundas ojeras y una expresión de gran tristeza. Insistía una y otra vez en su deseo de dejar de fumar, pero afirmaba que le costaba lo indecible abandonar su hábito de encender un cigarrillo tras otro en cuanto iba a un lugar donde estuviera permitido fumar.

El caso de otra paciente revela también esa importancia crucial de la boca que nos da pistas tan claras sobre lo que ocurrió en la primera etapa de la vida: mujer culta y con un

> En el caso de los individuos orales faltó la seguridad que les pudo haber sido transmitida si su llanto (su demanda oral) hubiese sido atendido mediante la alimentación, los cuidados y las atenciones reconfortantes y mitigadores del miedo que debían haber respondido al llanto del bebé.

vasto conocimiento sobre cine, tenía tendencia a hablar compulsivamente y a exigir a sus sucesivas parejas que llenaran su sensación de vacío con un torrente de palabras. Apenas duraban sus relaciones con hombres que, aun siendo atentos y considerados e incluso encontrándolos ella sumamente atractivos, no conseguían colmar su insondable vacío mediante un constante parloteo (que equivalía a prestarle una atención que no debía cesar nunca). Ella necesitaba poder hablar también. Y mucho. Pero no hablar sola, sino teniendo un interlocutor que diera pie a que ella pusiera en movimiento sus labios y rebajara su angustia de origen oral. Perdió al padre siendo muy niña y la madre la internó en un colegio desentendiéndose de ella. La paciente lo expresaba con esta claridad, refiriéndose a lo que decía a su madre: «Tú perdiste a tu marido, pero yo perdí a mi padre y a mi madre». La mirada de esta mujer era también muy triste, como en el caso anterior.

Al tratarse de individuos con muy baja carga de energía y con un fuerte sentimiento de desesperanza, no confían en ellos mismos para sacar adelante los asuntos necesarios para la vida. De ahí que tengan tendencia a mentir y manipular. La gran capacidad de manipulación y una actitud «menesterosa» y dependiente caracteriza su conducta, pero, y he aquí un rasgo que puede resultar paradójico, también lo que Lowen llama «aires regios»: consiste en encubrir su indigencia energética, su falta de vigor, su grave dificultad para resolver los asuntos cotidianos, mediante una actitud de aparente arrogancia, de andar sobrados de todo y actuar con desdén. Es lo que he condensado en la frase «Me lo merezco todo a cambio de ningún esfuerzo». El sujeto con carácter oral manipulará, engañará, mentirá, utilizará a unas y otras personas porque se siente falto de fuerzas y carente de validez para conseguir por sí mismo lo que desea, pero probará a ocultar esas trampas mediante «los aires regios» que se da. No obstante, el cuerpo le delata: su actitud corporal no puede ser más reveladora de su incapacidad.

La actitud ante la vida que predomina en los sujetos orales es «No puedo» o «No tengo fuerzas». Se los califica de vagos y de no perseverantes en el trabajo, pero colocar etiquetas es estéril, no sirve para comprender que el problema es su dificultad física para cargarse de la energía que les proporcione vigor.

Lowen se equivoca cuando afirma que es necesario que fortalezcan la musculatura de las piernas para estimular su sentimiento de arraigo, y desarrollar su capacidad de mantenerse fuertes ante el mundo por sí solos, bien asentados sobre sus propios pies, en una actitud de sólido contacto y asunción de las exigencias de la realidad. Como veremos en esta obra, no se trata de fortalecer –todavía más– la musculatura ya de por sí rígida, sino de aumentar la sensación de que existe esa musculatura y que les proporciona de sobra el necesario sustento. Por muy delgados que estén (los sujetos orales suelen ser delgados

Al tratarse de individuos con muy baja carga de energía y con un fuerte sentimiento de desesperanza, no confían en ellos mismos para sacar adelante los asuntos necesarios para la vida. De ahí que tengan tendencia a mentir y manipular. Su conducta se caracteriza por una gran capacidad de manipulación y una actitud «menesterosa» y dependiente.

y más bien filiformes), hemos comprobado en numerosas ocasiones que los músculos de sus piernas y pies están tan tensos y acortados como ocurre en otras estructuras de carácter. Por tanto, endurecer –es decir, tonificar y anestesiar– sus piernas aún más, no ayuda a conseguir ese firme arraigo en el suelo. Será necesario, por el contrario, estirar esa musculatura y estimular al máximo las sensaciones de toda la parte baja del cuerpo: desde la pelvis hasta el pie.

Un rasgo paradójico que los define es lo que Lowen llama «aires regios», que encubre su indigencia energética, su falta de vigor, su dificultad para resolver los asuntos cotidianos mediante una actitud altiva, de andar sobrados y actuar con desdén. Viven en la creencia de que el mundo está en deuda con ellos, de que les debe todo. Es lo que he intentado condensar en la frase: «Me lo merezco todo a cambio de ningún esfuerzo».

1.4.4. La estructura física y caracterial masoquista: autosabotaje

Frases que definen sentimientos y actitudes de personas con estructura de carácter masoquista: *«No sé cómo salir de este círculo vicioso de culpabilidad y autocastigo». «Me siento tan culpable que necesito que las cosas me vayan mal. Inconscientemente saboteo mi propio trabajo o mi salud o mis relaciones», «Me siento bien, las cosas me van bien, creo que algo malo va a pasarme».*

«... será el tiempo en que tome camino, en que desate su rostro y hable y vomite lo que tragó y suelte su sobrecarga».

Citado por Alejo Carpentier en *Los pasos perdidos*,
Barral Editores, Barcelona, 1978, pág. 77

A pesar de las apariencias, no es cierto que vivamos en una sociedad hedonista entregada al placer; no es verdad que nuestra forma de vida esté dirigida al goce; tampoco se corresponde con la realidad el que nuestra existencia esté encaminada a lo lúdico y agradable. Todo lo contrario. Estamos inmersos en una cultura que detesta el placer experimentado de forma auténtica, vivido, ya que exige sin cesar una representación: *«¡Aparenta que disfrutas!»* es la orden subyacente que recibimos sin cesar y que procede de toda la publicidad. Este mandato ha impregnado los pensamientos y esquemas mentales más profundos. No se nos exige que disfrutemos sino que parezca que disfrutamos. El placer resulta tan odioso, tan extraño, tan ajeno y repudiable a esta sociedad de individuos hiperproductivos agresivos como lo era hace cien años. Sin embargo, los nuevos puritanos intentan engañarnos valiéndose de los radicales cambios que ha sufrido la forma de rechazar el placer: ya no se nos dice que el disfrute sea malo o que nuestra alma vaya a condenarse por vivir placenteramente, sino que **la sociedad de consumo de masas exige que simulemos hasta la extenuación una vida colmada de placeres.** No se nos propone una vida sencilla, sin complicaciones, que permita de verdad el goce auténtico, sino que el placer se ha convertido en obligación y ha adquirido las características del trabajo con su carácter de labor penosa, de tarea ardua, de agobio sumado al resto de problemas: *«¡Ay, del que no se divierta y disfrute de forma bien visible y estridente! ¡Ése será considerado tedioso y será excluido!».* Aunque se han revestido de una imagen festiva y colorista, las oscuras admoniciones y amenazas que antes emanaban de severos sacerdotes y profetas proceden ahora de una publicidad omnipresente, invasora incluso de las parcelas más íntimas, entrometida hasta los rincones más secretos de la psique de cada individuo. La manera ha cambiado, pero la amenaza sigue vigente y es más insidiosa de lo que nunca antes había sido, puesto que no la percibimos como la coercitiva conminación que es.

Así, a las causas que antes provocaban la aparición de los rasgos masoquistas del carácter y de toda la estructura masoquista, ahora se suma una penosa exigencia de simulación: «*¡Fingid que disfrutáis! ¡Gastad hasta vuestro último aliento en simular que gozáis! ¡Bajo ningún concepto parezcáis aburridos, lentos o calmos!*». Lo que en la forma de vida actual parece disfrute no es más que apariencia de goce. Y lo lúdico es agitación. Agitación y fingimiento, he ahí las dos exigencias que se nos repiten diaria e incesantemente.

Por todo ello, además de este clima de alta densidad emocional que nos exige autoritariamente euforia perpetua y placer sin fin –aunque la orden nos llega de forma velada por mil y una añagazas publicitarias bien preparadas por psicólogos–, continúan existiendo los anteriores esquemas familiares que producían los rasgos masoquistas. Todavía hay padres y educadores que ejercen una intensa presión sobre el niño para que

A las causas que antes provocaban la aparición de los rasgos masoquistas del carácter, ahora se suma una penosa exigencia social de simulación: «*¡Fingid que disfrutáis! ¡Gastad hasta vuestro último aliento en aparentar que gozáis! ¡Bajo ningún concepto parezcáis aburridos, lentos o calmos!*». Lo que en la forma de vida actual parece disfrute no es más que apariencia de placer. Y lo lúdico es agitación.

aprenda prematuramente a controlar sus esfínteres o que imponen horarios estrictos y rígidos en el tiempo de sueño y que fuerzan la alimentación. La estructura del carácter y del cuerpo masoquista se forma a partir de estas experiencias abrumadoras para cualquier organismo vivo: ¿alguien se imagina a un animal siendo obligado a comer y que lo consienta rindiéndose a los chantajes emocionales o a las amenazas de retirada del amor? La estructura corporal masoquista se caracteriza principalmente por el aspecto pesado del conjunto del individuo; por unos brazos delgados en relación a la caja torácica (abultada); por una delgadez que es crispación crónica de los músculos para contener el odio por tantas humillaciones sufridas; y por una alta carga de energía que apenas tiene salida debido a la tensión crónica de la musculatura y al bloqueo de la respiración que, de nuevo, sirve para contener la rabia y el sentimiento de culpa: el niño fue forzado no solamente mediante un trato severo, sino con manipulaciones culpabilizadoras. Una variante especialmente cruel del masoquismo y que comprenderán todos los lectores son las obsesiones-compulsiones de la limpieza y el orden: el adulto obsesionado por la limpieza y el orden, el adulto obsesionado compulsivamente por la limpieza y el control, actúa de esa forma porque recibió severos castigos o premios según se ensuciara o no, según acertara o se equivocara y según lo ordenado o desordenado que fue. En general, las madres sobreprotectoras e invasivas viven presas de la necesidad de que el niño se adapte y se someta a sus ritmos y deseos (que son los que les fueron inculcados a ellas mismas), y a los de la «autoridad» (los que saben). Se experimenta tal sometimiento y veneración hacia las figuras de autoridad que se obstaculiza gravemente la posibilidad

La estructura corporal masoquista se caracteriza principalmente por el aspecto pesado del conjunto del individuo; por unos brazos delgados en relación a la caja torácica (abultada); por una delgadez que es crispación crónica de los músculos para contener el odio por tantas humillaciones sufridas; y por una alta carga de energía que apenas tiene salida debido a la tensión crónica de la musculatura y al bloqueo de la respiración.

de autorregulación. Se trata de madres muy rígidas física y emocionalmente, que dejan muy poco margen para la espontaneidad y, sobre todo, que **desconfían profundamente de la naturaleza y de sus capacidades de autorregulación**: el niño sabe cuándo tiene hambre aunque el pediatra haya marcado unas cantidades y horarios determinados (y pide el alimento mediante el llanto o, luego, los gestos y la palabra); y el niño sabe también cuándo siente necesidad de vaciar el vientre. No necesita que le obliguen a hacerlo siguiendo horarios estrictos en que se le sienta para evacuar. La experiencia de una madre (suele ser la madre y no el padre) que impone, bajo amenaza de retirada del amor, esos esquemas fisiológicos rígidos, hace que el niño se someta aparentemente, aunque debajo subyacen la rabia y el odio. Cualquier animal experimentaría esas emociones si se le intentara violentar de esa forma. Y la rabia y el odio contra la persona que al mismo tiempo es el objeto de amor no pueden producir sino sentimiento de culpa. Para satisfacer a los adultos y ser limpio lo antes posible, el niño no sólo ha de poner una gran tensión en el esfínter anal, sino también en el vientre, en la musculatura de la pelvis (glúteos, cuadrado crural, piramidal, obturador interno y externo…) y también en los músculos de las piernas que se insertan muy cerca del esfínter (los isquiotibiales, en la cara posterior del muslo). Todo ello produce una intensa rigidez desde la infancia y al mismo tiempo hace que el niño se sienta sometido a una enorme presión interna. La tensión le sirve para controlar el vientre y ser limpio tal como los adultos le exigen, pero para ello ha sacrificado la movilidad: los niños y adolescentes considerados torpes en las clases de gimnasia de los colegios han sido obligados a ser limpios prematuramente, tanto en lo físico como en lo mental y emocional. De ahí que parezcan pequeños adultos desvitalizados, ñoños, sin alegría ni espontaneidad. Nunca se insistirá bastante en lo trágico que

Para satisfacer a los adultos (que pueden retirarle el amor, cosa traumática para cualquier niño) y ser limpio lo antes posible, no sólo ha de poner una gran tensión en el esfínter anal, sino también en el vientre, en la musculatura de la pelvis y en la de las piernas que se inserta muy cerca del esfínter (los isquiotibiales, en la cara posterior del muslo). Todo ello produce una intensa rigidez desde la infancia y al mismo tiempo hace que el sujeto se sienta sometido a una enorme presión interna.

es el resultado. El sujeto se ha visto obligado a sacrificar el movimiento a cambio de la seguridad de que nada escapará de su vientre, y, en general, de que no se dejará ir de forma espontánea, a fin de conservar el amor de la madre o cuidadores. Se consolidará en él la idea inconsciente de un negarse a soltar, un «no», prolongado durante toda la vida a no ser que tome conciencia de lo que ocurre y comience a relajar la musculatura de la pelvis, el vientre, la región lumbar y las piernas. Puesto que la función del esfínter anal es evitar que las heces salgan sin control, requiere un cierto tono muscular constante, pero no más que ese tono. El terapeuta habrá de enseñar al paciente a respirar, sentarse y caminar de tal forma que pueda relajar el esfínter eliminando toda la crispación sobrante necesaria para cumplir sus funciones de retener las heces, pero también para dejarlas ir a voluntad cuando sienta la necesidad de hacerlo. El esfínter anal y la culpa retenida son las claves en la estructura masoquista. Para estirar las piernas será imprescindible que el paciente aprenda a relajar el esfínter anal, a no estar conteniéndose (en lucha consigo mismo y con el terapeuta). Relajar el esfínter equivale a aflojar el vientre, que el masoquista tiene también muy tenso para que «nada» se escape. A su vez, la relajación del vientre produce una disminución de la crispación del diafragma, lo que permite que el conjunto de la musculatura de todo el cuerpo pierda una parte de su tensión crónica innecesaria, y hace posibles los estiramientos.

Al contrario de lo que hemos visto en el carácter oral, cuya actitud ante la vida es la de «no puedo», debido a su baja carga de energía (esto es, a su carencia de brío y

empuje), la actitud predominante del masoquista es «no quiero» (es decir, «no quiero soltar», «no quiero dejar ir o dejarme ir»), a pesar de estar altamente cargado de energía. Utiliza, pues, toda su fuerza para contenerse mediante la crispación muscular crónica. Es comprensible puesto que se ve obligado a evitar que emerja la enorme cantidad de rabia, odio y miedo que ha acumulado desde la infancia. La acción corporal –la actividad física– le resulta difícil ya que debe luchar para sacarla adelante a través de una coraza muscular muy rígida. Se agota, pues, con facilidad durante el esfuerzo. La pauta que se repite en su vida es la alternancia entre el esfuerzo y el derrumbamiento, debido a que el esfuerzo se lleva a cabo no de manera flexible y con la tensión justa. Ese esfuerzo y de-

> El sentimiento de culpa y la rigidez física y mental son los elementos clave del masoquismo y de todas las formas de autosabotaje de la propia salud, dado que la culpa reclama castigo. Ese boicot lo llevan a cabo incluso personas cuya estructura no es masoquista pero sí tienen algunos rasgos, ya que nuestra cultura los hace muy habituales al no permitir el placer auténtico sino su simulación. Para dejar de repetir las compulsiones masoquistas, es imprescindible resolver el sentimiento de culpa y las emociones que emergen al desbloquear la respiración.

rrumbamiento es también la consecuencia de su esquema de descarga de energía: al igual que ocurrió con las heces (le obligaron a sentarse sin ganas y a permanecer sentado hasta que vaciara el vientre), **su hábito es el de cerrar, negarse, y empujar en lugar de relajar y dejar salir.** Cierra las salidas de la voz (la garganta) o de las heces (el vientre, la pelvis, el esfínter). Veremos que en los individuos masoquistas la voz es suave, más bien dulce y poco resonante. Es una voz que procede de la parte alta del cuerpo, emitida mediante el uso de los músculos respiradores altos y no con el vaivén espontáneo del diafragma, que deja subir la oleada de fuerza procedente del vientre y el bajo vientre. En la terapia, habrá que actuar muy respetuosamente para romper esa dinámica que consiste en cerrar y empujar, y proceder a instaurar la forma de acción que tanto teme: relajar y dejar salir. Para ello, serán necesarios no sólo estiramientos, sino movimientos de descarga de la rabia y el odio, proyectados sobre un saco de boxeo o cojines mediante algún objeto, y siempre –sin excepción– manteniendo un buen contacto de los pies con el suelo y siguiendo el ritmo de una respiración no forzada. No sirven, y debemos evitar a toda costa, las descargas compulsivas no vivenciadas. Es decir, no valen los movimientos mecánicos y desconectados de la respiración y de los sentimientos de ira y odio. Es esa acumulación de rabia la que debe salir y «dañar» un objeto inanimado: el saco de boxeo, por ejemplo, golpeado con una raqueta de tenis para evitar que el sujeto masoquista siga haciéndose daño a sí mismo en lugar de proyectarlo hacia fuera. Puesto que el masoquista fue forzado y sometido, su capacidad de autoafirmación es muy baja. La asertividad está bajo mínimos. Propondremos al paciente que los golpes vayan acompañados de palabras cortas pronunciadas en voz alta y clara –abriendo bien la garganta–, y que tengan un carácter autoafirmativo: «¡Sí!», «¡No!», «¡Fuera!», «¡Quita!», «¡Apártate!». Estas dos últimas acciones que acabamos de mencionar son las claves para diluir la dinámica de bloqueo de la respiración, de la contención, de la rigidez y del odio. Descargar y proyectar la rigidez y el odio sobre una cosa, profiriendo fluidas voces afirmativas y mediante un objeto (un bate de béisbol o una raqueta de tenis), evita la actitud masoquista de autoinfligirse daño revirtiendo el odio hacia dentro y, al mismo tiempo, contribuye a desarrollar la capacidad asertiva. Como todo el mundo sabe, en la vida cotidiana resulta de gran utilidad saber decir claramente «no» o «sí» ante las numerosas acciones, decisiones y manipulaciones que se nos plantean.

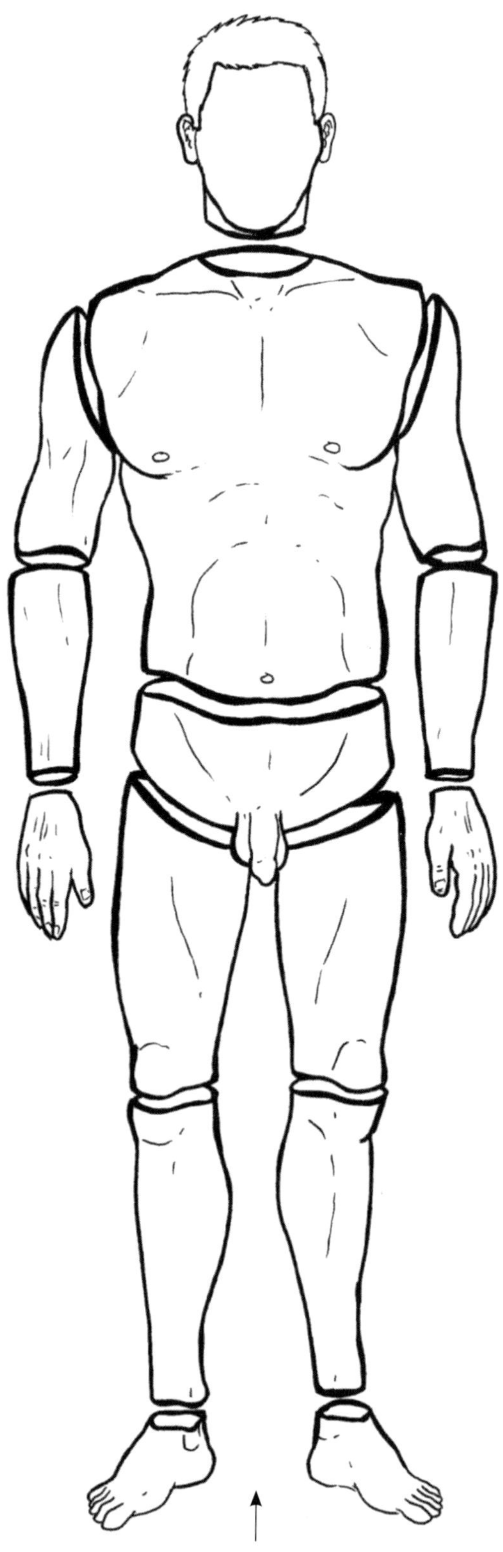

Un esquizoide no percibe su cuerpo de forma integrada sino fragmentada, como hecho de partes o piezas sueltas que no constituyen una globalidad.

como si fueran objetos extraños a los que observar ensimismado y pasar a sentirlos como lo que son: él mismo, su cuerpo, su ser. No es extraño ver a un sujeto esquizoide contemplando con asombro los dedos de sus manos, por ejemplo, o sus propios pies, como si se trataran de un objeto interesante y que no forma parte de sí mismo. **El esquizoide tiene, pues, una personalidad marcadamente escindida, con dos identidades que se oponen la una a la otra en lugar de estar integradas. Una se basa en la imagen del ego y la otra en el cuerpo, que percibe como cosa aparte.** Es necesario insistir en la noción de «cosa», de objeto, y más todavía porque la actual sociedad de apogeo del narcisismo produce también una actitud escindida: el cuerpo es tratado como un objeto que no hay que sentir, sino que necesita vestir de manera *adecuada*, recubrir, maquillar, tatuar, darle forma atlética y musculada (si se es hombre), y delgada y frágil (si se es mujer). ¿Cuál fue el origen de esa división del organismo en dos entidades que se oponen en lugar de vivirse de forma integrada, **«colaboradora»**? Los sujetos esquizoides crecieron en hogares donde los progenitores vivían intensos conflictos entre sí o los volcaban en el niño. O también experimentaron un trato radicalmente distinto por parte del padre y de la madre: la madre podía ser tolerante o tierna mientras que el padre fue quizá severo, duro e intransigente. O a la inversa. Si el niño fue testigo de escenas de violencia física entre sus padres o si él mismo fue objeto de malos tratos −desde edad temprana, cuando todavía no era capaz de comprender en absoluto si había hecho algo malo o no−, **aprendió a desconectar de su cuerpo para no sentir el dolor físico y emocional que le producían esos malos tratos incomprensibles para él.** Su razón −su yo

Los sentimientos que forman parte sustancial de la estructura caracterial masoquista son los de intenso sufrimiento crónico, el individuo masoquista se siente bien en pocas ocasiones, y el estar sometido a una fuerte presión que le mantiene al borde del estallido. Las recurrentes explosiones de cólera son la forma inconsciente de evitar el bloqueo total del diafragma y los posibles ataques cardíacos u otros graves problemas de salud. Cuando la furia se desata, al menos el masoquista consigue liberar la respiración.

cánicos y desconectados de la respiración y de los sentimientos de ira y odio. Es esa acumulación de rabia la que debe salir y «dañar» un objeto inanimado: el saco de boxeo, por ejemplo, golpeado con una raqueta de tenis para evitar que el sujeto masoquista siga haciéndose daño a sí mismo en lugar de proyectarlo hacia fuera. Puesto que el masoquista fue forzado y sometido, su capacidad de autoafirmación es muy baja. La asertividad está bajo mínimos. Propondremos al paciente que los golpes vayan acompañados de palabras cortas pronunciadas en voz alta y clara –abriendo bien la garganta–, y que tengan un carácter autoafirmativo: «¡Sí!», «¡No!», «¡Fuera!», «¡Quita!», «¡Apártate!». Estas dos últimas acciones que acabamos de mencionar son las claves para diluir la dinámica de bloqueo de la respiración, de la contención, de la rigidez y del odio. Descargar y proyectar la rigidez y el odio sobre una cosa, profiriendo fluidas voces afirmativas y mediante un objeto (un bate de béisbol o una raqueta de tenis), evita la actitud masoquista de autoinfligirse daño revirtiendo el odio hacia dentro y, al mismo tiempo, contribuye a desarrollar la capacidad asertiva. Como todo el mundo sabe, en la vida cotidiana resulta de gran utilidad saber decir claramente «no» o «sí» ante las numerosas acciones, decisiones y manipulaciones que se nos plantean.

La pauta de vida masoquista consiste en una alternancia entre el esfuerzo y el derrumbamiento, debido a que el esfuerzo se lleva a cabo con gran dificultad física, no de manera flexible y con la tensión justa. Ese esfuerzo y derrumbamiento es también la consecuencia de su esquema de descarga de energía: **su hábito es el de cerrar y empujar en lugar de relajar y dejar salir, ya sea la voz, las heces o cualquier tipo de actividad diaria.**

Como en todos los otros pacientes, habrá que estirar toda la musculatura del cuerpo, pero en el caso de los sujetos masoquistas, primero insistiremos especialmente en liberar la pelvis para que pueda moverse, por fin, sin dificultad. Para ello es necesario estirar los músculos de las piernas y los de la propia pelvis: los glúteos y otros más profundos como el piramidal o los ligamentos sacroilíacos. Éstos últimos pueden moverse si colocamos al paciente en postura global de estiramiento, en decúbito supino, y enseñándole a descargar alternativamente sobre el suelo, el peso de un lado de la pelvis y luego el otro. Lo conseguiremos fijando muy bien el sacro sobre la superficie en la que se encuentra tendido. Paralelamente a este trabajo, es imprescindible ayudarle a liberar la garganta del «estrangulamiento» al que la somete y que es equivalente a cerrar y luego empujar la voz (se trata del esquema ya mencionado de «cerrar y empujar en lugar de relajar y dejar salir»). Para ello es necesario que estiremos los brazos que comprimen la caja torácica, la parte alta de la espalda y la garganta. Como hemos dicho, los brazos del individuo masoquista son delgados, con la musculatura muy poco definida (porque está apelmazada de tan contraída) y casi «raquíticos» en comparación con el abultamiento de la caja torácica. El diafragma está en tensión crónica para retener emociones como la rabia y el odio, aunque también la capacidad de autoafirmarse mediante una voz rotunda, clara y resonante. Recapitulando: aunque trabajemos toda la musculatura del cuerpo estirándola globalmente, las cinco principales acciones más directas son: a) liberar la pelvis y el vientre mediante los estiramientos de piernas y de la musculatura de la propia pelvis; b) abrir la garganta liberándola del estrangulamiento a la que la someten los brazos y los músculos inspiradores altos; c) proyectar la rabia y el odio sobre un objeto y evitando a toda costa que sufran las manos y brazos del paciente: el padecimiento no debe revertirse más hacia el paciente (es lo que ha hecho a lo largo de toda su vida y hay que dar por acabado ese esquema); d) enseñarle a autoafirmarse para que termine también su etapa de sometimiento y humillación; e) reducir el sentimiento de culpa hasta diluirlo lo más posible: hemos de conseguir en colaboración con el paciente que la autoafirmación no sea equivalente a nuevos sentimientos de culpa o a la intensificación de estos. **La culpa es elemento clave del masoquismo y de todas las formas de autosabotaje de la propia salud y del placer, que llevan a cabo incluso personas cuya estructura de carácter no es masoquista pero sí tienen esos rasgos, ya que nuestra cultura los hace muy habituales.** Es imprescindible rebajar el nivel de culpabilidad tanto como sea posible.

1.4.5. La estructura física y caracterial esquizoide: «Los estímulos exteriores me abruman, desconecto del mundo y me escapo al interior de mi mente»

Frases que definen sentimientos y actitudes de personas con estructura de carácter masoquista: *«No soy capaz de soportar los estímulos de la realidad. No distingo claramente entre lo exterior que no soy yo y lo interior que soy yo. Niego la realidad y huyo al interior de mi mente».*

Cuando hablamos de estructura de carácter esquizoide, estamos haciendo referencia a un tipo de personalidad propia de
un individuo que apenas se identifica con su cuerpo y se ve a sí
mismo –a su cuerpo, su realidad más sólida y tangible, la sede
fuerte de su identidad– con extrañeza, como si estuviera ante
un objeto o cosa ajena que puede mirar desde fuera, alejado
de sí. Lo esquizoide y la esquizofrenia sólo se diferencian por
una cuestión de grado. En el caso de los esquizofrénicos, la
ruptura con la realidad es completa: se trata de locura. Viven
replegados en un mundo interior propio, con reglas que des-
conocemos, y sobre el que no podemos actuar. Por el contrario, el carácter esquizoide puede responder muy bien a tratamientos psicológicos y físicos que le ayuden a fortalecer los
límites de su yo y de su cuerpo y, sobre todo, a identificarse con
su cuerpo. Se trata de que deje de ver sus propios miembros

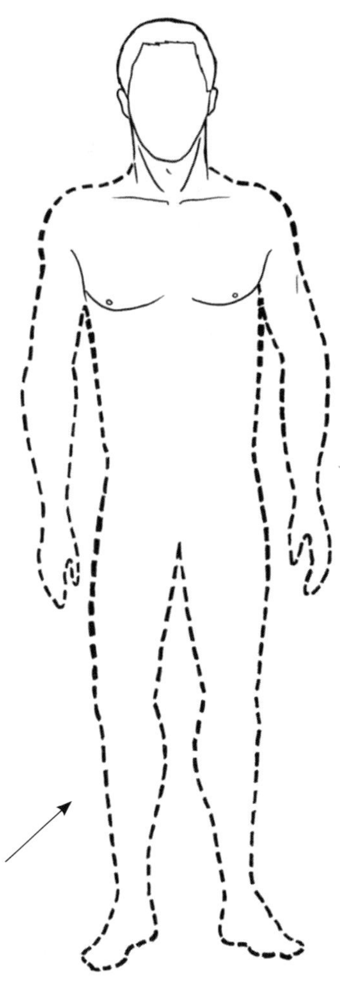

Así se siente un esquizoide: experimenta los límites de su cuerpo
de forma imprecisa, vaga, difusa. Al igual que le ocurrió en la
infancia (por los malos tratos o los abusos sexuales), teme que
la realidad exterior se le imponga, le invada.

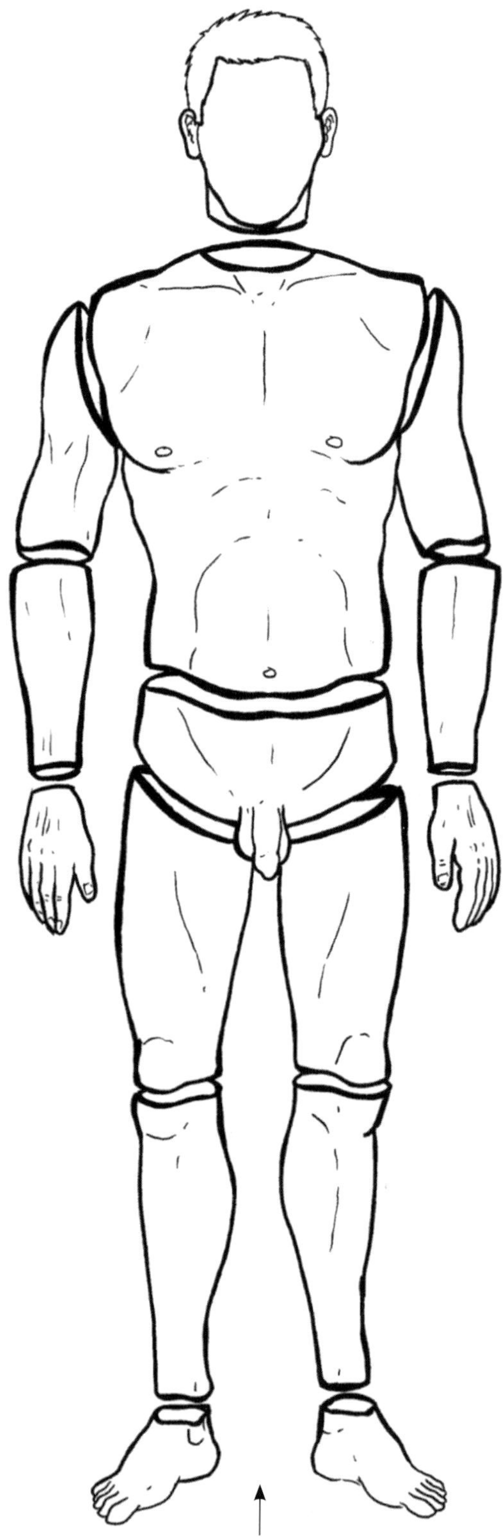

Un esquizoide no percibe su cuerpo de forma integrada sino fragmentada, como hecho de partes o piezas sueltas que no constituyen una globalidad.

como si fueran objetos extraños a los que observar ensimismado y pasar a sentirlos como lo que son: él mismo, su cuerpo, su ser. No es extraño ver a un sujeto esquizoide contemplando con asombro los dedos de sus manos, por ejemplo, o sus propios pies, como si se trataran de un objeto interesante y que no forma parte de sí mismo. **El esquizoide tiene, pues, una personalidad marcadamente escindida, con dos identidades que se oponen la una a la otra en lugar de estar integradas. Una se basa en la imagen del ego y la otra en el cuerpo, que percibe como cosa aparte.** Es necesario insistir en la noción de «cosa», de objeto, y más todavía porque la actual sociedad de apogeo del narcisismo produce también una actitud escindida: el cuerpo es tratado como un objeto que no hay que sentir, sino que necesita vestir de manera *adecuada*, recubrir, maquillar, tatuar, darle forma atlética y musculada (si se es hombre), y delgada y frágil (si se es mujer). ¿Cuál fue el origen de esa división del organismo en dos entidades que se oponen en lugar de vivirse de forma integrada, «**colaboradora**»? Los sujetos esquizoides crecieron en hogares donde los progenitores vivían intensos conflictos entre sí o los volcaban en el niño. O también experimentaron un trato radicalmente distinto por parte del padre y de la madre: la madre podía ser tolerante o tierna mientras que el padre fue quizá severo, duro e intransigente. O a la inversa. Si el niño fue testigo de escenas de violencia física entre sus padres o si él mismo fue objeto de malos tratos –desde edad temprana, cuando todavía no era capaz de comprender en absoluto si había hecho algo malo o no–, **aprendió a desconectar de su cuerpo para no sentir el dolor físico y emocional que le producían esos malos tratos incomprensibles para él.** Su razón –su yo

48

adulto– todavía no estaba suficientemente desarrollada como para darse cuenta de que había hecho algo «malo» y estaba siendo castigado por ello (de forma injusta y brutal en numerosas ocasiones). **En el caso de los abusos sexuales ocurrió exactamente lo mismo. El niño se retiró de una realidad que le resultaba insoportable y se refugió en el interior de su mente.** ¡Pero atención!: para desconectar de la realidad es preciso huir de las sensaciones del cuerpo y evitarlas. Negar lo que vemos, lo que oímos y lo que sentimos en nuestra piel (el órgano más grande del cuerpo y el que establece claramente nuestros límites interior y exterior). Una de las más graves consecuencias del no sentir apenas el cuerpo es la construcción de un yo frágil. Ya Freud afirmó que «el yo siempre es un yo corporal». Y tanto Wilhelm Reich como Alexander Lowen y sus respectivas escuelas han confirmado sobradamente esta realidad: un sujeto con una profunda y clara conciencia corporal es un sujeto con un yo fuerte y que no teme experimentar sensaciones intensas porque tiene la certeza de que sabrá controlarlas o medirlas sin dejar que le sobrepasen. Mientras que un individuo con escasa conciencia de su cuerpo (de los procesos internos y de cómo le afecta lo externo) es un ser con un yo débil, es un yo que teme tanto ser desbordado por las fuerzas internas –las sensaciones sexuales fuertes, por ejemplo– como ser invadido o maltratado por las externas (ya lo fue, o bien fue testigo de ello durante la infancia). Lo que un sujeto esquizoide siente en la piel y los músculos son golpes, palizas, trato severamente autoritario sin ningún tipo de explicación o abusos sexuales; o lo que no tolera ver ni oír son las violentas discusiones o la hostilidad física que tuvo lugar ante él cuando era niño o ado-

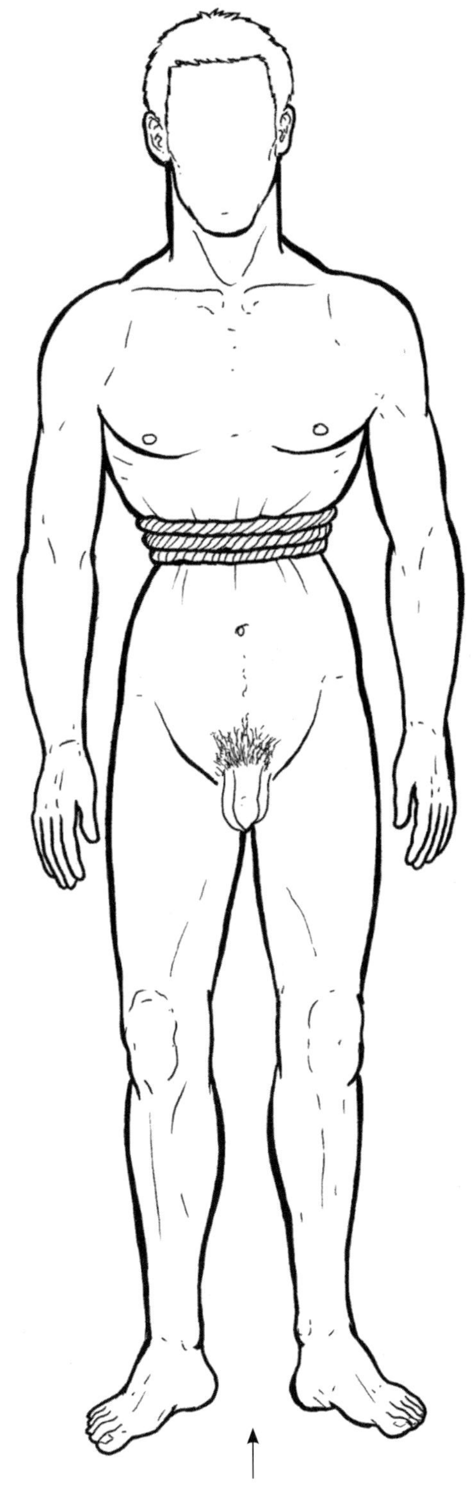

A la altura del diafragma, el esquizoide crea una cesura que divide su cuerpo en dos mitades para evitar que emerjan hasta la conciencia las intensas sensaciones de la parte baja.

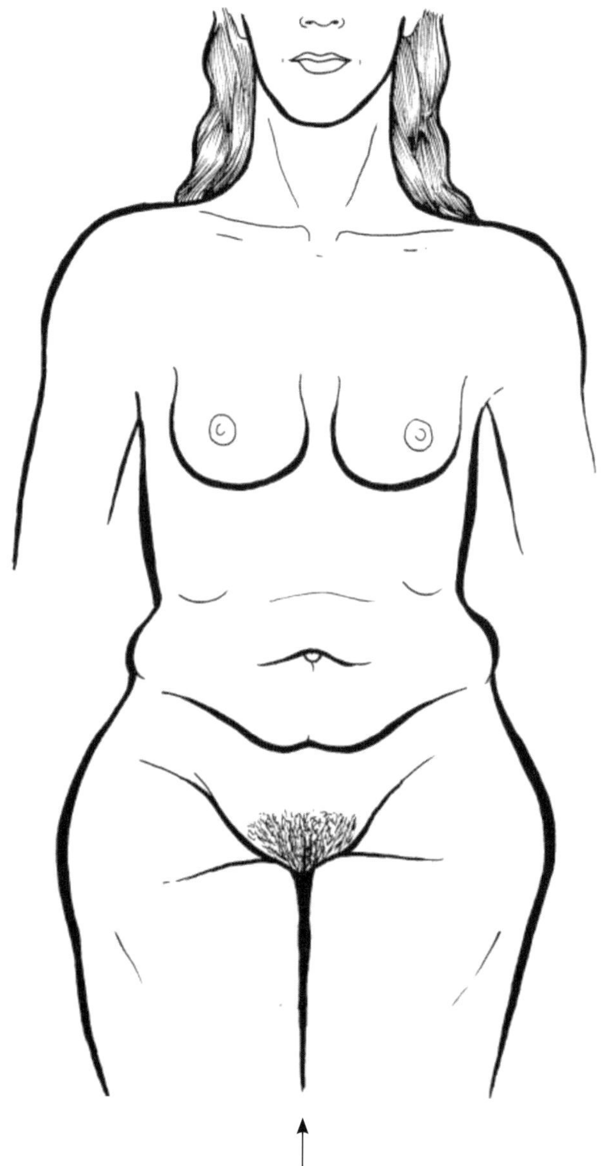

En el caso de bastantes mujeres, la división del cuerpo en dos mitades a partir del diafragma se concreta, por ejemplo, en forma de frigidez: las relaciones sexuales son insatisfactorias, pero también en una estructura corporal en la que la parte superior está más o menos proporcionada mientras que la inferior (de la cintura hacia abajo) se asemeja a un pedestal excesivo sobre el que se ha colocado una estatua: el ego que no puede soportar sentir lo que ocurre abajo.

lescente. Para evitar la conciencia de todo esto, bloquea el diafragma, reduce la respiración al mínimo y tensa la musculatura con el fin de sentir el menor dolor físico y emocional posible. Nunca se insistirá bastante en el hecho de que para no sentir el dolor físico y el dolor emocional es imprescindible bloquear la respiración y desconectar en la mayor medida posible del propio cuerpo: refugiarse en la mente y en ensoñaciones que alejan al individuo de la realidad.

En estos casos, debemos proceder con sumo cuidado para evitar desmantelar las defensas que el individuo tuvo que erigir para protegerse del dolor y del intenso miedo que sufrió. Si deshacemos esas defensas con demasiada rapidez (y los estiramientos del conjunto de las cadenas musculares liberan la respiración de manera muy eficaz), el individuo esquizoide puede sufrir ataques de pánico y episodios psicóticos.

Actuaremos, pues, con cuidado, de forma paulatina y atenta a las reacciones del paciente, y nuestro trabajo consistirá en estirar el conjunto de la cadena muscular posterior (insistiendo en liberar la musculatura de las piernas) y desbloquear el diafragma para que, por fin, se produzca una respiración amplia y profunda que conecte todas las partes del cuerpo en lugar de permitir que continúen como piezas inconexas. Con lentitud y con sumo cuidado, atenderemos a la creciente capacidad del sujeto para integrar las sensaciones intensas. No conviene en absoluto desbloquear rápidamente las piernas y movilizar la pelvis (trabajo por realizar). Hay que hacerlo, pero con un ritmo asumible por el cuerpo y la mente del paciente.

1.5. Narcisismo y tiranía de la apariencia: extenuados de tanto aparentar que se disfruta

La nuestra no es en absoluto una sociedad entregada al placer ni dominada por el hedonismo, sino una tiranía de la imagen –de la representación– y no de la vivencia real del gozo. De hecho, el placer se consigue en demasiadas ocasiones a costa de la salud y el bienestar, es decir, en detrimento del placer que parece buscarse. La obsesión que caracteriza a nuestra sociedad no es la del gozo sino la de la apariencia, conseguida precisamente mediante displacer.

La anorexia y la bulimia son, entre otras cosas, manifestaciones extremas de esa obsesión por la apariencia. También forman parte de ese despotismo de lo aparente las modas en ejercicios de musculación (que abultan la musculatura a costa de acortarla y volverla rígida violentando las articulaciones); los estilos en calzado y ropa que obligan al cuerpo a ajustarse a unos cánones de delgadez imposibles o que niegan partes fundamentales de nuestra estructura como la pelvis, convirtiendo a generaciones enteras en cuerpecillos eternamente pueriles, inmaduros.

Multitud de actitudes cotidianas revelan esa fijación de los individuos por crear y proyectar una imagen «perfecta», joven, excitante, hiperactiva, sin apenas tiempo para el descanso (lo que la convierte en agitada pero no en vitalista), y que se alcanza a costa de la tranquilidad de ánimo, de la capacidad para sentir emociones auténticas en lugar de simulacros, y de la salud mental y física.

Vivimos en una sociedad del espectáculo en la que todos se exhiben. Este mostrarse de cara a los otros resulta de día en día más fracasado y frustrante, puesto que al exhibirse todos ya nadie presta auténtica atención a nadie: la mente está dispersa en cien direcciones.

El placer se ha convertido en obligación, exigencia y agobio. Ese fingimiento del goce ha adquirido las características del trabajo, y, por tanto, ha pasado a ser un esfuerzo de tal magnitud que conduce a la extenuación y la enfermedad: para mantenerlo se necesitan cada vez dosis mayores de estimulantes de todo tipo, mentales o químicos.

El sosiego y la serenidad, la ausencia de agitación, son denigrados porque son considerados como aburridos. El individuo considerado aburrido o que parece aburrido es estigmatizado. Incluso los sujetos que se atreven a vivir temporalmente la tristeza propia del duelo por la pérdida de un ser querido son dejados de lado o excluidos del grupo. Ninguna exigencia es más agresiva, e incluso violenta, en el mundo actual que la de divertirse a toda costa y no parecer –no aparecer ante los otros– bajos de ánimo. En esta sociedad de individuos agitados nada debe obstaculizar lo que Pascal Bruckner ha llamado «euforia perpetua».

Se nos exige que proyectemos una apariencia ininterrumpidamente gozosa: «¡Aparenta que disfrutas hasta que caigas extenuado, enfermo o muerto! ¡No te aburras jamás, no te detengas!».

Es el nuevo *Superyó* quien emite la orden más rígida y paradójica: «¡Disfruta (aunque mueras de agotamiento)!». Esta paradoja de un *tirano* (el *Superyó*) exigiendo gozar del placer como una obligación y desplazando a la parte de nuestra psique (el *Ello*) que antes se encargaba de esa función, la de lanzarnos sin freno a los placeres, alcanza tales niveles de absurdo que destruye la salud de numerosos individuos.

La omnipresente publicidad nos ordena adoptar actitudes autodestructivas como éstas: «Déjate llevar por *todo* lo que te apetezca», o «Por qué elegir si puedes tenerlo *todo*», o «No puedes no tenerlo *todo*», o «Que el dolor no te pare», «No te concentres, dispérsate en *todas* direcciones». Lo que revela que en el mundo de hoy, la parte de nuestra psique –el *Superyó*– que hasta hace pocas décadas censuraba y ponía freno a los placeres restringiéndolos severamente o prohibiéndolos ha asumido características que antes eran propias del *Ello*, que es precisamente la parte de nuestro psiquismo que busca el placer sin tener en cuenta las consecuencias.

En la situación actual, el placer se ha convertido en una obligación, y, por tanto, ha adquirido las características del trabajo, según coinciden en señalar pensadores de diversas tendencias (como Pascal Bruckner, Jean-Claude Guillebaud, Dany-Robert Dufour o Slavoj Zizek). **Pero no es la experiencia del placer aquello que ha devenido nueva tarea y agobio, sino su simulación: «¡Aparenta que disfrutas!»** es la verdadera orden que se esconde bajo los numerosos estímulos que nos rodean.

El narcisista busca inconsciente y obsesivamente la admiración ajena, pero desprecia a los que se la brindan y en consecuencia no obtiene demasiada gratificación de sus éxitos. **En cuanto el narcisista ya ha conseguido la admiración de otro individuo, el efecto euforizante de esta conquista decae de forma inmediata y vuelve a sentir su insondable vacío.** Necesitará entonces buscar a otra víctima a la que seducir, y luego a otra y otra. Así indefinidamente, puesto que en su interior no hay más que un pavoroso vacío: el narcisista es un envoltorio –una imagen– que no contiene nada en su interior, sólo siente que existe cuando consigue que lo miren y admiren. De ahí su necesidad compulsiva de atraer la mirada de los otros: sólo existe en tanto se siente mirado y admirado. Para él, no ser mirado significa la nada, no ser.

«Los psicólogos no son los únicos que constatan este hecho. Con rara unanimidad, historiadores, filósofos, sociólogos y analistas sociales en general coinciden en afirmar que **podemos estar viviendo el momento de apogeo del narcisismo (...). Ignorar el narcisismo es ignorar uno de los problemas más significativos de nuestro tiempo».** José Luís Trechera, *¿Qué es el narcisismo?*, Desclée de Brouwer, Bilbao, 1996, págs. 12-13.

«El narcisista no puede encontrar nada fuera que sea distinto de sí, y por lo tanto no hay nada que pueda amar». «Vivimos en una sociedad que se hace cada vez más narcisista. La libido se invierte sobre todo en la propia subjetividad. El narcisismo no es ningún amor propio (...). El sujeto narcisista no puede fijar claramente sus límites. De esta forma se diluye el límite entre él y el otro. El mundo se le presenta sólo como proyecciones de sí mismo. No es capaz de conocer al otro en su alteridad y de reconocerlo en esta alteridad». Byung-Chul Han, *La agonía del Eros*, Herder Ed., Barcelona, 2014, pág. 11.

Pascal Bruckner, filósofo y ensayista francés, condensa en tres párrafos de su obra *La paradoja del amor* **la obsesión por la imagen en relación directa con los cambios en el** *Superyó*: «Por ejemplo, veamos esta extraña forma de actuar: en un momento en que los europeos, los australianos y los norteamericanos quieren **parecer** bronceados **y se ponen en peligro** por abuso del sol, los africanos, los chinos, los indios y los filipinos sueñan con blanquearse la piel, aunque tengan que destruir su pigmentación y **sufrir daños irreparables**». *La paradoja del amor. Una reflexión actual sobre las pasiones*, Tusquets, Barcelona, 2011, pág. 62.

Si atendemos a las reflexiones de este autor y añadimos lo que observamos en los omnipresentes mensajes de los medios de comunicación, podemos afirmar que en la actualidad el *Superyó* **no nos exige represión sexual sino obligación sexual y su correspondiente ansiedad,** todo lo contrario de lo que ocurría durante la vida de Freud: «Pero sigue habiendo una distancia vertiginosa entre lo que esta sociedad cuenta de sí misma y lo que vive en realidad (...). Ayer nos llamaban impúdicos, hoy nos ven jactanciosos. Nuestros padres mentían sobre su moralidad; nosotros mentimos sobre nuestra inmoralidad. En los dos casos, existe un hiato entre lo que proclamamos y lo que hacemos. (...) **El malestar en la cultura ya no nace, como en los tiempos de Freud, del aplastamiento de los instintos por el orden moral, nace de su liberación. Cuando triunfa en todas partes el ideal de desarrollo personal, cada uno se compara con la norma y se esfuerza por mostrarse a la altura. Fin de la culpabilidad, principio de la ansiedad (...). El placer ya no es una posibilidad, es una orden**». Pascal Bruckner, obra citada, págs. 153-154.

El placer se ha convertido en obligación –¡y ni siquiera placer sino el simulacro de placer, o, peor aún, de diversión!– y ha pasado a ser ansiedad y agitación, esto es, displacer: «La emancipación de las costumbres ha hecho una jugarreta extraña a los hombres de nuestro tiempo. Lejos de liberar la gozosa efervescencia de los instintos, se ha contentado con sustituir un dogma por otro. Ayer controlada o prohibida, **la lubricidad se ha vuelto obligatoria**. A la caída de los tabúes (...) se ha añadido una **obligación** a la voluptuosidad para todos. La anulación de la reticencia se ha compensado con un aumento de la **exigencia**...». Pascal Bruckner, obra citada, pág. 152.

A pesar del agotamiento que sufren tantos individuos en esta sociedad dedicada al simulacro, a rendir culto a la apariencia, la mayoría insiste una y otra vez en aplicar el esquema neurótico resumido en la frase «más de lo mismo es mejor». Pero no: más de lo mismo no es mejor. Continuar con las mismas pautas de comportamiento equivale a extenuación y enfermedad. Es necesario parar, cesar en ese juego especular de apariencias y de poder. El narcisismo, la idolatría de la imagen, es el rasgo más sobresaliente y –a pesar de la paradoja– más profundo de nuestra sociedad. **Aclaremos una idea equivocada: el individuo con acusados rasgos narcisistas no es un sujeto que se ama a sí mismo desmedidamente, ni es tampoco un individuo ensimismado, sino alguien que inconscientemente se odia con ferocidad:** percibe la vida que sienten otros individuos que consiguen sentir de forma auténtica, se da cuenta de que otros están realmente vivos en contraste con él, que no cesa de simular esa vida vibrante y plena que envidia y odia. El narcisista querría para sí la vida y el entusiasmo reales que otros son capaces de sentir. Puesto que no puede experimentar de verdad, sin simulacros, prefiere destruir.

El juego seductor del narcisismo es una lucha por el poder en las relaciones entre individuos. Busca el control, dominar las situaciones interpersonales, conseguir imponerse y sobresalir respecto a los otros rebajándolos, al mismo tiempo que pretende esconder su verdadera realidad: un pavoroso vacío –la nada, casi una muerte en vida–, desorientación, confusión, vulnerabilidad, falta de sentido de la existencia.

Vivimos inmersos en una atmósfera de alta intensidad emocional, un mundo en el que todo debe ser intenso para parecer más excitante, atractivo y, sobre todo, seductor (se trata, pues, de narcisismo). La intensidad y densidad emocional propia de nuestra época imposibilitan la serenidad y el gozo tranquilos. Producen simultáneamente derrumbamientos del sistema nervioso (por exceso de estímulos demasiado fuertes) y tedio o incluso abulia (por insensibilización a causa precisamente de ese incesante sobreexceso de estímulos demasiado estridentes). Cualquier persona aficionada al cine, por ejemplo, puede constatar cómo de año en año las películas recurren a efectismos que las hacen más violentas, terribles, angustiosas, tremendas... o divertidas: se exageran las emociones y efectos para intentar que el espectador consiga sentir algo, ya que la sensibilidad está cada vez más anestesiada debido a tanto exceso.

1.6. La genética como nueva superstición

La salud está en nuestras manos y no es consecuencia de la tiranía de los genes.

Excepto en el caso de las enfermedades congénitas que ya se manifiestan tras el parto o incluso antes del parto, en el resto de dolencias que aquejan a los individuos (y estos males son la inmensa mayoría), **es total y absolutamente imposible discernir en qué medida esa enfermedad se debe a la predisposición genética o a nuestros hábitos de vida y factores ambientales.** Por lo tanto, recurrir a la genética como explicación es, simplemente, lo mismo que no decir nada y renunciar a hacernos responsables de nuestra salud. Incluso el descubridor del genoma humano –a cuyas palabras aludiré inmediatamente después de este texto–, y también otros genetistas de primera fila, han afirmado con toda claridad y contundencia que su salud dependería más de sus actos, de su conducta y de las circunstancias que les rodeaban y no de la herencia. **Concluyen con rotundidad: personas con una mala dotación genética han conseguido llevar una vida larga y saludable asumiendo la responsabilidad sobre su salud y adoptando hábitos de vida sanos,** mientras que, por el contrario, otros sujetos, con una muy buena carga genética, la arruinan a causa de su forma de alimentarse, fumar, beber, de relacionarse, de estresarse. A su vez, todas estas actitudes autodestructivas están condicionadas desde la infancia por la forma de crianza a la que fue sometido el niño, que ahora es ya un adulto; y por formas de vida adultas poco o nada sanas.

Francisco Mora, profesor de Fisiología Humana en la Facultad de Medicina de la Universidad Complutense de Madrid y de Fisiología Molecular y Biofísica en Iowa, Estados Unidos, escribe esto en su libro *El científico curioso. La ciencia del cerebro en el día a día* (págs. 141-142): «El doctor James Watson, premio Nobel, ha sido, al parecer, la primera persona que ha conocido su propio genoma. La pregunta es ésta: con el conocimiento de la secuencia completa de sus genes, ¿tiene el doctor Watson en sus manos los secretos de su propio destino, lo que significa conocer qué enfermedades va a padecer, sus sueños y anhelos y hasta su propia muerte? Mucha gente pensaría que sí y que el destino del hombre y lo que va a ser ya se encuentra escrito de alguna manera en el mapa genético. Pero no es así. El destino del ser humano es incierto. Menos que antes de conocer la estructura del ADN, es verdad, pero incierto. No está escrito en ninguna parte y desde luego no está en los genes. (...). El genoma no es depositario, de ninguna manera, de nuestro destino como individuos, salud o enfermedades. Ni en quiénes vamos a ser como personas ni en cómo vamos a envejecer, ni de la mayoría de enfermedades que vamos a padecer. **Muy poco hay escrito en nuestro genoma que determine fatídicamente nuestras apetencias y gustos, nuestro *sabor* por las alegrías y tristezas del mundo** (...). El cerebro, es cierto, viene construido a las órdenes de nuestro genoma, como el resto del

> El genoma no es depositario, de ninguna manera, de nuestro destino como individuos, salud o enfermedades. Ni en quiénes vamos a ser como personas ni en cómo vamos a envejecer. El cerebro está construido a las órdenes de nuestro genoma, pero en esa construcción incorpora códigos que poseen programas abiertos **que el individuo tiene que escribir página a página, día a día, haciéndose con ello a sí mismo y, de esta manera, único y diferente a los demás.**

organismo, pero en esa construcción incorpora códigos que poseen programas abiertos que el mismo poseedor tiene que escribir página a página, día a día, haciéndose con ello a sí mismo y, de esta manera, único y diferente a los demás. **Y hasta volando más libre y dejando atrás la tiranía de sus propios genes.** Y es éste un proceso que se realiza a lo largo de toda la vida, absorbiendo y transformando en física y química, anatomía y fisiología, las percepciones sensoriales, las emociones y sentimientos y las razones existenciales en función del medio ambiente en que se vive y el entorno familiar y social que nos rodea».

En el mismo sentido que el profesor Francisco Mora, la también profesora y **directora del Centro Nacional de Investigaciones Oncológicas**, María Blasco, afirma refiriéndose al cáncer que una parte del problema es genético y una parte ambiental: «... un 20 % genético y un 80 % ambiental. Esto es, de los hábitos de vida» (entrevista en *El País Semanal*, pág. 24, 12 abril, 2015).

1.7. Dos aclaraciones de punto de partida sobre el Método Mézières

El cuerpo *perfecto* según Françoise Mézières y los conflictos emocionales insepara-bles del bloqueo de la respiración y de las tensiones musculares crónicas.

El deterioro de la estructura del cuerpo, al encogerlo de diversas formas, obstaculiza seriamente la respiración (la bloquea y la convierte en superficial, apenas un leve movimiento), lo que a su vez produce una mala oxigenación de las células y su degeneración.

La eliminación de las tensiones musculares crónicas permite, de nuevo, una respiración profunda.

Françoise Mézières (1909-1991), fisioterapeuta francesa, fue quien a partir de 1947 se enfrentó a los dogmas y tópicos sobre los que se fundamentan la fisioterapia y gimnasia clásicas. Mediante un trabajo de aguda observación, reflexión y práctica clínica, Mézières dirigió su lúcida crítica al núcleo de lo que hasta ahora se han considerado los métodos terapéuticos de la fisioterapia y del ejercicio.

Para comenzar, habló del «cuerpo perfecto». Al utilizar el adjetivo «perfecto», Françoise Mézières no aludía en absoluto a ningún tipo de racismo o jerarquía o superioridad del cuerpo de unos individuos respecto a otros, sino que planteaba ya un elemento clave, que parece olvidarse en el paradigma de la fisioterapia clásica destinada exclusivamente a aliviar síntomas, a corregir aspectos puntuales y localizados en algún segmento, y que considera imposible solucionar deterioros graves de la estructura del cuerpo. **Para Mézières, un cuerpo «perfecto» es un cuerpo simétrico en el que todas sus partes están proporcionadas unas respecto a otras** —esto es: un cuerpo que conserva o recupera la armonía— **y en el que todos los segmentos están correctamente alineados.**

Aunque en esta obra lo aclararemos mediante dibujos y textos, concretemos ahora de forma simplificada y mediante unos pocos ejemplos. Segmentos bien alineados significa, por ejemplo, que viendo el cuerpo de perfil (sagitalmente) las vértebras han de apoyarse unas sobre otras sin acentuar las curvaturas de la región cervical ni de la región lumbar. En consecuencia, si no hay exageraciones en esas dos lordosis (curvas cóncavas de la columna), tampoco habrá proyección del cuello hacia delante ni espalda cargada y, así, la cabeza y el tronco estarán correctamente alineados siguiendo un eje visto de perfil (sagital). Otro ejemplo: esta vez respecto a las piernas. Si las rodillas no giran hacia dentro (piernas en equis o genu valgum) a causa del acortamiento de los aductores y otros músculos, ni las piernas giran tampoco hacia afuera (piernas arqueadas o genu varum), no habrá problemas en la pelvis o en la región de los riñones causados por esas desviaciones de piernas. No obstante, y a pesar del enorme cambio y avance que supuso la creación por parte de Françoise Mézières del concepto de cadenas musculares y su funcionamiento, estoy en desacuerdo con ella cuando niega la repercusión de las emociones en el estado de la musculatura y, por tanto, en la formación y deformación de la estructura corporal. Quiero insistir en la necesidad práctica –necesidad y no mero capricho ni extravagancia intelectual– de hacer frente a las emociones y experiencias psíquicas dolorosas que mantienen a cada individuo en un estado de tensión y de contención de la respiración. Negar la repercusión de las emociones en el estado de la musculatura tal

> Françoise Mézières se enfrentó a los dogmas sobre los que se fundamentan la fisioterapia y gimnasia clásicas, que conciben el cuerpo no como globalidad funcional, sino como una serie de piezas o fragmentos desconectados. Mediante un trabajo de aguda observación y de práctica clínica, Mézières dirigió su lúcida crítica al núcleo de lo que hasta el presente continúan considerándose los métodos terapéuticos de la fisioterapia y del ejercicio.

como hizo Françoise Mézières no tiene ningún sentido si observamos la realidad de otros individuos, si tomamos conciencia de lo que nos ocurre a nosotros mismos, y menos todavía si analizamos con atención y agudeza una y otra vez distintos casos clínicos y su evolución.

Mézières llevó a cabo una tarea fenomenal que merece el mayor reconocimiento. Se enfrentó al establishment fisioterapéutico y médico en aquel momento absolutamente imbuido de la idea mecanicista de que el cuerpo es una máquina compuesta de piezas sueltas y desconectadas entre sí. Lo hizo, además, siendo mujer y en un momento en que las instituciones educativas estaban masivamente ocupadas por hombres. Si, además, hubiera añadido el componente emocional, toda su magnífica aportación hubiera sido fácilmente menospreciada y rechazada: ¡todavía hoy los médicos niegan el componente emocional en el origen de las enfermedades! En suma, Françoise Mézières se enfrentó

–ella sola– al orden establecido. Y a pesar de los intentos de desprestigio, descalificación y marginación que sufrió, la lucidez de sus observaciones y planteamientos, así como los resultados de su técnica de trabajo –totalmente opuesta a lo que se consideraba la única forma válida–, fueron asumiendo tal fuerza, tal auge frente a lo que ya no funcionaba, ni funciona, que su método se fue consolidando cada vez más. Sin embargo, en el presente ya no es posible ocultar la correlación directa entre las emociones y el estado de la musculatura. ¿Cómo es posible negar que los estados de ánimo propios de una persona estresada, sumida en el miedo, acuciada por conflictos familiares o laborales o amistosos, guardan un correlato indudable con el estado de los músculos? ¿No contenemos la res-

En el presente ya no resulta posible ocultar la correlación directa entre las emociones y el estado de la musculatura. ¿Cómo es posible negar que los estados de ánimo propios de una persona estresada, sumida en el miedo, acuciada por diversos conflictos familiares o laborales o amistosos, guardan un correlato indudable con el estado de los músculos? ¿Acaso no contenemos la respiración cuando tenemos miedo? ¿No tensamos los músculos cuando queremos contenernos por la rabia o evitamos mostrar la pena o incluso la alegría?

piración cuando tenemos miedo? ¿No tensamos los músculos cuando queremos contener la rabia o evitamos mostrar la pena? ¿No cerramos la garganta o apretamos las mandíbulas y los puños cuando retenemos la ira? ¿No apretamos la parte alta de los muslos y los músculos de la pelvis para no sentir fuertes estímulos sexuales? Las tensiones musculares crónicas y los acortamientos son la expresión de los problemas emocionales, y también son al mismo tiempo el procedimiento inconsciente mediante el cual mantenemos bajo un cierto control las emociones que no somos capaces de enfrentar, o que no queremos enfrentar. Por todo esto, el trabajo corporal que propongo en esta obra no es un trabajo meramente mecánico. No se trata de estirar la musculatura y desbloquear la respiración como si eso no tuviera consecuencias. Las tiene y son importantes. Son tan notables que si no le insistimos al paciente en la necesidad de enfrentar las emociones conflictivas y buscar soluciones no destructivas, los estiramientos no tendrán efectos duraderos. Los estiramientos y la corrección de la estructura corporal se mantienen y conservan cuando también resolvemos aquellas pautas de comportamiento (motivadas por emociones) que han conducido a tensar crónicamente distintos segmentos del cuerpo.

Los estiramientos tendrán efectos duraderos y podremos corregir por completo la estructura del cuerpo si –y sólo si– al mismo tiempo cambiamos muchos de nuestros pensamientos y emociones y, por tanto, modificamos actitudes y acciones diarias, esto es, en nuestra conducta.

> Las tensiones musculares crónicas y los acortamientos son la expresión de los problemas emocionales. Y también son al mismo tiempo el procedimiento inconsciente mediante el cual mantenemos bajo control esos conflictos emocionales que no somos capaces de enfrentar o que no queremos enfrentar.

1.8. Cuerpo y mente son inseparables pero el cuerpo es la base

De lo escrito en las páginas anteriores, la conclusión principal es que el cuerpo y la mente no son dos elementos yuxtapuestos ni funcionan de forma independiente el uno del otro, sino expresiones de un único organismo perfectamente integrado. Médicos psiquiatras, neurólogos, neurofisiólogos de prestigio más que reconocido, o filósofos, asumen esa unidad del cuerpo y la mente, es decir, el soma y los pensamientos y emociones. Veamos varios textos especialmente clarificadores, tres de ellos del genial médico psiquiatra Alexander Lowen, en cuyos escritos dejó al descubierto el mecanicismo de la medicina oficial y el dualismo que escindía al ser humano en dos mitades no integradas:

> «El individuo puede considerarse más que un cuerpo, más que un animal, más que un ser sexual, *pero el cuerpo, la animalidad y la sexualidad son los cimientos sobre los que descansan la mente y el yo, con todas sus aspiraciones. Sin esa base, el yo es sólo una nube en el cielo, una figura de humo».* ALEXANDER LOWEN, *Miedo a la vida,* Era Naciente, Buenos Aires, Argentina, 1980, págs. 120-121.

«**Si el ego no interfiere, el organismo actúa de forma integrada** tanto cuando experimenta bienestar como malestar. Así, por ejemplo, si un individuo está deprimido, desesperado, se siente impotente y piensa que su vida es un fracaso, su cuerpo manifestará una actitud deprimida semejante, que se hará evidente en una menor formación de impulsos, una disminución de la movilidad general y una respiración reducida o bloqueada. Todas las funciones corporales estarán deprimidas, incluido el metabolismo, con lo cual la generación de energía será menor». Alexander Lowen, *El gozo*, Editorial Era Naciente, Buenos Aires, Argentina, 1994, pág. 8.

«La ciencia médica, tal como la conocemos, concierne principalmente a las funciones orgánicas. Los médicos se especializan necesariamente en tratar distintos sistemas, como el respiratorio, el circulatorio o el digestivo. Una ciencia de la persona íntegra es algo desconocido en la medicina occidental. Se podría pensar que cabe en el dominio de la psiquiatría o la psicología, pero estas disciplinas se han limitado a sí mismas al estudio de los procesos mentales y su influencia sobre el cuerpo. **El criterio de que los procesos mentales pertenecen a un dominio, el de la psicología, mientras que los procesos físicos corresponden al de la medicina orgánica, niega la esencial unidad o totalidad del individuo**».

Alexander Lowen, *La espiritualidad del cuerpo*, Paidós, Barcelona, 1994, pág. 33.

Neurólogos, neuropsicólogos y filósofos, algunos de prestigio mundial, como es el caso de Antonio Damasio, profesor en la Universidad de California y miembro de la Academia Estadounidense de las Artes y las Ciencias, afirman sin titubeos la unidad del organismo humano y rechazan el mecanicismo dualista: «Ya que la mente surge en un cerebro que es integral para el organismo, la mente es parte de ese conjunto bien entretejido. En otras palabras, cuerpo, cerebro y mente son manifestaciones de un único organismo. **Aunque podamos disecarlos bajo el microscopio, a efectos científicos son ciertamente inseparables...**». Antonio Damasio, *En busca de Spinoza. Neurobiología de la emoción y los sentimientos*, Crítica, Barcelona, 2006, pág. 186.

El neuropsicólogo Alexander L. Luria afirmó: «**Las sensaciones constituyen la fuente principal de nuestros conocimientos acerca del mundo exterior y de nuestro propio**

cuerpo. Ellas son los canales básicos por los que llega al cerebro la información sobre los fenómenos del mundo exterior y sobre el estado del organismo, dándole al hombre la posibilidad de orientarse respecto al mundo circundante y al propio cuerpo. Si dichos conductos estuvieran cerrados y los órganos de los sentidos no llevasen la información necesaria, no sería posible ninguna forma de vida consciente» (*Sensación y percepción*, Editorial Fontanella, Barcelona, 1978, pág. 9).

Por su parte, de la profesora Maite Larrauri, en su obra sobre el filósofo Baruch Spinoza, que ya intuyó la existencia del inconsciente, reproduzco estas dos citas que me parecen extraordinariamente esclarecedoras: **«Cualquier cosa que le sucede a un ser humano tiene una traducción simultánea a dos lenguajes, el del cuerpo y el de la mente:** o lo que acontece fortalece al cuerpo y a la mente, o debilita a ambos. La educación y el crecimiento tienen que lograr que el cuerpo sea apto para realizar muchas acciones, lo que hará igualmente que la mente sea más activa; y si la mente proyecta y realiza, piensa y lleva a la práctica lo que piensa, se tiene también un cuerpo que es más activo que pasivo. En este planteamiento no cabe que exista cuerpo sin mente, ni, claro está, mente sin cuerpo» (*La felicidad según Spinoza*, Tàndem Edicions, Valencia, 2003, pág. 24). Y la segunda cita aclara, como otros autores de particular interés, la no separación de mente y cuerpo como dos entidades enfrentadas y en las que una (la mente) es superior a la otra (el cuerpo): «Los moralistas establecen que existe una diferencia y una jerarquía entre las dos partes de las que está formado el ser humano: la mente y el cuerpo. Esta diferencia se entiende como una batalla entre bandos contrarios: si uno de ellos actúa, el otro, como consecuencia, padece o sufre. Durante siglos los discursos morales y religiosos han despreciado el cuerpo como la parte que nos asemeja a los animales, y han considerado que la conducta virtuosa era aquella en la que la mente actúa como dirigente, frenando o acallando los apetitos corporales» (*La felicidad según Spinoza*, obra citada, págs. 21-22).

1.9. En qué consiste de forma concreta el relajarse muscularmente

Con frecuencia vemos publicidad de cursos de relajación, o los fisioterapeutas y médicos nos piden en algún momento que nos relajemos, pero, ¿acaso saben hacer ellos mismos lo que nos están pidiendo a nosotros? **¿En qué consiste concretamente relajarse? Relajarse es abandonarse.** ¿Cómo relaja un individuo los distintos segmentos del cuerpo o el cuerpo entero? **¿Por qué tantas personas tienen miedo a relajarse y viven en un estado de tensión casi constante?** Veámoslo.

Relajar los músculos significa concretamente apoyarlos confiadamente sobre la superficie en la que estamos sentados o tendidos. Consiste, pues, en dejar pesar la musculatura y sentir el sustento de la superficie sobre la que nos encontramos. Por ejemplo, se puede estar de pie y al mismo tiempo con todo el cuerpo relativamente relajado gracias al buen apoyo de los pies sobre el suelo.

Este «dejar pesar los músculos» sobre una superficie requiere una sensación de confianza: la seguridad de que nada malo va a ocurrirnos. Y ahí está la clave. Las personas pueden relajarse cuando no tienen miedo. El estrés; la ansiedad (que es un miedo difuso); la angustia (que es otra forma de miedo porque no podemos dejar salir una emoción); cualquier forma de temor, son lo contrario a la sensación de seguridad y, en consecuencia, **mantienen al individuo en estado de alerta e impiden la relajación.**

Puesto que la relajación consiste en abandonarse, equivale a sentir que estamos indefensos y que podríamos sufrir una agresión. Relajarse es no estar a la defensiva, sino dejando que las partes de nuestro cuerpo vayan pesando sobre la superficie en que nos apoyamos: confiamos. **Así pues, la ausencia de confianza, la sensación de inseguridad o el estado de alerta son los que impiden la relajación.** Muchas personas tienen motivos de sobra para sentirse inseguras. Un ejemplo: los niños o adolescentes de los que se ha abusado sexualmente. ¿Cómo pedirles que no estén inquietos sino relajados? También los adultos sufren malos tratos o acoso laboral o situaciones que producen angustia y miedo. **Habrá, pues, que trabajar simultáneamente las dificultades para relajarse y la sensación de seguridad: el paciente debe saber y sentir que en el espacio terapéutico donde se encuentra está a salvo de los peligros que vive o vivió en el exterior.**

2

«¡Ponte recto!»

Terapias, técnicas y padres que exigen lo que no es posible a no ser que estiremos globalmente la musculatura

La estructura de nuestro cuerpo no depende de la postura sino justo al contrario: nuestras posturas habituales sólo pueden ser aquellas que permite la estructura que el cuerpo ha ido adquiriendo a causa de los acortamientos musculares. Sólo adoptamos las posturas que el estado de la musculatura nos permite.

Si bien es cierto que determinados malos hábitos posturales son también causa de los acortamientos de los músculos, no son la causa principal. Por ejemplo, en dos individuos de la misma edad, el mismo sexo, el mismo peso y que llevan a cabo idéntico trabajo o ejercicio, comienza a consolidarse ya desde la preadolescencia una estructura corporal completamente distinta en cada uno de ellos, según haya sido su singular historia emocional, los bloqueos respiratorios y las tensiones musculares que le van aparejadas.

Algunos médicos del establishment –que citaré– conceden gran importancia a las posturas que adoptamos, hasta el punto de afirmar que **la postura condiciona incluso nuestro estado de ánimo.** Esto ya supone un gran avance respecto a todos aquellos que niegan la **relación entre la actitud del cuerpo –concretada en la postura y fijada en la estructura– y las emociones.** Sin embargo, ese punto de vista que concede tanta importancia a la postura equivale a plantear la cuestión justo al revés y quedarse a mitad de camino: **sólo adoptamos las posturas que el estado de la musculatura nos permite.** Y el estado habitual de la musculatura (acortada o lo contrario) viene determinado por la forma en que llevamos a cabo el trabajo y los movimientos de la vida diaria. **Esa manera concreta de hacer las cosas es inseparable de nuestros rasgos de carácter:** de la inseguridad; de la ansiedad; de la vergüenza y la sensación de ridículo asociados a humillaciones anteriores; de la rigidez propia del sentimiento de culpa que semiinmoviliza distintas partes del cuerpo; de la escasa capacidad de autoafirmación y, por tanto, la precipitación por satisfacer a las figuras de autoridad, aunque ya hayan desaparecido físicamente... En suma, de **toda una historia psicológica absolutamente singular que nos empuja a hacer las cosas tal como las hacemos y no de otra forma,** a no ser que cambiemos los distintos rasgos de carácter que nos impelen a actuar con rigidez y con mucha más tensión de la necesaria.

Por los motivos que acabo de exponer, las terapias o técnicas que solamente atienden a la postura del cuerpo y afirman que basta con proponerse con cambiar de postura para

> Sólo adoptamos las posturas que el estado de la musculatura nos permite. Y el estado habitual de la musculatura (acortada o lo contrario) viene determinado por la forma en que llevamos a cabo el trabajo y los movimientos de la vida diaria. Esa manera concreta de hacer las cosas es inseparable de nuestros rasgos de carácter: más relajados o más tensos, más angustidados o más serenos, más flexibles o más rígidos...

conseguirlo no solucionan los problemas ni de la estructura del cuerpo ni tampoco de la postura cotidiana de un individuo. **De forma habitual, permanente y no ocasional, cada uno de nosotros sólo puede caminar, o sentarse recto, o adoptar posturas cotidianas en las que la columna vertebral no esté inclinada o retorcida, en la medida en que la musculatura lo permita.** Si la musculatura está libre de tensiones crónicas y acortamientos, entonces la postura erguida, recta, y la buena posición se producen de forma espontánea y sin dificultad. Pero si ocurre –como en la mayoría de los casos– que hay diversos grupos de músculos acortados, entonces la postura recta y flexible no es posible excepto como algo forzado y apenas durante unos momentos. Por ejemplo: un hombre con la espalda cargada –aunque sea joven– puede decidir caminar con la espalda recta y darse a sí mismo una especie de tirón para enderezarse. Esto apenas durará unos minutos como mucho, porque las terminaciones nerviosas no cesarán de enviar al cerebro las señales de dolor que provoca esa postura forzada. Para que nuestra postura habitual sea «correcta» (esto es, recta y flexible), es necesario estirar toda la musculatura acortada al mismo tiempo que reconocemos los rasgos de carácter asociados a las tensiones que han ido configurando nuestra estructura corporal.

Si nos limitamos, pues, al intento de corregir la postura, estaremos muy lejos de encontrar la solución para los problemas de la estructura y repetiremos los esquemas mecanicistas que conciben el cuerpo como una máquina o un artefacto. Es decir, estaremos excluyendo los factores emocionales y su inextricable conexión con la respiración.

Resulta estéril exigir buenas posturas sin comprobar primero el estado de la musculatura (más relajada o, por el contrario, crónicamente tensa) y sin hacer frente a cambios en los rasgos concretos de carácter que hacen que un individuo tienda a adoptar determinados bloqueos respiratorios inseparables de tensiones musculares también peculiares.

La historia psicológica y física de cada individuo es totalmente única e irrepetible puesto que **ningún otro ser humano ha vivido en idénticas circunstancias familiares y sociales, ni tampoco con las características propias de ese cuerpo concreto.** Por tanto, las tensiones y bloqueos respiratorios y su concreción en la estructura corporal resultan también singulares y distintos.

Compartimos los principales rasgos con otros muchos humanos porque hemos nacido y nos hemos criado en la misma cultura, pero la suma de circunstancias y de biología produce un cuerpo y una mente con una combinación diferente a la de todos los otros sujetos. Para hacer posibles las buenas posturas (aquellas en las que los segmentos del cuerpo están bien alineados y no exigen un gasto de energía suplementario), será necesario estirar la musculatura acortada concreta, observando a ese individuo, y no exigiéndole buenas posturas sin antes tener en cuenta su carácter excepcional.

Resulta estéril exigir buenas posturas sin comprobar primero el estado de la musculatura (más relajada o, por el contrario, crónicamente tensa) y sin hacer frente a cambios en los rasgos concretos de carácter que hacen que un individuo tienda a adoptar determinados bloqueos respiratorios inseparables, a su vez, de tensiones musculares también peculiares.

Compartimos los principales rasgos con otros muchos humanos porque hemos nacido y crecido en la misma cultura. Sin embargo, la suma peculiar y singular de circunstancias y de biología que concurren en cada individuo produce un cuerpo y una mente con una combinación diferente a la de todos los otros sujetos. Para hacer posibles las buenas posturas, será necesario estirar la musculatura acortada concreta de cada uno, observando a ese individuo único, y no exigiéndole buenas posturas sin antes tener en cuenta su carácter excepcional.

Veamos un ejemplo de lo que ocurre **si nos limitamos a forzar una postura recta.**

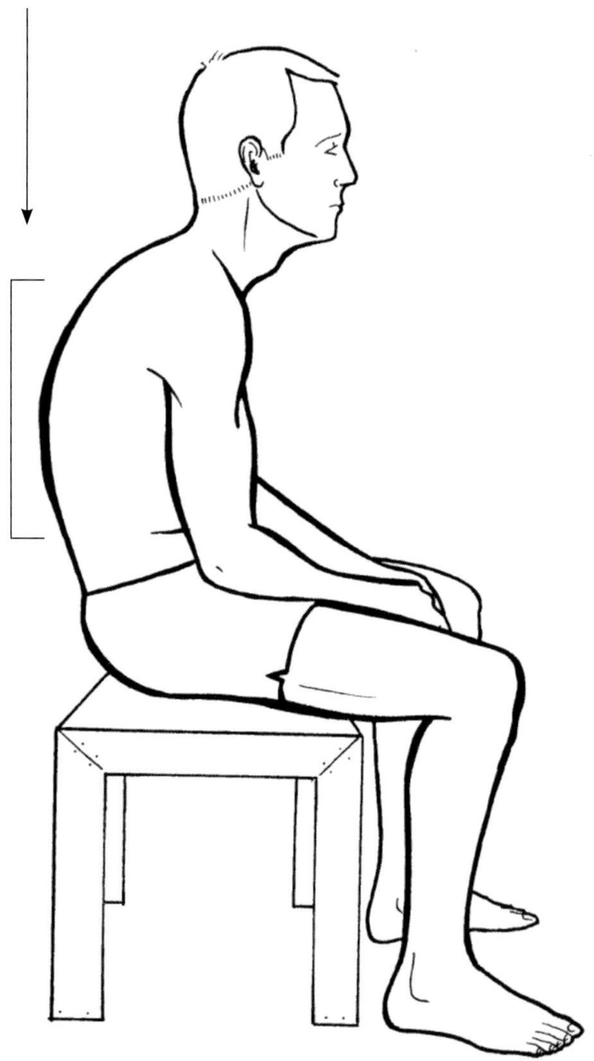

Al lado tenemos a un hombre sentado con la espalda encorvada. Si decide enderezar su espalda porque así lo quiere o porque se lo exigen, lo que ocurrirá es lo que vemos en los dos dibujos siguientes. Quizá consiga sentarse recto (y ni siquiera esto será posible en la mayoría de ocasiones), pero a costa de que su columna vertebral se tuerza en el interior de un conjunto de músculos acortados que actúa o se comporta como si fuera un estuche o una funda o un traje encogidos. La misma cantidad de huesos y articulaciones han de caber, han de «buscarse sitio», en un espacio que se ha ido reduciendo por el acortamiento de las cadenas musculares.

Este hombre se esfuerza en
enderezar su espalda a pesar
de los acortamientos musculares
y consigue ponerse recto... **durante
un momento.** Pero lo que ocurrirá
será lo que vemos en el dibujo
inferior.

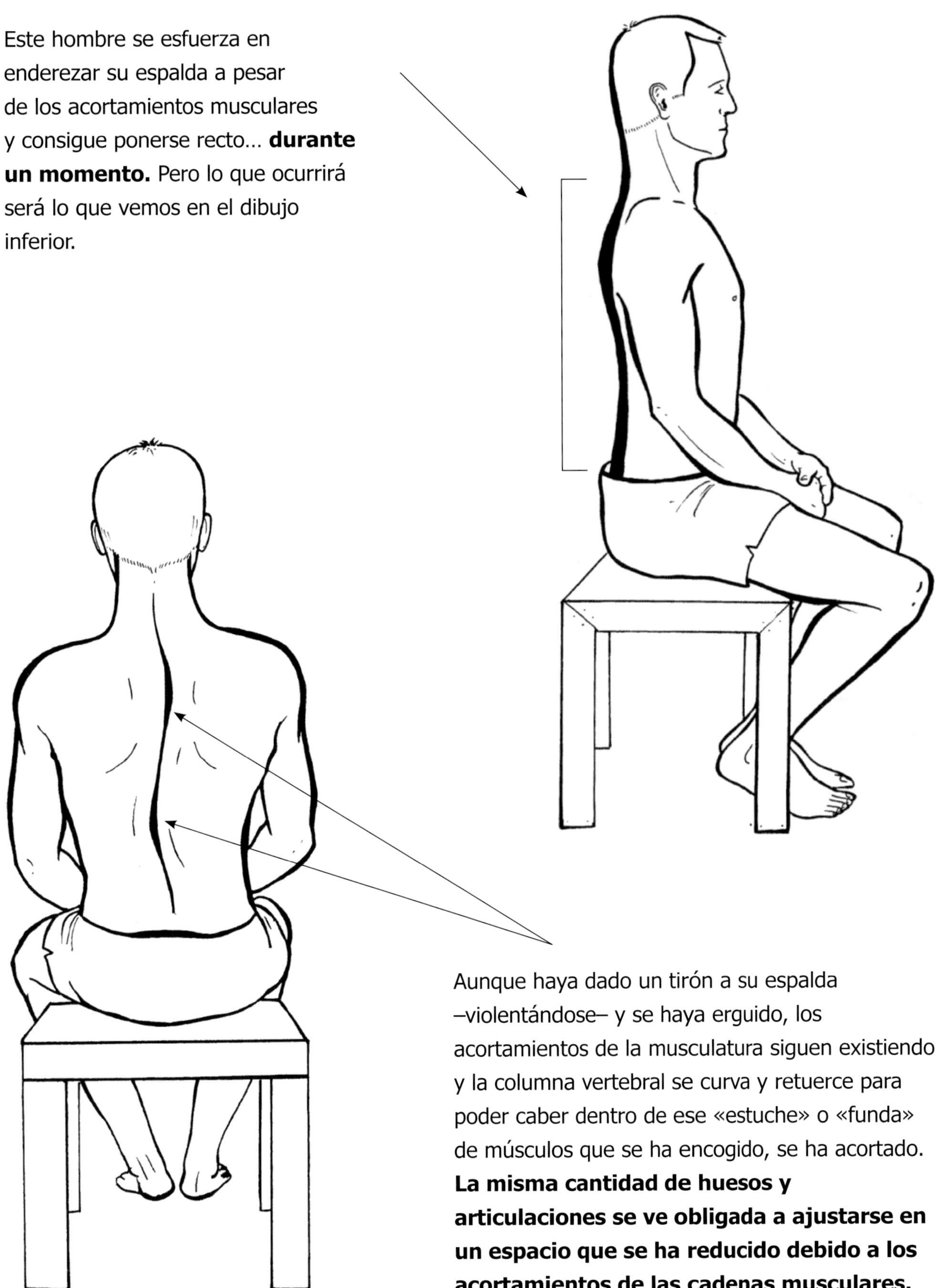

Aunque haya dado un tirón a su espalda
–violentándose– y se haya erguido, los
acortamientos de la musculatura siguen existiendo
y la columna vertebral se curva y retuerce para
poder caber dentro de ese «estuche» o «funda»
de músculos que se ha encogido, se ha acortado.
**La misma cantidad de huesos y
articulaciones se ve obligada a ajustarse en
un espacio que se ha reducido debido a los
acortamientos de las cadenas musculares.**

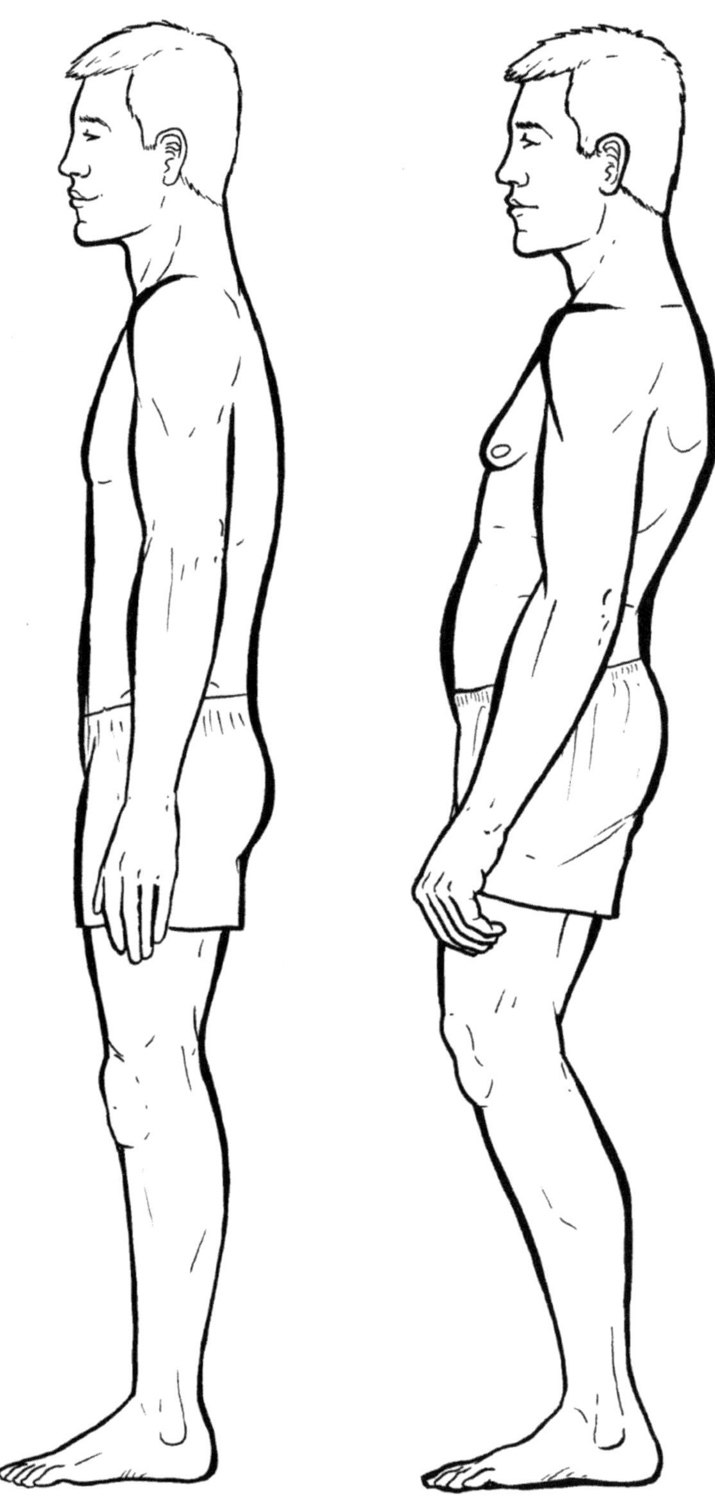

Lo que vemos en estos dos dibujos de un mismo hombre es un claro ejemplo de lo que afirman **sin pudor** numerosos libros sobre la «buena postura». Aseguran que hay que adoptar buenas posturas **aunque nunca explican cómo** es posible pasar automáticamente de la mala postura habitual (que vemos a la derecha) a la buena posición (que vemos a la izquierda). ¿Acaso basta con proponérselo? ¿Y qué ocurre cuando una persona tiene la espalda cargada o una curvatura lumbar exagerada?, ¿le basta con estirar la cabeza, la nuca y la región de los riñones durante un momento para que esa buena postura quede consolidada y se convierta en la posición habitual? Veremos a lo largo de toda esta obra que esa exigencia de «¡Ponte recto!» (o tal como dicen algunos libros: «Es suficiente con acostumbrarse a adoptar buenas posturas») no sirve en absoluto mientras la musculatura continúe acortada, ya que ese acortamiento hace imposible la buena postura.

Para pasar de una postura **habitual** como la que vemos a la derecha a una posición recta **también habitual** como la de la izquierda, no basta sólo con proponérselo: la musculatura no lo permite a no ser que la estiremos. No es suficiente con decirse uno mismo «Voy a estar recto» y poder estarlo ya a partir de ese momento y para siempre.

Esta actitud de escurrirse en la silla y
curvar las lumbares es la más frecuente.
Su causa más directa es el acortamiento
de los músculos isquiotibiales (los de la
cara posterior del muslo), aunque no
sólo de ese conjunto de músculos.
Para mejorar, se necesita, como mínimo,
estirar el conjunto de la musculatura de
las piernas y también los músculos que
afectan a la región lumbar.

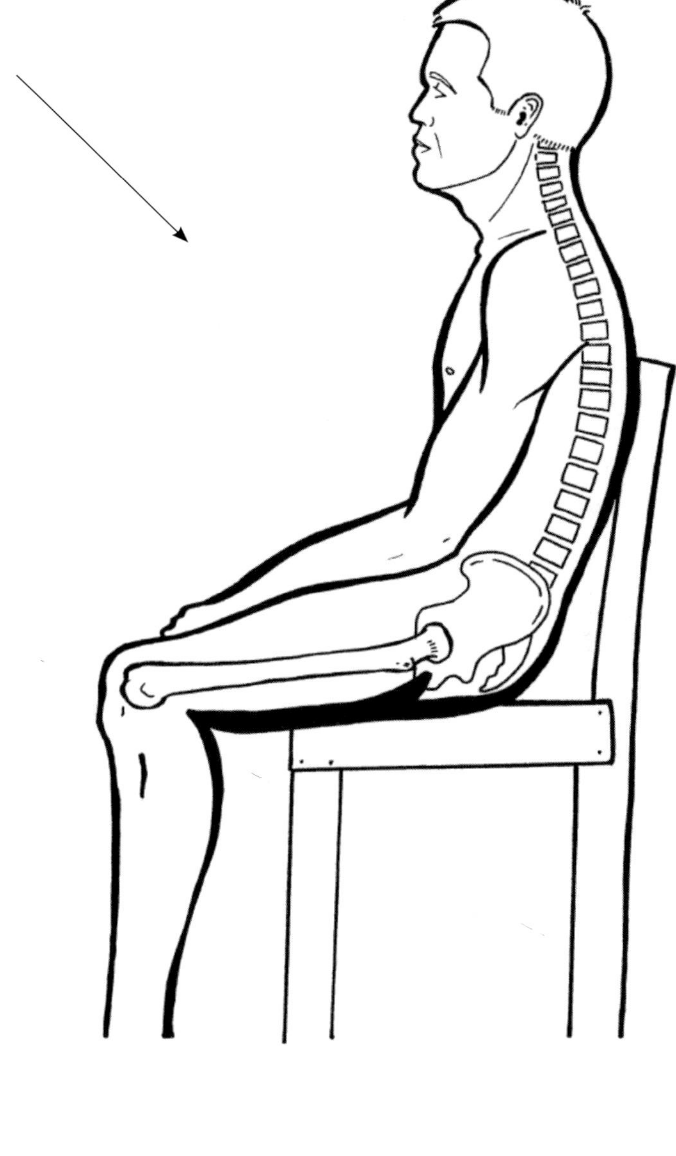

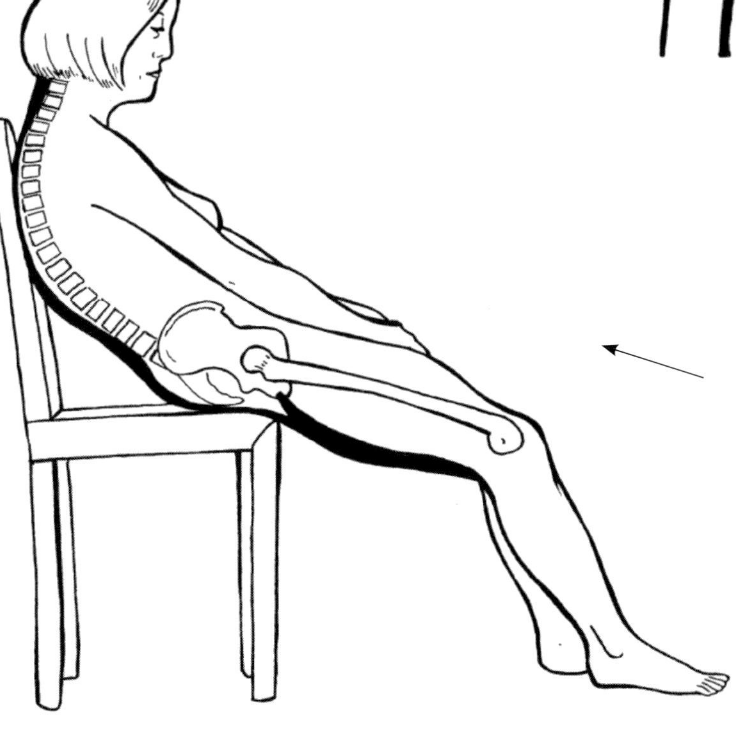

He aquí la actitud corporal que revela
cansancio extremo o sentimiento de
derrota: ¿cómo separarla de una
musculatura acortada, que oprime
todos los elementos óseos y
articulatorios y los fuerza a ajustarse
en un espacio tan disminuido que
hace que el sujeto se sienta pesado
y poco o nada ágil?

**Malgastar mucha menos energía
y liberar la parte alta del cuerpo**

Sentarse con la pelvis vertical (como vemos
en el dibujo, tomado de una escena real)
permite que **todas** las vértebras reposen
perfectamente alineadas una sobre otra
desde la más baja hasta la más alta. De esa
forma, con el tronco perfectamente recto
sin esfuerzo, cualquier acción que se lleve
a cabo con los brazos resulta mucho más
fácil: **se dispone de una buena base,
es decir, un buen apoyo,** y por tanto
la libertad de acción de las extremidades
superiores es mayor y requiere mucho
menor gasto de energía.

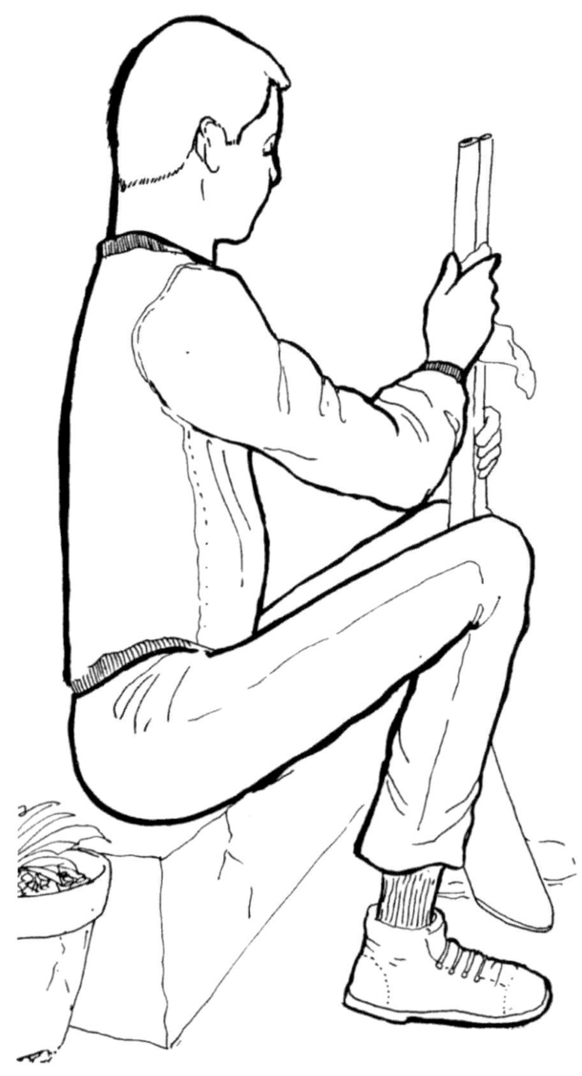

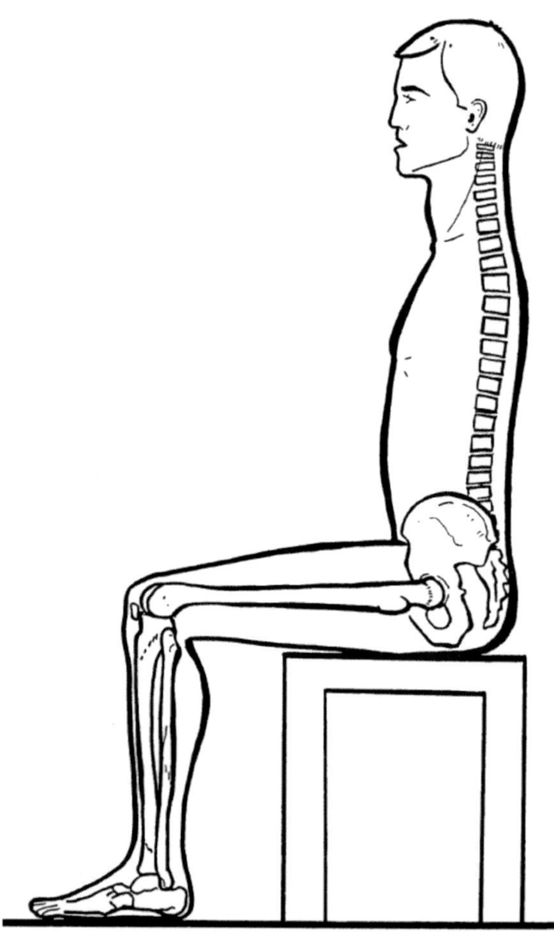

Pero para poder sentarse de esta manera
recta y sin autoviolentarse adoptando una
posición forzada, es necesario que la
musculatura del cuerpo (las piernas en
primer lugar) no se haya acortado o que
la estiremos. **No basta con decirse: «Voy
a sentarme recto»,** sino que es necesario
recuperar la longitud del conjunto de la
musculatura. **Entonces y sólo entonces,
la buena postura se adopta de forma
no premeditada ni con esfuerzo ni con
un gran gasto de energía adicional
sino espontánea y fácilmente.**

En una actividad como conducir, vemos con mucha frecuencia la grave dificultad para poder sentarse con la espalda recta. La tendencia es ir escurriéndose en el asiento. Las causas más directas las encontraremos en el acortamiento de la musculatura que sale de la parte más baja de la espalda (de la llamada masa común del sacro) y en los isquiotibiales y aductores.

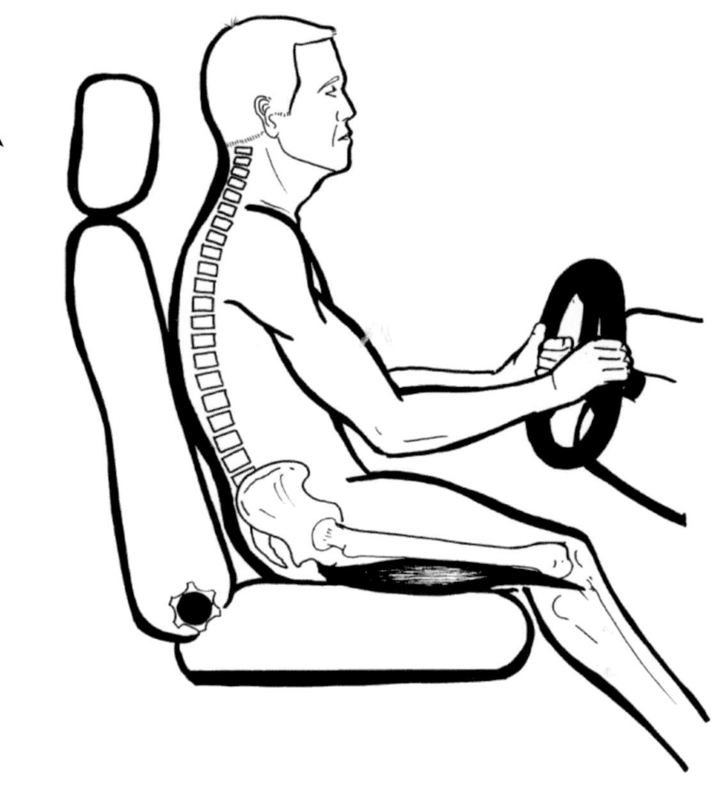

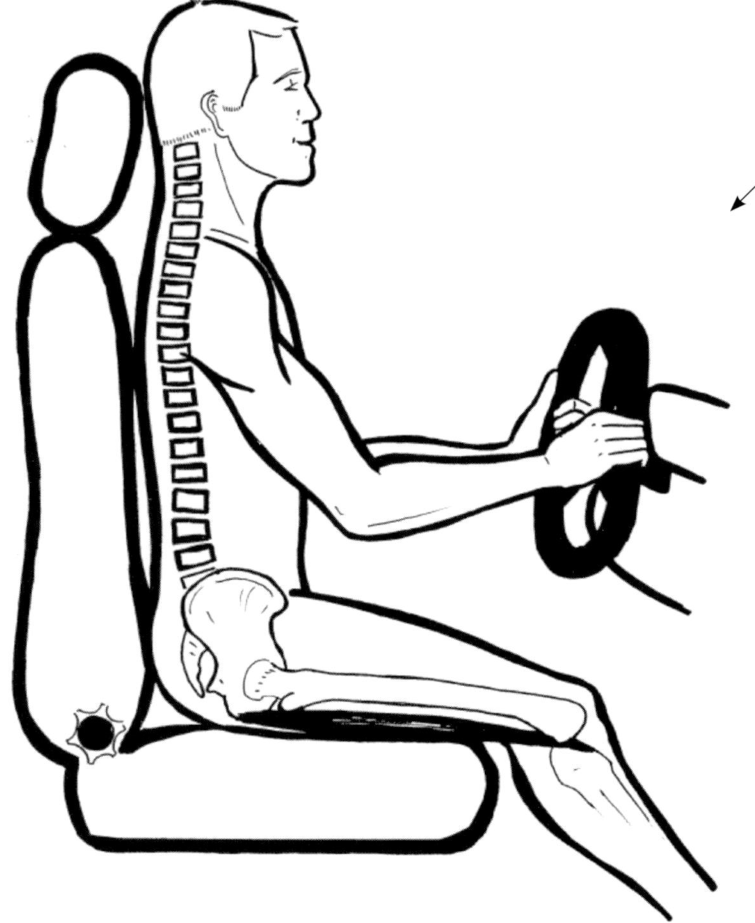

Esta es la postura que querríamos adoptar para conducir: la pelvis vertical y, sobre ella, las vértebras bien alineadas. Traté el caso de una mujer de treinta y cinco años cuyos músculos isquiotibiales (los de la cara posterior del muslo) estaban tan acortados que se veía obligada a conducir casi reclinada. Los estiramientos de isquiotibiales, aductores y glúteos que practicábamos daban resultados casi inmediatos y, tras cada sesión, volvía a su casa conduciendo con la espalda mucho más recta. Eran, pues, los músculos de las piernas los que modificaban la estática de la pelvis y con ella la de toda la columna.

En las actividades que exigen concentración y
precisión (caso del trabajo con ordenadores),
la tendencia más habitual es la de ir acumulando
tensión en el vientre, el esfínter anal y las
piernas: son tensiones asociadas con el
perfeccionismo y con nuestra búsqueda
inmediata de resultados **sin pensar en los
medios por los cuales los alcanzamos.**

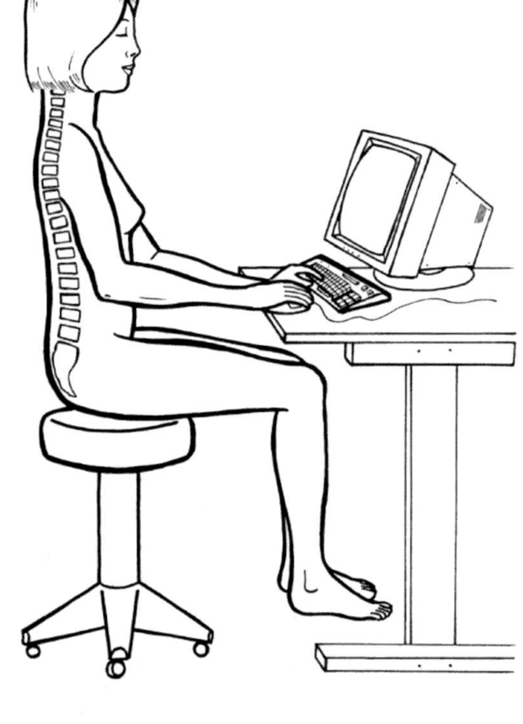

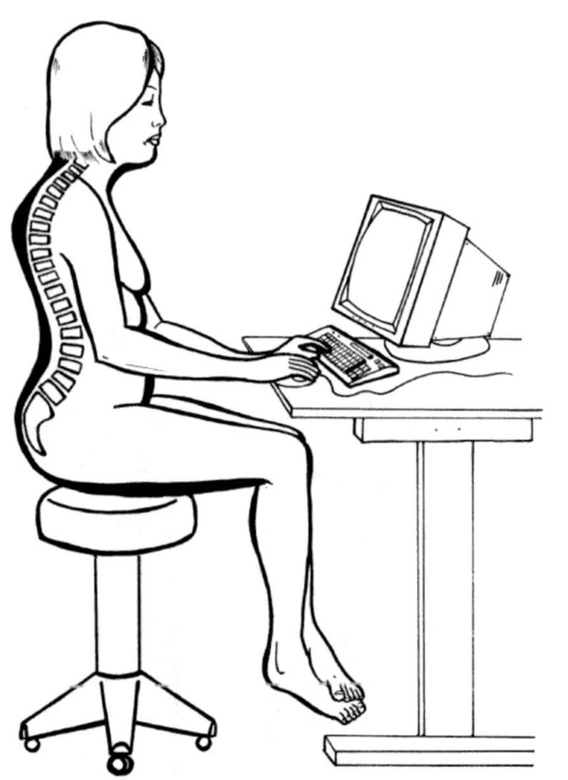

Esa búsqueda de resultados en el trabajo
en lugar de tener presentes los medios
corporales por los cuales los alcanzamos
impide permanecer con la respiración
desbloqueada y la musculatura relajada.
Acabamos tensándonos y retorciéndonos,
como suele ocurrir con las piernas.

Vemos aquí otro de los muchos trabajos que
requieren precisión y concentración (el diseño
o la elaboración de planos).

    Podremos conservar esa actitud que mantiene
la columna vertebral recta pero sin rigidez,
siempre que no bloqueemos la respiración ni
tensemos paralelamente la musculatura. Insistimos
en la respiración y, sobre todo, en la espiración,
porque es la clave para evitar las tensiones.

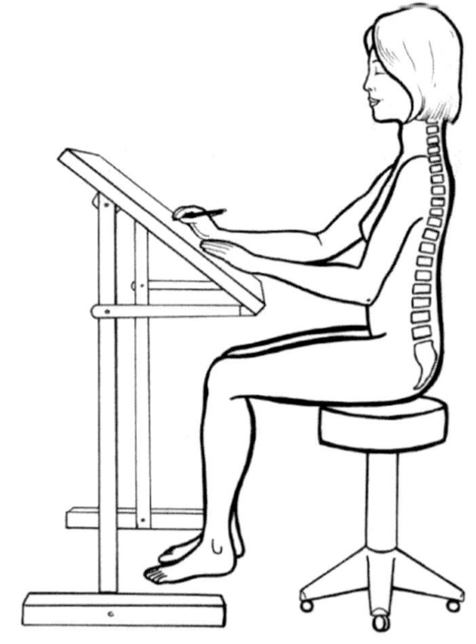

He conocido esta flexible rectitud en varios
músicos (pocos). No es casualidad su
forma concreta (corporal) de interpretar
música con una intensa capacidad expresiva
y, al mismo tiempo, con un gasto mínimo
de energía y sin deterioro del cuerpo.

La buena postura –cuando el estado
de la musculatura la permite– hace posible la correcta transmisión de los impulsos nerviosos, y por tanto las órdenes del cerebro llegan sin obstáculos
hasta las manos del músico.

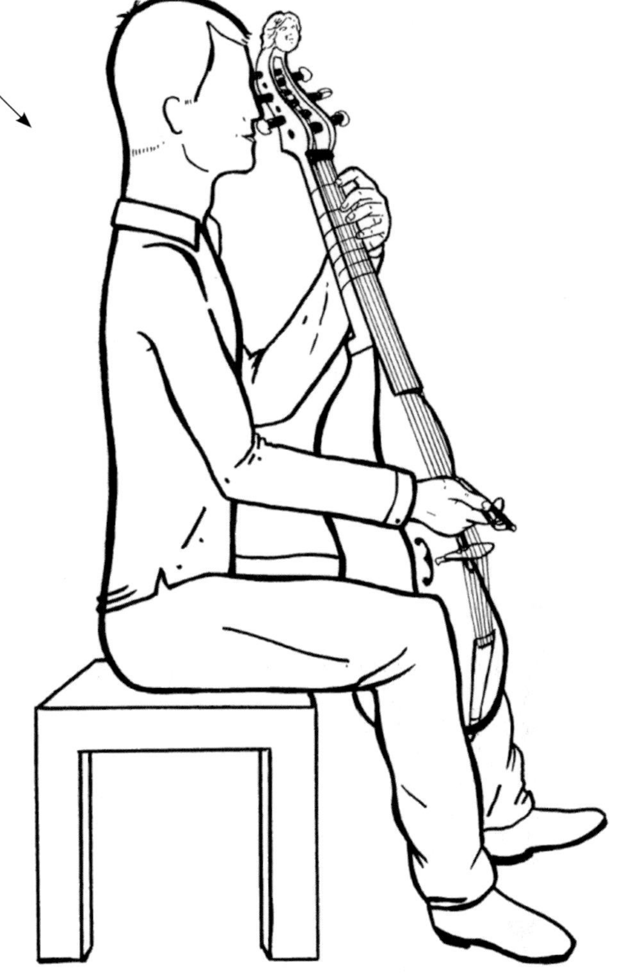

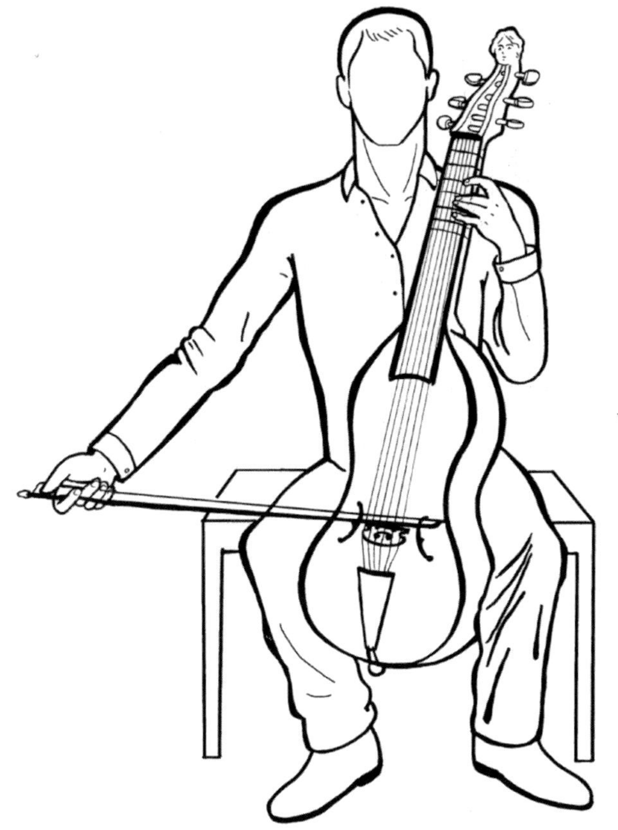

En estos casos de interpretación tan fluida
y sin tensión, resulta difícil discernir si lo
más bello es la hondura de sentimientos
que los músicos son capaces de transmitir
o su forma física de interpretar las piezas:
moviéndose con una fluidez felina, de
elegancia extraordinaria, y, sobre todo,
transmitiendo la impresión de que no
están haciendo nada, de que en su
interpretación no hay esfuerzo alguno.

Hay instrumentos musicales como el chelo –al igual que hay todo tipo de trabajos– que obligan a adoptar posturas que van deformando el cuerpo. En el caso del violonchelo, el acortamiento de los pectorales mayores (el músculo aductor del brazo) será casi consecuencia inevitable y, con él, la rotación interna de hombros y los problemas en la parte alta de la espalda y la nuca. Para solucionarlo, habrá que estirar periódicamente toda la musculatura del bloque superior del cuerpo al mismo tiempo que aprendemos a flexibilizar los aductores e isquiotibiales.

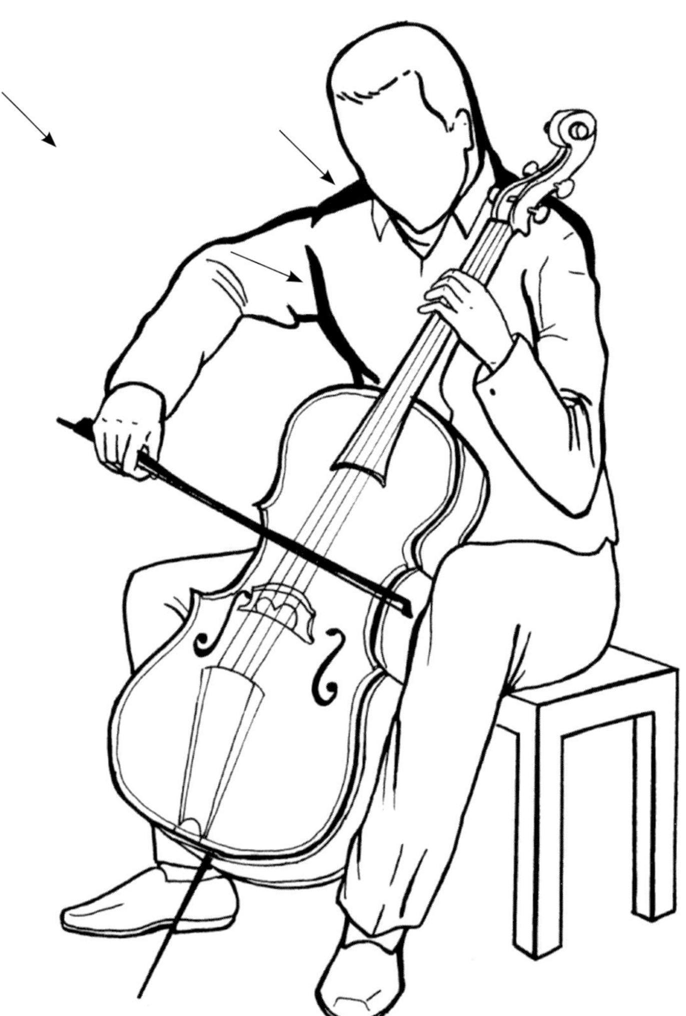

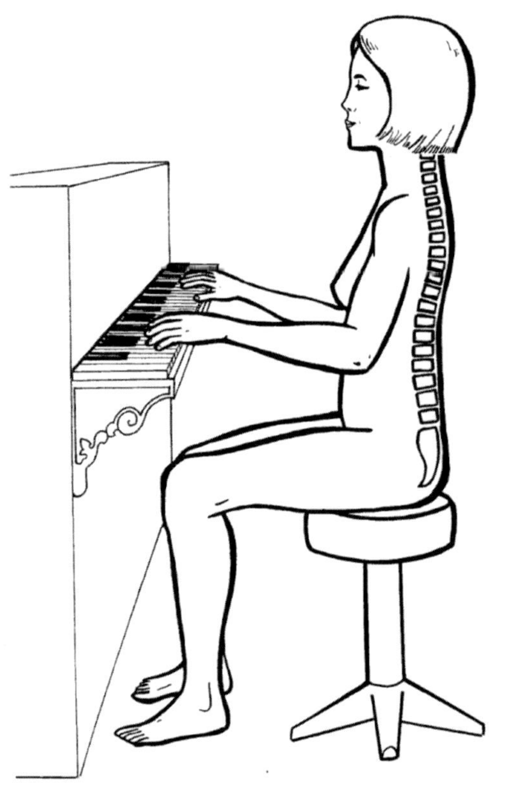

Los dedos del intérprete responderán con mayor facilidad a los impulsos nerviosos transmitidos desde el cerebro, si no hay musculatura acortada que obligue a bloquear la respiración. En el dibujo de al lado vemos una espalda en perfecto estado: las vértebras están correctamente alineadas unas sobre otras sin que se hayan acentuado las dos curvaturas cóncavas de la columna vertebral.

3

La estructura del cuerpo y la salud

Una persona enferma se deforma y una persona que se deforma pierde la salud

La estructura que nuestro cuerpo va adoptando desde la infancia no depende de los huesos sino de los músculos.

Como queda claro en los manuales médicos universitarios de anatomía y fisiología, los huesos y articulaciones son elementos totalmente pasivos mientras que, por el contrario, los músculos son los órganos del movimiento. En consecuencia, la forma de nuestra estructura y sus deterioros está determinada por las tracciones que los músculos ejercen sobre los huesos y articulaciones y no por los huesos. Por ese mismo motivo, la solución de los problemas de la estructura se consigue estirando la musculatura, que es elástica. Así, de las tracciones musculares dependen las desalineaciones de las vértebras; la compresión de los discos intervertebrales; la pérdida del eje recto de las piernas; las presiones sobre cartílagos y las tensiones excesivas en tendones y ligamentos; el exceso de curvatura cervical y lumbar (hiperlordosis); y la espalda cargada (cifosis).

«La fisiología nos dice que sobre la forma de los huesos influye la tracción de los músculos que en ellos se insertan. La formación de hueso es un proceso constante en el cuerpo viviente, más activo durante los primeros años de vida, pero nunca del todo en reposo. **Así, la estructura corporal se modifica constantemente a causa de las tensiones musculares a que es sometido el cuerpo».**

ALEXANDER LOWEN, *La traición al cuerpo*, Era Naciente, Buenos Aires, 1967, pág. 226.

3.1. De profesores médicos geniales: sobre la buena postura

En las páginas anteriores hemos dejado claro que no basta con proponerse una buena postura para conseguir convertirla en la posición habitual del cuerpo, y que para ello es imprescindible estirar globalmente la musculatura. No obstante, conozcamos lo que algunos médicos dicen sobre su relevancia. **Esto es lo que se afirma en un manual médico universitario de anatomía y fisiología a propósito de la importancia que la postura tiene para el cuerpo:**

«Importancia para el cuerpo de la forma general

»**Quizá la forma óptima de valorar la importancia de la postura sea tomar en cuenta algunos de los efectos de la mala postura:** (la mala postura) significa mayor trabajo para los músculos con el fin de contrarrestar los efectos de la gravedad y, en consecuencia, produce fatiga más rápidamente que la postura adecuada. La mala postura somete a mayor esfuerzo a los ligamentos al igual que los huesos, y, por último, puede producir deformidades. Dificulta funciones corporales de la índole de la respiración, la acción cardíaca y la digestión. Probablemente no sea exagerado decir que incluso disminuye la confianza en uno mismo y la capacidad de gozar (...). **La importancia de la postura para el cuerpo considerado globalmente pudiera definirse en una frase: la salud óptima y la buena postura están en relación recíproca; esto es: una depende de la otra**», CATHERINE PARKER ANTHONY y GARY A. THIBODEAU, *Anatomía y Fisiología*, Nueva Editorial Interamericana México-España, 1985, pág. 197.

Y añaden esta afirmación sobre la postura y la unidad del organismo:

«Para conservar la postura participan muchas estructuras distintas de músculos y huesos. **El tono muscular depende del sistema nervioso**, el cual también regula y coordina la cantidad de tracción de cada músculo (es decir, la cantidad de fuerza o de tono). En alguna medida, los sistemas respiratorio, digestivo, circulatorio, excretor y endocrino contribuyen a la capacidad de los músculos para conservar la postura. **Este es uno de los muchos ejemplos del principio importante de que todas las funciones corporales son mutuamente dependientes**», PARKER y THIBODEAU, obra citada, pág. 197.

3.2. ¿Y qué es concretamente la buena postura?

«Postura significa sencillamente posición o alineamiento de las partes corporales. 'Buena postura' puede significar muchas cosas; por ejemplo: **alineación corporal que más favorece la función; posición que exige trabajo muscular mínimo, y que significa esfuerzo mínimo para músculos, ligamentos y huesos; significa mantener el centro de gravedad del cuerpo sobre su base.** La buena postura en posición de pie, por ejemplo, significa cabeza y tórax erguidos, mentón, abdomen y glúteos hacia la línea media del cuerpo, rodillas algo flexionadas y pies apoyados firmemente en el suelo...», PARKER y THIBODEAU, *Ibid*, pág. 180.

Sobre la forma del cuerpo humano y su inseparable relación con la salud, el médico Francis Heckel afirmó con contundencia:

«No se puede separar la forma (del cuerpo) de la función. El hombre que se deforma pierde la salud, lo mismo que el hombre enfermo se deforma. La forma está pues ligada al estado de salud y esto es lo que enseña la estética. No es una cosa superflua sino una necesidad».

Dr. FRANCIS HECKEL, *Anatomía artística del hombre* (de Arnould Moreaux), Ediciones Norma, Madrid, 1988, pág. 366.

3.3. Nuestros movimientos y la contracción muscular

Todos, absolutamente todos, nuestros movimientos cotidianos, por reducidos o mínimos que sean, como el parpadeo, requieren contracciones de las fibras musculares. Sin contracción no hay movimiento: ¡precisamente por ese motivo no hay que practicar ejercicios que exijan más contracciones a no ser que queramos acortarnos más! Es necesario estirar lo que ya se ha acortado a causa del esfuerzo (poco o mucho) de la vida diaria, o al menos hay que llevar a cabo estiramientos después o antes del ejercicio y el deporte:

Cualquiera de nuestros movimientos –por leve que sea– exige contracciones de las fibras, semejantes a hilos muy finos, que forman los músculos, o dicho de otro modo: **los movimientos no son otra cosa que contracciones de las fibras musculares. La suma de esas contracciones provoca su acortamiento** y, en algunos casos, su abultamiento, como podemos observar a simple vista en las personas que practican ejercicios de musculación. Sus músculos se hacen más voluminosos pero también podemos comprobar su rigidez, basta con observar la forma en que se mueven. Han conseguido una musculatura más vistosa –por voluminosa–, **pero sobre todo a costa de acortarla y volverla más rígida.** También las personas que no practican ejercicios de musculación se mueven y cada movimiento sólo se produce, como hemos dicho, si hay contracción de las fibras musculares. La suma de esas contracciones acaba acortando la musculatura. Se hace necesario, pues, estirarla y devolverle su longitud y elasticidad.

La estructura que nuestro cuerpo va adoptando desde el nacimiento es producto del estado de la musculatura (relajada y conservando su longitud o, por el contrario, tensa y acortada). Los músculos pueden conservar el tono justo o, por el contrario, acumular tensiones que se vuelven crónicas y los acortan. Es la musculatura y no los huesos la que determina la forma de nuestro cuerpo.

3.4. Buena respiración, buena oxigenación de los tejidos y buena salud de los órganos internos

La salud o la enfermedad de los órganos del cuerpo dependen en muy alta medida del aporte de oxígeno que llega a los tejidos del cuerpo (tal como los médicos reconocen sin ningún titubeo respecto al corazón y el cerebro). A su vez, ese abastecimiento de oxígeno está determinado por nuestra estructura corporal, que decide la profundidad o por el contrario el bloqueo de la respiración. Ocurre también a la inversa: los músculos que usamos desde la primera infancia para bloquear la respiración y reducir las sensaciones y emociones conflictivas (por ejemplo, el miedo) determinan la estructura corporal. Así pues, recuperar una estructura corporal sana –eliminando los acortamientos de la musculatura y recolocando cada segmento del cuerpo bien alineado– es condición *sine qua non* para liberar la respiración. Pero simultáneamente es imprescindible desbloquear la respiración para que la musculatura deje de estar rígida y los músculos puedan recuperar la elasticidad, en lugar de permanecer en crónico estado de contención. Esto nos conduce al aspecto más inexplorado por la

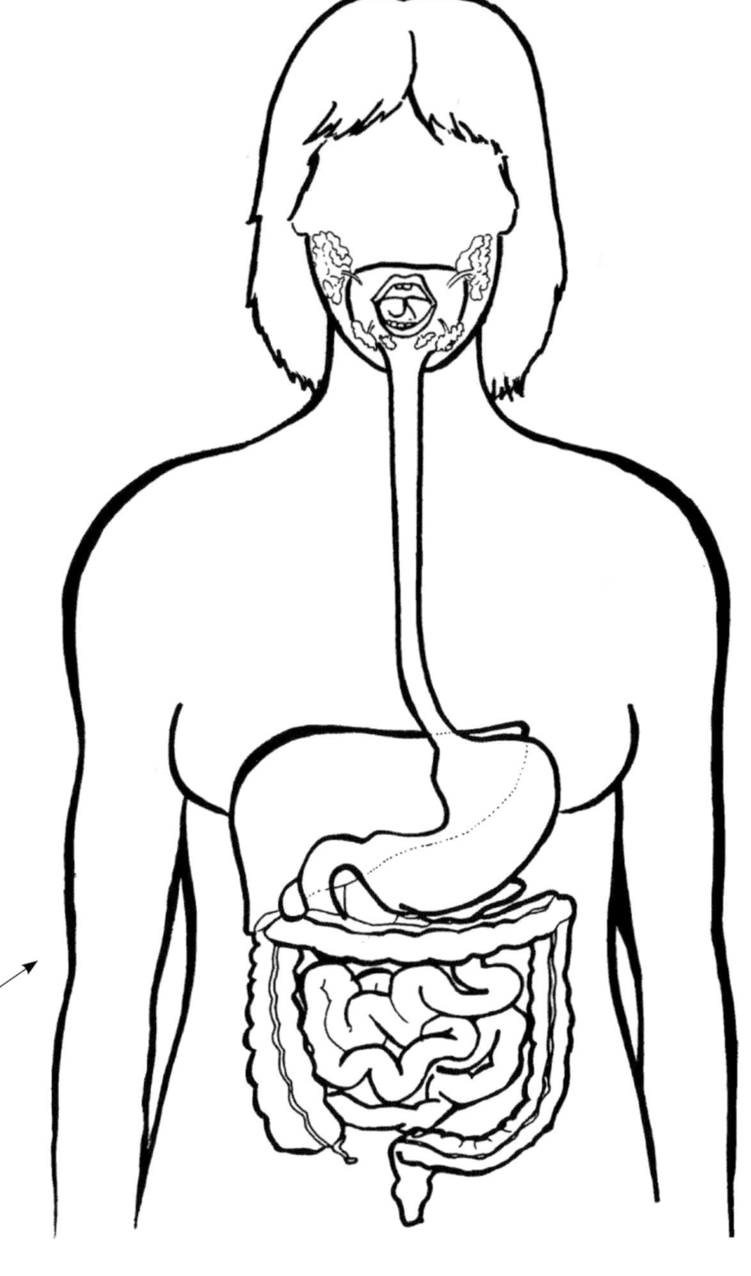

He aquí una buena estructura y una cavidad abdominal no deformada ni comprimida. Por tanto, los órganos no se apretujan ni se comprimen unos contra otros. Están bien irrigados de sangre y, por tanto, reciben el suficiente aporte de oxígeno.

medicina del establishment: la relación entre nuestras emociones y el estado de la musculatura. Todos sabemos que el bloqueo de la respiración sirve para contener o aminorar el miedo, la pena, la angustia o la rabia, incluso la alegría, ¡pero para que ese bloqueo se produzca usamos inconscientemente músculos! **Es imposible contener las emociones sin usar músculos.** No hay bloqueo de la respiración sin rigidez muscular, de la misma forma que no hay desbloqueo sin relajación y estiramiento de esa musculatura.

Recuperar una estructura corporal sana será posible no sólo mediante estiramientos globales de las cadenas musculares, **sino también haciendo frente a las emociones que no hemos enfrentado y que obligan de forma inconsciente a perpetuar el estado de crispación muscular.**

Enfrentar esas emociones dolorosas o conflictivas, **reconocerlas plenamente y expresarlas** es lo que luego hará innecesarios los estados de tensión muscular crónicos.

El trabajo corporal y el trabajo emocional han de ser simultáneos, inseparables. Y esta es la tesis que defenderé a lo largo de esta obra.

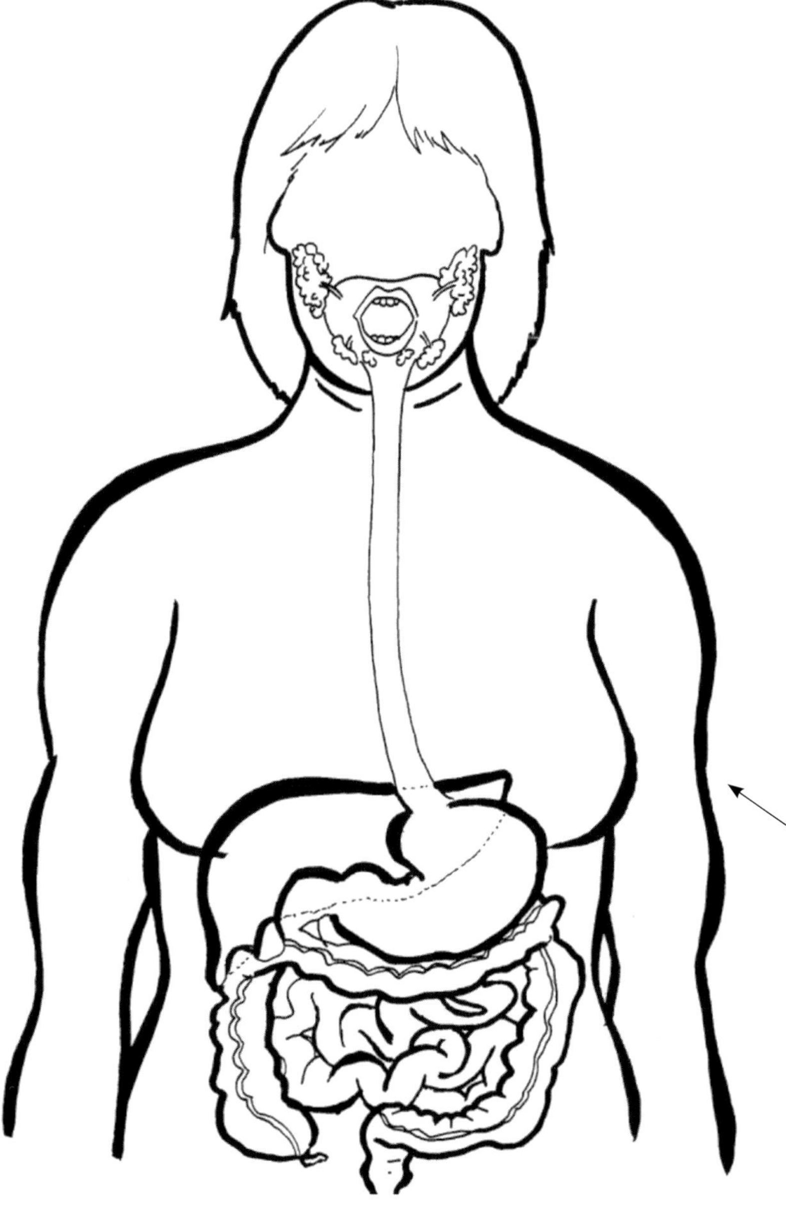

En este dibujo y en el siguiente observamos cómo el progresivo deterioro de la estructura del cuerpo va acompañado necesariamente por deformaciones y presiones en la cavidad abdominal y de la consiguiente compresión de los órganos. Habrá, pues, mala irrigación sanguínea y mala oxigenación.

Es imposible contener o expresar las emociones sin usar músculos. La relación entre nuestras emociones y el estado de la musculatura es inseparable. Todos sabemos que el bloqueo de la respiración sirve para contener o aminorar el miedo, la pena, la angustia o la rabia, incluso la alegría, ¡pero para que ese bloqueo se produzca usamos inconscientemente músculos!

Cuando el diafragma está libre de crispaciones crónicas y acortamientos, contribuye al buen funcionamiento de los órganos internos ya que masajea con su constante vaivén los órganos internos.

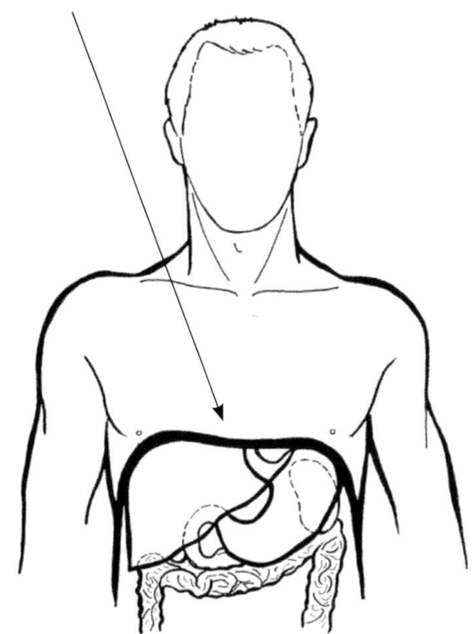

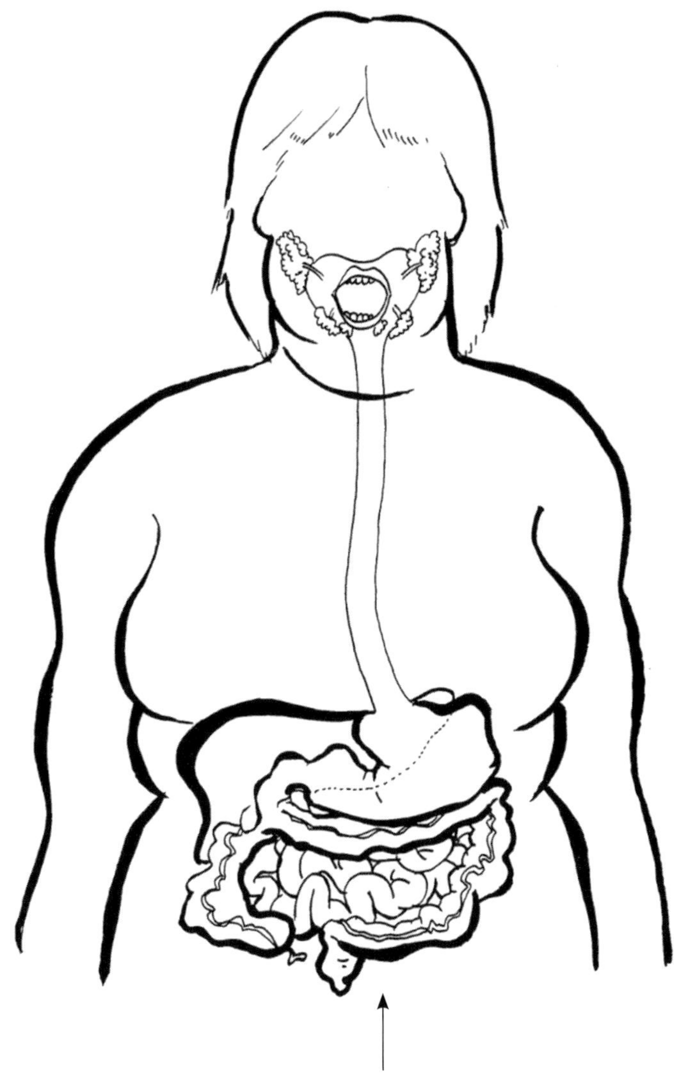

A más deterioro de la estructura del cuerpo, más deformaciones y presiones sobre la cavidad abdominal y los órganos internos.

3.5. Importancia capital de la respiración

La respiración es la primera y principal de las funciones fisiológicas porque sin ella ninguna otra es posible o todas las demás se deterioran.

Ni siquiera los médicos niegan las consecuencias de la insuficiente oxigenación de las células del corazón o del cerebro. La obstrucción de las arterias coronarias tiene como resultado un escaso o nulo aporte de oxígeno a determinadas zonas del músculo cardíaco, lo que provoca la necrosis (la muerte) de esas células y sobreviene el infarto. En el caso del cerebro ocurre lo mismo: es de sobra conocida la parálisis cerebral como consecuencia de partos difíciles en los que el niño sufre de falta de oxígeno. Es sabido que la respiración –esto es, la oxigenación del cuerpo– es la primera y principal función fisiológica porque sin ella ninguna otra es posible. Todos sabemos que es posible pasar bastantes días sin comer, muy pocos sin beber, apenas dos días sin dormir, ¡pero cinco minutos sin respirar suponen daños irreversibles en el cerebro o la muerte! ¡Apenas cinco minutos frente a los doce, quince o veinte días que podemos estar sin comer! La importancia de la oxigenación de las células es, pues, algo capital para la salud y la vida. Es una

> Podemos pasar hasta quince días sin comer o dos días sin dormir, pero apenas unos minutos sin respirar son suficientes para provocar graves daños en el cerebro o la muerte. La respiración es la clave de la salud de nuestros procesos metabólicos y de la vida humana entera.

necesidad absoluta. Los médicos, todos, sin excepción, lo saben. Al menos en lo que respecta al corazón y al cerebro. Pero entonces, ¿las células de los otros órganos del cuerpo no necesitan también un aporte de oxígeno suficiente para evitar su degeneración o muerte? ¿Por qué esta necesidad primordial se les reconoce al corazón y al cerebro y en el caso del resto de órganos del cuerpo no se le presta ninguna atención? Aquello que deteriora las células del corazón o del cerebro provocando infartos o parálisis cerebral ¿no hace degenerar también las células de los otros órganos del cuerpo? ¿Por qué motivo? La respuesta la encontraremos en el mecanicismo médico imperante: si reconocieran la necesidad de liberar la respiración de sus bloqueos, tendrían que enfrentarse a las causas de esos bloqueos, que en la inmensa mayoría de ocasiones, son emocionales. Para que los pacientes hicieran frente a las emociones conflictivas, los médicos tendrían que hacer lo mismo con sus propias emociones: «¡Médico, cúrate a ti mismo!».

3.6. Los huesos no deciden la estructura de nuestro cuerpo

La forma fija que adopta nuestro cuerpo, es decir, su estructura, depende de la acción que los músculos ejercen sobre los huesos y los elementos articulatorios y no de los propios huesos.

Las tres curvas de la columna vertebral sólo son necesarias cuando estamos de pie para mantener el equilibrio. Hay dos curvas cóncavas (lordosis), que son la de la nuca y la de la región lumbar, y una curva convexa: la de la parte alta de la espalda.

Teniendo en cuenta lo que afirman los anatomistas, fisiólogos y neurofisiólogos (como Paul Chauchard, a quien cito literalmente en varias ocasiones), la acentuación de las curvas de la columna y sus desviaciones laterales no pueden producirse más que por la acción de los músculos, ya que los huesos son elementos pasivos.

Excepto en enfermedades estadísticamente poco comunes, no radica en los huesos la causa del propio «dolor de huesos», sino en la acción que la musculatura acortada ejerce sobre huesos, articulaciones y discos intervertebrales. **Así pues, hay que actuar sobre los músculos para liberar la presión que ejercen sobre huesos y articulaciones.**

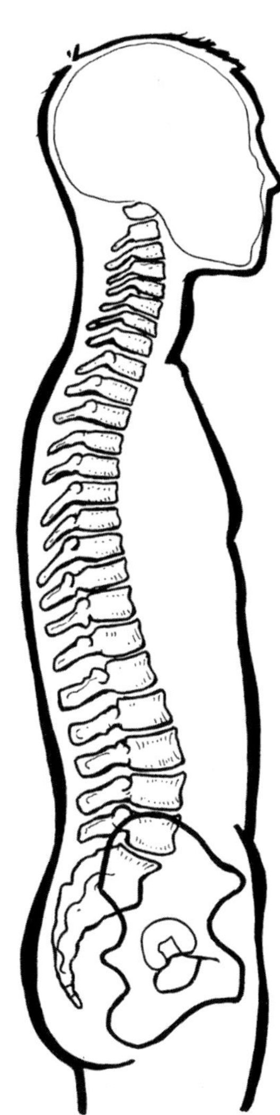

Cuando la musculatura no se ha acortado, la columna conserva curvas suaves: ni se acentúa la curva de la nuca, ni la de la parte alta de la espalda, ni tampoco la de la región lumbar.

3.9. Los huesos y las articulaciones son elementos total y absolutamente pasivos

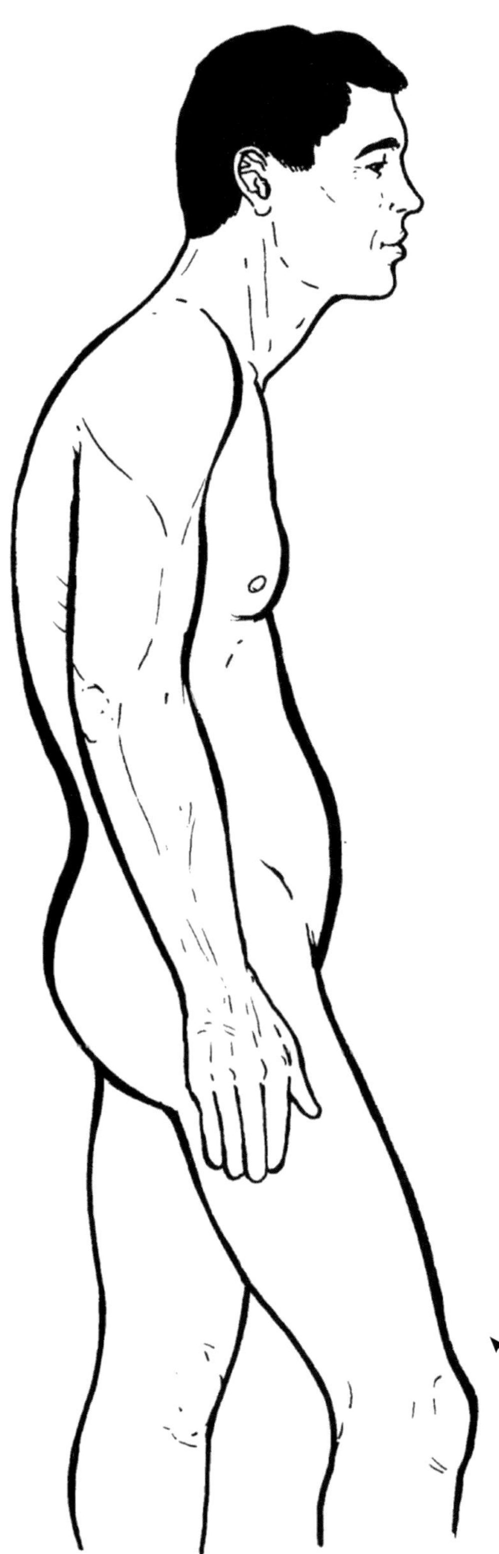

El cuerpo solamente se encorva y encoge, plegándose como un fuelle, cuando se acortan las cadenas musculares. Los huesos y articulaciones no se moverían, ni desalinearían, ni comprimirían si no fuera por la acción que los músculos ejercen sobre ellos.

Los huesos son elementos completamente pasivos: no se reducen, ni se empequeñecen, ni disminuyen de tamaño por sí solos. Para que los huesos se desalineen y la columna acentúe sus curvas, es necesaria la intervención de músculos hipertónicos, con exceso de fuerza.

El neurofisiólogo francés Paul Chauchard (1912-2003), cuyas investigaciones y publicaciones revelan su inmensa capacidad para interrelacionar los aspectos neurológicos y fisiológicos con los conductuales y emocionales, se expresa con esta contundencia sobre la pasividad de los huesos y articulaciones y, por tanto, su dependencia respecto de las tracciones a las que son sometidos por los músculos: **«El esqueleto articulado (...) no está dotado de ninguna capacidad de movilidad espontánea. Es un dispositivo pasivo, una posibilidad de sostén y apoyo, y de movimiento, que necesita la intervención de una fuerza activa..., esta fuerza activa procede de los músculos».** *Les muscles*, Presses Universitaires de France, París, 1971, pág. 9.

El acortamiento de la musculatura hace que el cuerpo se pliegue y encoja y que con ello sufran los huesos y articulaciones. La consecuencia práctica es que debemos actuar sobre la musculatura: estirarla y liberar la presión sobre los huesos.

El esqueleto y los elementos que sirven para articular los huesos sólo son una estructura de sostén. Los huesos y las articulaciones no se mueven en absoluto si no intervienen los músculos, que son los órganos del movimiento. Por tanto, los deterioros de la estructura del cuerpo no pueden proceder más que de los músculos, pero de ellos también procede la solución de esos deterioros: será el trabajo que hagamos con la musculatura el que nos permitirá solucionar los problemas de la estructura.

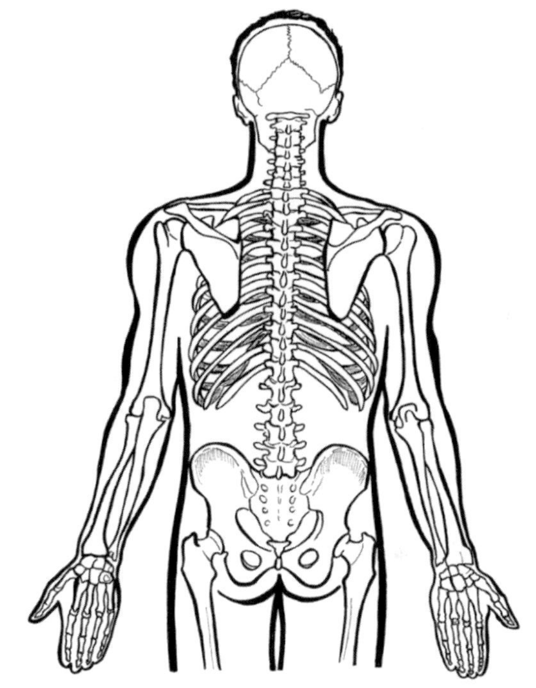

Son esos músculos y sus problemas de tensión crónica y de acortamiento los que presionan, comprimen, deforman y dañan los huesos y todos los elementos articulatorios: cartílagos, tendones, ligamentos y discos intervertebrales. Y son esos músculos los que configuran una u otra estructura corporal según sean sus tensiones, singulares en cada individuo. Así pues, el estado de los huesos depende del estado de los músculos. Hay que actuar sobre éstos.

Puesto que los huesos son elementos pasivos, este hecho nos conduce al movimiento como causa de los deterioros de la estructura del cuerpo y también a las emociones que determinan la forma **concreta** que cada uno de nosotros tiene de moverse (con mayor o menor tensión, con la respiración bloqueada o lo contrario...). **Así pues, los cambios para corregir la estructura son inseparables del desbloqueo de la respiración y de las causas emocionales de ese bloqueo.**

Sólo tres ejemplos

Primero: sin acortamientos musculares no se desalinearán las vértebras cervicales ni se comprimirán los discos intervertebrales.

Segundo: tampoco habrá problemas en la articulación del hombro si no hay tensión crónica en músculos del brazo que van a parar al hombro (como el bíceps, el tríceps...), o en los pectorales, o en todos aquellos que actúan directa o indirectamente sobre el hombro.

Tercero: no habrá tendinitis del codo si no es a causa de las presiones musculares sobre esta articulación.

3.10. La pérdida de estatura es la primera consecuencia del acortamiento de las cadenas musculares

A causa de la acción de la musculatura acortada, el cuerpo se pliega y encoge: cualquier persona puede observarlo a simple vista.

El acortamiento de la musculatura y el consiguiente plegamiento del cuerpo y de la columna equivalen en la práctica a una pérdida de estatura, tal como vemos en el dibujo.

Por el contrario, los estiramientos globales (sin compensaciones) suavizan de nuevo las curvas de la columna y permiten recuperar la estatura propia de una persona.

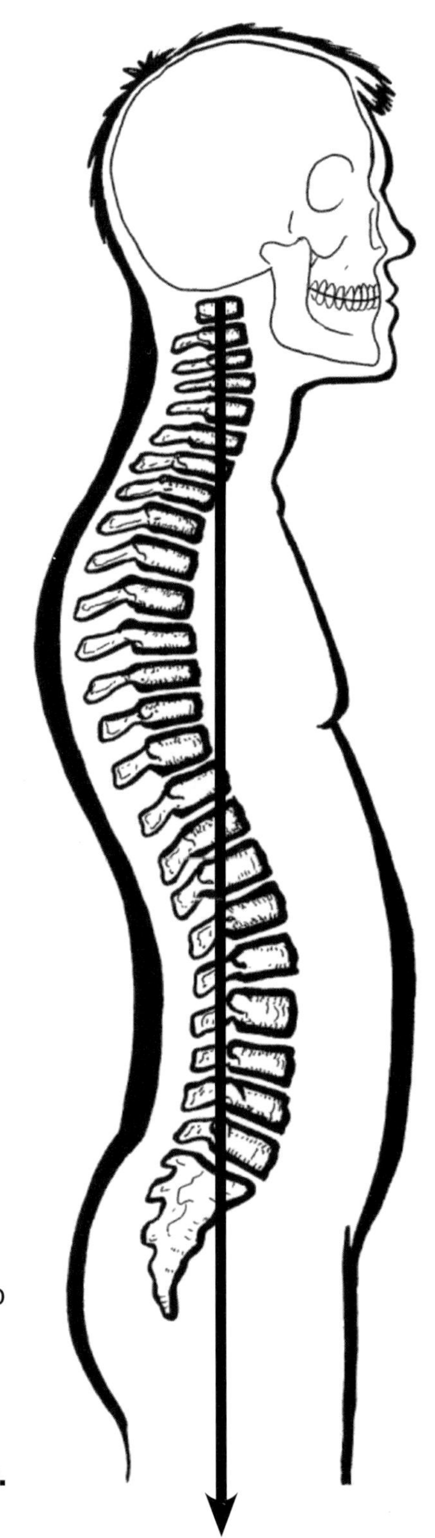

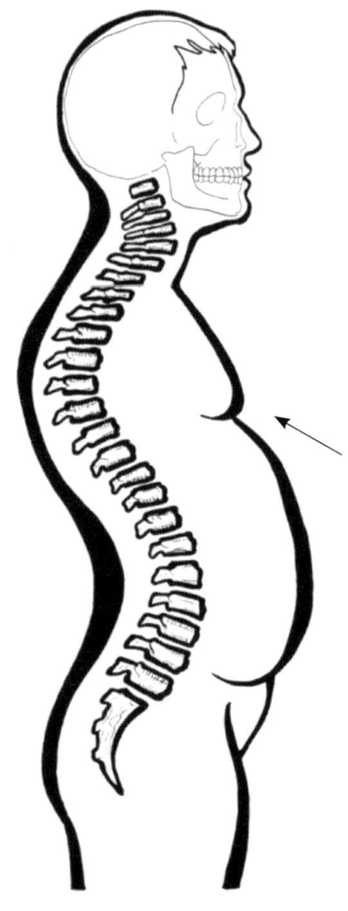

Esta flaccidez de los pectorales se producirá siempre que se acentúe la curva convexa de la parte alta de la espalda (cifosis o chepa). El sujeto podrá hacer pectorales para eliminar esa blandura, pero eso sólo dará resultado a corto plazo. A medio y largo plazo, se acentuará la carga de la espalda y con ella, la rotación interna de hombros: por tanto, **los pectorales colgarán todavía más.**

Cuanto más se acortan las cadenas musculares, y en particular la gran cadena muscular posterior, más presión ejercen sobre los huesos, articulaciones y órganos internos. La causa de la prominencia de la barriga, por ejemplo, no está delante sino detrás.

La columna acentúa sus curvas a causa de las presiones musculares, y aparecen pliegues de carne que cuelga precisamente en los lugares que se corresponden con esa mayor acentuación de las curvas de la columna vertebral: por ejemplo, los pectorales cuelgan fláccidos en correspondencia con la tensión de la parte alta de la espalda; o la barriga se hace más prominente justo donde hay más curvatura lumbar.

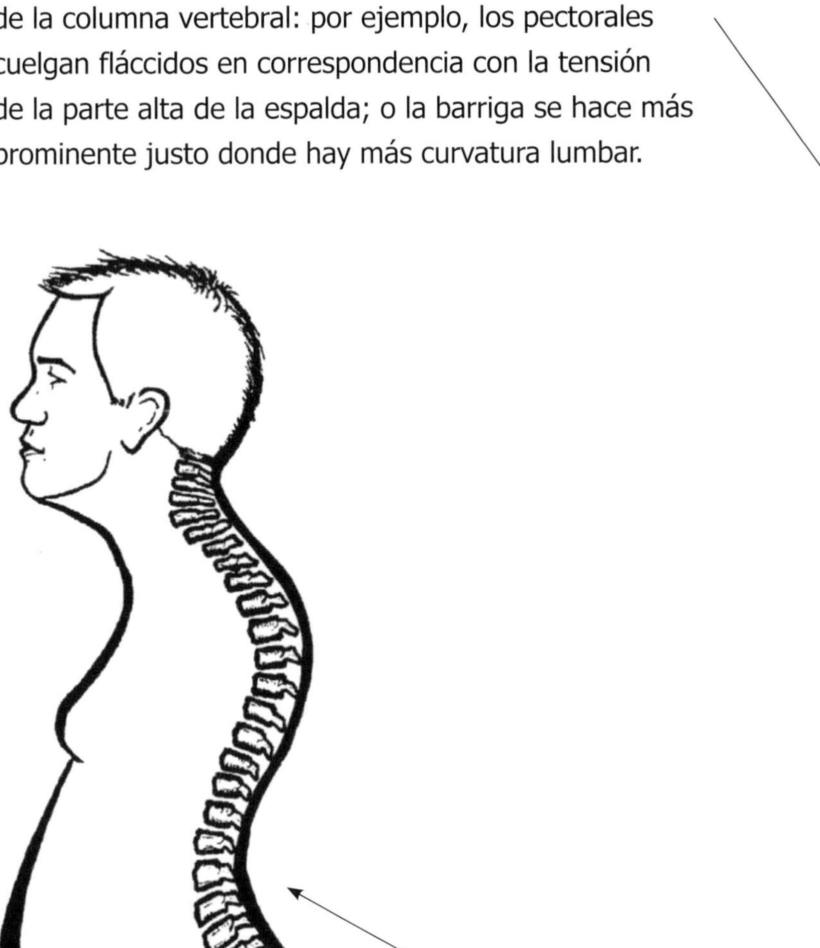

A mayor acentuación de la curvatura lumbar (es decir, a mayor hiperlordosis lumbar tal como vemos aquí), más sobresale la barriga por delante. La causa de la barriga no está delante sino detrás. Incluso en las personas que comen en exceso, puede eliminarse parte de la prominencia de la barriga si estiramos la musculatura posterior.

3.11. El cuerpo no es una máquina ni debe ser tratado como tal

El cuerpo no es un artefacto, no debe ser concebido como un mecanismo ni debe ser tratado en términos mecanicistas ni en medicina ni en fisioterapia.

Richard C. Lewontin, biólogo y profesor de investigación en la Universidad de Harvard, contribuye junto con otros grandes investigadores como el neurólogo Antonio Damasio a deshacer los errores concebidos por la ciencia a partir del siglo XVII y debidos a su concepción mecanicista del ser humano y del mundo. Para ayudarnos a ver el cuerpo de nuevo como un organismo y no como un mecanismo, Lewontin dice en una de sus obras:

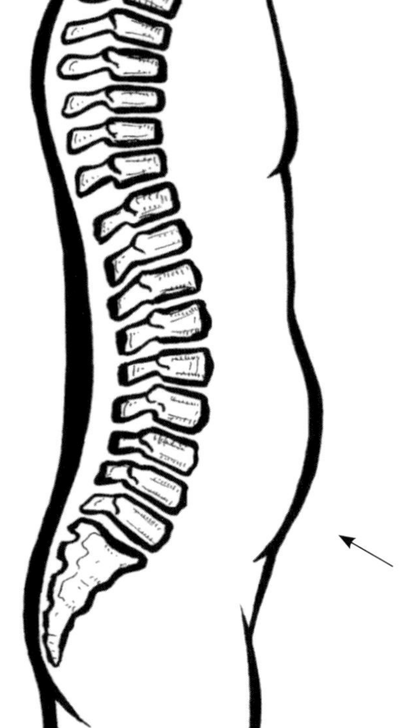

> «En realidad, todo el cuerpo de conocimientos de la ciencia moderna se apoya en la metáfora del mundo entendido como máquina, una metáfora introducida por Descartes en la quinta parte de su Discurso del método para comprender el funcionamiento de los organismos, pero que luego fue generalizada y llegó a ser una manera de interpretar todo el universo (...). Aunque al pensar la naturaleza no podemos prescindir del empleo de las metáforas, a veces corremos el riesgo de confundir la metáfora con la cosa real. **Dejamos** de **ver el mundo "como si" fuese una máquina y comenzamos a pensar que es una máquina**». *Genes, organismo y ambiente. Las relaciones de causa y efecto en biología*, Gedisa editorial, Barcelona, 2000, pág. 12.

El acortamiento de la musculatura y el plegamiento de la estructura del cuerpo no son idénticos en todos los individuos. Por ejemplo, en muchos casos, el cuello se proyecta hacia delante como vemos en el dibujo. Esa proyección esconde una enorme acentuación de la curvatura cervical, mientras que en otros individuos aparece una clara cifosis angulosa (chepa) en lugar de esa anteriorización.

3.12. Las tablas gimnásticas no sirven para corregir los deterioros de la estructura del cuerpo

Las tablas gimnásticas no corrigen los problemas de la estructura corporal porque cada individuo es único y las tablas sólo son repeticiones mecánicas e iguales para todos. Los acortamientos de la musculatura no se traducen en cada sujeto de forma automática en idénticos problemas.

Excepto en los casos en los que ya se nace con problemas óseos (caso de la osteogénesis imperfecta), la estructura del cuerpo no depende de la genética sino de lo que las tracciones musculares provocan en huesos y articulaciones.

Y esa acción de la musculatura dependerá en muy alta medida de nuestros singulares rasgos de carácter: ansiosos, inseguros, con baja o alta carga de energía, apresurados, irresolutos, tensos, con la respiración bloqueada por los distintos miedos...

Cada individuo es un caso distinto no sólo por la especial singularidad de sus circunstancias (familiares, educativas, laborales, emocionales...), sino porque esas circunstancias claramente diferentes a las de otros se traducen en distintas combinaciones de músculos acortados y, por tanto, dan como resultado una estructura corporal diversa en cada sujeto, de ahí que el trabajo corporal no pueda ser estándar: es estéril hacer ejercicios en el sentido de repetición mecánica igualmente válida para todos. **El tratamiento debe ser personalizado.**

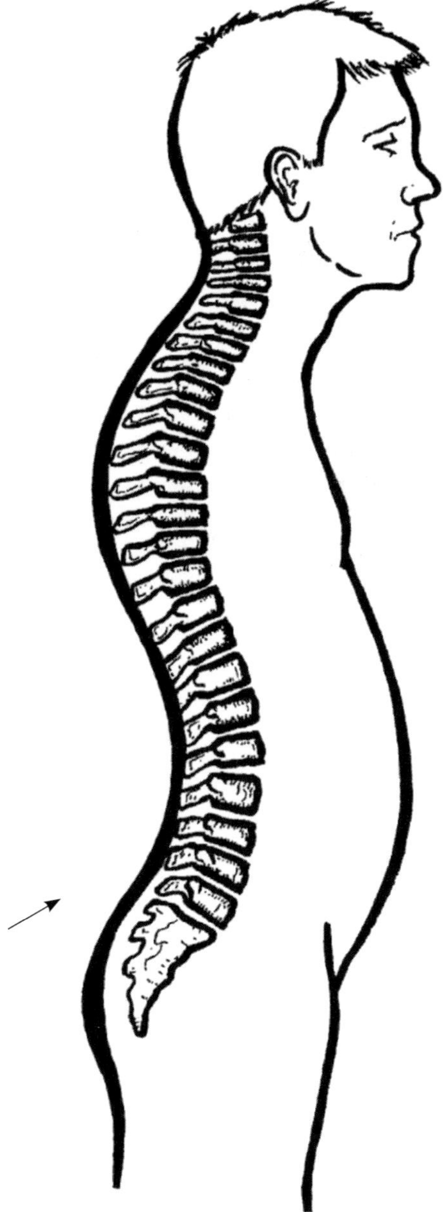

En la preadolescencia y adolescencia aparecen ya fijados los deterioros de la estructura. Eso sirve a los fisioterapeutas clásicos y traumatólogos para afirmar que se trata de problemas congénitos, o para dar por supuesto que una estructura es así y no tiene solución. **Ésa es precisamente su forma de obviar o negar los componentes emocionales que han estado actuando sobre el tono de la musculatura desde la infancia.**

3.13. Nuestras resistencias al movimiento no repetitivo (no compulsivo) son resistencias al placer

Las resistencias al movimiento son resistencias al placer. El movimiento produce placer y, con más frecuencia de la que creemos, es experimentado de forma inconsciente como conflictivo: con culpa, vergüenza y miedo.

Nuestras resistencias a movernos y a practicar ejercicio físico (en poca o mucha medida) revelan nuestros conflictos ocultos con el placer.

Teóricamente el movimiento debería resultarnos placentero –somos animales y no vegetales, movernos forma parte esencial de nuestra naturaleza–, y sería la consecuencia de impulsos internos espontáneos, pero con mucha frecuencia no ocurre así. Evitamos el ejercicio o nos lo imponemos como una obligación cumplida con desgana. Nos resistimos a movernos. ¿Por qué ocurre esto? No sólo porque muchos de nuestros músculos están crónicamente tensos, con lo que el movimiento se hace dificultoso y a veces desagradable en lugar de ser placentero, sino también porque existen en nuestra mente determinadas tendencias contrarias o críticas con el placer físico. **El movimiento se convierte, pues, en conflicto inconsciente precisamente por resultar placentero.** Movernos y, sobre todo, no movernos mecánicamente sino sintiendo el cuerpo y con la respiración desbloqueada equivale a dejar que emerjan conflictos latentes quizá desde décadas. Se hace necesario, pues, un trabajo psicológico paralelo al físico que permita asumir e integrar esos conflictos para poder superarlos. En caso contrario, seguiremos resistiéndonos al movimiento y lo consideraremos otra obligación más, costosa, y quizá muy penosa. **El objetivo es hacer que nuestros movimientos se vuelvan fáciles y placenteros en lugar de difíciles y dolorosos.**

3.14. Por qué tantas personas abandonan la práctica del deporte y del ejercicio

Numerosas personas dejan una y otra vez el deporte o el gimnasio al que acudían para estar en forma o perder kilos: ¿cuáles son las causas verdaderas y no las excusas?

Existe en nuestra cultura una ambivalente y enfermiza actitud hacia las sensaciones y expresiones físicas experimentadas con vigor, espontaneidad y desinhibición. Primero se le exige al niño que las restrinja, las amortigüe e incluso le son prohibidas en muy alto grado por una educación que comienza reclamándole la contención de sus movimientos y, por tanto, la limitación de su energía. Y luego, los adultos, necesitados desesperadamente de aquello que forma parte de nuestra naturaleza –esas sensaciones corporales intensas y sin trabas, que son la fuente de nuestra energía–, hastiados de una vida apagada, mortecina, incluso depresiva, recurren a todo tipo de sustancias que sirven para sentir de nuevo físicamente con intensidad. Las bebidas alcohólicas, por ejemplo, se usan precisamente por eso, porque son inicialmente euforizantes y aumentan las sensaciones físicas. Su consumo aumenta de día en día y no sólo entre los jóvenes.

El movimiento espontáneo, desenvuelto, y el ejercicio no compulsivo son gozosos por sí mismos. Incluso el bebé desea mover sus extremidades sin limitaciones. Desde los primeros meses de su existencia muestra que vivir no es solamente respirar permaneciendo inmóvil, sino actuar, emplear los órganos, los sentidos, las facultades, todas aquellas partes de nuestro ser que afirman el sentimiento de nuestra existencia.

Si para hacer ejercicio, movernos, actuar, hemos de proponérnoslo y recurrir a la fuerza de voluntad, es debido a que existen conflictos inconscientes y, por tanto, no resueltos. Para el organismo humano, el movimiento es placer (ya que no somos vegetales sino animales hechos para la acción) y tiende naturalmente hacia él sin necesidad de convertirlo en una obligación que cumplir.

Cuando resulta necesaria la fuerza de voluntad y cada semana, o cada mes, o al principio de cada año es necesario hacerse el propósito de moverse o practicar ejercicio, es decir, cuando es preciso plantearse lo saludable que es la acción física –esto es, el sentir placer–, es porque el organismo ya no vive el movimiento espontáneo como lo que es: un puro goce que no requiere motivo alguno ni mucho menos sentimiento de obligación.

Pero nuestro cuerpo no alberga solamente la posibilidad de placer como consecuencia de la acción física, sino que también acumula emociones retenidas que han sido totalmente opuestas al goce. La pena contenida, la rabia guardada, el resentimiento no canalizado, el llanto que no ha tenido salida, la vergüenza e inseguridades respecto al propio cuerpo y su sexualidad…, todo esto también se moviliza con el ejercicio ya que éste exige intensificar la respiración (a no ser que se practique de forma totalmente compulsiva).

Al profundizar la respiración y vivir el cuerpo, sentimos más. Aumenta la circulación de la sangre y aparece la parte positiva: la sensación de vida de todo el organismo. **Pero también afloran, aunque sea en mínimo grado, los conflictos inconscientes no resueltos.** ¡Eso es lo que el sujeto no quiere enfrentar y quizá no quiere sentir! Por ese motivo va dejando poco a poco de practicar ejercicio: el movimiento le obliga a sentir también lo displacentero, todo aquello a lo que no puede, no quiere o no sabe enfrentarse.

Entre otras emociones, sensaciones y vivencias que el sujeto no quiere experimentar está, todavía, el erotismo vivido intensamente y no como sexo para alivio compulsivo de la tensión emocional y la ansiedad. El puritanismo está más vivo que nunca, aunque también mejor disfrazado de lo que lo ha estado jamás. Nuestra cultura –la del consumo narcisista– no quiere individuos satisfechos ni placeres auténticos sino simulacros, apariencias de gozadores, seres frustrados que se agitan enloquecidamente de un lugar a otro buscando una calma que no saben encontrar.

La cultura del consumo narcisista despliega sobre el escenario global una gran representación de culto al cuerpo aunque, en realidad, no hace más que idolatrar la apariencia –la superficie, el reflejo de Narciso– en detrimento de las sensaciones vigorosamente físicas experimentadas internamente y no escenificadas. La actual exigencia del *superyó* no es «¡Disfruta!», tal como afirman algunos filósofos y sociólogos relevantes, sino «¡Aparenta que disfrutas!».

3.14.1. Más sobre los motivos que explican el abandono del ejercicio o del deporte

¿Y si esos ejercicios practicados a la manera habitual (con la actitud subyacente de enfrentamiento entre el ego y el cuerpo) no fueran buenos para el organismo, sino que tensaran todavía más los músculos, dañaran las articulaciones y crearan más problemas corporales de los que el individuo ya siente?

A lo largo de esta obra se verá con toda claridad que el movimiento requiere contracciones de las fibras musculares. Es más: el movimiento es, en realidad, una serie de contracciones musculares y no otra cosa. La suma de esas contracciones equivale a un estado crónico de crispación y conduce al acortamiento de los músculos ya desde la infancia. La consecuencia de todo esto aplicada al ejercicio y al deporte es la siguiente: **más ejer-**

cicio y más deporte practicados sin estiramientos globales significan más acortamiento de la musculatura, más presión sobre las articulaciones, más encogimiento del cuerpo y, en suma, más malestar inconsciente.

En relación directa con lo dicho en las líneas anteriores y también en las dos páginas precedentes, ni el ejercicio ni el deporte aseguran bienestar puesto que, por una parte, hacen emerger sensaciones y emociones **inconscientemente** rechazadas o negadas por el individuo. Además, encogen o pliegan todavía más el cuerpo, provocando no en caliente pero sí en frío diversos malestares físicos. Burbujea, pues, en el seno del organismo, un malestar que es justo lo opuesto a lo que se buscaba.

La suma de esos malestares (físicos y emocionales) hace que el individuo busque excusas de cualquier tipo para abandonar el ejercicio: «Últimamente no tengo tiempo», «Ya no me siento a gusto en esas canchas o pistas de juego», «No me gusta la gente que acude», «Me he vuelto perezoso para dedicarme a mi salud»…, cualquier excusa sirve.

El cuerpo, nuestro cuerpo, el cuerpo que somos, es más sabio que el ego con el que nos identificamos y, cargado ya de tensiones musculares y de presión añadida sobre las articulaciones, envía señales a la mente a fin de que encuentre las excusas necesarias para no seguir maltratándolo, ya que **la mayor parte del ejercicio se practica contra el cuerpo.** Basta con asomarse a cualquier avenida de una ciudad y observar cómo jadean los sujetos que corren con ropa deportiva: la mayoría arrastran su cuerpo sufriendo. Muy pocos son aquellos cuya estructura corporal es sana y corren por puro placer.

3.15. Los problemas aparecen localizados en una o varias partes del cuerpo pero revelan deterioros en el conjunto de la estructura

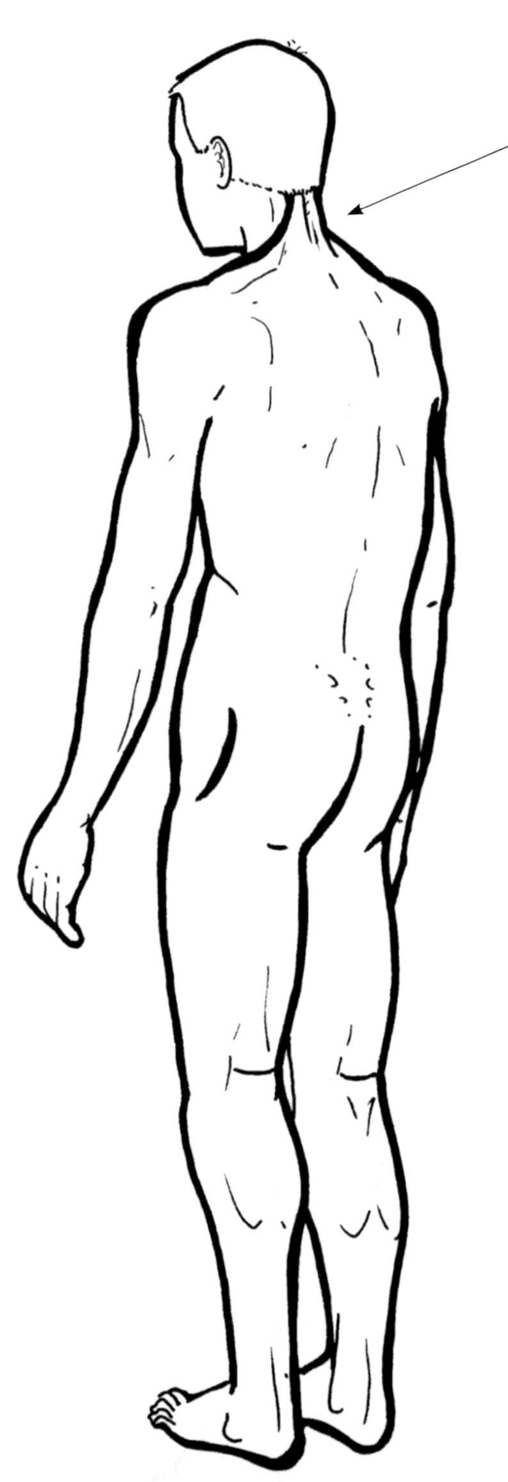

Cuando un segmento sufre –la nuca, por ejemplo–, bastará con que observemos atentamente el conjunto de la estructura para darnos cuenta de que esa parte es víctima de toda una serie de problemas inextricablemente enlazados: si nos limitamos, pues, a intentar resolver exclusivamente el problema puntual, estaremos actuando sólo sobre el síntoma, pero no resolviendo el problema.

La anatomía nos muestra el trayecto de los músculos y prueba que proceden desde zonas que pueden estar alejadas del punto doloroso –que se hace sentir como un síntoma–. Los músculos que actúan sobre las cervicales, por ejemplo, no son sólo músculos de la nuca, no están acotados allí mismo, sino que proceden desde la mitad de la espalda, o de la parte anterior del cuello. En suma: si tratamos los problemas de cada parte del cuerpo como si su origen estuviera localizado allí mismo donde se manifiesta el problema, **entonces no estaremos más que aliviando momentáneamente el síntoma sin actuar sobre las causas, y repetiríamos el mecanicismo que concibe el cuerpo como un mero agregado de piezas sueltas e inconexas: no es ese nuestro objetivo. Queremos tratar el cuerpo en su totalidad.**

3.16. La causa de los problemas de la estructura del cuerpo puede estar muy lejos en el espacio y en el tiempo

En estos dos dibujos tenemos otro ejemplo (que podemos observar con mucha frecuencia), de los deterioros de una parte del cuerpo –la nuca– causados no sólo por sus propios músculos, sino por problemas muy alejados: concretamente, los acortamientos de la musculatura de las piernas y su acción sobre la estática de la pelvis y, por tanto, sobre toda la columna vertebral.

Por ejemplo, un problema de la nuca puede proceder de los acortamientos acumulados desde las piernas a lo largo de toda la espalda, y durante años o décadas anteriores al momento en que se manifiesta el dolor.

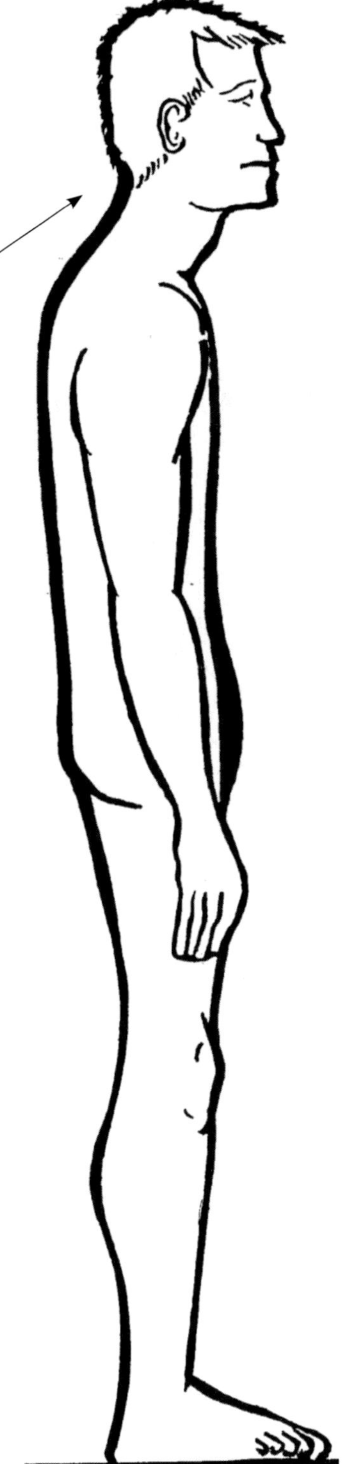

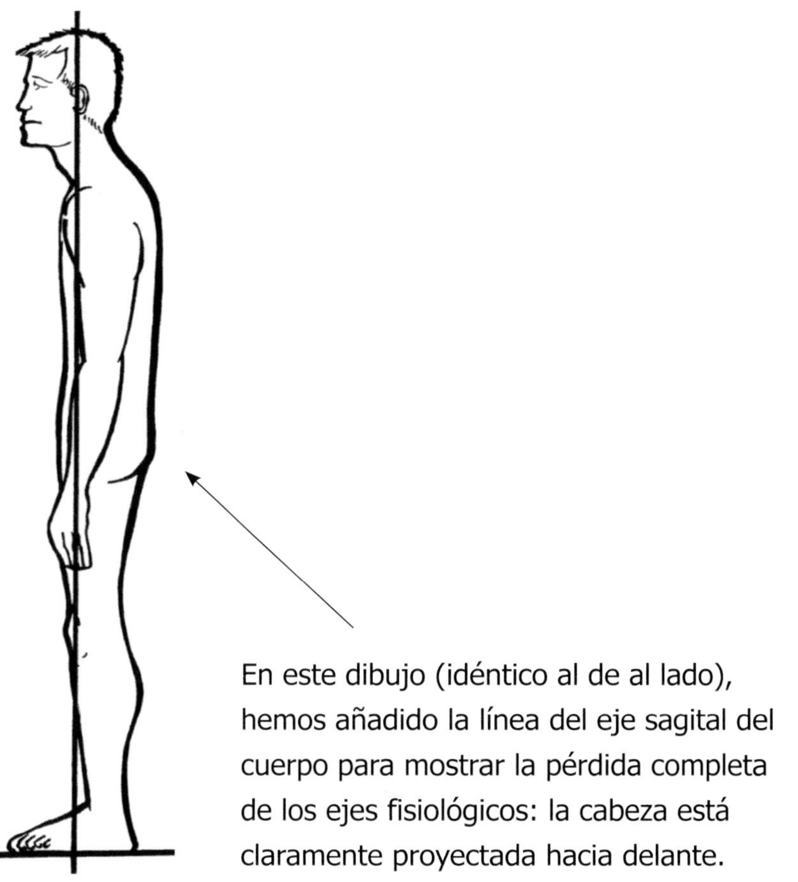

En este dibujo (idéntico al de al lado), hemos añadido la línea del eje sagital del cuerpo para mostrar la pérdida completa de los ejes fisiológicos: la cabeza está claramente proyectada hacia delante.

3.17. Características de una estructura corporal correcta, esto es, sana, y problemas propios de una estructura corporal deteriorada

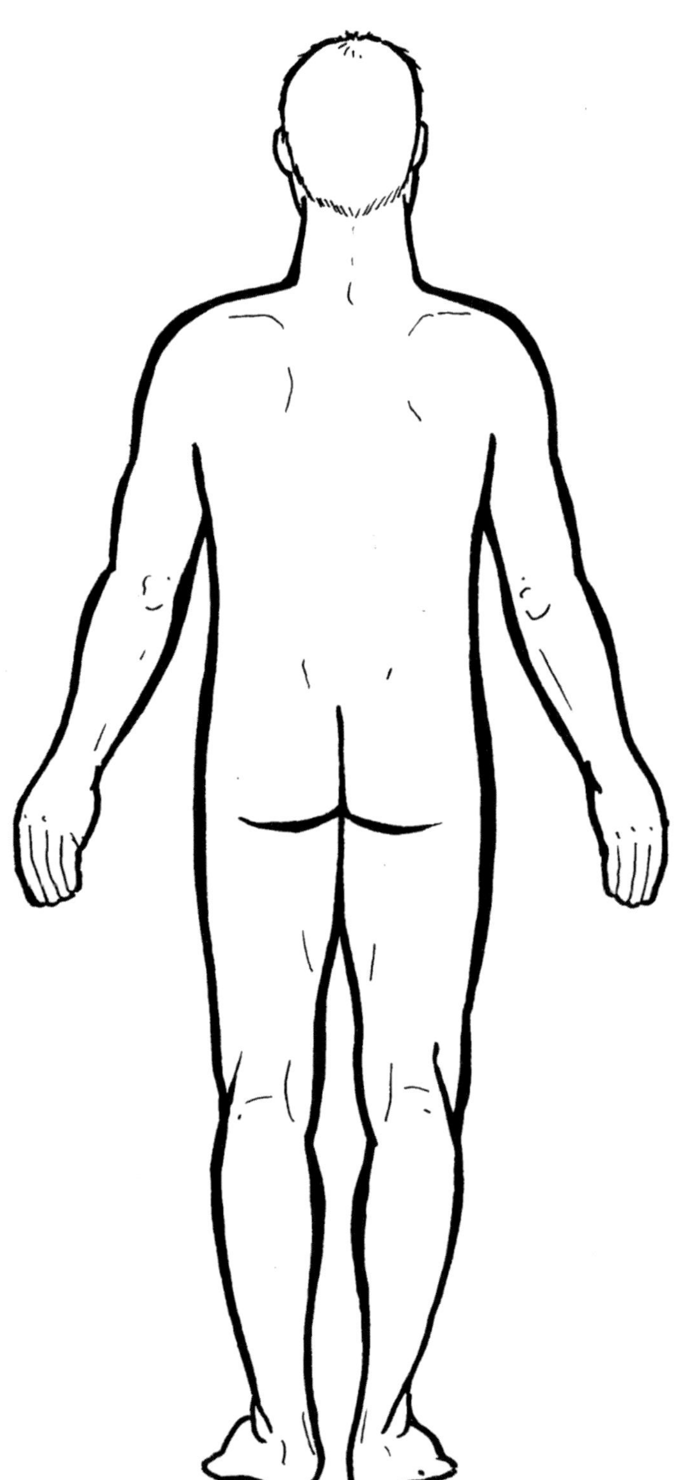

- La nuca plana, ancha, recta y alargada, no subsumida en el tronco.
- La espalda ancha y ambos hombros a la misma altura. Los omóplatos al mismo nivel.
- Las costillas más bajas conservando la distancia que las separa de los huesos que marcan la línea de la cintura.
- La región de los riñones sin acentuación de la curvatura.
- Los huesos pélvicos a la misma altura.
- Los glúteos no han de estar bajos (no caídos), y no han de marcar los hundimientos laterales que indican tensiones crónicas profundas.
- Las piernas sin que las rodillas giren ni hacia el interior (genu valgum) ni hacia el exterior (genu varum); sin tensión en la parte posterior de la rodilla (el hueco poplíteo o corva).
- En la parte baja de la pierna, los gemelos no abultados y sin venas varicosas, y el tendón de Aquiles sin exceso de tensión y, por tanto, sin provocar una marcada y profunda concavidad a cada lado del propio tendón.

De frente, estos son los rasgos de la estructura sana del cuerpo:

- Los ojos y orejas a la misma altura. La nariz no se desvía hacia ninguno de los lados del rostro. La boca es igual a derecha e izquierda.
- La mandíbula no debe estar retraída en uno de sus lados puesto que revelaría problemas cervicales, problemas de contracción de la lengua y causaría problemas tanto en la propia lengua como en la garganta.
- El cuello no está inclinado hacia ninguno de los dos lados, y emerge largo, recto y ancho, sin problemas, del tórax.
- Los hombros y clavículas tienen la misma longitud y están también simétricos al igual que los pectorales o las mamas.
- Los huesos que marcan la cintura (crestas ilíacas) no están uno más alto que el otro sino al mismo nivel.
- Cuando caminamos, los pies no se proyectan hacia fuera, y uno de los dos pies no se proyecta más que el otro, sino que colocamos espontáneamente los pies de forma paralela. En conjunto, el cuerpo debe ser simétrico y no se observan disimetrías especialmente marcadas. Cuanta mayor es la simetría, más revela el buen estado del conjunto (es decir, de la estructura del cuerpo).

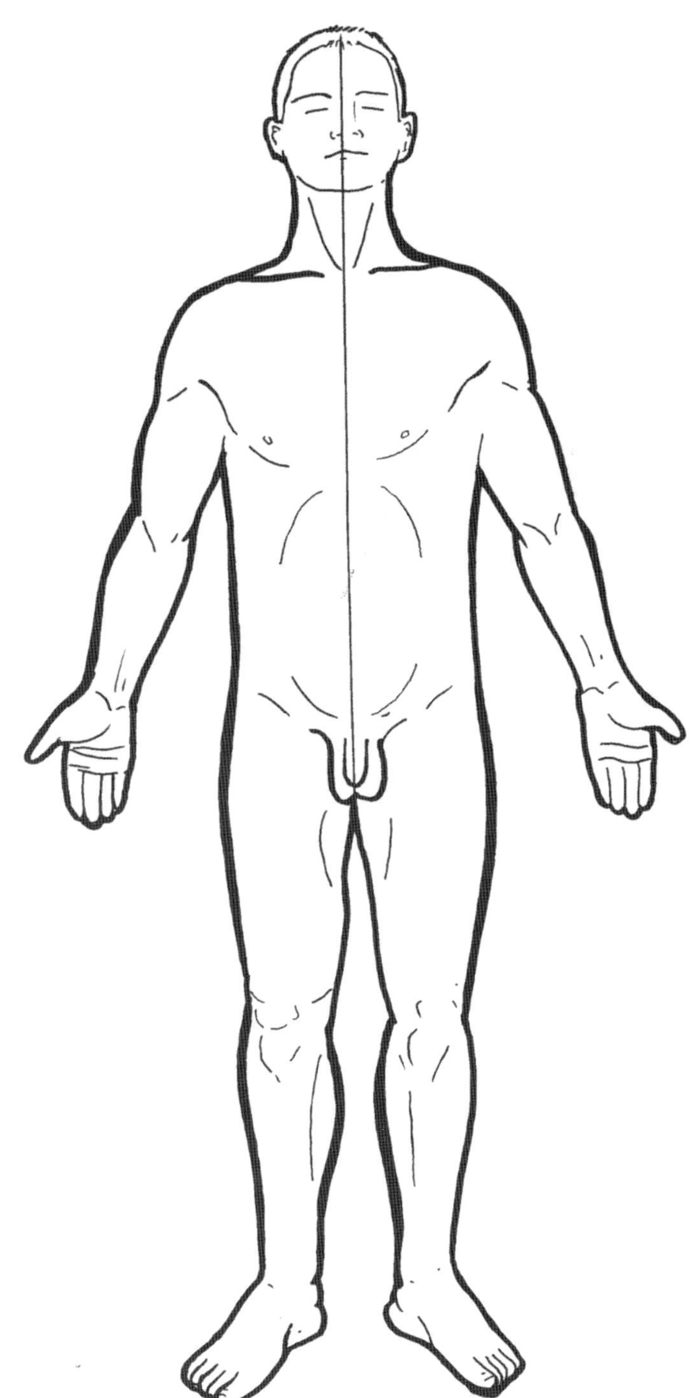

3.17.1. Ejes rectos de las piernas

Conservar los ejes correctos de las piernas
(piernas rectas) hace posible que el peso del cuerpo
se distribuya homogéneamente sobre ambas
extremidades y, por tanto, evita que haya desgaste
de determinados cartílagos y ligamentos sometidos
a tensiones añadidas.

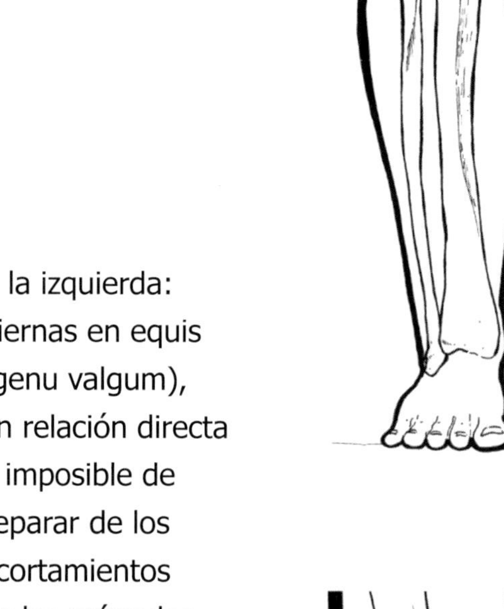

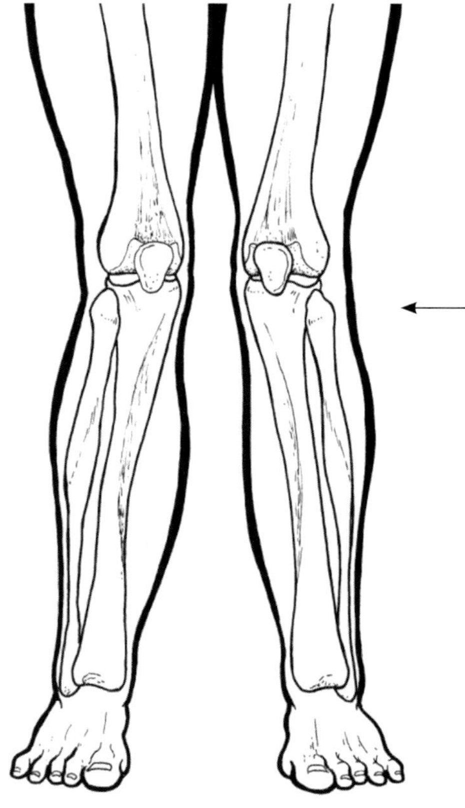

A la izquierda:
piernas en equis
(genu valgum),
en relación directa
e imposible de
separar de los
acortamientos
de los músculos
aductores.

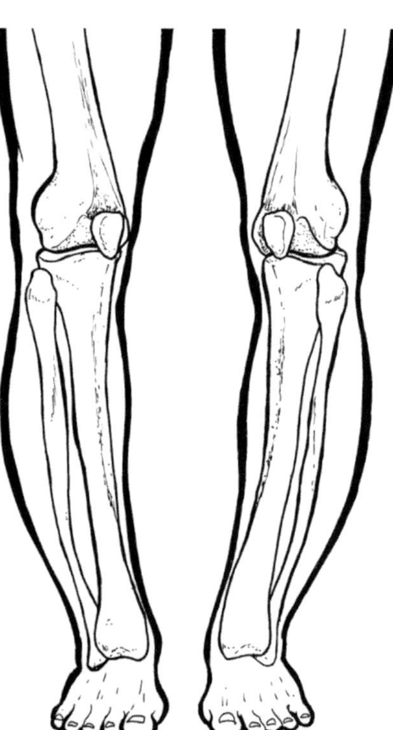

A la derecha, piernas arqueadas (o genu varum),
en relación directa con el predominio del acortamiento
de los músculos de la cara posterior del muslo
(isquiotibiales): distribución desigual de las cargas y,
por tanto, problemas en la rodilla (la articulación más
compleja), los tobillos y la cadera.

3.17.2. La barriga fláccida o abultada: aspectos estéticos de la estructura que nos indican los acortamientos de las cadenas musculares

Numerosos aspectos de la estructura del cuerpo que podrían parecer meramente estéticos revelan los acortamientos de las cadenas musculares y los bloqueos de la respiración, y, por tanto, los problemas de la estructura.

Veamos en los tres próximos dibujos el aspecto del vientre como ejemplo de lo que parece sólo apariencia y asunto superficial, pero que en realidad indica claramente los deterioros de la estructura corporal por acortamiento de los músculos.

El tono del músculo del vientre, que tanto preocupa a muchísimas personas, no depende del propio músculo en sí, sino de que no haya acortamientos de otros músculos que obliguen al cuerpo a plegarse y, por tanto, creen esa flaccidez colgante.

En concreto, el tono del músculo de la parte anterior del vientre (llamado recto anterior del abdomen) está en relación directa con el estado de toda la musculatura de la región lumbar y también con la carga de la parte alta de la espalda: basta con que encorvemos durante un instante los hombros proyectándolos hacia delante, para que notemos que nuestro vientre cuelga fláccido aunque estemos delgados.

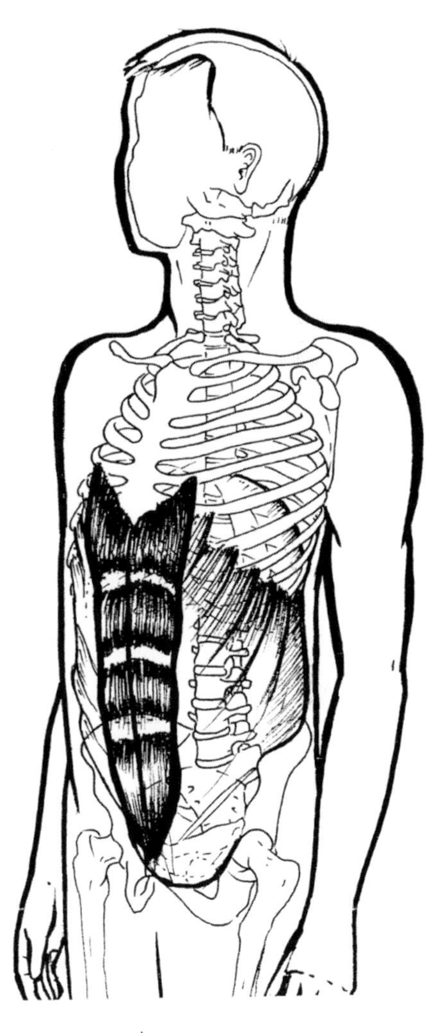

El músculo situado ante el vientre y su relación con la respiración
Este músculo, el recto anterior del abdomen, ayuda a la espiración (el dejar ir el aliento, dejarse ir): en cuanto vemos a una persona con un buen tono en este músculo concreto, ya sabemos que su respiración no es una respiración contenida, bloqueada, sino profunda y libre.

El bloqueo de la respiración es causa directa de la pérdida de tono del músculo del vientre y de los costados del vientre.

El acortamiento de los músculos de la región lumbar y de la cadena muscular posterior se hace visible delante: por ejemplo, en la flaccidez del músculo del vientre (recto anterior del abdomen). **Lo que podría parecer un asunto que sólo afecta a la imagen pone en evidencia aspectos que tienen consecuencias importantes para la salud:** este músculo anterior no se volvería fláccido si, al mismo tiempo, no perdieran el tono justo los músculos de sus costados (los oblicuos), que también son músculos espiradores. **La espiración es la parte más importante de la respiración: no podemos volver a llenarnos de aire cargado de oxígeno si antes no nos vaciamos (espiramos) del aire ya quemado en el metabolismo.**

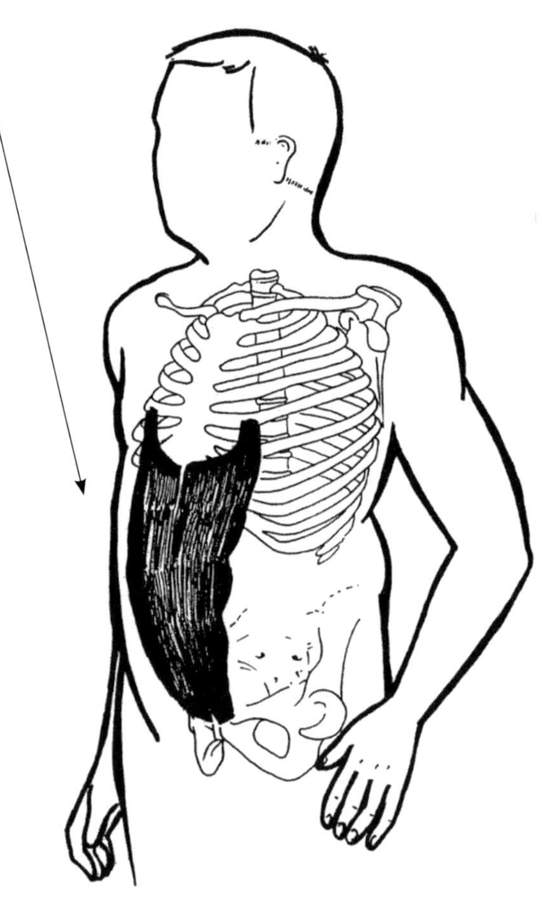

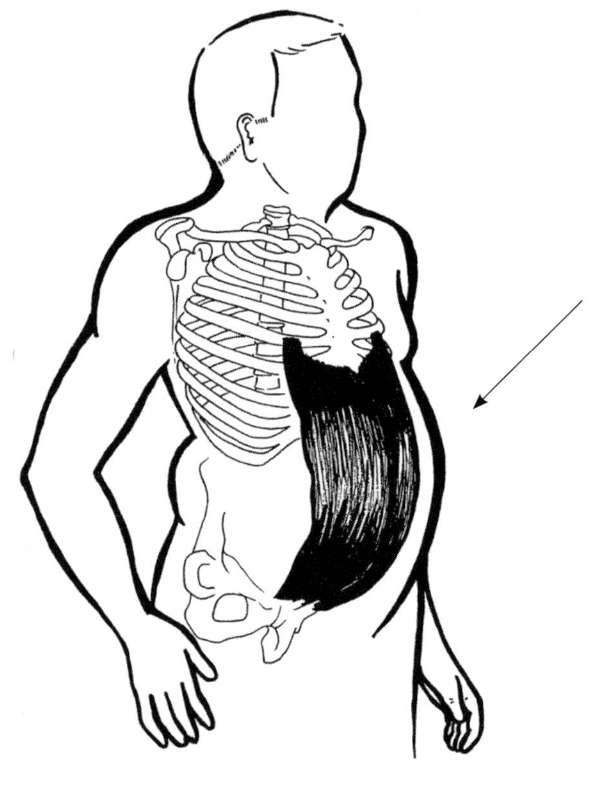

La flaccidez severa del recto anterior del abdomen está siempre acompañada, sin excepción, por una disminución de la distancia entre las costillas bajas y los huesos que marcan la línea de la cintura (lo que indica graves acortamientos de la musculatura de la región lumbar y la acentuación de su curvatura). Pero además podremos observar que este abombamiento del vientre va acompañado del acortamiento de la musculatura del cuello y de la proyección de los hombros hacia delante, con lo que veremos los pectorales colgar fláccidos.

3.17.3. Encogimiento del cuerpo por acortamiento de las cadenas musculares y consecuencias en la cavidad abdominal

Cuando no hay acortamiento de las cadenas musculares, el cuerpo no se encoge, no se deforma ni comprime, **y, en consecuencia, la cavidad abdominal conserva el tamaño y la verticalidad que le es propia. Sería imposible que este buen estado del abdomen no repercutiera positivamente sobre las digestiones y sobre el buen funcionamiento de los órganos internos. Y a la inversa:** es muy fácil comprobar cómo las fajas o cualquier elemento que constriña el abdomen dificulta las digestiones y la circulación.

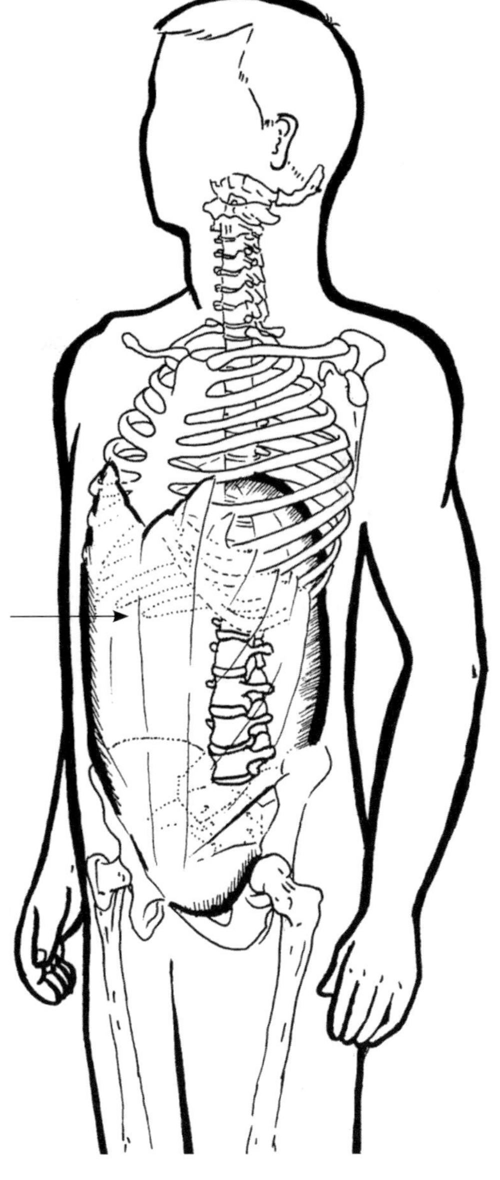

Cavidad abdominal no deformada, no reducida, en buen estado.

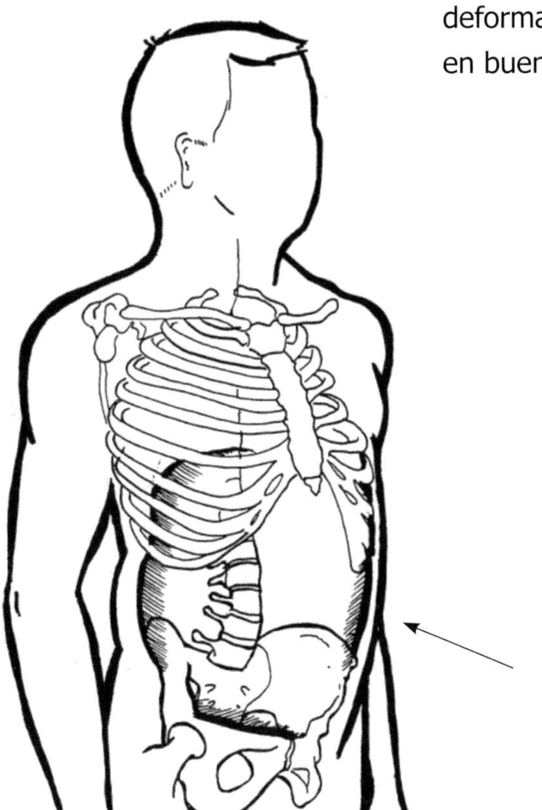

Aquí vemos un primer paso de la deformación de la cavidad abdominal. Esta reducción del espacio abdominal no es algo aislado. Si observamos bien a cualquier individuo con un vientre prominente, nos daremos cuenta también de sus problemas de acortamiento del cuello, de la rotación interna del hombro (y los consiguientes pectorales fláccidos), del probable hundimiento de la región lumbar...

Y esto es lo que ocurre en el interior del cuerpo, en la cavidad abdominal:

Cuando la musculatura se acorta y el cuerpo se encoge, la misma cantidad de órganos y vísceras que antes disponían de un espacio suficiente para no estar comprimidas en el interior del abdomen, ahora han de «apretarse» y desalinearse respecto a la columna vertebral. Por el contrario, en una persona que conserva una estructura corporal sana, los órganos y vísceras no necesitan apelotonarse y pueden recibir el aporte de sangre y oxígeno necesario.

Todos los órganos del abdomen (todo el aparato digestivo y reproductor, pues) se ven afectados por el deterioro de la estructura corporal.

En cualquier caso, disminuye el tamaño de la cavidad abdominal, y los mismos órganos que antes ocupaban ese espacio, ahora han de amontonarse en un espacio más reducido o mucho más reducido.

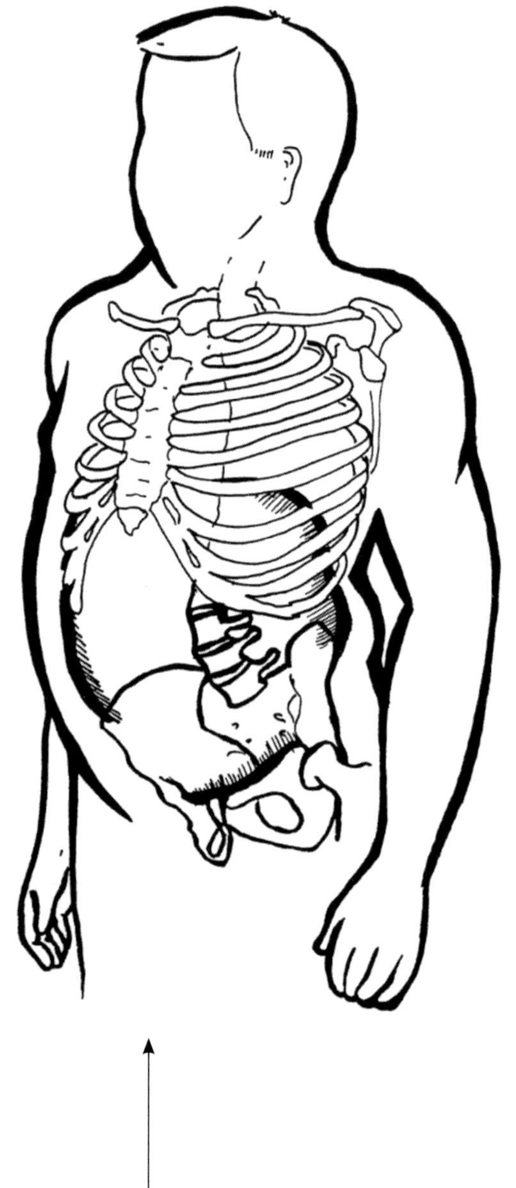

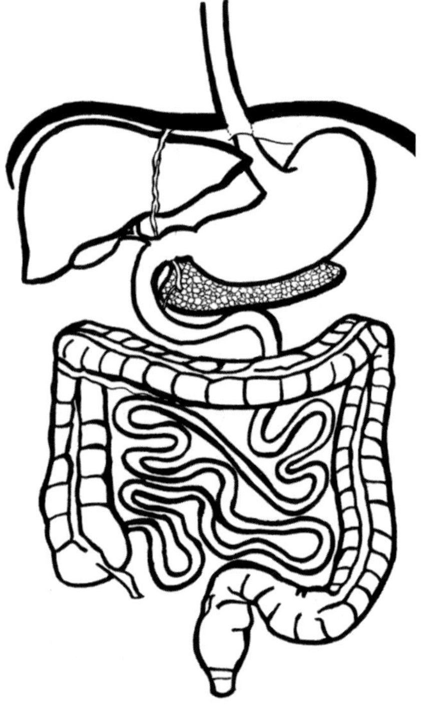

La misma cantidad de órganos y vísceras (que aquí vemos no apretujadas ni comprimiéndose unas contra otras) se ven obligadas a apelotonarse y constreñirse provocando mala oxigenación, malas digestiones... **Recordemos siempre que no solamente la calidad de los alimentos condiciona nuestra salud, sino que también la buena digestión requiere de buena oxigenación, y para ello, los órganos y vasos sanguíneos no han de estar comprimidos.**

3.17.4. Las tensiones del diafragma y los problemas circulatorios y de digestión

El diafragma es el principal músculo de la respiración: está crispado o relajado según nuestro estado emocional. Es imposible negar la relación del diafragma con las emociones. Todos sabemos que, por ejemplo, cuando tenemos miedo, contenemos la respiración, y para ello se necesita bloquear el diafragma. O sabemos que cuando nos sentimos seguros y alegres, el diafragma se mueve de forma flexible y sin rigidez. El diafragma tiene dos orificios por los que pasan dos vasos sanguíneos fundamentales (la aorta y la vena cava), y un tercero para el esófago, que es el tubo por el que los alimentos bajan al estómago. La tensión o relajación del diafragma influye necesariamente sobre esos dos grandes vasos sanguíneos y sobre el esófago.

La vena cava es uno de los más grandes vasos sanguíneos del cuerpo. Tiene unos treinta centímetros de longitud y recoge toda la sangre de la circulación de retorno (la que vuelve al corazón: la sangre venosa cuyo oxígeno ya ha sido quemado en el metabolismo). Si el diafragma está crónicamente tenso (bloqueado a causa de nuestros estados emocionales que lo han acortado), es imposible que no oprima o estrangule parcialmente la vena cava y obstaculice así la circulación de retorno. Ésa **es una de las causas de la aparición de varices en las piernas y de las hemorroides (que son varices en la región anal).** Si se quiere eliminar la causa de las varices, hay que relajar toda la musculatura de la pelvis pero también el diafragma: tanto unos músculos como otros actúan –si están rígidos– como una especie de faja que comprime.

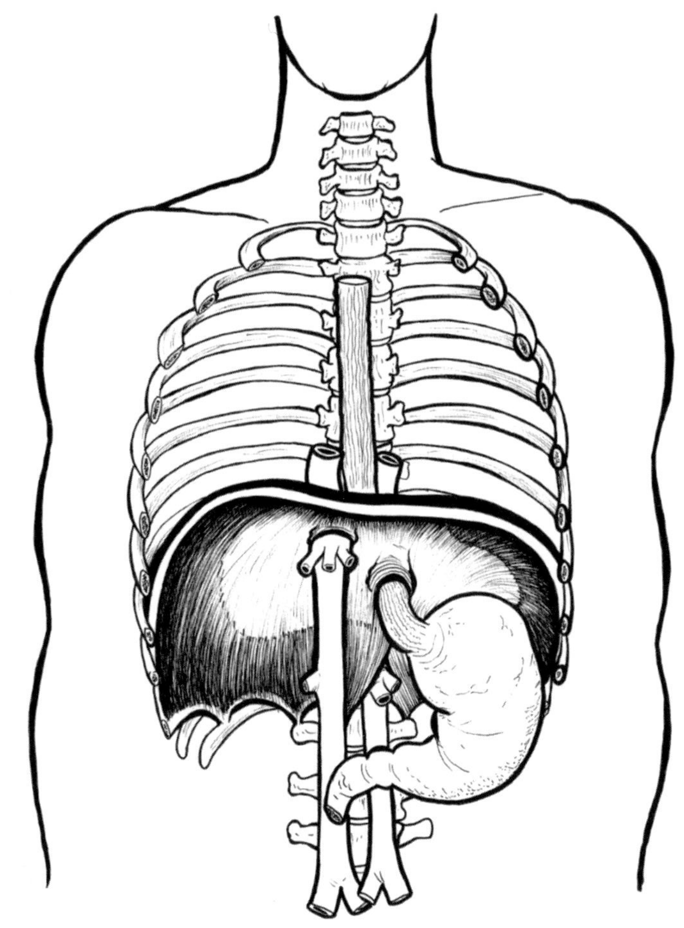

3.17.5. Si engordar dependiera exclusivamente de la comida, todas las partes del cuerpo engordarían por igual, pero sabemos que no es así

Si el aumento de peso y, sobre todo, la acumulación de grasa fuera la consecuencia de la ingesta excesiva de alimentos, no podría explicarse el hecho de que hay personas delgadas que ven formarse pliegues de carne y tejido adiposo en segmentos muy concretos de su cuerpo. Por ejemplo, todos sabemos que la tendencia más frecuente es la formación

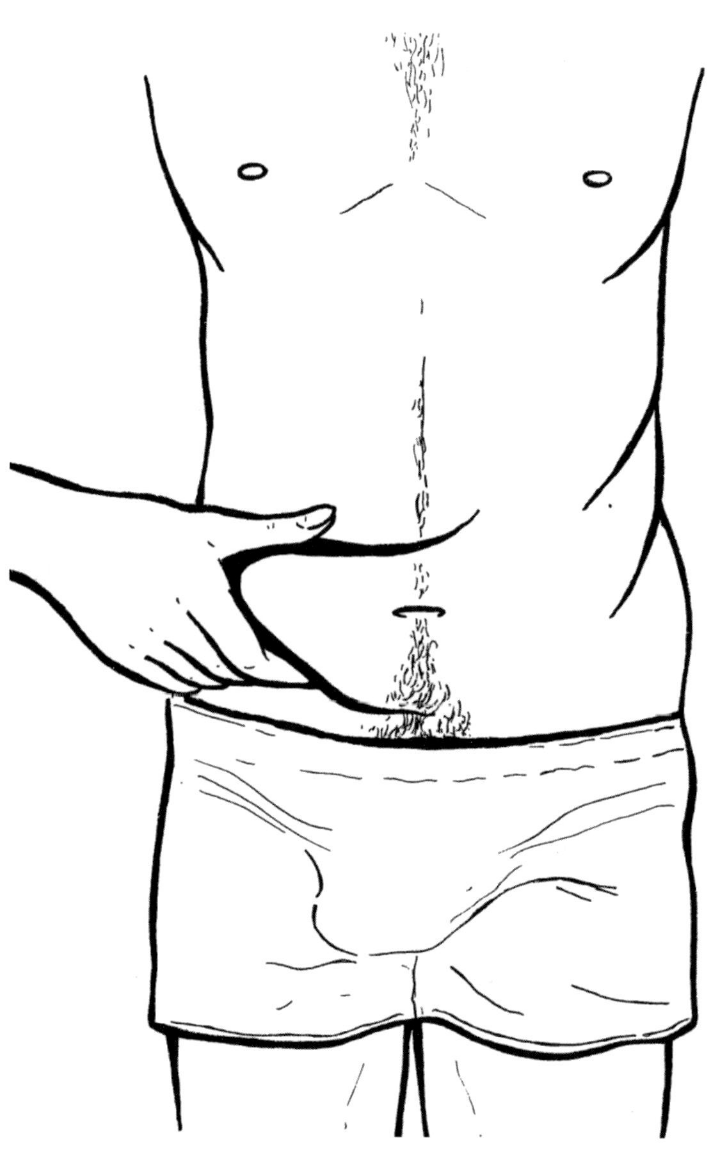

de lorzas de carne (es decir, pliegues horizontales) en el vientre, en sus costados y en los pectorales. La respuesta simple pero que no explica nada es la que afirma que un individuo ve aumentar su vientre porque «ahí está el estómago». Esto no es así: el estómago está más arriba. Los pliegues de carne se forman en el vientre, esto es, coincidiendo con el acortamiento de la región lumbar, que está situado en la parte posterior del vientre y es un segmento fundamental para la estabilidad del cuerpo.

La grasa se acumula en los segmentos de la parte anterior y lateral del cuerpo que se corresponden principalmente con la acentuación de las curvas cóncavas de la columna vertebral, o con rotaciones de las extremidades por exceso de tensión muscular: por ejemplo, en el vientre; o en los pectorales fláccidos (que revelan una espalda cargada o la proyección de los hombros hacia delante); o en las caderas cuando las rodillas giran marcadamente hacia dentro. Así pues, las lorzas de carne y grasa que vemos a los costados del cuerpo o delante, son consecuencia de notables acortamientos de la musculatura posterior.

Los pliegues de carne en el vientre o en sus costados nos muestran con toda claridad lo que ocurre en la región lumbar, o los pectorales fláccidos revelan lo que está ocurriendo en la parte alta de la espalda y en el hombro (influido directamente por lo que ocurre en músculos de la espalda, como el trapecio entre otros muchos).

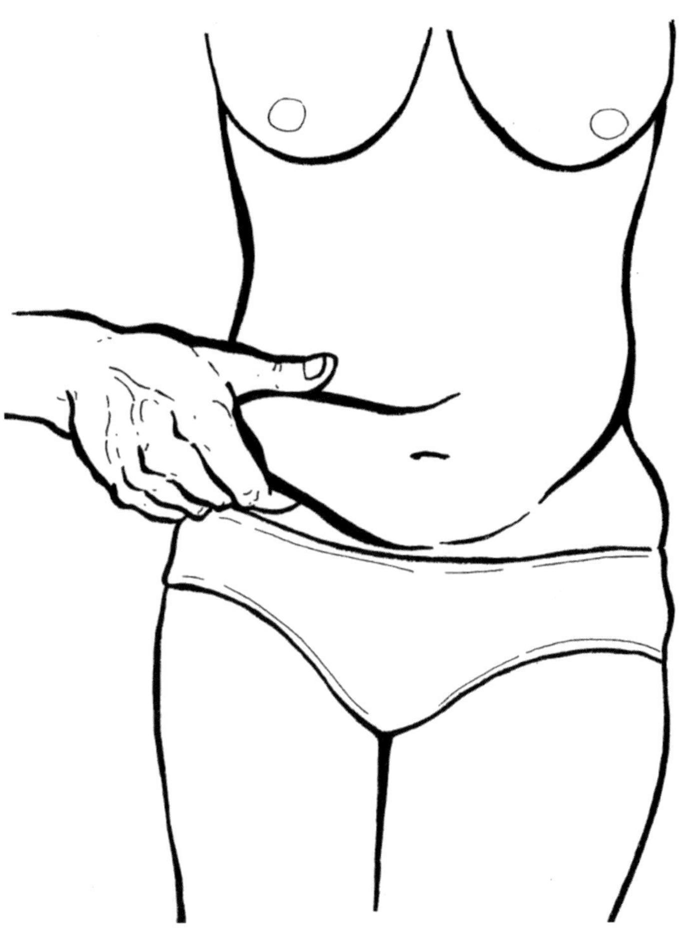

3.17.6. En una persona con la estructura corporal sana se conserva la distancia que debe existir entre las costillas bajas y los huesos que marcan la línea de la cintura (crestas ilíacas)

Un cuerpo no encogido mantiene la distancia entre el tórax y la pelvis, que es lo mismo que decir que no aparecerán pliegues de carne en el vientre y en los costados porque la estructura no se ha plegado.

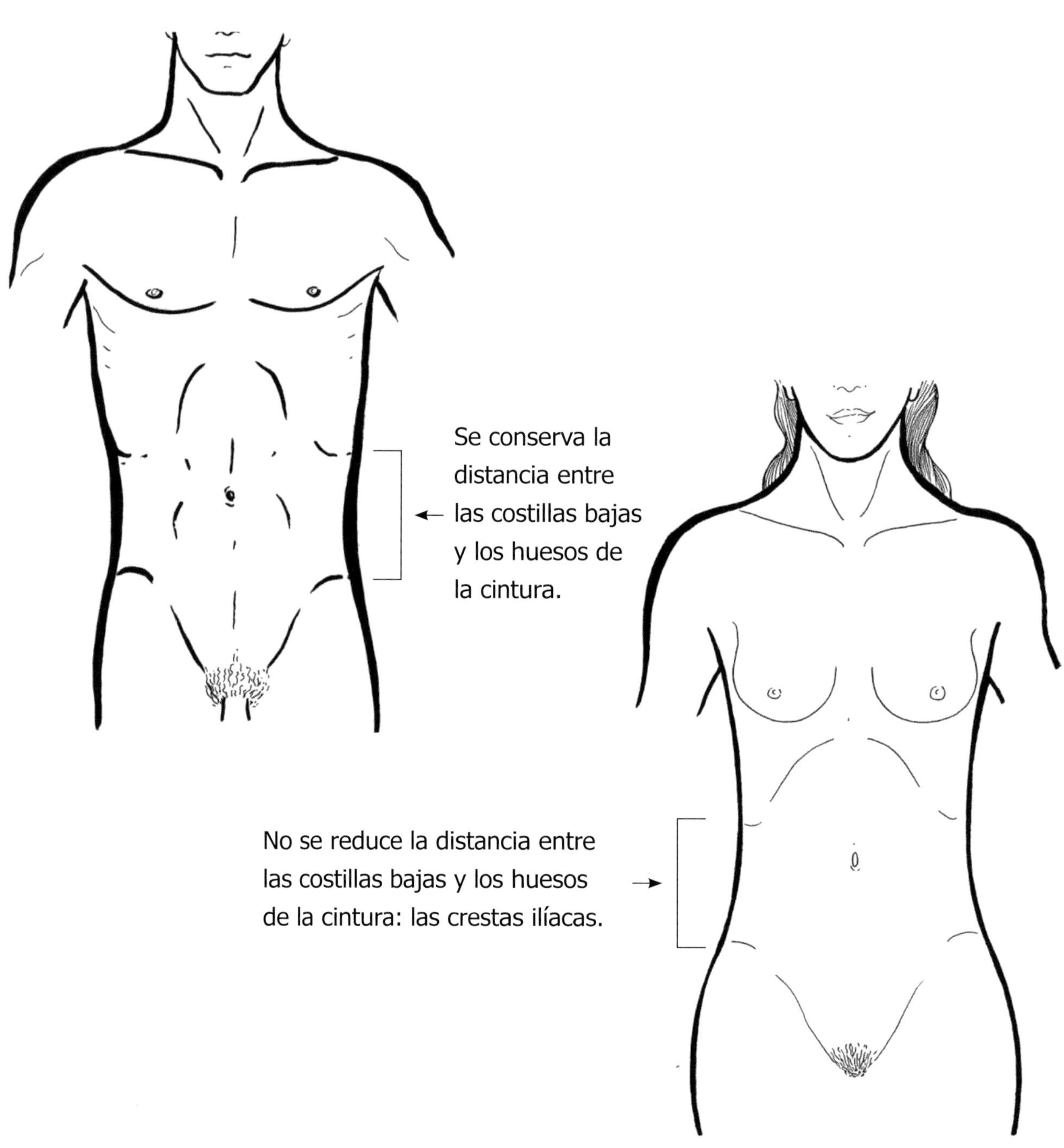

3.17.7. Cómo se vuelven fláccidos determinados segmentos de la parte anterior del cuerpo

Podemos observar que esta mujer no tiene la espalda
cargada (ni proyección de los hombros hacia delante).
En consecuencia, los pechos se mantienen en su lugar, altos.

En este caso vemos justo lo contrario que en el otro dibujo:
aquí la espalda está cargada, los hombros se proyectan hacia
delante y las curvas de la columna vertebral están
acentuadas (hiperlordosis). La consecuencia es que los
pechos son pechos caídos. Esto puede comprobarlo cualquier
persona en un instante: bastará con que proyecte sus
hombros hacia delante para notar que sus pectorales
se vuelven fláccidos o sus pechos caídos.

Tal como se avanza en años, el tono de la musculatura (o de los pechos) no es el mismo. Pero si estiramos la musculatura, la estructura del cuerpo no se encoge. Por tanto, aunque ese tono muscular sea un poco menor, no se producirán graves y acusados descolgamientos y deformidades que, más que ser antiestéticos, revelan que hay problemas de acentuación de las curvas de la columna vertebral (hiperlordosis), de la circulación de la sangre y de la transmisión de los impulsos nerviosos.

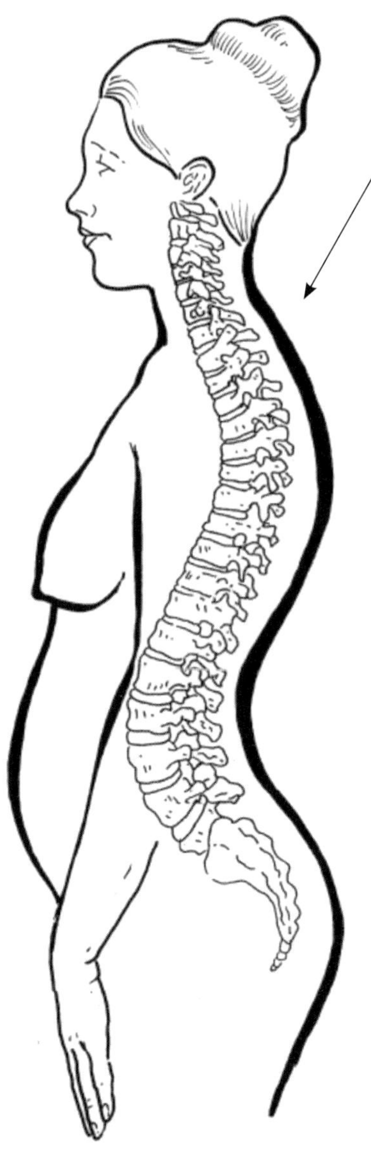

La acentuación de las curvas de la columna sólo se produce si se acorta la musculatura: la causa no radica en los huesos (las vértebras) sino en los músculos.

Es ese acortamiento el que provoca la rotación interna de los hombros (es decir, su proyección hacia delante) y produce los pechos caídos.

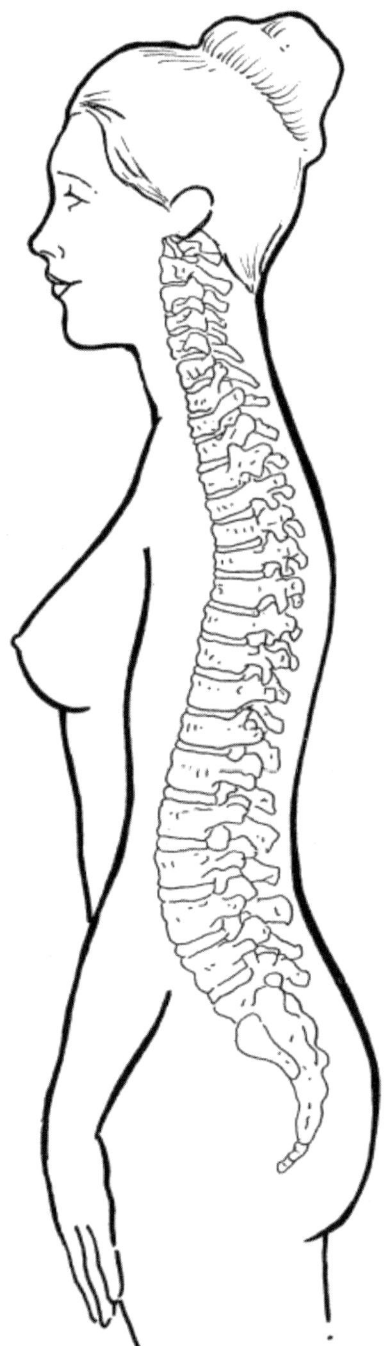

Lo mismo sucede en los varones: en este caso con los pectorales.

Todos hemos visto a hombres jóvenes, adultos o ancianos con los pectorales fláccidos y a veces colgando de forma muy acentuada. No es infrecuente escuchar a propósito de algún hombre que «tiene más pechos que una mujer». A poco que observemos a esos hombres con grandes pechos colgantes, nos daremos cuenta de que tienen problemas de espalda cargada y de rotación interna de hombros (los hombros se proyectan hacia delante y un poco hacia el centro del pecho).

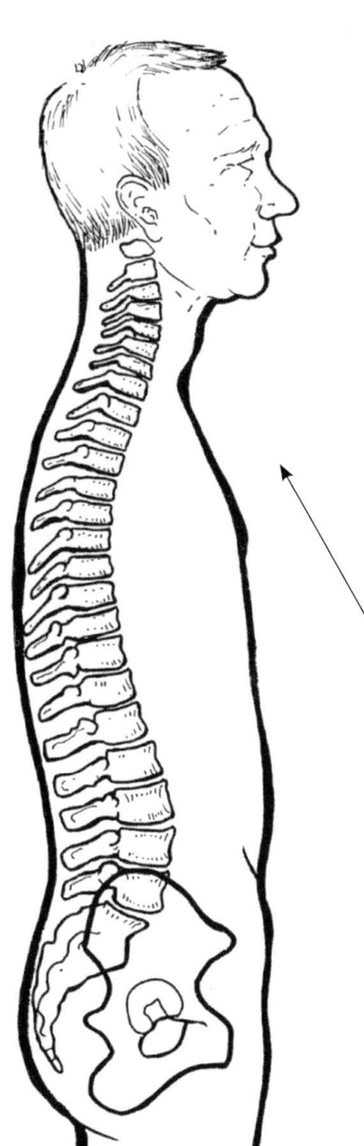

Si estiramos globalmente la musculatura y eliminamos la acentuación de las curvas de la columna, no habrá pectorales caídos.

Incluso en hombres de edad avanzada, evitaremos que los pectorales se vuelvan fláccidos y acumulen grasa. Para ello hay que llevar a cabo un trabajo de prevención estirando la musculatura y manteniendo lo más recta posible la columna vertebral.

En las ancianas cuyos pechos están muy caídos, puede observarse una correlación entre ese descolgamiento de los pechos y la fuerte tensión en la parte alta de la espalda.

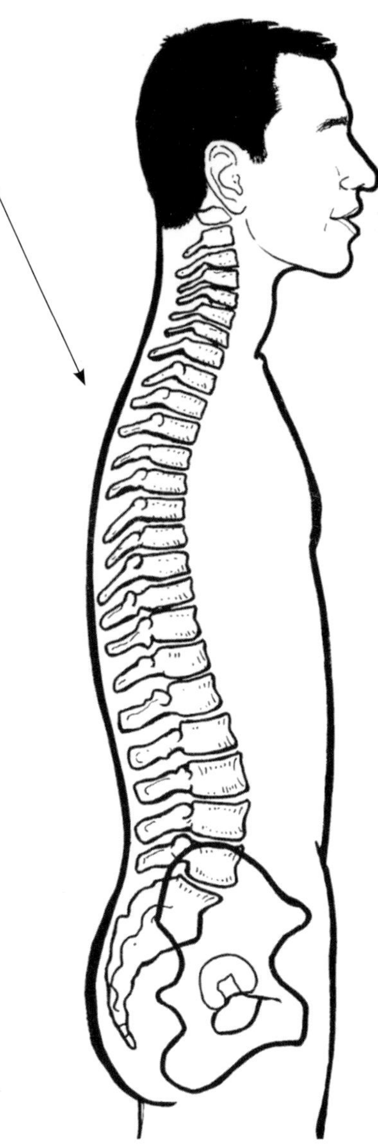

3.17.8. Esta es la clave de la juventud: conseguir mantener recta la columna vertebral evitando la acentuación de sus curvaturas

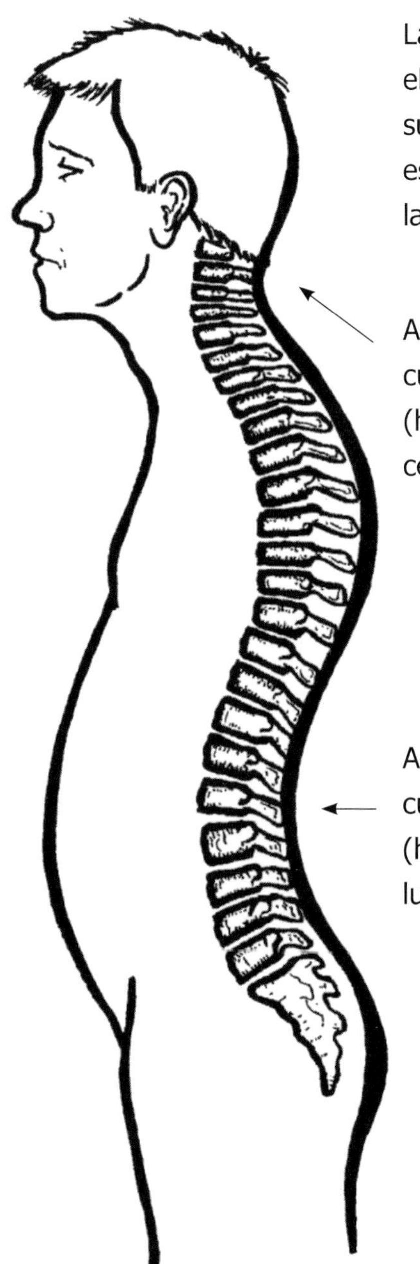

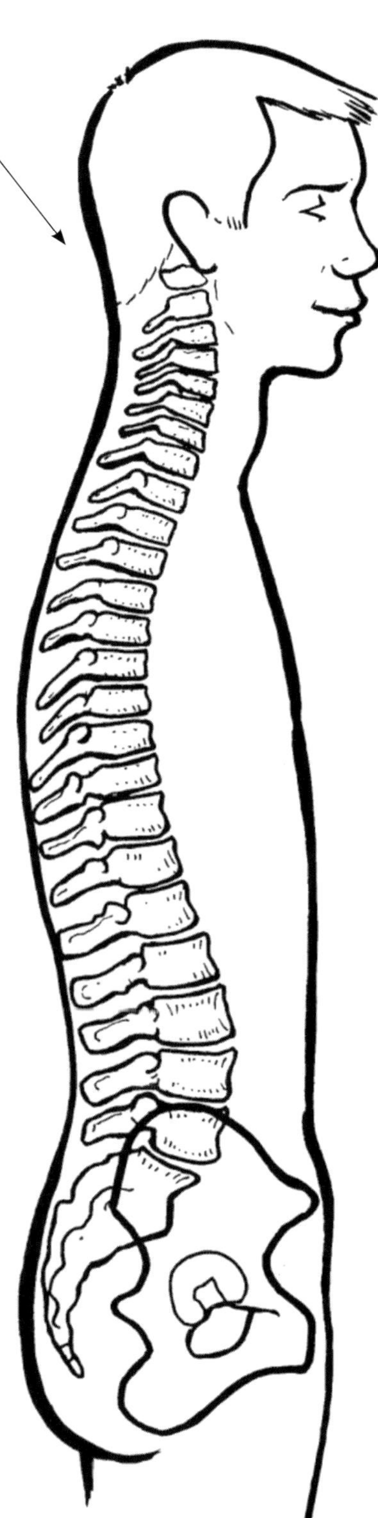

3.17.9. La estructura del cuerpo y el buen funcionamiento de los riñones

Los riñones se ocupan de depurar la sangre incesantemente. Son imprescindibles. Los riñones pueden fallar por motivos internos propios pero también por verse comprimidos como el resto de órganos y vísceras del cuerpo: de ahí la importancia que tiene para su buen funcionamiento conservar una estructura corporal no acortada en la que los distintos órganos no se vean comprimidos.

Incluso algo tan complejo como la buena función renal puede activarse (y comprobarse con facilidad en cada individuo) mediante estiramientos y masajes de la zona lumbar.

Tras una sesión en la que trabajamos estirando la masa tendinosa y muscular de la zona del sacro (la llamada «masa común») y las inmediatamente superiores (la propia de los riñones donde se encuentran las inserciones de los músculos psoas y los pilares del diafragma), **el individuo experimenta un aumento de las ganas de orinar,** y si dispone de líquido que eliminar en el cuerpo, necesitará ir al baño quizá en numerosas ocasiones: sin ninguna duda, hemos estimulado la función renal.

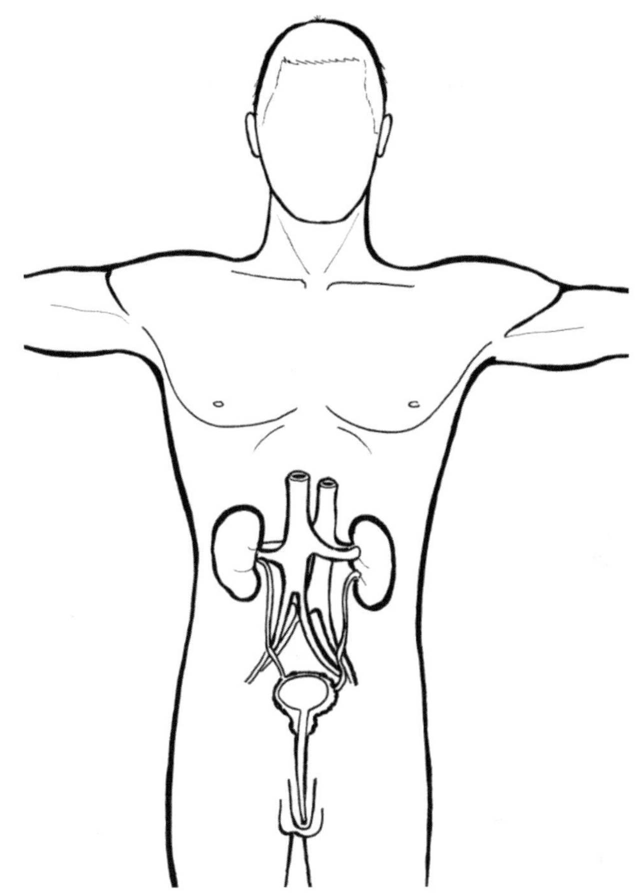

Aquí vemos un riñón seccionado: los numerosos vasos que lo componen sirven a su función de filtrar y depurar la sangre. Agua abundante en la sangre ayuda a la función renal, pero para ello es necesario que la sangre afluya sin problemas a los riñones, que los vasos sanguíneos no estén sometidos a presiones.

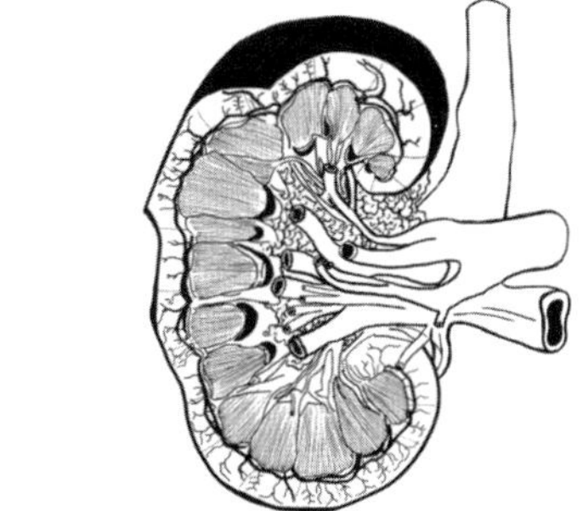

3.17.10. La transmisión de los impulsos nerviosos desde el cerebro a todo el cuerpo

Cerebro y médula espinal. Del cerebro sale la médula espinal y de ésta salen los nervios que inervan (es decir, hacen funcionar) los órganos. Recordemos que los músculos también son órganos: los órganos del movimiento.

La correcta transmisión de los impulsos nerviosos desde el cerebro hasta los órganos para hacerlos funcionar bien, está en relación directa con la conservación de una estructura corporal no comprimida, no plegada.

El neuroeje

El Sistema Nervioso Central está formado por el cerebro, por la médula espinal (que pasa por una especie de tubo óseo o canal situado en la parte posterior del cuerpo de las vértebras) y por los nervios que salen de la médula.

Cuando la estructura del cuerpo no está acortada y plegada a causa de las tensiones crónicas de la musculatura, las vértebras permanecen bien alineadas y no comprimen ni la médula ni los nervios. De esa forma, las señales nerviosas que salen del cerebro se transmiten sin obstáculos hasta los músculos y los órganos.

En caso de acortamientos musculares y los consiguientes deterioros de la estructura corporal, esas señales nerviosas que salen del cerebro y deben llegar a los órganos y hacerlos funcionar correctamente (esto es, saludablemente) se ven interferidas por las presiones de las vértebras desalineadas y de elementos cartilaginosos.

3.17.11. La enfermedad de Parkinson vista al revés: en lugar de eliminar síntomas (los temblores), hagamos que éstos se expresen y se descargue la tensión contenida por no haber dado salida a emociones

Las observaciones y propuestas que haré a continuación no están basadas en estadísticas ni en estudios clínicos que las prueben y sostengan, son producto de la observación, de mis intuiciones y de la deducción a partir de unos pocos casos. Deben ser tomadas, por tanto, como lo que son: hipótesis y propuestas con sentido común.

Veamos primero lo que sí se sabe con certeza: el tratamiento de la enfermedad de Parkinson es sintomático. Básicamente se reduce a eliminar el síntoma más alarmante e invalidante de esta enfermedad neurodegenerativa: los temblores. Los fármacos van dirigidos sobre todo a suprimir el principal síntoma, pero no se conocen las causas de la enfermedad y no se sabe cuándo podrá curarse.

Lo que he venido observando en personajes que aparecen en los medios de comunicación y también en unos pocos casos conocidos personalmente es lo siguiente: todas estas personas compartían un rasgo común que consistía en haberse autocontenido y autocontrolado hasta extremos inauditos a lo largo de su vida. Necesitaban casi obsesivamente mantener el poder y el control (en niveles muy altos como la jefatura de un Estado o en los mucho más humildes como el hogar). El autocontrol extremo necesario para controlar también a los otros les había obligado a mantenerse física y emocionalmente inmóviles, en ocasiones durante horas y horas, o incluso como forma habitual de estar en el mundo. La autocontención y la inmovilidad se pagan caras cuando el cuerpo necesita justamente lo contrario: descargar la tensión que producen determinadas responsabilidades de mando, de coordinación y de «vigilancia» de los otros (ya he dicho que en jerarquías altas o bajas).

Puesto que la contención indiscriminada sobrecarga el sistema nervioso y se sabe que está relacionada con úlceras de estómago o con cardiopatías, ¿por qué no ha de estarlo con la enfermedad de *Parkinson* ya que ésta, concretamente ésta, es una enfermedad el sistema nervioso? ¿Qué podríamos hacer en las fases iniciales de la enfermedad si constatamos que, efectivamente, el individuo al que se le diagnostica es una persona contenida? ¿Suprimir síntomas –los temblores– o por el contrario dejarlos expresarse e incluso hacerlos expresarse en un contexto terapéutico y físicamente protegido para evitar que el paciente se dañe? Ésta es nuestra propuesta: si la enfermedad de Parkinson se manifiesta mediante temblores y está en sus inicios, no los eliminemos, al fin y al cabo el cuerpo está intentando dar salida a algo. Usemos una estancia acolchada e insonorizada para que el paciente lleve a cabo movimientos espontáneos y descontrolados, que mueva las manos o los pies y las piernas tanto como hubiera querido hacer en las ocasiones en que se vio «atado» a su silla, o a su poltrona de máximo poder, que grite, que, por fin, descargue.

3.17.12. ¿Por qué en las personas parapléjicas o tetrapléjicas se deforma también la musculatura?

Hasta los médicos del establishment reconocen la importancia capital que tiene para la salud **de todos los individuos** la ausencia de presiones sobre la médula y los nervios.

Clyde A. Helms afirma en la página 93 de su manual médico para traumatólogos titulado *Radiología del esqueleto:* **«Presiones muy leves pueden producir déficits neurológicos muy severos».** Dicho de otra forma significa que las presiones de elementos óseos o cartilaginosos sobre la médula espinal y sobre los nervios que salen de ella reducen la transmisión de los impulsos nerviosos que van desde el cerebro (pasando por la médula y los nervios) hasta los órganos y los hacen funcionar bien. Basta pensar en una persona parapléjica o tetrapléjica y en las deformaciones musculares que sufre y están a la vista de todos: las de los antebrazos y manos, por ejemplo.

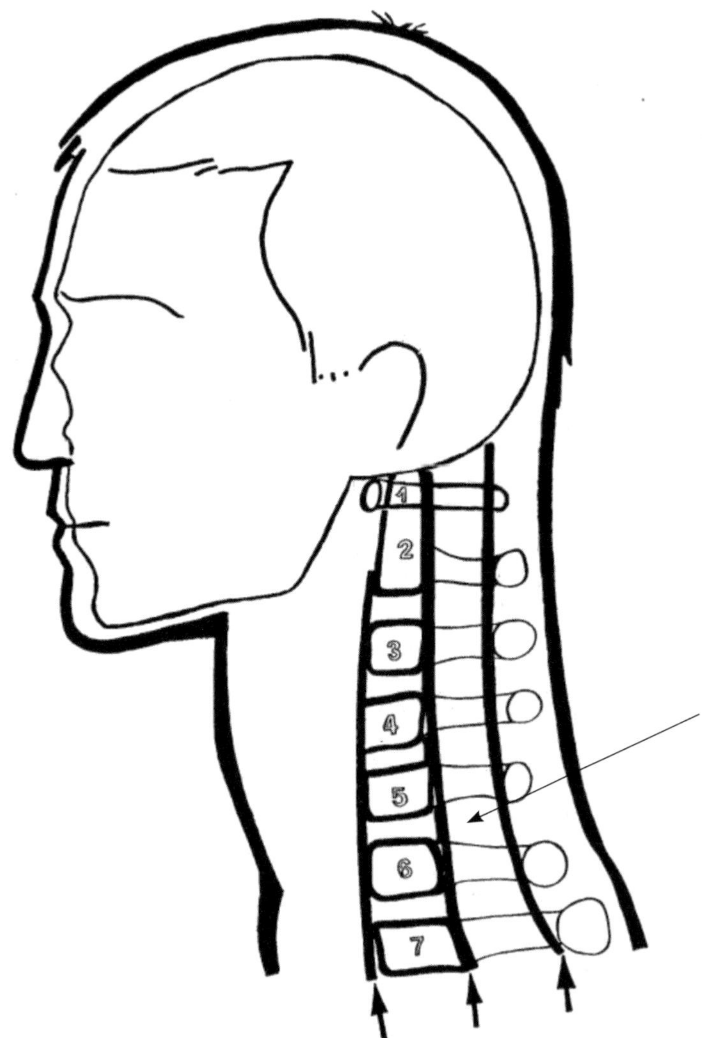

La médula espinal pasa por aquí. Las desalineaciones de las vértebras provocan presiones sobre la médula espinal y, sobre todo, provocan una patología que se experimenta mucho más a menudo sobre los nervios que salen de la médula: como todo el mundo sabe, los pinzamientos de nervios son frecuentes.

No sólo los nervios sufren las presiones causadas o derivadas de los acortamientos musculares, sino también las arterias y venas de todo el cuerpo, como ya hemos comentado a propósito de la vena cava y la crispación del diafragma.

Como ya ha quedado claro, los nervios pueden ser comprimidos por huesos, por elementos cartilaginosos o por la propia musculatura muy tensa e incluso apelmazada. Esto mismo ocurre con un elemento esencial de nuestro sistema circulatorio: las arterias y venas (y sus ramificaciones más pequeñas: arteriolas y capilares, y vénulas).

He hablado en páginas anteriores del parcial «estrangulamiento» que el diafragma (acortado y crispado) ejerce sobre la vena cava y la circulación de retorno. Esto mismo sirve para todas las arterias y venas del cuerpo, y no sólo por la acción del diafragma, sino de muchos otros músculos y de las cadenas que forman: el acortamiento de las cadenas provoca la compresión de arterias y venas.

La consecuencia de las presiones sobre las arterias es **una mala irrigación de los tejidos**, al igual que ocurre con las arterias coronarias cuando se obstruyen con placas de grasa que se solidifican. De la misma forma que esa obstrucción de las arterias coronarias provoca la falta de irrigación sanguínea de determinadas áreas del corazón y de ahí los infartos, ¿por qué olvidamos el resto de órganos y tejidos del cuerpo cuando las arterias ven obstaculizada por las presiones musculares su función de llevar **suficiente** sangre, nutrientes y, sobre todo, oxígeno? **Todos los médicos saben que sin oxígeno se deterioran y mueren las células del corazón, ¿y las de los otros órganos? ¿Ésas no? ¿No degeneran y mueren? Sabemos que sí. Por ejemplo, un nervio pinzado durante un cierto tiempo acaba necrosado.**

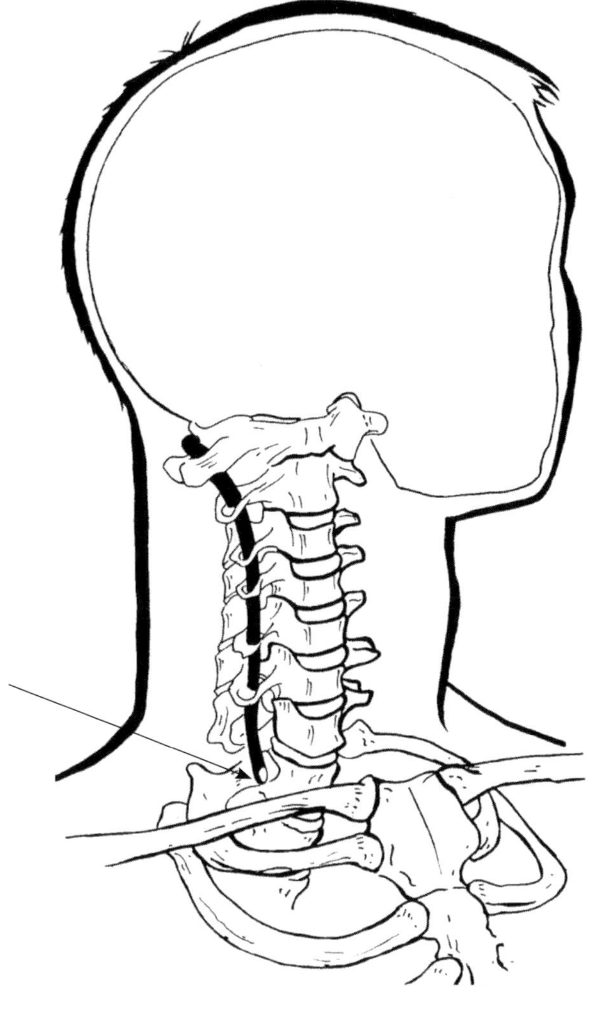

Arteria cervical: una de las que irriga el cerebro. Y lo hará tanto mejor si no se ve comprimida por presiones óseas o musculares.

Recordemos que el cerebro es el órgano que más oxígeno toma de la sangre arterial. Así pues, si se ve obstaculizado el aporte de sangre, también se verá obstaculizado el de oxígeno, con la consiguiente degeneración de los tejidos.

3.17.13. El vértigo (pérdida del sentido del equilibrio)

El vértigo y su relación con la desalineación de las vértebras cervicales, esto es, con otro segmento de la estructura del cuerpo.

Aquí están dibujados los elementos del oído interno (los veremos ampliados en el capítulo dedicado al cuello), con los que se relaciona directamente el vértigo, ya que la función del oído no se limita solamente a la audición sino también al sentido del equilibrio.

Médicos del establishment ya reconocen que el vértigo no es una enfermedad en sí misma sino un síntoma. Algo ocurre en el propio oído interno, o existen alteraciones cerebrales, y, «de manera excepcional –afirma el doctor Herminio Pérez Garrigues, jefe de la sección de Otorrinolaringología del hospital *La Fe*, de Valencia– el vértigo puede responder a alteraciones cervicales» (periódico *Levante*, 20/8/2013). Al menos, se reconoce ya la existencia, aunque sea en raras ocasiones, de la relación entre estructura del cuerpo y un problema de salud: el vértigo. Pero nos preguntamos cómo es posible afirmar con tanta rotundidad que sólo muy raras veces el vértigo se debe a los problemas cervicales: ¿hay estudios estadísticos que lo prueben? ¿En tan buen estado se mantienen las vértebras cervicales de la mayoría de personas? No es probable. Basta con asomarse a la calle para observar que la estructura del cuello de la mayoría de personas no es correcta (sana): o la nuca está encogida, o con la musculatura muy tensa, o con exceso de curvatura.

La relación entre el oído interno y la posición de los ojos es inseparable: si no funcionara el oído interno, los ojos se moverían como si estuvieran sueltos dentro de sus órbitas y la sensación de vértigo y mareo sería constante. También hemos de considerar este hecho a la inversa: la posición de los ojos (según el estado de las vértebras cervicales y, por tanto, de la cabeza) es relevante. En ambos casos, la posición de la cabeza tiene repercusiones.

3.17.14. La sangre, el oxígeno y la respiración: las claves de nuestra vida en relación con la estructura corporal

Qué es la sangre y por qué sus principales funciones son vitales y están inextricablemente ligadas a la respiración y al estado de la musculatura.

«La sangre es un medio de transporte que efectúa funciones vitales de captación y liberación para el cuerpo. **Capta las sustancias alimenticias y el oxígeno de los sistemas digestivo y respiratorio y los libera en las células de todo el cuerpo.** Capta hormonas de las glándulas endocrinas y las lleva a sus células blanco. Transporta enzimas, amortiguadores y otras sustancias bioquímicas. Por último, la sangre es el mecanismo principal **que regula el calor corporal**».

«La sangre se ocupa del transporte de oxígeno, una de las funciones vitales del cuerpo. **La homeostasis del ambiente interno, y por lo tanto la propia supervivencia, depende de ese transporte continuo hacia las células corporales y desde ellas»**, PARKER y THIBODEAU, *Anatomía y Fisiología*, Nueva Editorial Interamericana México-España, 1985, pág. 352.

Podemos pasar bastantes días sin comer, muy pocos días sin beber y apenas unos minutos sin respirar. Bastan unos pocos minutos sin que la sangre transporte el oxígeno de la atmósfera de la cual formamos parte al interior de nuestro cuerpo para que se produzca la muerte. En suma, como veremos, la tarea prioritaria de la sangre es transportar el oxígeno desde el exterior del cuerpo hasta la más remota y profunda de los cien billones de células que forman nuestro organismo. Por este motivo es tan importante que nuestra musculatura no esté tensa ni acortada, **que no comprima los vasos sanguíneos** (ni las arterias ni las venas) **y permita el paso del oxígeno sin obstáculos** y que, luego, exhalemos, eliminemos el aire ya gastado y cargado de productos tóxicos (el dióxido de carbono, en particular).

«Cuando la oxigenación de los tejidos es suficiente hay más alegría de vivir, más vigor y menos enfermedades».

4.3. El proceso de encorvamiento y sus diferentes formas revela la acción del acortamiento de la cadena muscular posterior

La tendencia a doblarse, a combarse **(aunque de distintas formas),** se produce siempre hacia delante por la acción de la musculatura posterior, tal como vemos en los siguientes dibujos. **La musculatura posterior actúa como si el individuo llevara sobre toda la parte posterior de su cuerpo una fuerte y pesada capa.** Provoca que el sujeto se vuelque hacia delante: el gran peso, la fuerza –las grandes capas de musculatura–, está detrás y no delante. Por eso nos inclinamos, nos encorvamos hacia delante y nunca hacia atrás.

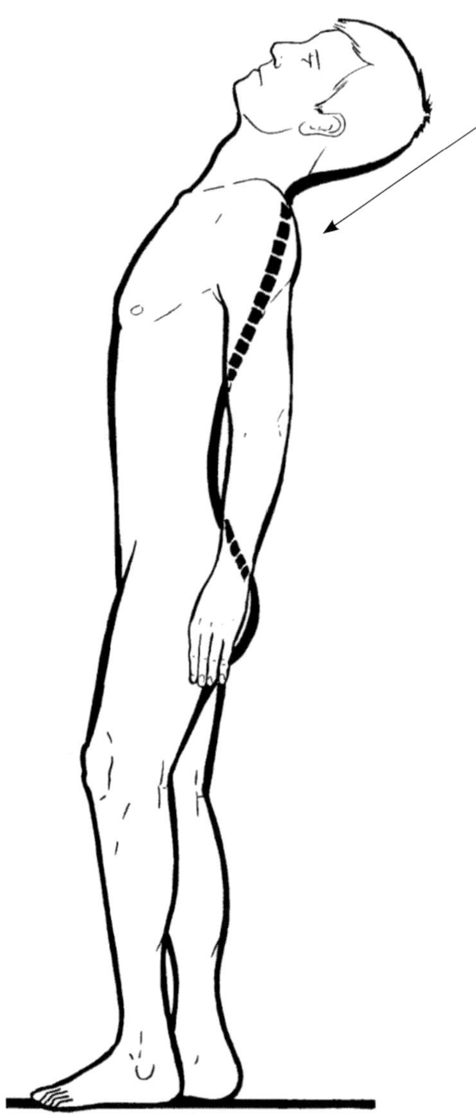

Nadie se encorva de esta manera, porque esto no es encorvarse sino justo lo contrario.

Esto es una extensión de la musculatura anterior **a costa de una flexión de la musculatura posterior** pero todos sabemos que esto no es lo que les ocurre a las personas.

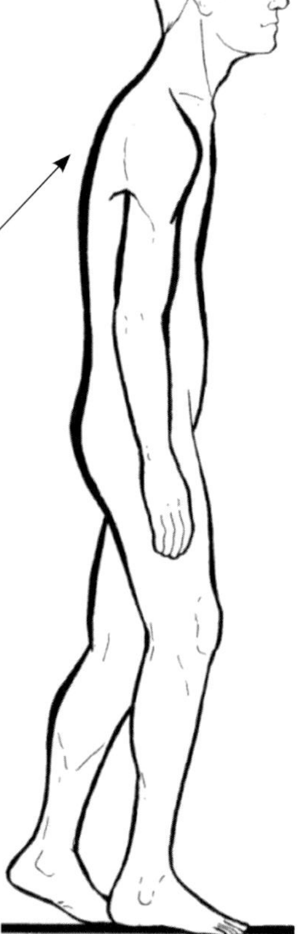

Hay sujetos que parecen inclinarse (esto es, encorvarse) suavemente: vemos aquí el cuello proyectado hacia delante y con él todo el resto del cuerpo.

3.17.14. La sangre, el oxígeno y la respiración: las claves de nuestra vida en relación con la estructura corporal

Qué es la sangre y por qué sus principales funciones son vitales y están inextricablemente ligadas a la respiración y al estado de la musculatura.

«La sangre es un medio de transporte que efectúa funciones vitales de captación y liberación para el cuerpo. **Capta las sustancias alimenticias y el oxígeno de los sistemas digestivo y respiratorio y los libera en las células de todo el cuerpo.** Capta hormonas de las glándulas endocrinas y las lleva a sus células blanco. Transporta enzimas, amortiguadores y otras sustancias bioquímicas. Por último, la sangre es el mecanismo principal **que regula el calor corporal**».

«La sangre se ocupa del transporte de oxígeno, una de las funciones vitales del cuerpo. **La homeostasis del ambiente interno, y por lo tanto la propia supervivencia, depende de ese transporte continuo hacia las células corporales y desde ellas**», Parker y Thibodeau, *Anatomía y Fisiología*, Nueva Editorial Interamericana México-España, 1985, pág. 352.

Podemos pasar bastantes días sin comer, muy pocos días sin beber y apenas unos minutos sin respirar. Bastan unos pocos minutos sin que la sangre transporte el oxígeno de la atmósfera de la cual formamos parte al interior de nuestro cuerpo para que se produzca la muerte. En suma, como veremos, la tarea prioritaria de la sangre es transportar el oxígeno desde el exterior del cuerpo hasta la más remota y profunda de los cien billones de células que forman nuestro organismo. Por este motivo es tan importante que nuestra musculatura no esté tensa ni acortada, **que no comprima los vasos sanguíneos** (ni las arterias ni las venas) **y permita el paso del oxígeno sin obstáculos** y que, luego, exhalemos, eliminemos el aire ya gastado y cargado de productos tóxicos (el dióxido de carbono, en particular).

«Cuando la oxigenación de los tejidos es suficiente hay más alegría de vivir, más vigor y menos enfermedades».

La sangre

«La función primaria de la sangre es transportar diversas sustancias hacia las células corporales y desde ellas. También el intercambio de materiales entre los órganos respiratorios, digestivos y excretores y la sangre y entre ésta y las células».

«La función principal de la sangre es transportar materiales **indispensables** para las células (oxígeno y alimentos), y extraer de las mismas células los materiales ya gastados, convertidos en residuos, que resultan tóxicos», Parker y Thibodeau, obra citada, págs. 365 y 381.

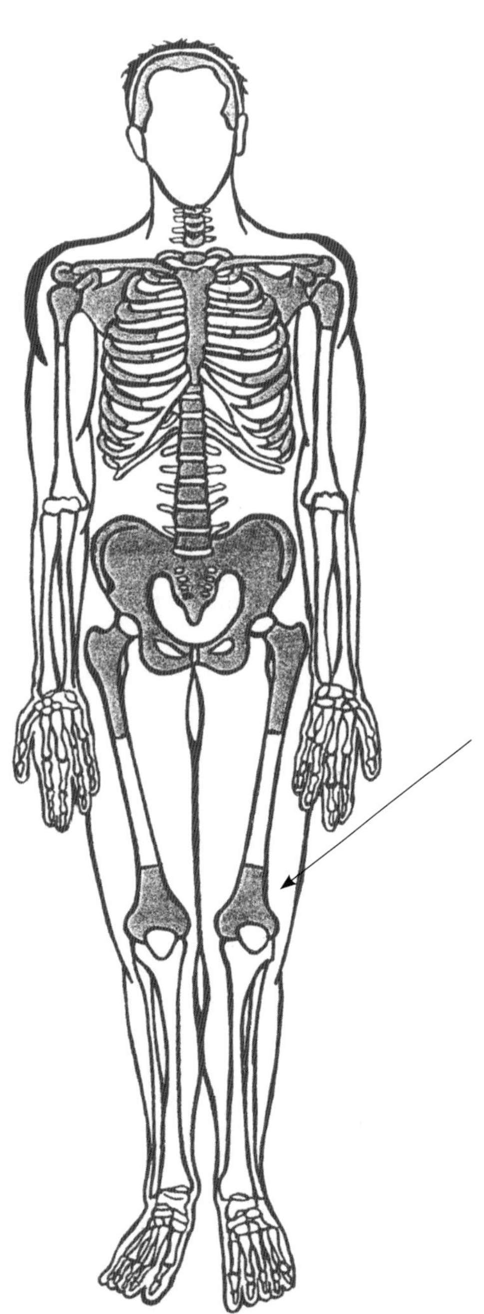

Esqueleto y formación de sangre (hematopoyesis). La sangre se fabrica en las partes del esqueleto que vemos en gris en este dibujo. La sangre es un tejido líquido esencial para la vida puesto que transporta el oxígeno y los nutrientes a los cien billones de células del cuerpo y luego retira los productos de desecho del metabolismo. **¿Qué relación guardan los músculos con esto?**: por los músculos transcurren las arterias y las venas, que llevan esos nutrientes y el oxígeno, y por las que se eliminan los residuos. Que los músculos estén relajados y estirados, sin comprimir los vasos sanguíneos, es lo que hace posible una buena llegada de oxígeno y alimento a los huesos para que éstos fabriquen la sangre.

La acción de los músculos sobre el esqueleto va más allá del dar forma a nuestra estructura e influye sobre los vasos sanguíneos que irrigan el interior de los huesos (ahí se encuentra la médula, que es fundamental para la producción de glóbulos rojos).

En la médula roja ósea se forman los glóbulos rojos (eritrocitos). Los eritrocitos, en el momento en que dejan la médula ósea y entran a la sangre, contienen hemoglobina.

¿Por qué cuanta más hemoglobina, más sensación de bienestar y de capacidad de acción? Porque es la molécula que transporta el oxígeno.

«Cualquier adulto que tenga un contenido de hemoglobina menor de 12 gramos (sic) por 100 mililitros de sangre, se diagnostica como anémico (del griego a = alfa, es decir, *sin*, y *haima*, sangre)».

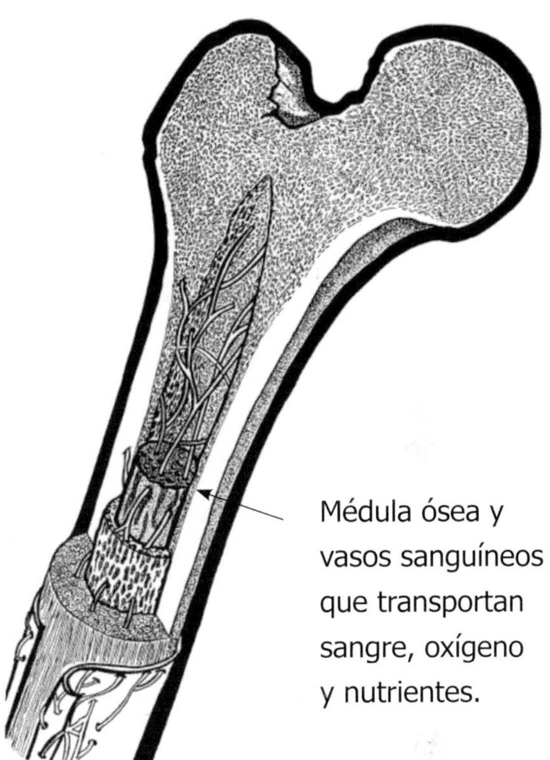

Médula ósea y vasos sanguíneos que transportan sangre, oxígeno y nutrientes.

Justo al contrario de lo que suele pensarse, **el esqueleto no es una serie de piezas minerales, es decir, muertas:** como el resto del cuerpo, los huesos están haciéndose y deshaciéndose constantemente. Para su regeneración es imprescindible que haya irrigación sanguínea que transporte el oxígeno y los nutrientes. Determinadas partes del hueso están, pues, muy bien irrigadas y otras son fundamentales para la producción de médula ósea. Pero para ello es necesario que no haya presiones musculares que compriman o estrangulen los vasos sanguíneos exteriores al hueso que llevan el oxígeno y el alimento.

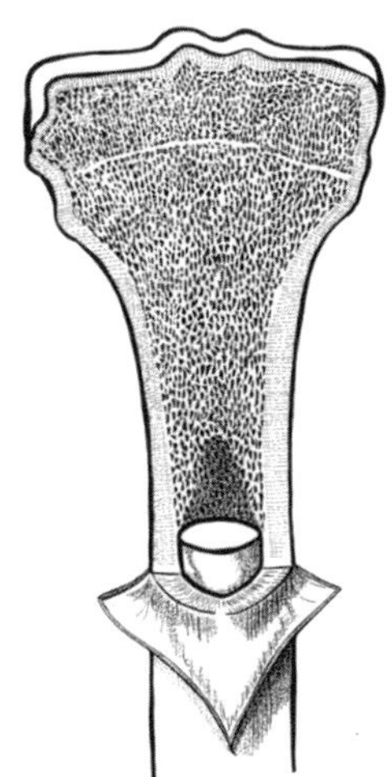

3.17.15. Nuestro organismo quiere asegurarse a toda costa la entrada de oxígeno y la eliminación de los residuos de ese oxígeno ya quemado en el metabolismo

Si extendiéramos los glóbulos rojos (encargados de transportar el oxígeno) de un individuo adulto, ocuparían una superficie mayor que la de un campo de fútbol.

«Estructura y funciones (de los glóbulos rojos)

»En conjunto, el área total de los eritrocitos del adulto es enorme. Es mayor que la de un campo de fútbol. **Y es tan grande porque el organismo quiere asegurarse a toda costa el intercambio de gases respiratorios** entre la hemoglobina y el líquido intersticial lo que constituye un ejemplo hermosísimo del principio de que la función depende de la estructura (específicamente, el transporte de oxígeno y dióxido de carbono). En un eritrocito están empacados, según se calcula, 200 o 300 millones de moléculas de un compuesto complejo, la hemoglobina. Una molécula de hemoglobina consiste en una molécula de proteína (globina) combinada con cuatro moléculas de un compuesto pigmentario (hem). A causa de que cada molécula de HEM posee un átomo de hierro, una molécula de hemoglobina tiene cuatro átomos de hierro; éste es el hecho estructural que permite a una molécula de hemoglobina unirse con cuatro moléculas de oxígeno y formar oxihemoglobina (reacción reversible). En los adultos sanos, 100 ml de sangre contienen entre 14 y 16 g de hemoglobina **y cuanto más cerca de 16, más "joie de vivre"**…, en palabras de Stewart Alsop», Parker y Thibodeau, obra citada, pág. 355.

»La necesidad de oxígeno por parte del organismo no solamente es esencial para la supervivencia, sino también para la capacidad de acción y de placer. Por este motivo, el organismo se asegura todos los mecanismos que permiten que los billones de células de nuestro cuerpo estén bien abastecidos de oxígeno. Veamos un ejemplo: las células de la sangre llamadas glóbulos rojos están constituidas de tal manera que se "deforman" constantemente para poder circular por los estrechísimos capilares que las llevan a todos los rincones del cuerpo. Esta capacidad de los glóbulos rojos de dejar de ser redondos y achatarse, comprimirse y estirarse para circular por los muy angostos vasos sanguíneos microscópicos que son los capilares es una cualidad fundamental. Pero es más, los eritrocitos son los más numerosos de los elementos. En el varón los eritrocitos promedian 5.500.000 por milímetro cúbico (mm^3) de sangre y 4.800.000 en la mujer».

4

Qué son las cadenas musculares. Principios básicos de su funcionamiento

Los músculos no son piezas aisladas e independientes unas de otras, sino que forman una unidad funcional de la misma forma que los otros órganos del cuerpo: ¿alguien se imagina a sí mismo caminando, llevando a cabo cualquier actividad de la vida cotidiana por sencilla que sea, o practicando ejercicio, mediante un único músculo en lugar de utilizar un gran número de ellos que se mueven entrelazada, coordinadamente y estirando unos de otros como conjunto bien organizado y sincronizado?

Pues ese mismo conjunto de músculos, que han de ponerse en marcha para cualquier acción, es el que tenemos en cuenta a fin de que los estiramientos sean verdaderos y no ficticios para que estirar un segmento del cuerpo no se haga a costa de acortar otro.

El concepto de «cadenas musculares» –que es el que usamos en toda esta obra–, fue creado por la fisioterapeuta francesa Françoise Mézières observando lo que les ocurría a sus pacientes cuando recolocaba algún segmento del cuerpo en el eje o cuando estiraba uno de esos segmentos. Desarrolló este concepto a partir del año 1947.

4.1. Una comprobación sencilla de la existencia de las cadenas musculares

Cualquier «terapia» que hable de cadenas musculares pero proponga ejercicios en los que se compensa no está teniendo en cuenta de verdad la existencia de esas cadenas, sino **sumándose a la moda de hablar sobre ellas.** Compensar es permitir que se acorte la musculatura de un segmento mientras estiramos otro. Las compensaciones son el concepto clave de toda la técnica de estiramientos verdaderos y no aparentes.

El concepto de «cadenas musculares» sólo puede usarse con propiedad (y, por tanto, también con resultados prácticos) cuando inseparablemente se tiene en cuenta el concepto de compensaciones.

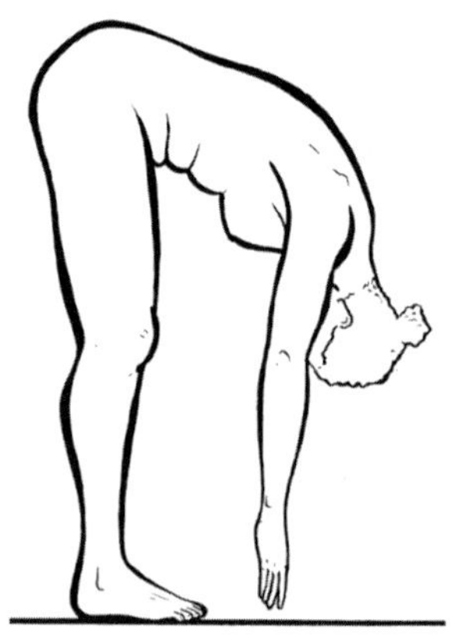

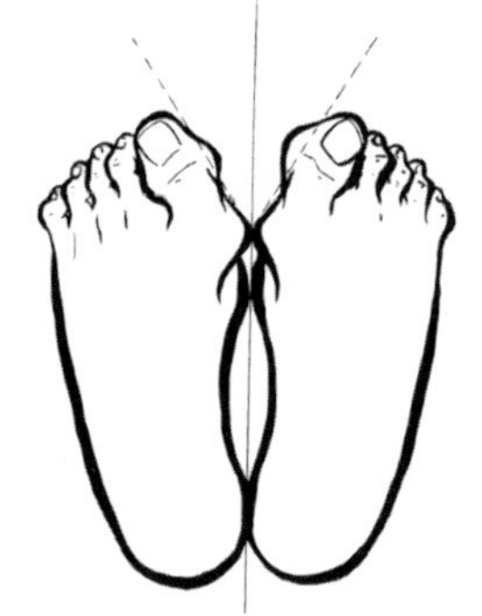

Para comprobar la trabazón de toda la musculatura desde la nuca hasta los pies: el sujeto coloca los pies juntos intentando que se toquen los talones, la línea interna y los dedos gordos en la mayor medida posible. Luego comienza a inclinarse lentamente dejando colgar los brazos y la cabeza como si quisiera tocar el suelo. **No debe hacer absolutamente nada con los pies excepto observar lo que ocurre con ellos.** Tal como va inclinándose, podrá ver cómo los dedos gordos se van separando uno del otro, y que los otros dedos se encogen y adoptan forma de garra o martillo, como vemos en el dibujo. Todo esto sucederá sin haber actuado en absoluto sobre los pies, sino simplemente por el hecho de haber colocado la espalda en postura de estiramiento. Para no hacer otras trampas, el sujeto habrá colocado las piernas rectas o ligeramente flexionadas y no dejará que las rodillas giren hacia el exterior o hacia el interior. ¡Es entonces cuando aparecerá el acortamiento de la musculatura y podremos observarlo en los pies! ¡Aunque estamos estirando la nuca y la espalda, son los dedos de los pies los que se separan más y más! Como hemos dicho: las compensaciones son acortamientos de un segmento del cuerpo mientras estamos estirando otro.

Y eso es precisamente lo que debemos evitar mediante las posturas y la fuerza que hacemos con distintas partes del cuerpo, lo que significa que debemos observar la totalidad.

4.2. Por qué existe un predominio de la gran cadena muscular posterior

La cadena muscular posterior –y diversos músculos anteriores que hacen juego con ella debido a sus inserciones– es la hegemónica, la que condiciona sin ninguna duda la estructura de nuestro cuerpo.

Para la estructura del cuerpo, la musculatura posterior es mucho más importante que la anterior debido al mayor número de músculos; a su fortaleza; a las varias capas en las que se superponen, y, también, a lo fuertemente trabados que están entre ellos.

Al lado vemos un corte transversal del cuello. La parte inferior del dibujo se corresponde con la nuca: podemos observar la existencia de una verdadera fortaleza de músculos alrededor de las fosas que forma la apófisis espinosa de la vértebra.

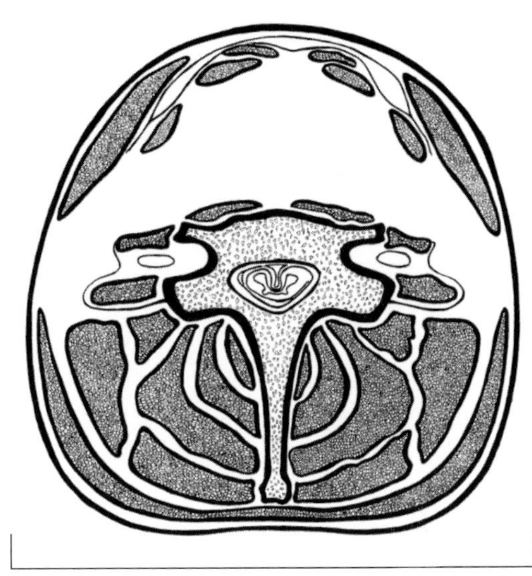

Musculatura de la nuca

Región anterior: barriga y vientre

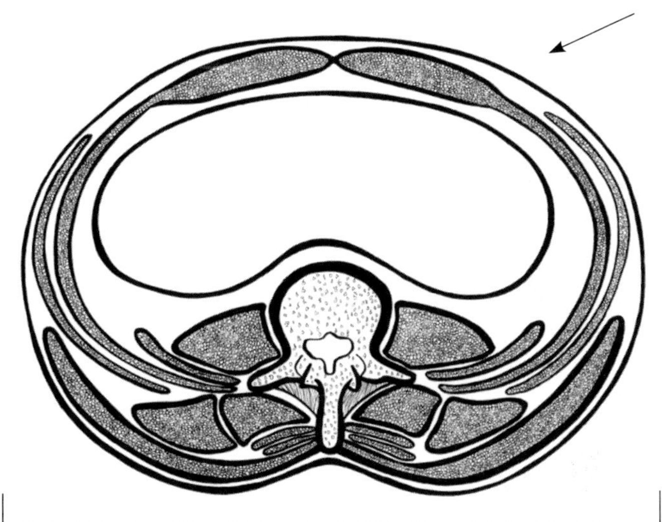

Musculatura de la región lumbar

Al lado tenemos un corte transversal de la región de la barriga y los riñones. En la parte baja del dibujo puede observarse una enorme cantidad de músculos organizados alrededor de la vértebra. Arriba, es decir, en nuestra parte delantera, para hacer frente a todos los posteriores, no hay más que uno solo: el que tenemos ante el estómago y el vientre (el recto anterior del abdomen).

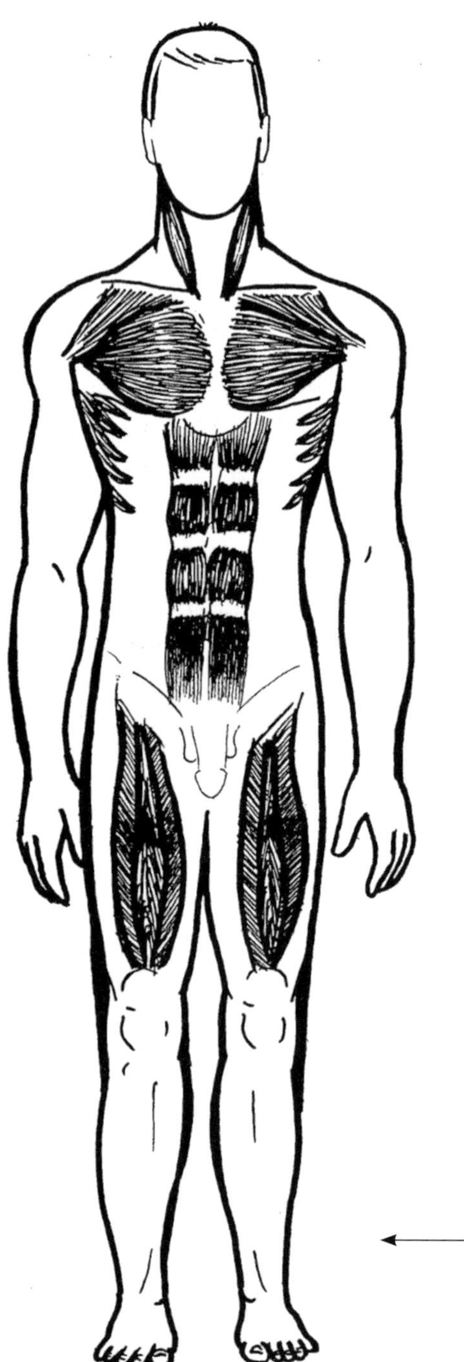

Un ejemplo de la debilidad de la cadena muscular anterior: **para contrarrestar la gran cantidad de músculos de la región lumbar y parte de la espalda, delante no tenemos más que uno, el recto anterior del abdomen.**

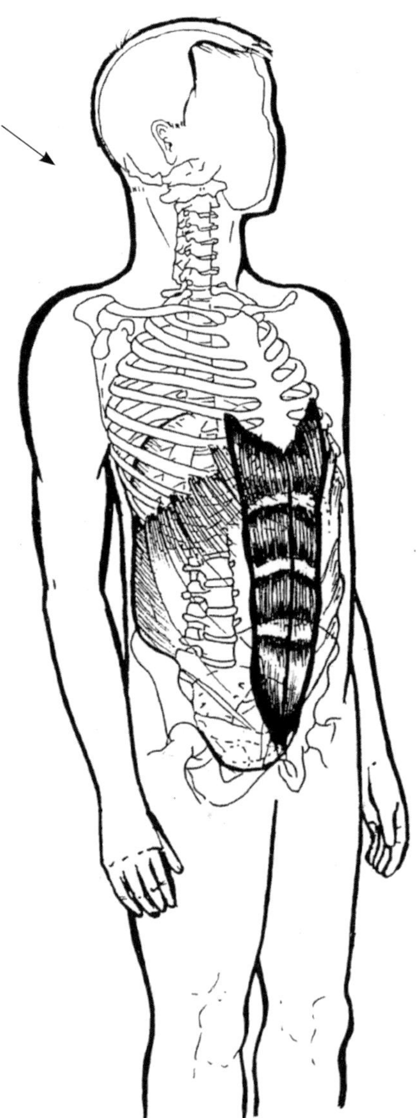

He aquí los principales músculos de la inconexa cadena muscular anterior, algunos de los cuales, además, hacen juego con los de la cadena posterior reforzándola, como es el caso de los que vemos a los lados del cuello (esternocleidomastoideos).

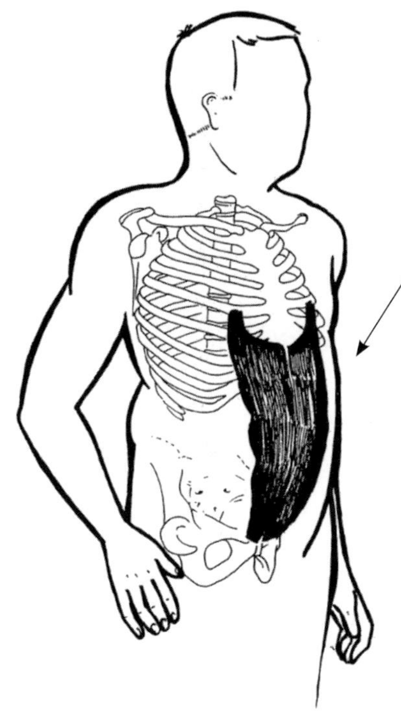

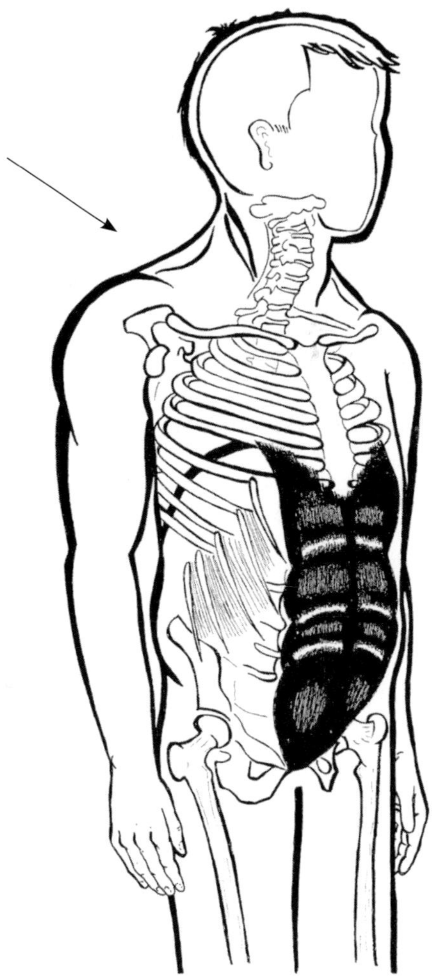

Ninguno de estos problemas se solucionará (la espalda cargada o la barriga prominente), si no actuamos sobre la musculatura posterior. Si sólo atendemos a lo que ocurre delante, estamos ocupándonos del síntoma y no de la causa.

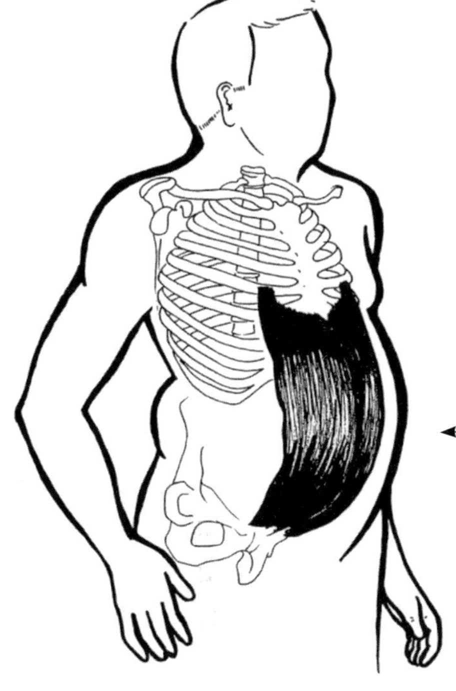

A más acortamiento de la musculatura de la región lumbar, más plegamiento del cuerpo y más prominencia de la barriga.

Eliminar la barriga y conseguir el tono justo no sólo es cuestión de dietas: la dieta reduce la barriga, pero no devuelve un tono justo al recto anterior del abdomen.

4.3. El proceso de encorvamiento y sus diferentes formas revela la acción del acortamiento de la cadena muscular posterior

La tendencia a doblarse, a combarse **(aunque de distintas formas),** se produce siempre hacia delante por la acción de la musculatura posterior, tal como vemos en los siguientes dibujos. **La musculatura posterior actúa como si el individuo llevara sobre toda la parte posterior de su cuerpo una fuerte y pesada capa.** Provoca que el sujeto se vuelque hacia delante: el gran peso, la fuerza –las grandes capas de musculatura–, está detrás y no delante. Por eso nos inclinamos, nos encorvamos hacia delante y nunca hacia atrás.

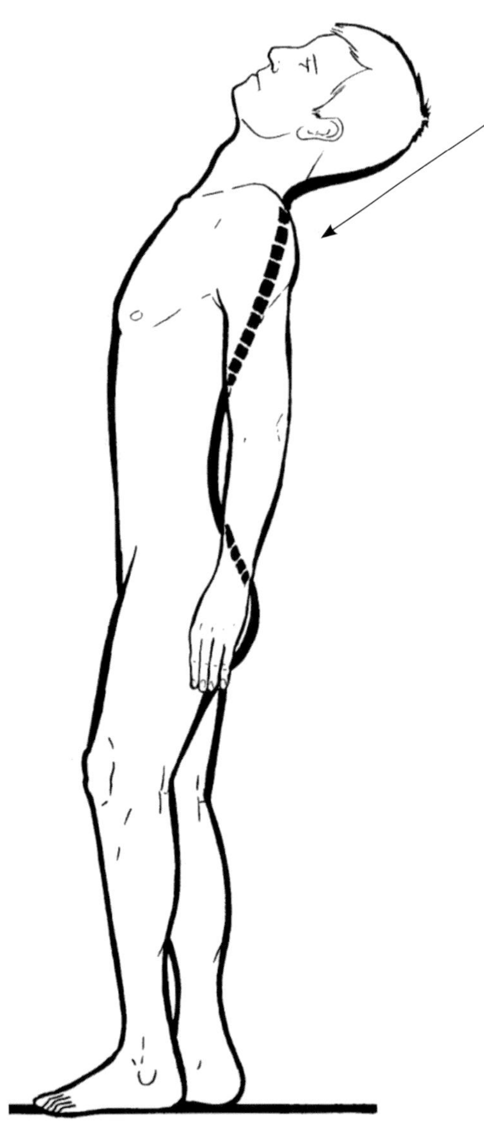

Nadie se encorva de esta manera, porque esto no es encorvarse sino justo lo contrario.

Esto es una extensión de la musculatura anterior **a costa de una flexión de la musculatura posterior** pero todos sabemos que esto no es lo que les ocurre a las personas.

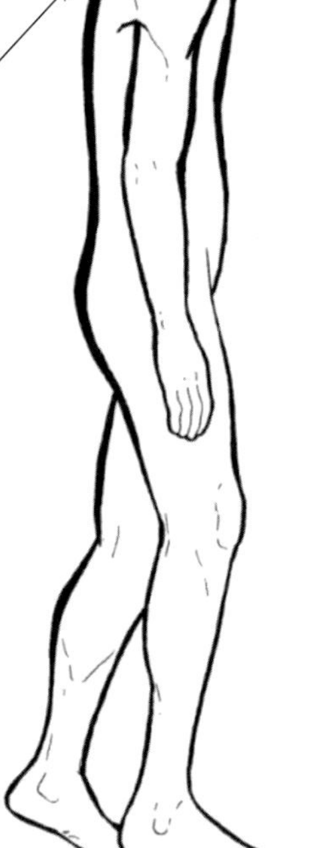

Hay sujetos que parecen inclinarse (esto es, encorvarse) suavemente: vemos aquí el cuello proyectado hacia delante y con él todo el resto del cuerpo.

También nos encorvamos «volcándonos» hacia delante mediante la acentuación progresiva de las dos lordosis de la columna: la cervical y la lumbar.

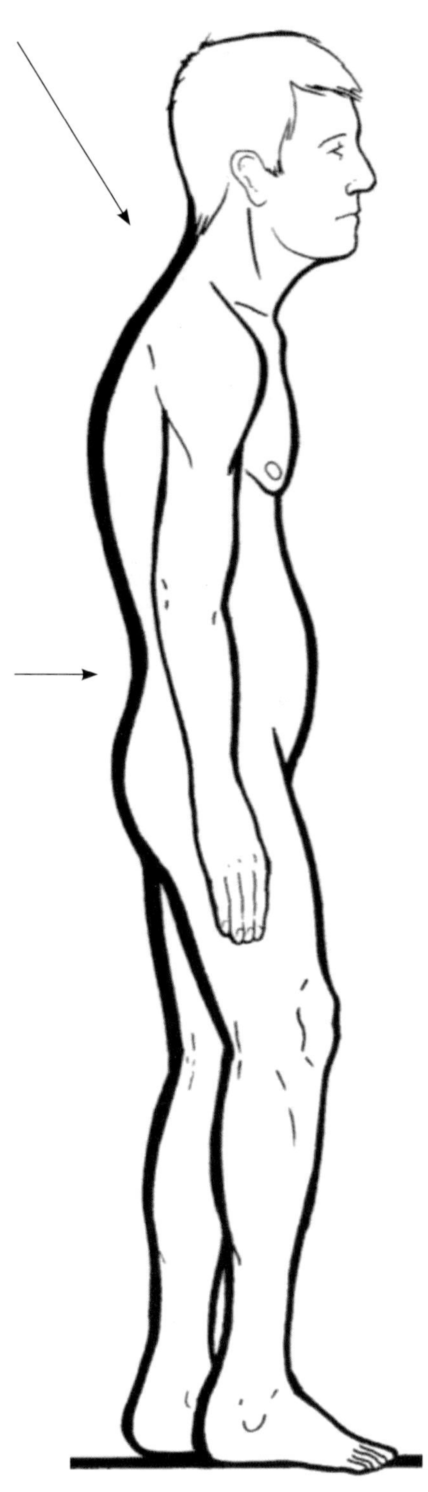

O nos encorvamos de forma que cuanto más se acentúan las dos curvaturas cóncavas de la columna (lordosis), más aparece la curva convexa (la cifosis o chepa).

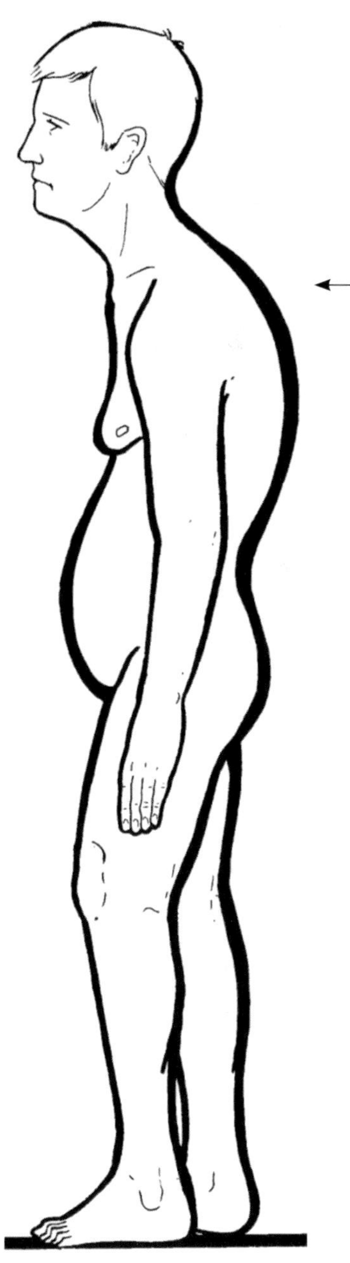

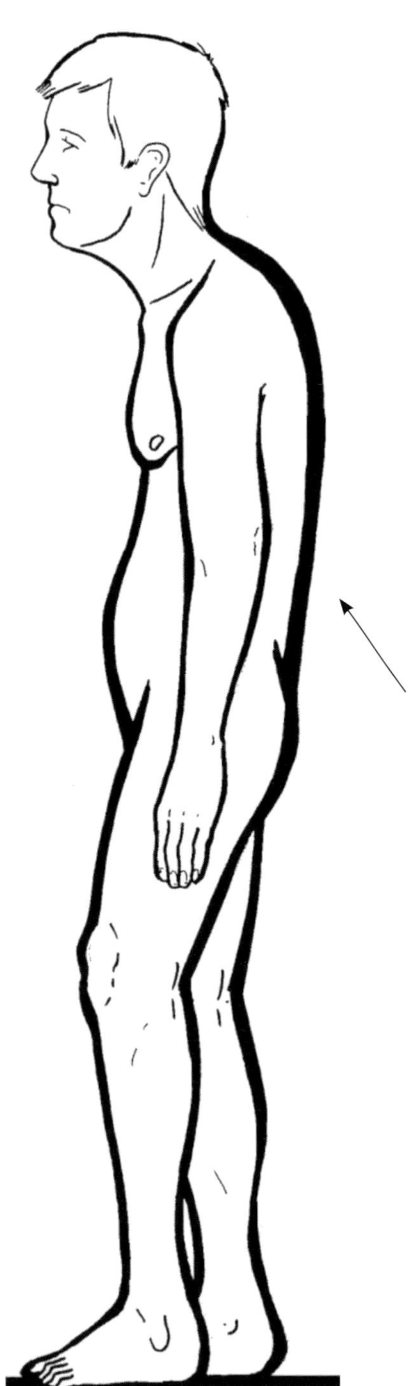

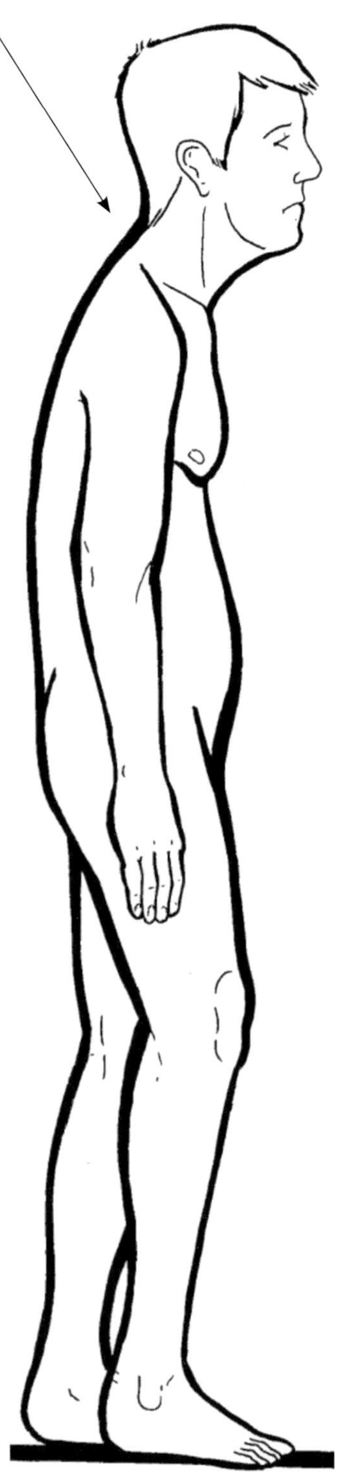

O se produce un encorvamiento con el cuello proyectado hacia delante **pero sin que aparentemente forme una gran curvatura cervical.** La parte baja de la espalda, plana y formando línea recta con los glúteos.

En estos casos existe una gran curvatura cervical, aunque **está disimulada** por la proyección del cuello hacia delante. Si le pedimos al sujeto que se tumbe sobre una superficie lisa, aparecerá un enorme hueco en la nuca: la hiperlordosis cervical.

O puede darse esta modalidad: un encorvamiento con el cuello proyectado hacia delante **formando una evidente y angulosa curvatura en la región alta de la espalda.** Y la parte baja del tronco queda aplanada. De hecho, a poco que nos fijemos, en la parte alta de la espalda y en la nuca, observamos lo que ocurre en toda la musculatura posterior.

4.4. El concepto clave del método Mézières: las compensaciones. Pero, ¿qué son las compensaciones?

Compensar es acortar una parte del cuerpo mientras estamos estirando otra. O dicho de otro modo: compensar es estirar un segmento del cuerpo a costa de acortar otros, es decir, desplazar el problema y, por tanto, no recuperar una correcta estructura corporal, un buen «conjunto», una saludable globalidad.

Los conceptos de cadenas musculares y de compensaciones son complementarios y mutuamente necesarios: no tiene sentido hablar de cadenas musculares si no se tienen en cuenta las compensaciones. Aclaro esto porque se ha puesto de moda hablar de cadenas musculares y al mismo tiempo proponer ejercicios que en absoluto tienen en cuenta **la idea que da sentido a las cadenas musculares: la de las compensaciones**, esto es, la de la necesidad de evitar que los estiramientos sean parciales (un segmento se estira a costa de acortar otro, en lugar de colocar el cuerpo de forma que ninguna parte pueda acortarse mientras trabajamos en un punto determinado).

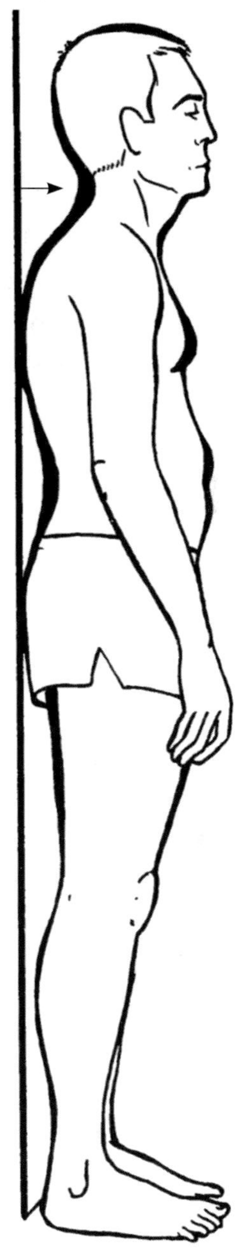

Veamos en este dibujo y en los dos siguientes **un ejemplo de compensaciones**. Le pedimos al paciente que se ponga lo más recto posible, tocando la pared con la parte posterior de su cuerpo. Observamos que sus pies, sus nalgas y la parte alta de su espalda tocan la pared, pero no su nuca. No puede, le es imposible: el cuello se proyecta hacia delante revelándonos la existencia de una acentuación de la curvatura cervical.

> La extraordinaria eficacia del método Mézières se basa precisamente en su concepción del cuerpo como totalidad (los músculos están fuertemente enlazados unos con otros formando cadenas musculares) y **en su constante observación durante los estiramientos destinada a evitar las compensaciones.**

Seguimos con el mismo hombre del dibujo anterior.

Si a este hombre (que tiene el cuello proyectado hacia delante) le pedimos que se fuerce e intente pegar la nuca lo más posible a la pared, ocurrirá lo que vemos en el dibujo situado más bajo.

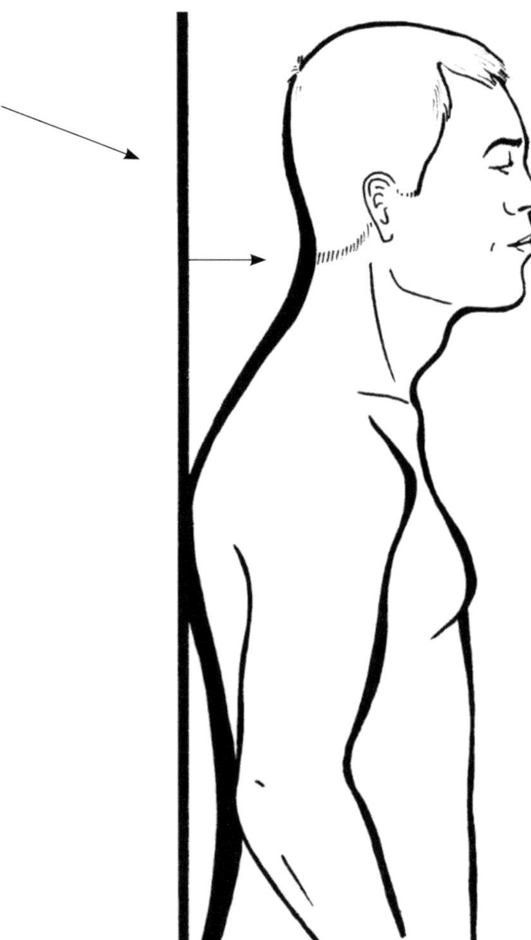

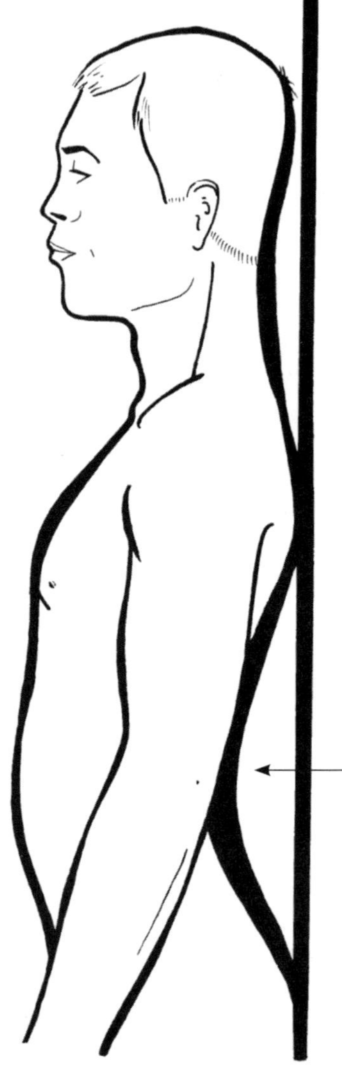

Cuanto más fuerce su nuca para ponerla recta, en la línea de la pared, veremos que la curvatura del cuello se desplaza a la región lumbar y se acentúa ahí la lordosis. **Dicho de otra forma: la lordosis se ha trasladado** desde la nuca a las lumbares. Puede comprobarlo cualquier persona por sí misma y en apenas un momento. **Y es esto precisamente lo que nos revela la existencia de cadenas musculares, de series de músculos bien trabados, que actúan como un solo músculo.**

4.4.1. Las compensaciones son la expresión muscular de nuestras resistencias al cambio en todos los sentidos, también y especialmente el psicológico

El cuerpo se resiste a cambiar, está acostumbrado a lo conocido y tiene miedo de lo desconocido o de todas aquellas sensaciones y emociones que ha ido rechazando por distintos motivos.

Si lo pensamos bien, no es el cuerpo el que se resiste a cambiar sino el organismo entero: el cuerpo, sí, pero también la mente. Aunque sufrimos distintos dolores y limitaciones, no queremos cambiar, somos cómodos y nos hemos habituado a esas restricciones y a nuestras inercias físicas, mentales y emocionales.

Estamos habituados a lo conocido, a los bloqueos respiratorios que nos sirven para protegernos de sentir verdaderamente los miedos y la angustia pero también la alegría y el placer. Esos bloqueos nos resguardan de determinadas sensaciones y sentimientos cuyas causas son interiores y exteriores: ¿quién no ha sentido a veces miedo de su propia rabia o de la libre intensidad con la que podía haber vivido el goce?

El organismo entero se resiste al cambio hasta que nos vemos forzados por dolencias graves o por dolores especialmente molestos o intolerables. Nos hemos acostumbrado a lo conocido y tenemos miedo de lo desconocido.

Si permitimos las compensaciones, entonces no existe estiramiento verdadero ya que sólo estamos desplazando el problema. Precisamente por ese motivo, vamos a la caza de compensaciones: para impedirlas mediante las posturas en que colocamos al paciente.

Las compensaciones que se producen durante los estiramientos se deben precisamente a nuestras resistencias al cambio: en realidad (y si no nos vemos forzados a ello para recuperar la salud o para enfrentar un trabajo que no podemos evitar), no queremos desbloquear la respiración y afrontar nuevas formas (¡y mejores!) de vivir y de experimentar la existencia.

Por todo lo dicho hasta ahora, insistimos, cada vez que intentamos estirar de verdad un segmento del cuerpo, contraemos otros de forma inconsciente, y así el cuerpo no cambia y el bloqueo respiratorio se perpetúa.

El método Mézières y la bioenergética de Lowen no tienen sentido si no es para sujetos decididos a cambiar lo que les ha privado de salud, de capacidades para desarrollarse plenamente en lo físico y en lo mental y emocional. Es necesario querer cambiar, anhelarlo con todas las fuerzas, comprometerse en el cambio y estar dispuesto a sufrir las incomodidades que supone dejar atrás lo que nos dañaba pero a lo que, por comodidad, nos habíamos acostumbrado. Hay que desprenderse de los viejos esquemas que no han servido para que pudiéramos desarrollarnos plenamente, y precisamos asimilar las nuevas formas de estar y de ser.

Practicar ejercicios físicos repetitivos y sin conciencia de lo que se hace cada vez no modifica en absoluto ni los bloqueos de la respiración ni la estructura del cuerpo, sino que acentúa los bloqueos y agrava los problemas musculares que ya existían. Lo que nosotros buscamos es del todo distinto: estirar la globalidad de la musculatura para recuperar una estructura corporal en la que todos los segmentos estén bien alineados y con la respiración liberada, lo que equivale a vivir de forma diferente a como habíamos estado haciendo. Y eso es lo que tememos.

El concepto de *cadenas musculares sólo puede usarse con propiedad (y, por tanto, también con resultados prácticos) cuando inseparablemente se tiene en cuenta el concepto de compensaciones.*

Ejemplos de compensaciones

La mayoría de estiramientos de piernas se hacen a costa de acortar la región de los riñones (la zona lumbar). Otro ejemplo: estirar los brazos pero poniendo tensión en la nuca, en la espalda o en el diafragma. Otro caso: estirar la nuca para reducir o eliminar la hiperlordosis cervical pero trasladar esa curvatura a la parte alta de la espalda (esto se nota delante porque el paciente levanta el pecho). Los estiramientos aparentes, ficticios –los de un segmento a costa de otros– son los que podemos observar habitualmente en las imágenes sobre entrenamientos deportivos que aparecen en los medios de comunicación o en tantas técnicas y «terapias» que, bajo la apariencia de estar practicando estiramientos, no hacen más que desplazar el problema.

Si en lugar de actuar compulsivamente somos capaces de darnos cuenta de lo que ocurre en nuestro cuerpo con cada estiramiento, nuestras posibilidades de mejoría son infinitas.

4.4.2. Ejemplos de compensaciones frecuentes y tanto más habituales precisamente en aquellos que creen estar estirando correctamente

Este hombre está estirando brazos y piernas, pero a costa de la nuca y de combar la espalda.

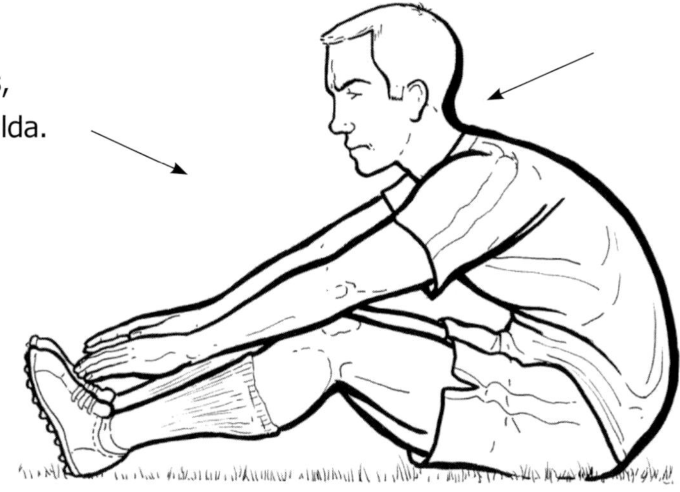

Aquí vemos más estiramientos de piernas llevados a cabo también a costa de curvar la espalda y cargar la nuca.

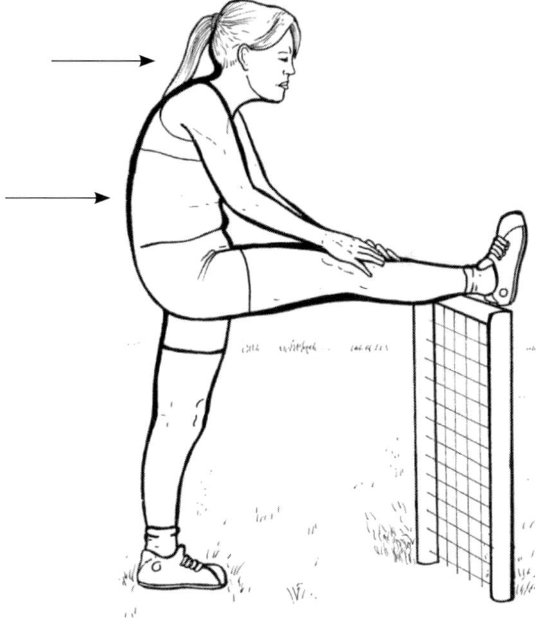

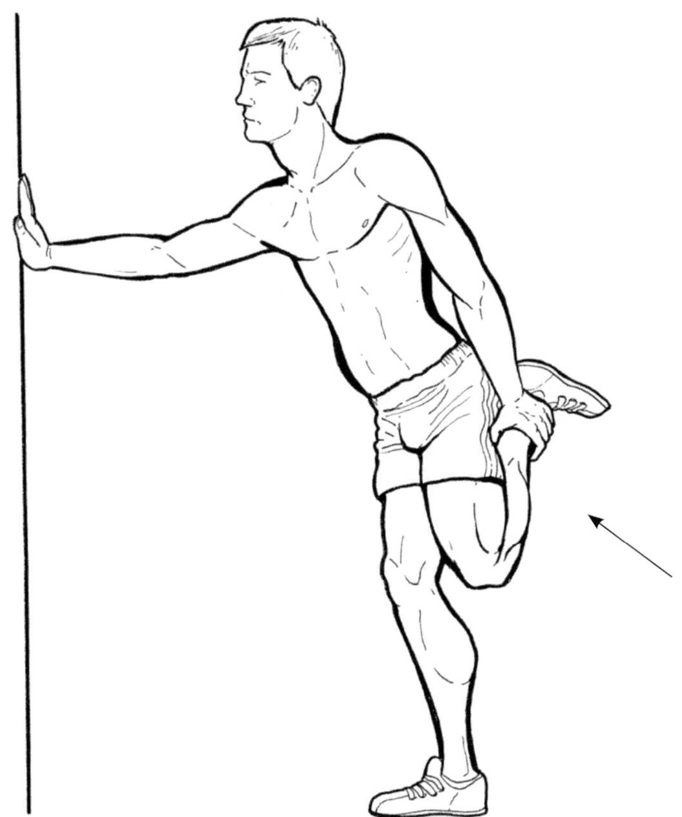

Este hombre, que supuestamente estira la musculatura de sus piernas, lo hace a costa de arquear la región de los riñones. Luego el estiramiento de piernas (al ser un estiramiento fragmentario del cuerpo, con compensaciones) acabará acentuando sus problemas lumbares.

En este caso, el estiramiento de piernas no sólo se hace a costa de perjudicar gravemente el segmento de la nuca, sino también levantando del suelo la parte baja de la espalda y las nalgas. Más que un estiramiento es casi una ficción completa. Toda la columna vertebral sufre, y lo que se gane de las piernas lo pagará el resto del cuerpo.

Un estiramiento de la pierna como este no es real:
podemos observar que se lleva a cabo a costa de
levantar ese lado de la pelvis y de cerrar la zona
de los riñones. Condiciona toda la estática de la pelvis
y la espalda hasta llegar a la nuca.

Se trata, pues, de un estiramiento parcial de la pierna
a costa de muchos otros segmentos del cuerpo.

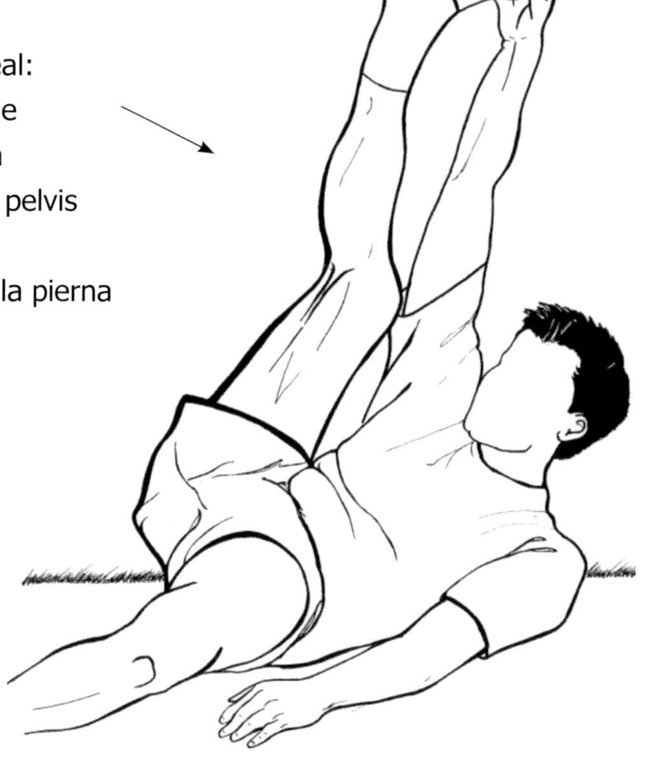

Puesto que estos estiramientos de piernas se han hecho a costa de modificar la estática
de la pelvis y, por tanto, de la columna, tarde o temprano las consecuencias tenían que verse
en la espalda. En este caso, aparece una evidente carga de la parte alta de la espalda (cifosis).

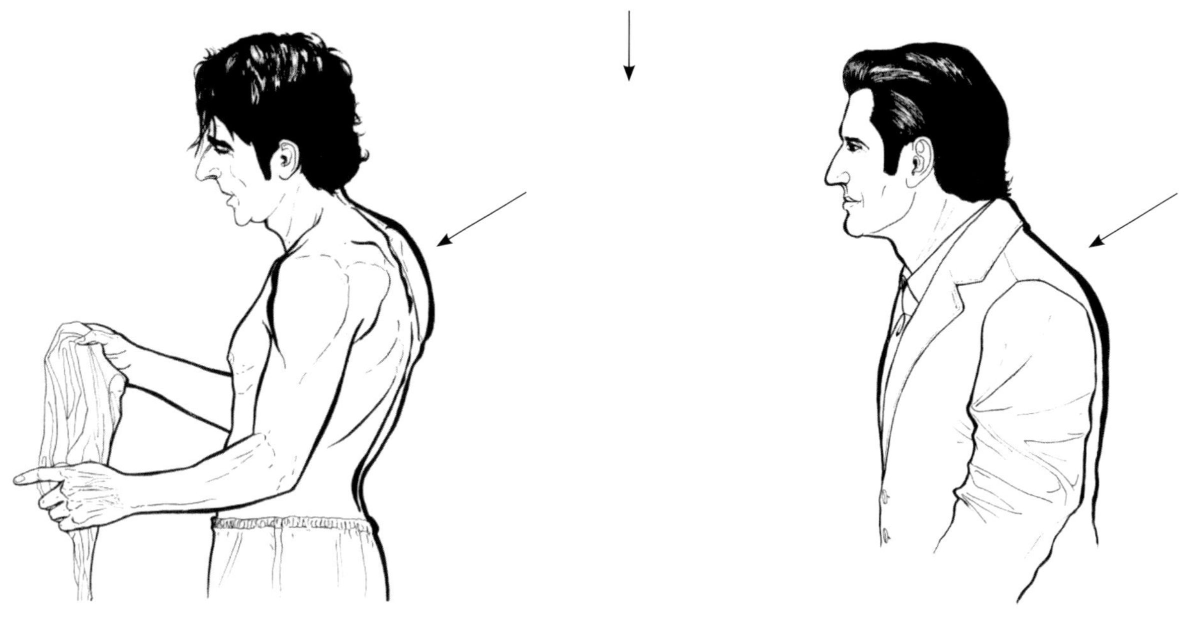

4.6.1. La barriga prominente como manifestación de la lordosis lumbar

En la inmensa mayoría de individuos, la prominencia de la barriga no depende de la cantidad de comida ingerida por el sujeto ni tampoco de la falta de ejercicio, sino de la acentuación de la curvatura lumbar (hiperlordosis). El acortamiento posterior se observa delante en la prominencia de la barriga, ya que el cuerpo se ha plegado como un fuelle.

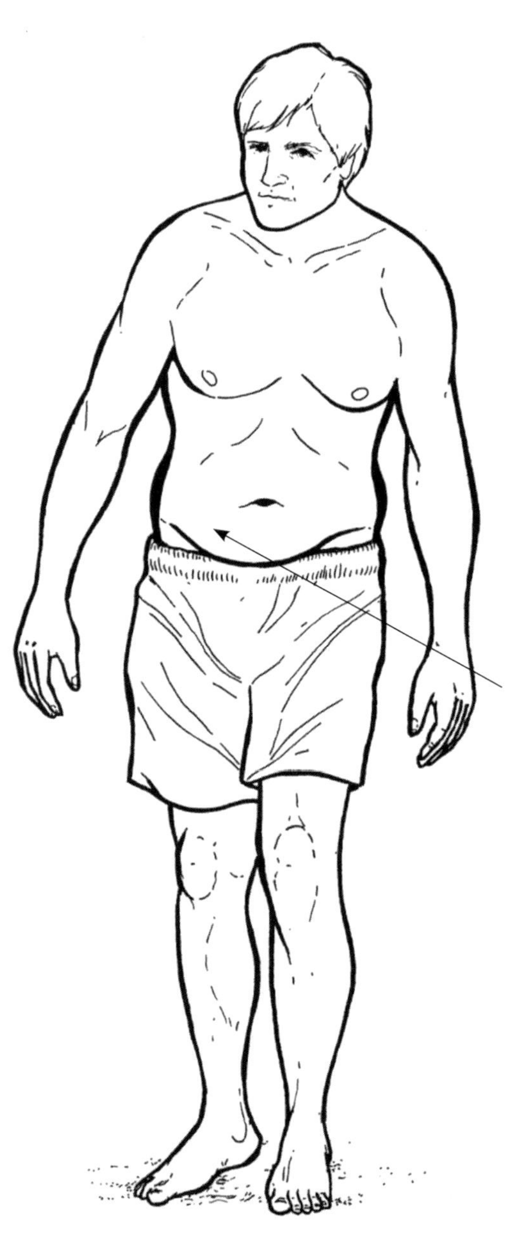

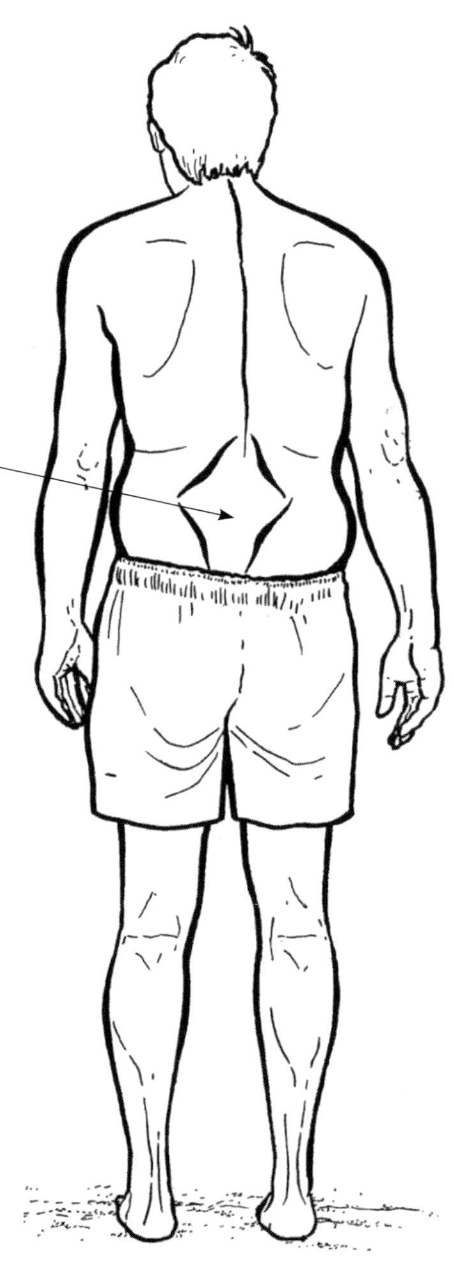

El hundimiento lumbar que observamos aquí tiene como consecuencia el acortamiento del cuerpo y la aparición de pliegues de carne y tejido graso en este punto.

Incluso en individuos jóvenes, delgados y que practican ejercicio, aparecerá un cierto grado de barriga fláccida y prominente. Esto ocurrirá en relación directa a la acentuación de la curvatura lumbar.

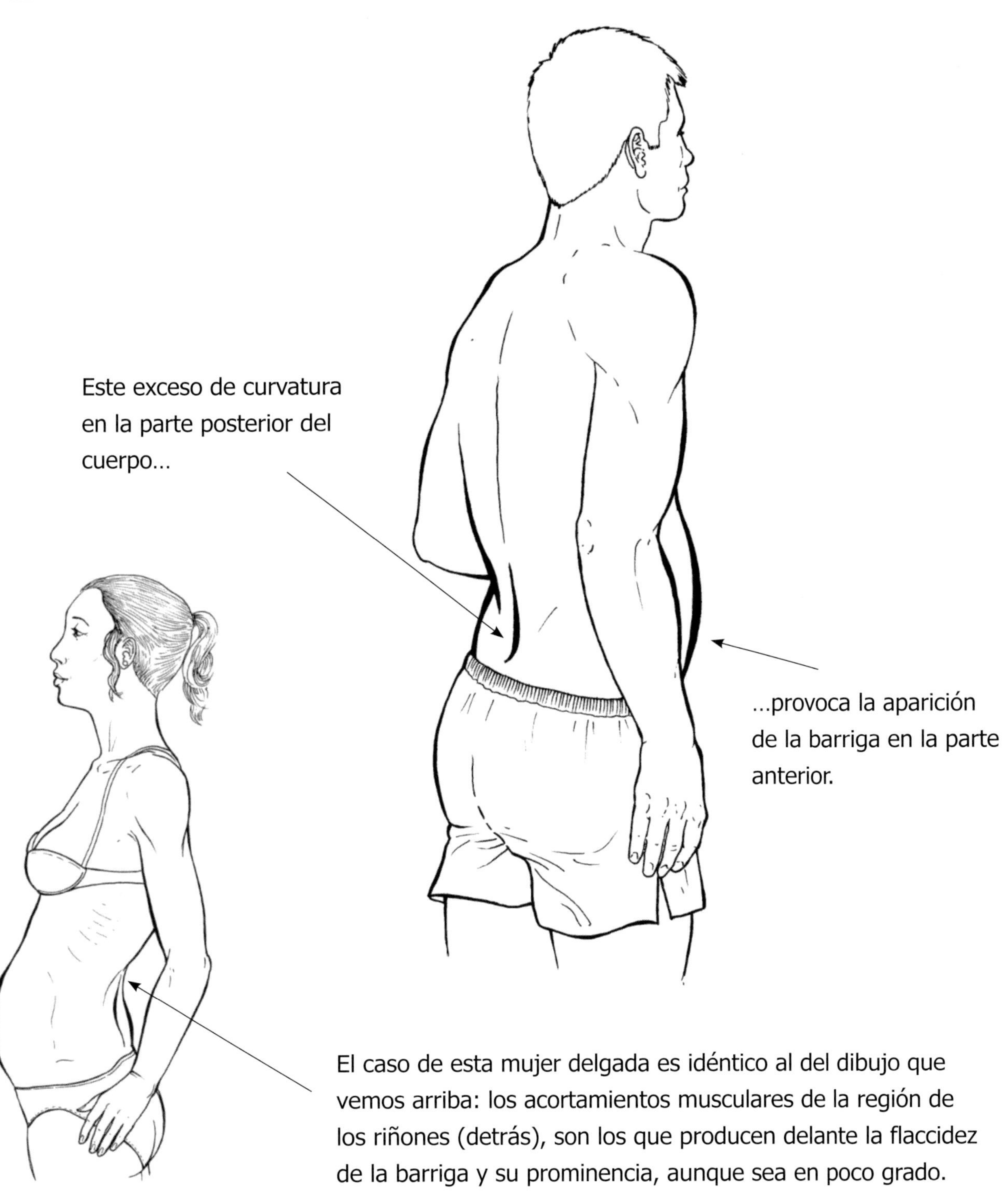

Toda desviación del eje correcto de las piernas repercute sobre la estática de la pelvis, lo que, a su vez, tiene consecuencias más arriba, puesto que el hueso sacro (base de la columna vertebral) es al mismo tiempo la pared posterior de la pelvis. Ése es el motivo por el cual la pérdida del eje sano de las piernas, la pérdida de su rectitud, modifica la curvatura lumbar de la espina dorsal y hace aparecer delante la barriga.

Tanto las piernas arqueadas (en el dibujo de la izquierda) como las piernas en equis (a la derecha) modifican la posición de la pelvis y con ello la de la columna vertebral. Una de las consecuencias que más pronto se observa a simple vista es la prominencia de la barriga, incluso en personas delgadas, tal como ya hemos mostrado en páginas anteriores.

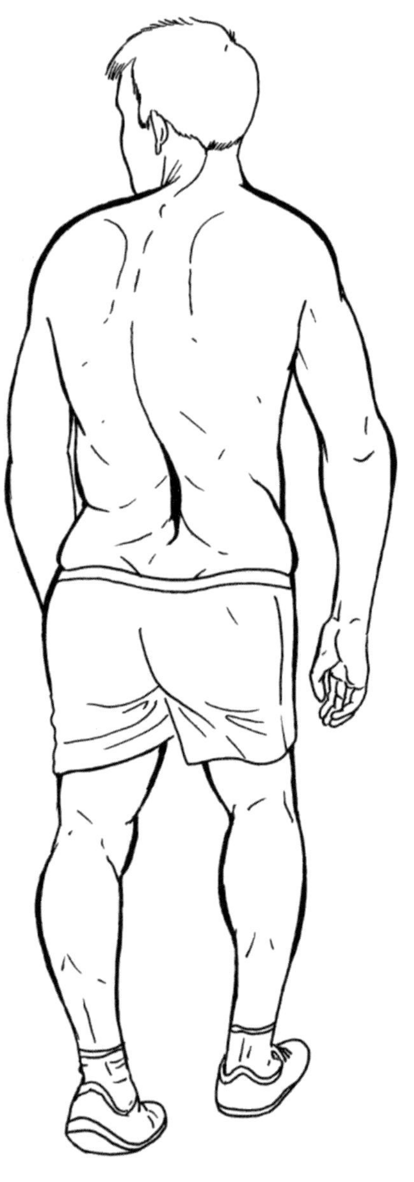

Piernas arqueadas (genu varum).

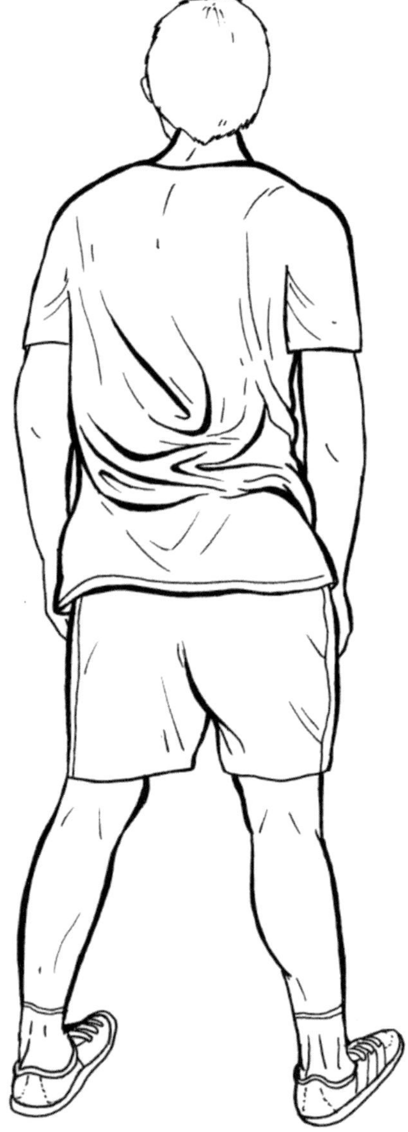

Piernas en equis (genu valgum).

4.6.2. Signos claros de hiperlordosis lumbar: la tensión de la parte baja de la pierna nos revela ya lo que ocurre en la región lumbar

Lordosis lumbar: cuando vemos esta gran tensión en el tendón de Aquiles, sabemos seguro que hay acortamiento de la musculatura de toda la pierna y, por tanto, en la pelvis y en la región lumbar. Y a la inversa: cuando hay problemas lumbares, hay problemas en toda la pierna.

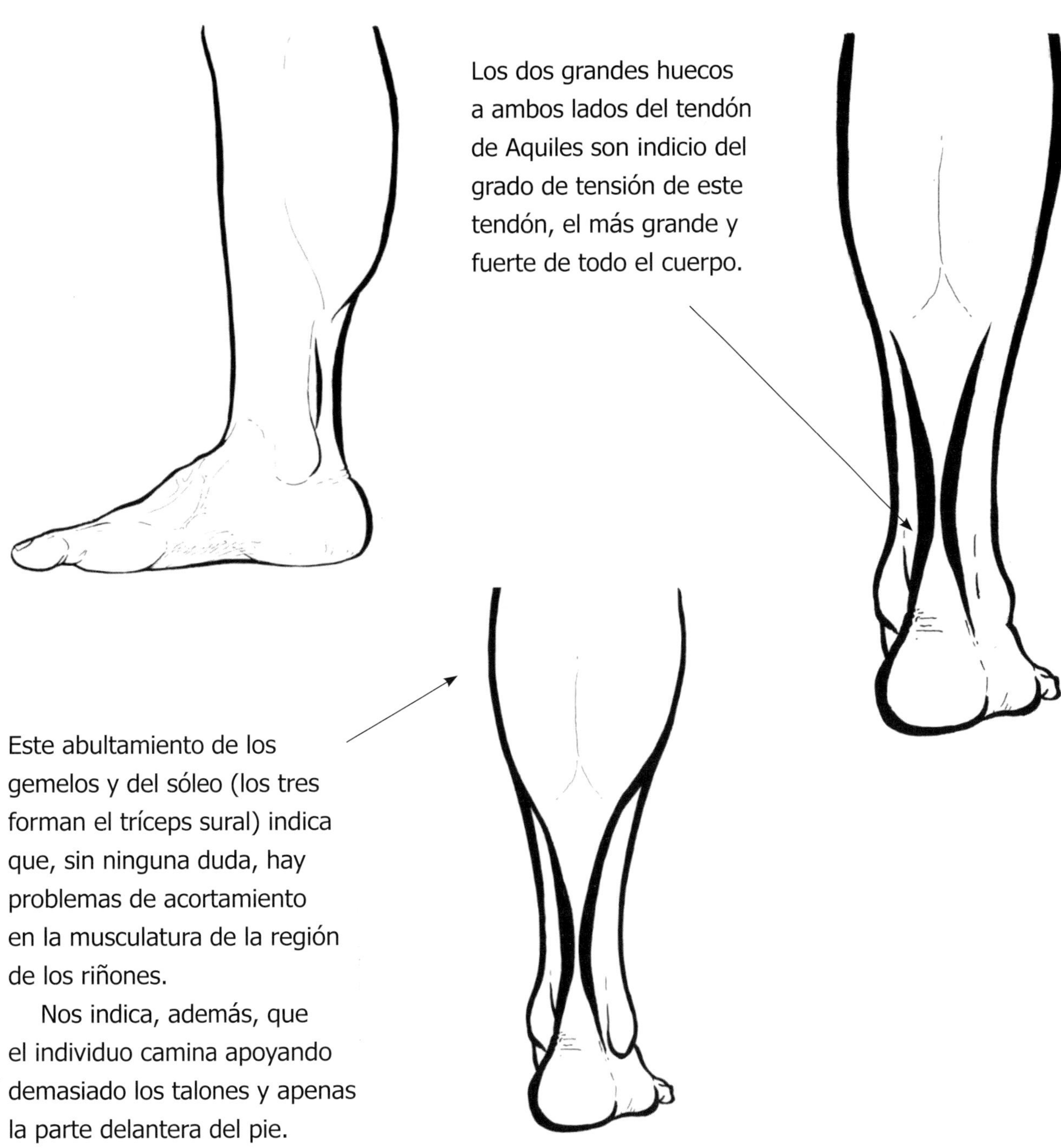

4.6.3. La proyección del cuello y la cabeza hacia delante es una de las formas más comunes de disfrazar el exceso de curvatura cervical (hiperlordosis cervical) y se da cada vez con mayor frecuencia en varones jóvenes

El cuello y la cabeza se proyectan hacia delante: esto, que en la actualidad es muy frecuente en tantos varones jóvenes, **oculta una enorme lordosis cervical**, es decir, una exagerada acentuación de la curvatura cervical. Si en una sesión de terapia colocáramos a este hombre tumbado sobre una superficie plana, **observaríamos** de **inmediato** cómo su barbilla se proyecta hacia el techo y, debajo, en la nuca, aparece **un gran hueco, una gran curva: la hiperlordosis cervical.**

Si observamos, nos daremos cuenta de que cada vez hay más individuos jóvenes (en particular varones) con el cuello y la cabeza proyectados hacia delante, lo que significa que los acortamientos que deterioran la estructura del cuerpo se producen ya desde temprana edad, desde la infancia, tal como he expuesto en la primera parte de esta obra al hablar de algunos conceptos elementales del psicoanálisis.

En cualquier calle de cualquier ciudad, podemos observar lo que señalamos en las dos ilustraciones siguientes: individuos que caminan con el cuello proyectado hacia delante. Si se tendieran sobre una superficie lisa, comprobaríamos de inmediato que aparece una grave hiperlordosis cervical. La proyección del cuello hacia delante es la forma en que se disfraza ese exceso de curvatura. Esto lo vemos incluso en individuos jóvenes, que, a pesar de su juventud, ya presentan una sotabarba o papada fláccida o colgante: con la edad, se llenará de grasa, a no ser que devolvamos al cuello y a la nuca su longitud y buena forma.

Hombres y mujeres de menos de cuarenta años pueden presentar una flaccidez en el cuello (papada) mucho mayor que otros individuos de setenta años que conserven ese segmento en su eje fisiológico correcto (es decir, con poca acentuación de la curvatura cervical).

Si pedimos a un paciente con las características de cualquiera de los dos hombres representados en esta página, que se tienda sobre una superficie lisa en decúbito supino (boca arriba), le aparecerá de inmediato una enorme acentuación de la curva cervical.

En los pacientes con problemas cervicales, como los de esta página, resulta muy fácil comprobar que aparte de los acortamientos de la musculatura posterior, también se han acortado músculos importantes del cuello como son los escalenos (los veremos en el capítulo correspondiente). **La causa principal de este tipo de acortamiento es el uso excesivo de los músculos inspiradores altos: escalenos, esternocleidomastoideos y pectoral menor, entre otros. En cambio, el diafragma permanece bloqueado y se utiliza poco.**

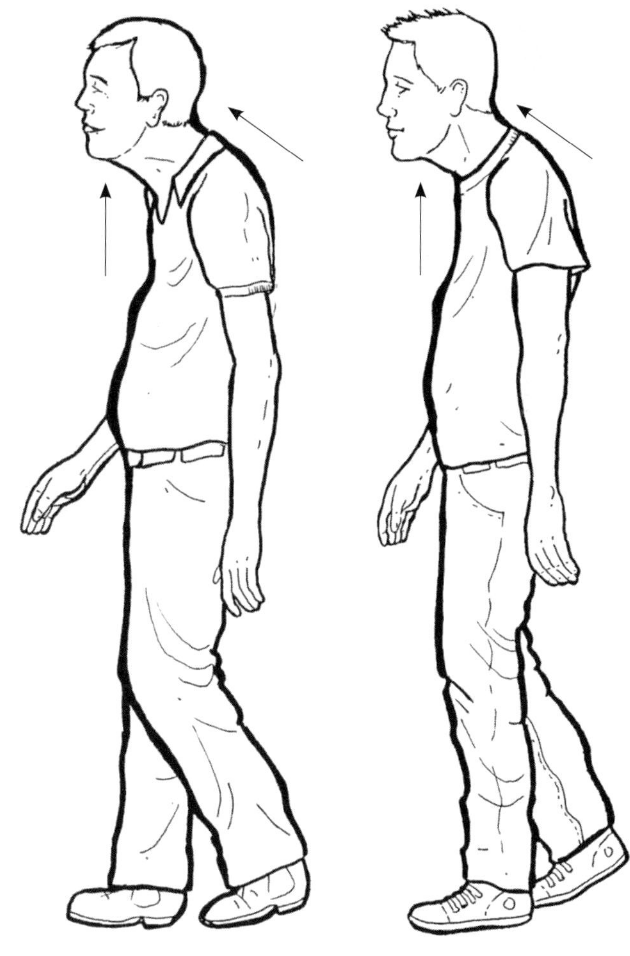

4.7. El peor error de la fisioterapia y la gimnasia clásicas: tonificar la musculatura como forma de resolver los problemas de la estructura corporal

Tonificar la musculatura, o fortalecerla, o «potenciarla» es el peor error de la fisioterapia clásica porque supone acortar todavía más los músculos que, por exceso de rigidez, han provocado la falta de tono en otros músculos: de esa forma se entra en un círculo vicioso. Lo explicaré a continuación atendiendo a la fisiología del músculo y a la anatomía.

Cada vez se practican más técnicas que hablan de cadenas musculares. Sin embargo, en cuanto observamos los ejercicios que proponen, nos damos cuenta de que no son más que la repetición de los de la gimnasia clásica. Es decir, **hablan de cadenas musculares sin conocer su funcionamiento en absoluto.**

A fin de evitar la reiteración de los ejercicios de la gimnasia clásica, tan lesivos para la estructura del cuerpo, es necesario distinguir claramente dos formas de trabajo corporal que son antitéticas, son incompatibles, puesto que una produce músculos rígidos y acortados y la otra músculos estirados y elásticos.

Para que comprendamos bien por qué he afirmado rotundamente que **el peor error de la fisioterapia y gimnasia clásicas es el de tonificar, fortalecer o potenciar la musculatura,** es necesario que previamente aclare unos conceptos de anatomía y fisiología. El primero de ellos es la diferencia –que ya he comentado– entre los dos sistemas del cuerpo que hacen posible nuestro movimiento, nuestra vida. Esos sistemas son el esquelético y el muscular.

Recordemos siempre la siguiente diferencia, fundamental para la teoría y práctica terapéuticas: en primer lugar, los huesos son la estructura de sostén del cuerpo, impiden que nos convirtamos en una masa informe de músculos. Segundo: los músculos son los órganos del movimiento, los que mueven los huesos. Los huesos, por sí solos, son elementos pasivos y, excepto en el caso de enfermedades congénitas o raras, no se mueven, ni se desplazan, ni se quiebran, ni se desalinean si no es por la acción que los músculos ejercen sobre ellos.

Para que podamos movernos, los huesos y los músculos han de actuar interconectados. En esa interconexión, la parte activa, que son los músculos, se une a los huesos de dos maneras. Sólo explicaré ahora una de ellas de forma simplificada: **cada músculo se une a los huesos convirtiendo sus extremos en tendones. El músculo estira de los huesos o ejerce tracciones sobre los huesos mediante esos tendones.**

Tal como veremos, **los movimientos que llevamos a cabo en la vida diaria y los ejercicios propios de la fisioterapia y gimnasia clásicas hacen que los dos extremos del músculo se acerquen y, de esa manera, muevan los huesos necesarios.** Así pues, todo un segmento del cuerpo se mueve (el brazo, por ejemplo) debido a que los extremos del músculo o grupo de músculos estiran de los huesos mediante los tendones con los que se «engancha» (se inserta) en los huesos.

La conclusión importante y práctica de todo esto es la siguiente: tanto en los movimientos cotidianos, incluidos los más leves, como en la práctica del ejercicio «clásico» o del deporte, en el músculo se producen constantes **acercamientos** de sus extremos de tal forma que su parte central (el llamado «vientre») se abulta. Basta flexionar un brazo para comprobar cómo el bíceps aumenta de volumen, se abulta. **A este tipo de trabajo muscular que permite el acercamiento de los extremos se le llama «isotónico».**

La suma de acercamientos de los extremos del músculo es inseparable del abultamiento y produce el acortamiento. Así, los músculos se vuelven más voluminosos y vistosos (los pectorales o el bíceps o el trapecio o el cuádriceps...) **a costa de acortarse, de aumentar su rigidez, de perder flexibilidad.** El cuerpo de quienes practican este tipo de ejercicios «clásicos» se vuelve más abultado pero más rígido.

El otro tipo de trabajo muscular se llama «isométrico» y es el único que utiliza el método Mézières: es el que, colocando al paciente en postura de estiramiento, **impide que se acerquen los extremos del músculo.** El método Mézières no sólo no incita a practicar ejercicios que acerquen los segmentos opuestos del músculo, sino que los evita deliberadamente mediante el concepto propio de la práctica de Françoise Mézières y que se basa en la observación atenta de todo el cuerpo: **evitar las compensaciones.** Como ya ha quedado dicho, las compensaciones son estiramientos de una parte a costa de acortar otra. Dicho de otro modo: las compensaciones consisten en permitir que un músculo sea estirado de un extremo pero no del otro; por tanto, en realidad, el músculo no se está estirando o sólo se estira ese músculo en detrimento de otros y del conjunto del cuerpo.

El trabajo corporal isométrico, propio del Método Mézières y de todos los estiramientos que proponemos en esta obra, busca el estiramiento de cada músculo y grupo de músculos **desde sus dos extremos,** desde sus dos (o más) tendones opuestos, y, además, **evitando que se contraigan otros segmentos del cuerpo que no estamos estirando en ese momento:** el cuerpo debe ser observado globalmente para que ninguna de sus partes se desvíe de los ejes fisiológicos sanos y para evitar también que se acorte mientras estiramos otra porción.

4.8. La fisioterapia y gimnasia clásicas se limitan a observar unos pocos músculos en lugar del conjunto, y de ahí sus graves errores

La fisioterapia y gimnasia clásicas deducen la necesidad de fortalecer la musculatura de un individuo sólo a partir de la observación de unos pocos músculos que presentan escaso tono (que están blandos, quieren decir). Ignora toda aquella musculatura que sufre exceso de rigidez y acortamiento y que es, por ello, la causa del plegamiento del cuerpo y de la pérdida de tono de la que está fláccida. Fijándose exclusivamente en ellos, olvidando lo que ocurre en otros segmentos del cuerpo o en la profundidad de las zonas musculares con menos tono, llegan a la conclusión de que es necesario aumentar la fuerza muscular («tonificar», dicen ellos, o «fortalecer»). He ahí su gran equivocación, el peor error. Veámoslo.

La fisioterapia y gimnasia clásicas buscan fortalecer la musculatura y, con ello, la abultan, acortan y, por tanto, la vuelven más rígida. El método Mézières pretende siempre lo totalmente contrario: estirar y recuperar elasticidad.

Lo que llamamos «tono muscular» no es otra cosa que un cierto grado de tensión. Los problemas de la estructura se deben a la existencia de músculos con exceso de tono, hipertónicos, con demasiada tensión. Ese exceso de fuerza provoca que haya otros músculos «blandos» o «fofos», con el tono por debajo de lo que sería bueno para que el conjunto del cuerpo estuviera en equilibrio.

Los músculos en buen estado gozan de lo que se considera un tono muscular justo: no están rígidos ni tampoco fláccidos, sino que conservan ese determinado grado de tensión elástica que no los hace ni crispados ni flojos. El concepto de elasticidad (junto con el de cadenas musculares y compensaciones) es la clave en la teoría y la práctica de Françoise Mézières.

Según el actual paradigma de la fisioterapia clásica, los problemas se deben a la falta de tono muscular. Por ese motivo insisten siempre en la necesidad de aumentarlo («tonificar», dicen), fortalecer, potenciar. Mézières replica a «los clásicos» diciéndoles que no sufrimos por falta de tono sino porque esa fuerza está mal repartida. Y así es exactamente. Los segmentos y regiones del cuerpo que aparecen blandos, fláccidos, sin suficiente tono, son víctimas de aquellos que sufren de un exceso de tono, de fuerza, de rigidez y acortamiento.

Como decimos, la fisioterapia clásica achaca todos los problemas a la falta de tono muscular, pero si observamos con un mínimo de atención el cuerpo de cada paciente –con atención y sin las anteojeras o clichés habituales–, nos daremos cuenta de que la falta de tono en algunos músculos y en zonas enteras del cuerpo (los pectorales en muchos casos, los costados del vientre, la parte posterior superior de los brazos con carne colgante, los glúteos...) se debe a dos motivos principales que comentaremos a continuación. El primero es que existe un exceso de tono en otro segmento del cuerpo **o en las capas más profundas de la musculatura**. Esto es muy fácil de comprobar, por ejemplo, en las nalgas: la falta de tono del glúteo más superficial (el mayor) siempre –sin excepción– va acompañada de un exceso de rigidez (de tono) en los glúteos más profundos. Podrá probarse la validez constante de esta afirmación si presionamos con los nudillos de la mano sobre el glúteo mayor del paciente: se quejará del dolor profundo que hemos localizado casi de inmediato.

Incluso las personas obesas y aparentemente blandas tienen la musculatura profunda gravemente acortada y en exceso tensa, rígida, todo lo contrario que su aspecto exterior. La falta de tono en sus capas exteriores y la acumulación de grasa se deben, en parte, a que toda la estructura de su cuerpo se ha deformado a causa de tensiones musculares muy profundas. Si quienes tratan a estas personas se tomaran un poco de tiempo para presionar con fuerza sobre las partes más blandas y llegar hasta las capas profundas, quedaría probado que esa musculatura más honda está hipertónica y acortada: **hay un exceso de fuerza y no debilidad.**

La segunda causa de la flaccidez de determinados músculos o partes del cuerpo radica en el deterioro de la estructura que ha sido provocado por el exceso de tono de otros músculos. **Por ejemplo, la acumulación de grasa en los pectorales (bien visible en numerosos individuos varones) se debe a la rotación interna de los hombros, causada, entre otros músculos, por el dorsal ancho, el coracobraquial y, en parte, también por el propio pectoral mayor.**

En conclusión: fortalecer la musculatura de los pacientes que presentan regiones del cuerpo con poco tono (blandas) equivale a endurecer lo que ya está demasiado rígido y acortado, no lo que está con falta de tono. De esa forma, se deteriora todavía más la estructura del cuerpo debido a que desalineamos los segmentos óseos que la forman; debido también a que acortamos los músculos ya demasiado cortos y, de esa manera, acentuamos los plegamientos del cuerpo que provocan la carencia de tono en unas zonas que ya son víctimas de las que están demasiado fuertes. **Es un círculo vicioso el que se produce cuando se comienza a fortalecer o tonificar**: a más fortalecimiento, más acortamiento de las partes ya acortadas y más deterioro de la estructura, lo que a su vez provoca mayor pérdida de tono en las zonas que ya estaban blandas.

4.9. Incongruencias médicas: cómo los médicos y los fisioterapeutas clásicos culpabilizan a los pacientes con problemas de artrosis en las rodillas, los tobillos o los pies

¿Cómo los culpabilizan? Prescribiéndoles ejercicios o pidiéndoles que lleven a cabo movimientos o acciones contraproducentes, que les resultan imposibles a causa del dolor y que revelan mucha mayor confusión de conceptos en el traumatólogo o en el fisioterapeuta clásico que en la sabiduría del cuerpo del paciente. El paciente no hace porque no puede, pero no por desidia.

Numerosas personas adultas se quejan de sus padres ancianos con problemas de artrosis. Dicen estar hartas de que desoigan al médico o al fisioterapeuta cuando éstos advierten de la necesidad de caminar para evitar el aumento de peso aparejado al dolor de artrosis y el consiguiente sedentarismo que les hace moverse poco. Están hartas y cansadas de repetirles aquello que médicos y fisioterapeutas han recomendado y acaban por cejar en el intento de que los ancianos hagan lo que el médico o fisioterapeuta ha prescrito. Sin embargo, el cuerpo de estos mayores con dolor quizá en las caderas, rodillas, tobillos o pies, sabe mucho más que el médico, y es por eso por lo que siguen evitando caminar.

La argumentación del médico parte de una grave confusión que –espero– haya quedado clara en las páginas precedentes al tratar la distinción entre trabajo corporal isotónico e isométrico. El médico o el fisioterapeuta afirman que dado que los huesos están descalcificados y frágiles, es necesario fortalecer los músculos para que suplan parcialmente la función del hueso (¡de nuevo la idea obsesiva de fortalecer sin observar el estado de la musculatura!). ¡He ahí una confusión más que notable!

Insisto en la diferencia fundamental: según los propios manuales médicos de Anatomía y Fisiología, los huesos son los elementos de sostén del cuerpo y los músculos son los órganos del movimiento. Si fortalecemos o tonificamos todavía más los músculos (que superficialmente es probable que estén faltos de tono pero que en las capas profundas estarán –seguro– rígidos y acortados), **los acortamos todavía más y no harán otra cosa que comprimir huesos y articulaciones, acentuando los problemas de artrosis y aumentando con ello el dolor.**

Por definición, por su función fisiológica, los músculos no pueden suplir el trabajo de sostén de los huesos, ya que los músculos son órganos para movernos y no para sostenernos: cuanto menos rígidos o duros estén los músculos, más facilidad de movimiento y menos deterioro de la alineación de los dedos del pie, de la rodilla o de la cadera, y por tanto, menos sufrirán los huesos. Por el contrario, si los tonificamos o fortalecemos, dificultamos más la posibilidad de que una persona se mueva. **En ningún caso hay que añadir más fuerza a los músculos con el objetivo de que «ayuden» a la función de los huesos: las funciones de huesos y músculos son antitéticas, opuestas, contrarias. A más tono muscular, más dificultad de movimiento. ¿O no lo observamos ya en individuos jóvenes que fortalecen su musculatura en el gimnasio y por ese mismo motivo se mueven con rigidez y en bloque como si fueran autómatas? Esta pérdida relativa de capacidad de movimiento en sujetos jóvenes se ha producido precisamente por tonificar su musculatura. Para tonificarla (endurecerla), ha sido necesario acortarla. Y es esa fuerza añadida la que les hace moverse más torpemente. ¿Les prescribimos el mismo contrasentido a los ancianos?**

El fortalecimiento (el tonificar, que es lo mismo que acortar) entorpecerá la función del músculo, que es el movimiento y no el sostén del cuerpo. En todo caso, a estos pacientes de más edad hay que recomendarles masajes suaves (o vigorosos si pueden resistirlos), movilizarles las articulaciones con gran delicadeza si sufren de mucho dolor, y estirar la musculatura con sumo cuidado, pero no hay que culpabilizarlos exigiendo algo que va contra lo que su cuerpo les dice, pero también contra la anatomía y la fisiología.

4.10. ¿Trabajo muscular isotónico o isométrico? Deportes y ejercicio no solucionan los problemas de la estructura corporal. Lo importante no es hacer deporte y ejercicio sino cómo lo hacemos

En lo físico y en lo emocional, lo que cuenta es la manera en que hacemos las cosas. Por ejemplo, practicar ejercicio compulsivamente, es decir, tal como se practica con frecuencia, puesto que se repite de forma mecánica determinado número de movimientos, no sólo no sirve para tomar conciencia de los segmentos del cuerpo que están más crispados y acortados, sino que agrava esos problemas ya que lo que importa es la media hora o la hora de ejercicios, o el número de flexiones que se hacen, pero no la conciencia del cuerpo sobre cómo se hacen.

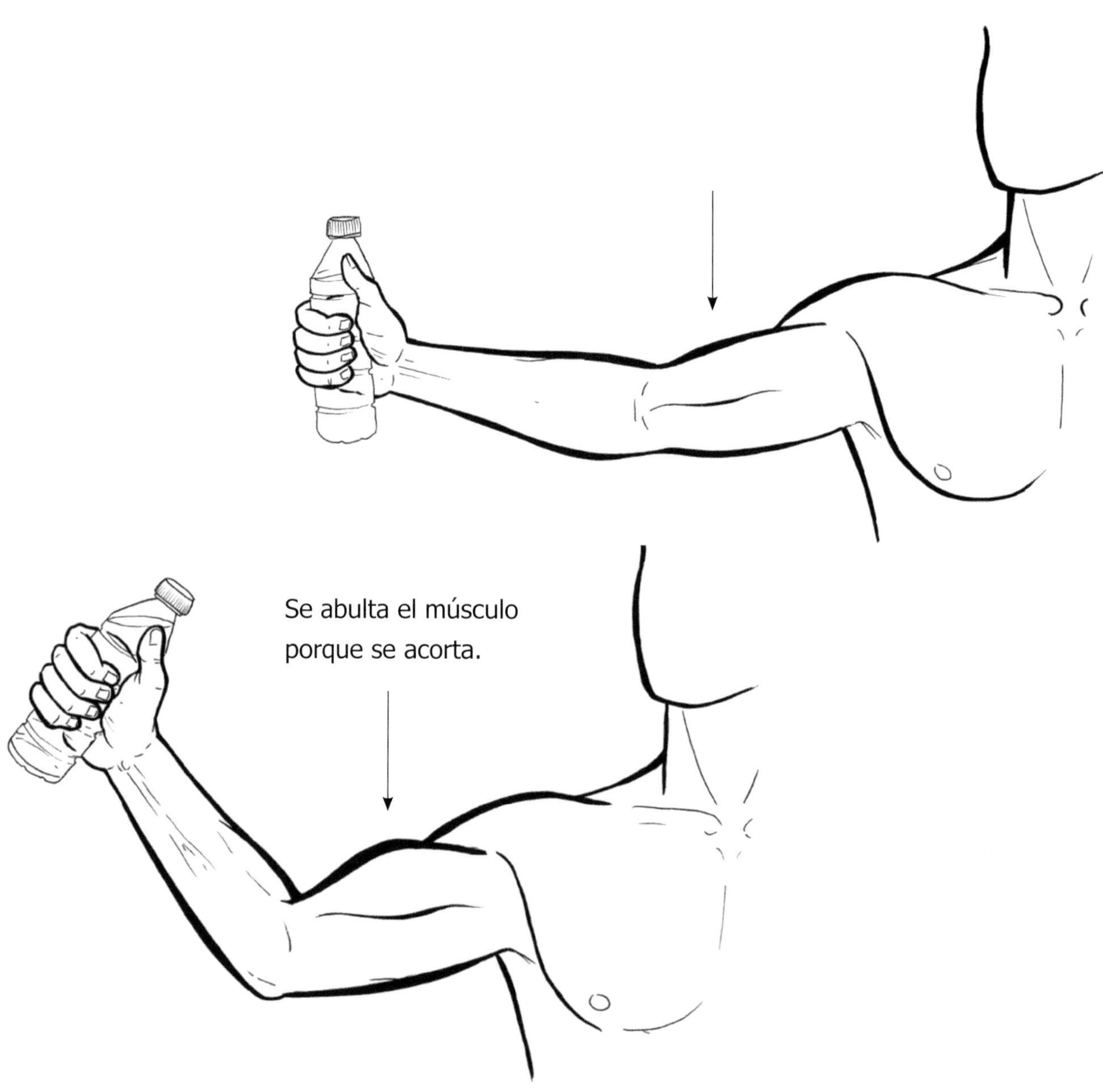

Por mínimo que sea el movimiento que llevemos a cabo –por ejemplo, mover una botella
de plástico medio vacía–, ese trabajo requiere contracciones de las fibras musculares.
O dicho de otro modo, nuestros movimientos son contracciones de las fibras musculares
y sin esas contracciones no habría movimiento. La suma de esas contracciones, día tras día,
mes tras mes, año tras año, acorta la musculatura a no ser que la estiremos. Pero **para que
la musculatura recupere su longitud, no puede estirarse de cualquier forma, sino que
hay que colocar los músculos en postura de estiramiento y al mismo tiempo impedir
que sus extremos se aproximen**. Con esa posición (más la espiración del paciente), el
músculo se estira, puesto que fisiológicamente está hecho de forma elástica y no rígida. Esas dos
condiciones son imprescindibles: impedir el acercamiento de los extremos del músculo y espirar.

Como vemos en el dibujo de al lado y
en el siguiente, **los extremos del
músculo se acercan, se aproximan
entre sí. Para ello sus fibras deben
contraerse: esto es el trabajo
muscular isotónico**. La suma de esas
contracciones lo acorta, lo vuelve más
voluminoso pero también más rígido.

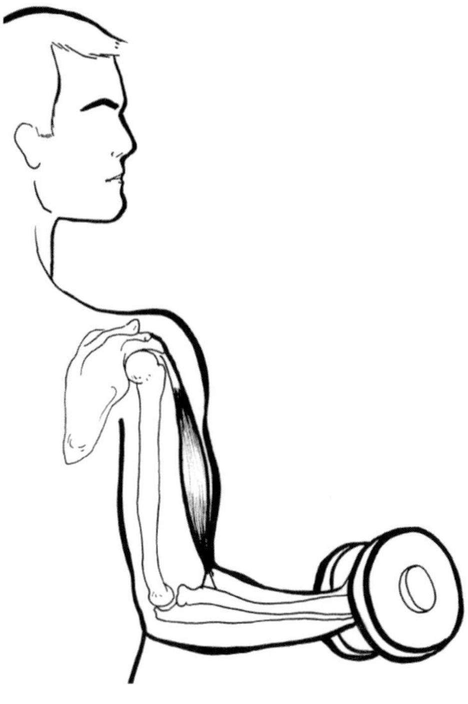

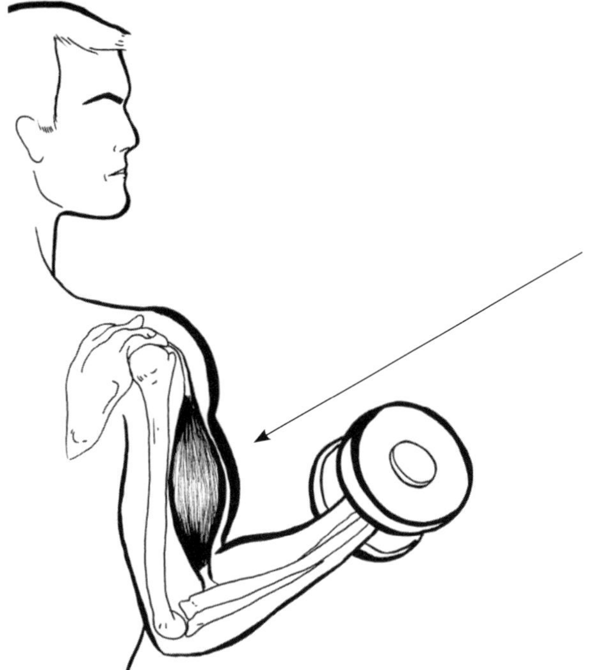

Con este trabajo muscular isotónico el músculo
se hace más vistoso porque se abulta, pero es
lo totalmente opuesto a estirarlo y ganar
elasticidad. Se hace más vistoso pero también
más corto y rígido.

Es un tipo de trabajo corporal repetitivo, mecánico,
que no enseña a la persona a moverse con
inteligencia, esto es, con elasticidad, precisión
y agilidad sino al contrario: los individuos acaban
actuando como autómatas. Prácticamente nunca
podréis ver a un músico que aunque practique
ejercicio lo haga de esta forma. ¿Por qué? Porque
perdería elasticidad.

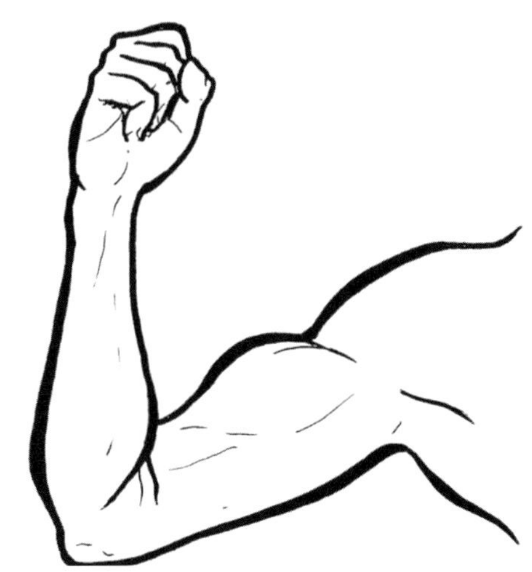

Las consecuencias no buscadas del trabajo corporal isotónico (el que requiere el acercamiento constante de los extremos del músculo) son acortamientos en el propio músculo
ejercitado, pero también en el conjunto de la musculatura del cuerpo, de tal forma que
éste se pliega y deteriora la estructura al acentuarse las curvas de la columna vertebral.

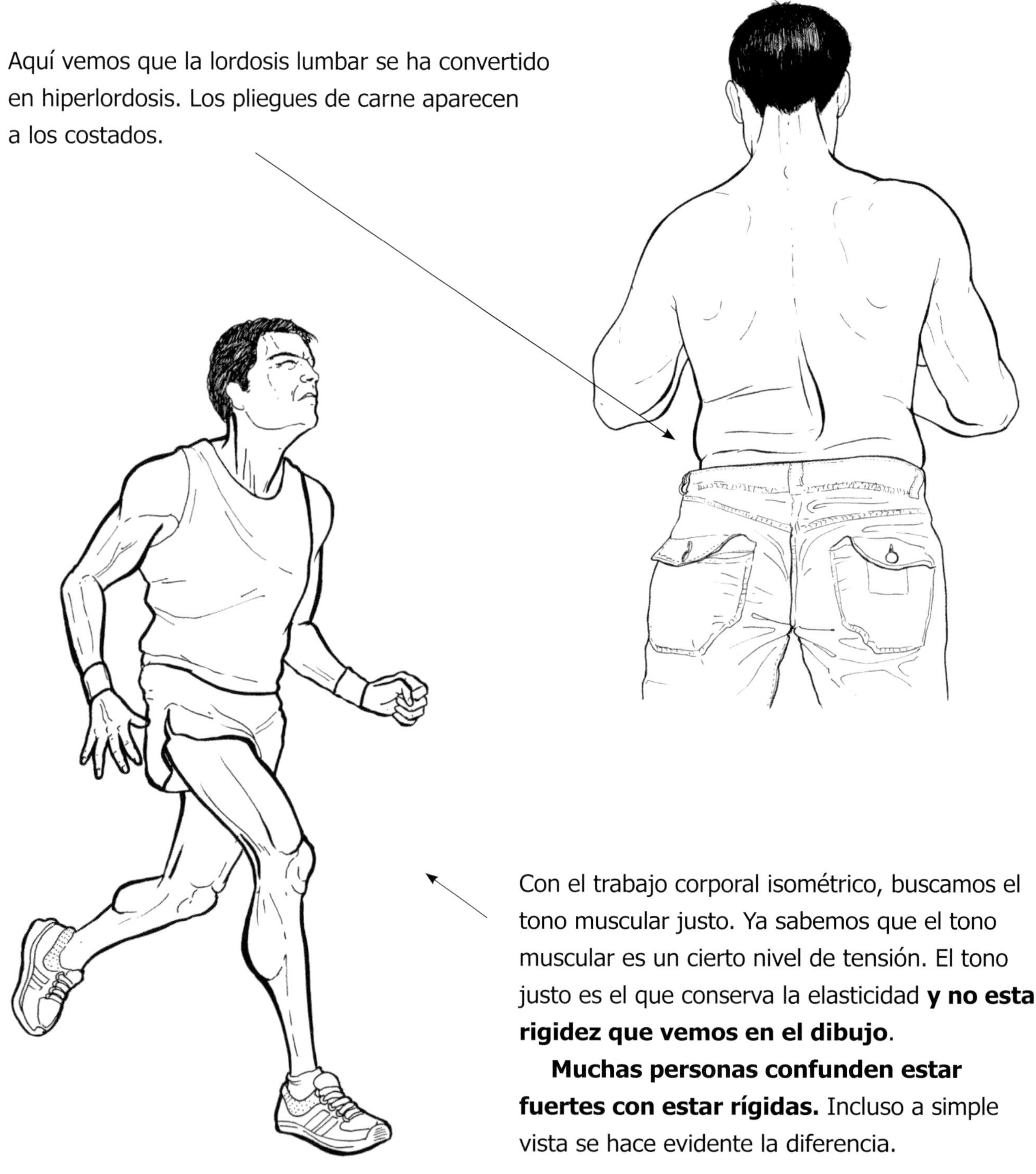

Aquí vemos que la lordosis lumbar se ha convertido
en hiperlordosis. Los pliegues de carne aparecen
a los costados.

Con el trabajo corporal isométrico, buscamos el
tono muscular justo. Ya sabemos que el tono
muscular es un cierto nivel de tensión. El tono
justo es el que conserva la elasticidad **y no esta
rigidez que vemos en el dibujo.**
**Muchas personas confunden estar
fuertes con estar rígidas.** Incluso a simple
vista se hace evidente la diferencia.

Cualquier tipo de ejercicio o de trabajo corporal que tenga por objetivo abultar la musculatura la acorta necesariamente, porque requiere el acercamiento constante mediante contracciones de los dos extremos del músculo.

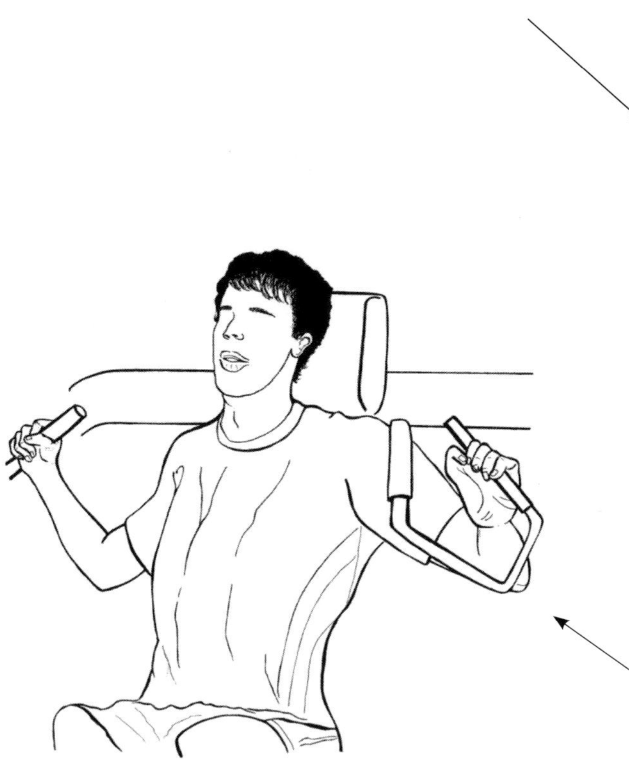

Todo tipo de trabajo muscular isotónico (como el que vemos en estos dibujos) aumenta la fuerza y el volumen de los músculos, pero siempre a costa de reducir su longitud. Los vuelve más fuertes, sí, aunque con fibras más quebradizas. Se consigue un aumento de la masa muscular a costa de perder movilidad y con consecuencias indeseadas: la flaccidez a medio y largo plazo.

En los casos exagerados de búsqueda de aumento del tono como el que vemos aquí al lado —y los hay mucho peores—, el deterioro de la estructura del cuerpo también es muy notable. Al cabo de un cierto tiempo, estas personas ya no pueden continuar fortaleciendo más la musculatura (es decir, acortándola), porque ni las articulaciones ni el músculo lo soportan, y entonces se vuelven gordas y blandas.

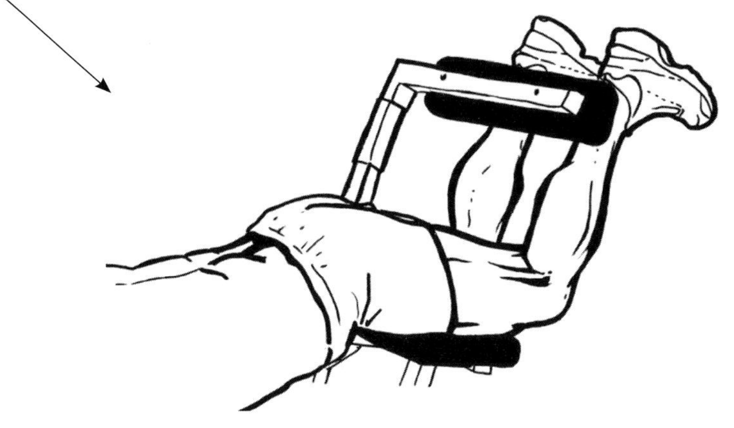

4.11. Nuestro objetivo: músculos poco abultados pero bien definidos

El objetivo de nuestro trabajo muscular (isométrico) es conseguir una musculatura poco abultada y que conserve y aumente su elasticidad.

   Más que la fuerza, nos importa el uso de la inteligencia de músculos poco abultados a fin de conseguir una gama de movimientos mayor.

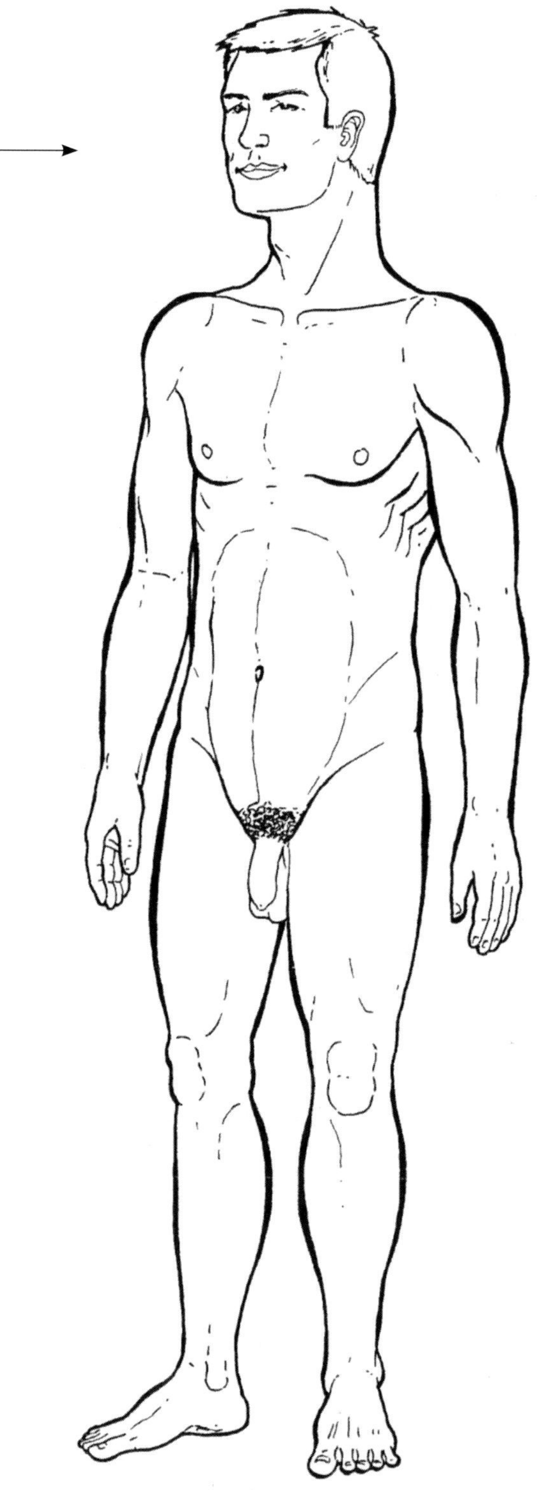

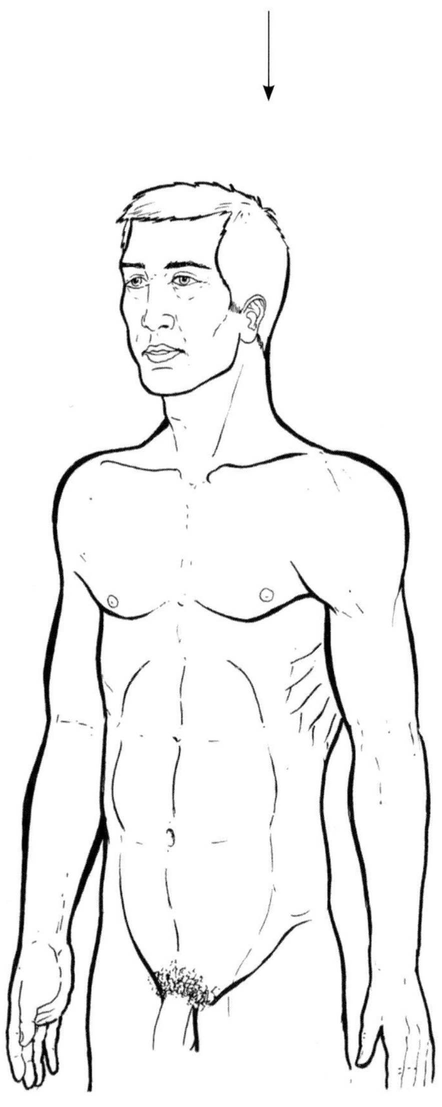

La belleza de la estructura corporal de las mujeres y hombres del África subsahariana es deslumbrante. Su atractivo radica precisamente en lo que venimos preconizando también para los occidentales: músculos no abultados (no acortados) que hagan posible la conservación de un cuerpo armonioso, grácil y que permita agilidad de movimientos.

Jamás se les ocurrirá a estos sujetos practicar algún tipo de ejercicio al estilo occidental y destinado a aumentar el volumen de sus músculos.

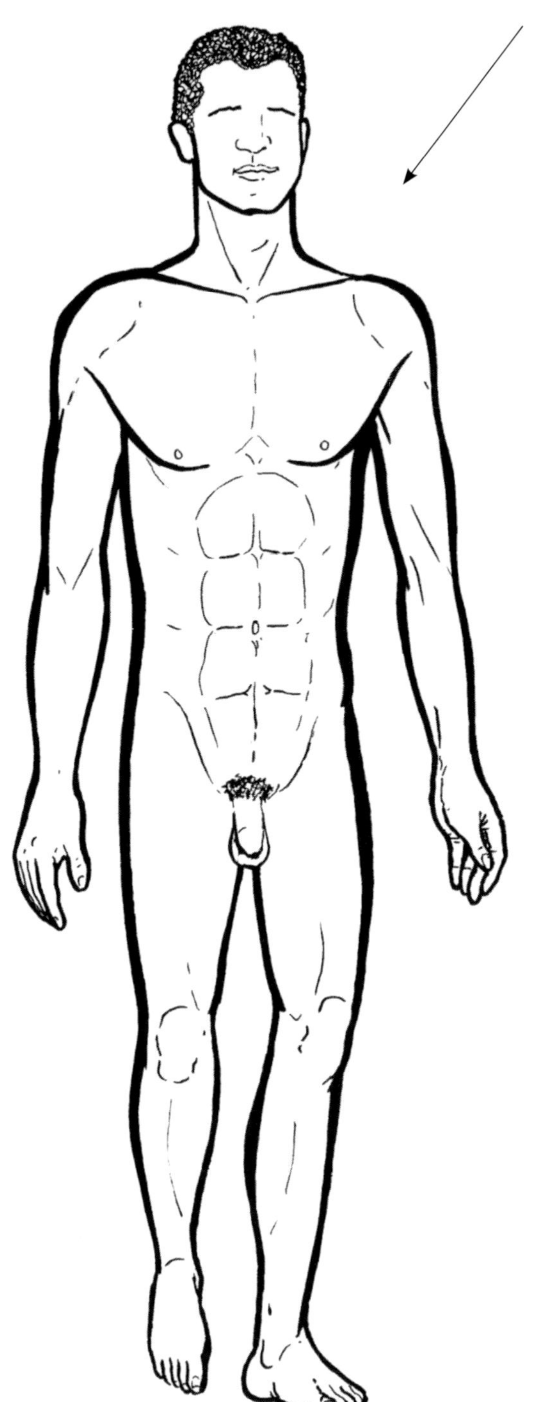

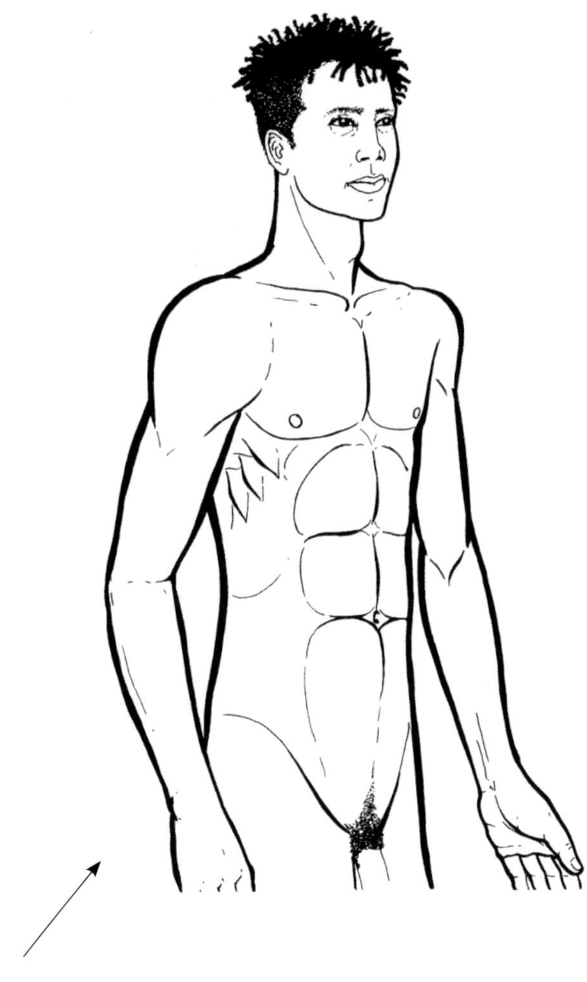

Cuando pierden la belleza de esta estructura corporal tan armoniosa se debe a que imitan las formas de alimentación occidentales (atiborradas de azúcares y grasas) e integran nuestras neurosis.

Aun así, si los observamos caminar por las calles de las ciudades de Occidente, comprobaremos que en muchas ocasiones su estructura no se ha deteriorado en absoluto a pesar de que parecen vivir aquí desde hace mucho tiempo.

5

Desacelerar el proceso de envejecimiento estirando las cadenas musculares

SOMOS LA FORMA EN QUE HACEMOS LAS COSAS. NUESTRA FORMA DE HACER ES SER. La cadena muscular posterior es una fortaleza de músculos fuertemente entrelazados y superpuestos en varias capas desde la nuca hasta la planta del pie. La gran cadena muscular posterior funciona como un solo músculo: lo que le ocurre a uno de sus segmentos tiene repercusión en todos los otros; y los estiramientos (o acortamientos) que afectan a una parte actúan sobre todas las otras de forma directa e indirecta. Esto es fácil de comprobar por uno mismo en cuanto se adquiere un poco de práctica durante los estiramientos: notaremos, por ejemplo, que si estiramos las piernas sin tener en cuenta lo que está sucediendo en la región lumbar, ésta se tensará y acortará. O si estiramos los brazos sin observar lo que le ocurre a nuestra nuca, es muy probable que desplacemos la tensión hasta allí. La respiración es la que nos da la clave para estirar cualquier segmento del cuerpo sin acortar otros. Mientras estiramos una parte, hemos de relajar el conjunto. ¿Cómo? Espirando, dejando ir el aliento, no conteniéndonos. Practicar ejercicio o estiramientos de forma compulsiva no sirve de nada, salvo para agravar los problemas. Ejercicio y estiramientos han de hacerse dándonos cuenta de lo que ocurre en el conjunto del cuerpo, tomando conciencia.

Comprenderemos mucho mejor la posibilidad de **solucionar los deterioros de la estructura del cuerpo** si conocemos los huesos sobre los que se fijan o insertan (o «enganchan») los músculos que vamos viendo.

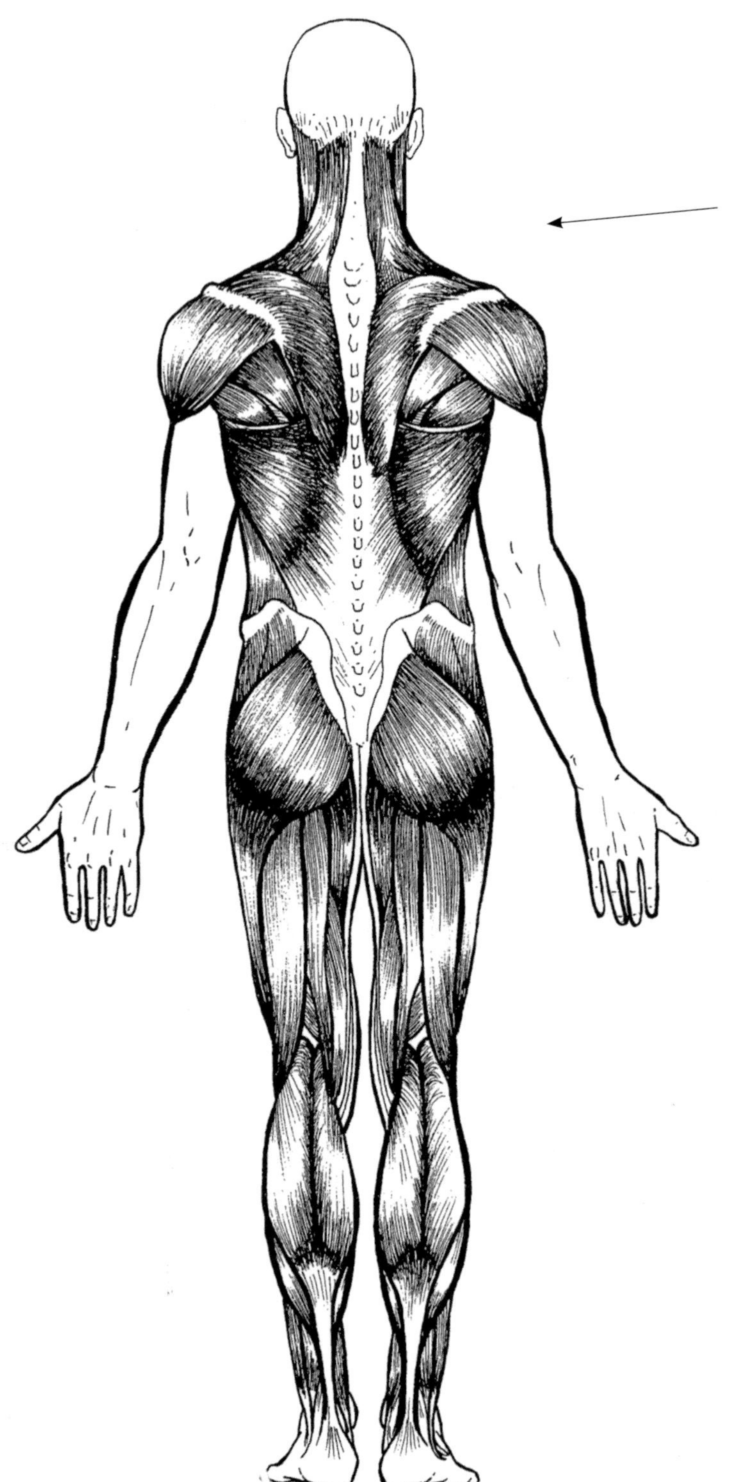

Esa montaña de varias capas de músculos que es la cadena muscular posterior se desarrolla desde lo más alto de la nuca –fijándose fuertemente al cráneo– hasta cubrir toda la planta del pie.

Tiene mucho más poder que las otras cadenas musculares (la anterior o la interna-anterior, por ejemplo), ya que está compuesta por un número de músculos mucho mayor. Son, además, músculos más fuertes, y están trabados entre sí formando una unidad tal que, de arriba abajo, toda la cadena muscular se comporta como si se tratara de un solo músculo: lo que ocurre en un segmento repercute sobre todo el conjunto.

La fuerza de la cadena muscular posterior la hace semejarse a una capa de vestimenta pesada que el individuo llevara encima. Cada centímetro de acortamiento equivale a cargar con más peso y a encorvarse o plegarse más.

5.1. El estado de nuestros músculos (relajado o, por el contrario, tenso) determina nuestros movimientos

El estado de nuestros músculos (relajado o, por el contrario, tenso) determina nuestros movimientos y, a su vez, la forma concreta en que nos movemos cada uno de nosotros determina el estado de la musculatura: el proceso es circular e inseparable de la manera en que respiramos.

Lo más importante a efectos prácticos es que tengamos en cuenta que los músculos son los órganos del movimiento. Hablar de movimiento es hablar necesariamente de músculos y **hablar de músculos es hablar de su función primera y primordial: el movimiento.**

El estado de nuestros músculos (relajado o; por el contrario, tenso) determina nuestros movimientos y, a su vez, la forma concreta en que cada uno de nosotros se mueve determina el estado de la musculatura: quizá nos movemos apoyando sólidamente los pies en tierra, con seguridad, de manera flexible y no rígida, o, por el contrario, inseguros, con apresuramiento, estresados.

Los movimientos de brazos y manos pueden ser igualmente precisos y tranquilos, o bruscos, nerviosos, con ansiedad. **El uso de nuestros órganos del movimiento** (los músculos) es inseparable de nuestras emociones y de los rasgos de carácter. Es absurdo separar el estado de nuestros músculos **respecto de la forma concreta en que cada uno vive según sus esquemas emocionales habituales y los rasgos de carácter.** Esa separación sólo puede hacerse partiendo de un concepto mecanicista del ser humano que lo trata como si estuviera formado por piezas independientes unas de otras: lo mental y emocional separado de lo muscular, y todavía más mecanicismo al considerar el cuerpo como una serie de partes más o menos inconexas.

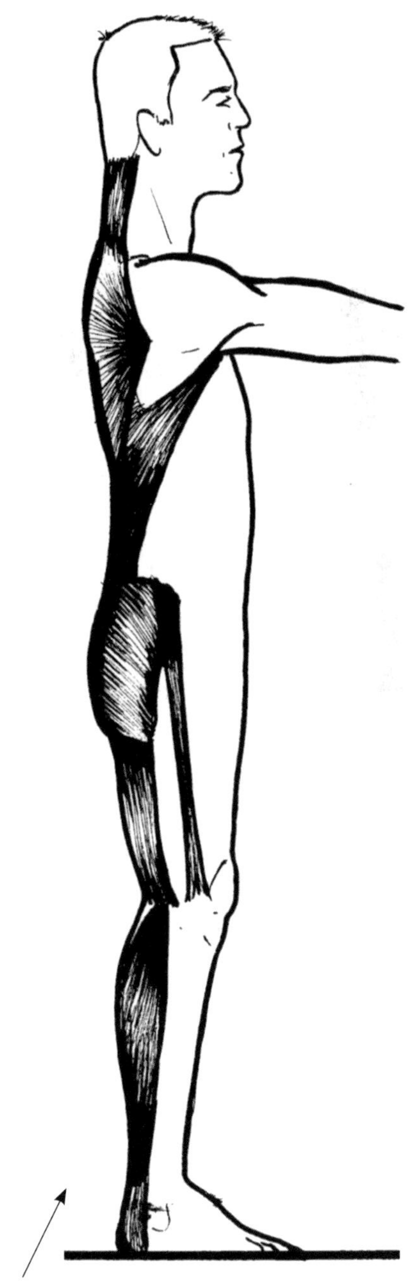

Desde los pies hasta la nuca, la gran cadena muscular posterior vista de lado.

5.7. Glúteos: los músculos que forman las nalgas

Movilidad flexible de la pelvis o su bloqueo, movimientos fáciles o entorpecidos, actitudes retentivas –esto es, de no soltar, de aferrarse, de acumular, de conservar incluso lo inútil, como es el rencor–, o lo contrario: actitudes de dejar ir, de no «amontonar»...

Los glúteos son músculos muy importantes para la buena posición de la pelvis –y, **por tanto, para la columna vertebral**–, y lo son también para dar forma a la pierna. ¡Atención!: los glúteos son rotadores externos, esto es, provocan el giro del fémur hacia fuera y con ello sacan la pierna de su eje en cuanto se acortan.

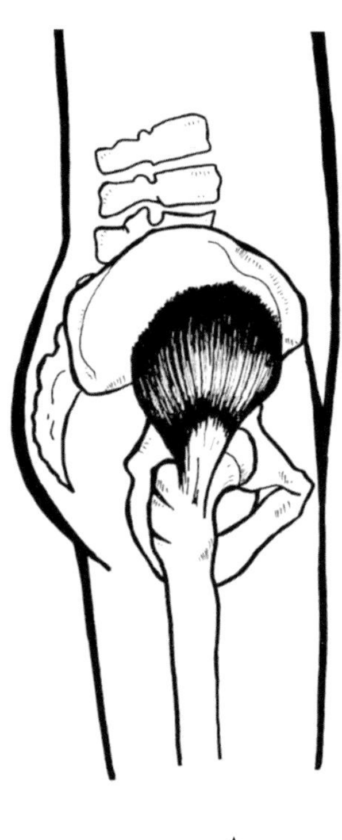

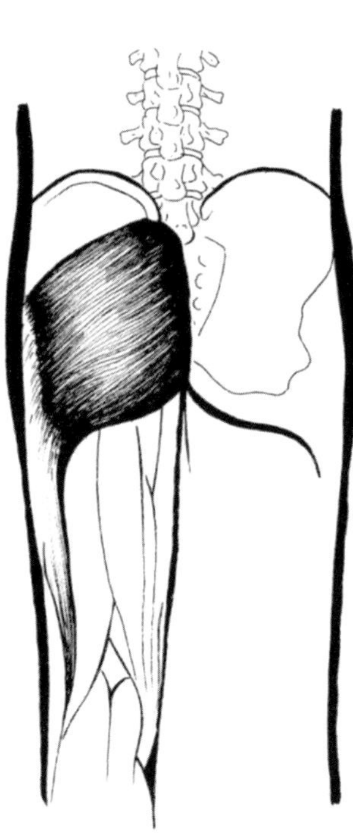

Abajo: el glúteo mayor, que es el más superficial de todos. Recubre parcialmente al mediano.

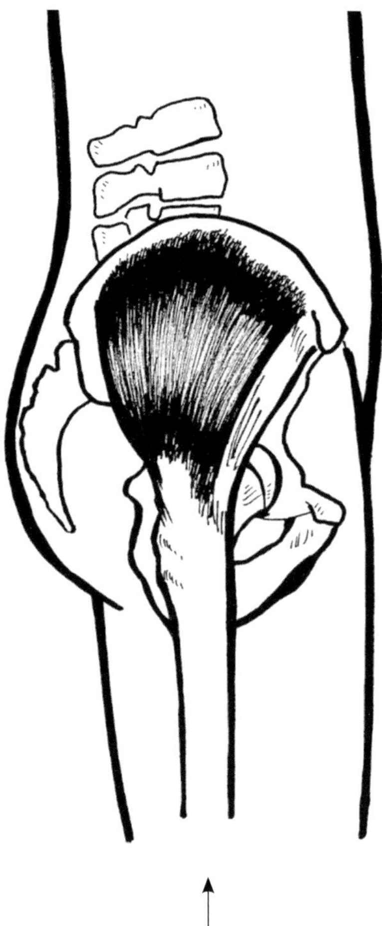

Arriba: el glúteo menor. Es el más profundo de todos. Como se ve, une el hueso que forma la pelvis (en su parte llamado íleo) y el fémur. Este nexo entre pelvis y hueso de la pierna adquiere una especial relevancia debido a la acción rotadora de los glúteos.

Arriba vemos el glúteo mediano: además une el hueso de la pelvis con el fémur, y también con los mismos efectos en caso de acortamiento.

5.1. El estado de nuestros músculos (relajado o, por el contrario, tenso) determina nuestros movimientos

El estado de nuestros músculos (relajado o, por el contrario, tenso) determina nuestros movimientos y, a su vez, la forma concreta en que nos movemos cada uno de nosotros determina el estado de la musculatura: el proceso es circular e inseparable de la manera en que respiramos.

Lo más importante a efectos prácticos es que tengamos en cuenta que los músculos son los órganos del movimiento. Hablar de movimiento es hablar necesariamente de músculos y **hablar de músculos es hablar de su función primera y primordial: el movimiento.**

El estado de nuestros músculos (relajado o; por el contrario, tenso) determina nuestros movimientos y, a su vez, la forma concreta en que cada uno de nosotros se mueve determina el estado de la musculatura: quizá nos movemos apoyando sólidamente los pies en tierra, con seguridad, de manera flexible y no rígida, o, por el contrario, inseguros, con apresuramiento, estresados.

Los movimientos de brazos y manos pueden ser igualmente precisos y tranquilos, o bruscos, nerviosos, con ansiedad. **El uso de nuestros órganos del movimiento** (los músculos) es inseparable de nuestras emociones y de los rasgos de carácter. Es absurdo separar el estado de nuestros músculos **respecto de la forma concreta en que cada uno vive según sus esquemas emocionales habituales y los rasgos de carácter.** Esa separación sólo puede hacerse partiendo de un concepto mecanicista del ser humano que lo trata como si estuviera formado por piezas independientes unas de otras: lo mental y emocional separado de lo muscular, y todavía más mecanicismo al considerar el cuerpo como una serie de partes más o menos inconexas.

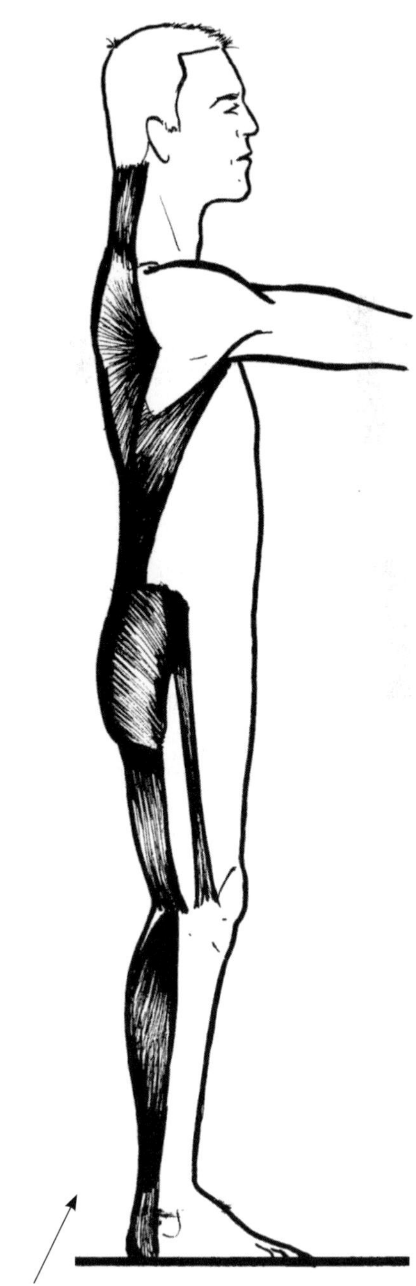

Desde los pies hasta la nuca, la gran cadena muscular posterior vista de lado.

5.2. El músculo está constituido fisiológicamente para ser elástico. Sus componentes lo convierten en un elemento flexible

La rigidez de la musculatura de algunas personas es un estado anormal y no debe ser considerada como lo propio de los seres humanos. Lo propio, lo que debería haber, es elasticidad. Cuando hay rigidez, se debe a las tareas que se llevan a cabo y, sobre todo, a la forma en que se realizan. Y esa forma concreta de trabajar o moverse está determinada a su vez por las posturas exigidas en el trabajo que se hace y por los rasgos de carácter de cada sujeto.

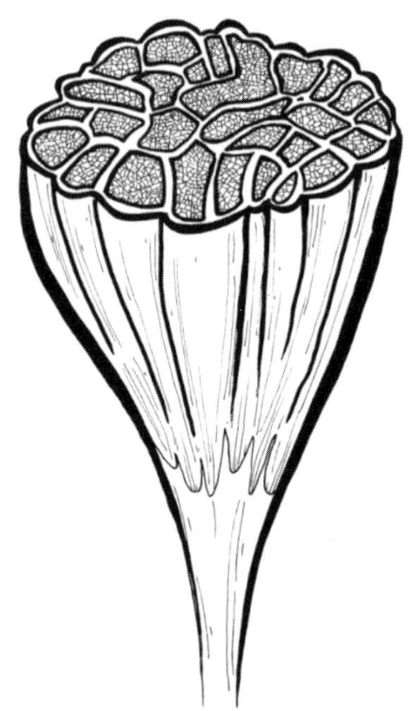

Aquí vemos un músculo seccionado por su vientre (la parte central abultada).

Los músculos están formados por fibras (semejantes a hilos muy finos) que se agrupan en forma de haz. Explicado de forma simplificada: esas fibras presentan a tramos elementos de tipo conjuntivo, o dicho de modo más comprensible, de carácter «tendinoso». Son esos fragmentos de tejido conjuntivo los que confieren al músculo su elasticidad. Fisiológicamente el músculo no es rígido, aunque la musculatura de algunas personas tenga una consistencia pétrea, cadavérica, sino que puede estirarse como una goma. Esa naturaleza elástica del músculo es precisamente la que hace el cuerpo tan maleable y deformable, pero también la que nos permite corregir las deformaciones. Los distintos haces de fibras que forman el músculo están separados unos de otros mediante un tejido conectivo semejante a las telillas que separan los gajos de una naranja: son las fascias, que, a su vez, también son elásticas y que contribuyen a que el músculo pueda recuperar su forma correcta (sana).

Los músculos son los órganos del movimiento y tiran de los huesos (que son el sistema de sostén del cuerpo). Para poder ejercer esa tracción sobre los huesos, los músculos se unen a ellos de dos maneras: mediante tendones y aponeurosis. Las aponeurosis son una especie de tendones aplanados. Un ejemplo: en la parte baja de la espalda hay una gran aponeurosis (llamada lumbosacra) de la que emergen músculos muy potentes que suben a lo largo de la espalda.

5.3. Músculos de la parte baja de la pierna

Nos arraigamos bien al suelo por el segmento de abajo, por los pies y las piernas. Y con ese plantarnos sólidamente, caminamos seguros por la vida, con resolución o con tranquilidad firme. O, por el contrario, si nos falta ese buen arraigo, nos sentimos inseguros, vacilantes. Comenzaremos, pues, por la parte baja del cuerpo, la que nos permite ese buen contacto con el suelo, con la realidad.

El sóleo está situado bajo los gemelos. Es un músculo aplanado con forma de suela de zapatilla. Va desde la parte alta del peroné y la tibia hasta fusionarse más abajo con el tendón de Aquiles.

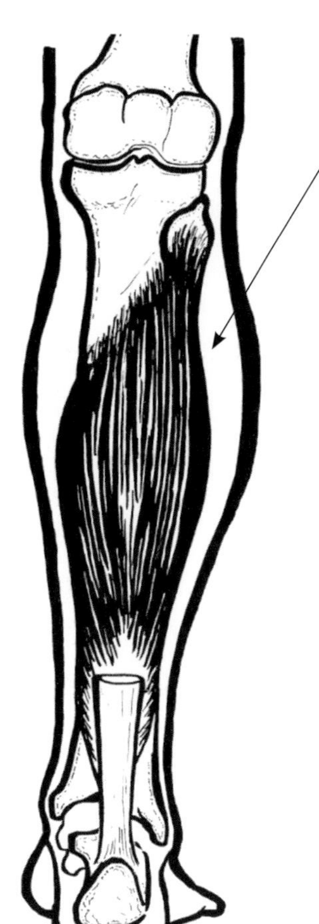

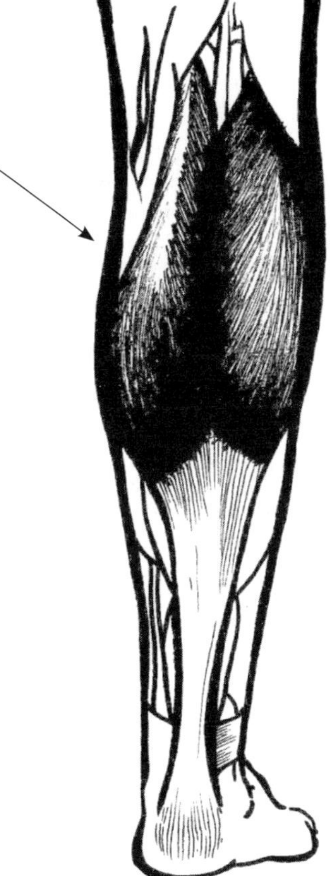

Los gemelos no acortados.

Van desde la parte más baja del fémur hasta convertirse más abajo —junto con el sóleo— en el tendón más fuerte de todo el cuerpo: el tendón de Aquiles, que acaba en nuestro talón. ¿Quién puede decir, pues, que el acortamiento de estos tres músculos no actúa sobre los huesos del pie?

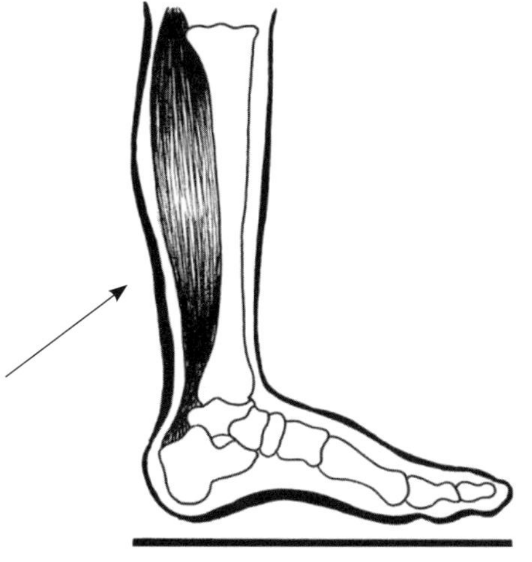

Aquí vemos los gemelos de lado, enganchándose fuerte al hueso calcáneo (el talón).

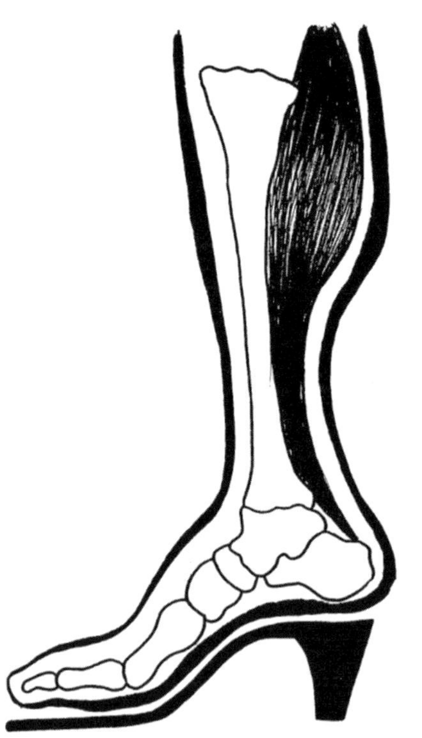

Incluso en manuales médicos universitarios se afirma la perniciosa influencia de los tacones en el calzado por sus consecuencias en la estática no sólo del pie, sino de todo el cuerpo (PARKER y THIBODEAU, *Anatomía y Fisiología*, pág. 387).

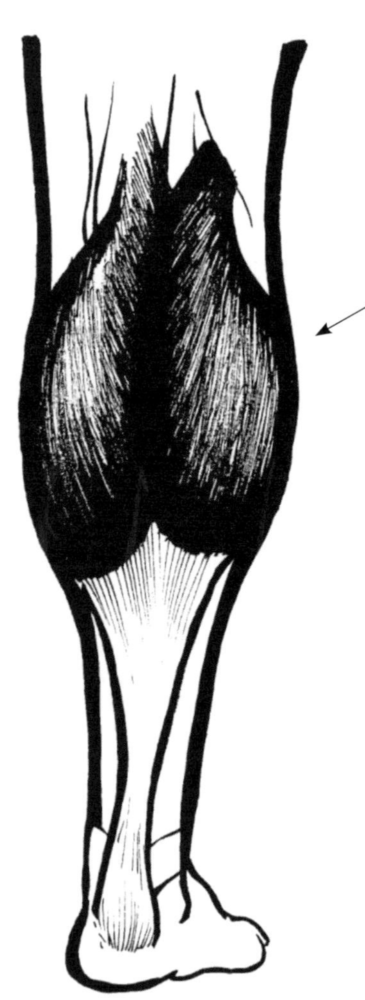

Siempre que veamos a una persona con los gemelos abultados o con una gran tensión en el tendón de Aquiles (formando una concavidad muy marcada a cada lado del tendón), ya sabemos que tiene problemas de acortamiento no sólo en el resto de la pierna, sino muy probablemente también en la pelvis y la región de los riñones.

5.4. Esfínter anal, actitudes retentivas y músculos isquiotibiales: la cara posterior del muslo

En mayor o menor grado y tanto en hombres como en mujeres, se producirá esta pérdida de la curva de los glúteos en cuanto los isquiotibiales se acorten.

Cuando se produce un gran acortamiento de los isquiotibiales, ocurre lo que vemos en este dibujo: la pelvis se vuelca hacia atrás (retroversión) y la parte baja de la espalda forma una línea recta con los glúteos, que quedan bajos precisamente porque la pelvis ha basculado hacia atrás.

Los acortamientos de los isquiotibiales y de los músculos glúteos no van separados, puesto que las tensiones de ambos grupos de músculos le sirvieron al niño para controlar el esfínter anal.

Las consecuencias sobre la columna vertebral de este vuelco hacia atrás de la pelvis son, entre otras, una enorme presión en las vértebras y en los discos intervertebrales de la región lumbar. No se acentúa la curvatura lumbar, sino que la parte baja de la espalda queda aplanada y extraordinariamente tensa. Si observamos el cuerpo en conjunto, comprobaremos que esas consecuencias afectan a toda la espalda e incluso a la nuca.

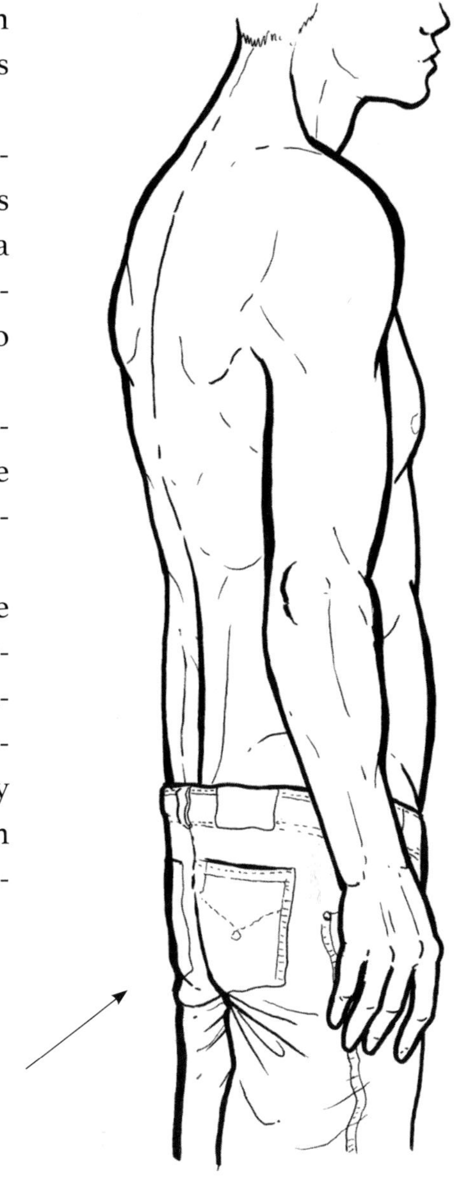

El **origen del acortamiento grave de los músculos isquiotibiales** se asociaba habitualmente **y con motivos justificados** a un control prematuro del esfínter anal. Ese control prematuro se atribuía a las actitudes invasivas y rígidas que la madre (o la persona que se ocupaba del aprendizaje para la limpieza) ejercía sobre el niño. Esta explicación se corresponde con la realidad, pero sólo se completa con otras exigencias de las figuras parentales.

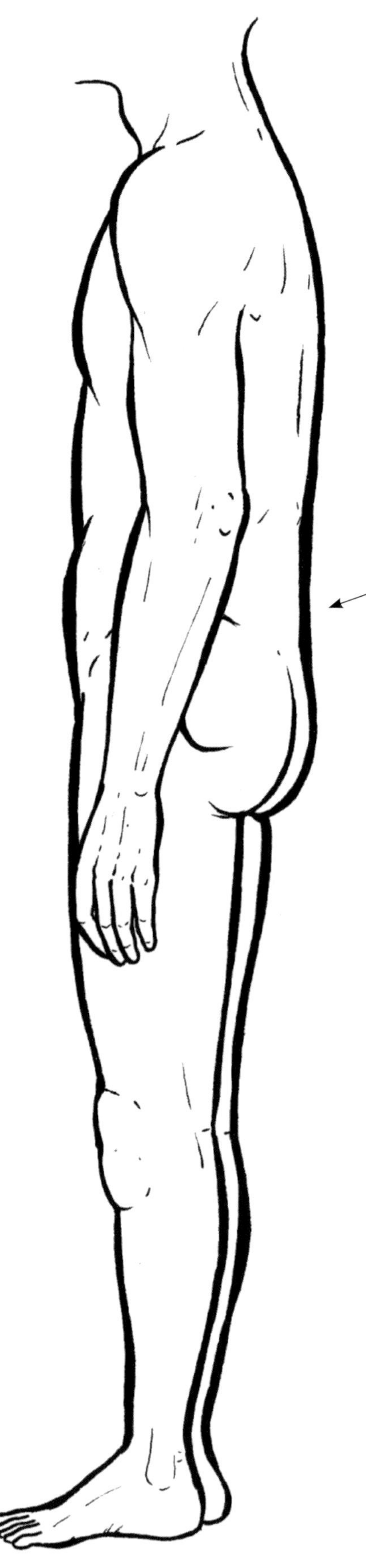

La región lumbar aplanada y haciendo línea recta con las nalgas: consecuencias del acortamiento de los músculos isquiotibiales.

Comencemos por el control prematuro de esfínteres e inmediatamente después veremos las otras causas.

Sobre el aprendizaje impuesto al niño para que controle los esfínteres, Alexander Lowen afirma muy lúcidamente: **«Si el entrenamiento comienza cuando el niño es lo suficientemente maduro como para comprender lo que se le exige, la experiencia se convierte en un paso más en la adquisición de las habilidades y capacidades** que distinguen al hombre civilizado. No difiere en nada del aprendizaje para utilizar cubiertos, cuidar de los vestidos, etcétera. El momento en que se produce dicha madurez coincide con el comienzo de la fase genital. **Pero todavía hoy hay muchos padres que insisten en el control de los esfínteres a una edad demasiado temprana. Las consecuencias para los niños son desastrosas.** El nervio motor del músculo externo del esfínter anal no se mieliniza hasta una época más tardía, por lo que no es posible ejercer control sobre dicho músculo demasiado pronto. **Ante la imposibilidad física y mental de controlar el esfínter anal de forma consciente, los niños "aprietan las nalgas" y contraen la base de la pelvis y la parte posterior de los muslos a fin de contener la evacuación»**, Alexander Lowen, *El lenguaje del cuerpo*, Herder Editorial, Barcelona, 1985, págs. 155-156.

Lo que afirma Lowen resulta de particular interés para comprender los rasgos retentivos y las tensiones crónicas de las piernas. A edad demasiado temprana, el niño no puede controlar **exclusivamente** el esfínter anal. Y ya que no puede retener las heces poniendo tensión sólo en el esfínter, recurre a toda la musculatura relacionada con el vientre, la pelvis y las piernas: los glúteos, los isquiotibiales –¡porque se insertan muy cerca del esfínter!–, pero también pone tensión en los intestinos y en la parte delantera del vientre. **Todos hemos visto a lo largo de nuestra vida a algún niño que intentando contener la orina o la necesidad de defecar, se retorcía, giraba las piernas y adoptaba posturas que le ayudaran a cerrar las vías de salida.**

Hemos de añadir los efectos nocivos que tienen sobre los niños las actitudes narcisistas y de presión que los padres ejercen no sólo en lo relacionado con el control de esfínteres, sino en cualquier otra actividad que haga parecer al niño como un sujeto avanzado respecto a los otros niños. **Se trata de expectativas (y, por tanto, de presiones encubiertas)** para que el niño camine lo más pronto posible. Esto obliga a tensar toda la musculatura de las piernas, pero también los glúteos y los esfínteres para evitar que se escapen la orina o las heces. También expectativas o presiones para que sea «maduro» prematuramente, es decir, que se esté quieto, no moleste, no se mueva inquietamente rebosante de la vitalidad propia de todo niño, no hable cuando «no debe», y, en suma, se comporte como unos padres querrían que fuera un «adulto» contenido, responsable y «correcto». Se combinan, pues, los rasgos narcisistas de los padres y su intolerancia a la vitalidad desbordante y nada correcta, pero sana, que es propia del niño. El resultado es que el miedo del niño al movimiento y al bullicio –que disgustan a los padres– es más fuerte que su necesidad de evacuar y su vitalidad. Se convierte, pues, en un niño que ha de contener sus energías mediante tensiones musculares crónicas y ha de reducir muy notablemente la necesidad de movimiento propia de todo animal. Recordemos que somos animales y no vegetales. Esa quietud prematura y pseudomadurez del niño se expresan en forma de actitudes remilgadas y apagadas que tan mal encajan con la exultante vitalidad del resto de sus compañeros, y que son mal vistas incluso por los propios padres o por otros padres. Estos niños se convierten en víctimas de aquellos que no han tenido que matar su propio vigor y vivacidad. **La contención de la energía provoca, además, tristeza, tendencias depresivas y, más adelante, enfermedades graves.**

Para recordar siempre: estos tres músculos se enganchan o insertan en una protuberancia ósea (la tuberosidad isquiática) que está muy cerca del esfínter anal. Por ese motivo les afecta el exceso de tensión del esfínter desde la infancia.

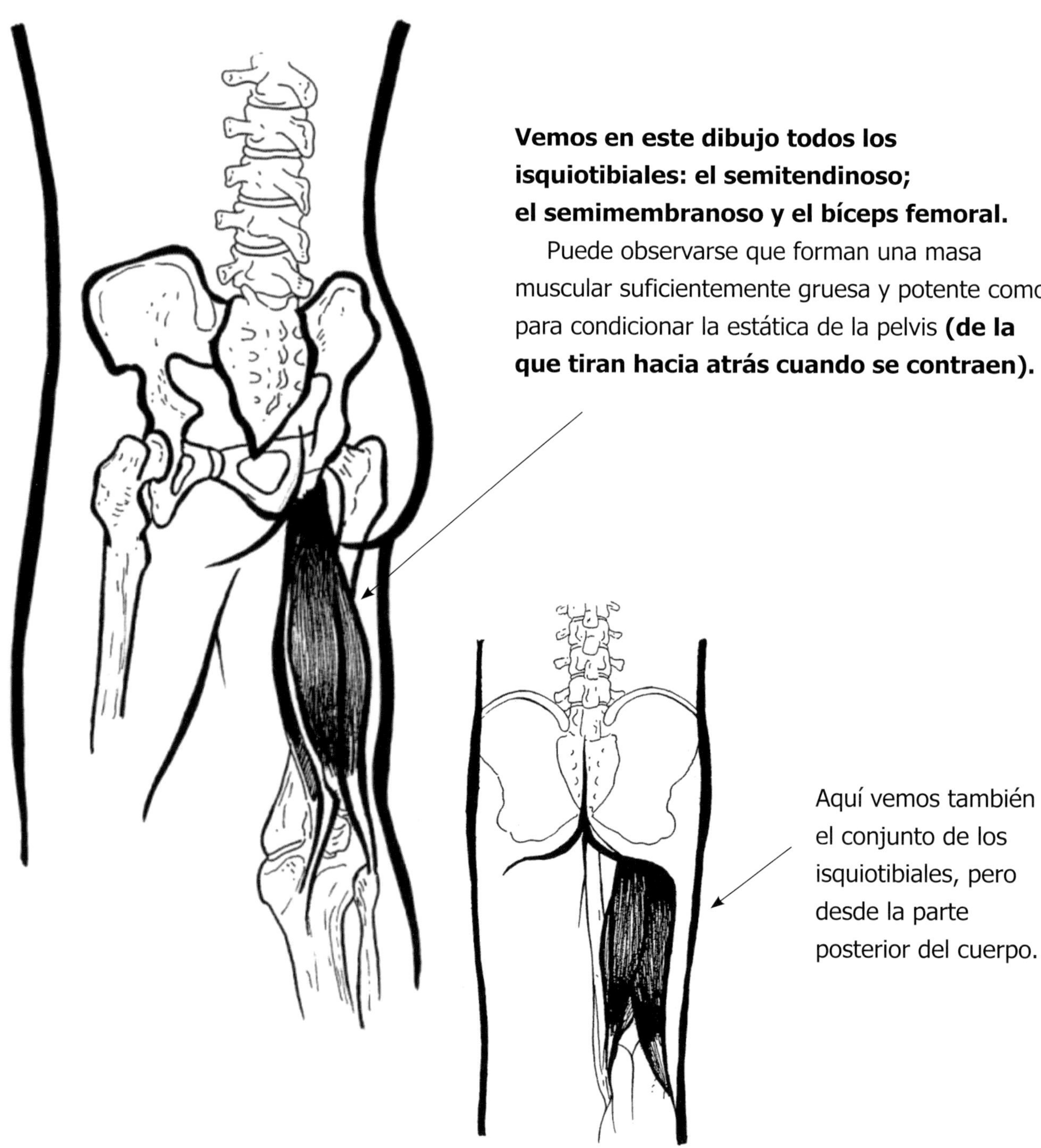

Vemos en este dibujo todos los isquiotibiales: el semitendinoso; el semimembranoso y el bíceps femoral.
Puede observarse que forman una masa muscular suficientemente gruesa y potente como para condicionar la estática de la pelvis **(de la que tiran hacia atrás cuando se contraen).**

Aquí vemos también el conjunto de los isquiotibiales, pero desde la parte posterior del cuerpo.

demasiado temprana, el niño no puede controlar **exclusivamente** el esfínter anal. Y ya que no puede retener las heces poniendo tensión sólo en el esfínter, recurre a toda la musculatura relacionada con el vientre, la pelvis y las piernas: los glúteos, los isquiotibiales –¡porque se insertan muy cerca del esfínter!–, pero también pone tensión en los intestinos y en la parte delantera del vientre. **Todos hemos visto a lo largo de nuestra vida a algún niño que intentando contener la orina o la necesidad de defecar, se retorcía, giraba las piernas y adoptaba posturas que le ayudaran a cerrar las vías de salida.**

Hemos de añadir los efectos nocivos que tienen sobre los niños las actitudes narcisistas y de presión que los padres ejercen no sólo en lo relacionado con el control de esfínteres, sino en cualquier otra actividad que haga parecer al niño como un sujeto avanzado respecto a los otros niños. **Se trata de expectativas (y, por tanto, de presiones encubiertas)** para que el niño camine lo más pronto posible. Esto obliga a tensar toda la musculatura de las piernas, pero también los glúteos y los esfínteres para evitar que se escapen la orina o las heces. También expectativas o presiones para que sea «maduro» prematuramente, es decir, que se esté quieto, no moleste, no se mueva inquietamente rebosante de la vitalidad propia de todo niño, no hable cuando «no debe», y, en suma, se comporte como unos padres querrían que fuera un «adulto» contenido, responsable y «correcto». Se combinan, pues, los rasgos narcisistas de los padres y su intolerancia a la vitalidad desbordante y nada correcta, pero sana, que es propia del niño. El resultado es que el miedo del niño al movimiento y al bullicio –que disgustan a los padres– es más fuerte que su necesidad de evacuar y su vitalidad. Se convierte, pues, en un niño que ha de contener sus energías mediante tensiones musculares crónicas y ha de reducir muy notablemente la necesidad de movimiento propia de todo animal. Recordemos que somos animales y no vegetales. Esa quietud prematura y pseudomadurez del niño se expresan en forma de actitudes remilgadas y apagadas que tan mal encajan con la exultante vitalidad del resto de sus compañeros, y que son mal vistas incluso por los propios padres o por otros padres. Estos niños se convierten en víctimas de aquellos que no han tenido que matar su propio vigor y vivacidad. **La contención** de la energía provoca, además, **tristeza, tendencias depresivas y, más adelante, enfermedades graves.**

Una nota sobre la actitud relacionada con la retención anal y, por tanto, con la tensión en los isquiotibiales desde la infancia: padres narcisistas, hijos demasiado «correctos», los niños con más probabilidades de ser acosados por sus compañeros.

«¿Y tú por qué no juegas y haces travesuras como los demás? –preguntan los adultos a un niño en una fiesta infantil–. El niño responde modoso: «No, no, es que yo soy muy maduro para hacer esas cosas».

El miedo al movimiento y al bullicio que los padres han inoculado en el niño deviene más fuerte que su necesidad de evacuar y su vitalidad. Se convierte, pues, en un niño que ha de contener sus energías mediante tensiones musculares crónicas y ha de reducir muy notablemente la necesidad de movimiento propia de todo animal. Esa quietud prematura y pseudomadurez se expresan en forma de actitudes remilgadas y apagadas –desvitalizadas– que tan mal encajan con la exultante vitalidad del resto de sus compañeros, y que son mal vistas incluso por los propios padres, **que le han estado exigiendo actitudes contrapuestas: una cosa y la contraria.**

Para que el niño pueda contener sus heces a pesar de la necesidad de vaciarse, no sólo necesita poner un exceso de tensión prematura en el esfínter anal, sino en otros músculos de la pelvis y las piernas. **Entre esos músculos están los isquiotibiales, que tratamos ahora.** Presionar al niño para que controle prematuramente sus esfínteres tiene efectos devastadores no sólo desde el punto de vista muscular sino también psicológico.

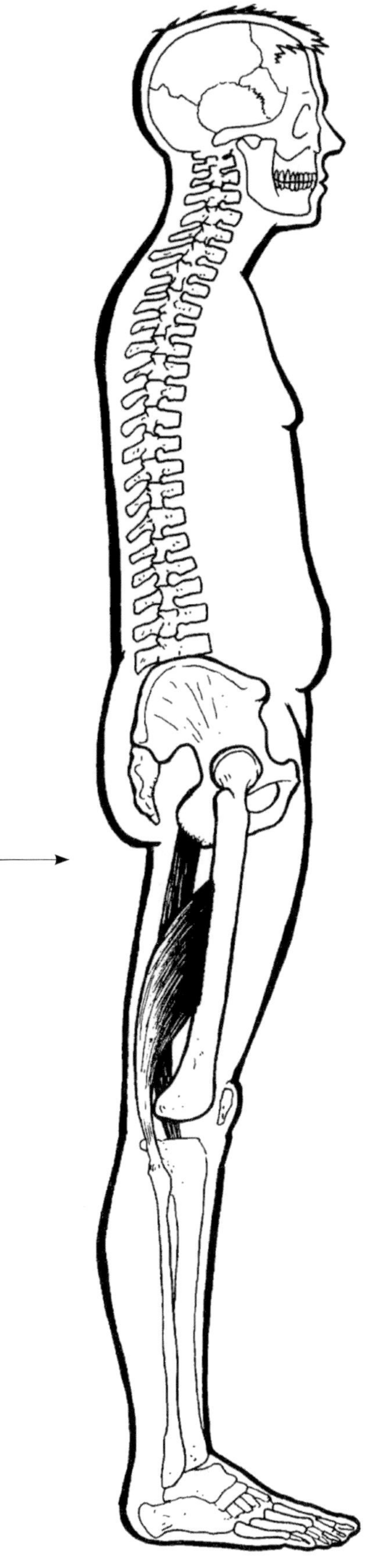

Esta estructura corporal se debe a que, entre otras causas, **los glúteos son estirados hacia abajo y forman una línea recta con la espalda**.

La causa más directa, aunque no la única, que produce estas **nalgas caídas** es el predominio del acortamiento de los músculos de la cara **posterior** del muslo (los isquiotibiales).

Esta forma del cuerpo contrasta notablemente con otras estructuras en las que prevalece el acortamiento de los aductores (los de la cara **interna** del muslo).

Es interesante observar que esta estructura es más frecuente en hombres que en mujeres y está directamente relacionada con los rasgos retentivos (anales), ya que los isquiotibiales se insertan muy cerca del esfínter anal.

Podemos afirmar que las actitudes retentivas de las mujeres se traducen en deterioros de la estructura que adoptan otras formas distintas, más relacionadas con los músculos de la cara interna del muslo (aductores) que con los de la cara posterior.

Para recordar siempre: estos tres músculos se enganchan o insertan en una protuberancia ósea (la tuberosidad isquiática) que está muy cerca del esfínter anal. Por ese motivo les afecta el exceso de tensión del esfínter desde la infancia.

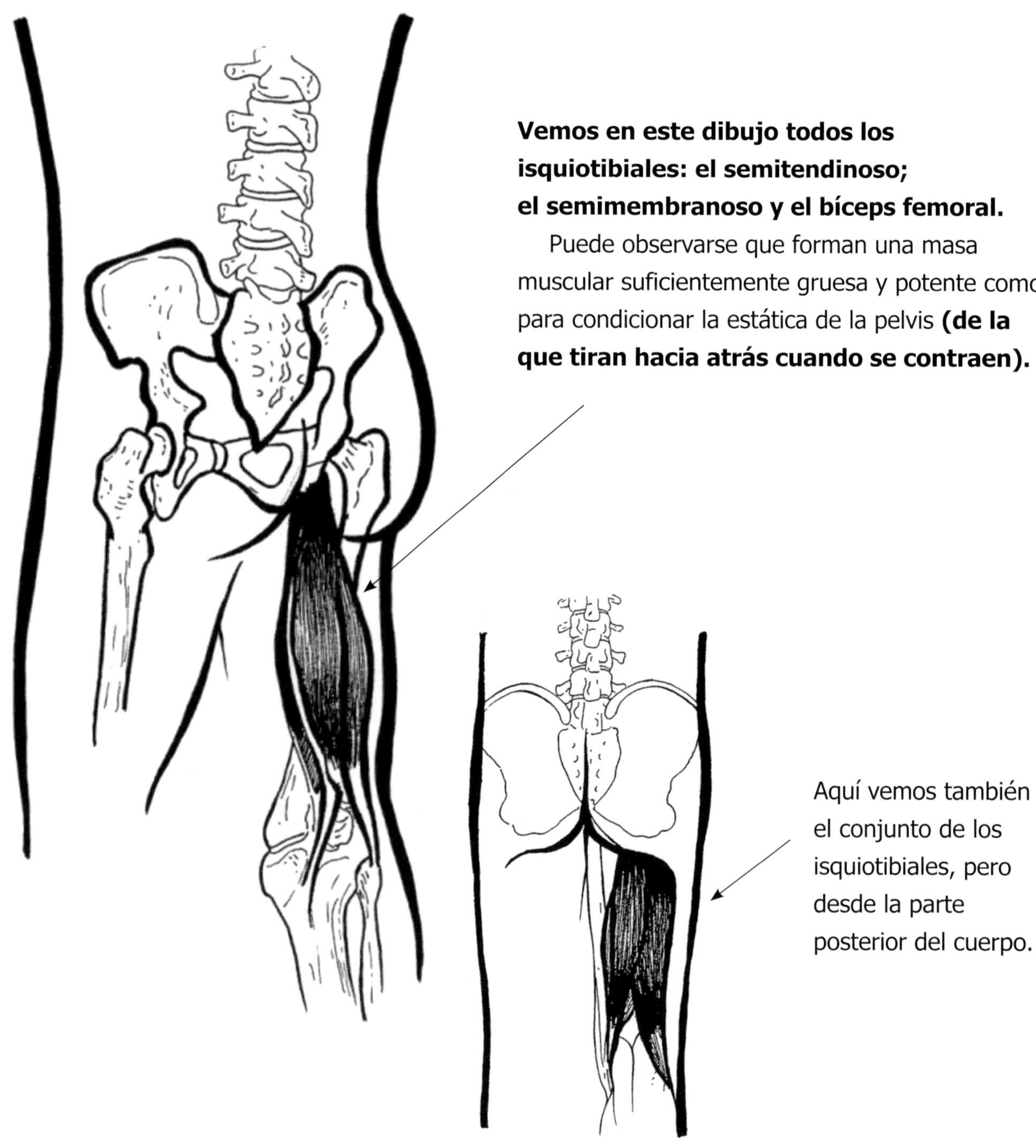

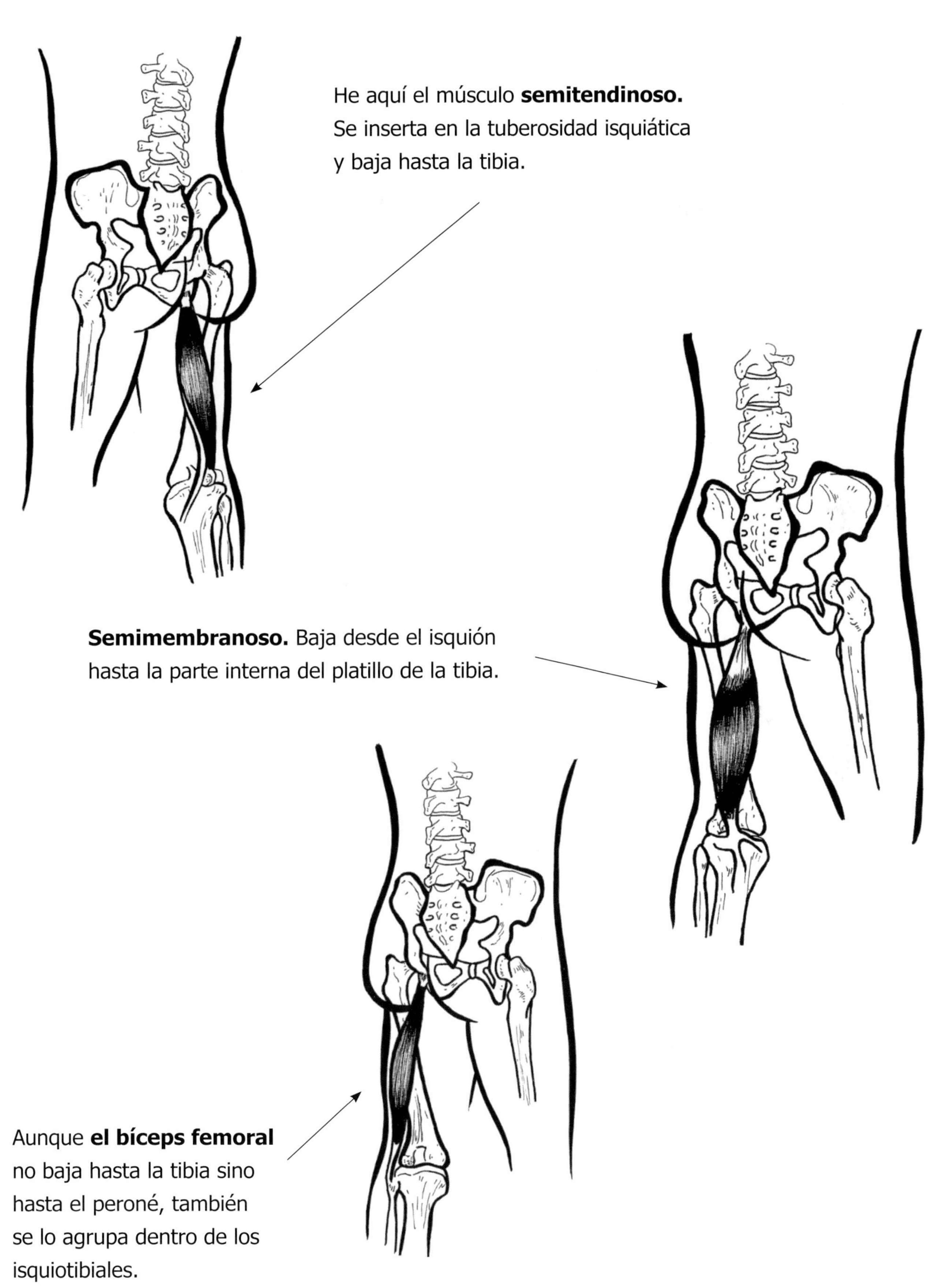

He aquí el músculo **semitendinoso.** Se inserta en la tuberosidad isquiática y baja hasta la tibia.

Semimembranoso. Baja desde el isquión hasta la parte interna del platillo de la tibia.

Aunque **el bíceps femoral** no baja hasta la tibia sino hasta el peroné, también se lo agrupa dentro de los isquiotibiales.

5.5. Estreñimiento y hemorroides en relación con las actitudes asociadas al acortamiento de los isquiotibiales

«**Muchas personas de nuestra cultura tienen problemas anales a causa de la educación que recibieron en materia de aseo y de control de esfínteres.** El estreñimiento y las hemorroides son afecciones físicas comunes que se pueden producir por la tensión originada en experiencias traumáticas con esta función. En el plano psicológico, rasgos de carácter como la avaricia (el acumular, retener y no soltar), la terquedad y la compulsión a una limpieza exagerada se han identificado como el resultado de un entrenamiento demasiado temprano y severo en este tipo de control».

ALEXANDER LOWEN, *Miedo a la vida*, Editorial Era Naciente, Buenos Aires, 1980, pág. 220.

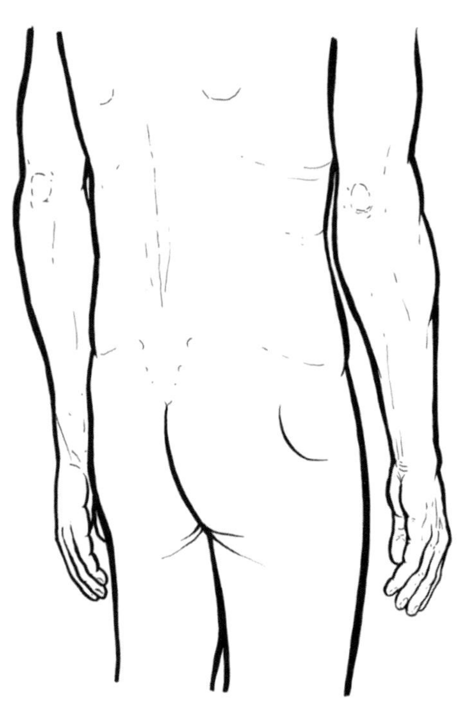

Cuanto más ejercicio muscular se hace para abultar la musculatura de la parte alta de la espalda, los brazos y los pectorales, más empeora la parte baja porque para llevar a cabo este trabajo arriba se fuerza la respiración y, en consecuencia, las fibras bajas del diafragma acortan la zona lumbar.

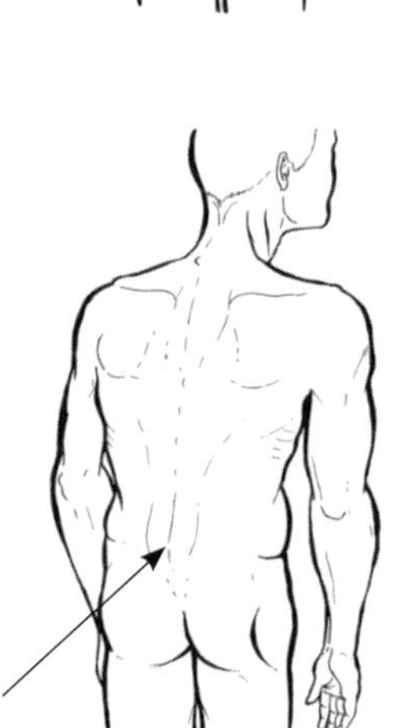

5.6. Cuando predomina el acortamiento de los isquiotibiales, son éstas las posturas que se adoptan en actividades de la vida cotidiana

En lugar de esta rectitud flexible de la espalda conseguida de forma espontánea y cómoda...

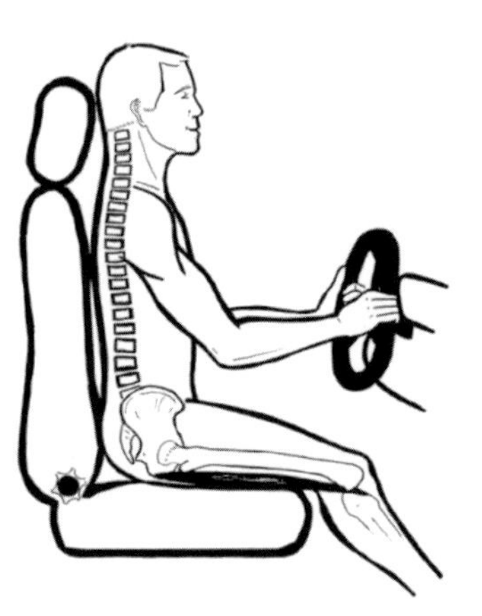

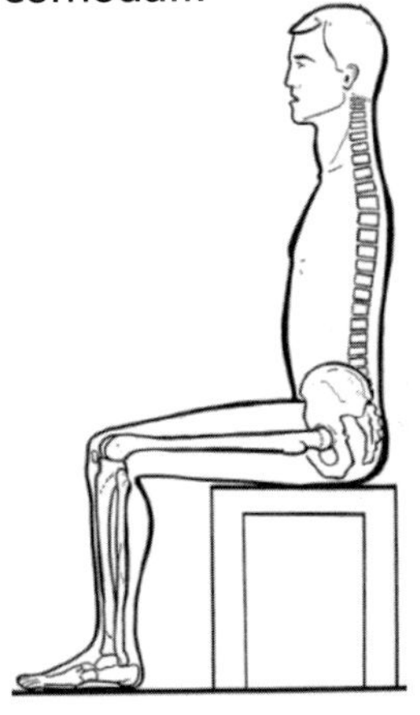

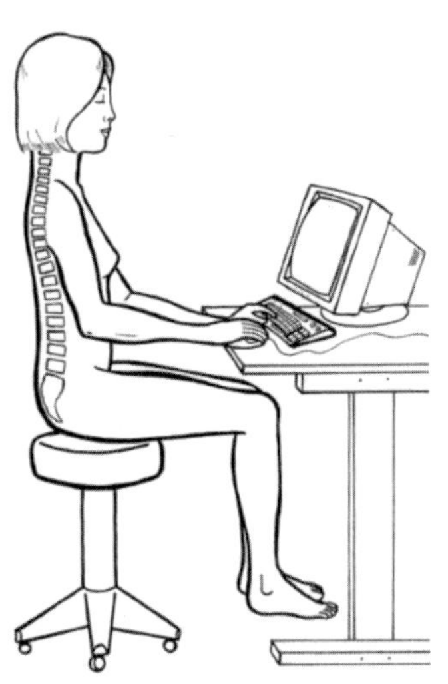

...lo que ocurre es esto: nos deslizamos hacia abajo en el asiento a causa del tirón de los isquiotibiales.

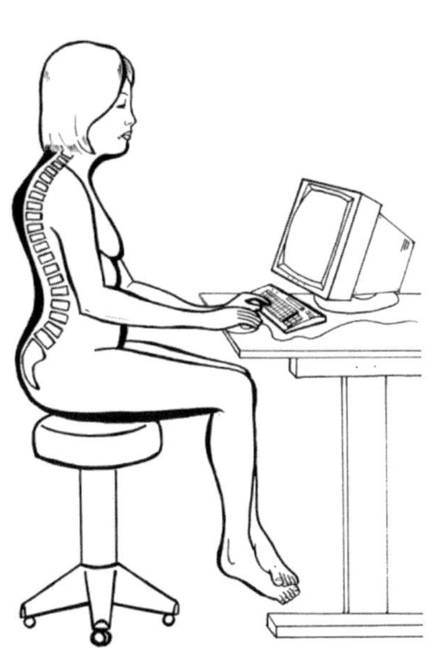

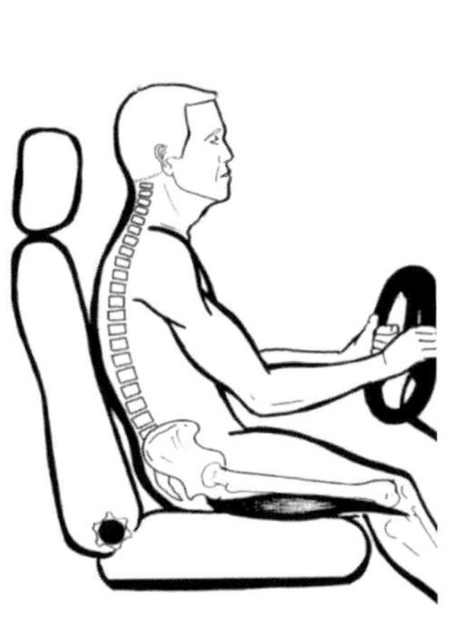

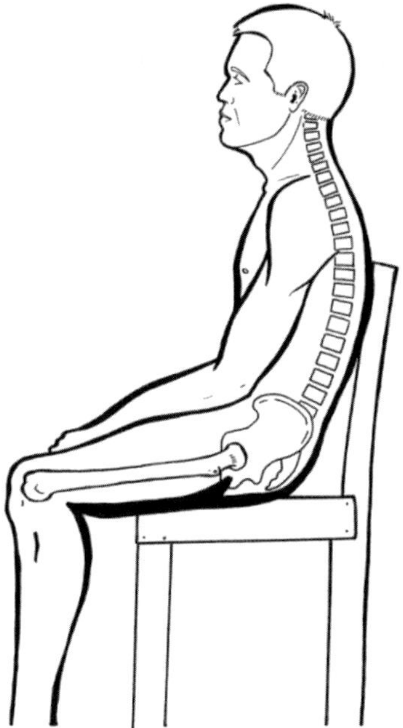

Para que podamos adoptar la postura de estar sentados con la espalda erguida **sin envaramiento** y sin forzarnos ni autoviolentarnos, es imprescindible, como mínimo, estirar los isquiotibiales.

5.7. Glúteos: los músculos que forman las nalgas

Movilidad flexible de la pelvis o su bloqueo, movimientos fáciles o entorpecidos, actitudes retentivas –esto es, de no soltar, de aferrarse, de acumular, de conservar incluso lo inútil, como es el rencor–, o lo contrario: actitudes de dejar ir, de no «amontonar»...

Los glúteos son músculos muy importantes para la buena posición de la pelvis –y, **por tanto, para la columna vertebral**–, y lo son también para dar forma a la pierna. ¡Atención!: los glúteos son rotadores externos, esto es, provocan el giro del fémur hacia fuera y con ello sacan la pierna de su eje en cuanto se acortan.

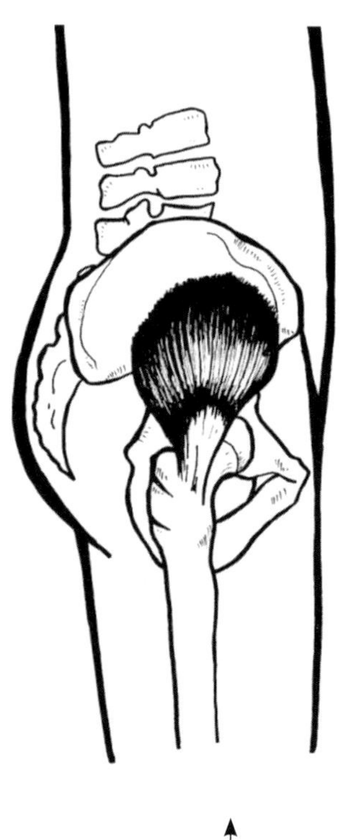

Abajo: el glúteo mayor, que es el más superficial de todos. Recubre parcialmente al mediano.

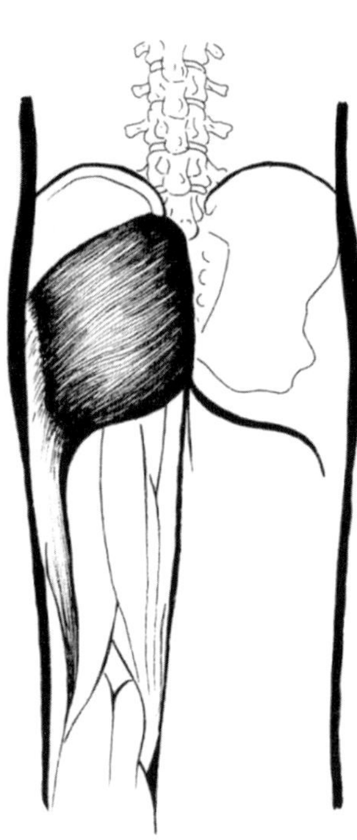

Arriba: el glúteo menor. Es el más profundo de todos. Como se ve, une el hueso que forma la pelvis (en su parte llamado íleo) y el fémur. Este nexo entre pelvis y hueso de la pierna adquiere una especial relevancia debido a la acción rotadora de los glúteos.

Arriba vemos el glúteo mediano: además une el hueso de la pelvis con el fémur, y también con los mismos efectos en caso de acortamiento.

Los glúteos son músculos fundamentales para la estabilidad de la pelvis, pero en el caso de que acumulen más tono del necesario y se acorten, el resultado es el bloqueo de la pelvis: la semiinmovilizan e impiden de esa forma los movimientos libres de la cavidad pélvica. Su bloqueo sirve, pues, para evitar los movimientos libres de la pelvis y las sensaciones que van asociadas a esos movimientos.

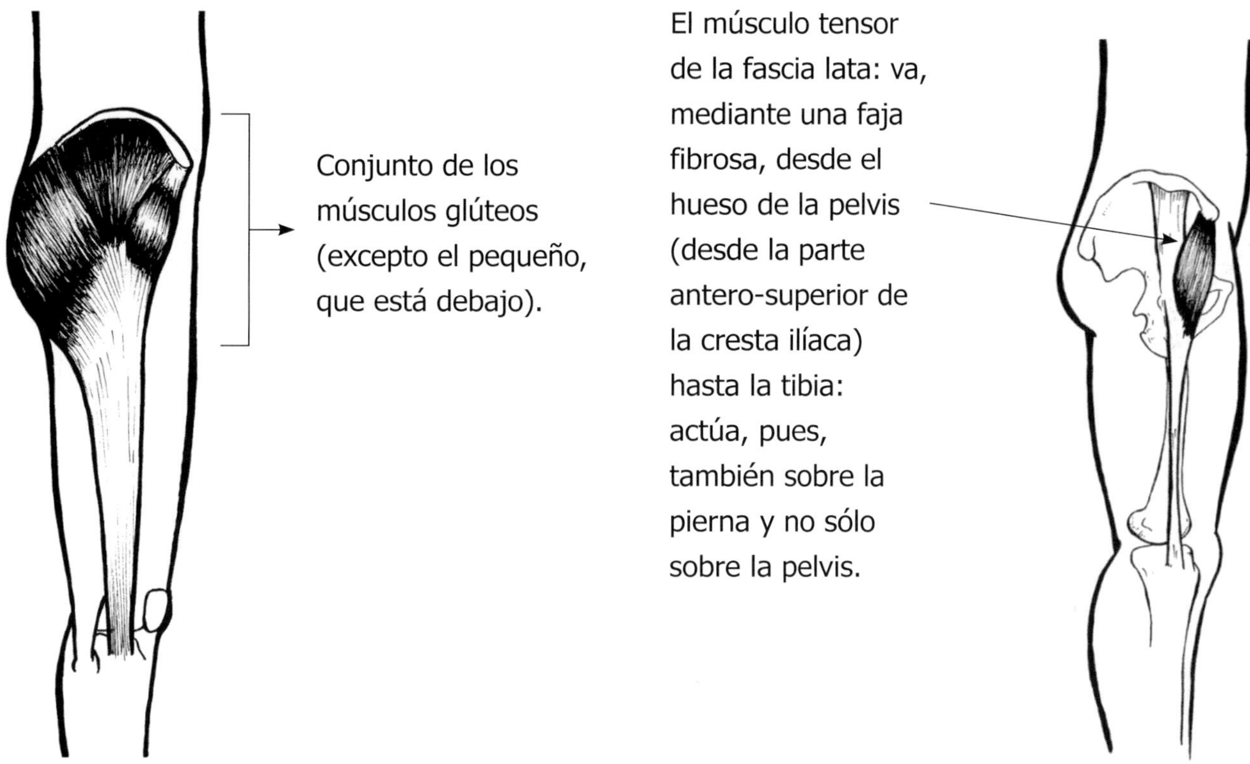

Las contracciones de los glúteos comienzan ya en la infancia, cuando el niño se ve forzado por los padres a ser limpio prematuramente, es decir, cuando se le impone un control prematuro de los esfínteres. Esto tendrá consecuencias físicas y psicológicas durante el resto de su vida. Las psicológicas se concretan en actitudes retentivas: las tendencias a no soltar, a guardar más de lo necesario e incluso mucho de lo innecesario y tóxico, la avaricia, la mezquindad, a acumular rencores y agravios pasados en lugar de olvidar... Las consecuencias físicas tienen una relación directa con los puntos donde se «enganchan» (se insertan) los glúteos: todos los glúteos sin excepción van desde la pelvis hasta la pierna. Puesto que su función principal es la rotación externa del muslo, su acortamiento provoca lo que coloquialmente se llama «andares de pato», pero, sobre todo, son colaboradores necesarios en la aparición de las piernas arqueadas.

5.7.1. Los «andares de pato»: signo del grave acortamiento de los músculos glúteos

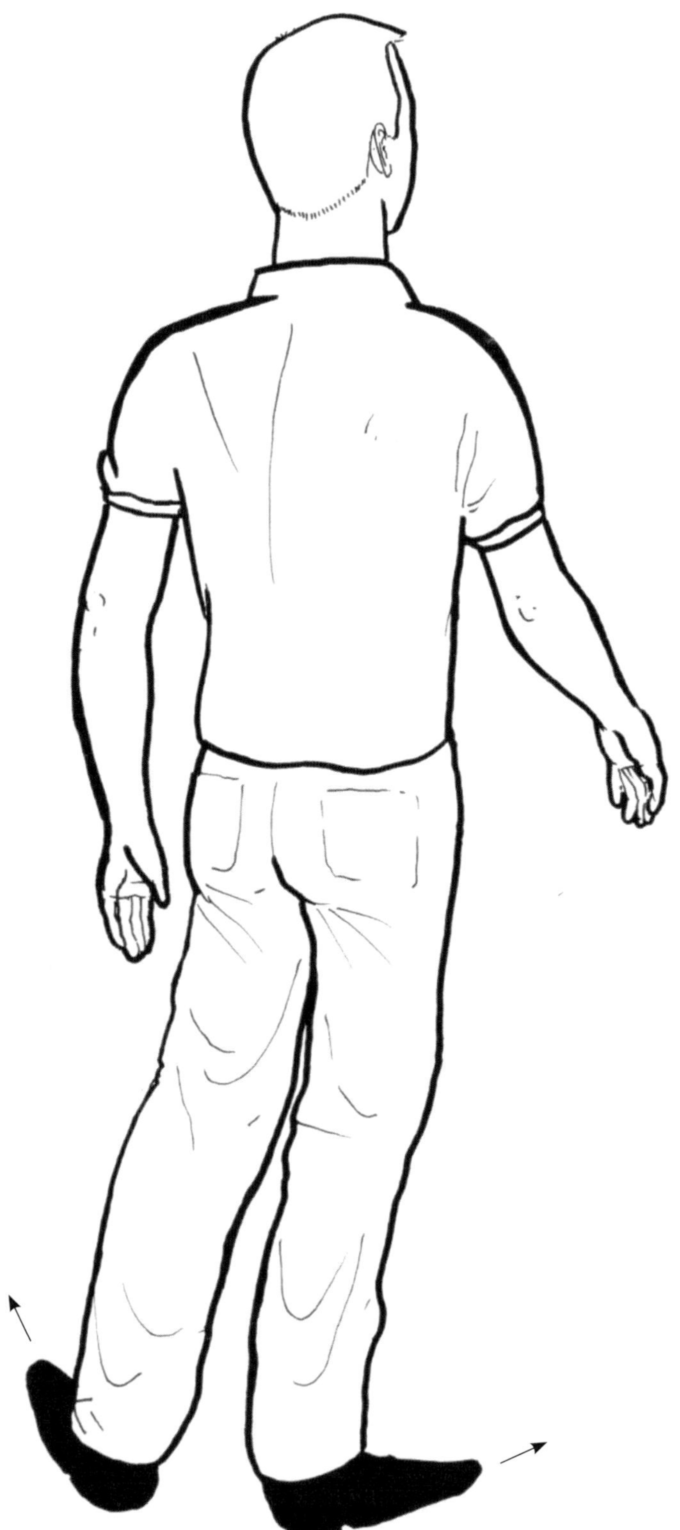

He aquí un efecto particularmente claro de la contracción crónica de los glúteos y su acortamiento: los llamados «andares de pato». El sujeto proyecta los pies hacia fuera a cada paso que da. Esto es consecuencia de la principal función para el movimiento de los glúteos: son rotadores externos (hacen girar **permanentemente** el muslo y el resto de la pierna hacia fuera…, ¡pero sólo cuando se acortan!).

El resto de músculos que unen la pelvis con el fémur también son rotadores externos: el cuadrado crural, el piramidal, los géminos de la cadera, el obturador interno y el obturador externo.

En cuanto vemos acercarse a una persona proyectando los pies hacia afuera (tal como vemos en el dibujo de al lado), ya sabemos que tiene fuertemente contraídos los músculos glúteos, y que tarde o temprano sufrirá problemas en las rodillas y en la articulación de la cadera.

Es interesante hacer notar que las mujeres no suelen caminar de esta forma y que concretan de otras formas específicas sus contracturas de glúteos.

5.8. Cuando los glúteos y el resto de musculatura pélvica no están acortados, las piernas tienden a conservar sus ejes correctos y hay buena circulación de retorno. Y a la inversa

Cuando los glúteos están acortados (como vemos en este dibujo), su estado de tensión crónica no es separable de otros segmentos del cuerpo sobre los que influye directamente el estado de la pelvis: nos referimos a la región lumbar y a las piernas.

Por debajo, los glúteos condicionan fuertemente el estado de las piernas; y por arriba, el de la musculatura de la región de los riñones. En suma: interconectados como están todos los músculos, no debe esperarse encontrar una región del cuerpo con fuertes contracciones sin que existan otras varias también con un tono excesivo y, por tanto, provocando deterioros en el conjunto de la estructura. Si corregimos el conjunto, **también** estamos actuando sobre los segmentos más contraídos. Y a la inversa. La tensión crónica y el acortamiento de la musculatura de la pelvis actúan como una especie de faja que dificulta gravemente la circulación de retorno: varices y hemorroides son una de sus consecuencias. La operación de hemorroides es una de las más innecesarias que existen. Basta con liberar la tensión de la musculatura de la pelvis y el diafragma para verlas reducirse y desaparecer en muy pocos días.

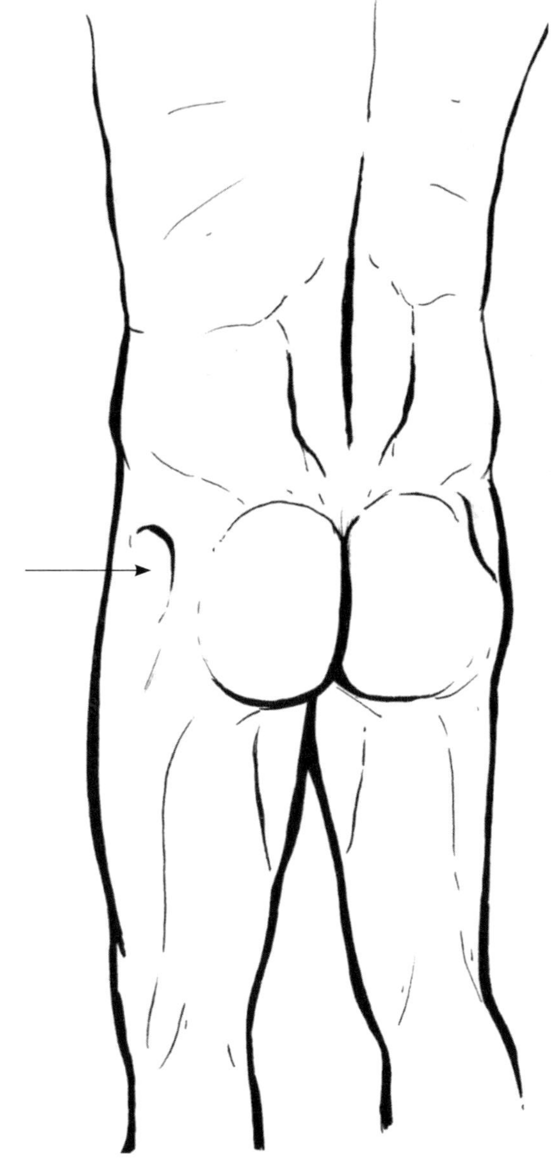

Los huecos en los lados de las nalgas revelan los graves acortamientos de los glúteos.

5.9. Seguimos con los músculos de la cadena posterior: el cuadrado lumbar

Aquí vemos el cuadrado lumbar sin acortar y acortado.

Se inserta en las últimas costillas, en las apófisis transversas de las cinco vértebras lumbares y en la porción postero-superior de la cresta ilíaca. **Dicho de otro modo: cubre el espacio que existe entre las costillas bajas y los huesos que marcan la línea de la cintura.** Un espacio que debe existir y ser amplio, lo que indicaría que no se ha acortado la potente musculatura posterior y que músculos espiradores como los oblicuos no han perdido su tono.

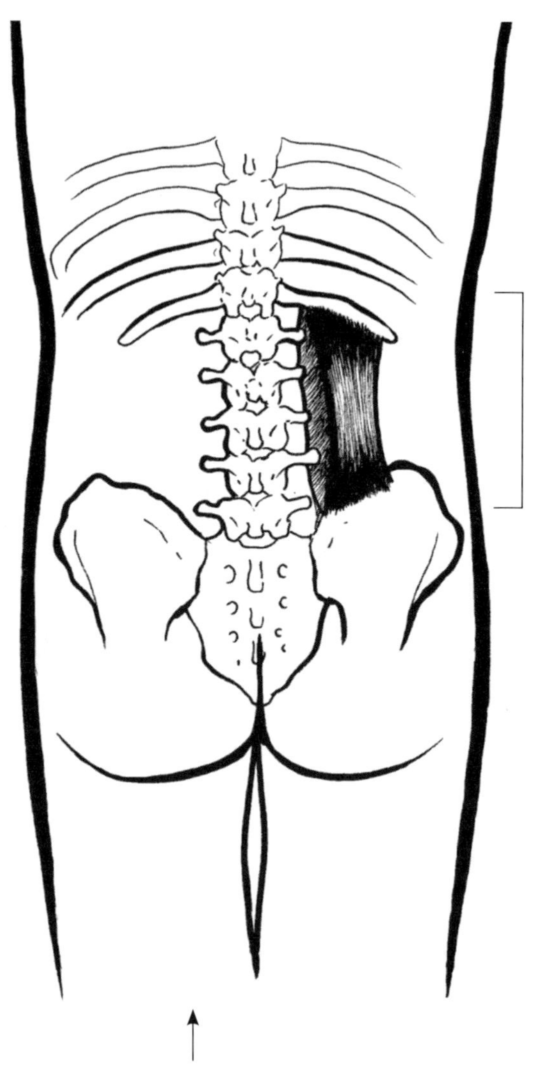

El cuadrado lumbar sin acortar.

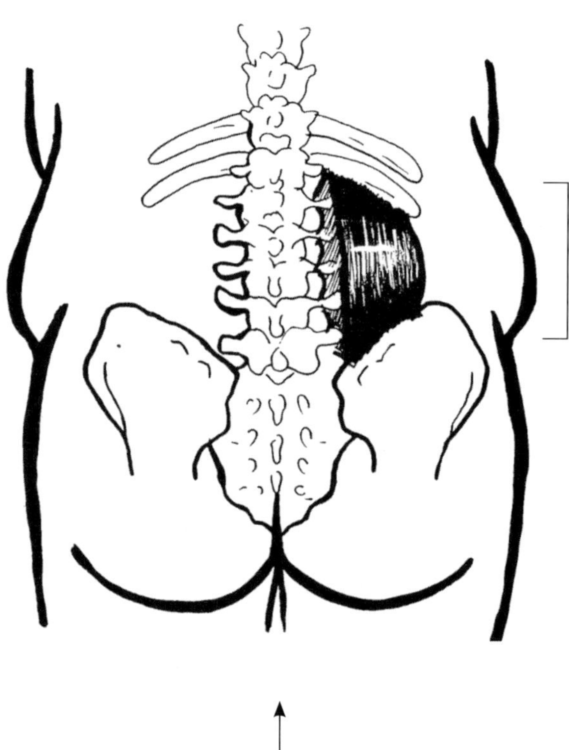

El cuadrado lumbar acortado: es otro más de los fuertes músculos que contribuyen a reducir la distancia que debería existir entre las costillas bajas y los huesos que marcan la línea de la cintura, es decir, **contribuye a plegar el cuerpo, a encogerlo.**

5.10. Músculos que hacen juego con la cadena posterior: los oblicuos. Causas de su proceso de pérdida de tono

La espiración es la parte de la respiración en que dejamos ir el aliento. Espirar es eso: exhalar el aire. Y es el momento de la respiración que los occidentales más evitamos porque vivimos en un constante bloqueo en inspiración, conteniéndonos, reteniendo. Los oblicuos, junto con el diafragma, son los principales músculos espiradores y suelen estar faltos de tono, ¿por qué ocurre esto y para qué?

Los oblicuos son músculos fundamentales para la espiración y hacen juego con la cadena muscular posterior, de la que son, al mismo tiempo, sus víctimas: de ahí su flaccidez (su falta de tono). Veamos ahora esa pérdida de tono y a lo largo de esta obra conoceremos cómo invertir el proceso mediante los estiramientos.

Espirar equivale a estar realmente vivo porque es la parte de la respiración en que sentimos la pena, la alegría, el placer, la rabia, la prisa, el estrés. Cuando, por el contrario, mantenernos en inspiración, en esa actitud de apenas soltar el aire (que es el bloqueo habitual entre los occidentales), es la forma que tenemos de contenernos, de evitar sentir emociones y sensaciones. Espirar equivale a abandonarnos, dejar de estar en guardia o en estado de tensión.

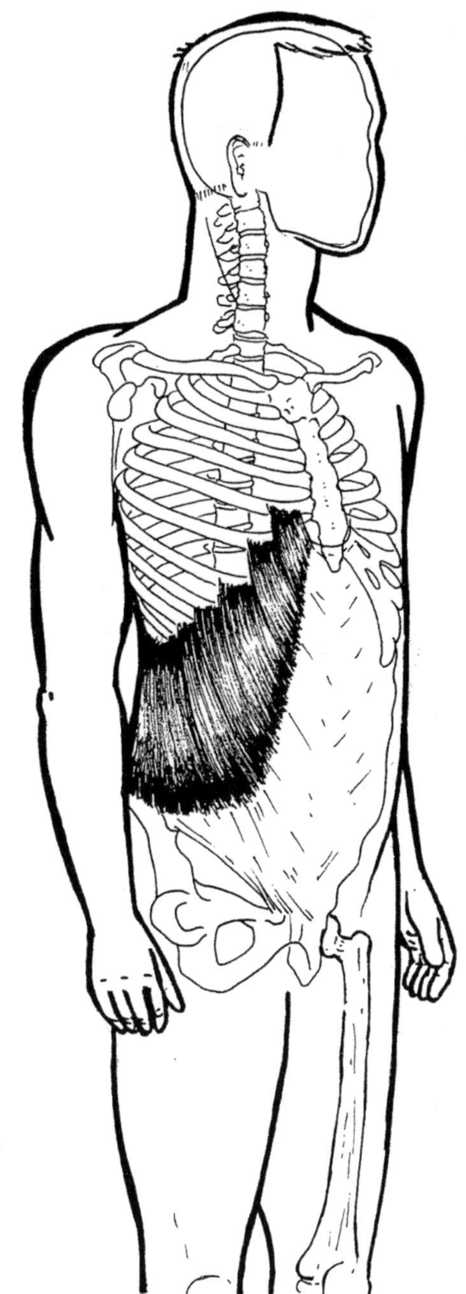

En el dibujo vemos el oblicuo mayor sin acortar. Se inserta en las siete costillas bajas (donde se entrelaza con el dorsal ancho, músculo de la gran cadena posterior) y en la cresta ilíaca (el hueso que marca la línea de la cintura). Las fibras del oblicuo mayor se dirigen oblicuamente hacia la aponeurosis del vientre.

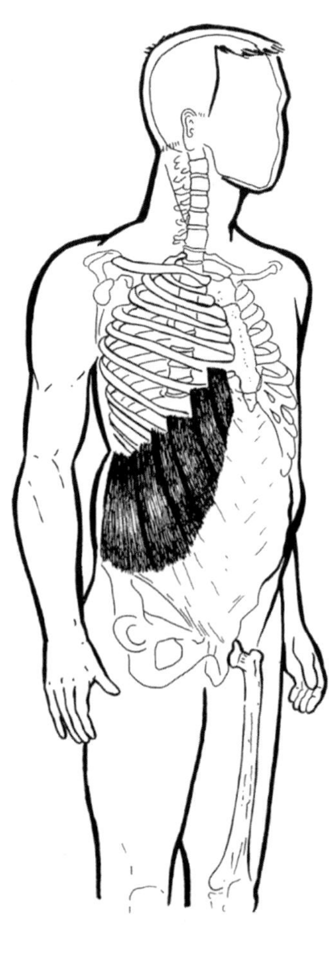

Primer paso de la pérdida de tono del oblicuo mayor: ha comenzado a reducirse el espacio entre las costillas y los huesos de la cintura. El cuerpo se ha plegado un poco y aparece la barriga.

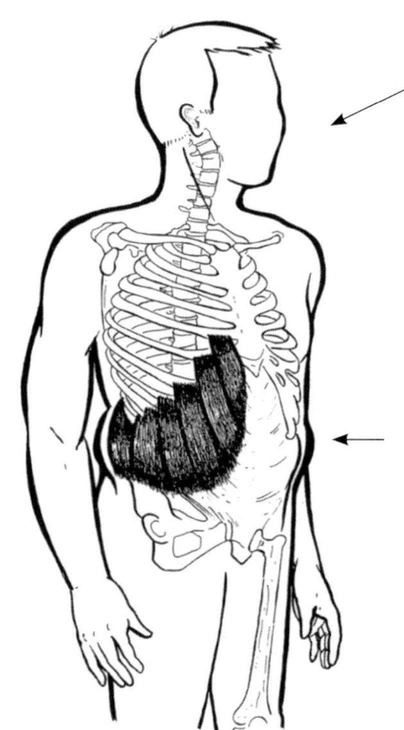

Segundo paso de la pérdida de tono del oblicuo mayor: a mayor acortamiento de la musculatura posterior, más pérdida de tono también de los oblicuos (que, como hemos dicho, son espiradores), puesto que **la respiración va quedando cada vez más bloqueada en inspiración, en contención.**

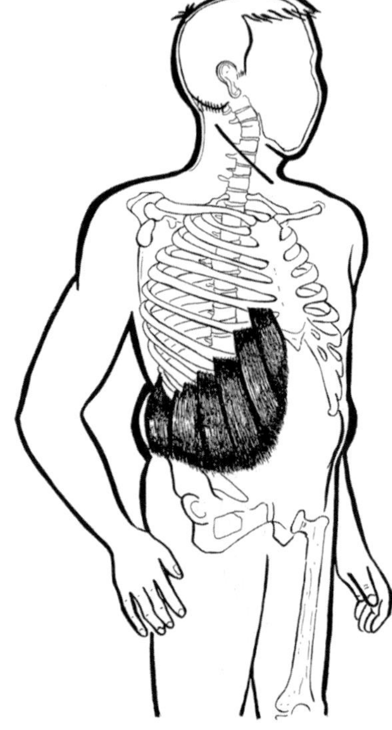

Tercer paso: cada vez los oblicuos pierden más y más tono víctimas de la musculatura posterior y también de la que hace juego con ella, como el diafragma y el psoas-ilíaco.

5.11. Flaccidez en los costados de la barriga y solución a esa pérdida de tono y al deterioro de la estructura

La progresiva pérdida de tono de los músculos oblicuos es inseparable del acortamiento del resto de la musculatura y del deterioro de la estructura del cuerpo. Sucede también al revés: la recuperación del tono justo de los oblicuos (músculos para espirar) es la consecuencia del estiramiento de los músculos de la cadena muscular posterior y la solución de los deterioros de la estructura del cuerpo. En suma: volvemos a espirar profundamente cuando, por fin, liberamos el conjunto de la musculatura. Y esto es exactamente lo que buscamos: desbloquear la respiración.

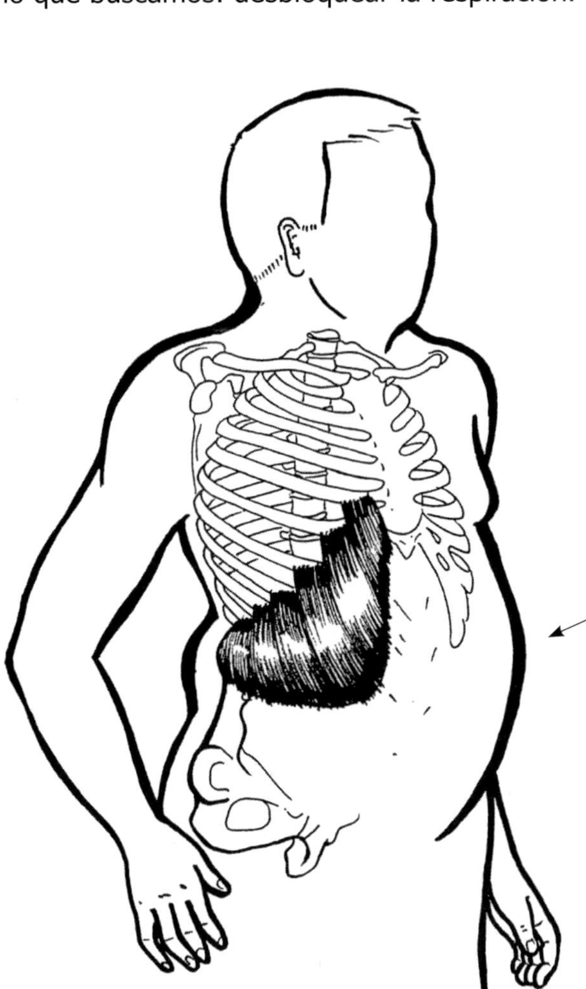

Lo que pretendemos con nuestro trabajo es el desbloqueo de la respiración. La respiración queda bloqueada en un estado de contención o miedo: el de la retención del aire inspirado, el de no dejar ir, no dejarse ir en la espiración, retener. Cuanto menos tono tienen los oblicuos, menos espiramos. **Para devolver a los oblicuos el tono muscular justo, hay que soltar el resto de la musculatura y no actuar directamente sobre ellos.**

5.12. El oblicuo menor: otro gran músculo espirador que hace juego con la cadena posterior y, a su vez, es víctima de ella

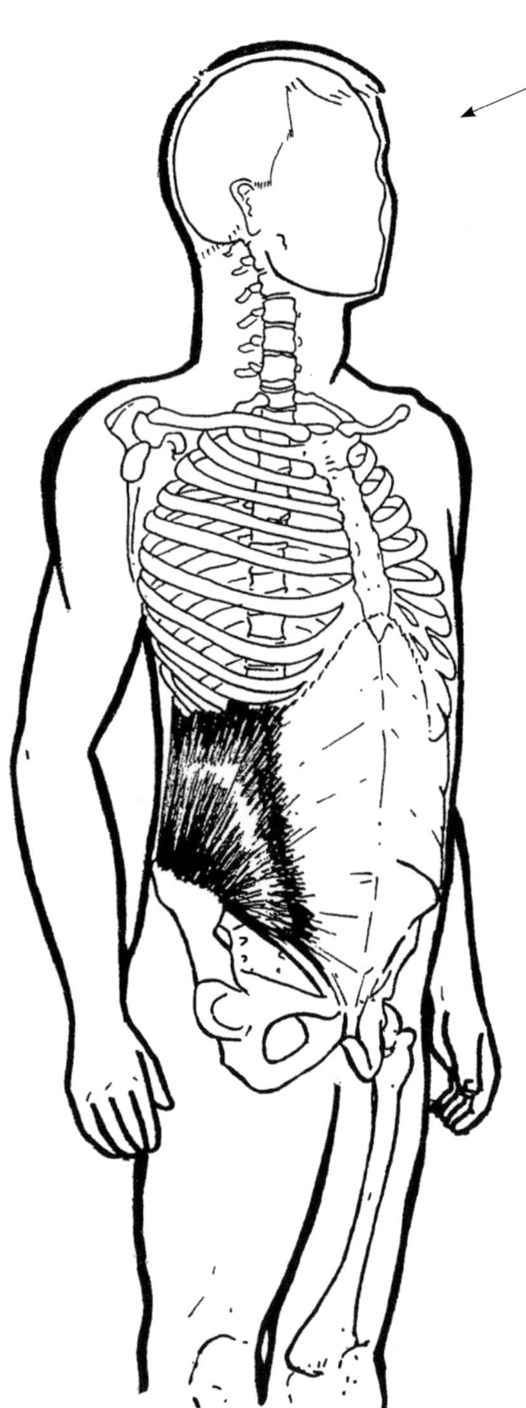

El oblicuo menor sin acortar.

Se inserta arriba en las cuatro últimas costillas. De ahí baja hacia la cresta ilíaca (el hueso de la cintura) y en el arco crural (yendo en dirección al pubis). El músculo se fija también en la aponeurosis del centro de la barriga y del vientre.

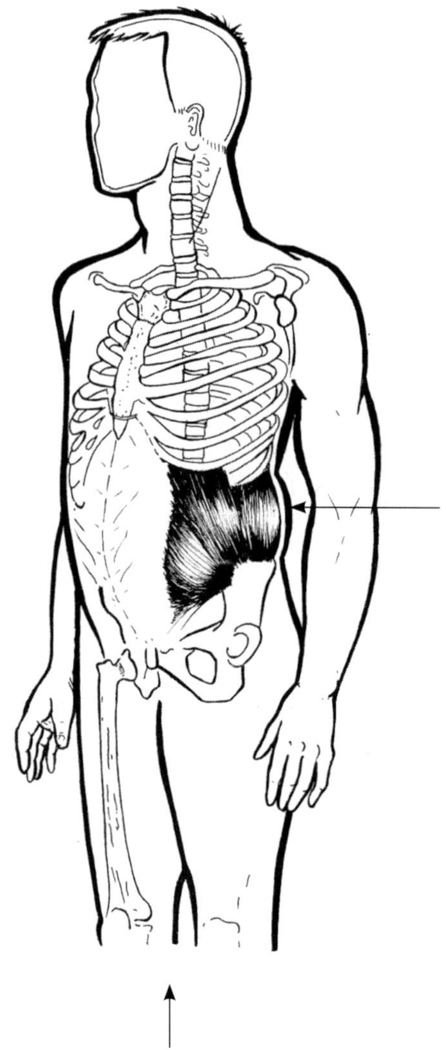

Primer paso de la pérdida de tono del oblicuo menor.

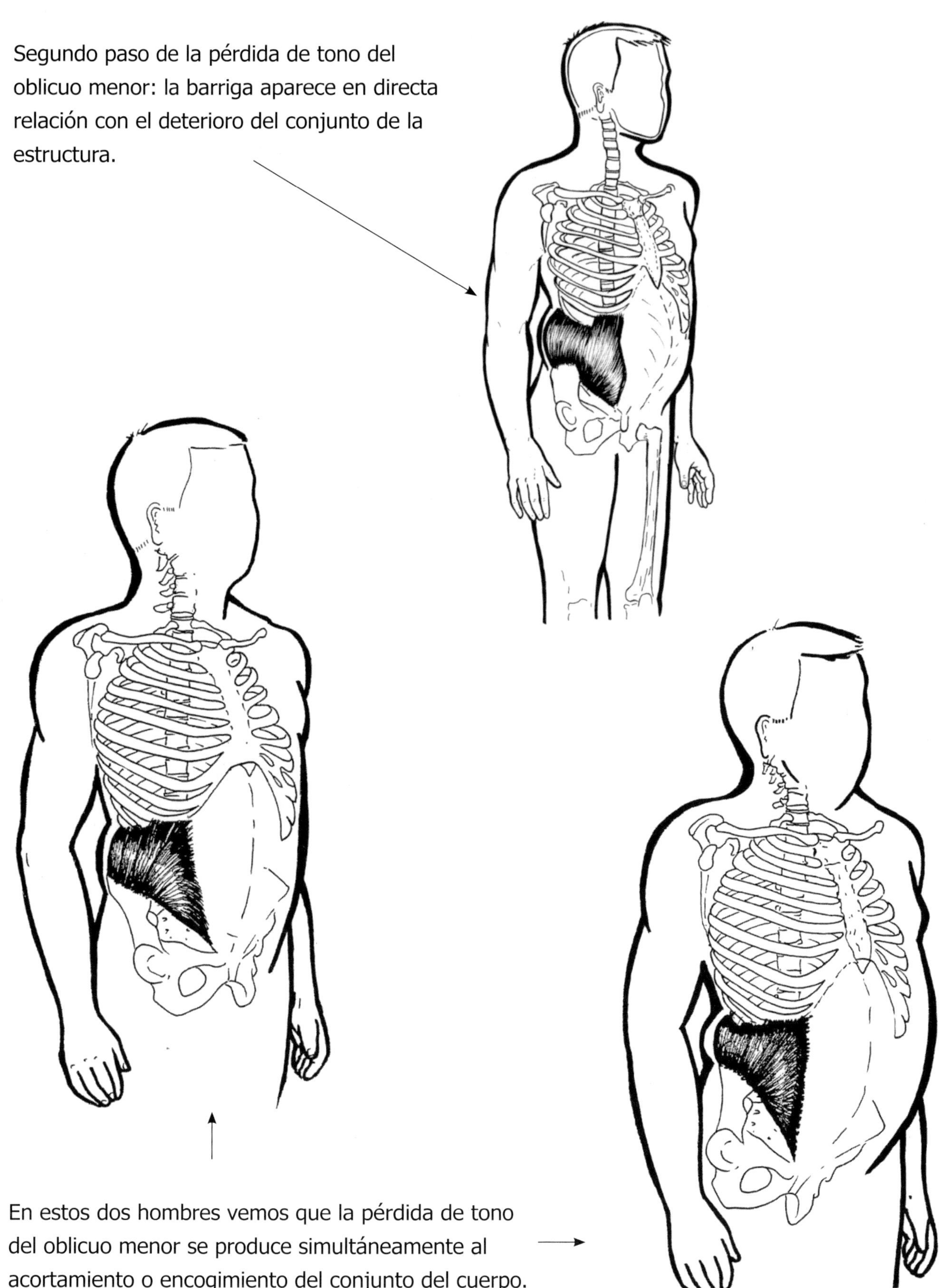

Segundo paso de la pérdida de tono del oblicuo menor: la barriga aparece en directa relación con el deterioro del conjunto de la estructura.

En estos dos hombres vemos que la pérdida de tono del oblicuo menor se produce simultáneamente al acortamiento o encogimiento del conjunto del cuerpo.

5.13. Un gigante de la musculatura: el dorsal ancho

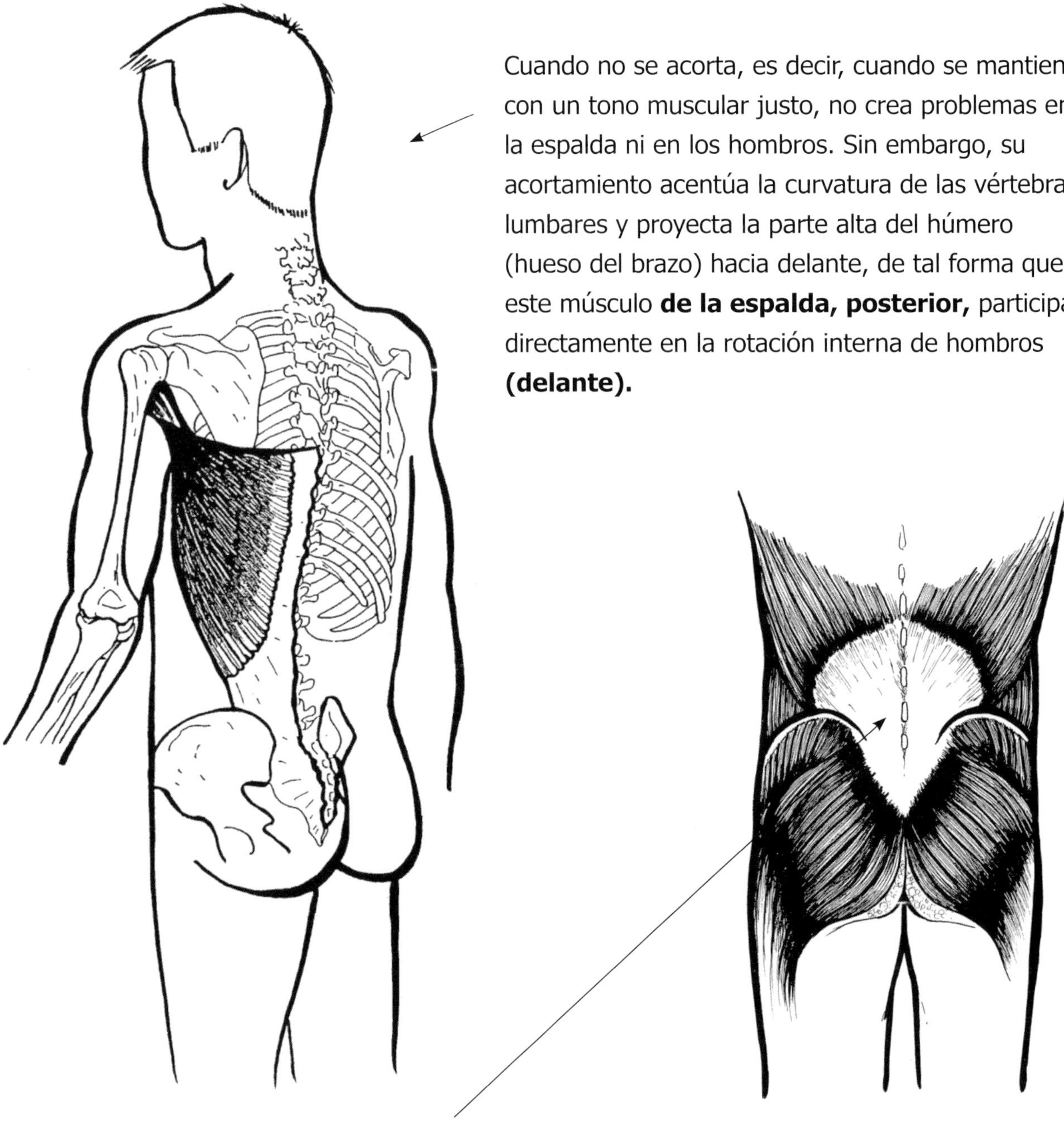

Cuando no se acorta, es decir, cuando se mantiene con un tono muscular justo, no crea problemas en la espalda ni en los hombros. Sin embargo, su acortamiento acentúa la curvatura de las vértebras lumbares y proyecta la parte alta del húmero (hueso del brazo) hacia delante, de tal forma que este músculo **de la espalda, posterior,** participa directamente en la rotación interna de hombros **(delante).**

He aquí el nacimiento del dorsal ancho en la parte más baja de la espalda (y llega hasta la parte alta de los huesos del brazo: el húmero). El dorsal ancho se forma en este gran tendón aplanado (aponeurosis lumbo-sacra).

Se fija en la cresta ilíaca (hueso de la cintura) y en la cresta sacra. Luego se inserta en las apófisis espinosas de las cinco vértebras lumbares y sube (también fijándose en las apófisis espinosas) desde la vértebra torácica 12 hasta la 7. En su parte más alta y a ambos lados, haciendo un movimiento de hélice, las fibras llegan a la parte alta del húmero.

5.14. El dorsal ancho y su relación directa con el lumbago

El dorsal ancho es un músculo que acentúa gravemente la curvatura lumbar (es lordosante) en cuanto levantamos el brazo más allá del ángulo recto.

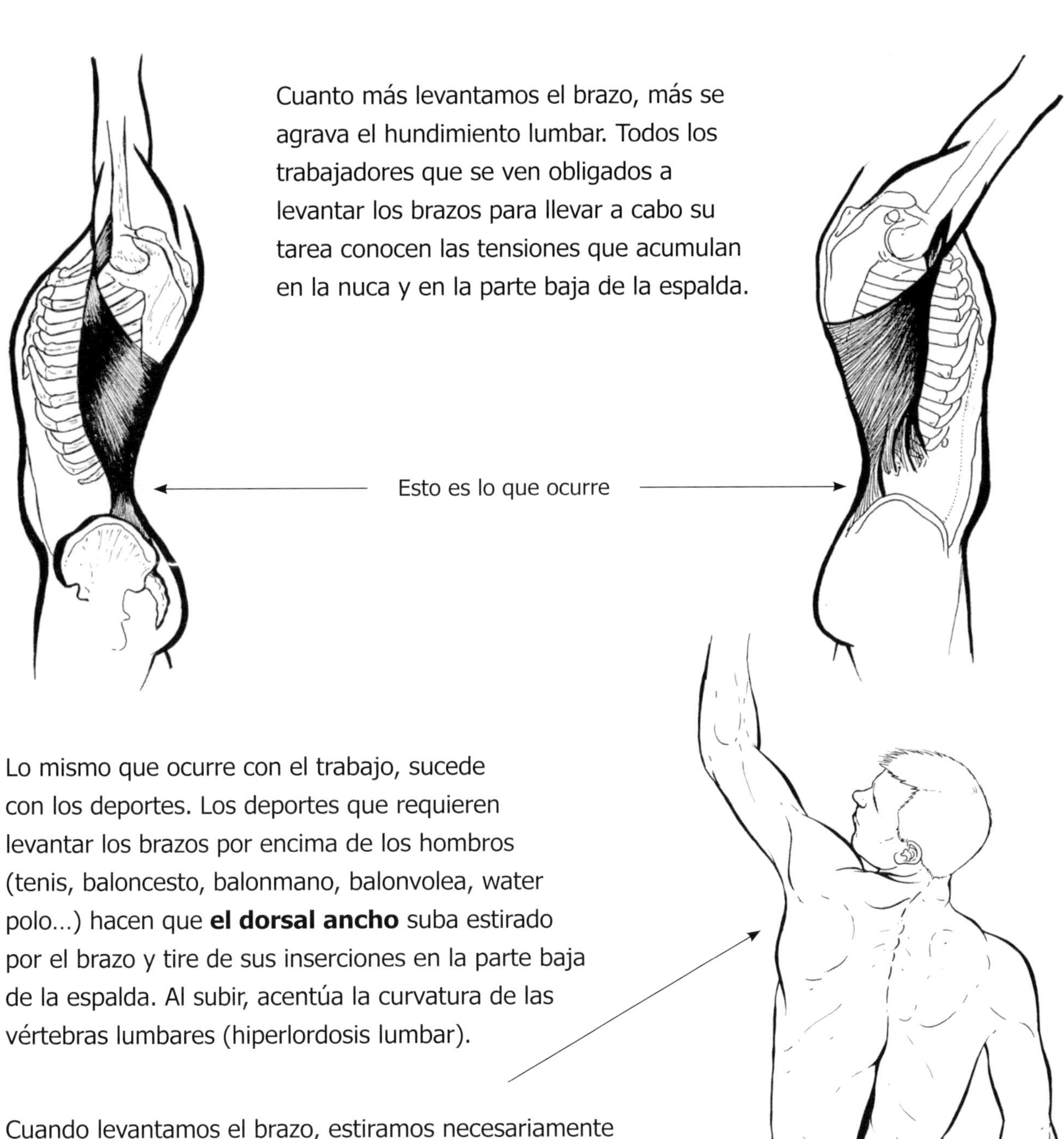

Lo mismo que ocurre con el trabajo, sucede con los deportes. Los deportes que requieren levantar los brazos por encima de los hombros (tenis, baloncesto, balonmano, balonvolea, water polo...) hacen que **el dorsal ancho** suba estirado por el brazo y tire de sus inserciones en la parte baja de la espalda. Al subir, acentúa la curvatura de las vértebras lumbares (hiperlordosis lumbar).

Cuando levantamos el brazo, estiramos necesariamente ese enorme músculo que es **el dorsal ancho** (recordemos que llega hasta la parte más baja de la espalda). Si ese levantar el brazo es habitual en un deporte concreto, provoca problemas en la curvatura lumbar al agravarla.

5.15. Más músculos de la gran cadena posterior: el trapecio

«El trapecio es el músculo motor por excelencia de la espalda y del brazo», Arnould Moreaux, *Anatomía artística*, Capitel Ediciones, Madrid, 2015, pág. 182.

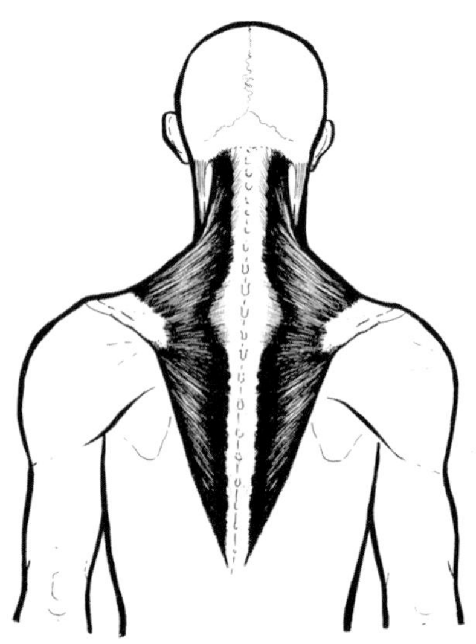

Para mover los brazos necesitamos poner en marcha el trapecio y numerosos músculos que proceden de la espalda. **Su extraordinaria importancia radica en que une la musculatura del bloque superior de la espalda y nuca con la del bloque inferior.**

Como ya sabemos, todos los movimientos por leves que sean requieren contracciones de las fibras musculares. La suma de esas contracciones acorta los músculos. Así, el uso constante del trapecio (si no lo estiramos) lo acorta y es causa directa de la espalda cargada (cifosis).

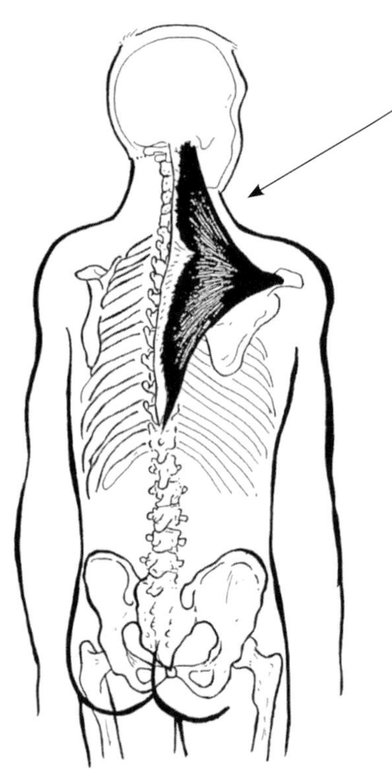

El trapecio es el músculo más superficial de la parte alta de la espalda y de la nuca. Es el más superficial pero especialmente potente, y es más grueso y fuerte en su unión con el cráneo. Teniendo en cuenta que cada vez que movemos los brazos y omóplatos movilizamos también el trapecio (y sabiendo que esto tiene repercusiones en las cervicales y en la nuca), **los acortamientos del trapecio causan serios problemas en ambos segmentos del cuerpo: nuca y parte alta de la espalda.** Se inserta en el occipucio (la base del cráneo), y luego en las apófisis espinosas de las vértebras cervicales y en todas las vértebras torácicas menos en las dos más bajas: es decir, llega hasta la T 10. Por los lados recubre parcialmente el omóplato hasta llegar a su espina. Después salta hasta la parte delantera del cuerpo y se inserta en las clavículas. El trapecio es semejante a un capuchón de fraile, que, con su enorme fuerza, puede encorvar la espalda tal como veremos en las páginas que siguen.

El acortamiento del trapecio contribuye notablemente a esta **proyección del cuello hacia delante**. Podemos observarla con mucha frecuencia en varones jóvenes. ¡Pero atención!: en esa proyección del cuello también participan músculos anteriores situados en el cráneo, cuello y parte alta del pecho: caso de los **escalenos o los esternocleidomastoideos**. La proyección del cuello hacia delante oculta una grave acentuación de la curvatura de las vértebras cervicales (hiperlordosis cervical).

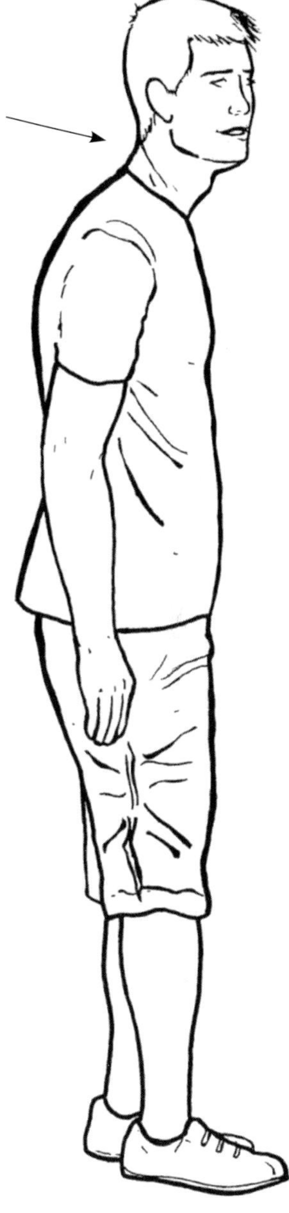

He aquí el trapecio viniendo de la espalda y nuca e **insertándose en la clavícula.** Si se contrae, hace que toda esa parte superior del cuerpo se encoja y encorve, **como si la cubriera con una pesada malla.**

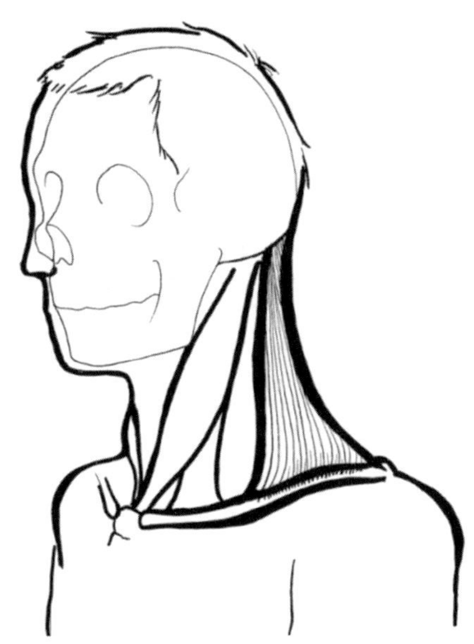

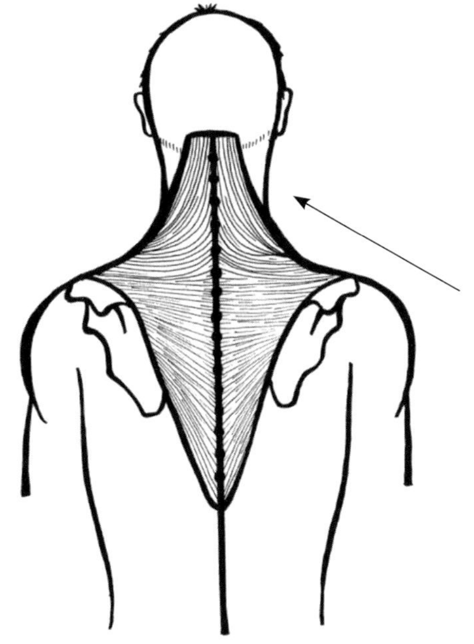

El trapecio es más grueso precisamente en sus inserciones en el cráneo y en las vértebras cervicales más altas. De ahí que su acortamiento provoque la acentuación de la curvatura de las vértebras cervicales (hiperlordosis), acentuación que queda disimulada inconscientemente mediante la proyección del cuello hacia delante, tal como vemos en el dibujo arriba situado. **Si tumbáramos a este hombre boca arriba sobre una superficie lisa, comprobaríamos de inmediato que aparece una gran curva bajo su nuca.**

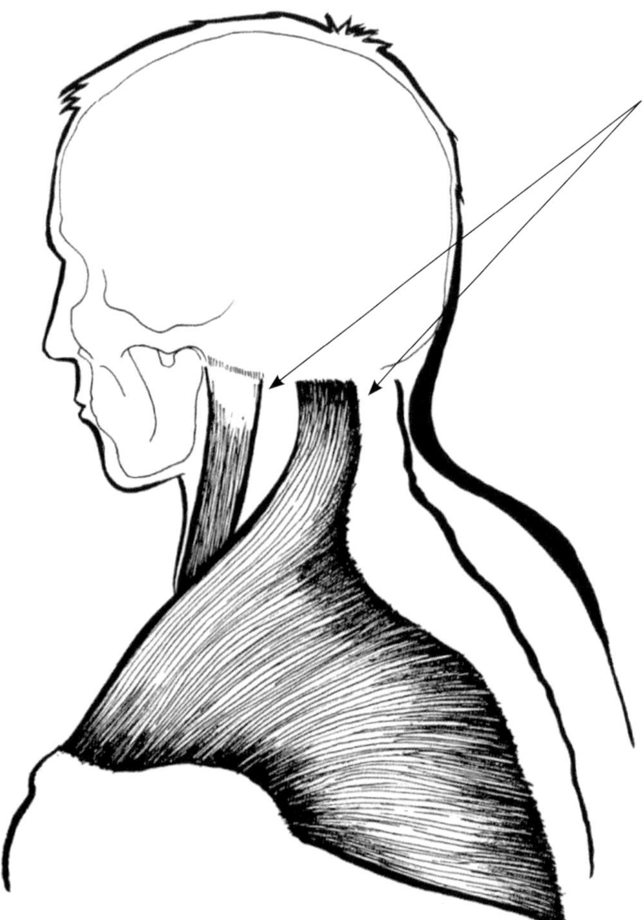

Tal como vemos aquí, el trapecio y el esternocleidomastoideo acortados son causantes directos de esta espalda cargada (cifosis). El esternocleidomastoideo es un músculo que se utiliza para inspirar (inhalar). Forma parte de los inspiradores altos, es decir, de los que utilizamos cuando no usamos el diafragma porque lo tenemos bloqueado. El exceso de uso de los inspiradores altos los acorta, y hace que tiren de la cabeza hacia delante. Si a esto le sumamos el acortamiento de esa pesada capa que es el trapecio, entonces tenemos la cifosis.

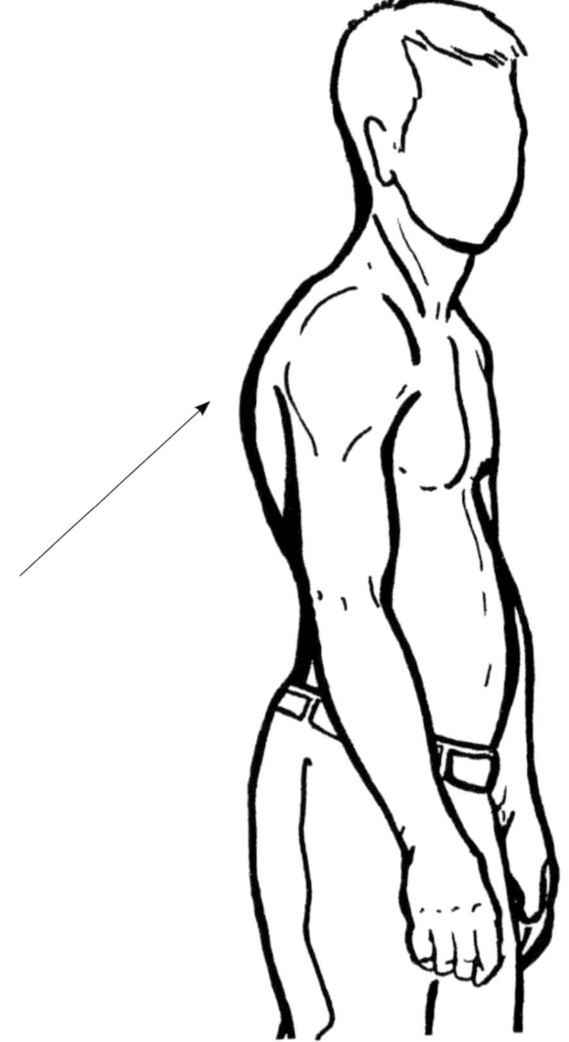

También en individuos jóvenes, la musculatura puede estar crónicamente tensa y acortarse: en este caso concreto (un joven modelo de ropa), el trapecio acortado es causante directo de la espalda cargada y de la hiperlordosis cervical. Es muy fácil prever el futuro de la estructura de su cuerpo. Se acentuará la carga de la espalda y los pectorales se volverán más y más fláccidos. Es posible que un sujeto con estas características acuda al gimnasio para dar tono a sus pectorales, pero con ello no hará más que agravar a medio plazo la flaccidez de sus pectorales debido a que estará acentuando la carga de su espalda **sin ser consciente de ello.**

Esta es la otra forma que adopta la carga de la espalda
(cifosis). **Es un tipo anguloso de deterioro de la parte
alta de la espalda y no pasa desapercibida como
la que hemos visto dos páginas antes.**

La proyección de la cabeza hacia delante es, sin embargo,
idéntica, aunque en este caso tiende a producir carne fláccida
bajo la barbilla (sotabarba o papada).

La curvatura cervical es enorme (hiperlordosis). Puede
preverse que el sujeto sufrirá problemas en los discos
intervertebrales del cuello, y también de riego sanguíneo hacia
el cerebro, ya que, entre otras, la arteria cervical se verá
comprimida por la musculatura.

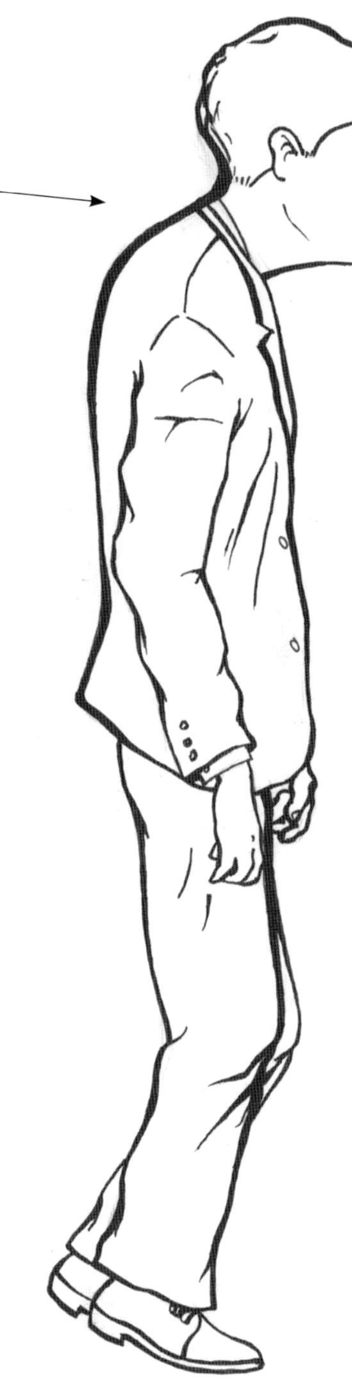

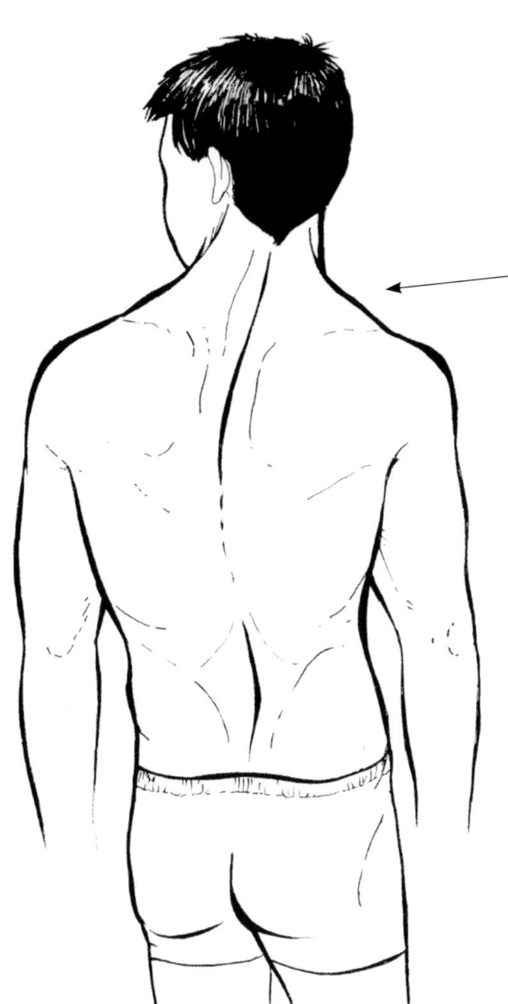

Cuantos más ejercicios de musculación de
pectorales, brazos y espalda, más se provoca la
carga de la parte alta de la espalda: esto puede
observarse en el gimnasio o en cualquier parte
durante los meses de verano, cuando apenas se usa
nada más que una camiseta para cubrir el tronco.

5.16. Individuos que se sienten apocados y abultan su musculatura para parecer más grandes

Es muy frecuente –y fácil– comprobar que son los sujetos que se sienten poca cosa, o cuya estatura es modesta pero no lo asumen, quienes practican estos ejercicios que hipertrofian la musculatura de la espalda. El deseo de aparecer ante los otros como un cuerpo grande y poderoso nace muy probablemente de las debilidades más profundas y es un intento de ocultarlas: aquí, la conducta humana se comprende mediante la etología.

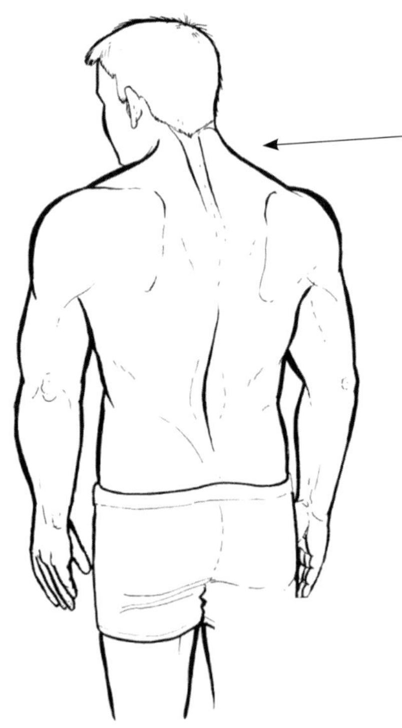

Todo el trabajo de musculación de brazos (como el que se practica siguiendo los métodos de la gimnasia clásica) produce una carga del trapecio –de la espalda– debido a las inserciones de los músculos de los brazos en los omóplatos.

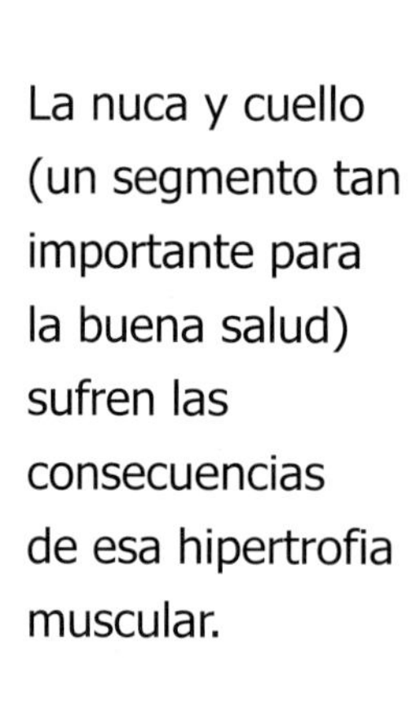

La nuca y cuello (un segmento tan importante para la buena salud) sufren las consecuencias de esa hipertrofia muscular.

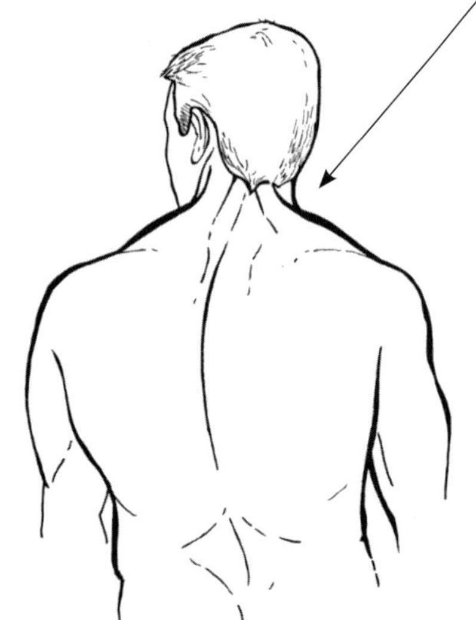

No se gana flexibilidad sino que se provoca una rigidez que hace que el individuo se mueva en bloque, como un autómata.

El cuello proyectado hacia delante, casi en actitud amenazadora, es un indicio claro del grave acortamiento del trapecio y de la musculatura de brazos y pectorales.

5.17. Los músculos más profundos de la cadena muscular posterior

Esplenio de la cabeza: va desde la parte baja
de los huesos occipital y temporal hasta las apófisis
espinosas de la vértebra cervical 6 y torácica 7.

Esplenio del cuello: va desde las apófisis transversas de
las vértebras cervicales 1-4 hasta las apófisis espinosas
de las vértebras torácicas 6 y 7.

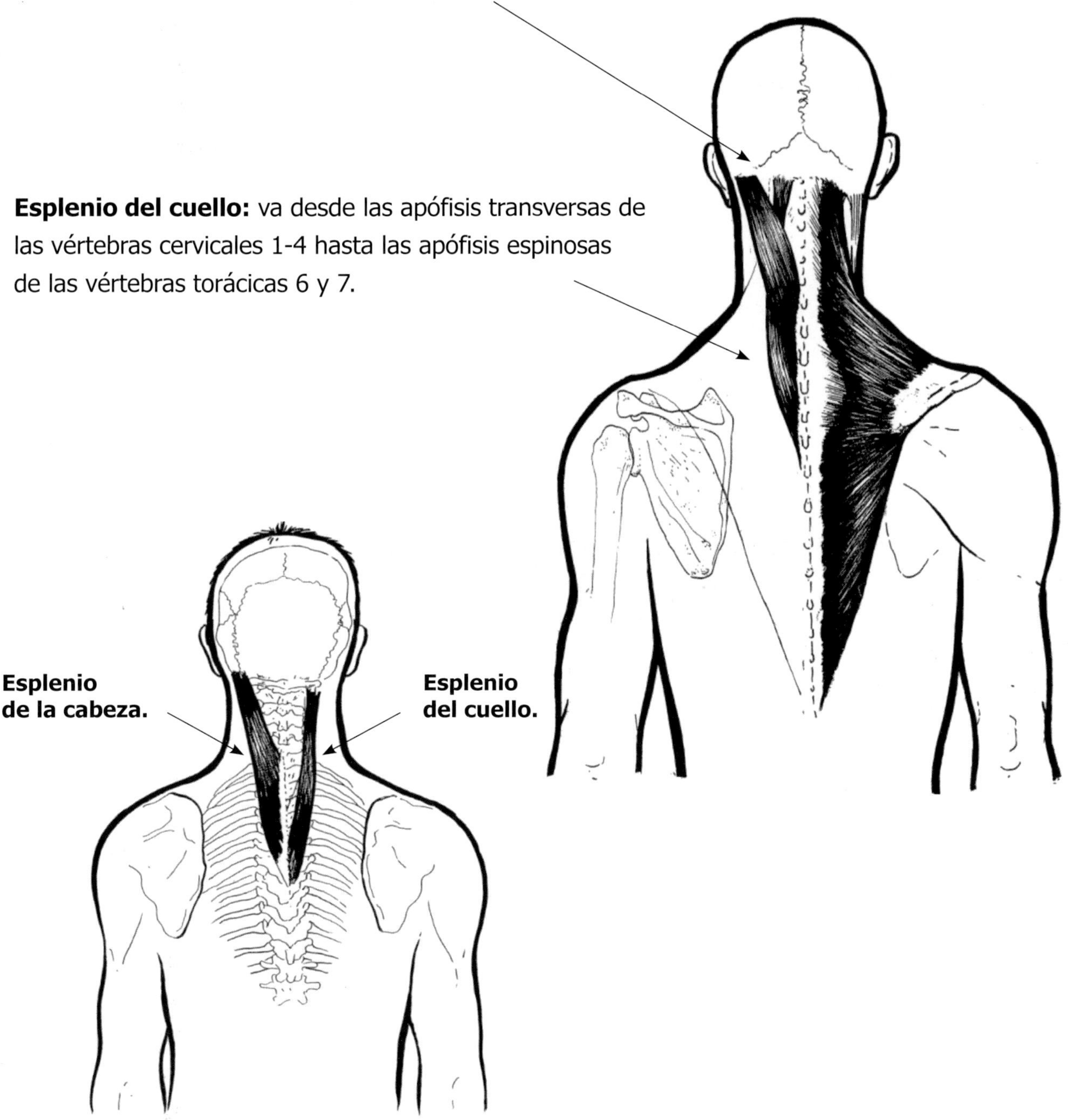

He aquí un buen ejemplo de músculos que son prueba fehaciente de la existencia de cadenas musculares: van enlazándose de tal manera que afectan desde la parte más baja de la columna hasta la base del cráneo. También esta ilustración nos muestra otro hecho importante: allí donde se manifiesta un dolor o un problema, no necesariamente está su causa ya que la tensión puede venir del otro extremo del músculo, alejado del punto donde se siente el dolor.

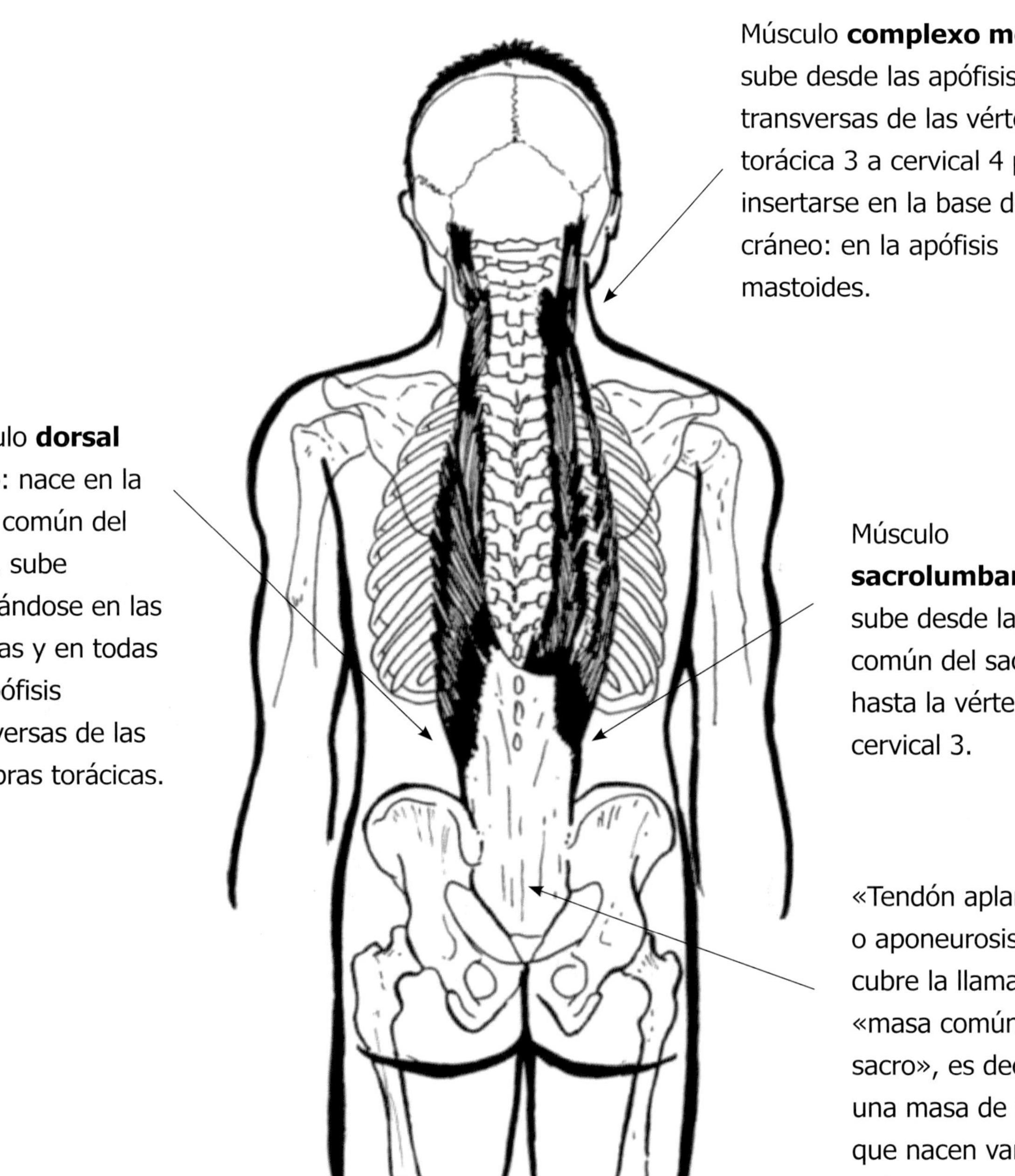

El aspecto principal que debemos remarcar sobre estos músculos de las capas más profundas (la primera y la segunda) es que **unen muy fuertemente el tórax y también la región de los riñones con la nuca y el cráneo, lo que en la práctica significa que los movimientos, tensiones y acortamientos musculares de** la **región del cráneo se trasladan al tórax y a la zona lumbar. Y a la inversa,** la nuca y el cráneo también acusan las crispaciones musculares que se producen en la zona lumbar.

Por encima de los músculos que hemos visto en la página anterior, está **el complexo mayor.** Se inserta en la parte baja del occipucio (la base del cráneo) y baja hasta las apófisis espinosas de la séptima vértebra cervical a la primera torácica y de la cuarta cervical a la cuarta torácica. **Es fuertemente lordosante: es decir, cuando se acorta acentúa gravemente la curvatura cervical.**

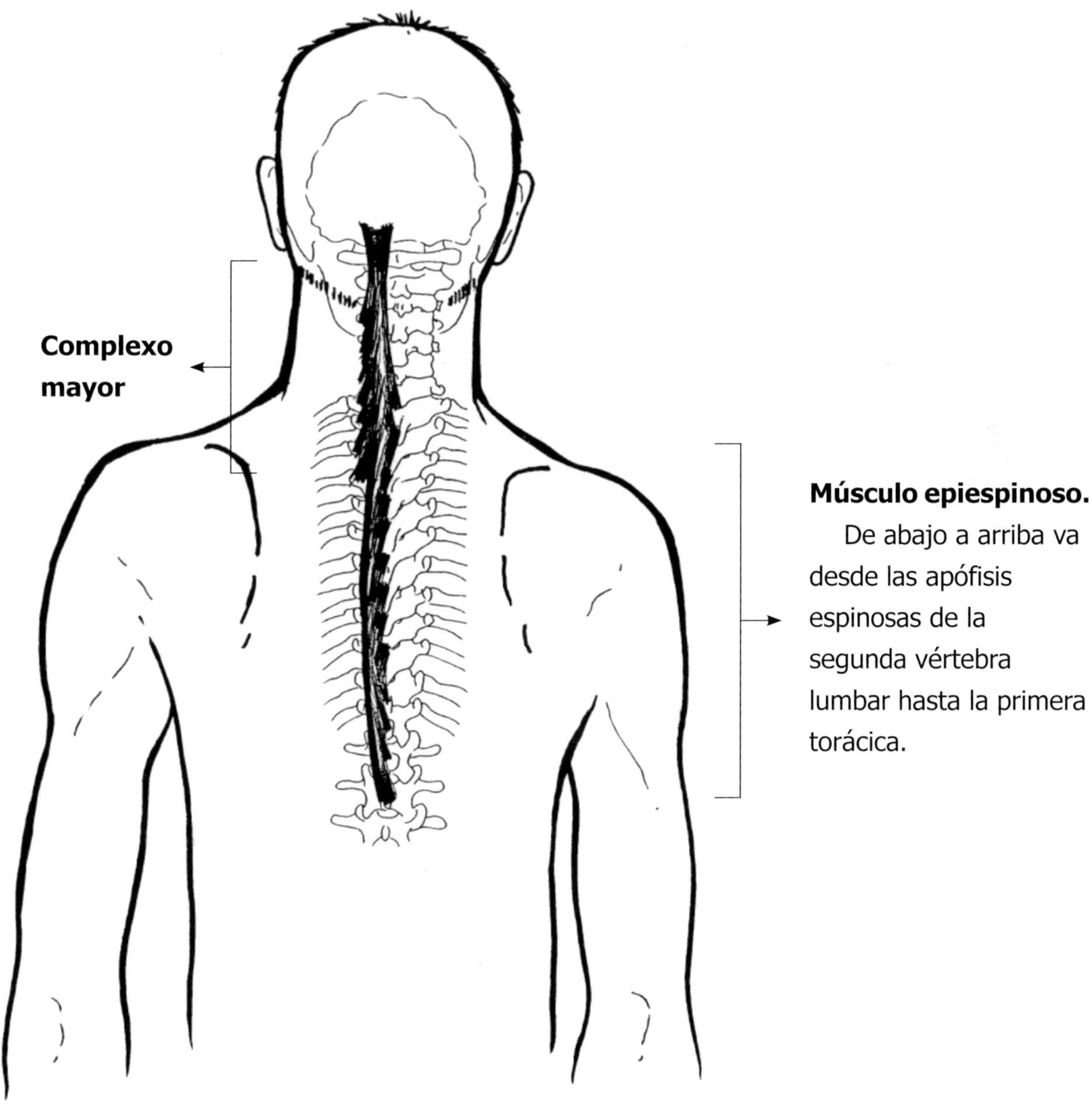

En estas dos ilustraciones vemos el músculo **transverso espinoso.** Es el más profundo de la espalda y enlaza todas las vértebras desde abajo hasta arriba excepto el atlas (la primera vértebra cervical).

Dada su peculiar configuración en forma de haces que enlazan cuatro vértebras y de forma oblicua, su acortamiento guarda una directa relación con las escoliosis.

Lo que ocurre arriba del todo o abajo del todo tiene consecuencias hasta el otro extremo. La función rotadora de estos músculos y su directa unión con la columna los convierten en causa directa de las escoliosis.

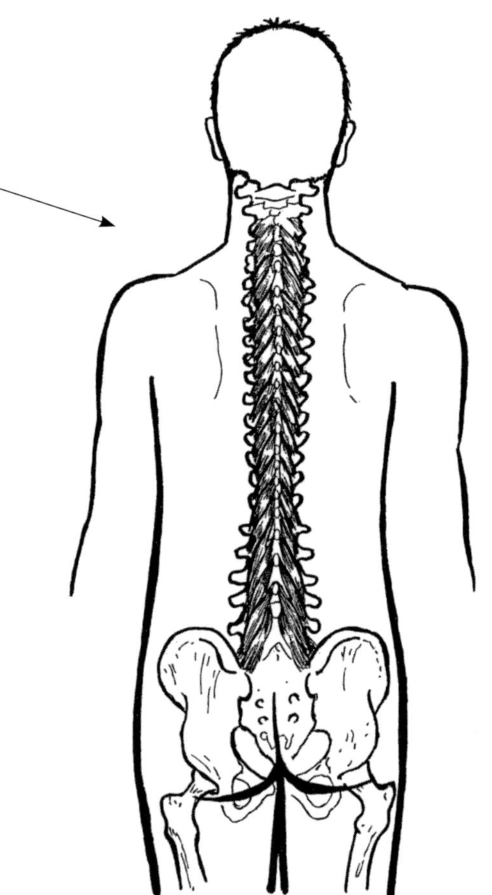

En la ilustración de la derecha vemos el músculo transverso espinoso. Es el más profundo de todos y el que une **todas las vértebras excepto la primera cervical.**

En cada vértebra, va desde los costados (las apófisis transversas) hacia el centro de las cuatro vértebras situadas más arriba: sus haces parecen una espiga invertida.

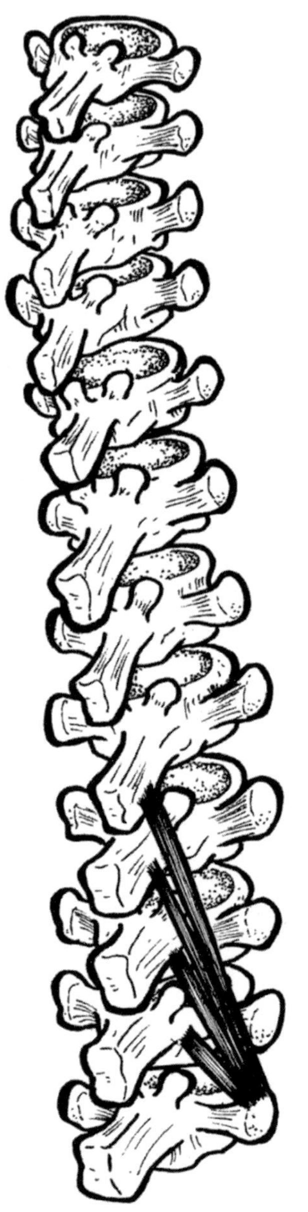

Aquí vemos los haces del músculo transverso espinoso en una columna sana (con las curvas poco pronunciadas).

De cada apófisis transversa (lateral) salen cuatro haces que van hacia el centro de las cuatro vértebras situadas arriba. Esto es, desde una apófisis transversa, el músculo va desplazándose progresivamente al cuerpo de las vértebras situadas arriba hasta llegar a las apófisis espinosas (centrales) de las dos que están encima de éstas; dicho de manera sencilla: de los lados hacia el centro.

5.18. Hombros caídos: el músculo angular de la escápula es causa directa de los hombros inclinados hacia abajo (hombros caídos)

Músculo angular de la escápula: así llamado porque va desde el ángulo superior interno del omóplato hasta insertarse en las apófisis transversas de las cuatro primeras vértebras cervicales: C 1, C 2, C 3 y C 4.

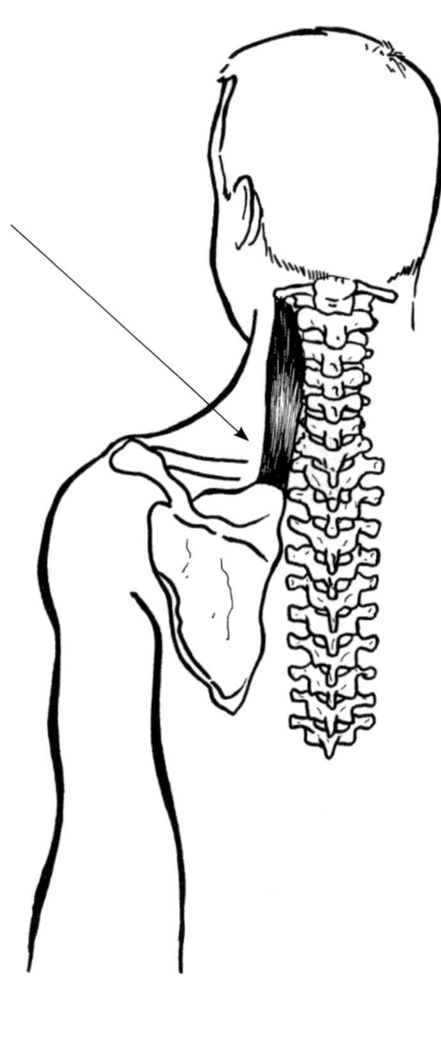

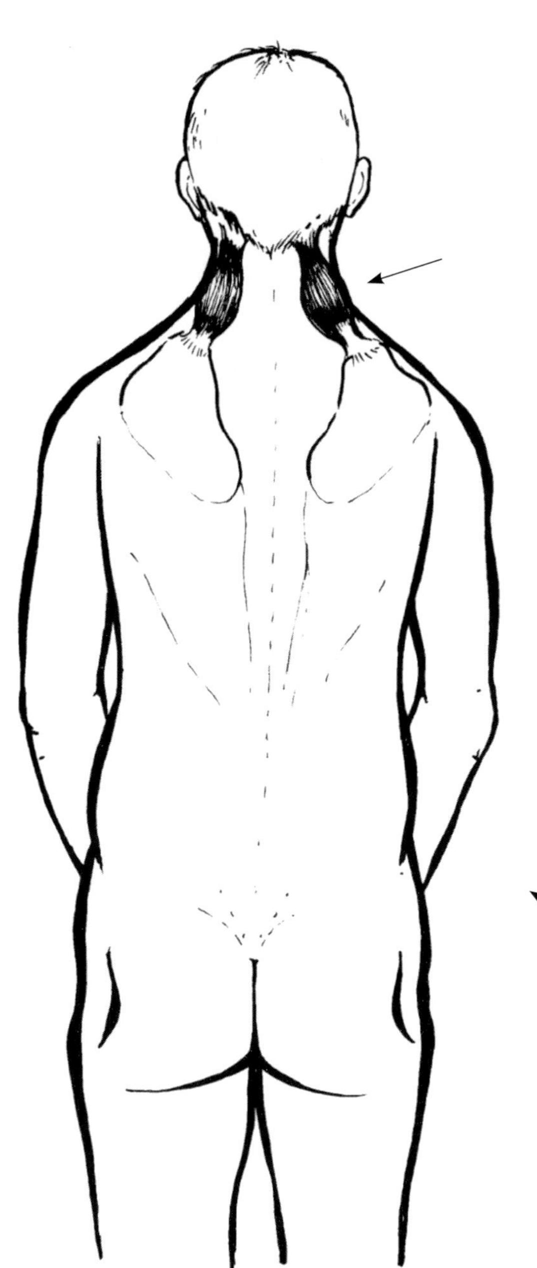

Cuando los dos músculos angulares de la escápula se acortan, hacen bascular los omóplatos de tal manera que elevan la parte interna del hombro mientras baja la externa, produciendo el efecto de hombros caídos.

5.19. Músculos de la espalda relacionados directa o indirectamente con los brazos. Los romboides

Usamos constantemente las manos y brazos para poder vivir, pero no somos conscientes de que cualquier acción amplia de los brazos tiene consecuencias en la espalda y la nuca: todos nuestros movimientos de brazos repercuten en la espalda y la nuca.

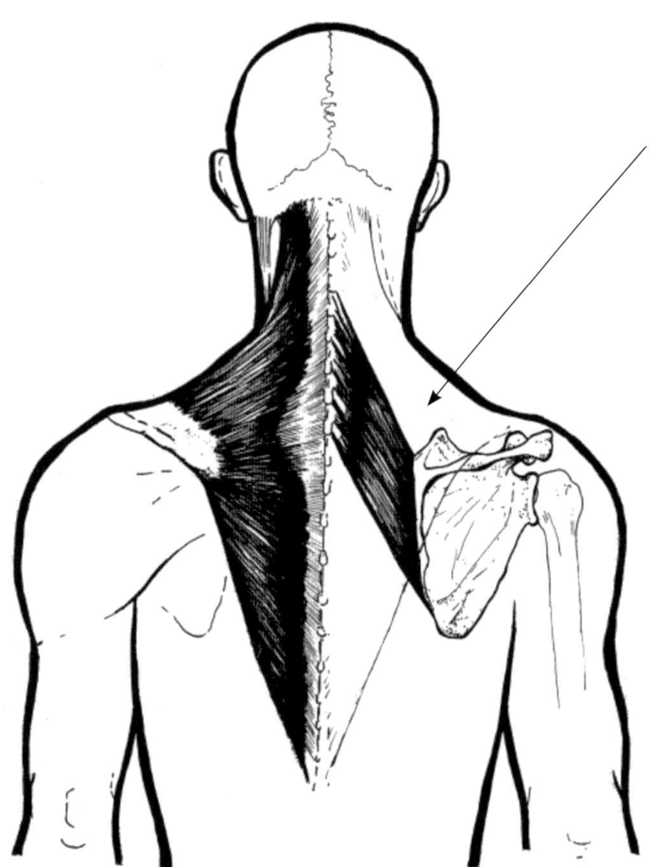

La importancia de los músculos **romboides** (mayor y menor) radica en su directa capacidad para desplazar **las tensiones de los brazos hasta las vértebras de la parte alta de la espalda y las bajas de la nuca.** Cualquier trabajo o actividad que requiera la abducción del brazo más allá de los noventa grados (la abducción es la separación del brazo respecto del tronco) traslada las tensiones hasta la espalda y la nuca debido a esas inserciones.

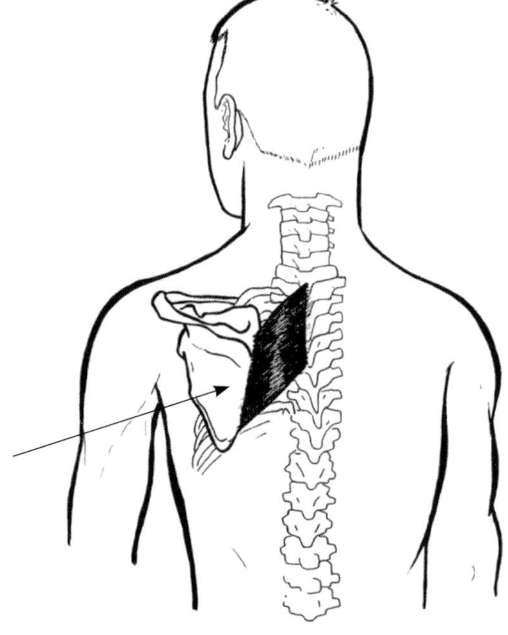

Los músculos romboides mayor y menor van de la línea interna del omóplato hasta las apófisis espinosas de la séptima vértebra cervical (C 7) y las cuatro primeras vértebras del tórax (T 1, T 2, T 3 y T 4).

Los músculos **redondo mayor y menor** también desplazan las tensiones del brazo hasta la espalda. Algunas dolencias importantes de la parte baja de la espalda (dolor ciático, por ejemplo) tienen como causa lo que hacemos con los brazos.

Redondo menor:
es un músculo
que va desde la parte
posterior inferior
del omóplato hasta
la porción superior
y **delantera**
del húmero.

Redondo mayor:
sale del borde externo
del omóplato y
termina en la porción
superior y **posterior**
del húmero.

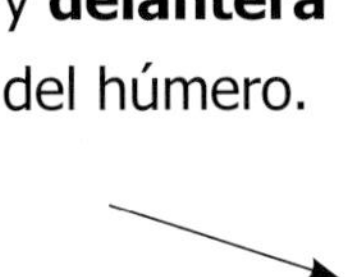

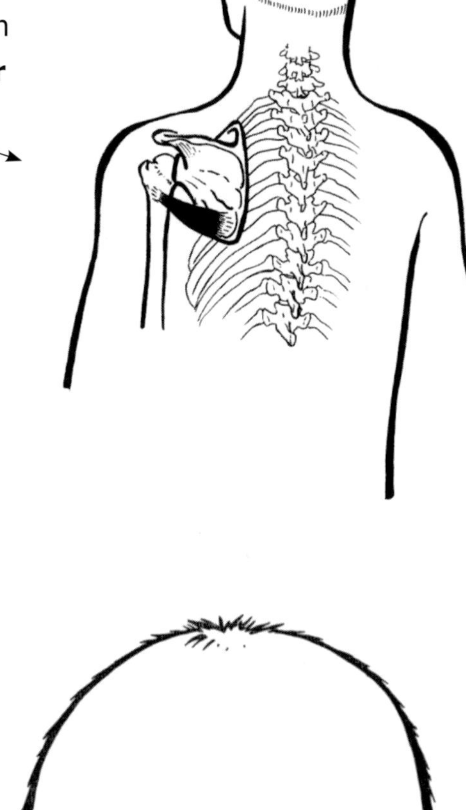

La gran cadena muscular posterior. **Los suboccipitales: rectos de la cabeza y oblicuos del cuello** son otros músculos cortos y fuertes para unir, desde lo más profundo, el cráneo con la nuca (con la columna vertebral). Van desde la base del cráneo (occipucio) hasta la primera y segunda vértebras cervicales (el atlas y el axis).

El deltoides: cápsula protectora del hombro y otro de los músculos que unen la espalda con el brazo.

El deltoides visto desde atrás. Destaquemos, antes que nada, el hecho de que el deltoides se inserta también en el brazo, lo que hace que, junto con otros músculos, los movimientos que llevamos a cabo con el brazo repercutan también en la espalda.

Aquí vemos la inserción del deltoides en la cara posterior del omóplato (justo siguiendo la llamada «espina del omóplato») y en el húmero (el hueso del brazo).

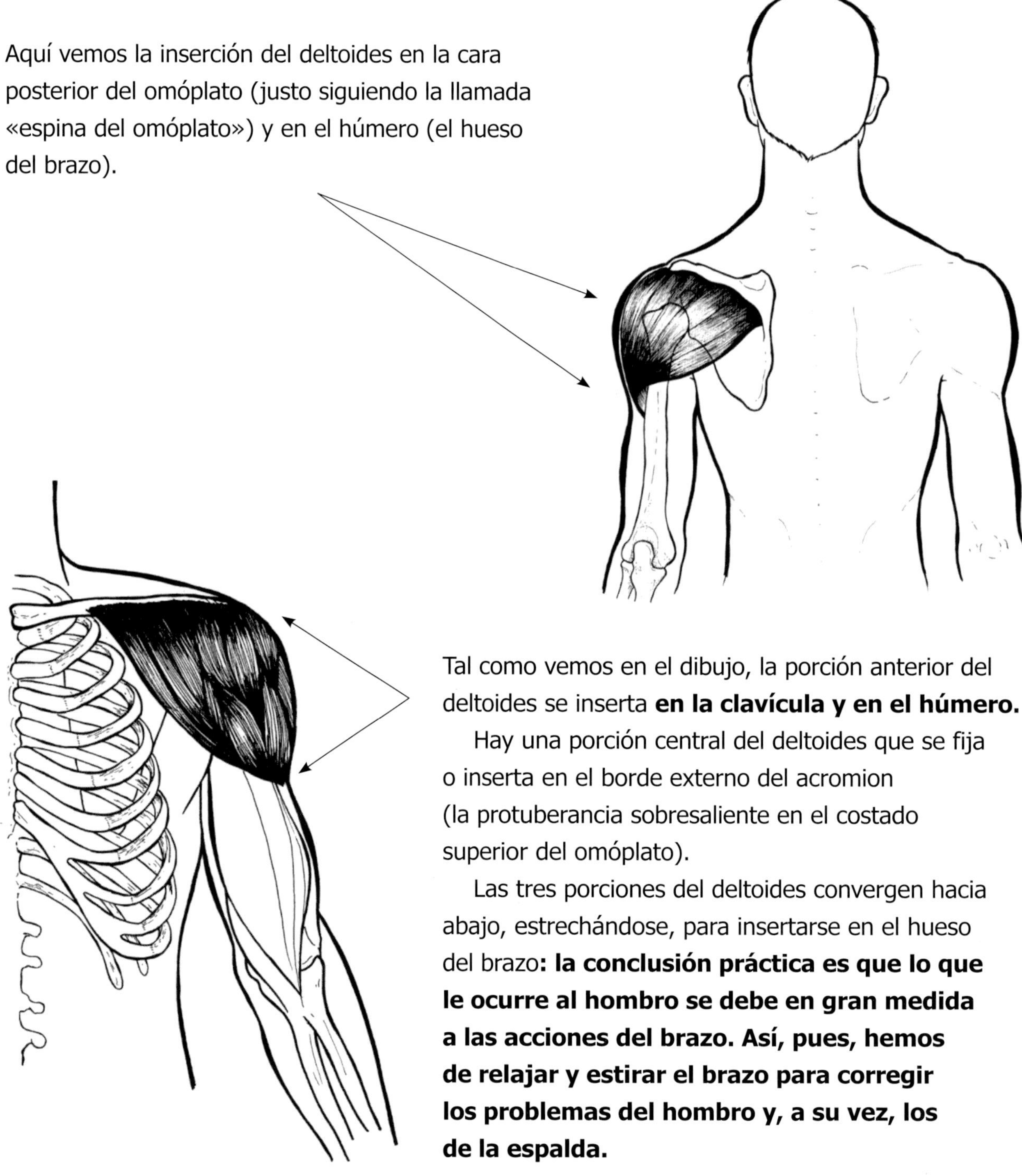

Tal como vemos en el dibujo, la porción anterior del deltoides se inserta **en la clavícula y en el húmero.**

Hay una porción central del deltoides que se fija o inserta en el borde externo del acromion (la protuberancia sobresaliente en el costado superior del omóplato).

Las tres porciones del deltoides convergen hacia abajo, estrechándose, para insertarse en el hueso del brazo: **la conclusión práctica es que lo que le ocurre al hombro se debe en gran medida a las acciones del brazo. Así, pues, hemos de relajar y estirar el brazo para corregir los problemas del hombro y, a su vez, los de la espalda.**

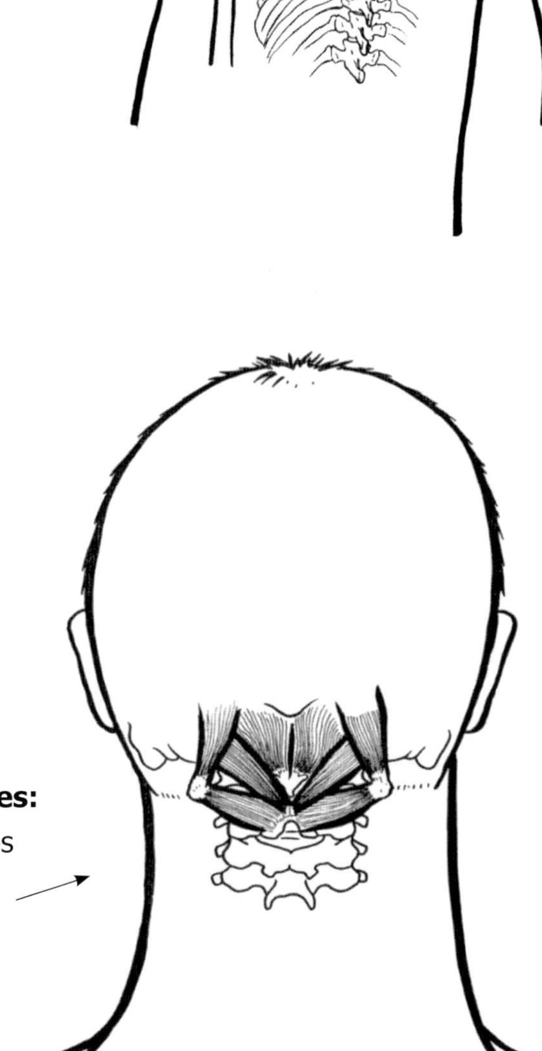

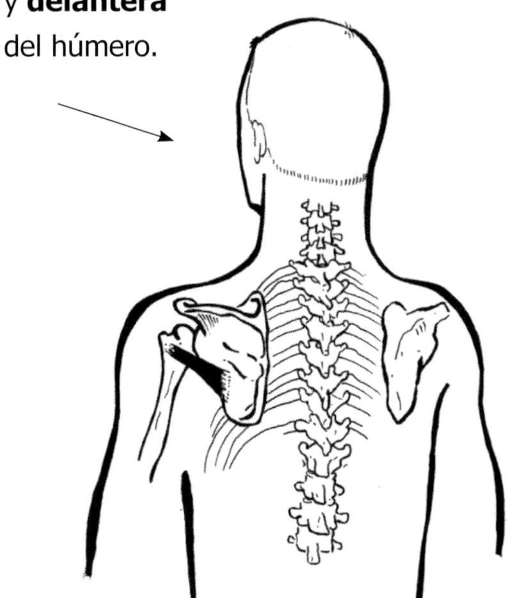

6

Buena respiración
y buena forma del cuerpo

La cadena muscular interna-anterior (diafragma y psoas-ilíaco)
y su relación con la respiración y la vida emocional

Existe una relación directa entre el deterioro de la estructura corporal y el bloqueo de la respiración. Y ocurre también a la inversa: bloquear la respiración sirve para tensar la musculatura, lo que deteriora la estructura.

Las tensiones crónicas de los músculos tienen como resultado el bloqueo de la respiración. Pero si sólo decimos esto, nos quedamos en la superficie del fenómeno porque estamos excluyendo las emociones. Cuando observamos a cada individuo concreto, nos damos cuenta de que las tensiones crónicas y los acortamientos de sus músculos no sólo son la consecuencia del bloqueo de la respiración y la tensión que le va aparejada, **sino que esos acortamientos sirven precisamente para bloquear la respiración, es decir, para reducirla, disminuirla, hacerla más superficial y de esa forma mitigar las emociones dolorosas y con frecuencia también las placenteras. Reducir la respiración equivale a sentir menos o a no sentir apenas.** Recordemos siempre que inconscientemente nos provocamos dolores físicos y enfermedades al huir de las emociones dolorosas que no hemos enfrentado.

Respirar más superficialmente equivale a sentir menos o a no sentir apenas. Y lo primero que cualquier persona hace para no enfrentar sus conflictos es negarlos intentando sentirlos en la menor medida posible y enviándolos de esa forma al inconsciente.

¿Qué es lo que hacemos con los músculos cuando no queremos vivir nuestra tristeza o rabia o incluso alegría? Tensamos la musculatura de la garganta para contener la pena y retener el llanto; crispamos los músculos de la mandíbula, de las manos y de los brazos para contener la ira; congelamos la musculatura del rostro para no expresar ternura o alegría o rabia cuando no nos está permitido, porque nos sentimos culpables. Pero si observamos a los individuos, nos daremos cuenta de que ninguna de esas tensiones musculares se produce de forma separada respecto a la crispación del diafragma y de los principales músculos espiradores (los oblicuos, aparte del diafragma). Contenerse y retener emociones requiere necesariamente el control consciente o inconsciente de la espiración y, en consecuencia, hay que poner tensión de forma voluntaria o involuntaria en el diafragma y en los oblicuos.

Debido a sus inserciones en la columna vertebral, los dos músculos que forman la cadena muscular interna-anterior (diafragma y psoas-ilíaco) hacen juego con la gran cadena muscular posterior: si están crónicamente tensos o acortados tiran de la columna, esto es, de la espalda.

La calidad de la respiración está en relación directa con el aumento de nuestras capacidades de acción. No sólo en el ejercicio intenso como es el deporte, sino también en tareas cotidianas que exigen mucho menos esfuerzo muscular pero una gran precisión.

6.1. Nuestra forma de vida estresada y angustiada y el bloqueo de la respiración

La parte más importante de la respiración es la espiración, el dejar ir el aire ya usado en el metabolismo, el soltar. Es la más importante porque es imposible volver a llenarse de aire nuevo, rico en oxígeno, si primero no nos hemos vaciado del aire ya quemado.

La inmensa mayor parte de los occidentales vive en un estado de constante contención de la respiración, de no soltar ni dejar ir, de aferrarse a las situaciones, de mantener el estrés, de no descargar la tensión. Se trata de un bloqueo de la respiración en inspiración. Las consecuencias de este estado de no renovación del aire son nefastas para las células pero también para el psiquismo.

La solución no consiste en practicar técnicas de respiración, puesto que al cabo de un momento volvemos a los hábitos de siempre, sino en estirar el diafragma y los principales músculos respiradores para que funcionen espontáneamente, esto es, solos, sin nuestra intervención consciente. Mézières afirmaba con contundencia: «No hay que educar la respiración, hay que liberarla».

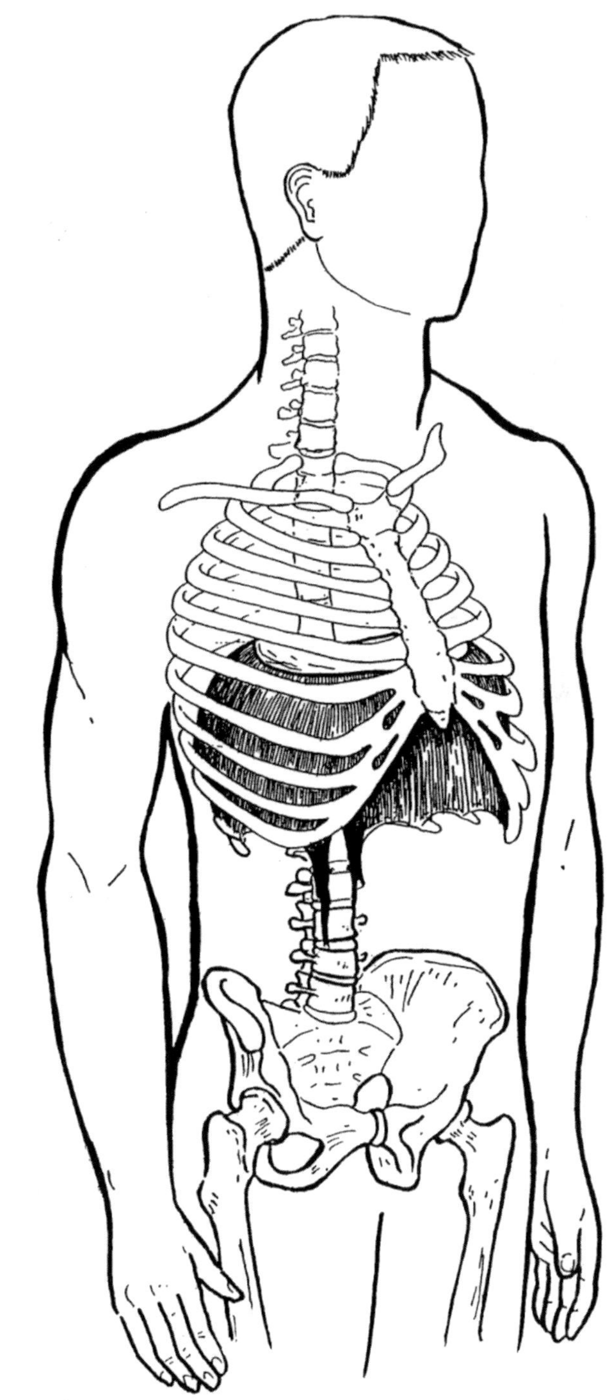

En el dibujo podemos ver el diafragma **sin tensión ni acortamiento.** Músculo que junto con el psoas-ilíaco forma la cadena muscular interna-anterior.

El diafragma tiene una importancia decisiva en la buena o mala forma de la columna vertebral y de todo el cuerpo.

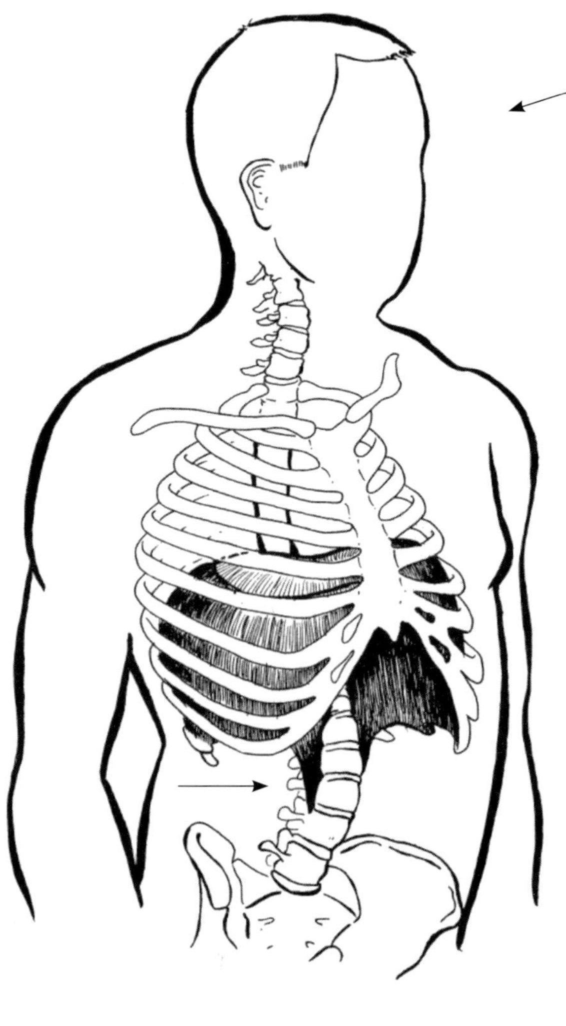

El diafragma no es sólo el principal músculo de la respiración, sino que, debido a sus inserciones, tiene una importancia decisiva en la estática de la columna vertebral y, por tanto, en la forma que adopta nuestro cuerpo. Veámoslo: el diafragma es un gran músculo en forma de paraguas, que se inserta en las costillas bajas, en la parte interna de la punta del esternón y en las vértebras lumbares.

Mediante potentes fibras llamadas «pilares del diafragma», se fija o engancha por la derecha en las cuatro primeras vértebras lumbares. Por el lado izquierdo, baja hasta la tercera.

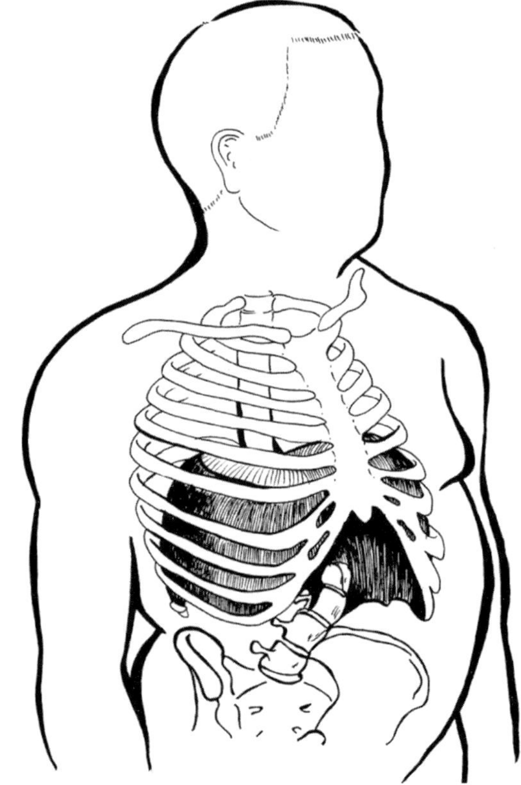

En estas dos ilustraciones podemos observar cómo el diafragma acentúa notablemente la curvatura de las vértebras lumbares cuando se contrae. Esto suele ocurrir en personas que llevan a cabo trabajos que exigen una gran precisión o un gran esfuerzo, pero también en personas vehementes y apasionadas que conceden importancia a los más nimios detalles y hablan forzando la voz: para emitir la voz es necesario utilizar los músculos respiradores y, por tanto, el diafragma.

6.2. Las roturas de cadera y su relación con los acortamientos del psoas-ilíaco y del diafragma

He aquí el otro gran músculo de la cadena muscular interna-anterior: **el psoas-ilíaco.**

Baja desde la última vértebra del tórax (la T 12) enganchándose o insertándose en todas las vértebras lumbares, desde la 1 a la 5. Luego, en la pelvis, tapiza el interior del hueso ilíaco hasta llegar a una protuberancia de la parte alta del fémur (esto es, la pierna) llamada trocánter menor. Así, precisamente por estas inserciones o enganches en los huesos, cuando el psoas-ilíaco se acorta, lo que ocurre en la zona lumbar repercute directamente en una parte del fémur muy próxima a su articulación con la cadera. Teniendo en cuenta que el psoas-ilíaco y el diafragma actúan en sinergia, sus acortamientos terminan en una parte del fémur muy próxima a su articulación con la cadera, y de ahí su relación con estos traumatismos.

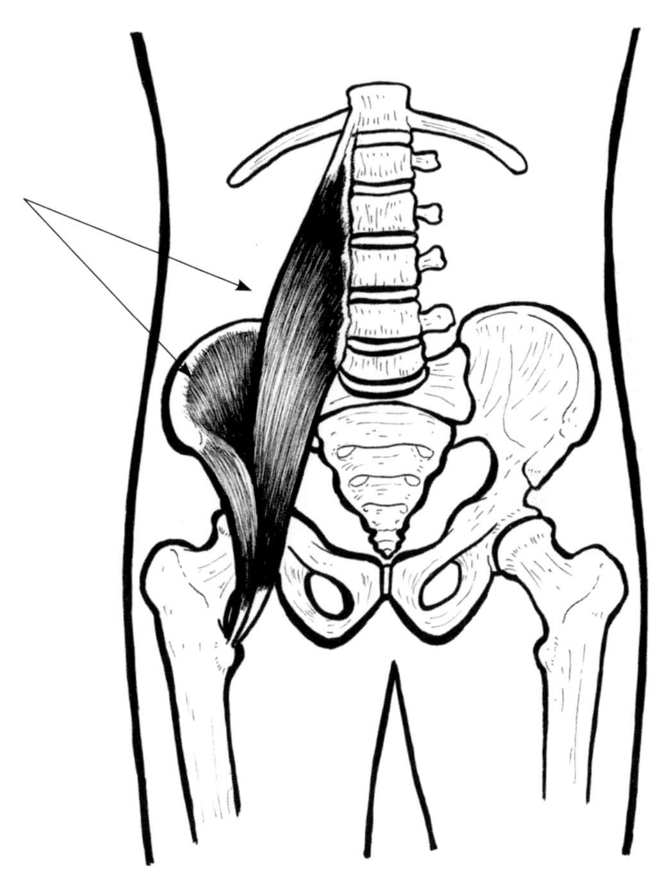

La sexualidad y los músculos diafragma y psoas-ilíaco

Si respiramos, ¿acaso no sentimos con mayor intensidad el placer? Y si bloqueamos la respiración, ¿acaso no disminuimos o eliminamos las sensaciones placenteras? Como ya sabemos, el diafragma es el principal músculo de la respiración y hace juego con el psoas-ilíaco formando esta cadena muscular interna-anterior: ambos músculos juegan un papel de primera importancia en las sensaciones relacionadas con las vértebras lumbares, la pelvis y el sexo. La anatomía nos muestra que mediante este músculo –el psoas-ilíaco– lo que ocurre en la región lumbar tiene repercusión automática en la pelvis y las piernas, y a la inversa: las tensiones de las piernas bloquean o semiinmovilizan la pelvis.

En estos dos dibujos puede observarse todavía con mayor claridad cómo se fija el psoas-ilíaco a la columna vertebral y a la pelvis hasta llegar a su inserción en la parte alta del fémur.

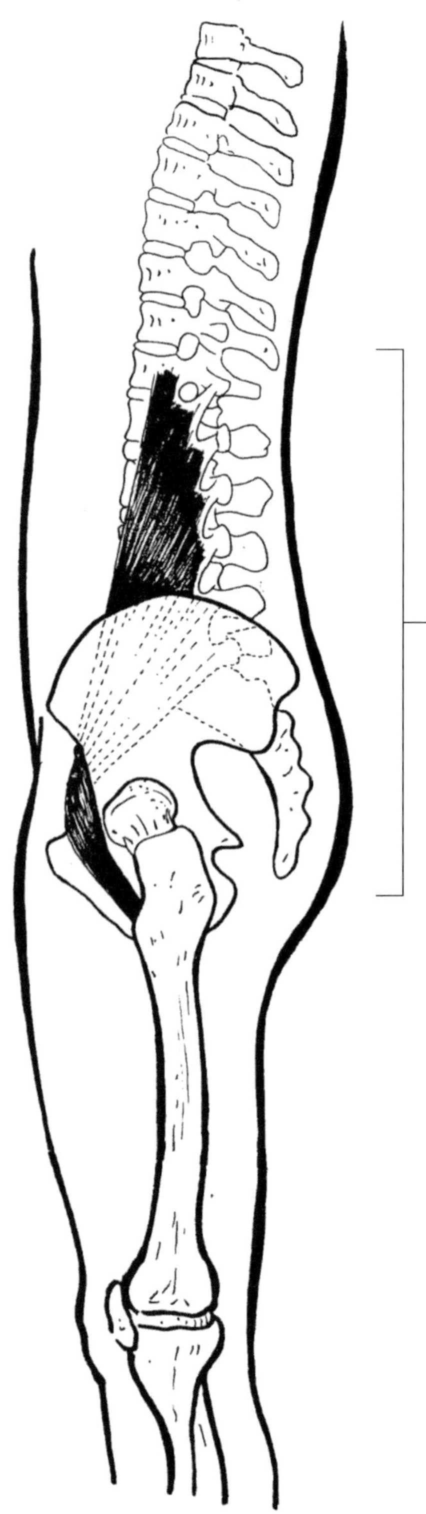

Desde las lumbares hasta el fémur. El psoas-ilíaco es un músculo con una enorme fuerza. Cuanto más se contraiga en la región lumbar o en la pelvis, más tensión ejercerá sobre la parte alta del fémur desalineándolo.

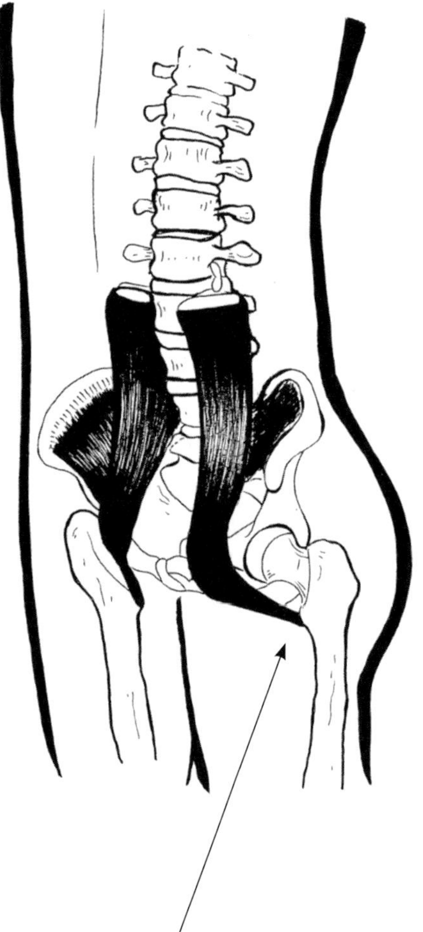

Aquí vemos cómo el psoas-ilíaco termina en el trocánter menor: una protuberancia de la parte alta del fémur.

6.3. Sexualidad y musculatura lumbar. Músculos que se insertan en un segmento del cuerpo cargado de energía sexual

Todos conocemos a personas que viven negativamente o muy negativamente su sexualidad. El diafragma y el psoas-ilíaco se sitúan e insertan en dos zonas directamente cargadas de contenido sexual: las vértebras lumbares y la pelvis. Entonces, ¿cómo es posible negar que dos músculos como son el diafragma y el psoas-ilíaco que se enganchan en las vértebras lumbares y que además, en el caso del psoas, recubre internamente la pelvis –donde reside gran parte de la fuerza genésica– están relacionados con la vivencia de la sexualidad?

Como hemos dicho, el diafragma baja hasta insertarse en las vértebras lumbares mediante dos haces de fibras llamados pilares del diafragma.

La consecuencia práctica de este trayecto del diafragma es la siguiente: **cuando se acorta, estas potentes fibras tiran de las vértebras lumbares y acentúan la curvatura lumbar.**

Podemos relacionar, pues, el bloqueo de la respiración por causas emocionales (y la tensión crónica y acortamiento que lo acompaña) con el mayor o menor grado de acentuación de la curvatura lumbar.

Los pilares del diafragma son las fibras bajas de este músculo. Se enganchan o insertan en las vértebras lumbares.

6.4. El diafragma, la respiración, las emociones y el sexo

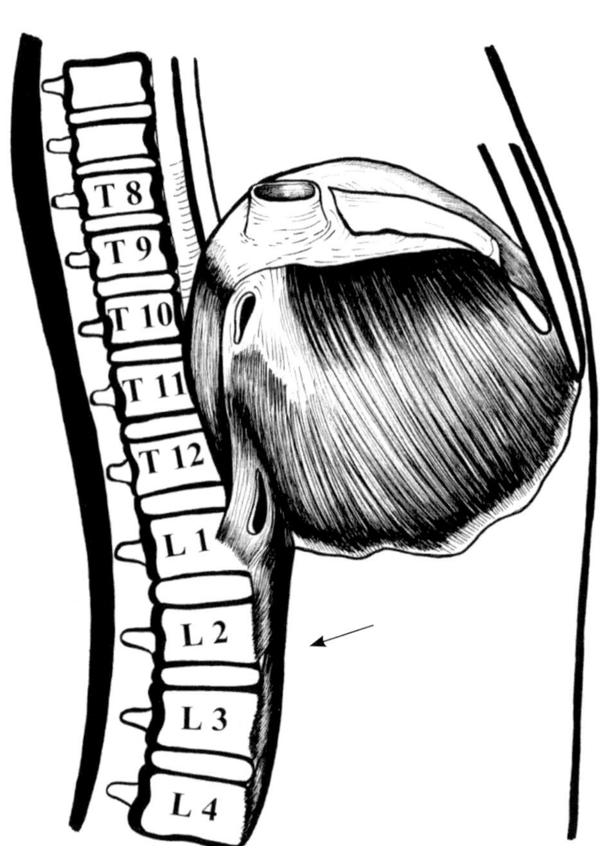

He aquí el diafragma. La segunda flecha, situada abajo, señala uno de los dos pilares del diafragma. Como puede observarse, se inserta potentemente en las vértebras lumbares, cargadas de contenido sexual. ¿Qué mecanismo muscular pone en marcha una persona que vive conflictivamente su sexualidad a causa del puritanismo, el sentimiento de culpa o la vergüenza?: ¡bloquea el diafragma! Con ello evita en la mayor medida posible las sensaciones y, entre ellas, las de carácter sexual. **Esa mala vivencia de la sexualidad es paralela necesariamente, como hemos dicho, al bloqueo de la respiración, pero a su vez éste sólo puede conseguirse mediante tensiones musculares crónicas y acortamientos musculares.** No resulta infrecuente observar a pacientes cuya fuerte sexualidad no vivida va acompañada de una gran curvatura lumbar.

No hay posibilidad de represión de las sensaciones ni de las emociones –o, al contrario, no hay posibilidad de expresión emocional– sin la intervención de músculos. Para contenernos o para exteriorizar necesitamos usar músculos, por muy pequeños que sean y por muy leves que sean sus movimientos, como ocurre con algunos que sirven para cambiar la expresión de la mirada.

Por sutil que sea una emoción, no tenemos ninguna posibilidad de manifestarla o de contenerla si no es mediante músculos: incluso la mirada adquiere vivacidad o lo contrario gracias a los músculos del rostro. Los estudios de anatomía dejan bien claro que la mirada depende de los músculos extrínsecos del ojo y de los del rostro, y no del ojo en sí.

6.5. El diafragma y la circulación de la sangre: varices y hemorroides

Como ya hemos visto, el diafragma es el principal músculo de la respiración. Hemos hecho notar también que la respiración (o su bloqueo) guardan una relación directa con las emociones: ¿cómo dejar de sentir una emoción o rebajarla al mínimo posible si no es reduciendo la respiración o bloqueándola?

El diafragma (que separa la parte baja del tórax de la parte alta del abdomen) sólo tiene tres orificios: el de la arteria aorta (esencial para la circulación de la sangre arterial); el de la vena cava (un gran vaso sanguíneo que recoge toda la sangre venosa de la circulación de retorno); y finalmente, el esófago (para el paso de los alimentos hasta el estómago).

Es imposible que las tensiones crónicas del diafragma (su acortamiento) no compriman o estrangulen parcialmente, por ejemplo, la vena cava, de tal manera que la circulación de retorno queda obstaculizada, a veces muy gravemente. Esa dificultad de la circulación de retorno estará relacionada necesariamente con la aparición de varices y de hemorroides (que son un tipo particular de varices), puesto que la sangre venosa ve seriamente dificultado su regreso al corazón.

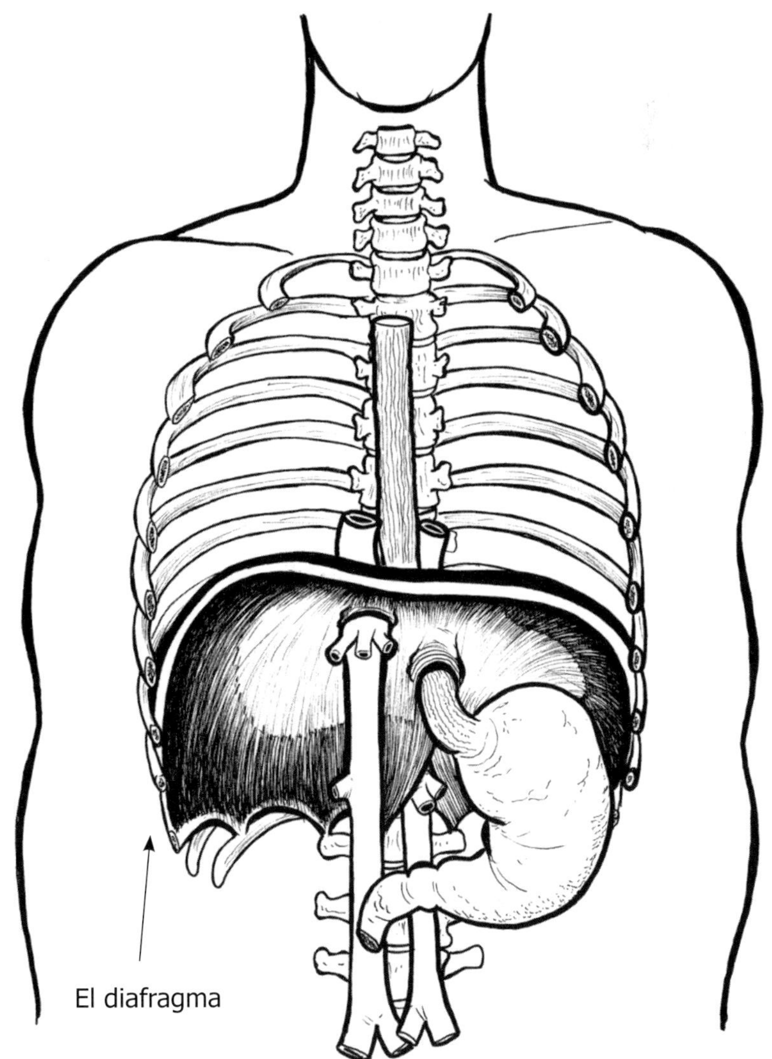

6.6. ¡Atención!: el corazón no es independiente del diafragma. Conservar o recuperar la elasticidad del diafragma contribuye notablemente a la salud del corazón

El corazón está encerrado dentro de una fuerte doble bolsa (el pericardio) que está fusionada con el diafragma.

El corazón y el pericardio –es decir, esa fuerte bolsa en la que está envuelto– reposan directamente y de forma fusionada, como «cosidos» sobre el diafragma: ¿es posible negar, entonces, que las tensiones crónicas del diafragma y, por tanto, su relativa inmovilidad no dificultan el incesante trabajo del corazón?

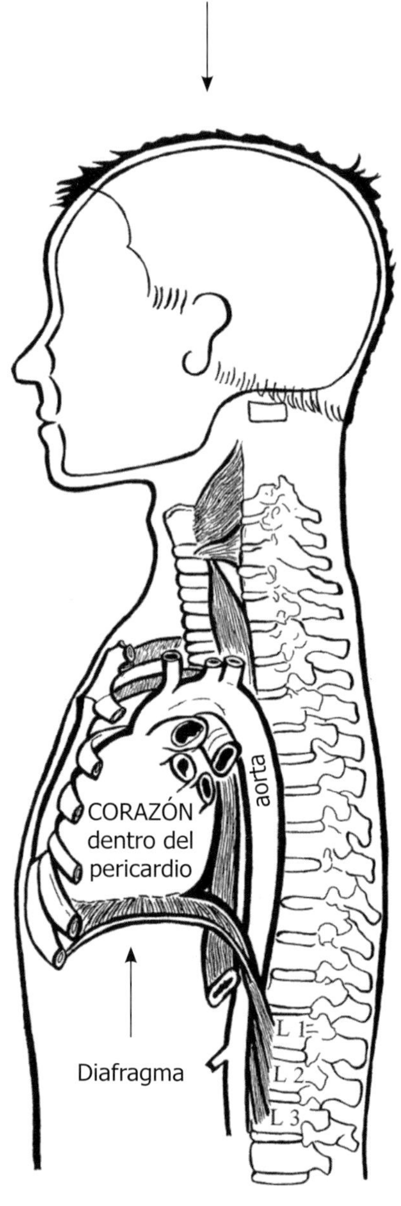

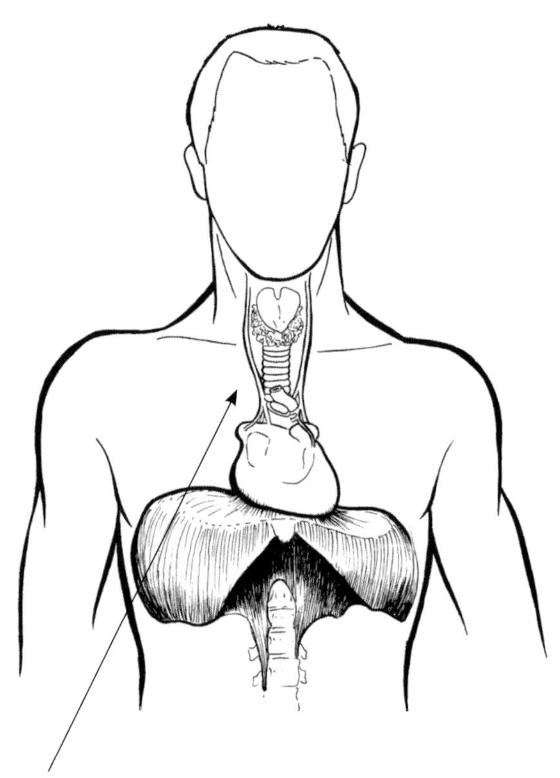

Los nervios vagos (nervios pneumogástricos) enervan el corazón, entre otros órganos.
Es importante destacar que pasan por el cuello, lo que a efectos prácticos significa que el buen estado de la musculatura del cuello les afecta positivamente. Y también sucede al revés.

Se le llamó nervio «vago» porque vagabundea por el tórax.

6.7. Los nervios frénicos: los que movilizan el diafragma

Los nervios frénicos son los únicos que inervan el diafragma, los que lo hacen moverse, por decirlo coloquialmente. También pasan por el cuello, así que según el estado de la musculatura del cuello (relajada o, al revés, tensa) estos nervios estarán libres de presiones o comprimidos y, en consecuencia, dejarán pasar sin problemas los impulsos nerviosos, o lo contrario.

Cuando la musculatura conserva su tono justo (cuando no está crispada), no presiona los nervios.

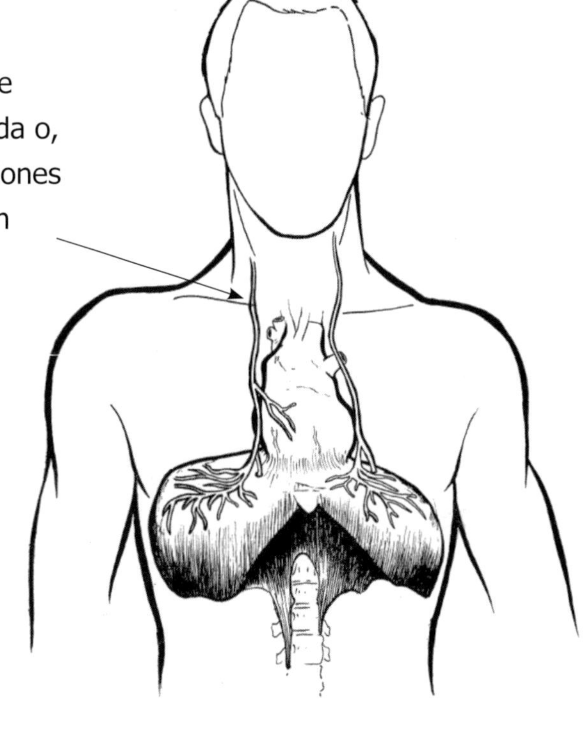

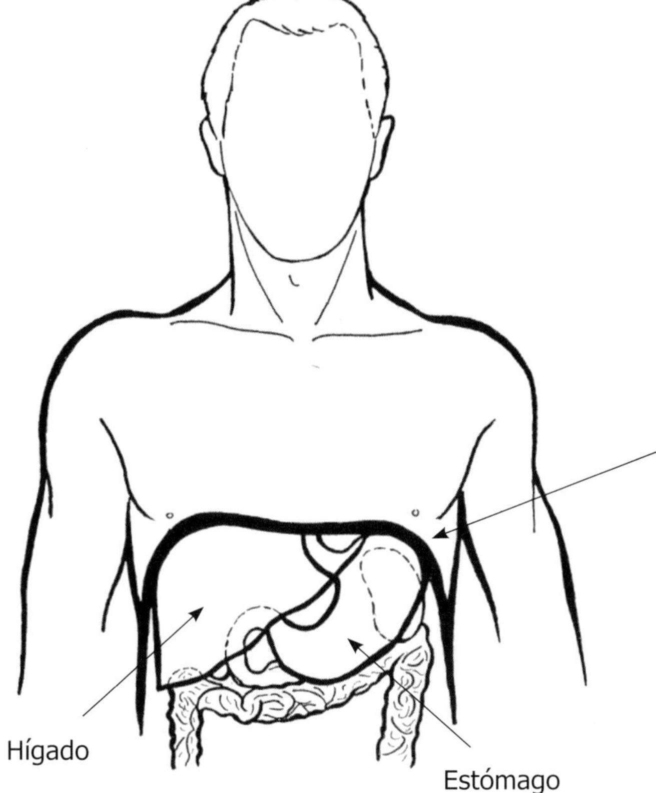

El diafragma está situado justo encima de órganos y vísceras imprescindibles para nuestra vida: el estómago o el hígado, por ejemplo. Cuando el diafragma no está bloqueado (semiinmovilizado), su movimiento de vaivén arriba y abajo proporciona una especie de masaje a esos órganos que contribuye a su buen funcionamiento.

> **Cuando no bloqueamos el diafragma, éste masajea órganos y vísceras con su ininterrumpidas subidas y bajadas respiratorias, lo que contribuye a una mayor salud de nuestros órganos internos.**

6.8. Problemas vertebrales provocados por el diafragma cuando está rígido según tome como punto fijo las vértebras cervicales o las lumbares

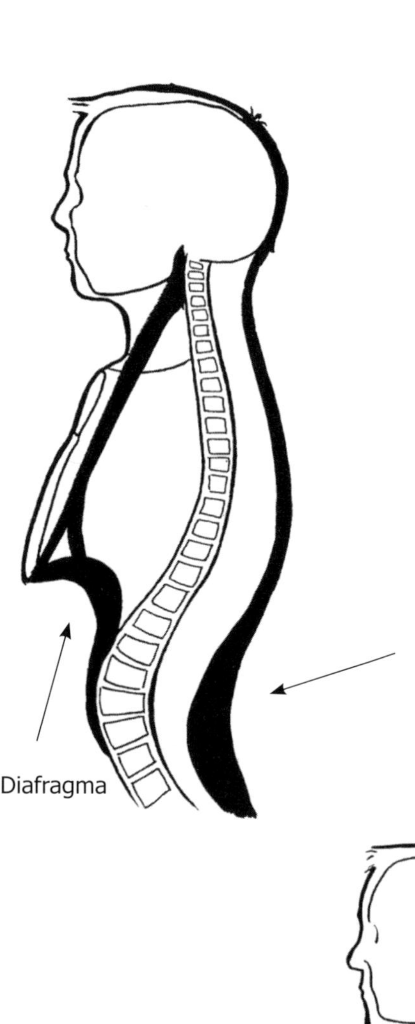

No hay acentuación de las curvaturas cervical ni lumbar cuando el diafragma conserva un tono justo (relajado y no bloqueado).

Provoca hiperlordosis lumbar cuando el diafragma toma como punto fijo las cervicales y se contrae

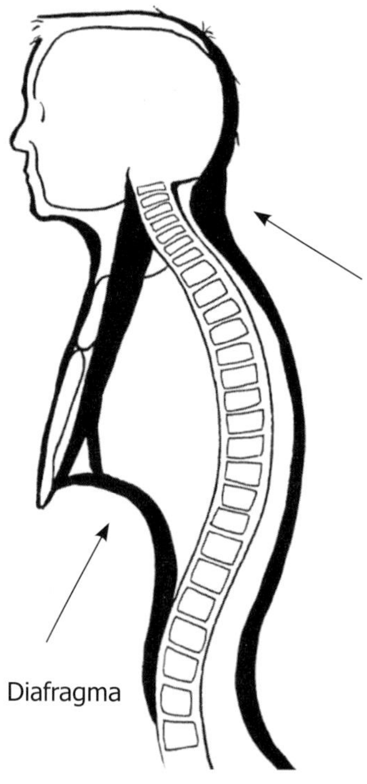

Provoca hiperlordosis cervical cuando toma como punto fijo las vértebras lumbares y se contrae.

6.9. El psoas-ilíaco y nuestra sexualidad

¿Cómo no va a tener relación con el sexo la musculatura más directamente relacionada con la pelvis?

Hemos hablado de la relación del diafragma con las emociones y sensaciones (por tanto, también con la sexualidad); hemos dicho que la forma de reducir las sensaciones y emociones dolorosas o que no podemos asumir consiste en «anestesiarnos» parcialmente. Esto se consigue bloqueando la respiración, puesto que tanto el dolor como el placer se sienten menos –o apenas se sienten– si nuestra respiración es superficial en lugar de profunda y espontánea.

Este músculo que vemos ahora (el psoas-ilíaco) tiene una relación directa con la sexualidad. Los médicos y fisioterapeutas mecanicistas negarán este vínculo con el sexo, pero podemos preguntarnos y preguntarles: ¿cómo es posible mover la pelvis y las lumbares –tan importantes en la práctica sexual– sin recurrir al psoas? ¿Cómo no va a tener relación con el sexo la musculatura más directamente relacionada con la pelvis, la región del cuerpo donde se encuentran los genitales y también la fuerza genésica? ¿Podemos separar la musculatura con la que nos movemos y gozamos –o al revés, con la que nos inmovilizamos y no sentimos– de la presencia de la sexualidad en ella?

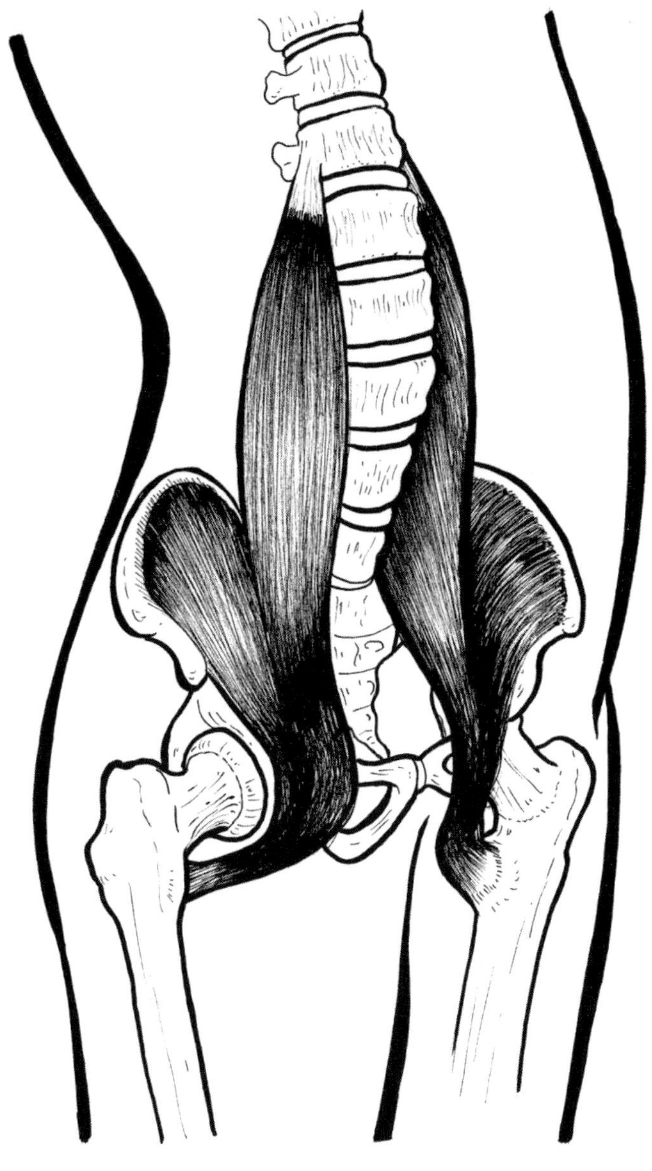

He aquí el músculo psoas-ilíaco, que, junto con el diafragma, forma la cadena muscular interna-anterior y **hace juego con la gran cadena muscular posterior** debido a sus inserciones en las vértebras.

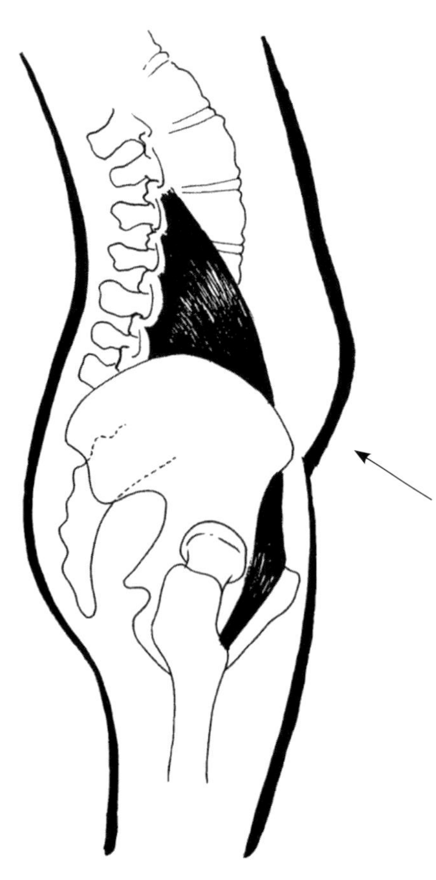

Puesto que el psoas se inserta en las vértebras lumbares (es decir, detrás), su acortamiento estira de estas vértebras y acentúa la curvatura de la región de los riñones. Ya hemos dicho que el psoas-ilíaco hace juego con la cadena muscular posterior: cuando se acorta, acentúa la curvatura lumbar. Y lo que ocurre detrás se nota delante, en la prominencia de la barriga.

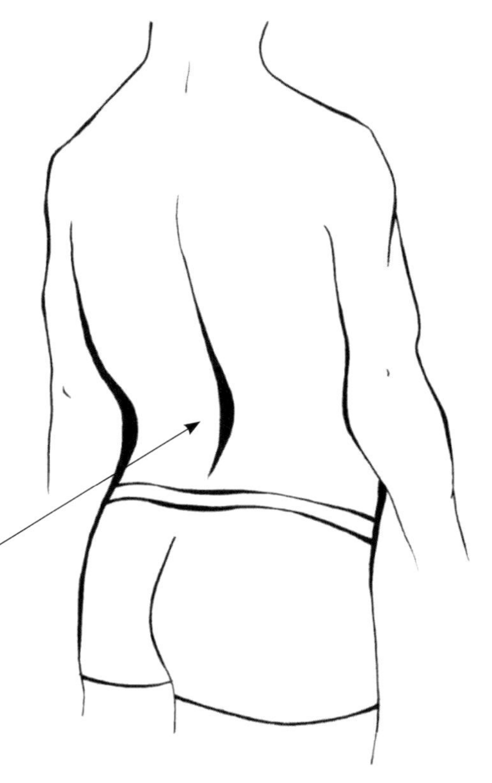

El psoas-ilíaco contribuye a provocar escoliosis (desviación lateral de la columna) cuando se acorta de uno solo de los costados: al insertarse en las apófisis transversas de las vértebras, tira de un lado de éstas y desvía la columna hacia ahí. **Eliminar ese acortamiento será necesario para corregir la escoliosis.**

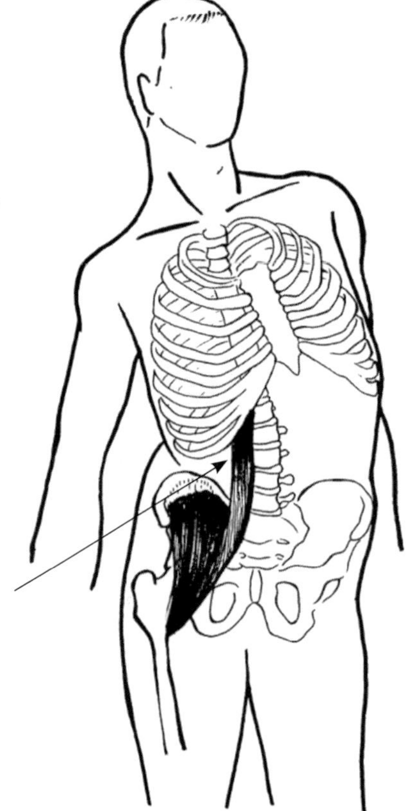

6.10. Los efectos visibles del acortamiento de la cadena muscular interna-anterior: la prominencia de la barriga incluso en personas delgadas

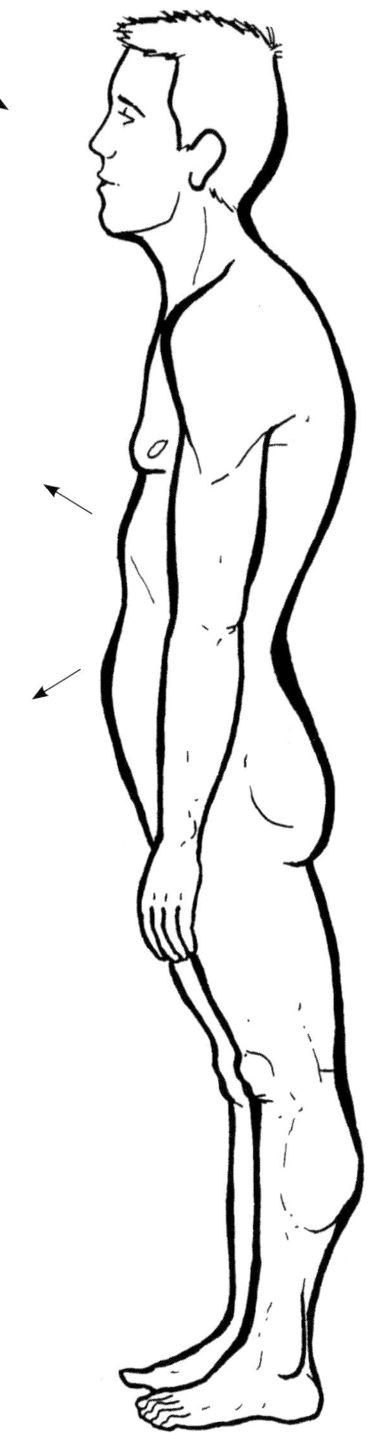

Cuando estos dos músculos se acortan, tiran hacia delante, pero uno de ellos estira hacia arriba y el otro hacia abajo.

El diafragma tira hacia delante y hacia arriba, mientras que el psoas lo hace hacia delante y hacia abajo.

Y ambos acentúan detrás la curvatura de la región de los riñones (hiperlordosis lumbar).

El resultado del acortamiento de la cadena muscular interna-anterior no siempre es la acentuación de la curva lumbar.

El acortamiento del psoas-ilíaco puede combinarse con el de otros músculos (isquiotibiales, por ejemplo) dando como resultado la pérdida de la lordosis fisiológica, y, por tanto, la parte baja de la espalda queda aplanada; desaparece la curva de los glúteos porque la pelvis –a causa del tirón de los isquiotibiales– bascula hacia atrás. Entonces las nalgas bajan y forman una línea recta con la espalda. La presión sobre las vértebras lumbares es enorme.

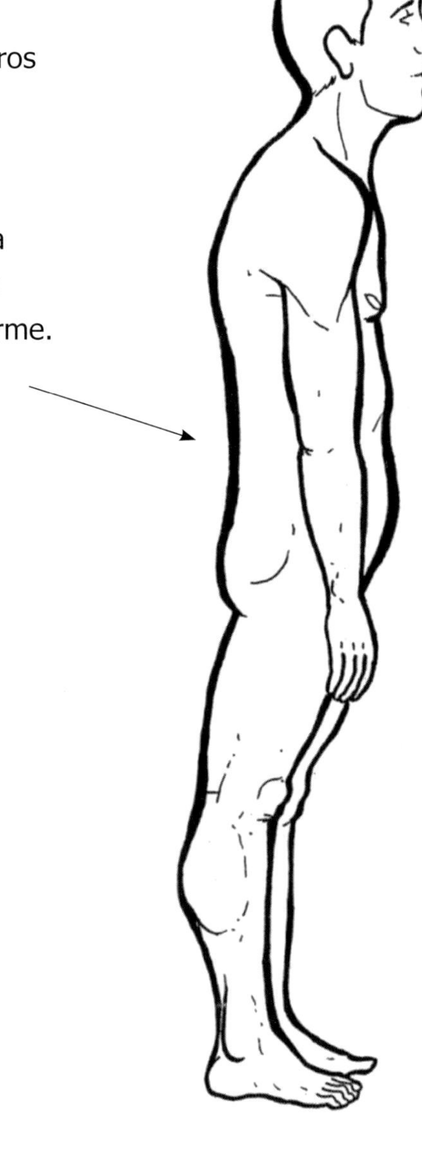

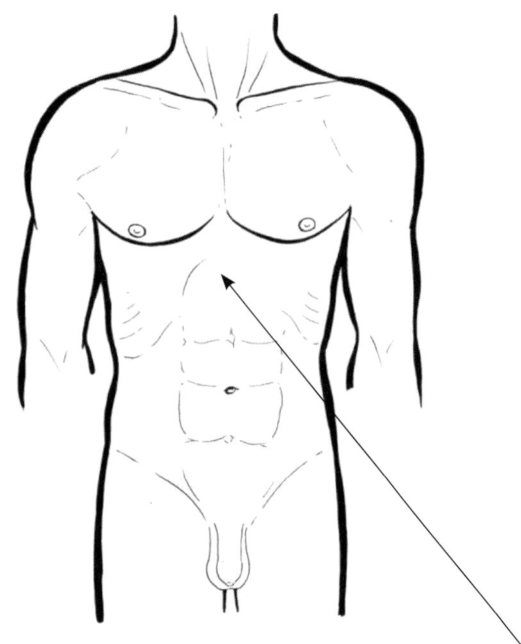

La región del epigastrio se contrae cuando nos empeñamos en forzar la espiración si antes no hemos relajado y estirado el diafragma. Lo fundamental para tener una respiración profunda es la espiración: si no nos vaciamos primero (espirando, dejando ir) es imposible volverse a llenar. La respiración se bloquea siempre en inspiración, en actitud de contención, de retener el aire. No nos bloqueamos nunca en espiración, es decir, soltando. **Si nos observamos a nosotros mismos, es muy fácil comprobar cómo lo más habitual es que contengamos el aire, que no dejemos ir, que retengamos.**

6.11. Importancia primordial de la respiración y del tono de los músculos que la hacen posible

No respiramos gracias a los pulmones (que son órganos completamente pasivos), sino a los músculos que hacen entrar y salir el aire en los pulmones. Por tanto, la calidad de la respiración no depende de los pulmones, sino del estado (tenso o, por el contrario, relajado) de nuestra musculatura.

Sin respiración, ningún otro de los procesos del cuerpo es posible.

Respirar es vivir. Todos los procesos vitales, todas nuestras acciones, dependen de la respiración. Y actuamos con mayor o menor facilidad, elasticidad, agilidad, con mayor precisión o más espontáneamente según sea nuestra respiración: más bloqueada o más libre.

El organismo puede resistir bastantes días sin comer, unos pocos días sin beber, apenas dos días sin dormir, pero bastan muy pocos minutos sin respirar para que se produzcan daños irreparables en el cerebro o sobrevenga la muerte. De la misma forma que los peces son animales cuyo medio es acuático y sin él no viven, nosotros somos seres aéreos hechos para vivir en un medio aéreo, por eso no nos damos cuenta de la importancia de la respiración, porque es nuestro medio habitual.

De la misma forma que nunca se insistirá bastante en la importancia de la respiración, tampoco se insistirá lo suficiente en aclarar la pasividad total de los pulmones y, por tanto, en la importancia del estado de nuestra musculatura.

Cuanto menos tensa y acortada está la musculatura, mejor inspiramos y espiramos. Dicho de otra forma: disponemos de más energía y salud porque el oxígeno que aporta el aire es imprescindible para todos los procesos metabólicos, pero ese aporte de oxígeno depende más del estado de los músculos que de los pulmones (órganos pasivos, digámoslo una vez más). Los ochenta o cien billones de células que forman el cuerpo humano reciben el oxígeno suficiente, principal elemento necesario para no degenerar y para funcionar.

6.12. Para profesionales que trabajan con la voz: movimientos del diafragma durante la respiración

Inspirar es llenarnos de aire, y para esto, el diafragma se baja tensándose y los pulmones se recargan de aire nuevo.

Aclaramos este hecho elemental porque numerosos profesionales especializados en la emisión de la voz confunden los músculos con los que respiramos y afirman que el diafragma sube durante la inspiración. Esta confusión sólo puede producirse cuando se está convencido de que respiramos mediante los músculos inspiradores altos: escalenos y esternocleidomastoideos, por ejemplo.

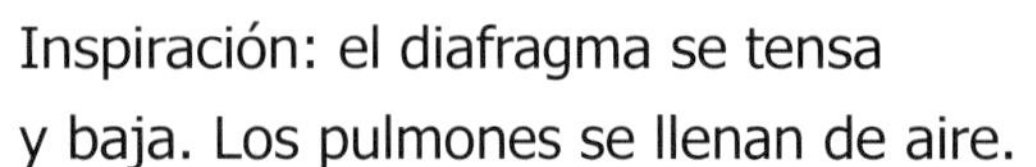

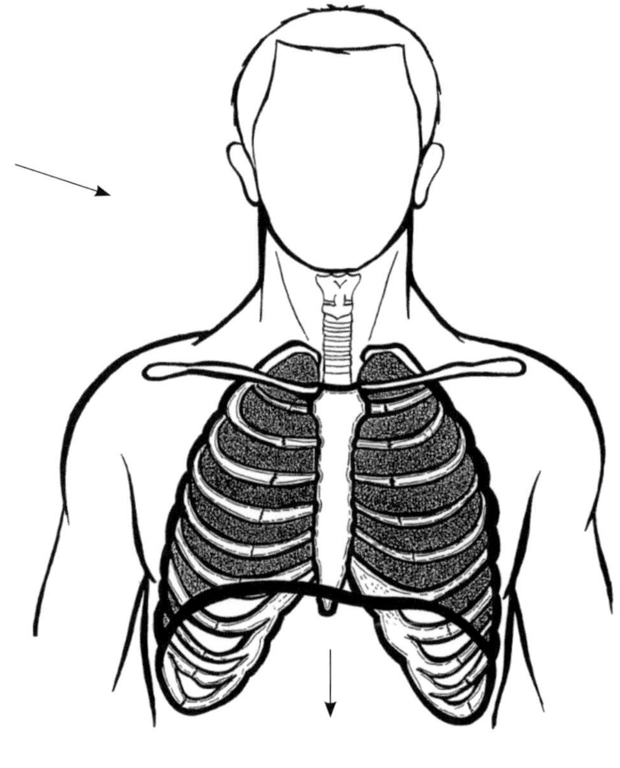

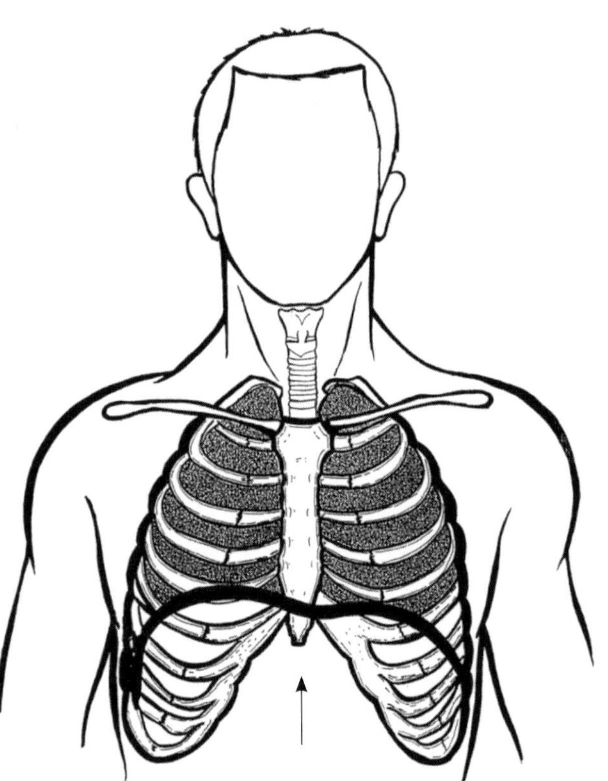

Para que pueda producirse la espiración, el diafragma se relaja y sube. El aire ya usado en el metabolismo sale de nuestro cuerpo.

Basta con dar un suspiro de alivio abriendo la boca para notar cómo se relaja el diafragma al mismo tiempo que el aire sale.

6.13. Beneficios de la práctica consciente de la respiración

El Sistema Nervioso Central –sistema voluntario– nos ofrece posibilidades infinitas de mejorar el funcionamiento de nuestros órganos regidos de manera involuntaria por el Sistema Nervioso Autónomo.

El sistema nervioso es un sistema único. A pesar de la separación habitual entre Sistema Nervioso Central (el que nos permite movernos a voluntad) y Sistema Nervioso Autónomo o Vegetativo (el que funciona sin nuestra intervención, el de la vida de los órganos), ambos están interconectados.

El funcionamiento de nuestros órganos internos parece escapar a cualquier intención o deseo nuestro, pero esto no es así. Por ejemplo: los pacientes con dolencias cardíacas que han sido monitorizados y que practican una respiración profunda y relajada ven mejorar el ritmo del corazón; o los hipertensos pueden reducir su presión arterial.

La respiración –que es la primera y principal de las funciones fisiológicas– es el ejemplo más claro de nuestra posibilidad de actuar sobre todo nuestro organismo. El prodigioso control del cuerpo que desarrollan los yoguis hindúes o los budistas zen (lo he visto en persona y en reportajes) es la consecuencia de una larga y perseverante práctica de distintas técnicas de respiración dirigidas a conseguir una conciencia corporal como jamás hemos conocido los occidentales.

Nuestra respiración es al mismo tiempo un proceso involuntario y voluntario. Es involuntario porque lo controla el Sistema Nervioso Autónomo o Vegetativo, el que regula el funcionamiento de los órganos independientemente de nuestra voluntad: por ejemplo, cuando dormimos, el corazón sigue latiendo, los riñones continúan filtrando la sangre y la musculatura que hace entrar y salir el aire en los pulmones prosigue su trabajo y la respiración no se detiene... en caso contrario moriríamos, como es obvio.

Pero la respiración también podemos modularla voluntariamente. Aunque está controlada por los centros cerebrales que la regulan (según la cantidad de oxígeno o dióxido de carbono en la sangre y, por tanto, es una función involuntaria controlada por el Sistema Nervioso Vegetativo o Autónomo), cualquier persona habrá experimentado en numerosas ocasiones la posibilidad de intervenir voluntariamente en la respiración. Podrá modificarla respirando de forma consciente –tomando así el control– y tranquilizarse, reducir su estrés, aliviar su tensión mediante largos suspiros, disminuir la velocidad de los latidos del corazón, proveerse de energía a voluntad, aumentar de forma extraordinaria la precisión de los movimientos que antes parecían meras respuestas maquinales...

La respiración se produce de forma involuntaria, sí, pero la ampliamos o la reducimos mediante decisiones voluntarias que afectan al movimiento de nuestros músculos (tensiones y relajaciones), esto es, usando el Sistema Nervioso Central. **El diafragma y** el resto de músculos de la respiración responden a este aparentemente doble sistema nervioso: el voluntario y el involuntario. ¿Tiene esto consecuencias prácticas para nuestra salud? Son infinitas las posibilidades de mejora de nuestra salud y de nuestras acciones que se abren al tomar conciencia de este hecho: la conexión entre un sistema nervioso y otro. Sólo necesitamos paciencia y práctica no compulsiva de determinadas formas de toma de conciencia del cuerpo, del estado de la musculatura, de la posición de nuestras vértebras, de las sensaciones que proceden de nuestros órganos internos, de las emociones que hemos contenido bloqueando la respiración, es decir, reduciéndola al mínimo...

Dada su importancia, recordémoslo: la respiración es la clave de todos los procesos fisiológicos y por tanto del metabolismo, incluida, por ejemplo, la digestión de los alimentos. Nutrirse con alimentos saludables es positivo, pero luego es necesario que el organismo disponga de suficiente oxígeno para que el estómago y el resto de órganos que participan en la digestión puedan llevar a cabo su trabajo sin causar problemas de salud. **Sin respiración, no sólo no existe vida humana, sino tampoco buen funcionamiento de los órganos ni recarga de energía.** Es posible mejorar extraordinariamente el funcionamiento de nuestros órganos internos mediante el uso consciente del Sistema Nervioso Central, el que nos permite actuar voluntariamente.

6.14. Calidad de la respiración y aumento de nuestras capacidades de acción

Sólo cuando los músculos están bien oxigenados, podemos ejecutar los movimientos sin rigidez y con la velocidad, precisión y fuerza necesarias.

La respiración es tan imprescindible para nuestra vida que la naturaleza se ha asegurado de varias formas de que nuestro cuerpo pueda disponer de un buen aprovisionamiento de aire. **Sólo cuando los músculos están bien oxigenados (gracias a una respiración amplia y profunda), podemos ejecutar los movimientos sin rigidez y con la precisión, velocidad y fuerza necesarias.**

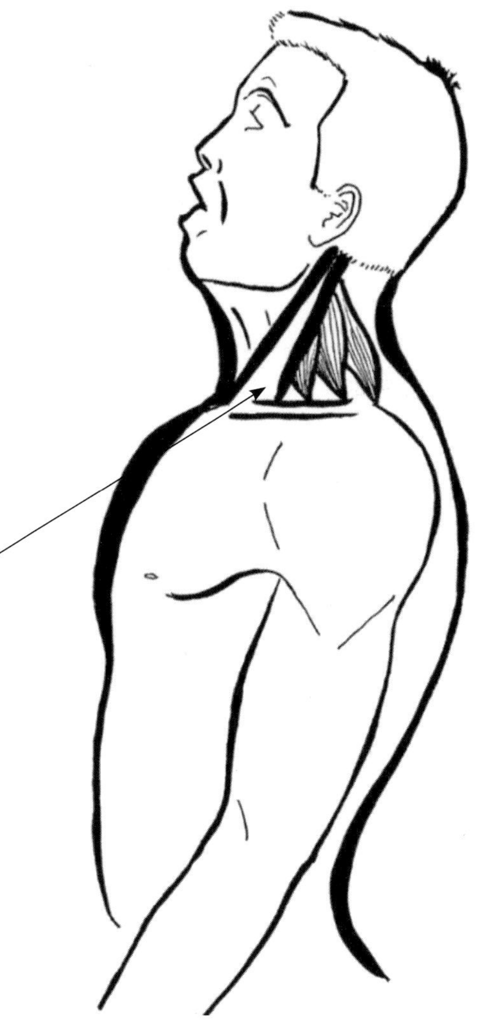

Quienes afirman que el diafragma sube cuando tomamos aire (inspiración) creen que lo que hacemos es esto: al utilizar forzadamente los músculos inspiradores altos, la caja torácica sube y da la impresión de que el diafragma también. Pero no es así: el diafragma baja para que los pulmones se llenen de aire.

Un cuerpo cuyos músculos están libres de tensiones crónicas y acortamientos no bloquea la respiración y, por tanto, puede proveerse de oxígeno sin dificultad. Por el contrario, **la estructura corporal deformada no sólo dificulta la entrada del oxígeno necesario, sino que revela la necesidad inconsciente de limitar la respiración, de bloquearla o reducirla para anestesiar las emociones o sensaciones conflictivas.**

A su vez, la calidad de la respiración según sean nuestros estados emocionales (sensación de seguridad o, por el contrario, miedo; alegría o, en lugar de ello, tristeza o profunda aflicción; estrés o calma) decide el tono habitual de la musculatura y con ello configura la estructura del cuerpo: por ejemplo, la alegría nos mantiene relajados y respirando profundamente, mientras que el miedo nos tensa.

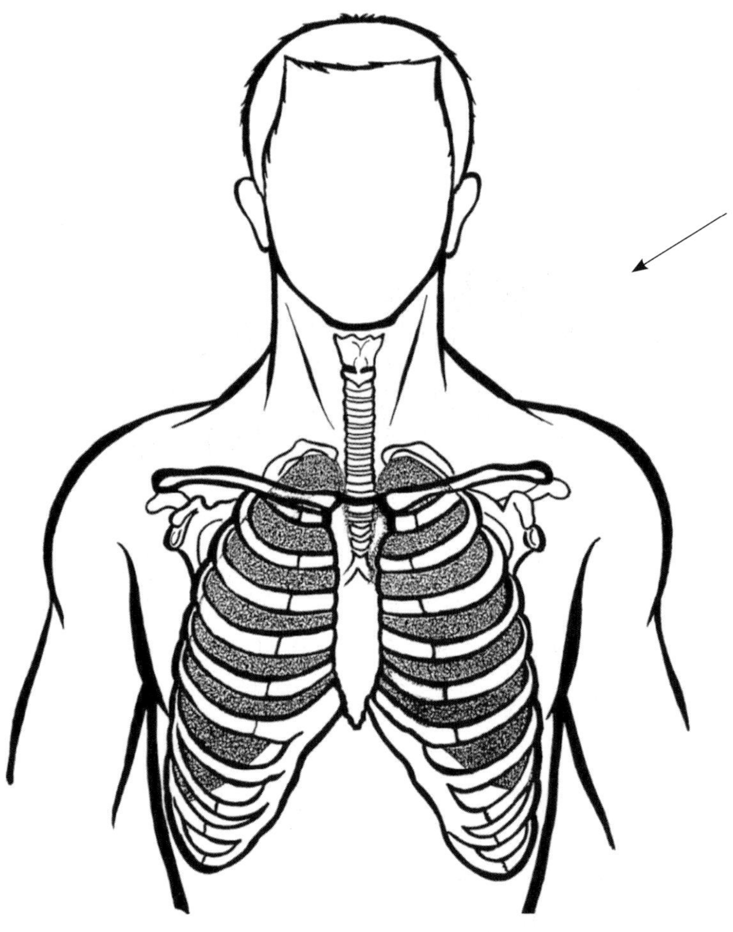

Los pulmones contienen trescientos millones de alveolos (que son diminutos «sacos») donde se produce el intercambio de gases: entra el aire con el oxígeno y sale el dióxido de carbono, esto es, los desechos tóxicos propios de los procesos metabólicos. Si extendiéramos los trescientos millones de alveolos, ocuparían la superficie de una pista de tenis.

La necesidad de renovar la entrada de aire y la salida de dióxido de carbono es tan absoluta que dos de los sistemas del cuerpo (el respiratorio y el circulatorio, del que forma parte el corazón) son complementarios y tienen como objetivo prioritario ese aprovisionamiento de aire.

6.15. Respiración de la salud y autoestiramientos del diafragma

Cómo autoestirarse el diafragma para recuperar su elasticidad y desbloquear
la respiración

Para que nuestras células estén bien provistas de oxígeno (y también para que el oxígeno quemado en el metabolismo sea eliminado), es necesario estirar el diafragma a fin de devolverle la elasticidad y desbloquear la respiración.

El estado de la musculatura de todo el cuerpo depende del estado de la musculatura respiratoria.

El estado tenso o por el contrario relajado y elástico de los músculos de la respiración (y en particular el más importante de todos, el diafragma) no sólo está inseparablemente ligado a nuestras emociones, sino que sirve para bloquear o desbloquear, mitigar o permitir sentir, esos conflictos.

Con el fin de evitar sentir o de amortiguar los conflictos emocionales y sentimientos dolorosos, lo que hacemos inconscientemente es poner tensión en los músculos de la respiración. De esa forma concreta reducimos o aminoramos su profundidad y, en consecuencia, sentimos menos y disminuimos el dolor. Pero esto no es un proceso separado de lo que le ocurre a la estructura del cuerpo, puesto que esos músculos respiratorios se insertan –es decir, se fijan– en huesos y vértebras y de esa forma modifican la estructura, deteriorándola si hay tensiones crónicas.

Atenuar las emociones y los conflictos que nos resultan difíciles de enfrentar tiene un precio también en la salud de la estructura del cuerpo, ya que requiere necesariamente la participación de los músculos respiradores, lo que, a su vez, repercute de forma inevitable en toda la estructura.

Si observamos a un individuo cualquiera, la estructura de su cuerpo revela no sólo sus tensiones musculares crónicas, sino también lo que inconscientemente hace con la musculatura para reducir su respiración.

La disminución inconsciente de la profundidad y espontaneidad de la respiración tiene como propósito (desconocido para el propio individuo) experimentar en la menor medida posible sus sentimientos depresivos, o de abandono, o de soledad, o de miedo, o su ira, o la sobrecarga de responsabilidad, o sus pulsiones sexuales vividas negativamente, o cualquier otro de los sentimientos que le resultan difíciles de asumir y enfrentar conscientemente, incluida la alegría si le hace sentir culpable.

El diafragma –principal músculo de la respiración– no sólo se crispa o se tensa automáticamente en cuanto tenemos miedo o angustia o ansiedad, como todo el mundo ha experimentado en carne propia, sino que estira de las vértebras lumbares donde se inserta: **he aquí, pues, un claro ejemplo, de entre los muchos posibles, sobre cómo las emociones conflictivas y las tensiones de los músculos respiratorios que ponemos en marcha para evitar sentirlas actúan sobre la estructura del cuerpo.**

Ya hemos visto que el diafragma se inserta en las vértebras lumbares. A efectos prácticos, esto significa que el principal músculo de la respiración (el diafragma) actúa sobre la estática de la columna vertebral, **pero a su vez, nuestras emociones actúan sobre el tono muscular del diafragma:** cuanto más miedo o estrés o angustia, más tensión en el diafragma y, por tanto, más tira éste de las vértebras. Por el contrario, cuanta más sensación de seguridad, relajación y calma experimenta el individuo, menos tenso está el diafragma y menos tira de las vértebras lumbares.

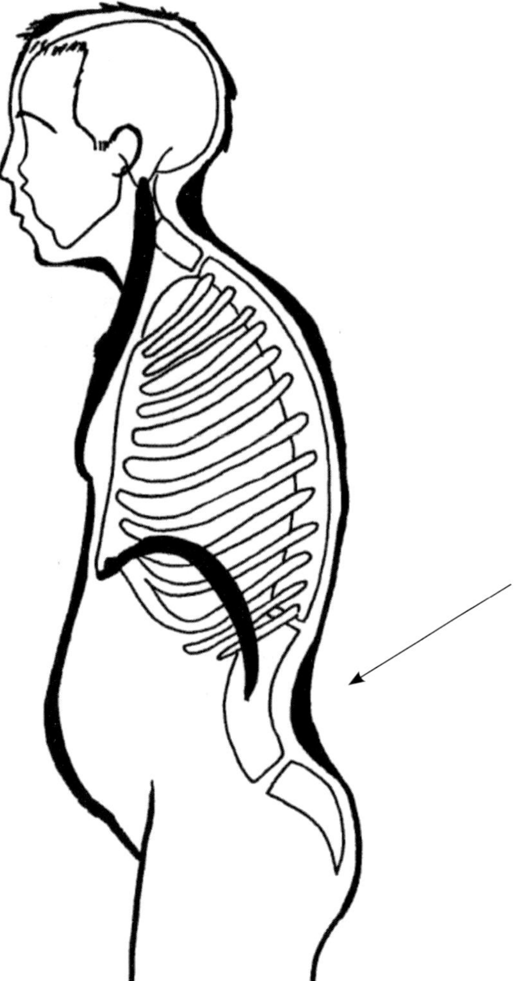

Sólo cuando colocamos al paciente en postura de estiramiento global, al diafragma le resulta imposible hacer esto que vemos en el dibujo: tirar de las inserciones en las vértebras lumbares y de las cervicales mediante el sistema de fascias.

Vale la pena insistir en este aspecto, puesto que la importancia del diafragma es de tal magnitud, para la buena estructura del cuerpo y para la respiración –por tanto, para todos los procesos metabólicos–, que vuelvo a reproducir aquí una de las ilustraciones mostrando los deterioros de la estructura corporal provocados directamente por el acortamiento del diafragma (y también del psoas-ilíaco).

Como vemos, se puede estar delgado, incluso muy delgado, y tener la zona del estómago o del vientre abultada: se proyectan hacia delante.

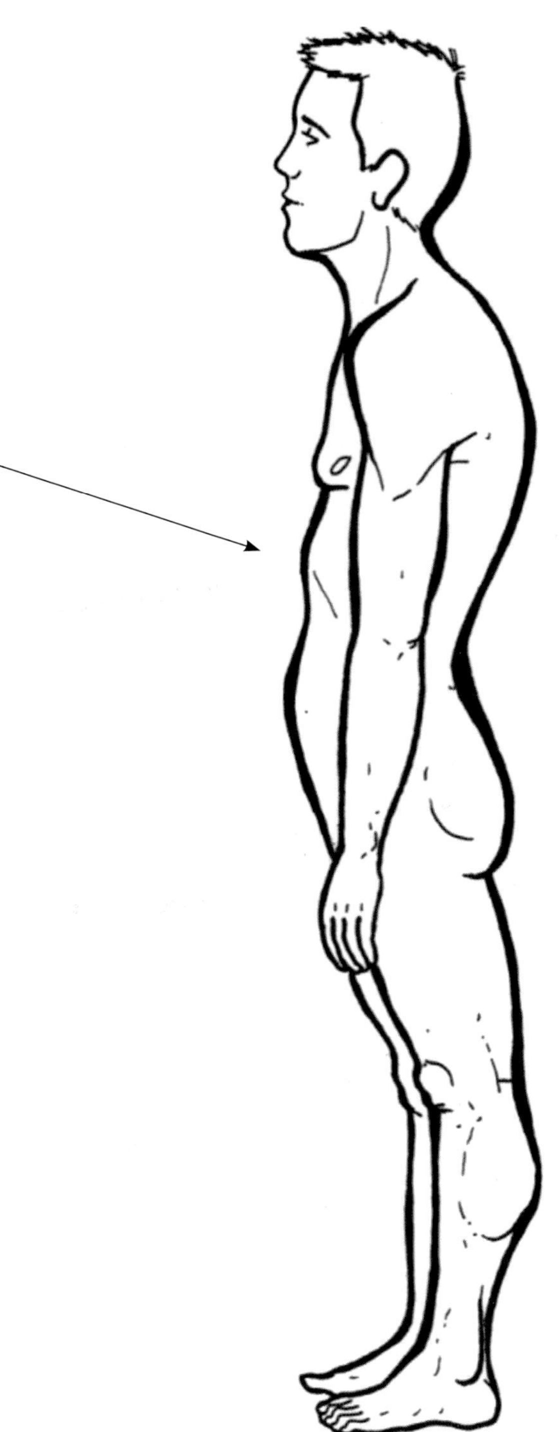

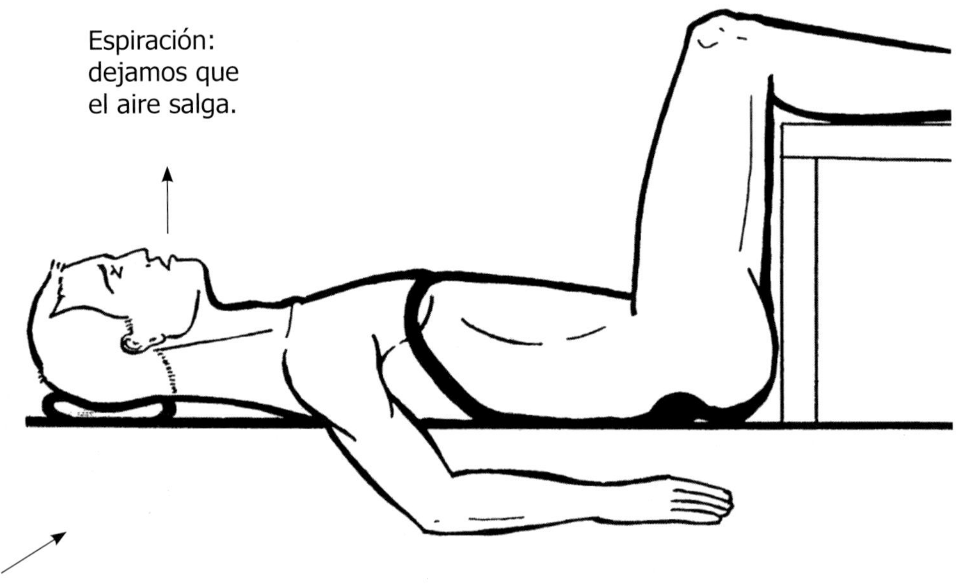

Arriba: el diafragma antes de comenzar a estirarlo. Durante la espiración, al salir el aire, los pulmones se vacían porque el diafragma se relaja. Entonces sube y queda tal como aparece señalado por la línea gruesa de este dibujo. Habremos colocado una pelota de caucho bajo los glúteos para dejar caer el peso de la pierna sobre ella. Relajar los glúteos y el esfínter anal (como parte de la pelvis) ayuda notablemente a la relajación del diafragma.

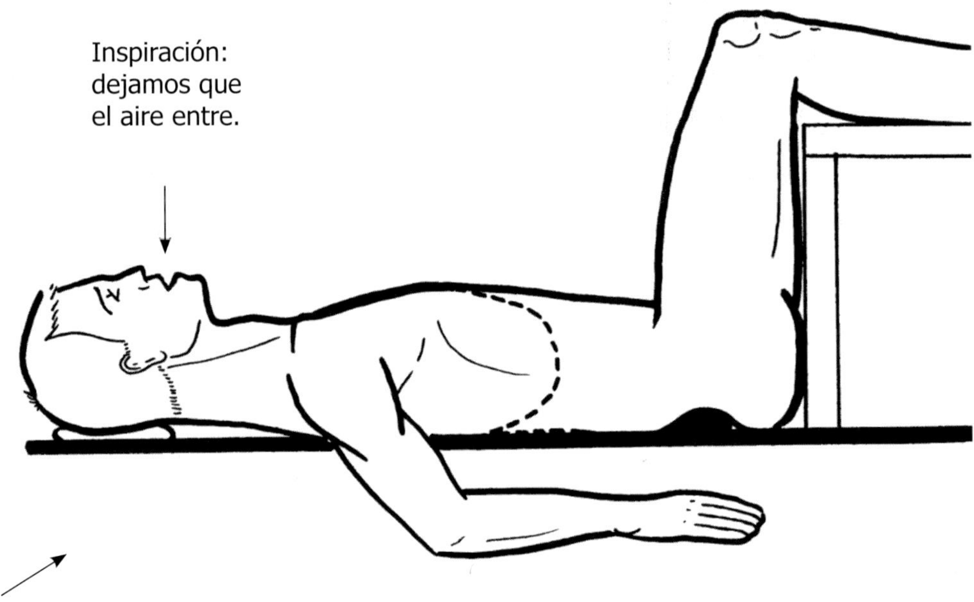

Durante la inspiración (el acto de dejar entrar el aire), el diafragma se estira y baja, tal como queda marcado por la línea discontinua que vemos en la ilustración de arriba. Conservaremos la pelota de caucho bajo los glúteos con el mismo objetivo que hemos anotado en la ilustración anterior: relajar parte de la musculatura pélvica.

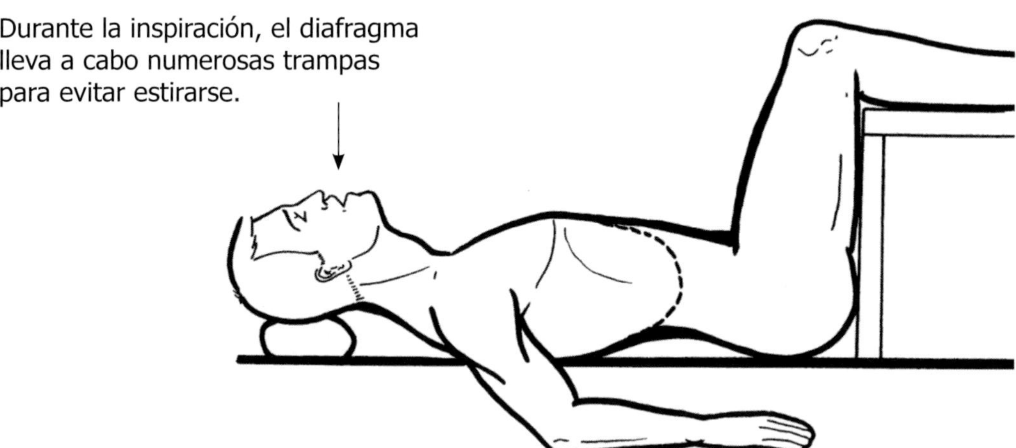

Arriba: si no mantenemos la espalda y nuca completamente rectas (o lo más rectas posible), entonces el diafragma lleva a cabo numerosas compensaciones tirando de las vértebras lumbares y acentuando su curvatura. Entonces los músculos inspiradores altos **sustituyen al diafragma** para hacer entrar aire en los pulmones y provocan, también, acentuación de la curvatura cervical. Las tracciones del diafragma sobre las vértebras lumbares acentúan la curva de la región de los riñones y el diafragma no se ve obligado a moverse y a recuperar la elasticidad: es esto exactamente lo que hay que evitar, que el diafragma tironee de las vértebras con tal de no moverse.

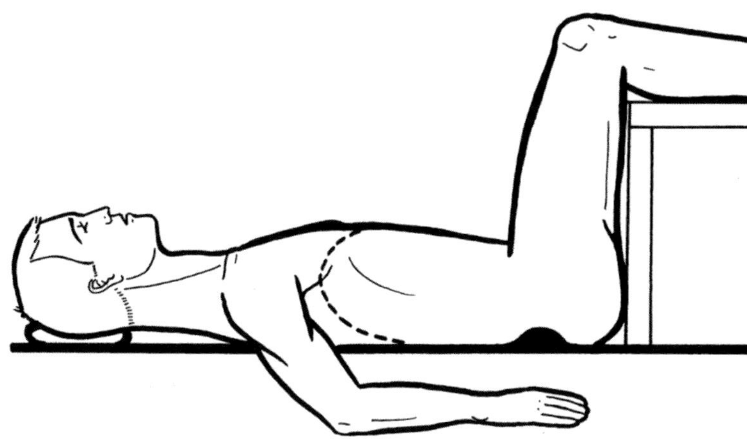

Para que el diafragma se estire inevitablemente, para que le sea imposible llevar a cabo alguna compensación (alguna «trampa») que evite su estiramiento, es imprescindible que mantengamos la espalda y la nuca completamente rectas. Para ello presionaremos con el cráneo la pelota de gomaespuma que habremos colocado debajo (a fin de mantener la nuca en estiramiento), y tendremos que bajar las vértebras lumbares hacia el suelo manteniéndolas lo más apoyadas posible. **De esa forma, con la espalda y la nuca completamente rectas, impedimos que el diafragma pueda tirar de sus inserciones. Es entonces cuando no tiene más remedio que estirarse.**

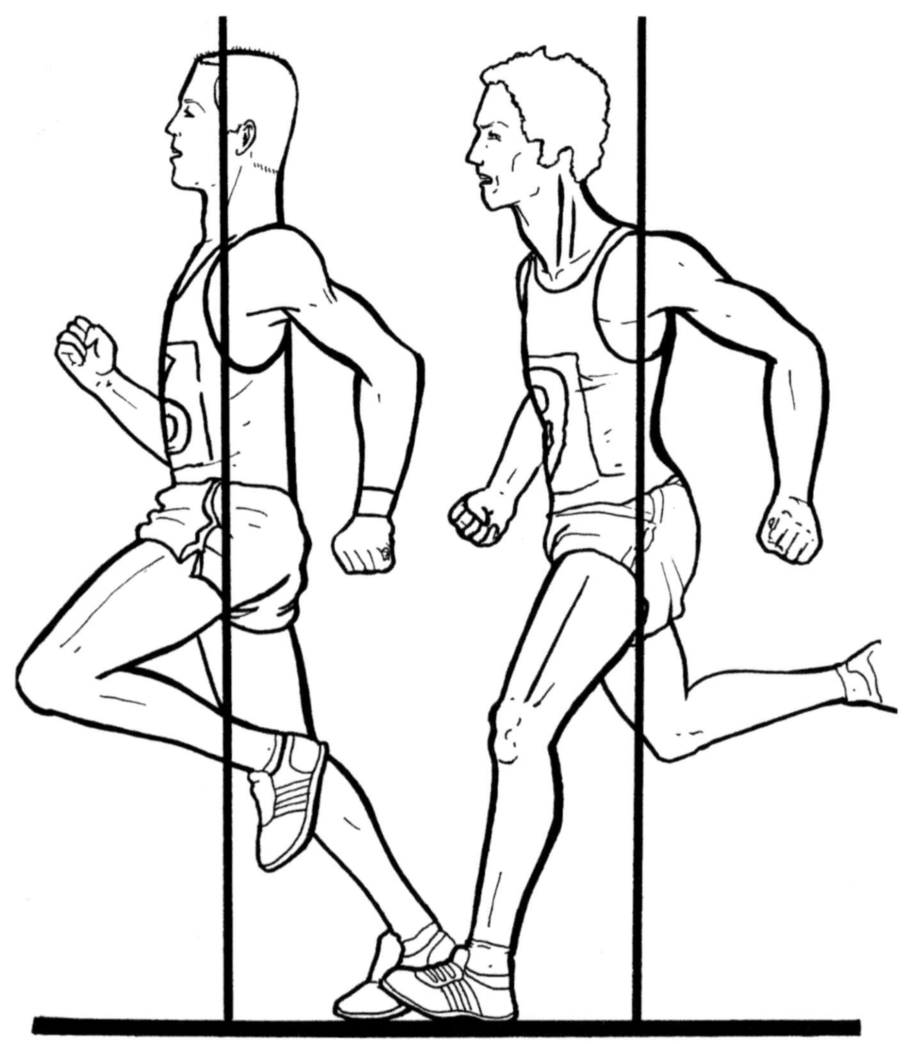

Esta ilustración está hecha a partir de dibujos, fotografías e imágenes de los campeonatos
de Europa de 19.000 metros, en Helsinki, en los que el finlandés Juha Vaatainen adelantó
al favorito David Bedford, del que se cuestionaba si era correcto su estilo de correr, **y le ganó**.

**Tal como podemos observar, el corredor que avanza delante y gana mantiene
el cuerpo perfectamente recto, con todos los segmentos del cuerpo en el eje,
de tal manera que el diafragma se ve obligado a estirarse y a aumentar su elasticidad
en cada zancada**. Como contraste, el que está a la derecha (que era favorito pero perdió) corre
de forma que se ve obligado a usar músculos inspiradores altos (los esternocleidomastoideos,
por ejemplo, están muy marcados) malgastando mucha energía. En conclusión: mantener la
columna vertebral lo más recta posible y, además y sobre todo, evitar la rotación interna de
hombros y las desviaciones de las piernas **obliga al diafragma a estirarse, lo que
proporciona una respiración amplia y el suficiente aporte de oxígeno, y conserva
la elasticidad de todo el cuerpo.**

7

Estar recto y flexible: los ejes del cuerpo

Veamos esos ejes y lo que significa estar fuera del eje. Las distintas partes del cuerpo forman un todo en el que el estado de cada segmento tiene repercusión sobre el conjunto y en el que, a su vez, cualquier acción sobre el conjunto repercute en cada una de las partes (es a esa interrelación inseparable entre las partes y el todo a lo que llamamos estructura).

Para que funcionen saludablemente la totalidad y a la vez cada una de las partes, el cuerpo no debe sufrir deformidades –debidas a los acortamientos de las cadenas musculares– que se concretan en forma de desalineaciones de los distintos segmentos.

La ausencia de «deformidades» o, dicho de otra manera, la buena forma se mantiene cuando los segmentos del cuerpo siguen unas pautas que podemos expresar mediante líneas imaginarias: el buen estado de las articulaciones depende de, entre otros factores, la buena alineación de los segmentos del cuerpo.

7.1. Una estructura corporal «perfecta» es aquella en la que todos sus segmentos se encuentran correctamente alineados siguiendo los ejes fisiológicos

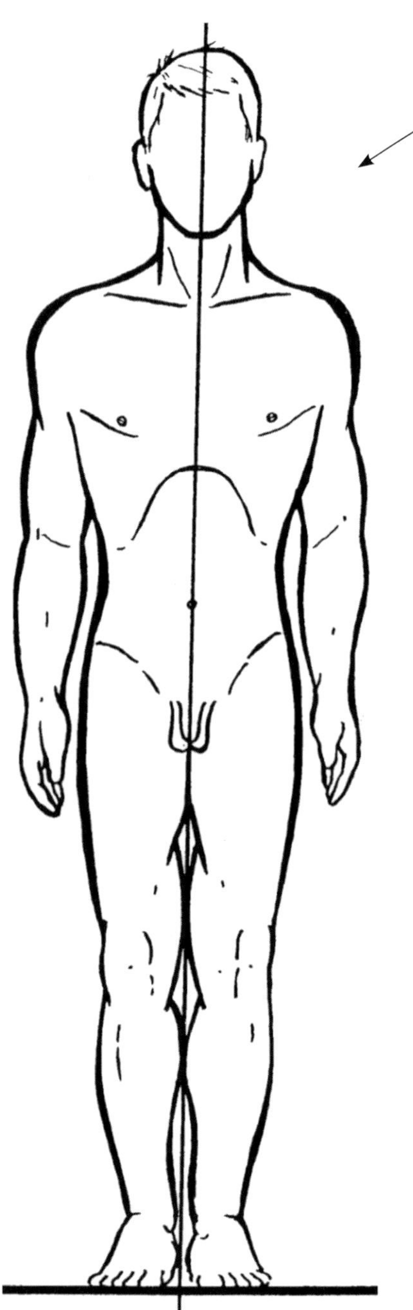

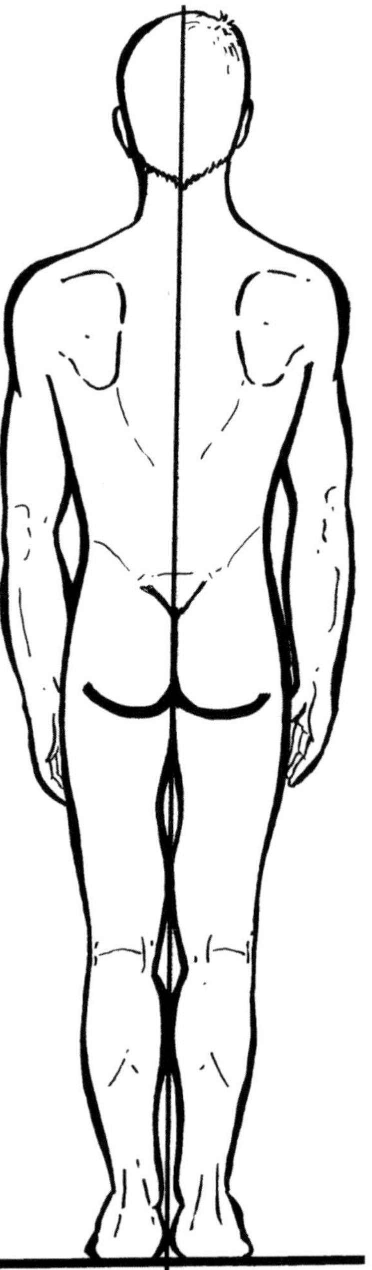

Delante: la línea imaginaria debe pasar por el centro de la frente; el centro de la barbilla; entre las dos clavículas (que deben estar a la misma altura); los pechos, también a la misma altura; la línea ha de pasar por el ombligo; y, finalmente, los tobillos, también a la misma altura.

Detrás: la línea imaginaria pasará por el centro del cráneo (las orejas quedarán a la misma altura); centro de la nuca; centro de la espalda (los omóplatos a la misma altura); centro del sacro; y entre la parte alta de los muslos y la parte baja de las piernas debe quedar un espacio (revelador de que no existe un exceso de tensión en los músculos aductores o en los gemelos).

Los estiramientos del conjunto de las cadenas musculares tienen como fin conseguir una estructura corporal en la que todos los segmentos estén correctamente alineados y la respiración quede desbloqueada, lo que en la práctica significa que el cuerpo no está encogido y, en consecuencia, ni huesos ni articulaciones ni nervios ni órganos se ven sometidos a la presión de la musculatura acortada.

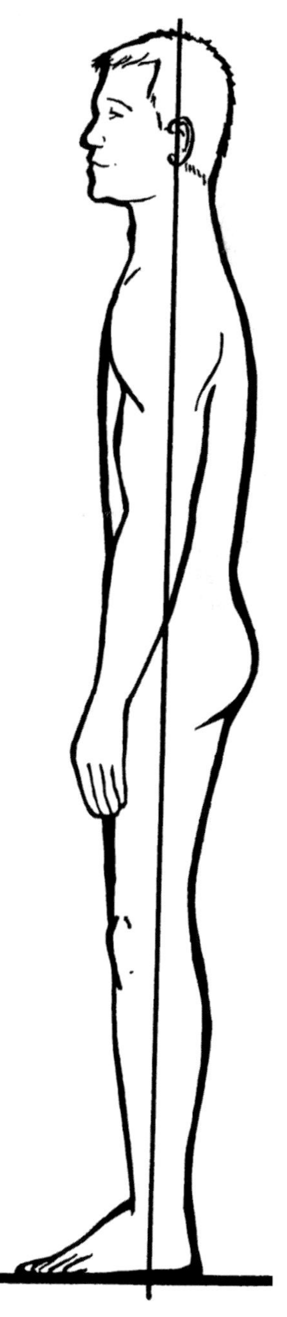

Vista de lado (visión sagital) la alineación de los segmentos del cuerpo debe ser la siguiente: la línea imaginaria recta debe pasar, de arriba abajo, por las orejas, el costado del cuello, los hombros, la pelvis, por el centro de la pierna (vista de lado, como vemos en el dibujo) y terminar en el tobillo.

En la práctica, esta buena alineación de los segmentos significa:
a) Que la cabeza no se proyecta hacia delante.
b) Que la parte alta de la espalda no está cargada (no hay cifosis).
c) Que no hay rotación interna de hombros y por tanto los pectorales no cuelgan fláccidos sino que se mantienen con buen tono y en su lugar.
d) Que la pelvis no bascula ni hacia delante ni hacia atrás, y en conjunto no hay acentuación de las curvaturas vertebrales cervical y lumbar, sino que las curvas se mantienen de forma no pronunciada.

En el caso de las mujeres, añadiremos algunos datos sobre la alineación de los segmentos (también válidos para los hombres excepto lo referente a las mamas). El rostro debe ser simétrico: las cejas deben quedar a la misma altura; la nariz, centrada, y también los labios y el hueso de la mandíbula; las mamas han de estar a la misma altura.

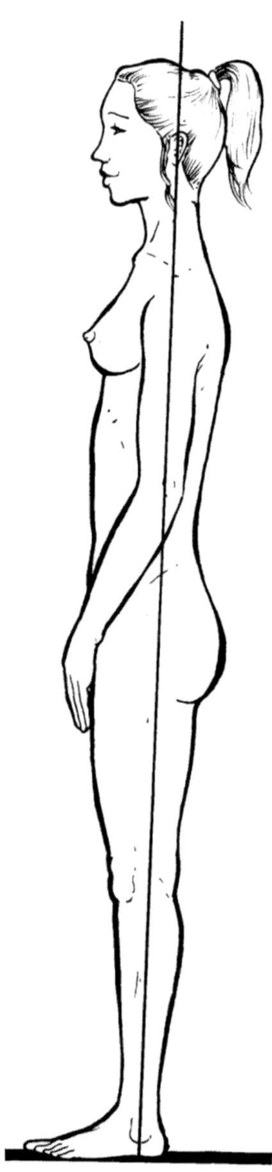
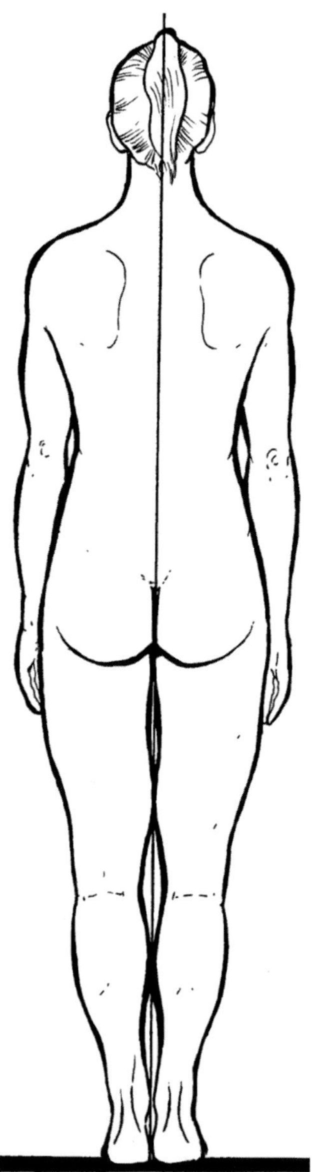
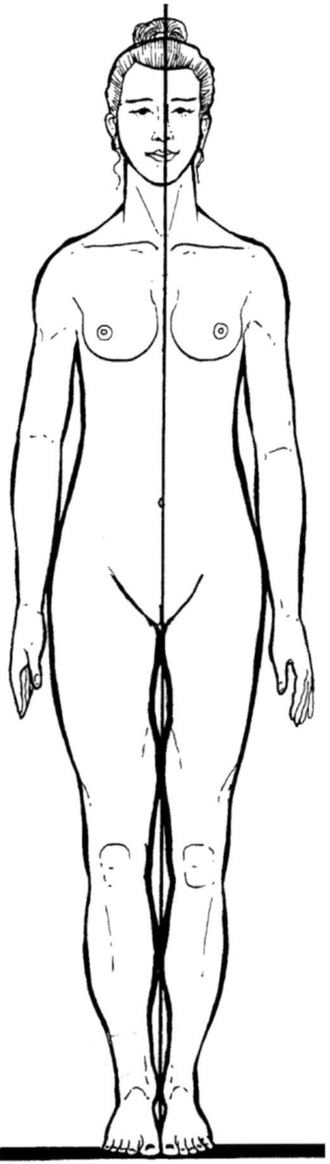

En el caso de los individuos con estructura corporal más alargada (filiforme), como el que vemos dibujado en esta página, o en los que son más bajos y achaparrados, la correcta (saludable) alineación de los segmentos es idéntica que en los que ya hemos descrito en las dos páginas anteriores.

No por ser más delgados y altos o por ser más bajos y anchos, las partes del cuerpo deben salirse de los ejes fisiológicos sanos.

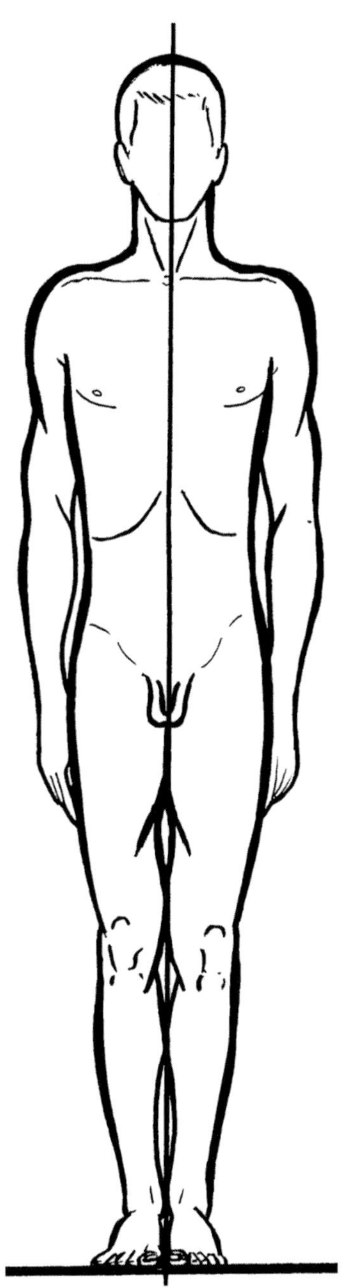
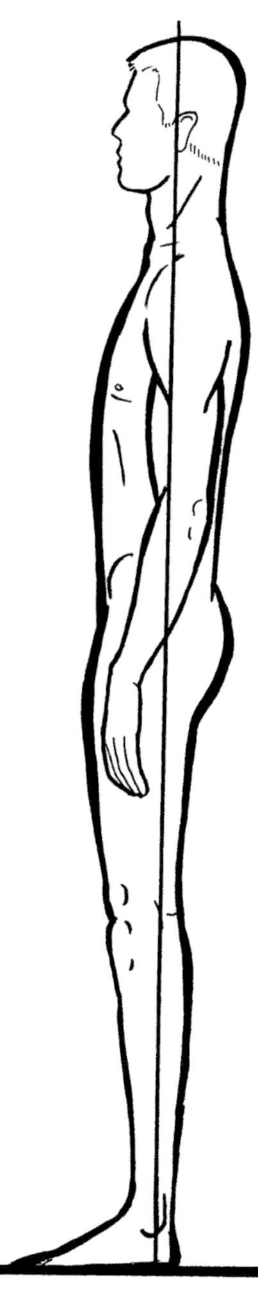

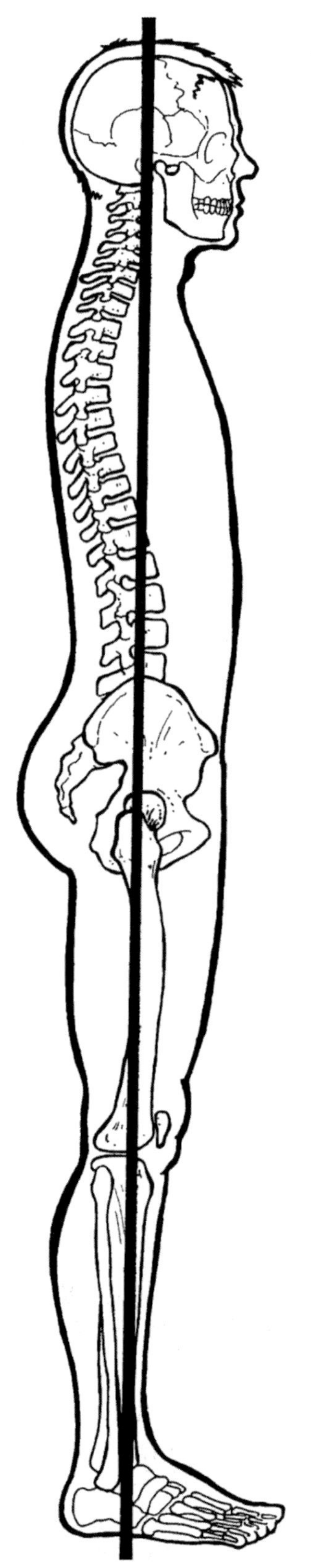

He aquí una figura que nos muestra todos los elementos y los segmentos óseos bien alienados siguiendo el eje que indica la línea vertical.

Esta buena alineación incluye, por supuesto, la existencia de curvas suaves en la columna vertebral en lugar de su acentuación (hay lordosis pero no hay hiperlordosis) y esto es la consecuencia directa del no acortamiento de las cadenas musculares.

Recordemos siempre que la estructura del cuerpo no depende de los huesos sino de las tracciones que la musculatura ejerce sobre ellos. Y esas tracciones o «tirones» dependen de los acortamientos y tensiones crónicas, que, a su vez, están en relación directa con nuestros rasgos de carácter: miedo habitual en lugar de sensación de seguridad; ansiedad en lugar de calma; prisa en vez de formas de actuar tranquilas...

Ésta es la misma figura que la que vemos a mayor tamaño.

La suavidad de las curvas de la columna (por el no acortamiento de las cadenas musculares) se nota delante en la inexistencia de pechos caídos o de barriga prominente. Los pectorales no están fláccidos y colgantes, y la barriga se mantiene lisa.

En esta figura podemos observar con claridad cómo actúa
una de las formas posibles de acortamiento de las cadenas
musculares. Comienzan a plegarse (esto es, a comprimirse)
los distintos segmentos de la estructura ósea: vemos, por
ejemplo, que se acentúa la curvatura cervical y empieza
a cargarse la espalda (cifosis) con el consiguiente colgar
de los pectorales fláccidos. La pelvis se vuelca hacia atrás
(retroversión) por predominio del acortamiento de los músculos
de la cara posterior del muslo.

El conjunto del esqueleto ha perdido la rectitud que veíamos
en la página anterior y, además, ha disminuido su estatura.

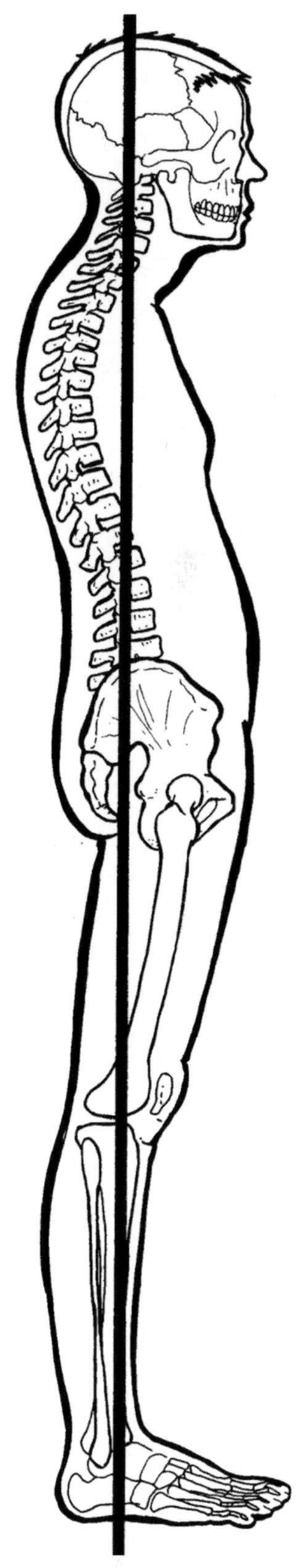

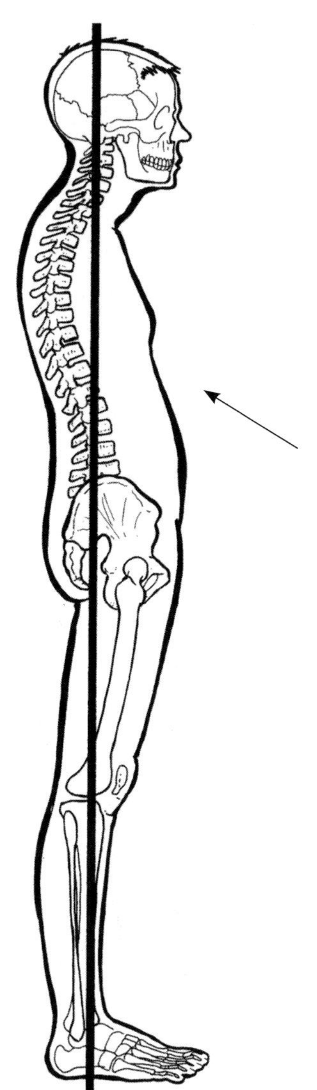

Las tensiones musculares
de la parte posterior ya se
hacen visibles delante: la
flaccidez de los pectorales,
la prominencia de la
barriga, la tensión
en las rodillas...

7.2. La estructura concreta que adopta el cuerpo de cada individuo, también concreto, depende de la singularidad irrepetible de su historia personal

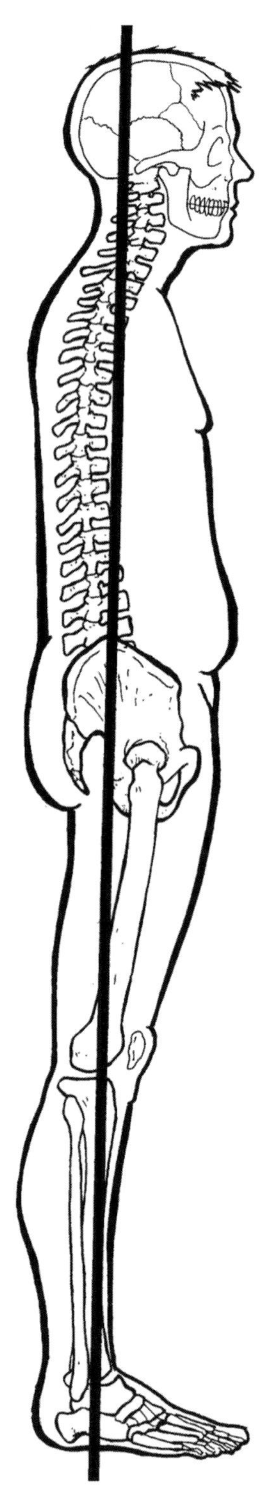

Cada uno de nosotros ha sido criado y educado de distinta forma y en el seno de familias con diferentes maneras de concebir la relación entre hijos y padres; con valoraciones no iguales del cuerpo, de sus funciones fisiológicas y de la sexualidad; con atenciones o desatenciones; con afecto o con frialdad y desapego emocional; con uno u otro concepto determinado de la disciplina; con ciertas normas flexibles o abandonado al caos y sin parámetros que le permitieran experimentar sensación de seguridad; con autoritarismo o con respeto y libertad... Todo esto ha producido emociones distintas y tensiones musculares (o su ausencia) también distintas. El cuerpo de una persona revela toda su historia personal: ¿respira amplia, profunda y confiadamente o apenas exhala el aliento? Sólo ese hecho ya nos da muchos indicios sobre su actitud ante el mundo y las causas que le hacen actuar como actúa.

Ninguno de los individuos cuyo esqueleto hemos reproducido en las dos páginas anteriores, ni tampoco el de ésta, estará flexible ni, obviamente, recto. Aquí vemos representado el siguiente paso del acortamiento: los pectorales están más fláccidos y la barriga se hace más pronunciada y colgante.

El exceso de tono de la musculatura equivale en la práctica cotidiana a mayor rigidez y menor flexibilidad.

La estructura concreta de cada individuo depende del predominio de acortamientos también concretos de unos músculos y no de otros. En la figura que vemos en esta página, la pérdida de la curva de los glúteos se debe al predominio del acortamiento de los músculos de la cara posterior del muslo (los isquiotibiales).

**He aquí otra modalidad de plegamiento de la estructura
ósea. En este caso ha habido un predominio de acortamiento
de otros grupos distintos de músculos:** pero el resultado es que
también se comprime el conjunto del esqueleto, y, tal como vemos,
se han acentuado las tres curvas de la columna (las concavidades de
la nuca y de la región de los riñones –hiperlordosis– y la convexidad
de la parte alta de la espalda –cifosis–). En este caso la pelvis se
vuelca hacia delante –anteversión–. Los huesos de toda la estructura
y las articulaciones quedan aprisionados y comprimidos por un
conjunto de músculos que ha disminuido de tamaño al acortarse.
Esa musculatura acortada actúa como un estuche o funda encogida
que obliga a la misma cantidad de huesos a caber dentro de un
espacio menor. De ahí que los segmentos se desalineen.

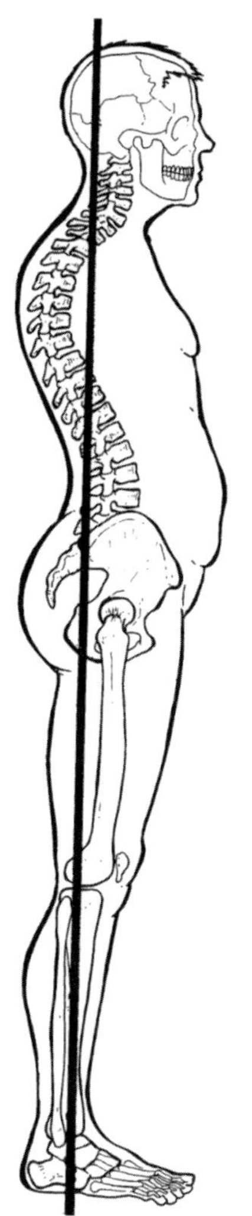

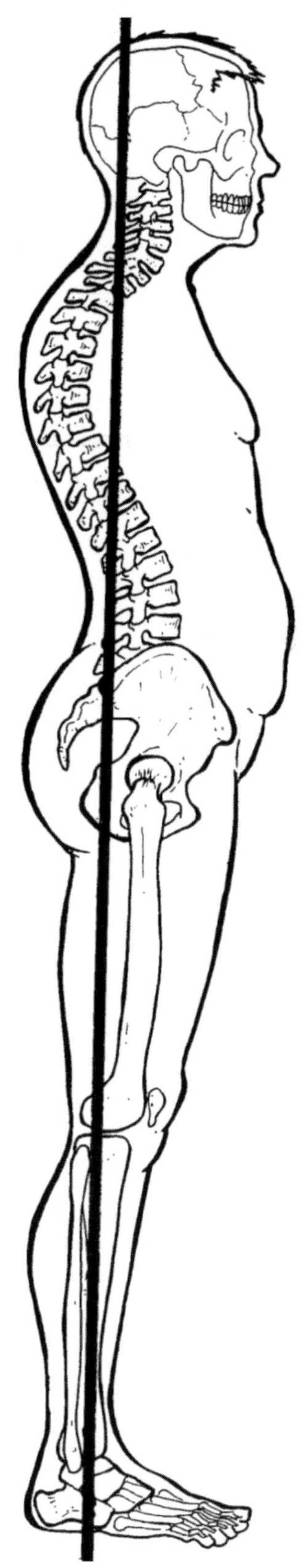

Ésta es la misma figura
que la que tenemos al lado.

Como ya sabemos, el
plegamiento del esqueleto es
consecuencia del acortamiento
de las cadenas musculares:
la fuerza o el tono muscular
está mal repartido, como afirmó
Françoise Mézières. Así, el
acortamiento posterior y la
consiguiente acentuación de las
curvas de la espina dorsal se traduce
en unos pectorales colgantes y en
una barriga mucho más prominente.
**El cuerpo se ha plegado como
un fuelle.**

7.3. Disminución de estatura del individuo a causa de la desalineación de los ejes

La pérdida de los ejes del cuerpo a causa de la acentuación de las curvaturas de la columna vertebral, y la consiguiente desalineación de los segmentos, equivale siempre –sin excepción– a la disminución de estatura, como puede observar cualquier individuo cuando se encorva.

Por el contrario, los estiramientos globales (sin compensaciones) suavizan de nuevo las curvas de la columna y permiten recuperar la estatura anterior a los acortamientos.

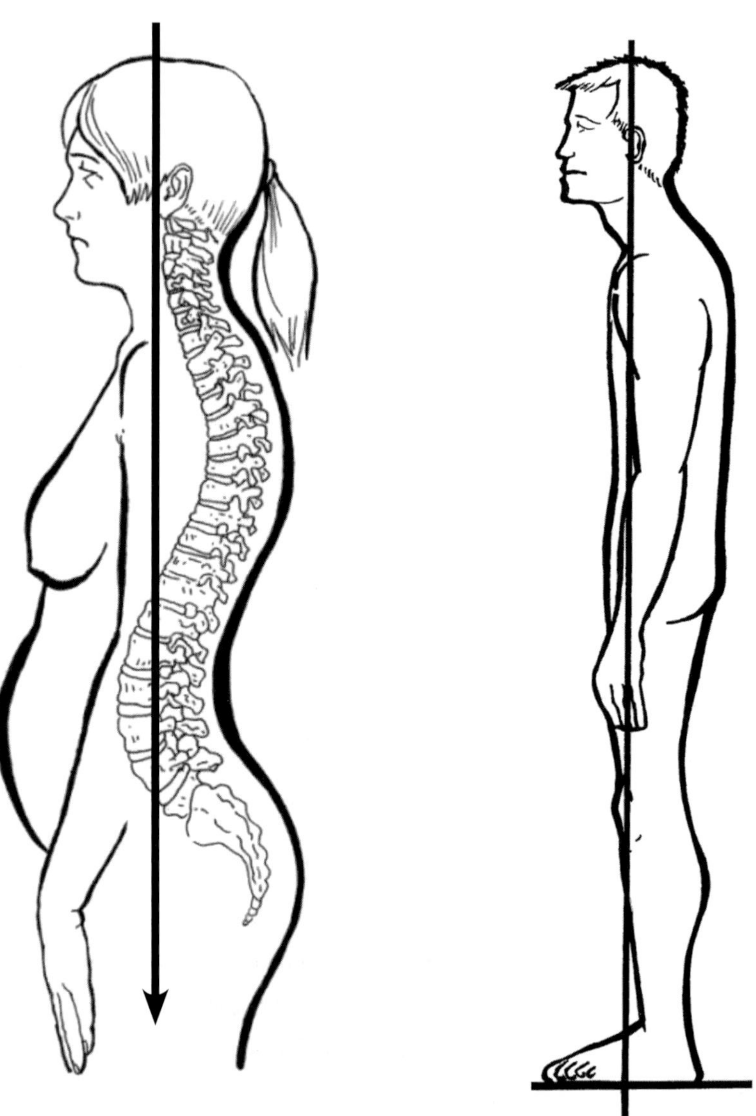

7.4. Bloqueo de la respiración por pérdida de los ejes correctos (esto es, sanos) del cuerpo

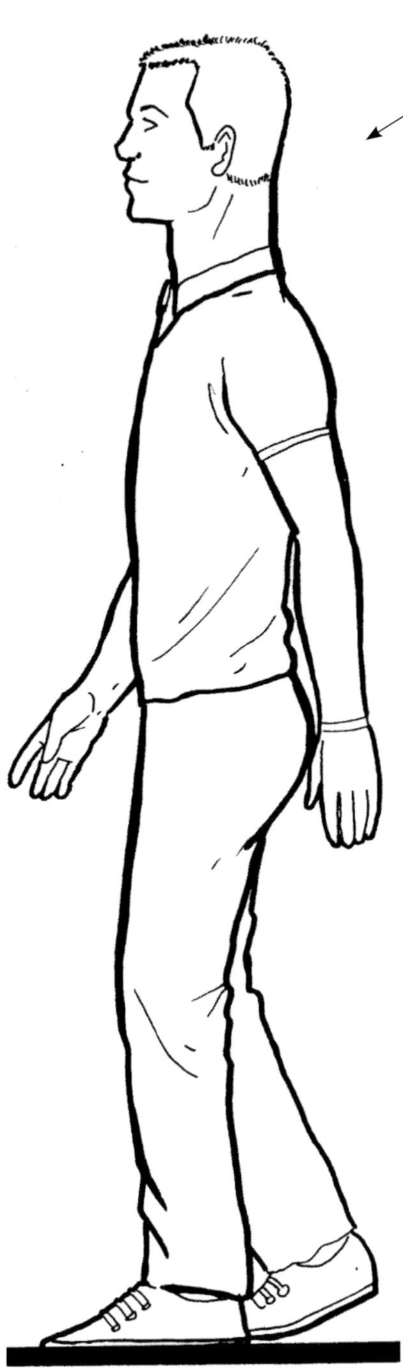

La estructura corporal correcta (sana) de este hombre le permite inspirar y espirar amplia y profundamente, pero simultáneamente ocurre a la inversa: esa estructura saludable es la consecuencia de una respiración desbloqueada.

Es imposible respirar (inspirar y espirar profundamente) cuando la espalda se ha encorvado como vemos en este hombre. Podemos comprobarlo con facilidad en nosotros mismos: si nos encorvamos así y observamos nuestra respiración, apenas será posible inspirar un poco y la espiración será también muy leve.

La respiración estará bloqueada, casi no entrará y saldrá aire. En consecuencia, los procesos metabólicos necesariamente se verán obstaculizados **y la energía disponible del organismo, reducida.**

7.5. La buena o mala estructura del cuerpo tiene su origen ya en la infancia, puesto que guarda una relación inseparable con los rasgos de carácter

La buena forma del cuerpo o, por el contrario, los acortamientos de las cadenas musculares que lo deforman tienen su origen ya en la infancia, que es cuando se enseña al niño a controlar sus esfínteres y cuando recibe un trato que le hace sentirse seguro y le permite respirar sin miedo o lo contrario. Por ese motivo encontramos a individuos jóvenes que ya presentan notables desviaciones de los ejes del cuerpo y acentuados encorvamientos, mientras que otros de mayor edad conservan el buen porte.

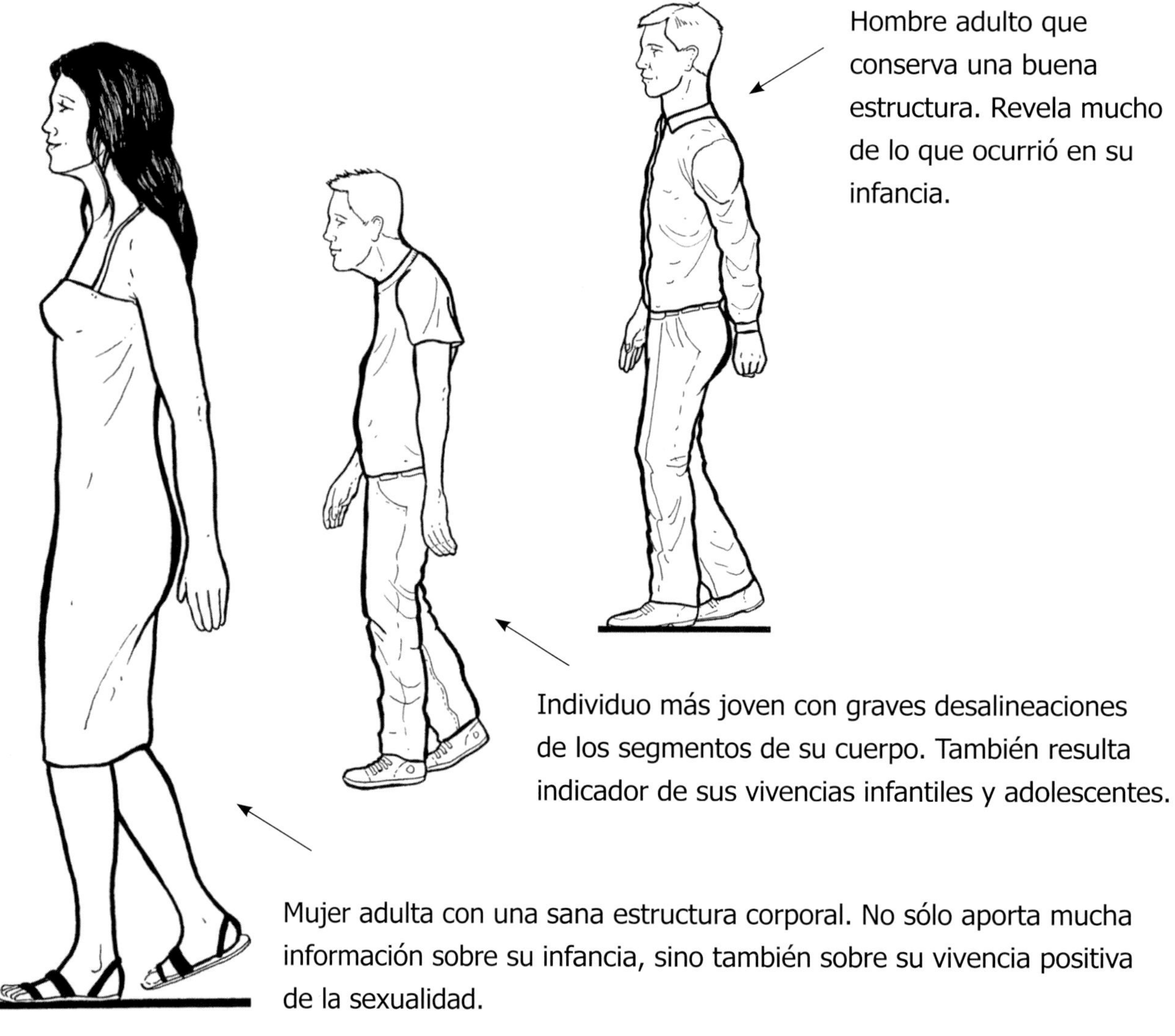

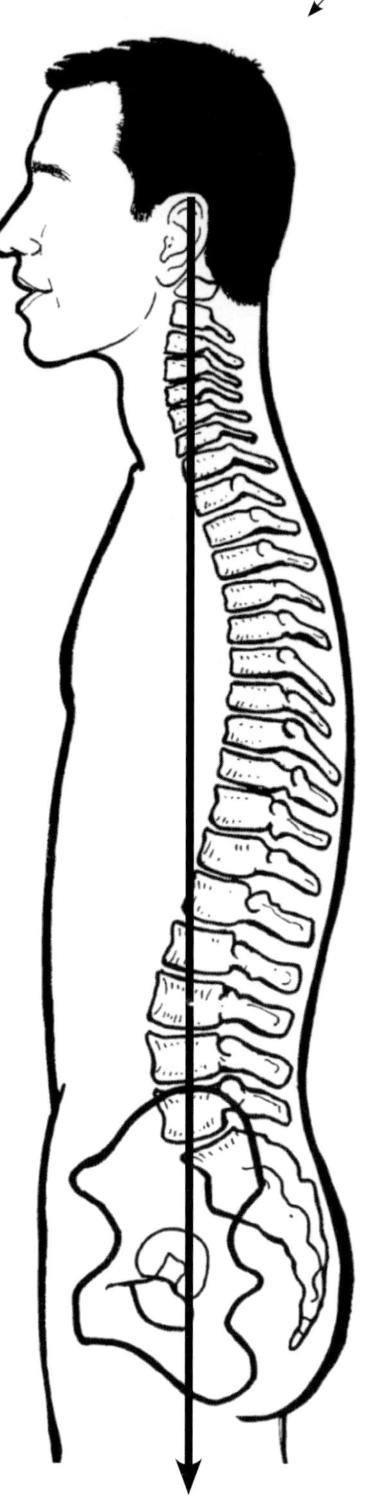

En este hombre todos los
segmentos están alineados
precisamente porque no hay
musculatura acortada que
obligue, por ejemplo, a proyectar
la cabeza hacia delante o que
haga bascular la pelvis hacia
delante o hacia atrás.

En este hombre ocurre
lo contrario. Como vemos,
los acortamientos de las cadenas
musculares han desalineado
los segmentos del cuerpo:
la espalda está cargada, el cuello
se proyecta hacia delante,
la pelvis está inclinada.

8

La pelvis y la región lumbar

Son el centro de gravedad del cuerpo, pero además la pelvis es la región de descarga de las funciones sexuales y excretorias, y posee por ello una importancia simbólica y energética de primer orden

El puritanismo (las actitudes de desprecio y rechazo del cuerpo) se organizan muscularmente a partir de la pelvis y desde ahí afectan a todo el cuerpo. Por ese motivo, liberar las tensiones crónicas de la pelvis para poder moverla con facilidad, espontaneidad y flexibilidad es tan importante y necesario como liberarse mentalmente de los clichés puritanos. No basta con hacer un trabajo mental, hay que movilizar los segmentos del cuerpo y muy en particular la pelvis, sintiendo intensamente los placeres sexuales al mismo tiempo que se eliminan los sentimientos de miedo, culpa y vergüenza.

Precisamente porque en la pelvis y el bajo vientre se alojan los órganos sexuales, los excretorios y una parte del aparato digestivo, se encuentra aquí el punto de partida y de retorno de importantes problemas de la estructura corporal, pero también el origen de las soluciones.

A pesar de todas las apariencias de placer, la moda propone (y exige) actitudes y esquemas corporales que son nocivos para la estructura corporal y que consolidan el repudio del placer físico experimentado auténticamente: vivido en lugar de simulado.

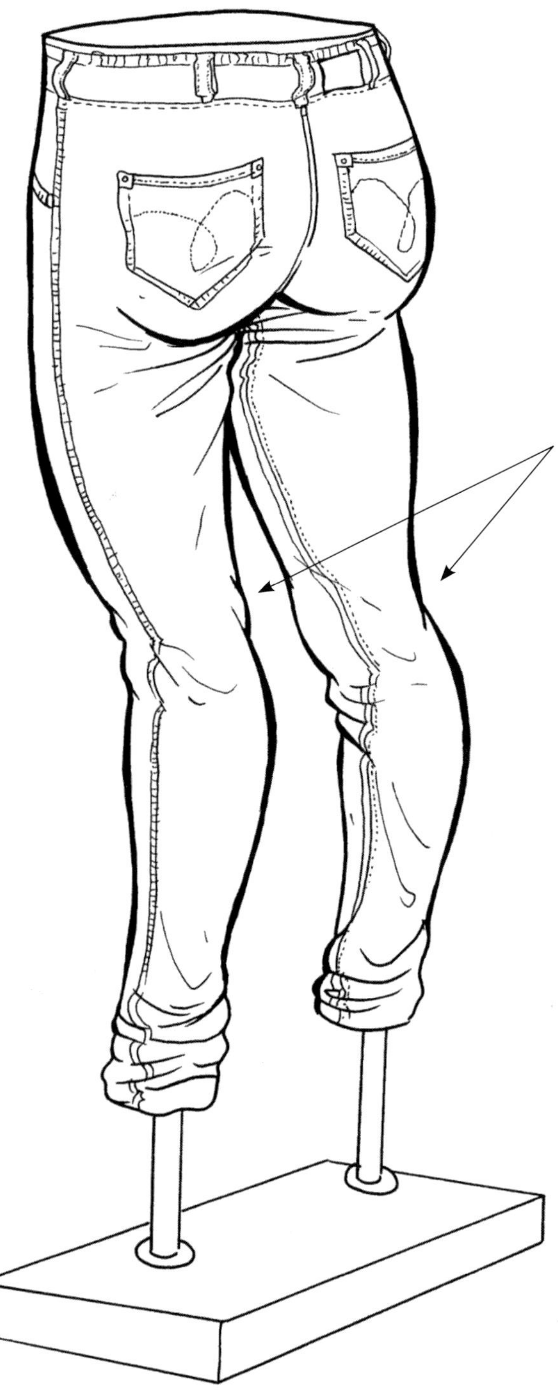

Este dibujo está hecho directamente a partir de la fotografía de un maniquí.

Como puede observarse, la moda propone la misma posición de las rodillas que es erróneamente calificada de «hiperlaxismo» (esto es, exceso de elasticidad) que hemos visto en las dos ilustraciones anteriores. Muestra como modelo que hay que imitar esa postura de las rodillas y también del conjunto de las piernas en posición de máxima tensión.

Insistimos en que **basta con que cada uno adopte esta actitud corporal durante un instante para comprobar por sí mismo que resulta muy difícil mover la pelvis. Así pues, la pelvis queda bloqueada y el placer sexual reducido o menguado drásticamente hasta casi desaparecer.**

8.4. Eyaculación precoz. La directa relación entre los problemas de eyaculación precoz y la tensión crónica de la musculatura de la pelvis

El abordaje terapéutico de los cognitivo-conductuales versus la bioenergética de Lowen

Los psicoterapeutas y sexólogos cognitivo-conductuales se enfrentan a los problemas de eyaculación precoz con la misma actitud que respecto a cualquier otro problema: su método consiste en actuar sobre los síntomas y no en descubrir las causas y resolverlas, lo que provoca que el organismo se manifieste mediante otro síntoma y otro y otro.

La solución más conocida (y más estéril ya que no resuelve el problema) propuesta por los cognitivo-conductuales consiste en detener el aumento de la excitación en cuanto el hombre se da cuenta de que va a eyacular demasiado pronto. En ese momento debe pensar en algo que rebaje o frene su excitación (citaré dos ejemplos usados por los propios profesionales cognitivo-conductuales: que el paciente recuerde la cantidad de trabajo atrasado que se amontona en el despacho o las agrias relaciones que mantiene con su familia política). Además de pensar en situaciones antieróticas como las que acabo de citar, deberá detener los movimientos que le conducirían al orgasmo. Si lo pensamos, esta

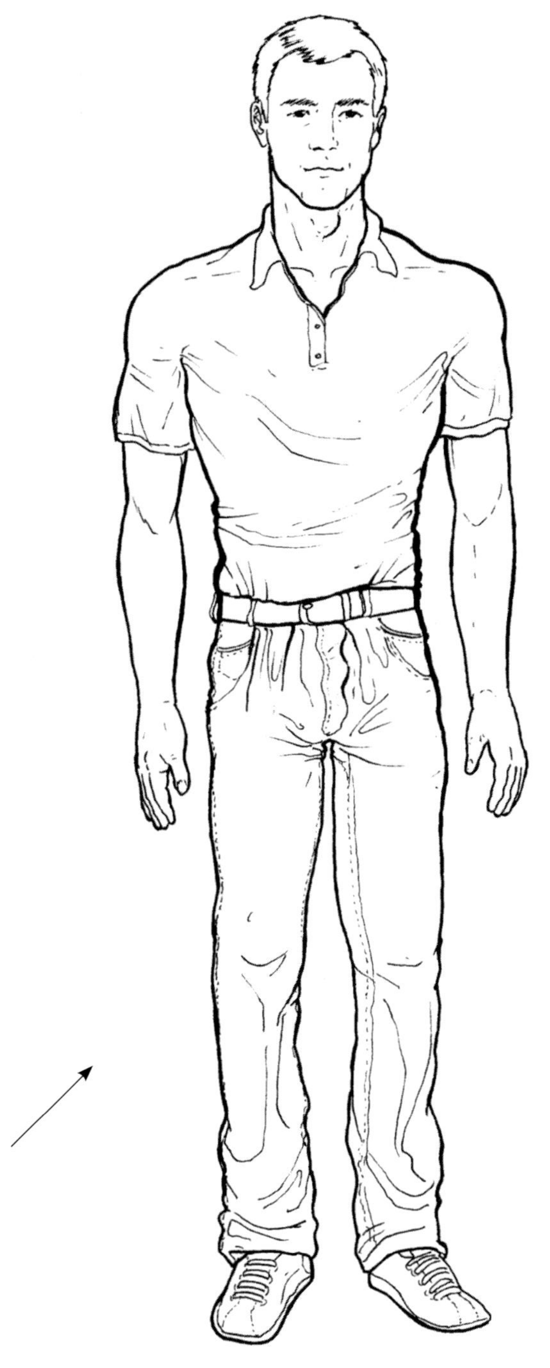

He aquí la estructura corporal que indica problemas de eyaculación precoz: pelvis muy comprimida (estrecha) a causa de una musculatura crónicamente tensa y acortada. De ahí la sobrecarga de tensión y la eyaculación precoz: para comprender esto, hemos de conocer qué son el placer y el displacer.

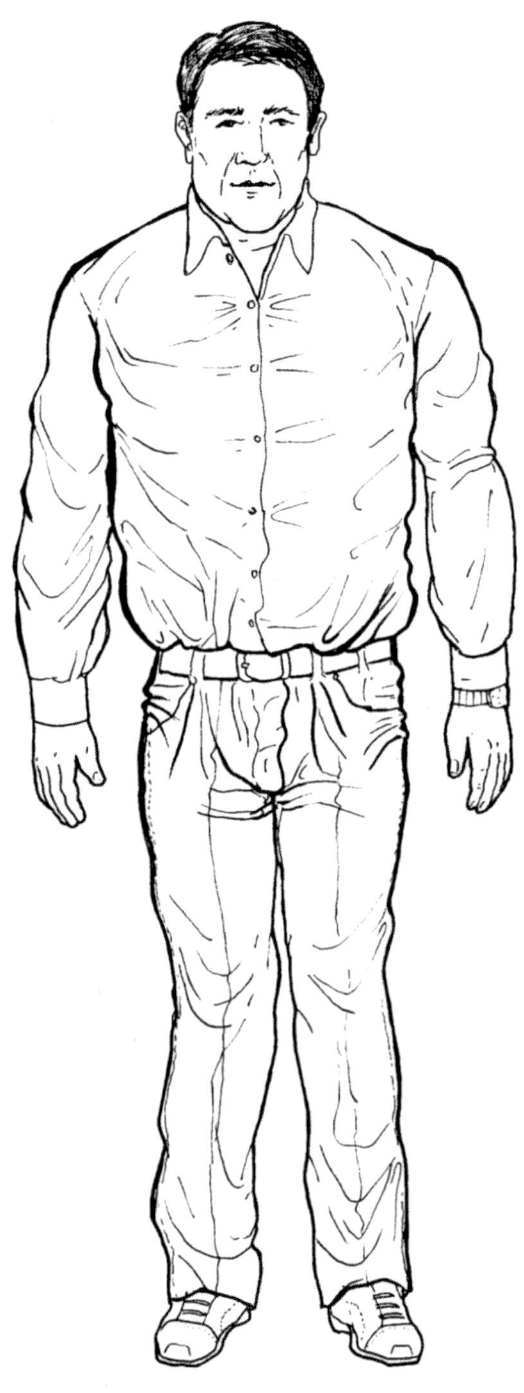

La figura de arriba representa a un varón de más edad que el de la página anterior, pero con el mismo problema: la pelvis muy comprimida y la consiguiente tendencia a la eyaculación precoz.

«solución» más que absurda es incluso sádica, ya que el sujeto ha de quebrar con brusquedad la línea ascendente de la excitación precisamente cuando más placentera es la vivencia de lo que está ocurriendo. También es una propuesta de «solución» estéril porque no contempla casos (relativamente frecuentes) en los que el hombre eyacula sólo con sentir un nivel de excitación tan bajo como el que supone el hecho de que le pongan la mano sobre un muslo o cerca de los genitales: ¿cómo pensar entonces en posponer la eyaculación si se produce de manera automática como si se tratara de un resorte? En suma, ya que los psicólogos y sexólogos cognitivo-conductuales desconocen absolutamente la causa de la eyaculación, se ven abocados necesariamente a proponer verdaderos absurdos, cuyo escasísimo éxito no alcanza –y esto en pocos casos– más que a modificar traumáticamente el síntoma: traumáticamente porque el individuo ha de imaginar situaciones displacenteras justamente durante el transcurso de las experiencias más placenteras, como es el caso de estar haciendo el amor o intentarlo. En lugar de repetir las actitudes de los cognitivo-conductuales, veamos ahora las causas de la eyaculación precoz. En numerosos hombres pueden observarse tensiones crónicas en la musculatura de la pelvis, tensiones que se han convertido en acortamientos porque la pelvis está ya, permanentemente, estrechada, comprimida. Pues bien, esa tensión crónica de la musculatura pélvica es tanta que añadir la tensión que va aparejada a la excitación sexual hace rebosar la vasija que es la **pelvis: el recipiente se desborda y el hombre eyacula aunque no quiera, porque su tensión habi-**

tual ya es tanta que no hay capacidad para aumentarla mediante la autocontención. Sin embargo, la naturaleza del placer sexual intenso y, sobre todo, satisfactorio radica precisamente en la capacidad de contenerlo la mayor cantidad de tiempo posible para luego descargarlo. De hecho, en el organismo, el displacer es la carga de tensión sin salida, mientras que el placer es la descarga de la tensión. El placer sexual será tanto mayor cuanto más grande sea la capacidad de dejarlo aumentar e ir incrementándolo hasta el punto en que el individuo decide dejarlo ir, dejarse ir. En caso contrario, si no hay capacidad para que el placer sexual aumente y vaya acumulándose, sino que la descarga se produce casi de manera automática, **el resultado es un sentimiento de insatisfacción y frustración. De ahí que los hombres que eyaculan demasiado pronto tiendan a repetir de forma compulsiva la relación sexual (o la masturbación). Inconscientemente están buscando tener la posibilidad de cargarse de excitación en la mayor medida posible con objeto de que, por fin, la descarga (esto es, el orgasmo) resulte satisfactoria** y deje una sensación de plenitud. Sin embargo, los eyaculadores precoces, debido a esas tensiones musculares crónicas, no soportan la carga añadida que supone la excitación sexual. Su descarga sobreviene con excesiva rapidez y, por tanto, el nivel de satisfacción es escaso o muy pobre. Lo más frecuente es que los hombres con problemas de eyaculación precoz acudan a terapia quejándose –a pesar de su juventud en numerosos casos– de fuertes dolores lumbares, o en la articulación de la cadera (coxofemoral), o de las rodillas, articulación a su vez muy influida por el estado de la pelvis. Los glúteos suelen estar extremadamente rígidos: no el glúteo mayor, que es el más superficial y lo habitual es que lo tengan falto de tono, pero sí el mediano y el menor, que están debajo y que cuando los presionamos con los nudillos para comenzar a relajarlos, acusan un intenso dolor, lo que revela su estado de acortamiento y gran tensión. Como es obvio, nada se conseguirá si sólo actuamos sobre el síntoma (la precocidad de la eyaculación), en lugar de actuar sobre la musculatura de la región lumbar y de las piernas que converge en la pelvis, y también en la propia musculatura pélvica. La terapia ha de consistir, pues, en recuperar el tono muscular justo de las piernas, de los músculos de la propia pelvis y de la región lumbar. El objetivo es eliminar ese estado de tensión excesiva constante de la pelvis.

En el organismo, la acumulación de excitación sin posibilidad de descarga equivale a malestar (a displacer). Por el contrario, el placer es precisamente la descarga de ese exceso de excitación. Nuestro objetivo es reducir toda la tensión crónica innecesaria.

8.5. Obesidad falsa

Gran acumulación de grasa y aparición de pliegues de carne que no guardan relación con la cantidad de comida ingerida, sino con un muy acusado plegamiento del cuerpo a causa del acortamiento de las cadenas musculares a partir de la pelvis

En las personas que padecen un grado de obesidad como el que vamos a ver en las siguientes ilustraciones, ¿qué fue primero? ¿Los problemas glandulares y los desórdenes alimenticios o un serio acortamiento de la musculatura que, a su vez, provocó la compresión de todo el sistema orgánico?

Si observamos fotografías de estas personas en años anteriores, nos daremos cuenta de que su aumento de peso ha ido paralelo al acortamiento de su cuello, de la distancia entre las costillas bajas y los huesos de la pelvis, y de la rotación interna de las piernas. Es decir, su engordamiento progresivo no puede separarse de un grave deterioro de la estructura corporal: ¿por qué no comenzar a corregir la estructura al mismo tiempo que se estudian los problemas glandulares?

8.5.1. Por qué tantas personas abandonan la dieta de adelgazamiento o la práctica del ejercicio

¿Acaso esperaban de la dieta y de la gimnasia clásica aquello que no pueden aportarles? ¿Esperaban que la dieta y el ejercicio corrigieran los deterioros de la estructura corporal?

Por mucha dieta que se haga, por muchos kilos que se pierdan, si una persona tiene la espalda cargada (cifosis), eso no se corregirá. Por mucho peso que un individuo se quite de encima, el exceso de curvatura cervical o la proyección de los hombros hacia delante no desaparecerán. Por muchas calorías que se eliminen, el exceso de curva lumbar tampoco se corregirá y, por tanto, ese exceso de hundimiento se continuará proyectando en la parte delantera del cuerpo en forma de barriga, aunque sea en mucho menor grado, pero no habrá un buen tono muscular.

Numerosas personas se ponen a dieta o practican ejercicio no sólo por cuestiones de salud, sino también porque en su inconsciente desean –con todo derecho– una estructura corporal armoniosa y bella; un cuerpo atlético de espalda y pecho amplio; unos pectorales que conserven el tono justo; la eliminación de la barriga abultada y fláccida y, además, la recuperación de un buen tono muscular; unos brazos con los músculos bien perfilados..., pero hacer dieta no garantiza nada de eso porque la musculatura que estaba acortada y provocaba el plegamiento del cuerpo, y, por tanto, su flaccidez, no se ha estirado y continúa igual de tensa a pesar de la aparente blandura que presenta en muchas ocasiones. Y el ejercicio y los estiramientos habituales –con compensaciones– no sólo no garantizan que se consiga una estructura corporal atlética y unos músculos bien perfilados sino justo lo contrario. **Los ejercicios habituales (los de gimnasio, los de la gimnasia clásica) aumentan todavía más los acortamientos de unos segmentos del cuerpo y en consecuencia la flaccidez de otros.** Esos ejercicios permiten las compensaciones. Lo que se hace no es otra cosa que acortar todavía más aquellos músculos, ya de por sí muy tensos, que provocan el encogimiento de unas partes del cuerpo y, por tanto, la flaccidez de otras, precisamente por eso, porque unos músculos (los que ya están acortados) obligan al cuerpo a plegarse. El ejemplo de la barriga es elocuente. Existirá siempre, a no ser que estiremos bien las piernas (a fin de liberar la pelvis) y también la musculatura de la región lumbar, como mínimo.

El movimiento, el ejercicio, es mejor que el sedentarismo y, sin ninguna duda, hace reducir peso. Pero no todo movimiento sirve para conservar o aumentar la salud: de hecho, hay ejercicios que la empeoran porque fuerzan el corazón, las articulaciones y la capacidad del organismo. Lo importante no es sólo bajar de peso moviéndose o ejercitándose, sino corregir una estructura corporal que bloquea la respiración y el buen aporte de oxígeno y sangre a los órganos.

Hay tantas y tantas personas que abandonan su práctica de gimnasio o sus hábitos de ejercicio porque inconscientemente esperaban de ellos lo que no pueden proporcionarles: una estructura corporal armoniosa y sin problemas. Por ejemplo: ¿en qué grado corrige la espalda cargada (cifosis) el hecho de practicar ejercicio? En ninguno. ¿O en qué nivel suaviza el exceso de curvatura lumbar (hiperlordosis) el hecho de practicar uno u otro ejercicio? Tampoco en ningún nivel.

Practicar ejercicio para perder peso es una cuestión, pero para conseguir una buena estructura corporal (proporcionada, armoniosa, sin encogimientos...), es otra cosa completamente distinta. Hay tantas personas que abandonan el ejercicio –o las dietas– porque, sin saberlo ellas mismas, esperaban no sólo perder peso, sino conseguir esa estructura del cuerpo que les resultaba atractiva. Su decepción aparece cuando la pérdida de peso no va acompañada de una estilización de la silueta sino de carnes más fláccidas en distintas partes del cuerpo, o cuando esa misma pérdida de peso en ningún caso las ha conducido a eliminar el grave hundimiento lumbar o la carga de la parte alta de la espalda, por ejemplo. La solución en todos estos casos no es solamente la pérdida de peso –cuando es excesivo–, sino el estiramiento global de las cadenas musculares.

 Cuando las cadenas musculares no se acortan o las estiramos, se conserva la distancia entre las costillas bajas y los huesos que marcan la línea de la cintura

Conservar la distancia que separa las costillas bajas de los huesos que marcan la línea de la cintura (crestas ilíacas) es signo de que no se han acortado los principales músculos de la espalda que provocan el plegamiento del cuerpo y, por tanto, el acercamiento de la caja torácica a la pelvis. Mientras se conserve esa distancia, está claro que no se acumularán depósitos de grasa o pliegues de carne en esa zona. Y puede decirse a la inversa.

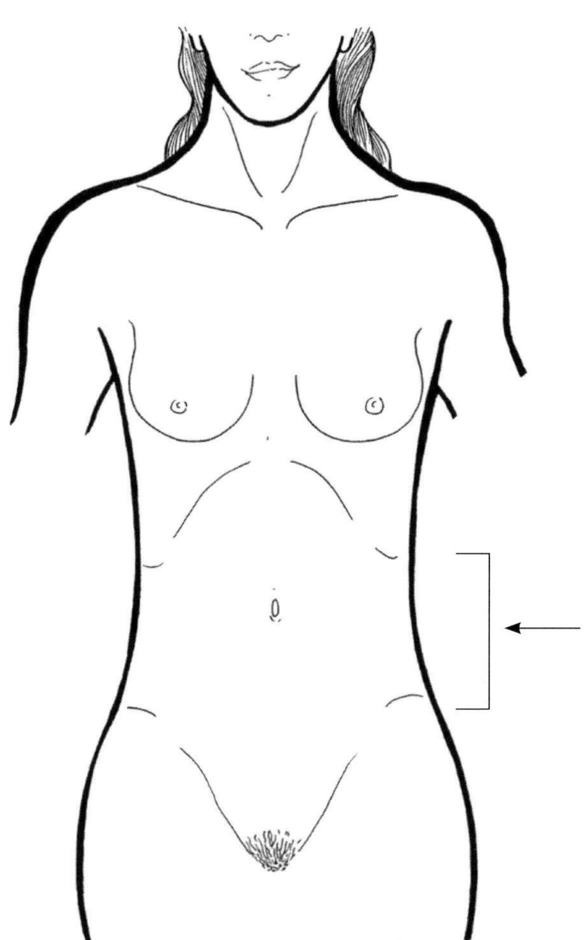

Pero es más: conservar la distancia entre las costillas bajas y los huesos de la línea de la cintura revela no sólo que no ha habido acortamiento de los principales músculos de la cadena muscular posterior, sino que ese no acortamiento ha permitido la conservación del tono muscular justo de los músculos oblicuos situados precisamente en ese segmento. **Los oblicuos son músculos espiradores**. Y una espiración habitualmente espontánea y fácil tiene una importancia crucial, dado que los occidentales permanecemos casi siempre con la respiración bloqueada en inspiración, conteniéndonos, reteniendo el aire ya quemado en el metabolismo.

El acortamiento de los músculos de la cadena posterior
y de los que hacen juego con ella provoca el hundimiento
de la región de los riñones (hiperlordosis lumbar). Los
pliegues de carne que vemos delante revelan la **pérdida
de la distancia entre las costillas bajas y los
huesos de la cintura.**

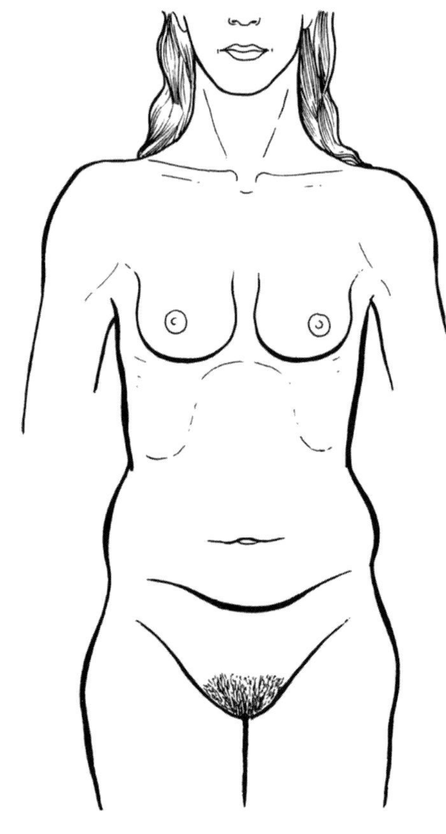

**La delgadez del
conjunto del
cuerpo no es
indicio de la
inexistencia de
acortamientos
musculares.**

Con frecuencia, en hombres y mujeres delgados
podemos observar pliegues de carne en distintos
segmentos del cuerpo (habitualmente en la barriga),
o también pechos caídos o pectorales fláccidos, lo
que revela un plegamiento del conjunto de la
estructura corporal.

8.5.3. El verdadero origen de la celulitis

Si los endocrinólogos tuvieran en cuenta la estructura del cuerpo, comprobarían que la inmensa mayoría de mujeres –si no todas– que acuden a consultarles por la celulitis sufren una grave rotación interna de rodillas (piernas en equis, genu valgum).

Cuanto más grave sea el acortamiento de la cadena muscular posterior, más se comprimirá el cuerpo, y más pliegues de carne aparecerán sin tener nada que ver ni con la cantidad de alimentos ingerida ni con problemas glandulares.

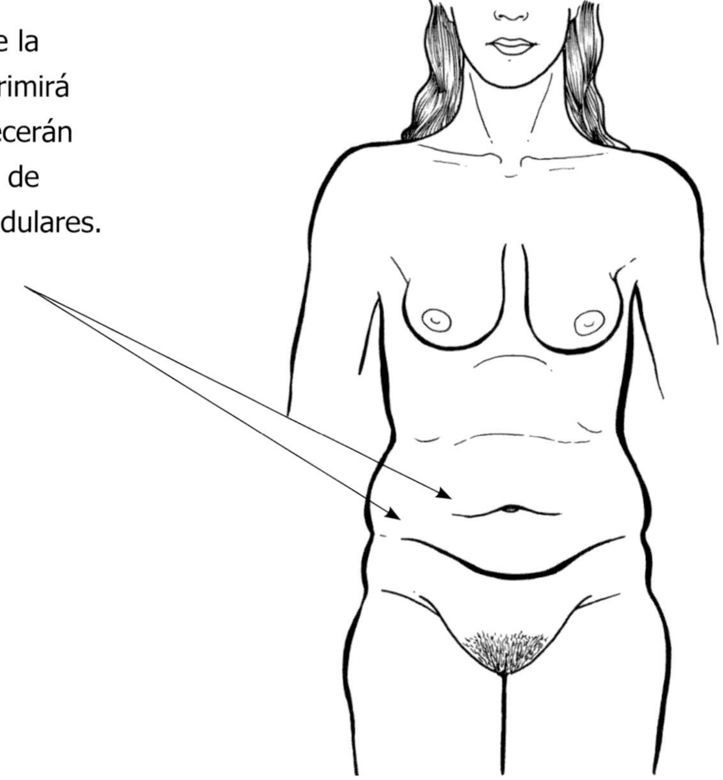

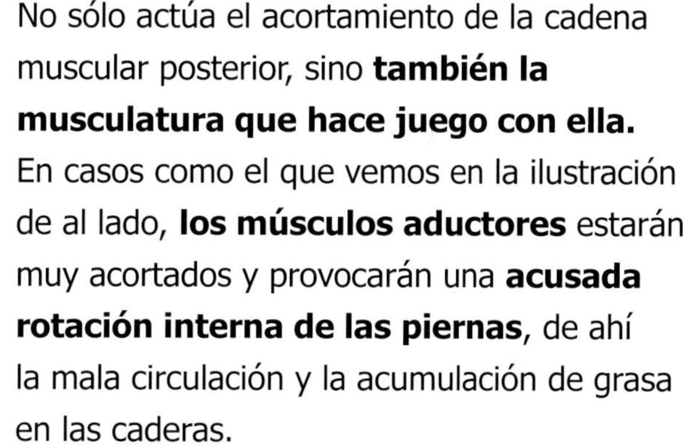

No sólo actúa el acortamiento de la cadena muscular posterior, sino **también la musculatura que hace juego con ella.** En casos como el que vemos en la ilustración de al lado, **los músculos aductores** estarán muy acortados y provocarán una **acusada rotación interna de las piernas,** de ahí la mala circulación y la acumulación de grasa en las caderas.

Éste es el origen de la celulitis: una grave rotación interna de los fémures y la consiguiente mala circulación.

Con frecuencia vemos que la parte superior del cuerpo (el tronco) se conserva relativamente proporcionada y no acumula un exceso de grasa (o apenas nada), mientras que desde la línea de la cintura hacia abajo, las caderas y el grosor de los muslos parecen propios de una persona del doble de tamaño. Son como un pedestal sobre el que se han colocado el tronco y la cabeza.

La sexualidad (de la pelvis y las piernas) parece escindida de la parte social del individuo: la porción alta (el cuerpo y la cabeza).

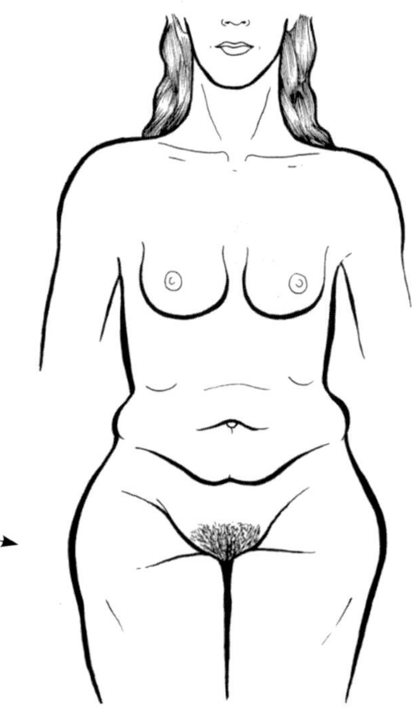

Aquí vemos que los músculos aductores (directamente relacionados con la sexualidad si tenemos en cuenta que se insertan en el pubis) están muy acortados: lo notamos porque provocan una grave rotación interna de rodillas (que se convierte en rotación de todo el fémur, el muslo) y la consiguiente acumulación de grasa en la cadera y en el muslo. **En todos estos casos que hemos visto hasta ahora, será frecuente la aparición de la celulitis.** Más que con dietas, la celulitis se elimina estirando la musculatura de las piernas, recuperando sus ejes correctos y movilizando la pelvis (la sexualidad).

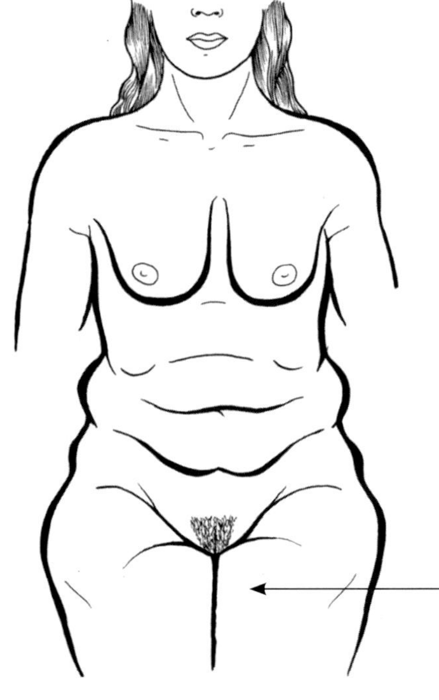

En esta ilustración es posible observar la consecuencia de unos músculos aductores muy acortados: los muslos permanecen juntos, muy apretados, muy cerrados con una gran tensión, de la que el individuo no es consciente.

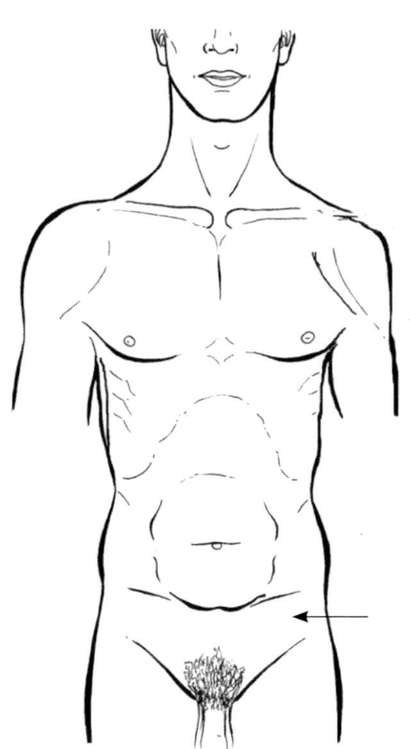

Vemos en estas tres ilustraciones que también en hombres delgados se ha producido un acortamiento de la cadena muscular posterior y de los músculos que hacen juego con ella (diafragma, psoas-ilíaco, aductores...), de tal manera que la región lumbar está contraída, cosa que se percibe delante y a los costados: en el vientre y en los pliegues de carne de los lados. Cuando vemos a un individuo con esta barriga (por pequeña que sea), ya sabemos que los oblicuos (músculos espiradores) están faltos de tono.

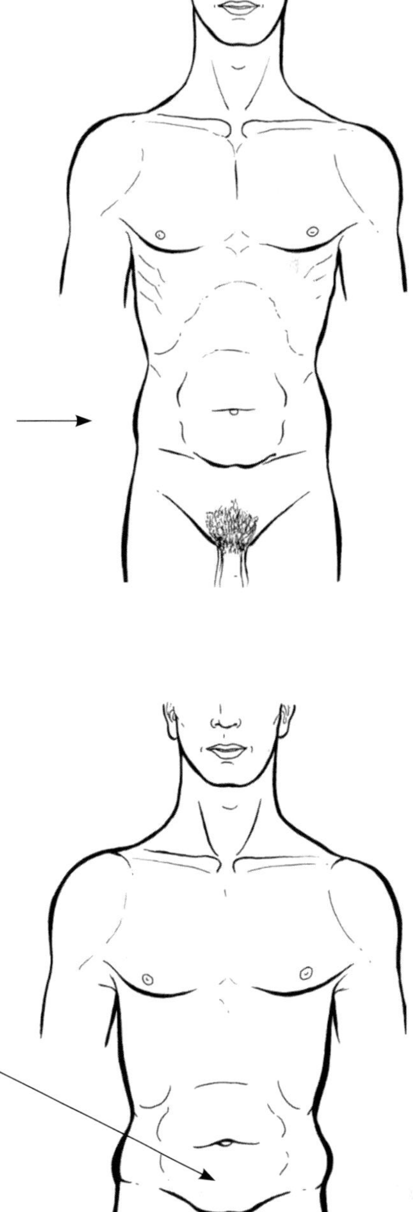

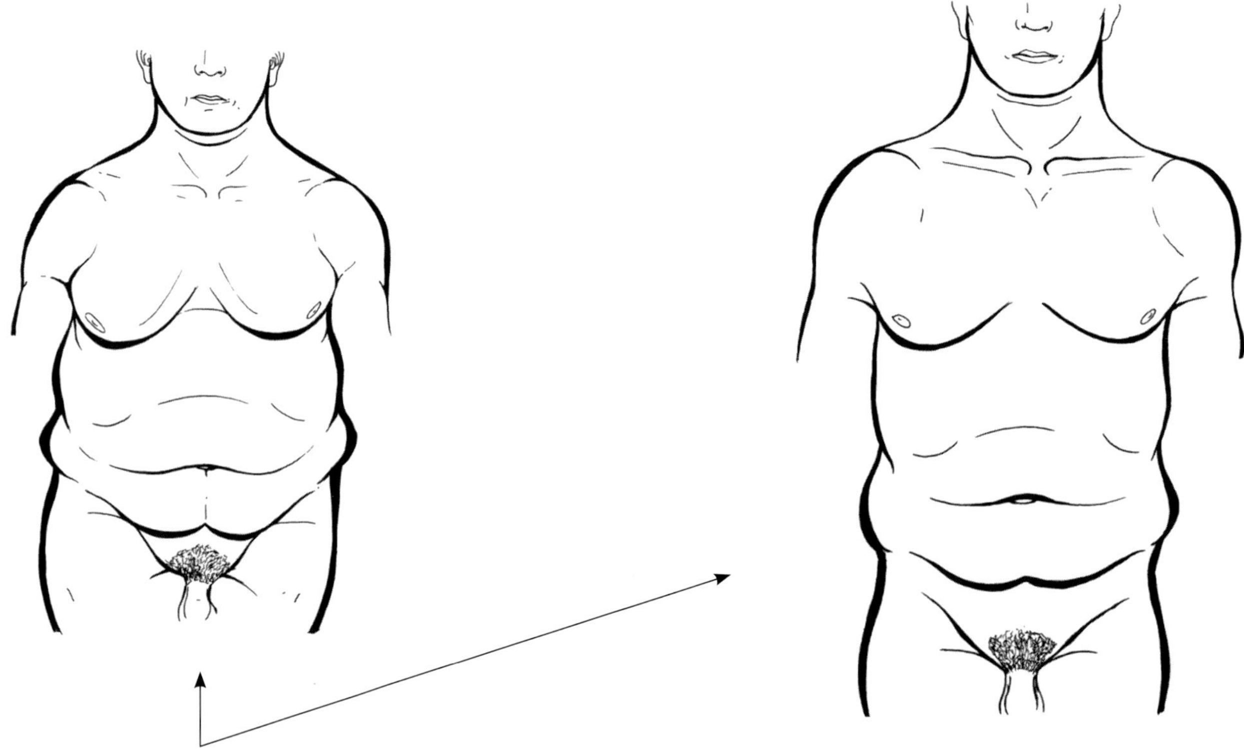

En los sujetos de los dibujos situados arriba, no sólo podemos afirmar que existe un gravísimo acortamiento de las cadenas musculares (independientemente de que también existan problemas endocrinos y de que se produzcan ambos fenómenos en correlación), sino que también hay una evidente negación de la sexualidad: los genitales suelen «desaparecer» sepultados por grandes y colgantes acumulaciones de grasa. La enorme barriga oculta a la propia vista del individuo sus genitales.

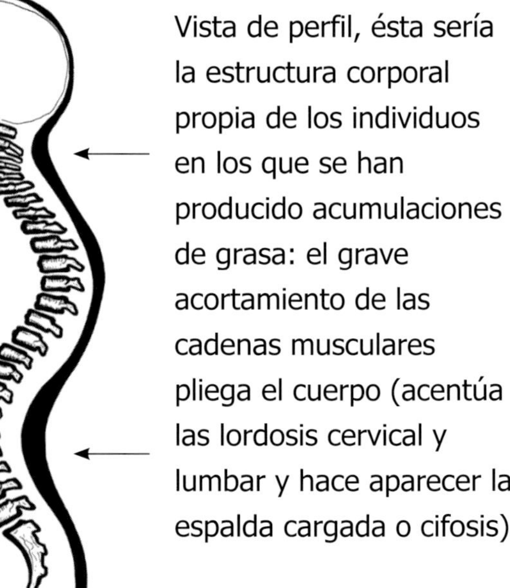

Vista de perfil, ésta sería la estructura corporal propia de los individuos en los que se han producido acumulaciones de grasa: el grave acortamiento de las cadenas musculares pliega el cuerpo (acentúa las lordosis cervical y lumbar y hace aparecer la espalda cargada o cifosis).

8.6. El puritanismo, su influencia en el lenguaje corporal y su relación con las roturas de cadera

Diferencias entre hombres y mujeres

Las posiciones que adoptamos de manera inconsciente con las piernas son una parte de nuestro lenguaje corporal que revela de forma meridianamente clara nuestra actitud hacia el sexo (y las consecuencias que esto tiene en la articulación coxofemoral, la de la cadera). Aquí las influencias culturales adquieren una importancia de primer orden y contribuyen a moldear el conjunto del cuerpo. Las diferencias entre hombres y mujeres son más que notables, tal como veremos en las siguientes páginas.

La estructura del conjunto del cuerpo toma forma en gran parte debido a lo que ocurre en la pelvis; y de la pelvis nacen movimientos y actitudes que afectan a las piernas, lo que a su vez repercute de vuelta sobre la propia pelvis y la sexualidad. Se trata de un proceso en dos sentidos.

El rechazo hacia la pelvis (y los acortamientos musculares que se utilizan para materializarlo) se produce porque en esa zona central del cuerpo están los genitales y también los orificios para la excreción. Ambas funciones (la sexualidad y la evacuación de lo que ya no le sirve al cuerpo y es tóxico: la orina y las heces) hacen presente de forma rotunda nuestra animalidad, base de nuestro ser, por mucho que luego construyamos magníficas arquitecturas mentales y emocionales. Ningún individuo poderoso (o grupo de individuos) puede tolerar que se haga patente, se hable o se haga visible en imágenes su incontestable igualdad fisiológica respecto al resto de los humanos, y necesita poner en marcha sistemas de ocultación y negación de las funciones que se producen por los orificios de la pelvis so pena de ver socavado su poder. Así, el rechazo de nuestra animalidad se convirtió en condena del placer: el sexo y la excreción alivian las tensiones, producen placer ya desde el nacimiento, ¡precisamente por eso se convirtieron en tabú!

8.6.1. Las posiciones de las piernas, el lenguaje corporal y las tensiones crónicas en la pelvis

Culpar al cristianismo de todas las represiones sexuales y del puritanismo mientras simultáneamente se idealiza la supuesta libertad de la Antigüedad clásica se ha convertido en un cliché aceptado y defendido ardorosamente por numerosos intelectuales. Se trata de un tópico que va contra las evidencias aportadas por los investigadores que han dedicado su vida entera al conocimiento de la Antigüedad. De hecho, la Antigüedad clásica ha sido reinventada como arma contra la tradición judeocristiana. La unidad psicofísica del organismo humano había sido ya destruida desde mucho antes de la aparición del cristianismo: en la Grecia antigua, la secta pitagórica (ya en el siglo VI a. C.) y luego el pensamiento de Platón tuvieron un fuerte carácter dualista que establecía una cruenta guerra entre el cuerpo y lo mental y emocional.

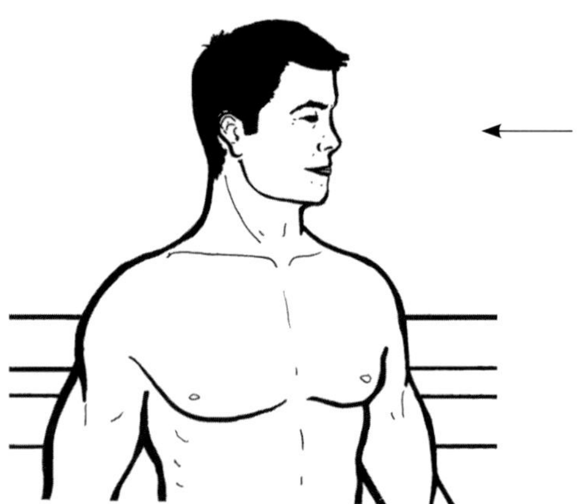

Si vemos a este hombre y sólo tenemos de él este encuadre, nos haremos una idea determinada, pero en la página siguiente comprobaremos cuánto cambia nuestra impresión respecto al estereotipo de masculinidad.

Si observamos el lenguaje corporal y las formas concretas de la actividad física en otras culturas, resulta obvio que una parte importante de nuestra gestualidad y también de las posiciones que adoptamos responde a influencias culturales. En consecuencia, las patologías asociadas a diferentes posturas también son distintas. Por ejemplo, cualquier persona que conozca otras culturas actuales sabe que en extensas regiones de África y del Oriente asiático es habitual sentarse en cuclillas para llevar a cabo numerosas actividades o para comer, mientras que esa misma postura resulta extraordinariamente incómoda para la mayoría de occidentales, que tienden a padecer problemas de rodillas. De hecho, en la ancianidad los problemas de rodillas son muy frecuentes entre los occidentales y no lo son entre los orientales.

Veremos en las siguientes ilustraciones el caso que afecta a los occidentales en relación con la posición de las piernas y las consecuencias en la articulación de la cadera.

Ahora este hombre ya no nos produce la misma
impresión que en la página anterior. La posición
de sus rodillas cerrando las piernas disminuye
su apariencia viril, como si su masculinidad se
viese mermada según el estereotipo vigente.
Sin embargo, la imagen es la misma (aunque
completa), y fue tomada después de hacer una
fotografía en una situación de la vida cotidiana.

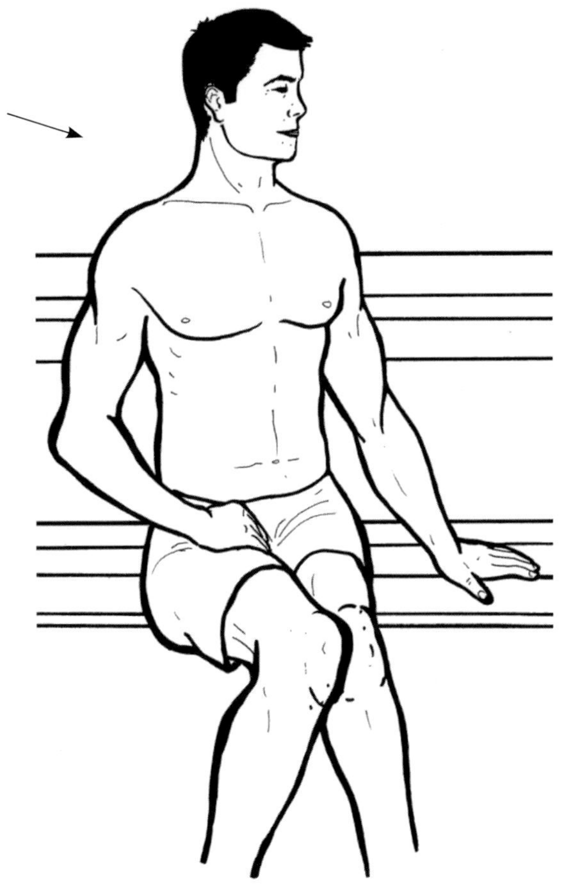

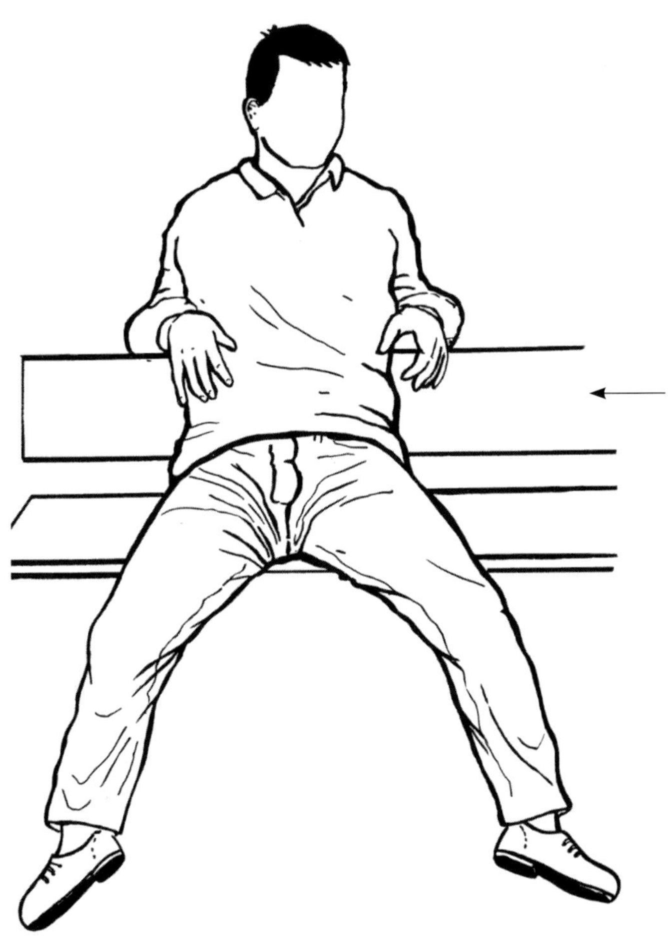

En contraste con el dibujo de arriba,
este hombre nos produce una impresión
completamente distinta. El dibujo se ha
hecho a partir de una fotografía tomada
en una oficina de Correos. En la vida
cotidiana, los gestos y posturas revelan
los estereotipos masculino y femenino
en vigor. **No se exige lo mismo a los
hombres que a las mujeres para ser
considerados hombres o mujeres
«como deben ser». Los hombres
son tan prisioneros de sus clichés
como lo son las mujeres.**

Primera y principal observación sobre el lenguaje corporal masculino del segmento de las piernas y la pelvis: la ausencia de tensión muscular. Las posturas de los hombres son relajadas y no añaden crispación muscular, lo que tiene efectos positivos sobre la articulación de la cadera.

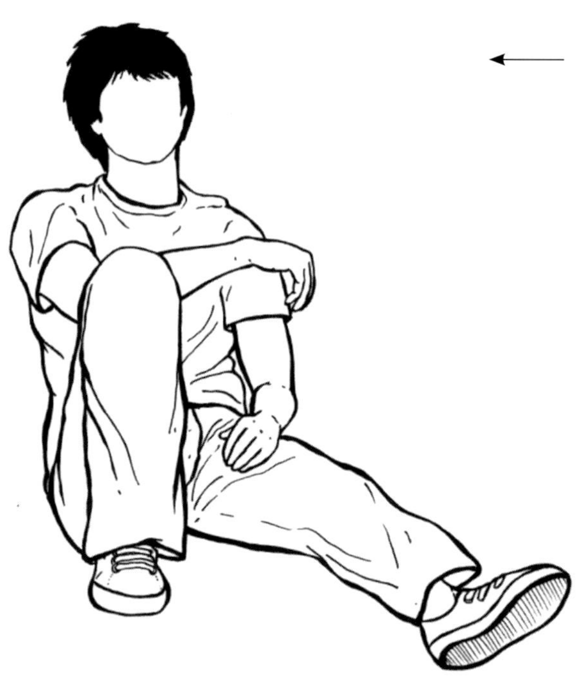

Los dos dibujos de esta página están tomados a partir de fotografías de personajes famosos (posando o en una escena de alguna película). Se repite la pauta corporal de abrir las piernas de manera más que notable y, sobre todo, **es posible observar la actitud distendida no sólo de las piernas, sino del conjunto del cuerpo.**

Este abrir las piernas relajadamente revela que, en el caso de los varones, dejar al descubierto la zona de los genitales no va en desmedro de su identidad como hombres sino al contrario: la postura no se considera ni censurable ni encomiable, simplemente parece ser lo propio del varón.

En cualquier caso y respecto a lo que en este capítulo nos interesa recalcar, **lo que importa es que estas posiciones de las piernas y la actitud general del cuerpo no lo cargan de tensión: no hay exceso de tono muscular sino relajación y sensación de bienestar, de no crispación.** En el dibujo de arriba podemos ver cómo las manos están «reposadas», en calma. En el dibujo de al lado vemos que la apertura de las piernas va acompañada también de la de los brazos, lo que deja el pecho tranquilamente desprotegido. **Toda la postura revela comodidad, confianza y seguridad.**

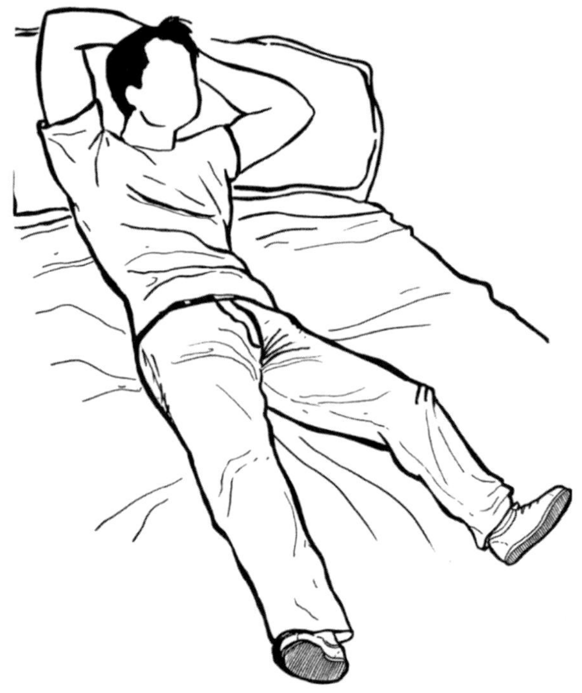

En las dos ilustraciones de esta página (también dibujadas a partir de las fotografías de un conocido actor), podemos constatar que existe una alta dosis de pose y exhibición: aparece, pues, el componente de masculinidad que se atribuye a esta posición de las piernas.

No obstante, en la ilustración superior, un detalle nos revela la relación entre la actitud de la pelvis y lo que ocurre en el resto del cuerpo: la nalga derecha se apoya más correctamente sobre el suelo, lo que permite que el hombro de ese mismo lado permanezca relajado. **La pelvis, como centro de gravedad, es el punto donde podemos anclarnos para que la parte alta del cuerpo pueda moverse con la mayor facilidad.**

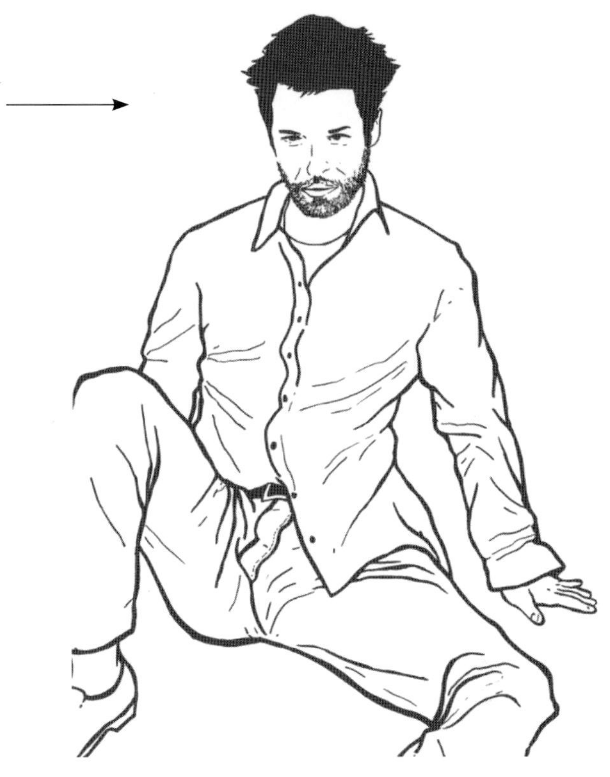

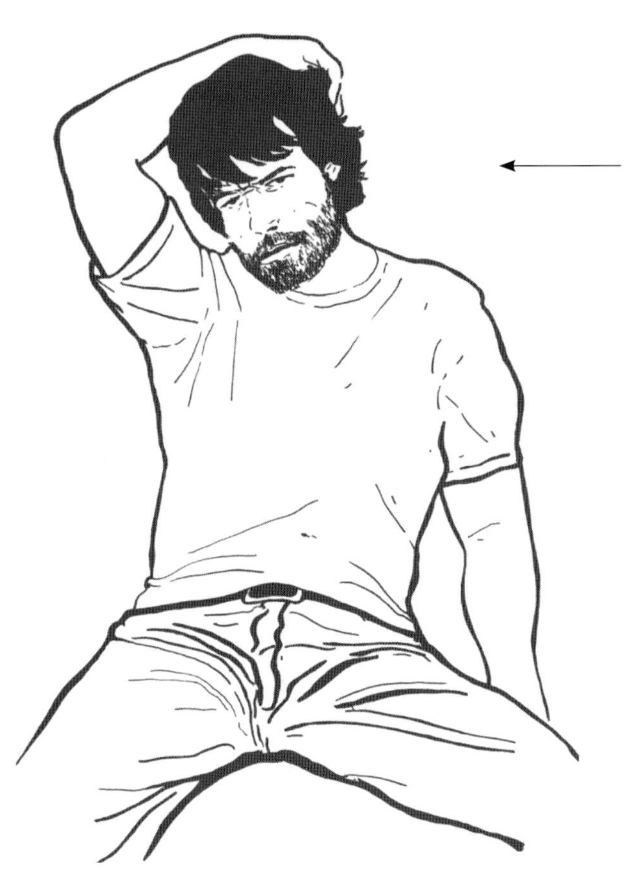

En la ilustración de al lado es ya muy alto el componente de pose y exhibición de lo que se considera masculinidad: se trata de una actitud forzada.

En beneficio de la salud de su articulación coxofemoral (la de la cadera), ni hombres ni mujeres deberían adoptar posiciones forzadas. **En el caso de los hombres, la actitud de apertura de piernas favorece la salud de la articulación.** Son las mujeres quienes deberían estar libres del estereotipo que les obliga a cerrar las piernas y a realizar giros para los que se necesitan fuertes tensiones en grupos de músculos potentísimos, como es el caso de los aductores.

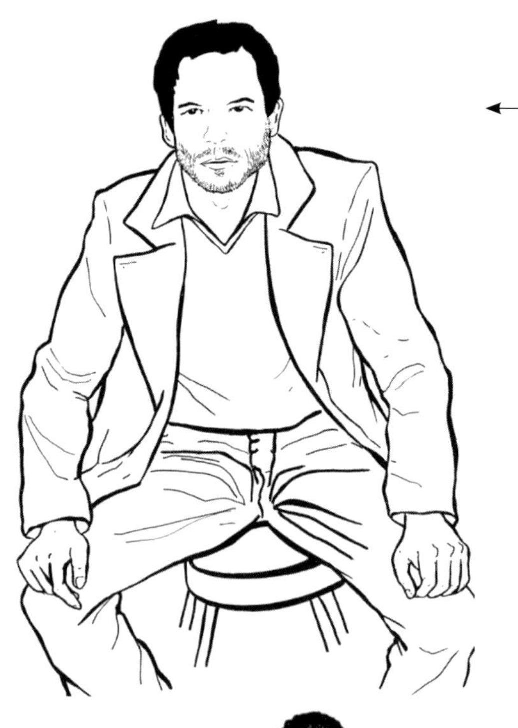

La apertura de las piernas, el contacto con la pelvis y la aceptación de la sexualidad **deben servir para relajar los hombros y toda la parte superior del cuerpo, capaz entonces de actuar con mayor economía de medios.** Pero si esto no es así, como ocurre en el dibujo de al lado (hombros en tensión, actitud prevenida), entonces la postura de la parte baja del cuerpo no tiene sentido, y revela posiciones forzadas que en nada sirven al bienestar de las articulaciones y del conjunto del cuerpo.

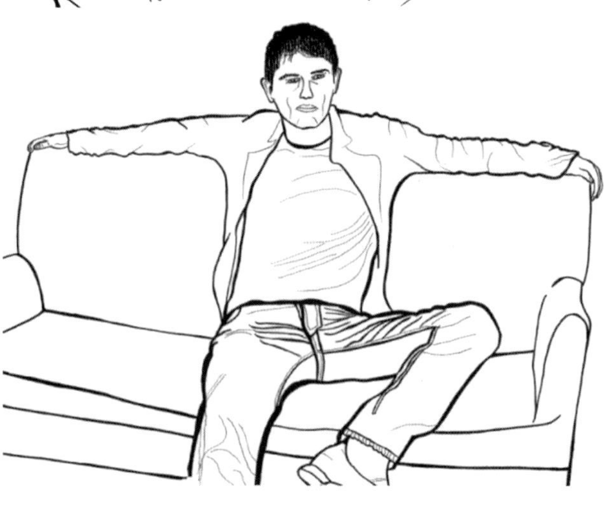

En estos dos casos ya no se trata de una actitud relajada: el lenguaje expresado por el cuerpo entero y su concreción en las posiciones de los miembros tiene por objeto **apoderarse de todo el espacio.** Aquí ya no hay distensión sino tensión **disimulada.**

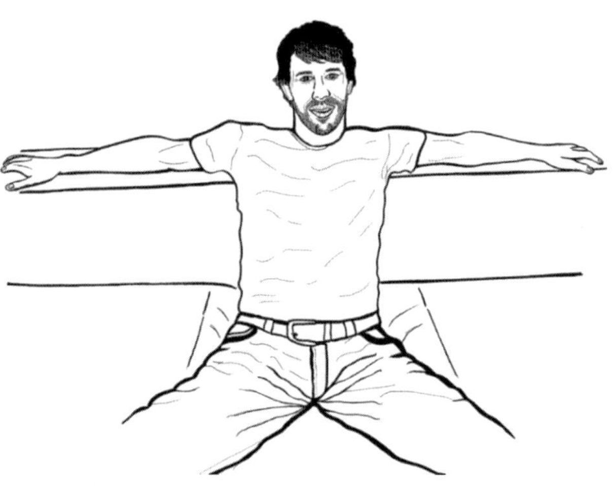

No son los hombres quienes deben cambiar la actitud relajada de las piernas y pelvis cuando no se trata de una impostación (como en este caso), sino las mujeres. Ya no deben someterse al estereotipo que las obliga a adoptar «decentes» posturas de piernas que requieren enormes tensiones musculares cuya repercusión sobre la articulación de la cadera es innegable.

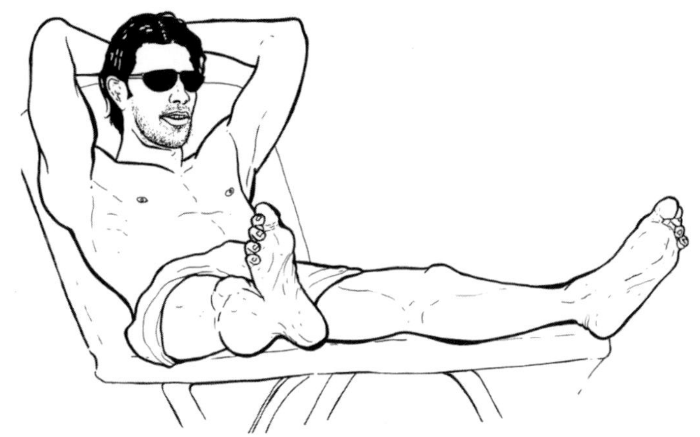

En las dos ilustraciones de abajo, se observa de nuevo una actitud de las piernas que no expresa vergüenza por dejar la región del pubis abierta. **No hay, pues, tensiones musculares destinadas a cerrarla.**

En el dibujo de la izquierda, las actitudes de todo el cuerpo reflejan tranquilidad y seguridad. En el de la derecha, hay una explosión de triunfo que el cuerpo entero afirma desde la cabeza hasta tocar el suelo, acompañada de unas piernas abiertas de forma espontánea. La rotunda y, sobre todo, vigorosa expresión de victoria expresada por la parte superior del cuerpo es posible precisamente gracias a la apertura de piernas y al apoyo que esto proporciona a la pelvis, lo que permite la libertad de la parte alta.

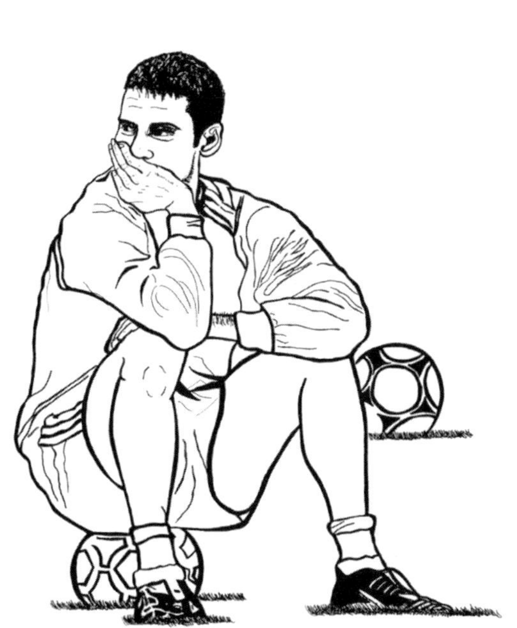

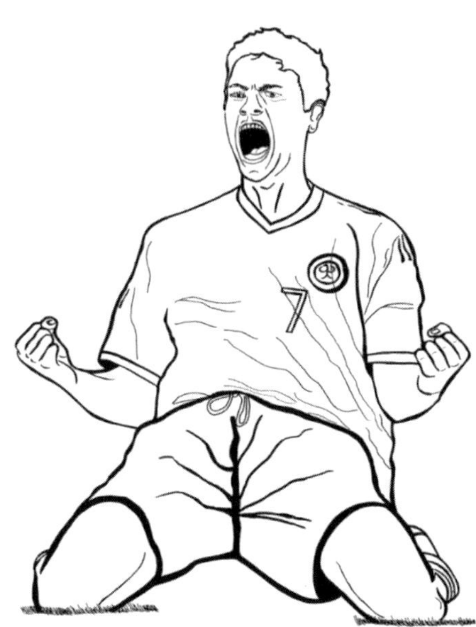

He aquí una imagen de la sexualidad como mercancía, como promoción.

En este caso, la actitud de piernas abiertas no tiene como fin la comodidad y relajación de la musculatura, sino lo contrario a la negación de la región del pubis: hacerla bien presente, señalarla, darle relevancia, que es todo lo opuesto de lo que se exige a las mujeres.

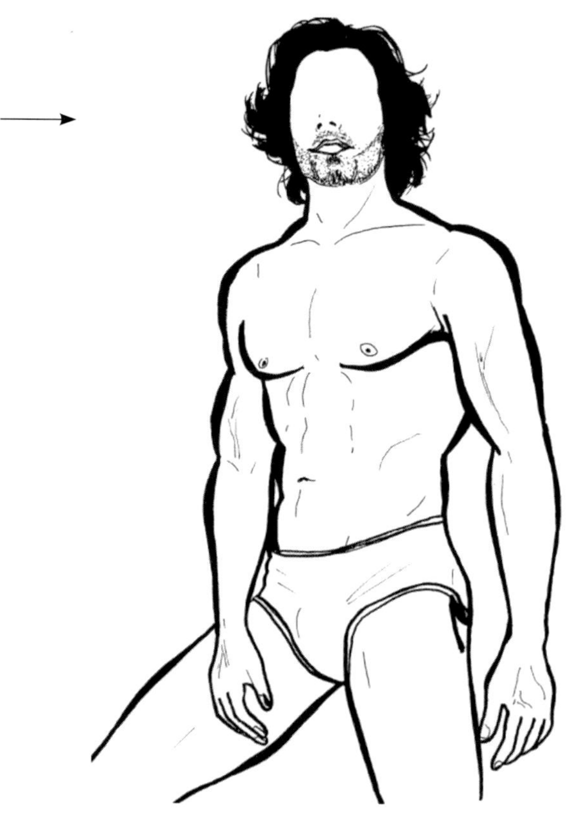

Al lado, una falsa actitud distendida: el dibujo reproduce la imagen de un conocido político del sur de Europa y pertenece al fotograma de una entrevista. El hecho de que el político decidiera sentarse sobre el respaldo de un banco no es casual. Tiene como propósito transmitir una imagen informal dirigida a los jóvenes y a los no tan jóvenes pero personas sencillas. La actitud de las piernas, forzadamente distendidas, responde en este caso a la necesidad de transmitir una actitud varonil (y, por tanto, supuestamente fuerte y capaz de solucionar problemas). La tensión de los hombros y de los brazos revela que en esta entrevista había una discordancia entre la imagen y las palabras que se pronunciaban y prometían.

Desde la infancia se aprenden las actitudes asociadas a la masculinidad o a la femineidad (lo que no excluye en absoluto que existan impulsos innatos de tipo maternal o paternal). Hemos hecho la prueba con numerosos niños pidiéndoles que recojan una libreta del suelo. En la inmensa mayor parte de los casos (más de un 99 por 100), si se trataba de un varón, abría las piernas de esta forma.

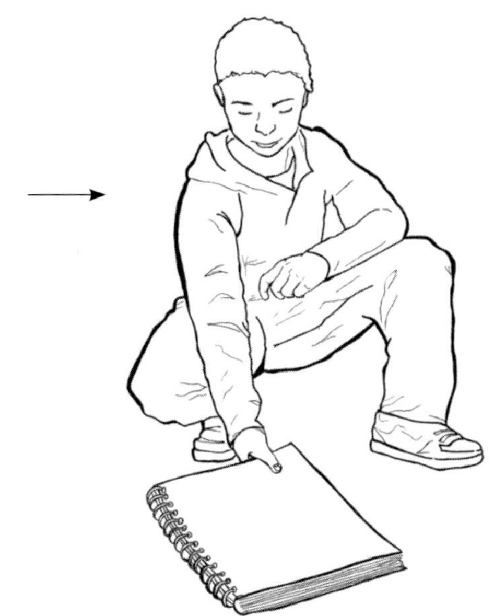

Dos dibujos hechos a partir de lo que hemos observado en la recogida de equipajes de un aeropuerto.

No es casual que la inmensa mayor parte de las mujeres tengan las piernas en equis (genu valgum), y que en ellas sean poco frecuentes las piernas arqueadas (genu varum). Basta con tener en cuenta la educación recibida hacia la sexualidad y las posturas habituales de las piernas que acompañan al mal concepto del sexo y a la idea del pudor aplicado a las mujeres y no a los hombres. **Los gestos y posturas revelan distintas exigencias de actitud y conducta según se nazca hombre o mujer.** En estos dibujos la mujer se agacha pero cerrando las piernas (a pesar de llevar pantalones), mientras que el hombre las abre.

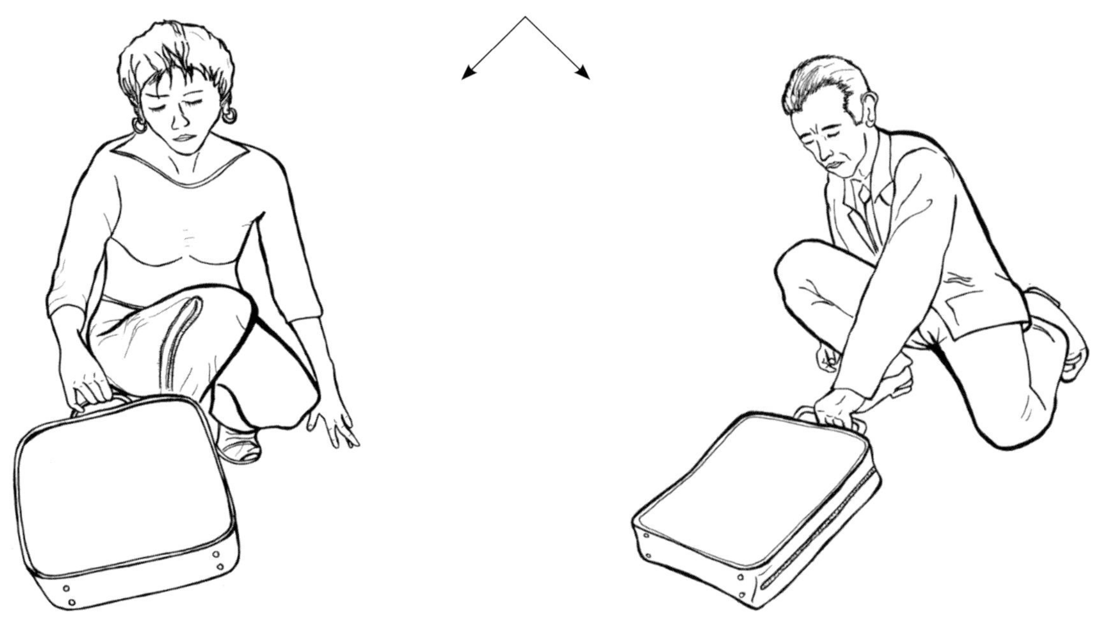

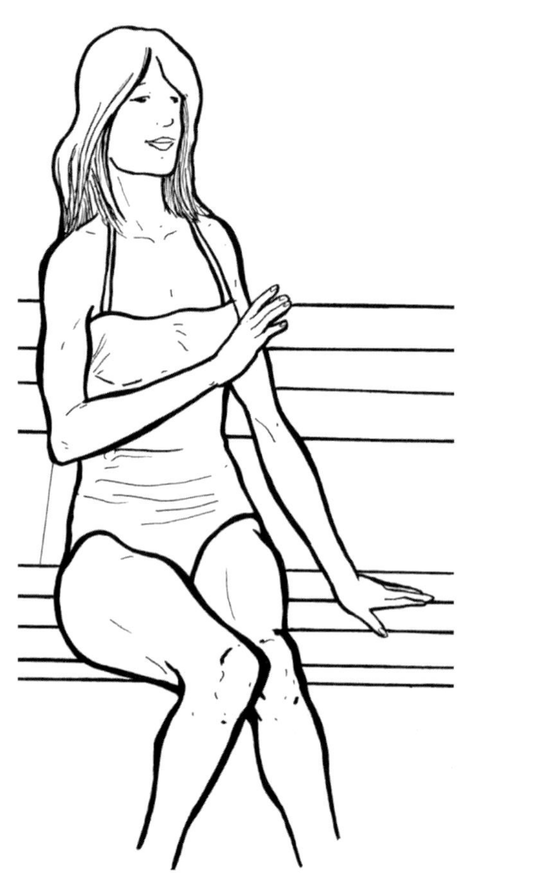

Dibujo hecho a partir de un fotograma de una película reciente.

Puede observarse la actitud de las piernas: la tendencia de las rodillas a juntarse cerrando los muslos, como si se quisiera ocultar en la mayor medida posible la zona del pubis. Para ello se necesita poner en tensión, como ya hemos venido diciendo y como confirmaremos en las próximas páginas, varios grupos de músculos que afectan a la articulación coxofemoral: ¿es casualidad que las mujeres sufran más del 75 por 100 de las roturas de cadera? ¿Se trata exclusivamente de un problema de hormonas o también influyen las tensiones musculares crónicas?

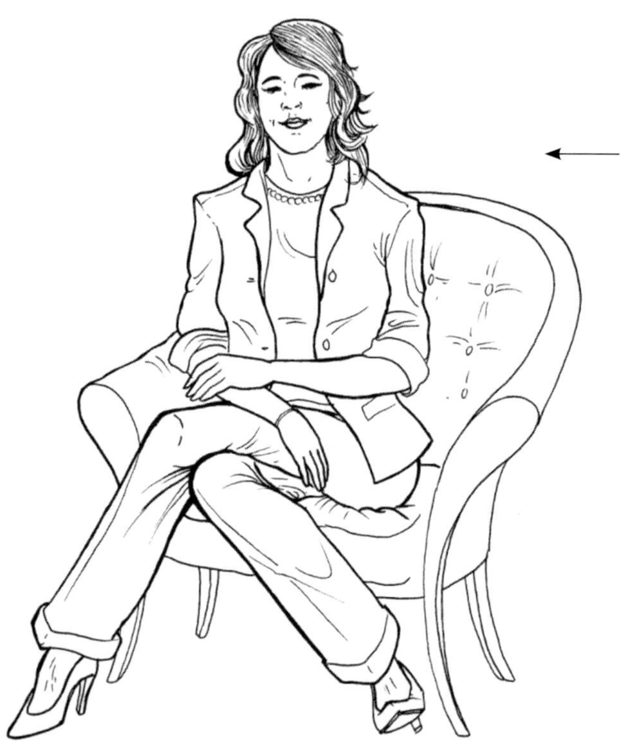

Dibujo tomado del natural en una sala de espera.

Antes que nada queremos hacer notar que las torsiones que esta mujer lleva a cabo con sus piernas (simultáneamente a la posición de los pies) exigen tan alto grado de tensión en la cabeza del fémur y el acetábulo (el punto donde pierna y pelvis se articulan) que es necesario estar habituados a adoptar esta posición. En ausencia de esta costumbre, resultaría de una gran dificultad conseguir este cruce de piernas. Por tanto, este hábito adquirido ya desde la preadolescencia es imprescindible para determinadas posiciones **que no son naturales**.

8.6.2. Frigidez sexual, anorgasmia y roturas de cadera en directa relación con las tensiones de la musculatura de las piernas

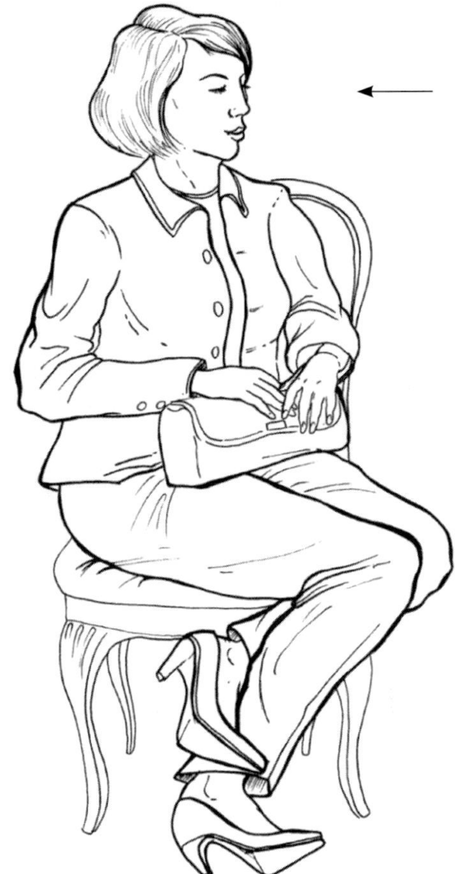

Dibujo también tomado del natural.

La doble torsión que esta mujer lleva a cabo con piernas y pies resulta imposible para un hombre, puesto que no ha sido adiestrado desde la infancia para esta posición. Cerrar el pubis es, como ya sabemos, el propósito final de esta actitud.

Resultaría útil a los sexólogos y a los terapeutas corporales preguntarse si existe alguna relación entre esta postura tan extremadamente forzada (aunque inconscientemente integrada) y la frigidez sexual.

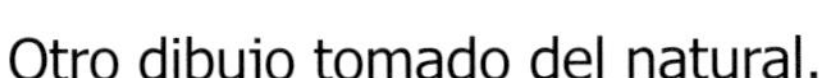

Otro dibujo tomado del natural.

Si observamos con un poco de atención, veremos que esta mujer está haciendo una equis con los muslos. Simultáneamente redobla la tensión de sus piernas con una posición de los pies que cierra completamente la descarga de energía hacia el suelo.

La postura general de la mitad baja de su cuerpo supone un cierre completo de las salidas de energía **desde la pelvis** y una fuerte oclusión **de la zona del pubis: en una mujer acostumbrada a adoptar esta posición de piernas con las consiguientes tensiones musculares crónicas, ¿qué posibilidades existen de que pueda experimentar fuertes sensaciones sexuales? Muy pocas. Lo más probable es que sufra problemas de frigidez y serias dificultades para alcanzar el orgasmo. Tan importante como trabajar sus inhibiciones mentales será liberar la tensión de sus piernas y pelvis.**

Incluso en situaciones y edades en las que no es necesario en absoluto esconder la sexualidad, la mente está tan intensamente programada para hacerlo que de forma automática se produce ese cruce de piernas para cerrar el pubis.

En todos los casos que hemos visto hasta ahora, desde los más jóvenes hasta los de más edad, se trata de **un rechazo inconsciente de la sexualidad, una actitud impuesta por el puritanismo y su repudio del cuerpo.**

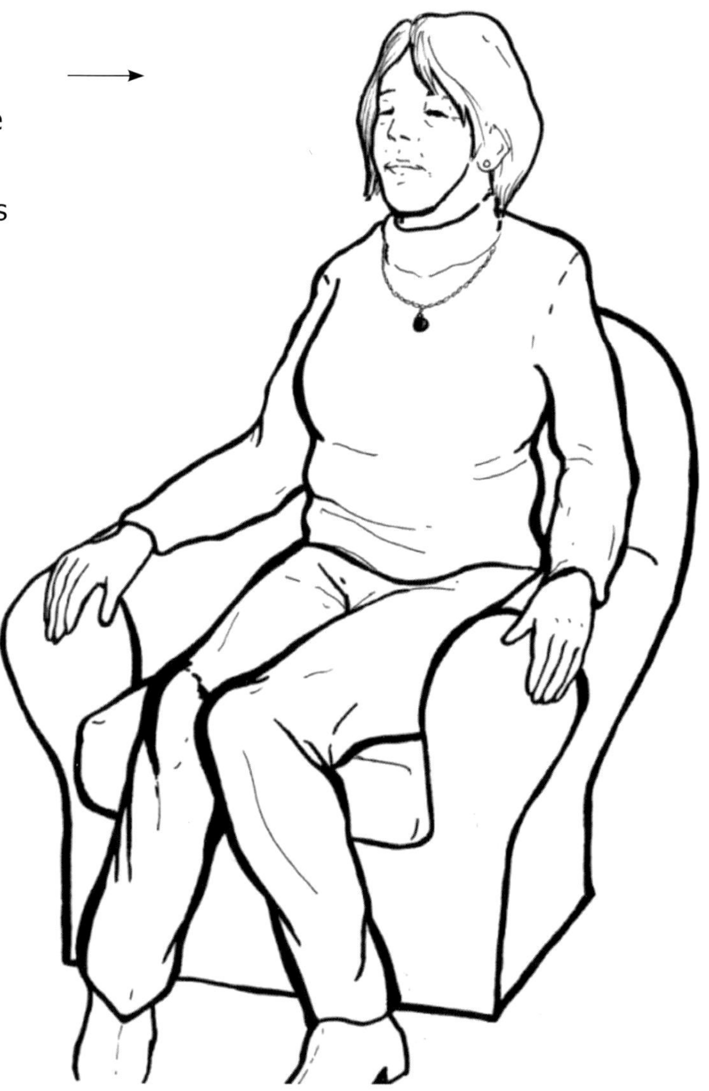

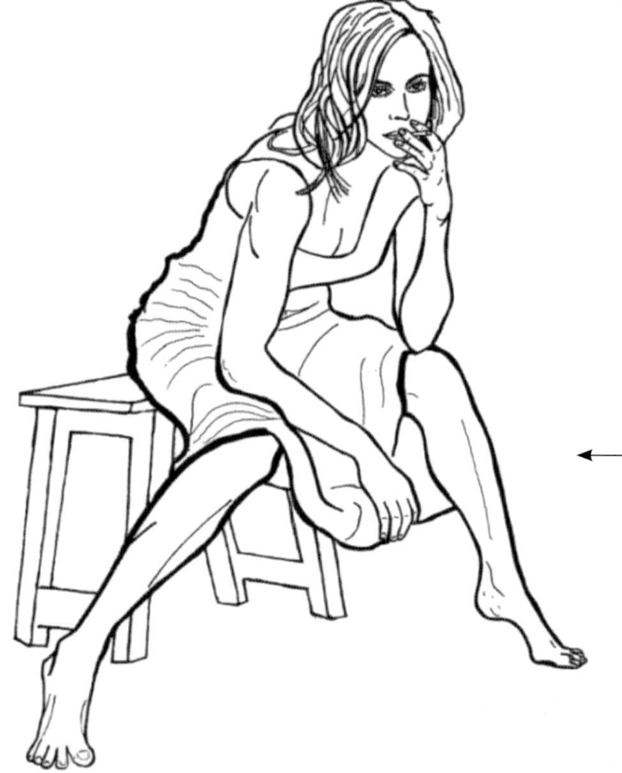

También en ambientes informales y supuestamente libres de inhibiciones, se manifiesta igualmente este cerrar el pubis mediante difíciles torsiones de las rodillas y todas las tensiones musculares que son necesarias para ello, lo que pone en evidencia cuán profundamente ha calado durante tanto tiempo el mensaje contra el cuerpo.

8.6.3. Posiciones de las piernas y roturas de cadera

La principal característica de la articulación de la cadera es su gran estabilidad, necesaria puesto que somos animales bípedos y la pelvis es el centro de gravedad del cuerpo: ha de soportar todo el peso del tronco y la cabeza. La segunda característica es la movilidad. La estabilidad se la proporcionan los numerosos y potentes músculos y ligamentos que unen el tronco, la pelvis y las piernas. Sin embargo, al mismo tiempo, las tensiones que cada persona acumula en la articulación no deben excederse porque en ese caso contribuyen a la rotura de la articulación de la cadera, ya que reducen la movilidad y, con ello, el aporte de sangre y nutrientes; impiden el buen encaje del fémur con la pelvis, y presionan en demasía esos elementos óseos. **La conclusión es que en ningún caso se debe «fortalecer» la musculatura de la región de la cadera (ni los glúteos, ni el psoas-ilíaco, ni los músculos piramidal, obturadores, cuadrado crural...), sino recuperar su flexibilidad.** Las posturas forzadas de cierre de piernas (de las que venimos hablando en este apartado) añaden mucha rigidez a la articulación y desalinean la cabeza del fémur respecto a su entrada en el acetábulo.

«El ligamento íleofemoral, entre el hueso íleo y el hueso fémur, por ejemplo, es uno de los más poderosos del cuerpo. Hay otros ligamentos que contribuyen también a la estabilidad de esta articulación al fijar el fémur firmemente contra el isquión y el hueso púbico» (Parker y Thibodeau, *Anatomía y Fisiología*, Nueva Editorial Interamericana México-España, 1985, pág. 135).

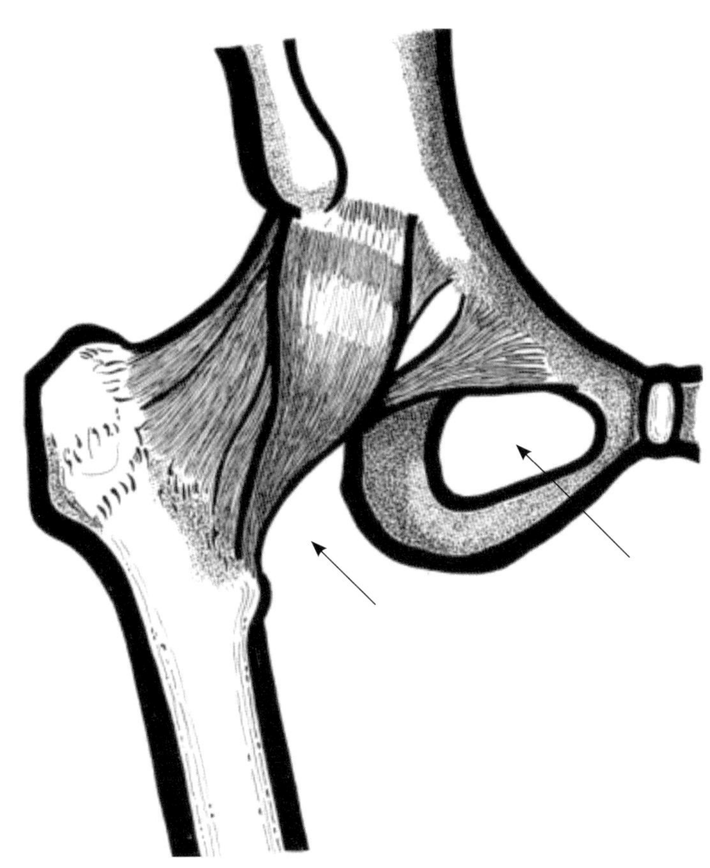

En lo que respecta a la desviación del eje de las piernas, la tendencia más frecuente que podemos observar en las mujeres son las piernas en equis (genu valgum): **siempre en distinto grado, pero piernas en equis**.

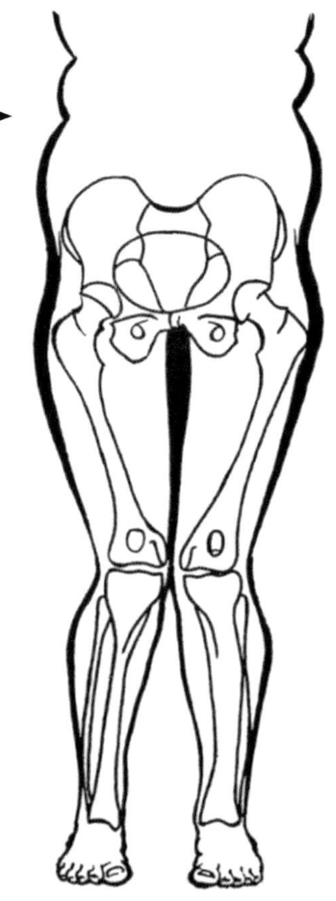 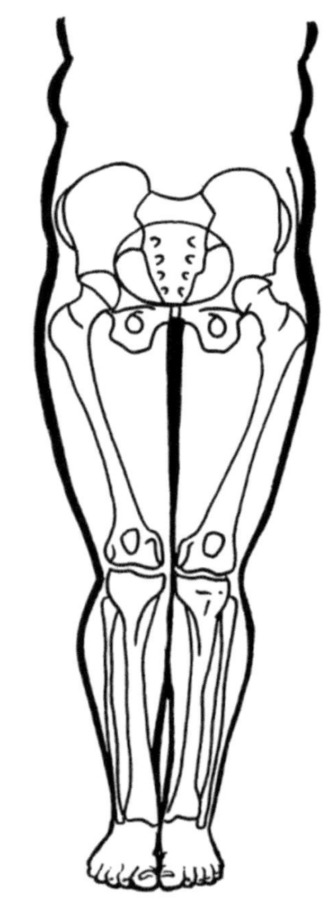

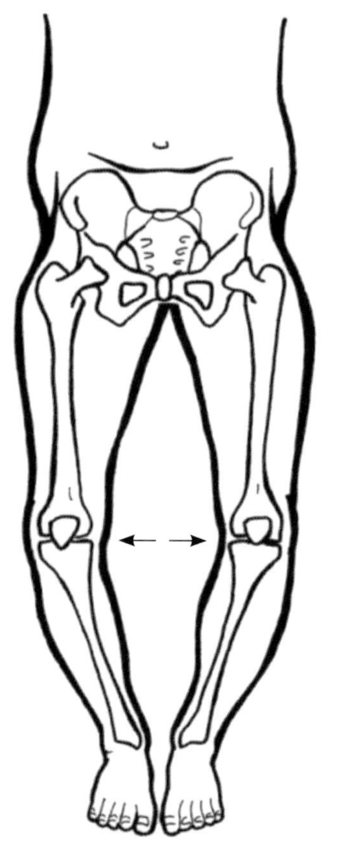

Las piernas arqueadas (genu varum) son muy poco frecuentes en mujeres. ¿Acaso podemos considerar como genética –es decir, congénita– la tendencia a las piernas en equis en las mujeres, tal como afirman algunos fisiólogos articulares? **La respuesta es un «no» rotundo** debido a lo que ya sabemos sobre los huesos: son elementos pasivos y la forma que adoptan, según la anatomía, depende de las tracciones que sobre ellos ejercen los músculos. A su vez, esas tracciones, esos «tirones», se deben a las posturas habituales y a los consiguientes acortamientos, y esto depende de las influencias culturales: ¿alguien puede negar que las exigencias posturales y el estereotipo de cuerpo dirigido a hombres y a mujeres no son marcadamente diferentes? A distintas exigencias, desde la primera infancia, diferentes actitudes en la posición del cuerpo y en la gestualidad, luego distinta estructura corporal y distintos problemas.

8.6.3.1. Un apunte sobre la tensión acumulada en la espalda y el brazo, y su mayor frecuencia en mujeres que en hombres

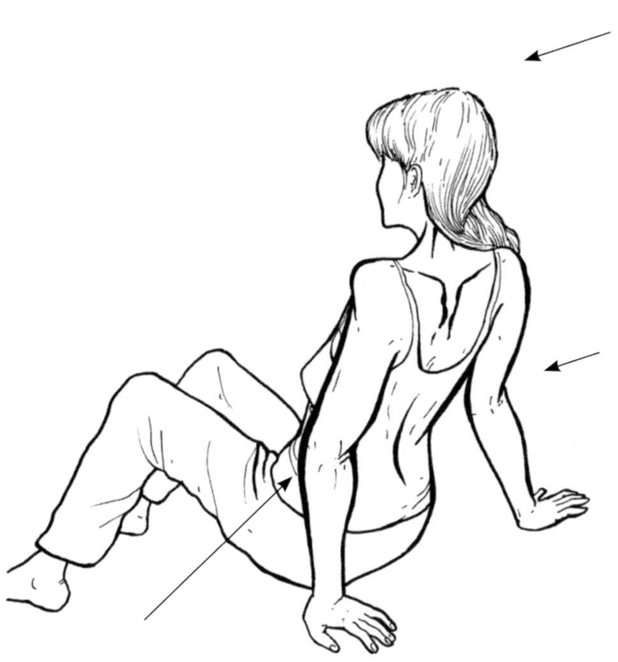

El recurvátum es mucho más frecuente en mujeres que en hombres.

Al contrario de lo que afirma la fisioterapia clásica, no se trata de un exceso de elasticidad (hiperlaxismo), sino de una tensión muscular crónica excesiva y un grado tan alto de acortamiento que invierte el ángulo del codo o el de las rodillas. Los clásicos podrían comprobarlo muy fácilmente si exploraran el estado de la musculatura del brazo: superficialmente comprobarían que puede estar muy fláccida, prácticamente sin tono (por ejemplo, los colgajos de carne de tríceps en la parte posterior de la axila), pero si tocan la musculatura profunda de la cara interna del brazo u otras partes del tríceps, notarán inmediatamente la rigidez y el acortamiento extremos.

En los hombres, el recurvátum se observa con mucha menor frecuencia, pero hay un dato interesante que nos indica hasta qué punto se trata de un exceso de tensión y acortamiento y no de lo contrario. Es posible comprobar la existencia de recurvátum en numerosos atletas (el dibujo de al lado está basado en un hombre que comenzó su carrera deportiva practicando atletismo), es decir, en aquellos que han tensado su musculatura hasta tales extremos que los acortamientos son muy intensos.

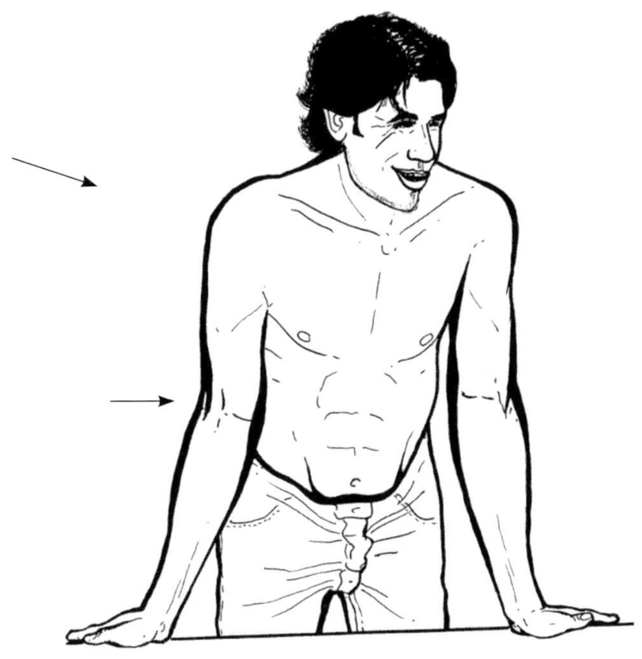

Poner tensión en los fuertes músculos aductores es lo primero que se requiere para adoptar habitualmente la postura del cierre forzado de piernas. Puesto que se trata de una actitud permanente y no ocasional, el resultado es el acortamiento de los aductores, la rotación interna de las rodillas (piernas en equis), y el cambio de la estática de la pelvis, que se vuelca hacia delante. Las repercusiones se observan, por ejemplo, en los pliegues de carne de los costados del abdomen, y revelan el acortamiento de la musculatura de la región lumbar causado por el acortamiento de la musculatura de la pelvis y las piernas. Así, de nuevo observamos cómo lo que ocurre en la pelvis afecta a todo el cuerpo.

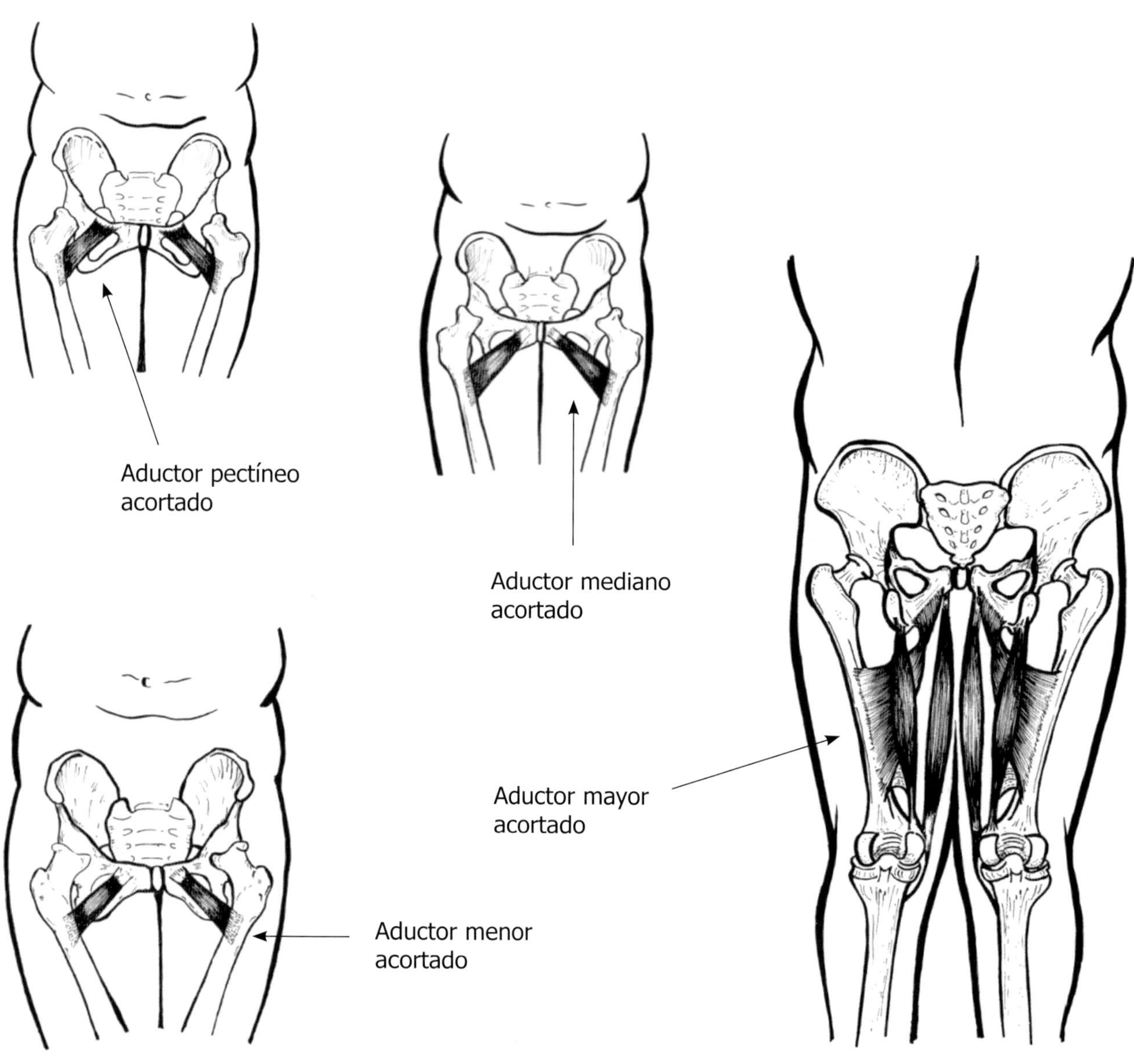

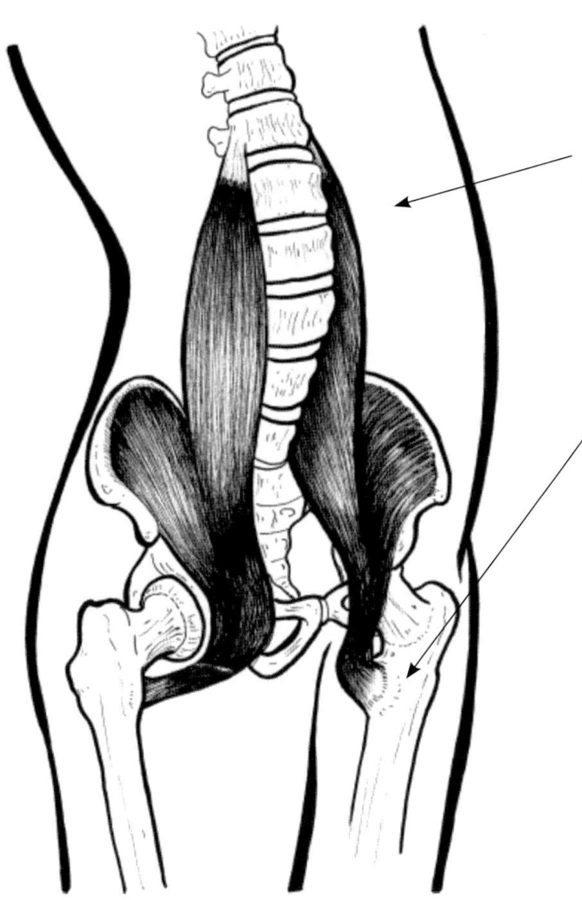

Psoas-ilíaco: como vemos, su extremo más alto se inserta en las vértebras lumbares y en la última torácica, mientras que el más bajo lo hace en el fémur.

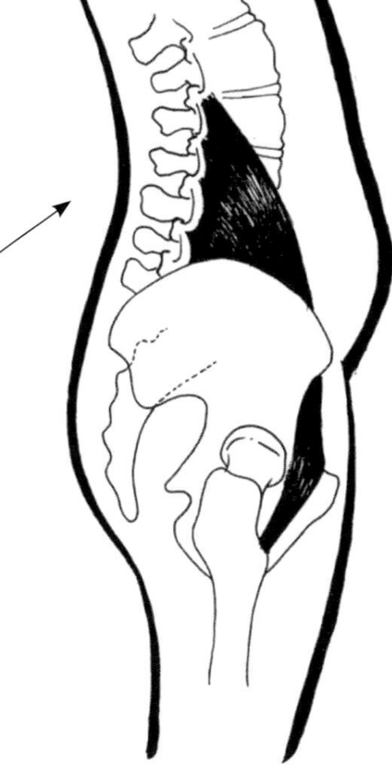

Efecto lordosante (aumenta la curvatura lumbar) de la tensión crónica y acortamiento del psoas-ilíaco.

8.7. El verdadero cinturón de castidad

La división del cuerpo en dos mitades como manera corporal inconsciente de rechazar la sexualidad y las funciones excretorias, esto es, como repudio de nuestra animalidad y del cuerpo.

¿De dónde procede ese puritanismo, ese **rechazo y desprecio del cuerpo?** Como ejemplo: ¿y qué tienen que ver las piernas en equis –que he relacionado con la represión de la sexualidad– con el puritanismo?, se preguntarán muchas personas. **La respuesta es rotunda: todo.**

Veamos por pasos la relación del puritanismo con la musculatura y, por tanto, con los deterioros de la estructura corporal. Primero: ¿con qué contenemos las emociones y sensaciones?: con los únicos elementos con los que también podemos expresarlas, con músculos. Para los que no llevan puestas las anteojeras de la fisioterapia clásica (que considera que el cuerpo es pura mecánica y trata los problemas como si fueran asuntos de fontanería o grifería), **basta con echar una ojeada a cualquiera de las personas con marcadas piernas en equis: ¿qué están cerrando esas tensiones musculares que hacen girar las rodillas hacia dentro? Cierran la pelvis, la región de los genitales.** En caso contrario, ¿cómo se explican los abundantes casos de anorgasmia o de frigidez si no hay también una causa muscular que impide o reduce las sensaciones en la pelvis y los genitales, y hace tan difícil o imposible el placer y el orgasmo?

No existe una sola emoción que pueda expresarse sin intervención de los músculos ni tampoco una sola sensación que se experimente aparte de ellos. Muchos estarán convencidos de que es suficiente una mirada para expresar una emoción. Se equivocan. Está de sobra estudiado que la comunicación visual no se produce gracias al ojo en sí mismo, sino que nuestros ojos son capaces de transmitir y comunicar porque la musculatura que lo rodea y la que lo mueve (los llamados músculos extrínsecos del ojo) le proporcionan esa vida que transmite. La vivacidad de una mirada (o por el contrario, su carácter mortecino) no depende del ojo sino de los músculos que lo rodean y de los del conjunto del rostro. Que cada uno pruebe a poner una mirada de enfado, por ejemplo, o de pena, o de alegría, o de sorpresa, y comprobará por sí mismo de forma inmediata que ha comenzado a mover músculos, y que son éstos los que dan como resultado que los ojos se abran más o menos y adquieran mayor o menor expresividad. Como decimos, son los músculos y no los globos oculares en sí.

Para expresar una gama de emociones más amplia o matizada, se requiere mayor movilidad de los músculos, de la misma forma que para vivir la sexualidad con placer

es necesario que no haya tensiones crónicas en la musculatura directamente relacionada con la pelvis.

En todas las épocas y civilizaciones, ha sido necesario regular las funciones fisiológicas de evacuación de la orina y las heces por motivos de supervivencia: para evitar vivir sobre ellas y enfermar. Incluso en las formas más atrasadas –como cuando no existía alcantarillado–, las aglomeraciones humanas no permitían que esta eliminación de los residuos se produjera de forma no reglamentada, por muy rudimentaria que fuera. Ni siquiera en las tribus actuales que todavía perviven en selvas o zonas semidesérticas, los excrementos y detritus pueden depositarse por el individuo en cualquier lugar, sino en espacios acotados o en lugares relativamente alejados de los puntos donde se habita. **Por estos motivos, los individuos de todas las sociedades humanas han sido adiestrados desde la infancia para controlar sus evacuaciones.**

Lo mismo ocurre con el sexo. Distintos tabúes necesarios para la perpetuación de la especie que evitan su degeneración –caso del incesto–, y otras normas necesarias para la convivencia, han producido diferentes regulaciones sexuales. El problema para los individuos y su integridad psicofísica, sólo comenzó a surgir cuando los preceptos y mandatos prohibitivos se volvieron excesivos, cuando se produjo lo que el psiquiatra Arthur Janov –autor del libro *El grito primal*– llamó un «sobreexceso de civilización», es decir, una exageración y acumulación de controles, órdenes e interdictos que ya no sirven para facilitar la vida del organismo sino que la dificultan y asfixian. **He ahí el origen del puritanismo, que se ha disfrazado a lo largo de los milenios y en todo el planeta mediante preceptos religiosos de todo tipo, dividiendo al ser humano en dos mitades antagónicas y en lucha feroz entre sí.**

No se trata de una escisión del cuerpo solamente mental o teórica, sino que se concreta muscularmente en un segmento corporal determinado: la parte alta –la cabeza y el tórax– es considerada noble y digna. En contraste, la parte baja es considerada exactamente eso: «baja». Es decir, abyecta e inferior porque representa las dos características rechazadas: la animalidad, el vientre que necesita eliminar los excrementos, y la sexualidad, una fuerza tantas veces incontrolable. La parte «baja» comienza a partir de las crestas ilíacas –los huesos que marcan la línea de la cintura–, y es ahí donde se frena la oleada respiratoria y, con ello, se corta la comunicación energética (para evitar sentir los genitales o para controlar las funciones excretorias). La barriga abultada, y cuanto más abultada, más clara se hace patente la «desaparición» de los genitales, marca el punto a partir del cual la circulación de la sangre y el oxígeno presentan más problemas. Ahí comienza el verdadero «cinturón de castidad», sinónimo de negación de una parte del organismo y de sus funciones.

Recordemos, pues, que este «cinturón de castidad» del que hablamos se concreta muscularmente mediante una **escisión del cuerpo en dos mitades,** cuya cesura o corte se produce justo arriba de los huesos pélvicos.

La **división del cuerpo en dos partes** (la superior, identificada con el yo controlable, y la inferior, que representa nuestros impulsos sexuales y nuestra rechazada animalidad) **es de origen cultural.**

La parte alta del cuerpo (la cabeza y el tórax) es considerada noble e identificada con el yo, capaz de controlar la parte baja (el vientre, la pelvis, los genitales...), tenida por sucia y peligrosa al ser identificada con lo material y lo animal. **Las consecuencias físicas concretas de este rechazo de la mitad del cuerpo se manifiestan en los problemas de caderas, de rodillas, de tobillos, en varices, hemorroides y todo tipo de problemas relacionados con la circulación de retorno e incluso con el funcionamiento del corazón, ya que la energía acumulada en el tórax no es descargada hacia abajo.**

8.7.1. «Ahogarse» por arriba y «ahogarse» por abajo: las repercusiones en la salud causadas por la ausencia de descarga de la energía de la parte alta del cuerpo

En individuos con problemas cardíacos, observamos dos aspectos: se «ahogan» por arriba y por abajo. Esto es: arriba apenas inspiran y espiran. Su respiración es un leve movimiento casi imperceptible. En ellos, la actitud propia de la parte alta, de ese «ahogarse» arriba, es de contención y retención, como cuando estamos bajo el agua y cerramos la boca y apretamos la garganta.

Abajo, las tensiones crónicas de la musculatura de la pelvis y las piernas (los glúteos, los aductores y los isquiotibiales, por ejemplo) y del esfínter anal provocan dificultades para la descarga de la energía no sólo por la pelvis, sino también por las piernas: impiden la «toma de tierra» en el suelo. La tensión se acumula, pues, en la parte alta y central del cuerpo, pero sin circular hacia abajo y descargarse. La energía queda así retenida en la parte alta con todos los problemas asociados a esa crispación estancada: la caja torácica se abulta y adopta forma de tonel, por lo que hay propensión a la hipertensión y a los problemas cardíacos. El tórax parece indicarnos que el individuo está a punto de estallar.

La crispación crónica de los músculos de la pelvis afecta e incluye el rechazo/desprecio de las vértebras lumbares, cargadas de sexualidad y segmento del cuerpo al que los orientales, al contrario que los occidentales, conceden tanta importancia, actitud también adoptada ya por los antiguos romanos.

8.7.2. Justo arriba de los huesos pélvicos se produce una división en el cuerpo que impide la buena circulación hacia la pelvis y las piernas, y a la inversa

Así se concreta ese «cinturón de castidad», **esa escisión del cuerpo en dos mitades** y cuya cesura o corte se produce justo arriba de los huesos pélvicos.

Esta **división del cuerpo en dos mitades** (la superior, identificada con un ego supuestamente elevado y contrapuesto a la inferior, que representa nuestros impulsos sexuales) tiene un origen cultural. **Las consecuencias concretas se manifiestan en los problemas de caderas, de rodillas, de tobillos, en varices, hemorroides y en todo tipo de problemas relacionados con la circulación de retorno. La energía no baja por las piernas hasta los pies para descargar en el suelo, sino que permanece contenida arriba, en el tórax: esto también tiene consecuencias en el funcionamiento del corazón.**

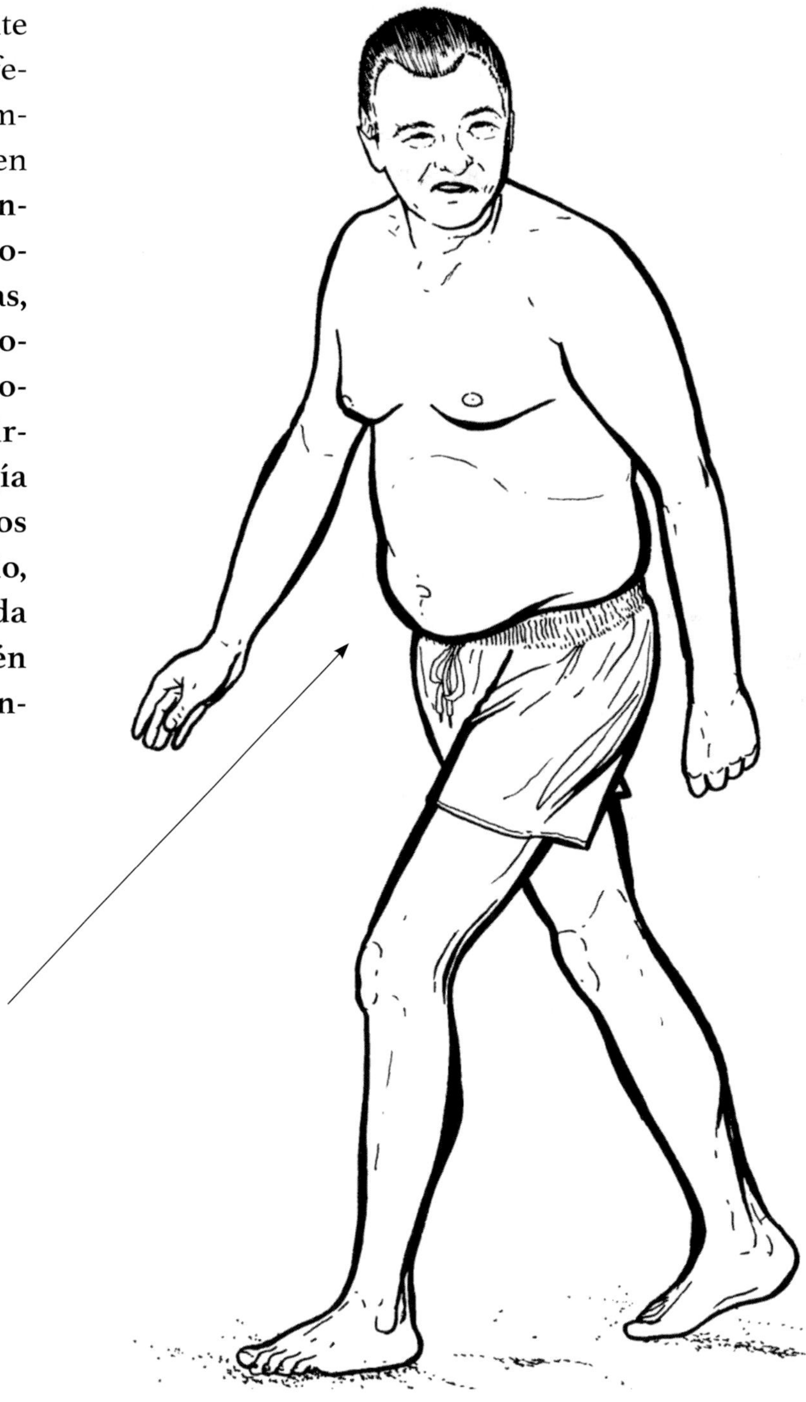

El cuerpo dividido en dos mitades
a esta altura.

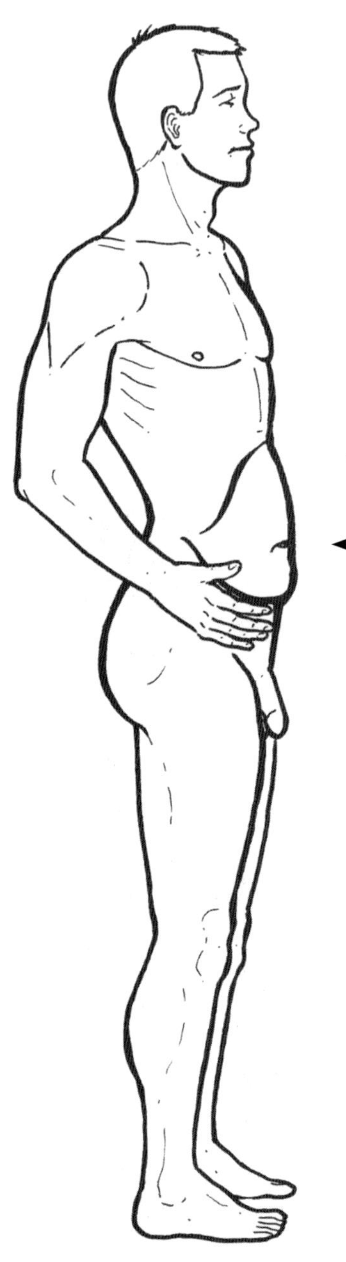

Creamos graves tensiones inconscientes entre el vientre y el bajo vientre, y acentuamos notablemente la curvatura de las vértebras lumbares **para provocar una barrera entre el tronco y la pelvis, entre la parte alta y el segmento donde se encuentran los genitales y los órganos excretorios. Lowen** no se equivocó en absoluto al hacer una afirmación general a partir de su propia experiencia. Dijo: **«... es posible percibir un movimiento hacia abajo en la parte delantera del cuerpo durante una inspiración profunda y sin obstáculos. Si se está profundamente relajado, suele terminar en forma de sensación genital»,** ALEXANDER LOWEN, *El lenguaje del cuerpo*, Herder Editorial, Barcelona, 1985, pág. 93. En otra de sus obras, Lowen insiste mientras comenta el caso de una paciente: «Al mirar su cuerpo noté una severa contractura en la cintura, **que dividía funcionalmente su cuerpo en dos mitades separadas. O sea que la onda excitatoria vinculada con la respiración no circulaba hacia la parte inferior del cuerpo»,** ALEXANDER LOWEN, *El gozo: la entrega al cuerpo y a los sentimientos*, 1994, Era Naciente, 1994, pág. 99. Precisamente **para evitar esas sensaciones genitales,** ponemos en marcha los obstáculos a los que alude Lowen, y que no pueden ser otros que tensiones musculares y deformaciones de la estructura del cuerpo –por ejemplo, la exageración de la curvatura lumbar– que instauran ese corte o división tan marcado en nuestro cuerpo.

Si nos detenemos un instante para respirar profunda y relajadamente, notaremos que cuesta sentir cómo los movimientos de órganos y vísceras que el diafragma –principal músculo de la respiración– pone en marcha llegan hasta el fondo pélvico. Con frecuencia, no se perciben en absoluto.

Sólo la práctica física y, además, la toma de conciencia de que los movimientos a partir del diafragma quedan interrumpidos en la parte alta de los huesos de la pelvis (crestas ilíacas) nos permitirá hacer que lleguen las sensaciones hasta el suelo pélvico e incluso hasta las piernas. Aparte de la desaparición de la frigidez y de otros problemas sexuales, ¿no sería un excelente trabajo de prevención de **los problemas de útero en las mujeres y de próstata en los hombres?**

A esta altura se detiene la oleada respiratoria: ésta es la parte alta de la pelvis.

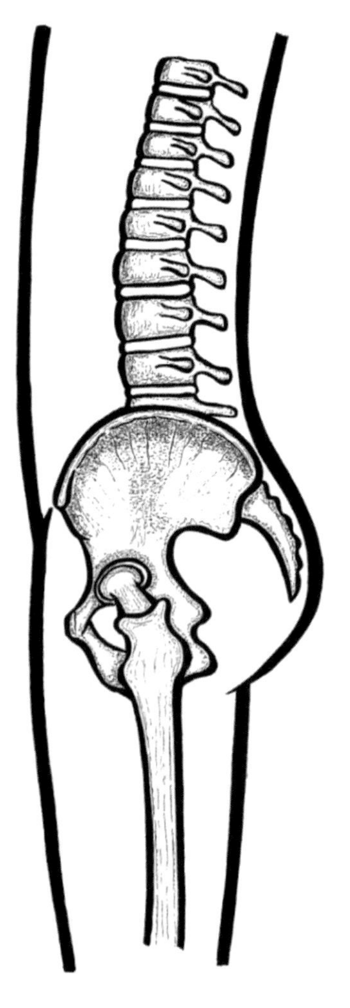

Vista de perfil, una estructura corporal que no manifiesta división en dos mitades enfrentadas entre sí y, por tanto, no revela problemas sexuales: la pelvis no se vuelca hacia delante ni hacia atrás, ni las vértebras acentúan su curvatura (hiperlordosis). **La energía puede circular sin problemas de arriba a abajo y de abajo a arriba.**

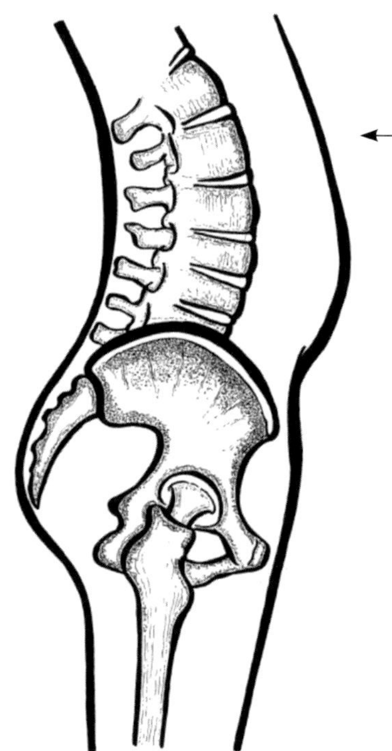

He aquí una modalidad de corte o escisión del cuerpo en dos mitades que se oponen la una contra la otra: el ego contra la animalidad-sexualidad. Vemos cómo la pelvis se vuelca hacia delante (anteversión) y las vértebras lumbares acentúan su curvatura.

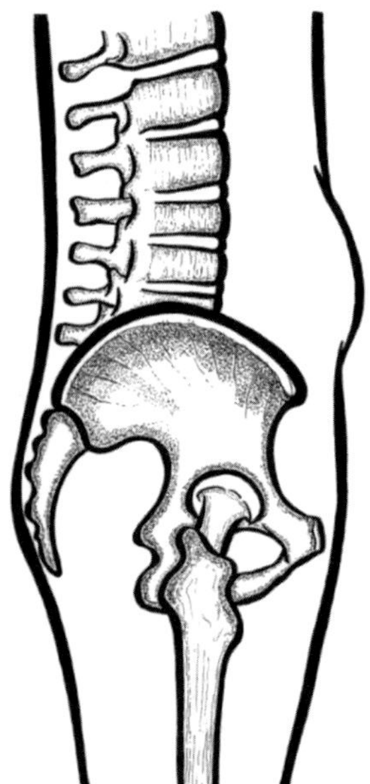

Y aquí tenemos la otra modalidad de ruptura de la unidad del cuerpo humano en dos partes contrapuestas: la pelvis se vuelca hacia atrás como taponando los orificios de salida de las heces.

Al mismo tiempo desaparece la lordosis fisiológica normal cuando estamos de pie, y las vértebras tienden a formar una línea recta forzada por fuertes presiones musculares. **La energía no circula.**

Desde niños todos hemos escuchado frases
como «No te toques», o hemos comprobado
que las funciones excretorias (sobre todo
el defecar) iban acompañadas de palabras
o gestos de incomodidad, malestar o asco.
A partir de esa negativa consideración
de nuestra parte más directamente animal,
el sujeto crea un rechazo inconsciente hacia
la mitad inferior de su cuerpo. **En estas
ilustraciones, la mano que aprieta
el cinturón representa la cultura, el
«sobreexceso de civilización», imponiendo
más órdenes de las necesarias para la vida
en comunidad.**

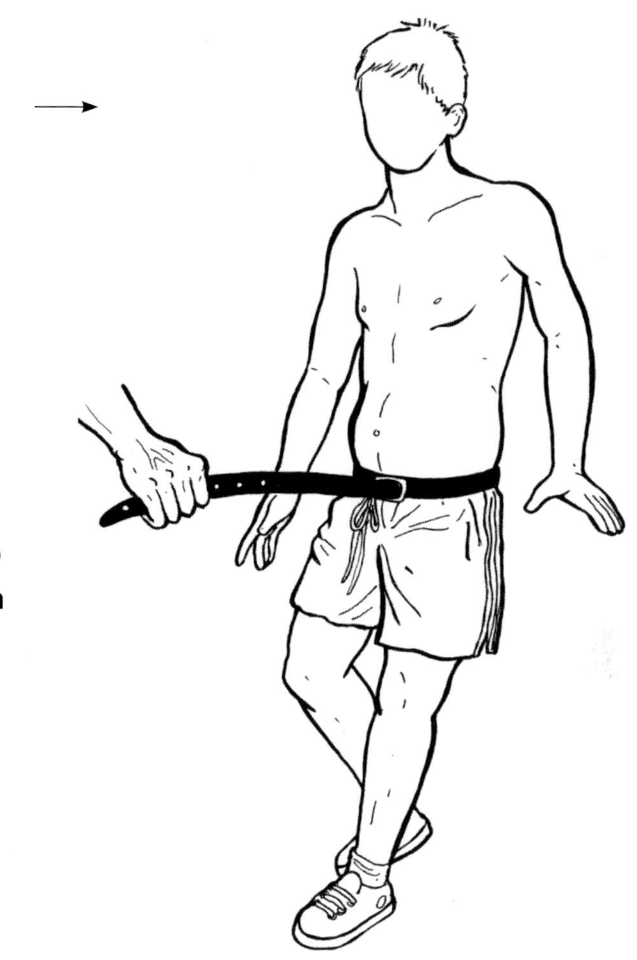

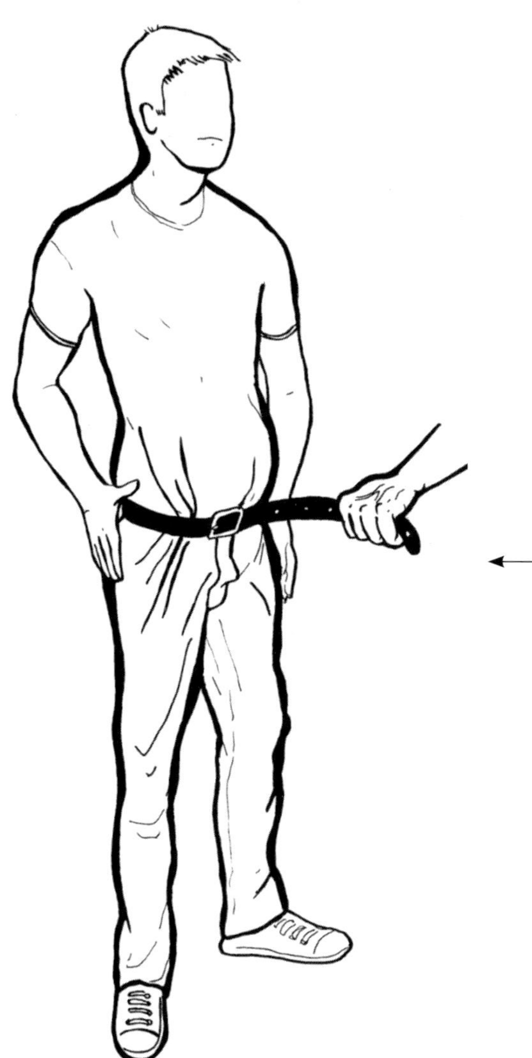

**En la preadolescencia y adolescencia
(precisamente cuando se desarrolla
más claramente la sexualidad), aparecen
los síntomas que luego se consolidarán
en forma de exceso de curvatura lumbar
y barriga a causa de esa división del cuerpo
en dos mitades.**

Numerosas neurosis y problemas de la estructura
corporal podrían evitarse si los padres adoptaran
una actitud de natural aceptación del cuerpo y sus
funciones, entre las cuales, la sexualidad y la
excreción tienen una importancia simbólica de
primer orden.

Las restricciones (excesivas) impuestas
por la cultura desde la primera infancia
se hacen cada vez más visibles y afectan
más claramente al cuerpo ya dividido en
dos mitades: la superior y la inferior.

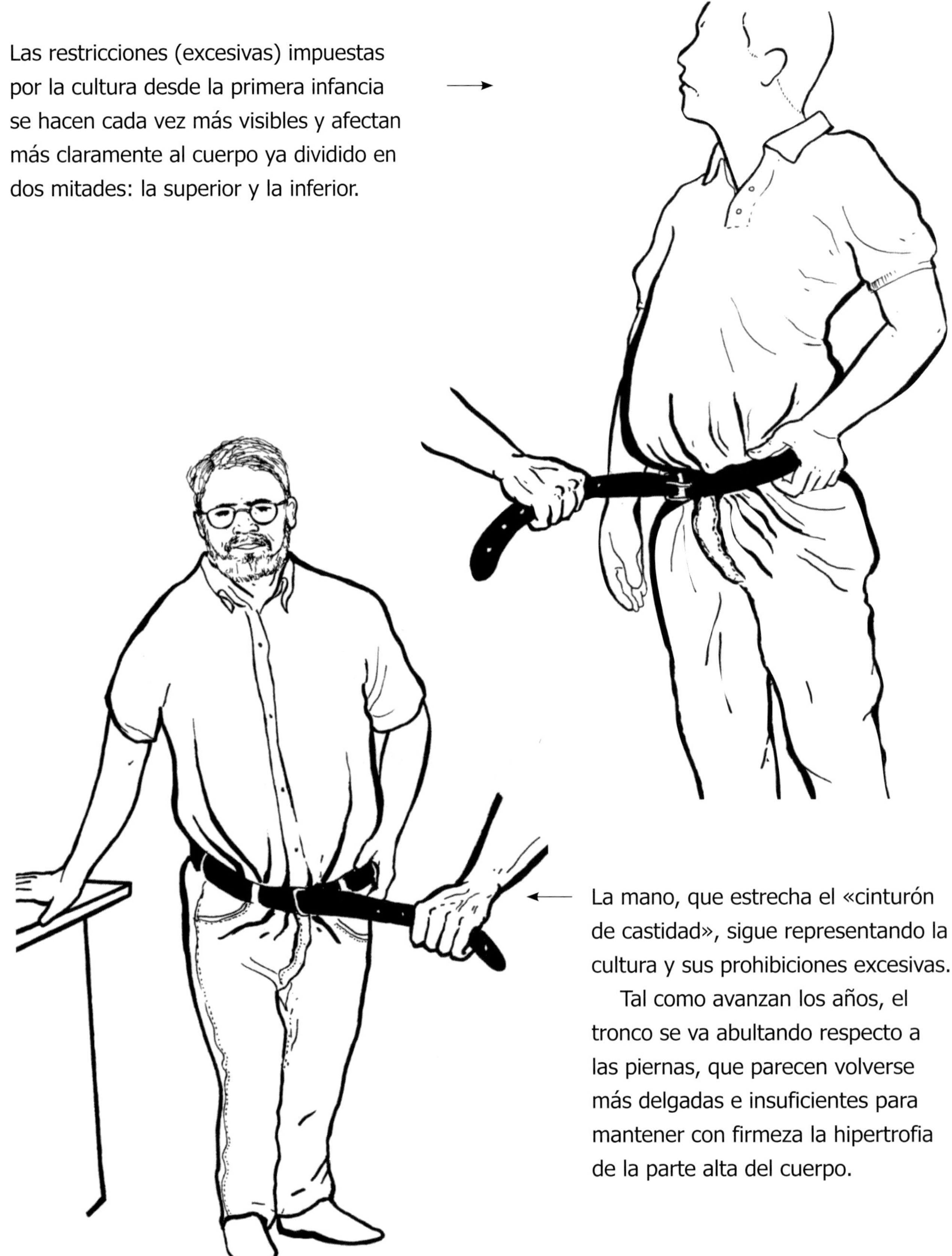

La mano, que estrecha el «cinturón
de castidad», sigue representando la
cultura y sus prohibiciones excesivas.

Tal como avanzan los años, el
tronco se va abultando respecto a
las piernas, que parecen volverse
más delgadas e insuficientes para
mantener con firmeza la hipertrofia
de la parte alta del cuerpo.

Con la edad, la mala circulación hacia las piernas y desde las piernas hacia arriba debilita las articulaciones y en especial la de la rodilla.

No es nada extraño que encontremos a ancianos como el que vemos en la ilustración, o a ancianas, que no repiten exactamente el mismo esquema corporal, con el tronco abultado pero con las piernas delgadas y con flaquear de rodillas.

Son las articulaciones de la parte baja del cuerpo (caderas, rodillas y tobillos) las que acusan la mala circulación que ha estado produciéndose durante décadas. Una de las características de las personas mayores **occidentales** es su inestabilidad al levantarse, al caminar o al estar de pie. En el caso de los orientales, esto no ocurre: están acostumbrados a «habitar» la pelvis desde niños. Se sientan en cuclillas (lo que obliga a usar la pelvis como centro de gravedad del cuerpo y a sentirla), y hacen nacer muchos de sus movimientos desde ese centro del cuerpo que es la pelvis, el segmento del vientre y la zona lumbar. La división del cuerpo en dos mitades no se produce en otras culturas (las africanas subsaharianas o las asiáticas).

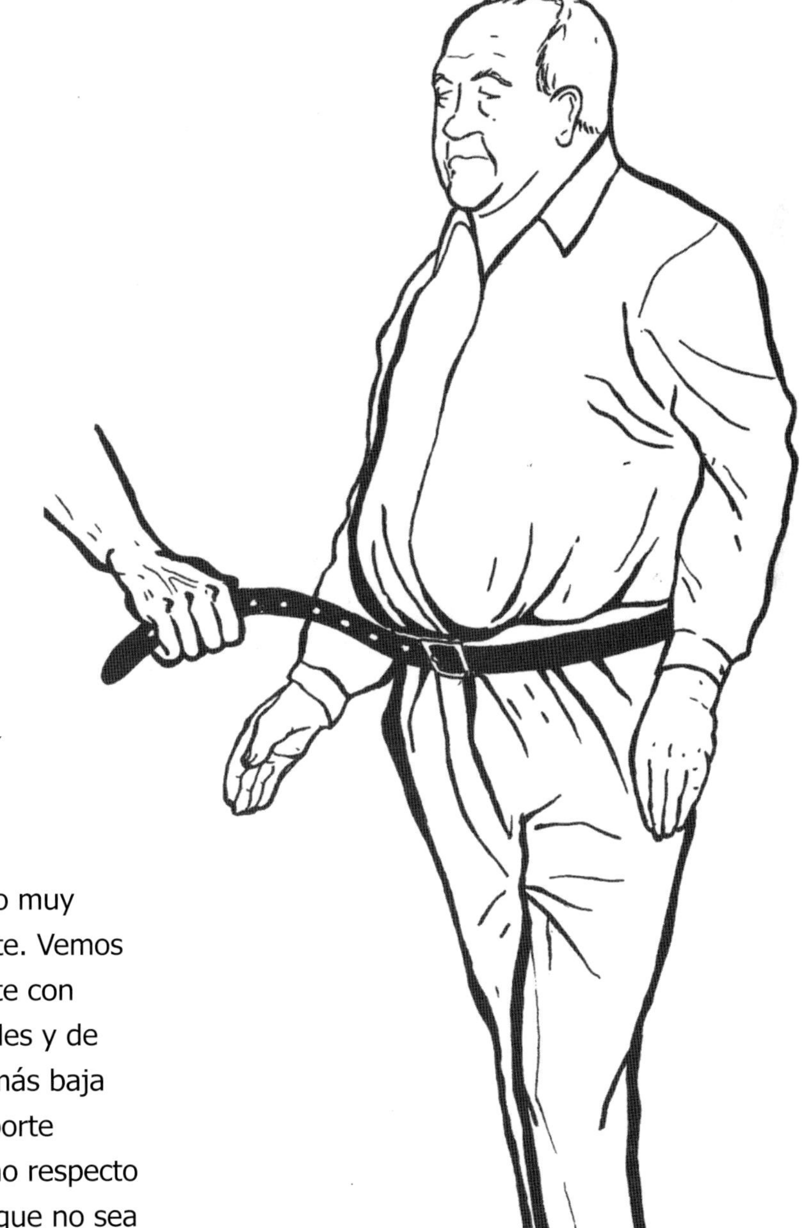

En esta ilustración observamos algo muy común en los ancianos de Occidente. Vemos la hipertrofia del tronco en contraste con las piernas, que se han vuelto débiles y de rodillas frágiles. Además, la parte más baja de la pierna se convierte en un soporte desvitalizado y exageradamente fino respecto al resto del cuerpo. No es extraño que no sea una buena base para el conjunto del cuerpo.

8.8. La pelvis, la musculatura de la región lumbar y el pinzamiento del nervio ciático

Es imposible explicar el dolor del nervio ciático sin comprender las presiones que ejerce sobre él la acortada musculatura de la región más baja de los riñones y el apelmazamiento de la masa común del sacro. No obstante, los dolores del nervio ciático pueden tener su causa en músculos cuyas inserciones altas están mucho más arriba (es el caso del dorsal ancho), pero acaban en los huesos pélvicos. Así pues, antes de recurrir a teorías complicadas, veamos las explicaciones más sencillas: la compresión del nervio ciático o de las estructuras óseas y cartilaginosas e, indirectamente, del nervio, a causa de los acortamientos de los músculos. La irritación del nervio ciático se debe a las presiones que sufre.

Eliminemos estas presiones musculares y eliminaremos el dolor ciático.

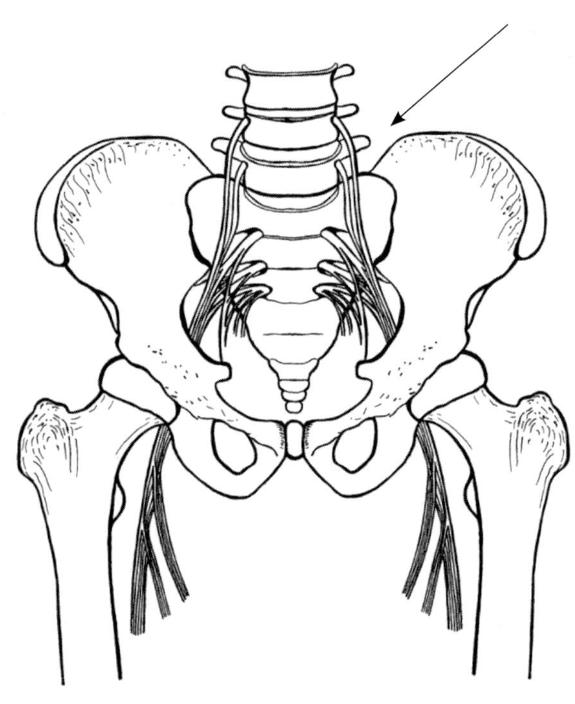

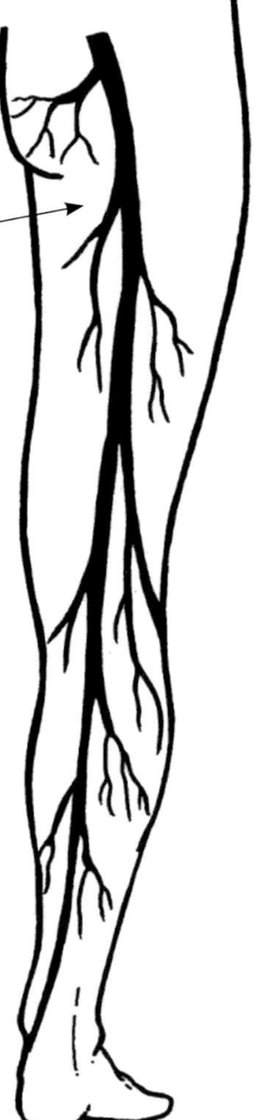

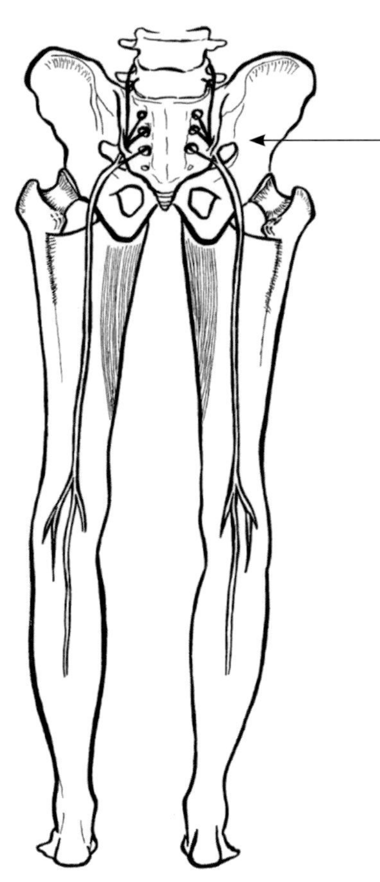

Salidas del nervio ciático y trayectoria en la parte posterior de la pierna.

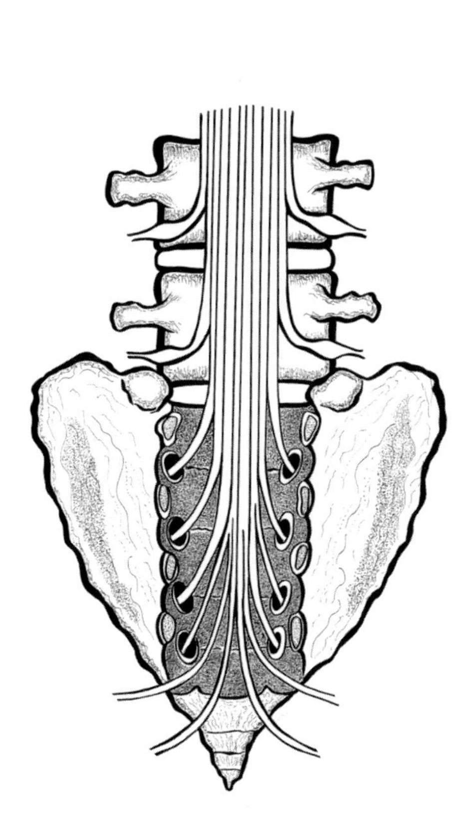

En este dibujo hemos levantado una parte del hueso sacro para mostrar el plexo nervioso que procede de la médula espinal. Llegados a un cierto punto de la espalda (en la región de los riñones), la médula deja de ser una sola y gruesa línea nerviosa para convertirse en una serie de ramificaciones.

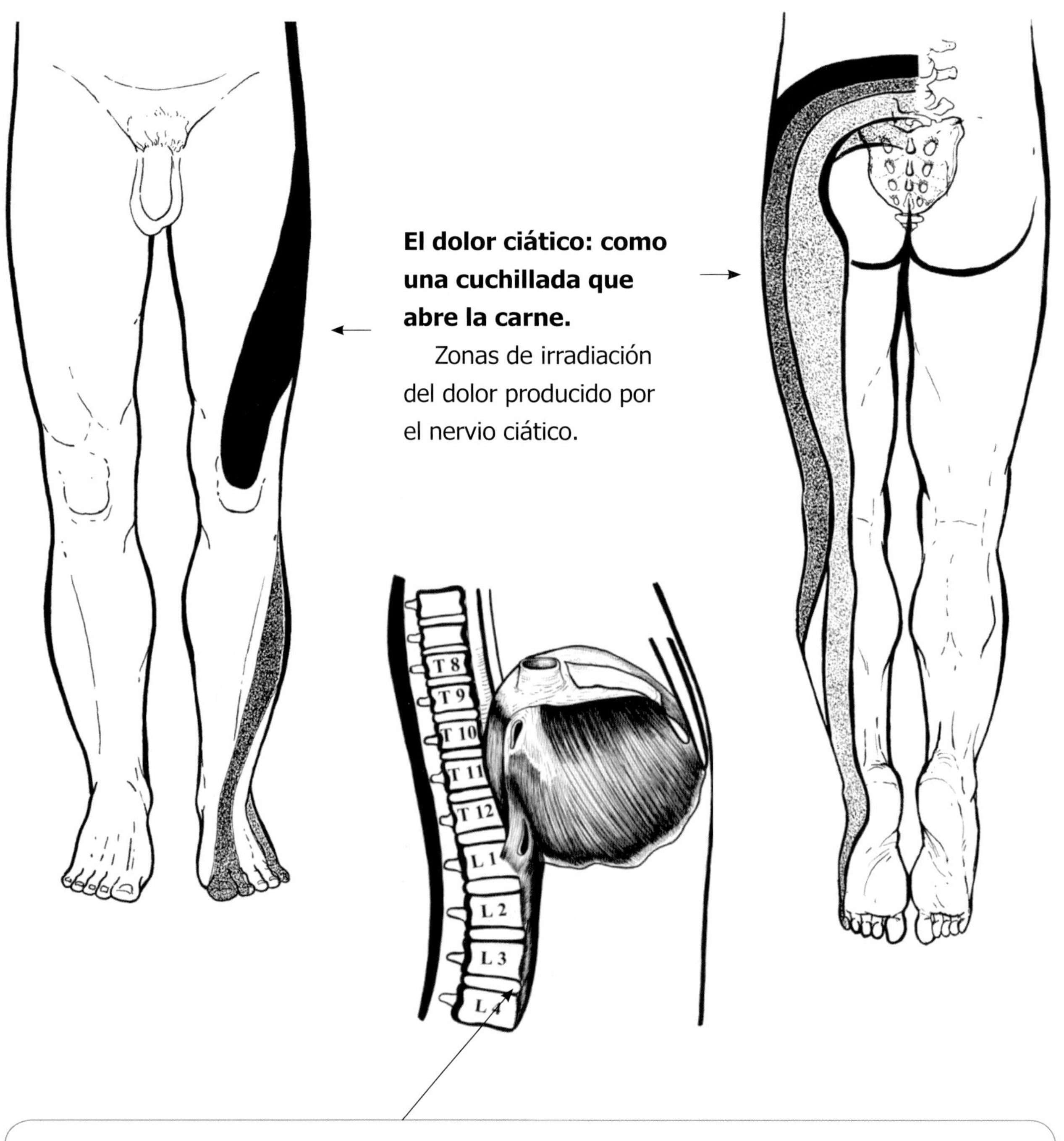

Es fácil observar que el pinzamiento del nervio ciático lo sufren con mucha frecuencia personas vehementes, apasionadas, que hablan poniendo un fuerte énfasis en lo que dicen (aunque a veces se trate de trivialidades). Esta forma de expresarse obliga a tensar el diafragma y, debido a sus inserciones en las vértebras lumbares, deforma toda la zona acentuando la curvatura y propiciando el pinzamiento del nervio. **También los docentes y otras personas que necesitan utilizar la voz como instrumento de trabajo sufren problemas con el ciático.**

8.9. Roturas de cadera y nutrición para la regeneración de tejidos óseo y conjuntivo

Alimentos y complementos para que tenga lugar el recambio metabólico, es decir, la sustitución de los tejidos del cuerpo que se gastan diariamente, a cada momento

El tejido óseo sí se recupera. En caso contrario, ¿por qué motivo habrían de recetar los médicos dosis de calcio? ¿Sólo para satisfacer los intereses económicos de la industria farmacéutica? ¿Lo hacen por eso?

Pero la recalcificación de los huesos y la regeneración de tejido conjuntivo no se produce en ningún caso aumentando sólo la ingesta de calcio: he ahí el gran error médico en este asunto. La artrosis está cada vez más extendida a pesar de que se consumen mayores cantidades de alimentos que contienen calcio. El problema no radica en el calcio sino en otros nutrientes que deben estar presentes en la alimentación para hacer posible la fijación del calcio en el hueso.

El hueso no es un tejido completamente mineral y muerto sino tejido vivo en constante proceso de desgaste y regeneración: más rápida en la primera fase de la vida y más lenta tal como avanzamos en edad, pero nunca del todo detenida. Dada la enorme lentitud con la que se recuperaría naturalmente una rotura de cadera (varios años), debemos prevenir antes que esperar la rotura. ¿Cómo prevenimos? De dos maneras. La que afecta a los músculos es la que más nos importa en esta obra y consiste en corregir la desviación del eje de las piernas y recuperar la mayor rectitud posible para evitar tensiones añadidas al peso que ya soporta la articulación de la cadera (coxofemoral). Y la otra es mediante la nutrición, aportando a los huesos los materiales necesarios para que el organismo fabrique el colágeno. Sin colágeno, el cuerpo no tiene dónde fijar el calcio y entonces resulta inútil tomar dosis altas o bajas de este mineral, porque el cuerpo no lo retiene. El calcio de nuestra alimentación sólo puede fijarse en las brechas microscópicas del colágeno, pero para ello, primero el cuerpo ha de poder fabricarlo.

Si se llevara a cabo un estudio estadístico con una muestra suficientemente representati-va, **podría confirmase el hecho de que todas las roturas de cadera tienen una relación directa no sólo con las carencias nutricionales, sino también con el estado de la mus-culatura que procede de la región lumbar y de los muslos (isquiotibiales y aductores);** y, además, las roturas son más frecuentes cuando existe un exceso de curvatura lumbar (hiperlordosis). Esta confirmación no sólo añadiría más información a la relación entre la estructura del cuerpo y la salud, sino que permitiría llevar a cabo un buen trabajo de prevención mediante la acción sobre la musculatura de la región lumbar y pélvica.

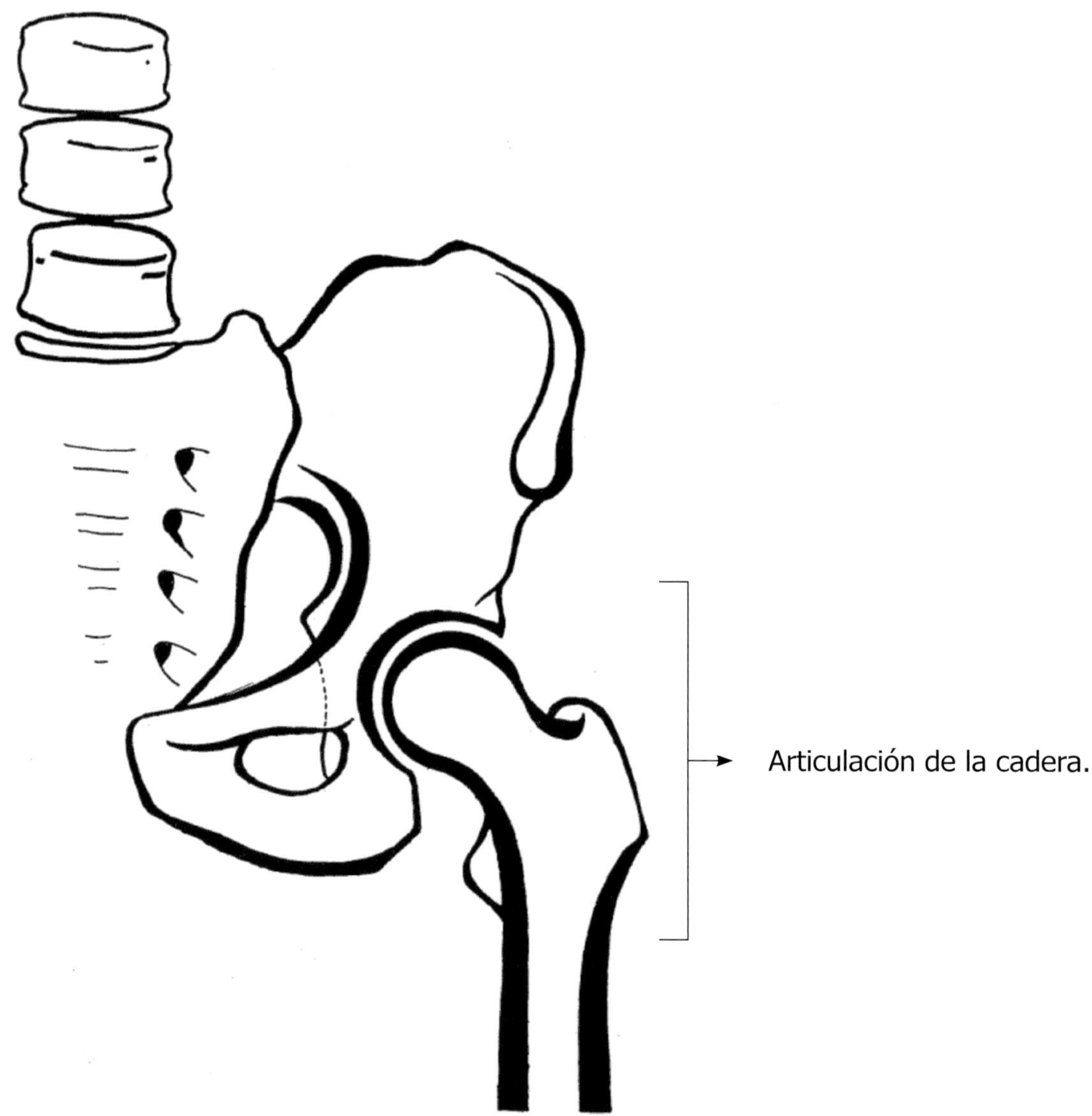

Articulación de la cadera.

Articulación de la cadera o coxofemoral: el hueso del muslo (fémur) hace un codo y se encaja dentro de una profunda concavidad del hueso coxal (de la pelvis). Esta concavidad es mucho más profunda que la que permite articular el brazo con el omóplato, **porque lo que la naturaleza pretende es procurarle estabilidad, y no movilidad como en el caso del brazo.**

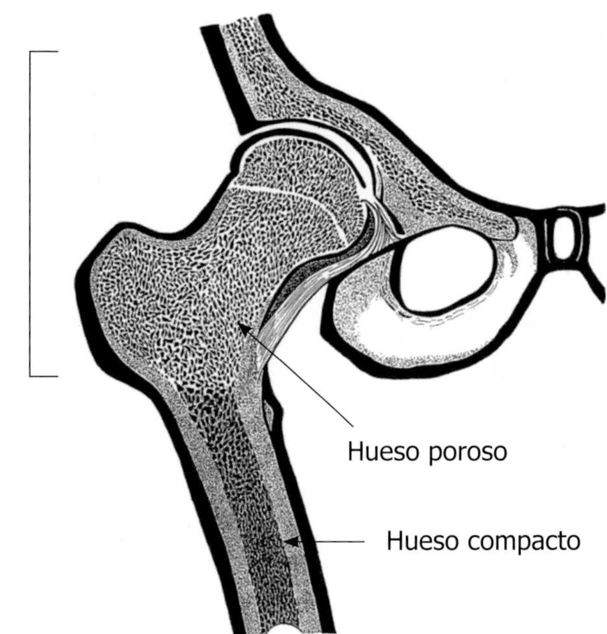

Nuestro cuerpo está constantemente haciéndose y deshaciéndose. A la recuperación o «reconstrucción» de los tejidos que forman nuestro cuerpo se le llama «recambio metabólico». El recambio metabólico de los tejidos óseo y conjuntivo (cartílagos, tendones, ligamentos, periostio...) es el más lento del cuerpo: dura años. Es por ese motivo por lo que los médicos afirman (con cierta frivolidad) que esos tejidos no se recuperan. No obstante, el manual médico universitario de Anatomía y Fisiología que citaré afirma lo contrario. A partir de la décima edición española de ese manual, veremos en este apartado qué datos permiten a los médicos decir que el tejido conjuntivo no se recupera y por qué motivos están equivocados.

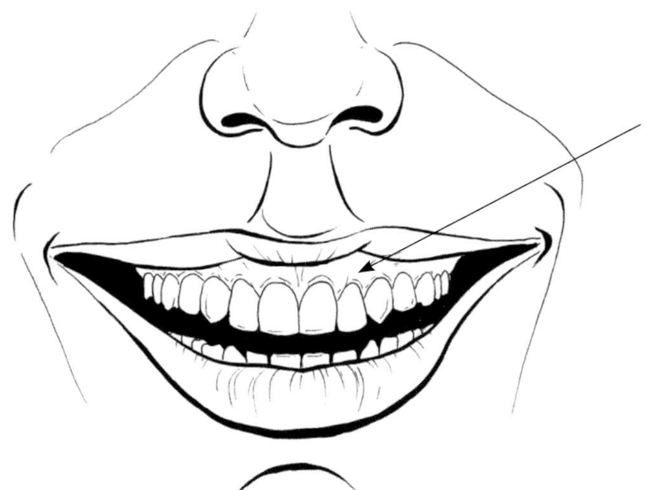

El colágeno es la proteína más abundante de todo el cuerpo humano: más de un 30 por 100.

El colágeno es fundamental para la formación (como parte imprescindible de la que está mayormente hecho) del tejido conjuntivo: cartílagos, tendones, ligamentos, encías, el interior de los vasos sanguíneos... Se necesita, por tanto, una alimentación que contenga los nutrientes necesarios para el constante recambio metabólico del colágeno.

8.10. Pérdida de espacio interóseo y disminución de movilidad de la cadera acompañada de dolor

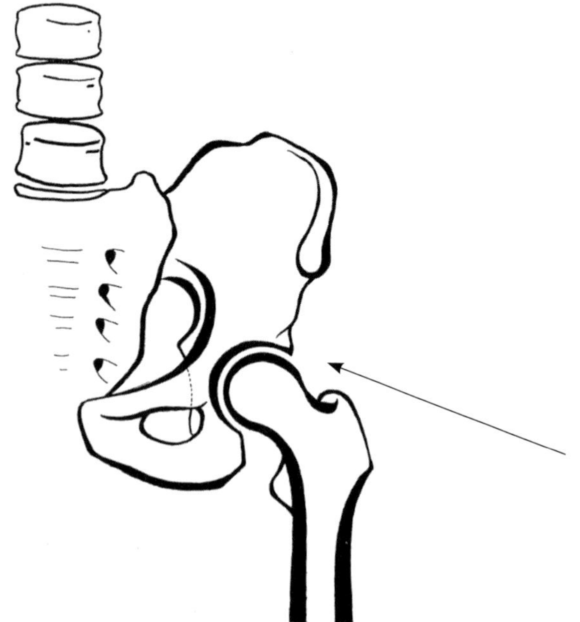

Cuando la musculatura que actúa sobre la articulación de la cadera no está acortada (principalmente el psoas-ilíaco y la que procede de las piernas: isquiotibiales y aductores), el fémur encaja en la concavidad llamada acetábulo sin exceso de presiones. Dicho de otro modo: encaja sin por ello estar apretado y semiinmovilizado, conserva cierto espacio que permite sus movimientos sin rozaduras añadidas. Aquí vemos dibujado esquemáticamente ese espacio.

Sin embargo, los acortamientos musculares actúan sobre los huesos haciendo que se apretujen unos contra otros, reduciendo e incluso haciendo desaparecer el espacio que debe existir entre ellos para que su conexión o articulación sea fácil y permita los movimientos sin desgaste de las superficies articulares. Aquí vemos la disminución progresiva del espacio interóseo entre el fémur y el coxal. Cuando esto ocurre, los cartílagos de la articulación se rozan desgastándose y produciendo dolor y dificultades de movimiento.

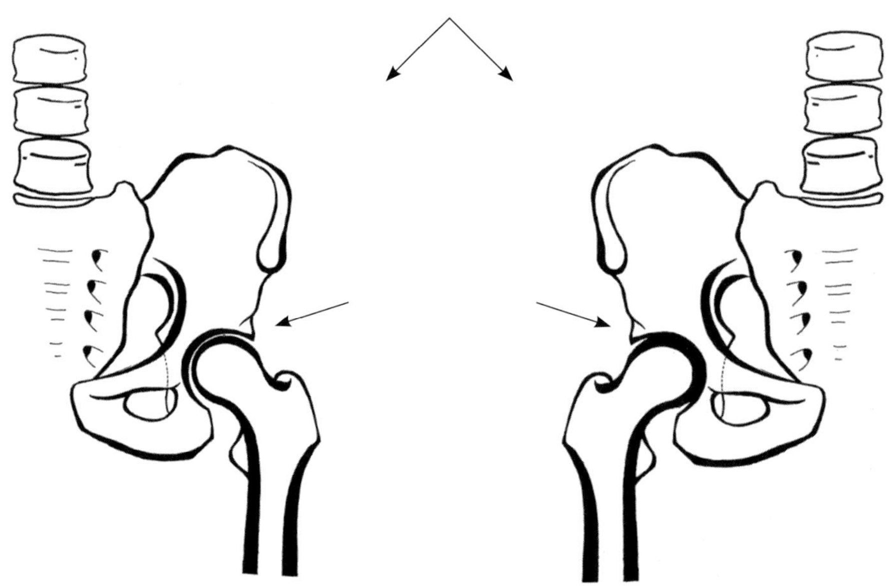

Los cambios en el eje de la pierna provocan tensiones musculares añadidas en el fémur y su articulación con el coxal. Además, esas desalineaciones son producto, a su vez, de las tensiones musculares. El resultado es que se produce un mal encaje de la cabeza del fémur en el acetábulo (receptáculo del coxal que acoge la cabeza del fémur para articularla), y en consecuencia desgastan el cartílago produciendo dolores punzantes. La solución no está sólo en el cambio de alimentación, sino en eliminar las tensiones musculares.

Piernas rectas y pelvis vertical: el fémur encaja sin problemas en el acetábulo y las probabilidades de roces de cartílagos son escasas o nulas. Se conserva bien la articulación.

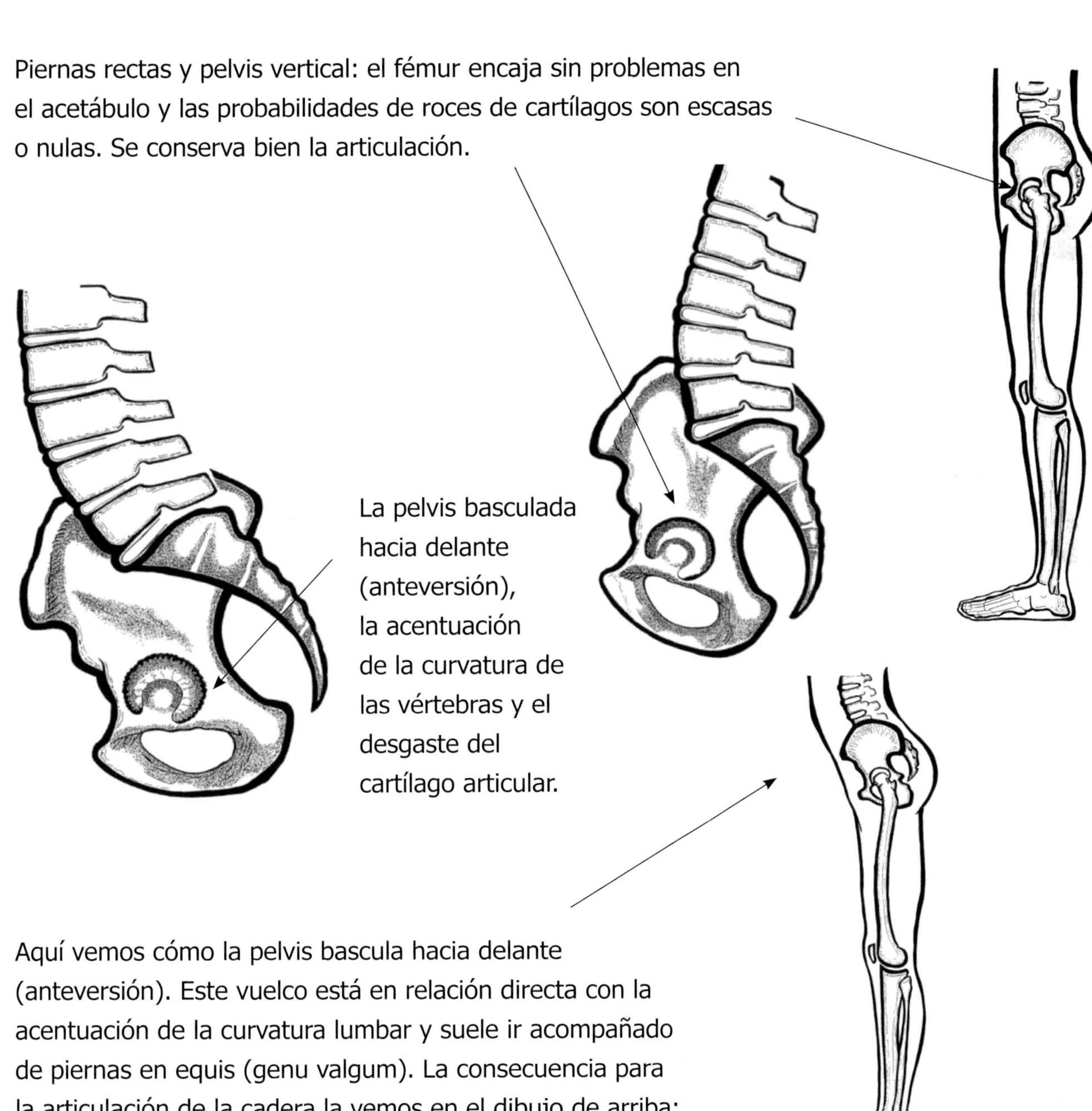

La pelvis basculada hacia delante (anteversión), la acentuación de la curvatura de las vértebras y el desgaste del cartílago articular.

Aquí vemos cómo la pelvis bascula hacia delante (anteversión). Este vuelco está en relación directa con la acentuación de la curvatura lumbar y suele ir acompañado de piernas en equis (genu valgum). La consecuencia para la articulación de la cadera la vemos en el dibujo de arriba: se desgasta el cartílago que acoge la cabeza del fémur.

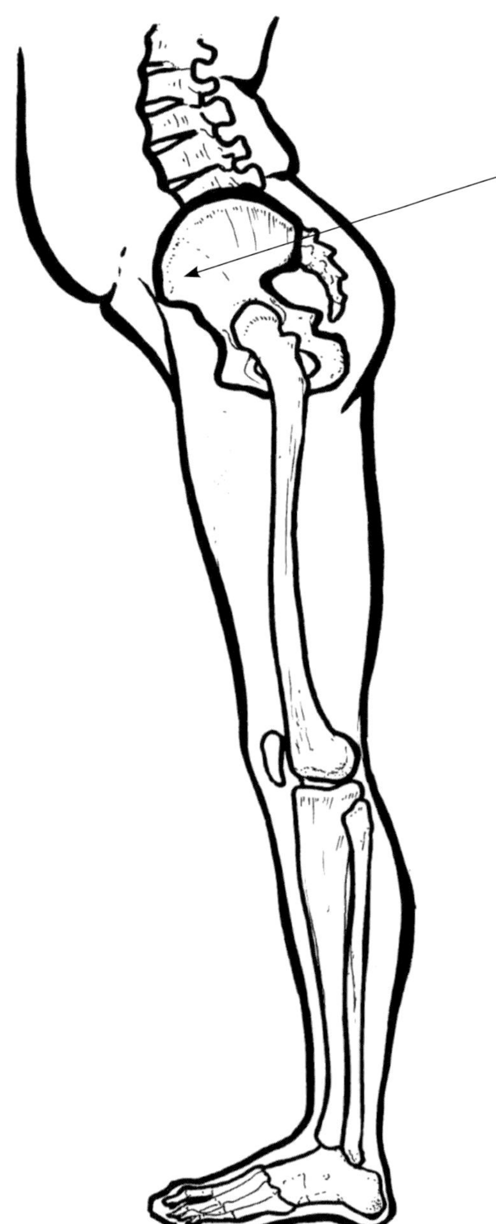

Cuanto mayor es el vuelco de la pelvis junto con la acentuación de la curvatura lumbar (hiperlordosis), más nos revela los acortamientos de la musculatura de la región de los riñones y la de las piernas.

Se hace necesario, pues, estirar todos esos músculos para suavizar la curvatura lumbar, y también para devolverles a las piernas sus ejes correctos, de tal manera que el fémur ajuste bien en su articulación con el hueso coxal y cese el desgaste del cartílago articular.

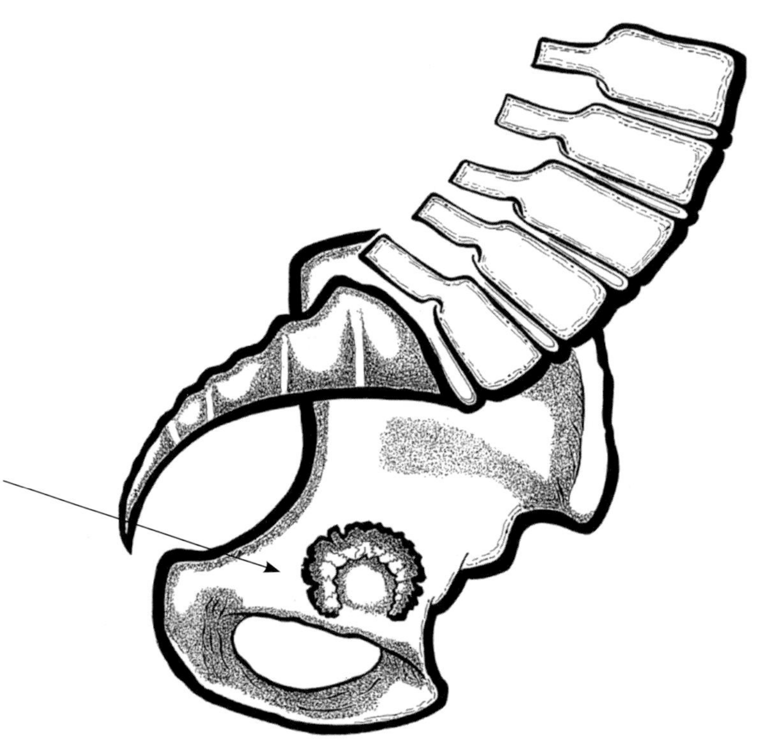

Cartílago muy desgastado debido a los roces que produce el mal encaje del fémur con la concavidad para la articulación (acetábulo). **El dolor puede ser extremadamente intenso y punzante.**

La pelvis también puede volcarse hacia atrás (retroversión) cuando, por ejemplo, predomina el acortamiento de los músculos de la cara posterior del muslo (isquiotibiales). **En este caso no se acentúa la curvatura de las vértebras lumbares sino todo lo contrario: desaparece la lordosis fisiológica. Entonces la parte baja de la espalda forma una línea recta con las nalgas que quedan bajas, caídas.**

La causa de esta pérdida de verticalidad de la pelvis es también (como en las páginas anteriores) el acortamiento de la musculatura y los consiguientes cambios en el eje de las piernas: al modificarse ese eje sano de las piernas, los deterioros se producirán también en la articulación de la cadera, ya que el fémur encajará mal en el receptáculo (el acetábulo) que le sirve para articularse.

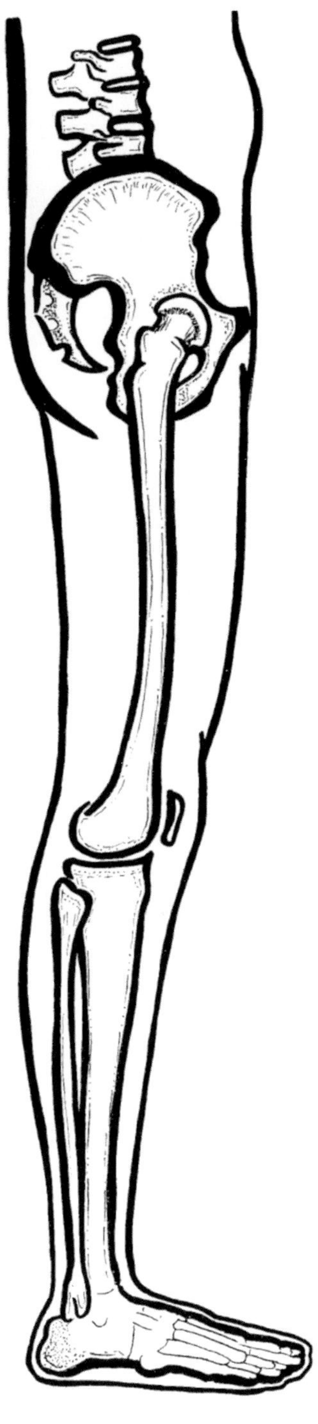

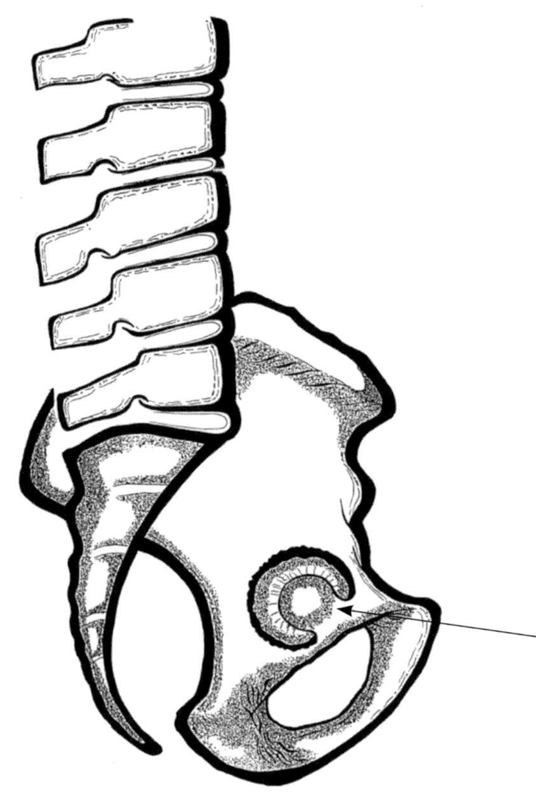

El cartílago articular se desgasta igualmente tanto si las piernas pierden el eje correcto y se convierten en piernas en equis (genu valgum) como en piernas arqueadas (genu varum).

En este caso, se trata de piernas arqueadas.

¿Por qué los médicos afirman y asumen que el tejido óseo sí se regenera, mientras que niegan que ese proceso tenga lugar en el tejido conjuntivo?

Veámoslo en las siguientes páginas.

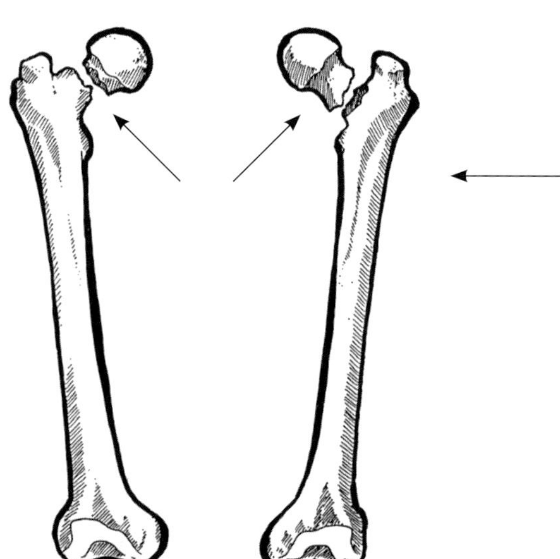

Éstas son las dos formas más habituales de rotura de cadera.

Como puede observarse, se fractura el cuello del fémur, que es el codo que hace para articularse con el hueso coxal (en el costado de la pelvis).

Éste es el proceso de reparación de un hueso fracturado.

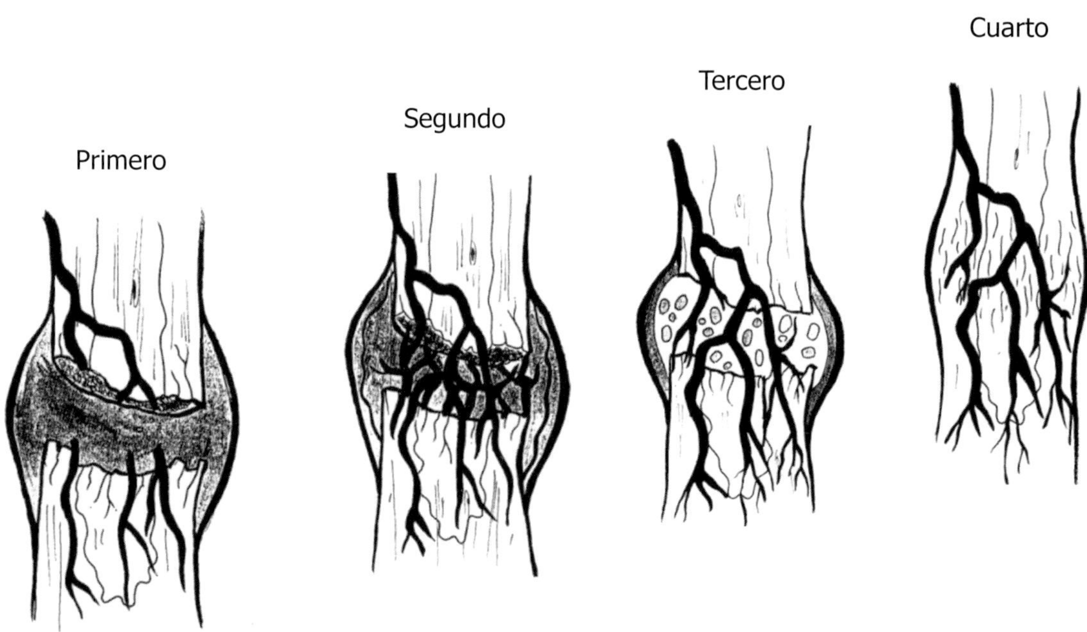

Y éste es el proceso por el que tras un desgarro muscular (total o parcial), el tejido se repara siguiendo los pasos que quedan representados en estos dibujos. ¿Qué ha ocurrido? ¿Qué ha hecho posible esta reparación de huesos o de músculos?

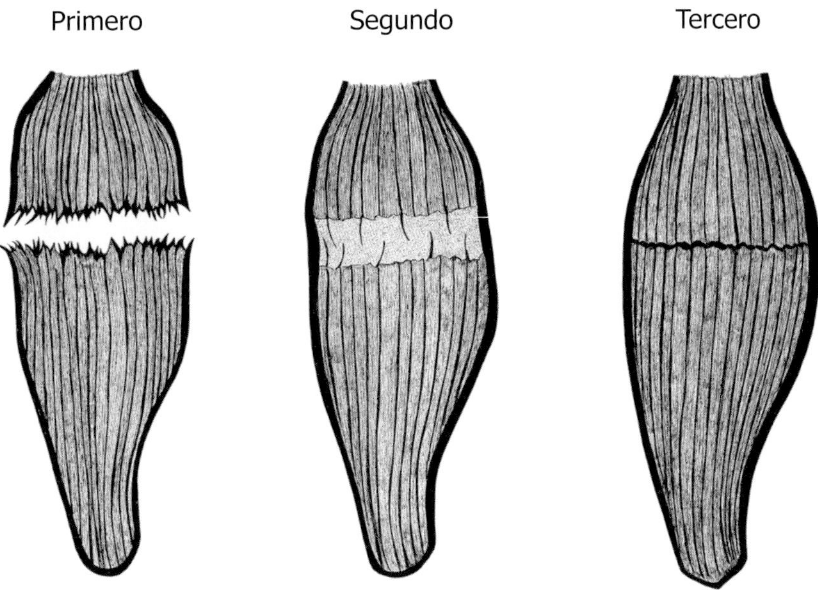

Desgarro muscular que no afecta al vientre completo del músculo sino a una parte.

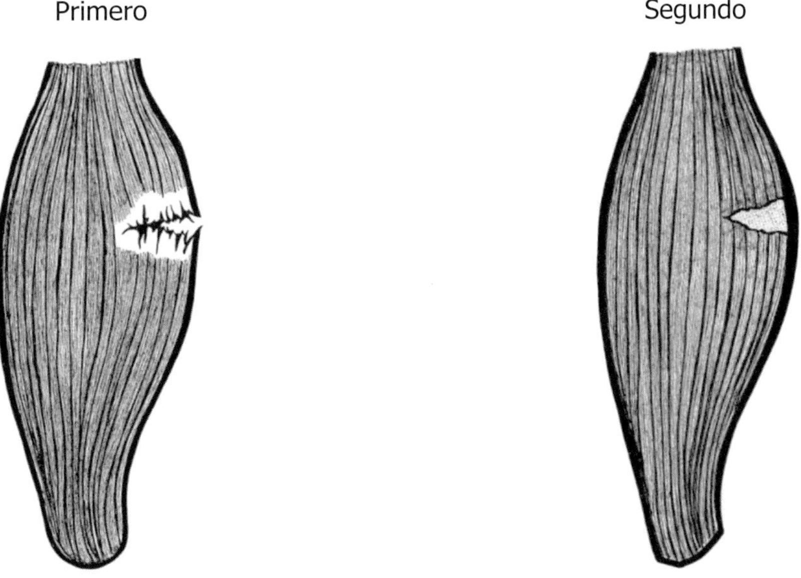

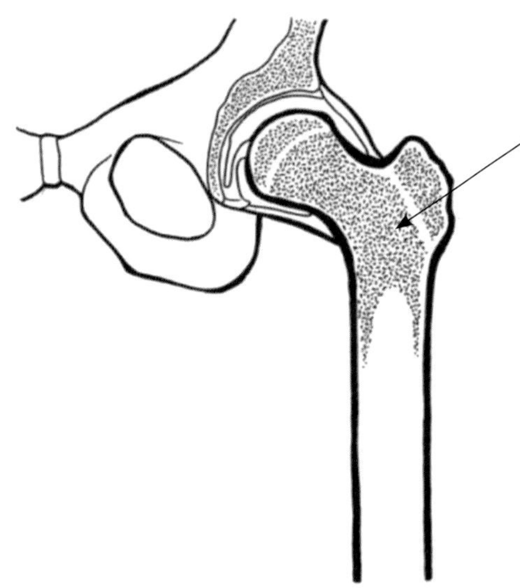

Hay partes importantes del hueso
(por su ubicación y por su
amplitud) que son porosas
y no son estrictamente minerales,
sino materia viva en permanente
estado de desgaste y de
recomposición.

Las zonas punteadas son las
partes minerales del hueso,
pero no todo el hueso es igual.

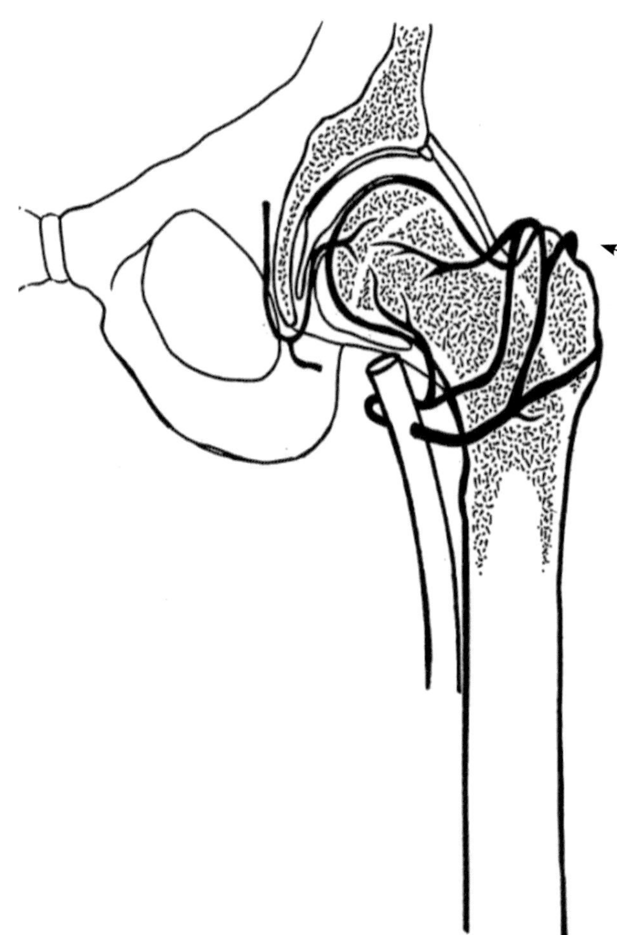

¿Cómo es posible este
hacerse y deshacerse
**incesante de la parte
viva del hueso?**:
lo es porque existen
vasos sanguíneos
que llevan hasta ella
la sangre, el oxígeno
y los nutrientes
necesarios.

8.11. Así se produce la regeneración del colágeno (que es la proteína fundamental de los cartílagos, tendones, ligamentos, discos intervertebrales e interior de los vasos sanguíneos)

Los huesos no son estructuras muertas completamente minerales, sino partes vivas del organismo humano que se están haciendo y deshaciendo constantemente.

Una parte de los huesos es mineral, pero otra parte es porosa y está vascularizada, esto es, recorrida por vasos sanguíneos que llevan la sangre y con ella el oxígeno y los nutrientes que permiten la remineralización del hueso y le dan su consistencia flexible (porque los huesos no son del todo rígidos).

La **equivocación** de los médicos y de la mayoría de la industria alimentaria consiste en insistir en la importancia **exclusiva** del calcio para mantener los huesos en buen estado. Pero, ¿por qué equivocación? Porque los huesos no pueden retener el calcio y, por tanto, conservar su relativa dureza si ese calcio no se deposita en alguna parte del hueso. Dicho de otro modo: los huesos no pueden fijar el calcio y conservarlo un cierto tiempo si no existe algún tipo de tejido, sustancia o proteína que lo «acoja» y retenga. ¿Qué es lo que permite la fijación del calcio? ¡El colágeno! Así pues, la inmensa mayoría de los médicos, junto con la industria farmacéutica y la alimentaria, se saltan el paso previo e imprescindible que hace posible la fijación del calcio: el cuerpo ha de poder fabricar colágeno y para ello necesita que le aportemos los nutrientes que lo crearán.

El colágeno es la proteína más abundante de todo el cuerpo humano: más del 30 por 100. Forma los cartílagos, los tendones, los ligamentos, las encías, el interior de los vasos sanguíneos... **y ocupa un lugar de primera importancia en la parte viva del hueso.** Las sales de calcio que le dan al hueso su flexible consistencia se depositan en las brechas microscópicas de colágeno que están en las partes vivas de los huesos. Sin colágeno, no hay hueso que se rehaga porque no tiene dónde retener el calcio.

Para que nuestro cuerpo fabrique colágeno, necesitamos, **como mínimo,** ingerir diariamente proteínas (¡y proteínas con todos los aminoácidos, no sólo las de origen vegetal!), vitamina C y magnesio. El magnesio es un mineral fundamental para la reparación de los tejidos y, en particular, para la regeneración de la parte viva del hueso y de todos los elementos de tipo conjuntivo (cartílagos, tendones, ligamentos, **el interior de los vasos sanguíneos, que se ocupa, junto con la vitamina C, de mantenerlos flexibles...**).

memos y la forma en que han sido producidos. Veamos un caso que nos pone en alerta: «Es común que se engorde a los animales destinados al consumo humano mediante distintas hormonas y antibióticos. Los pollos, en lugar de alcanzar el peso al que se venden en el mercado a las dieciséis semanas como antes, lo hacen en seis. En México existe una preocupante incidencia de niñas de 5 años que desarrollan pechos a causa de un excesivo uso de hormonas en la crianza de las gallinas», JANE GOODALL y MARC BEKOFF, *Los diez mandamientos para compartir el planeta con los animales que amamos*, Editorial Paidós, Barcelona, 2003, pág. 55.

No existe una única cura para el cáncer, puesto que no se trata de una sola enfermedad sino de muchas. Pero es importante mantener un sistema inmunitario fuerte: como mínimo, las infecciones de tipo bacteriano y microbiano quedarán pronto eliminadas. Y esto no es un hecho insignificante. Además, y esto es lo que nos interesa, **un sistema inmunitario fuerte está preparado para «devorar» las células cancerosas e impedirles su proliferación.**

¿Qué podemos hacer para que nuestras emociones contribuyan a nuestra salud y no al contrario? Hemos apuntado algunas ideas elementales en las páginas precedentes sobre lo nocivo que resulta estar sobrecargados de estímulos y emociones intensas sin descargarlas. Las emociones son otra forma de «nutrición», que puede ser saludable o intoxicar: es posible vivir experimentando estados saludables (tranquilidad, benevolencia hacia uno mismo y hacia los demás...) o estar ahítos de emociones tóxicas como el odio, la envidia o el resentimiento.

Existen contextos sociales, económicos y medioambientales que dificultan la conserva-ción de la salud o que, directamente, la hacen muy difícil: ser conscientes de ello es necesario para ir contra corriente y recobrar o mantener la salud.

Que la repercusión del medio ambiente en nuestra salud es importante lo prueba el hecho de que existen compuestos químicos en la atmósfera, en el suelo y el subsuelo, y también en la fabricación y transformación de determinados productos, que producen mutaciones de las células. Hay comarcas, zonas o regiones donde las tasas de cáncer de un tipo u otro son mucho más elevadas que en otras. Y se sabe que es debido a la existencia de esos compuestos químicos: el amianto, por ejemplo, o las industrias de transformación de los combustibles fósiles.

En el seno de la familia están establecidos diferentes papeles representados por sus miembros. Estos roles contribuyen, sin ninguna duda, a la conservación de la salud o a su pérdida. Cuando se produce el deterioro de la salud de uno de los componentes del grupo, la familia se encuentra entre los contextos sociales que impiden la recuperación del enfermo si consciente o inconscientemente le exige que perpetúe el papel que an-tes representaba.

La familia no siempre es el mejor marco para la conservación o recuperación de la salud. Como es sabido, existen numerosas familias disfuncionales en las que los conflictos laten-tes crean estados de estrés y angustia continuados, mantenidos en el tiempo, crónicos. Esto debilita el estado general del cuerpo y, en consecuencia, también las capacidades de reac-ción del sistema inmunitario y, por tanto, sus respuestas para defender a las células sanas cuando aparecen células cancerosas.

La familia casi nunca responde a la imagen ideal con la que se nos presenta. En su interior operan todas las fuerzas y conflictos neuróticos que la sociedad no ha resuelto tampoco en su propia dinámica. En el seno de algunas familias, se dan tantas luchas de poder como en una empresa o en una corporación de cualquier otro tipo. En las familias cuyos miembros actúan con escasa inteligencia emocional, se producen divisiones en ban-dos opuestos, se engendran situaciones de hostilidad encubierta y, a veces, violencia inme-diata directamente expresada.

Cuando se está viviendo una enfermedad grave, la familia puede ayudar o, por el contrario, entorpecer la curación: la obstaculiza siempre que exige del enfermo la per-petuación de los roles que cumplía antes de enfermar... ¡probablemente esos papeles actuaron también como causa de la enfermedad! Exigir su reiteración supone impedir gra-vemente el proceso de curación. El desarrollo y aprendizaje consciente de unas relaciones familiares basadas en el respeto mutuo y la colaboración, y no en la competencia o la sumi-sión de una de las partes, es, todavía y a pesar de las apariencias, una asignatura pendiente.

9

Las piernas arqueadas

Las piernas arqueadas y su relación con las actitudes anales
(es decir, retentivas, de no soltar, no dejar ir ni siquiera
lo más tóxico para el organismo)

Las desviaciones del eje de las piernas

La estructura que las piernas adquieren está en relación directa con lo que ocurre en la infancia, y en concreto, con el control de los esfínteres y con la vivencia (positiva o negativa) de la sexualidad.

Todos los acortamientos de las piernas sirven para bloquear la pelvis. Este bloqueo tiene dos finalidades: o bien reducir la intensidad del placer sexual, o bien mantener las actitudes anales (retentivas) que ya se establecieron en la infancia.

Los tres volúmenes de la obra de Adalbert I. Kapandji titulada *Fisiología articular* son considerados algo así como la biblia de la fisiología articular. Se trata de una obra clásica en la que se afirma que la pérdida del eje recto de las piernas puede producir artrosis: **«Las desviaciones laterales de las rodillas no son anodinas, puesto que con el tiempo pueden generar una artrosis; de hecho, las cargas ya no están repartidas con igualdad entre los compartimentos externo e interno de la rodilla»** (pág. 78, volumen II).

9.1. Principales músculos de la pierna

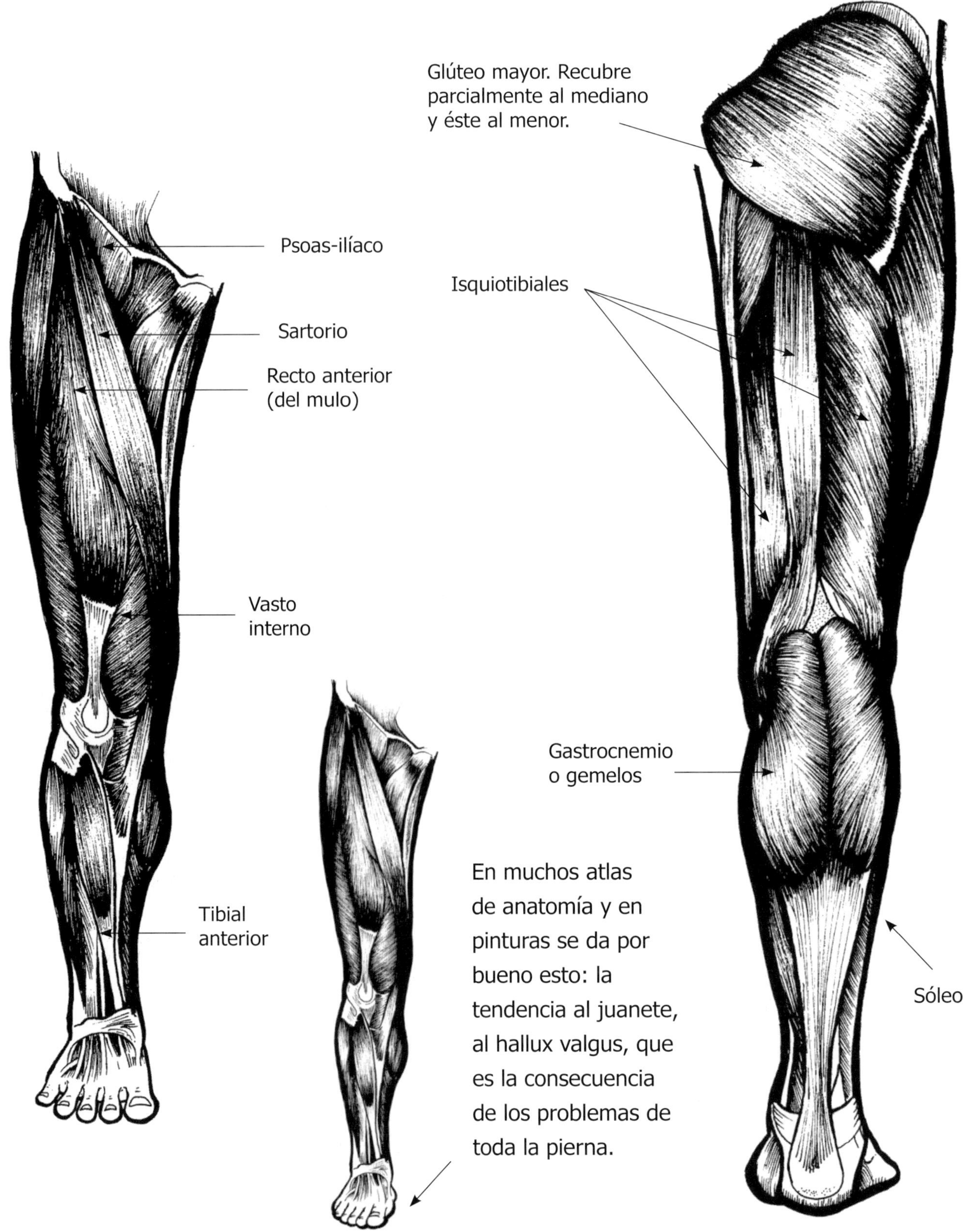

9.2. Las piernas arqueadas en contraste con las piernas en equis y con las piernas rectas y sus ejes

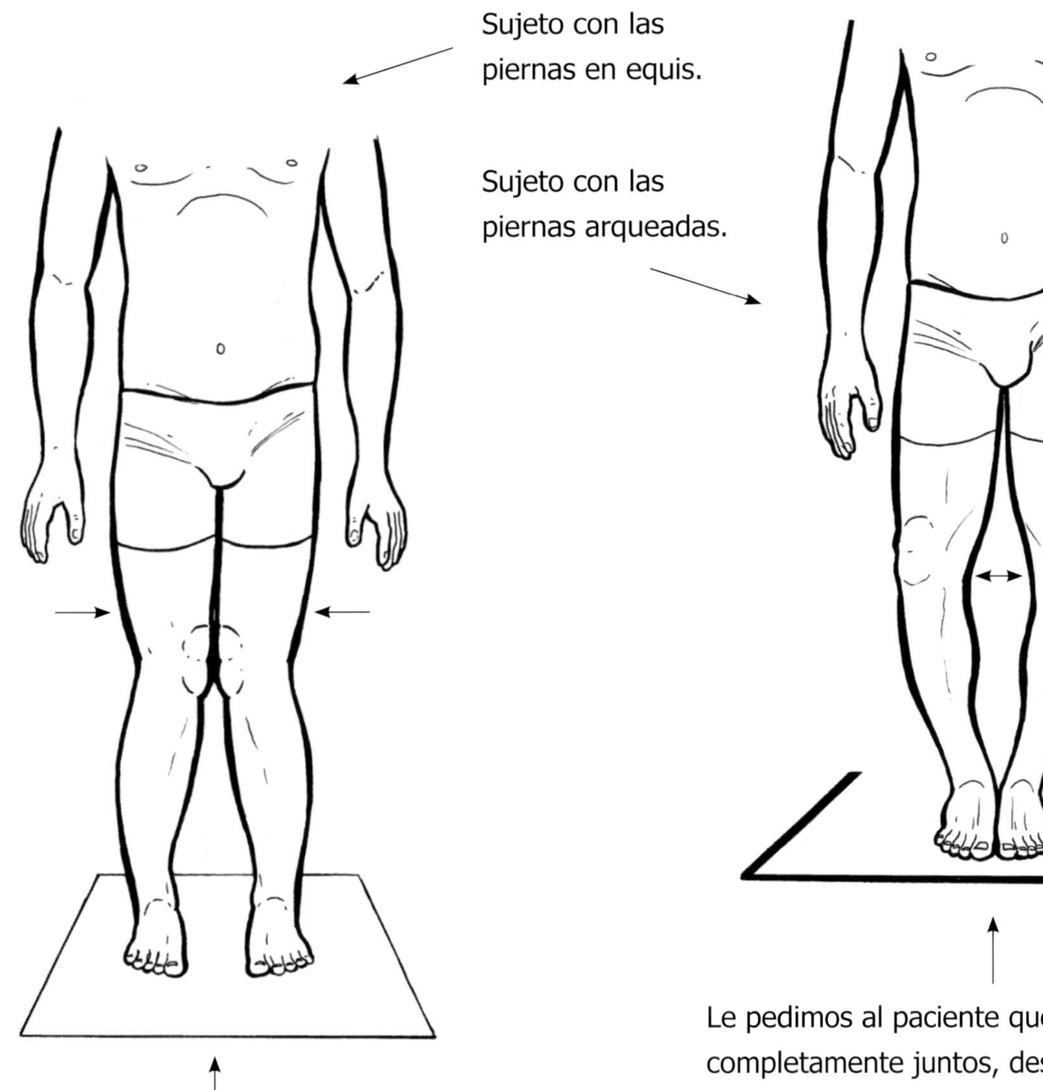

Sabemos con toda certeza que estas piernas son piernas en equis o *genu valgum* cuando le pedimos al paciente que ponga los pies perfectamente paralelos (o tocándose desde el talón hasta la punta de los dedos gordos) y las rodillas se juntan chocando la una contra la otra.

Le pedimos al paciente que ponga los pies completamente juntos, desde el talón hasta la punta de los dedos gordos. Si entonces las piernas se separan a la altura de las rodillas, sabremos que se trata de piernas arqueadas o *genu varum*. En estos casos, aunque la rotación de las rodillas dé la impresión de que es una rotación hacia fuera (externa), se trata de un fenómeno más complejo. En cualquier caso, lo revelador es que se ha creado un arco entre las piernas.

Las piernas rectas y sus ejes

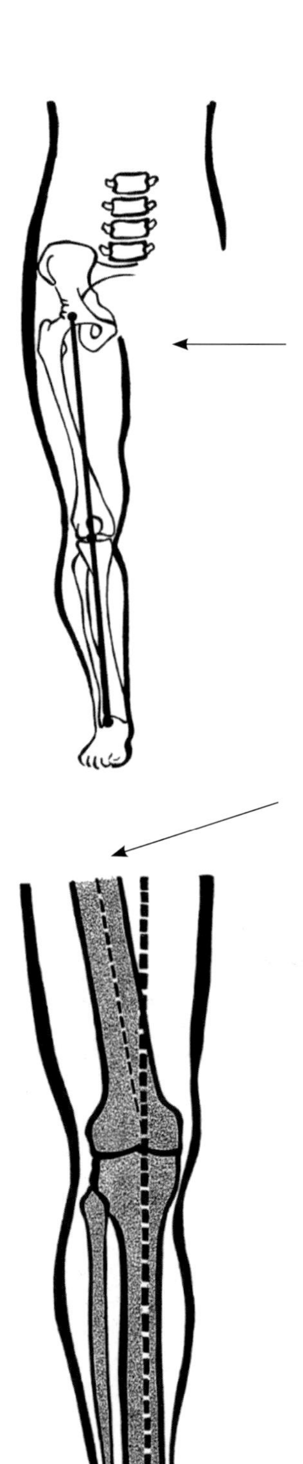

Piernas rectas
de hombre.

Uno de los ejes va desde
la cabeza del fémur hasta
el centro del pie pasando
por la rodilla.

El otro eje forma un ángulo
y es la línea que marca
la inclinación hacia dentro
del fémur.

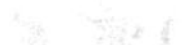

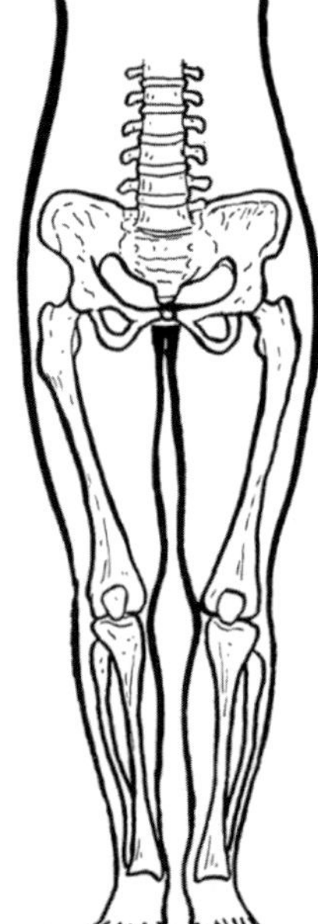

Piernas rectas en una mujer:
aparte de que la pelvis es más
ancha, el resto de características
es idéntico entre varones y mujeres.

Las piernas arqueadas

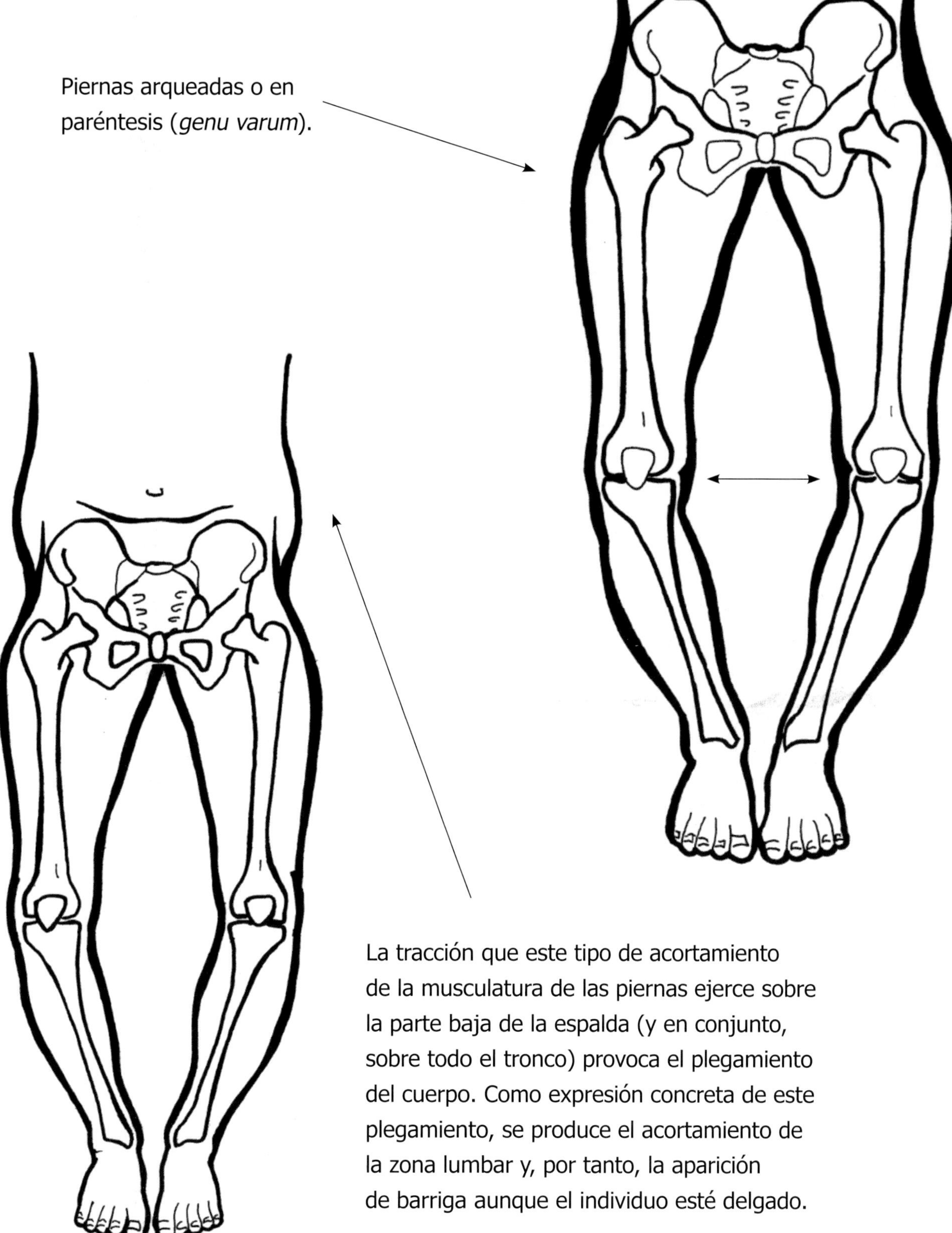

Piernas arqueadas o en
paréntesis (*genu varum*).

La tracción que este tipo de acortamiento
de la musculatura de las piernas ejerce sobre
la parte baja de la espalda (y en conjunto,
sobre todo el tronco) provoca el plegamiento
del cuerpo. Como expresión concreta de este
plegamiento, se produce el acortamiento de
la zona lumbar y, por tanto, la aparición
de barriga aunque el individuo esté delgado.

9.3. Qué son los rasgos anales o retentivos

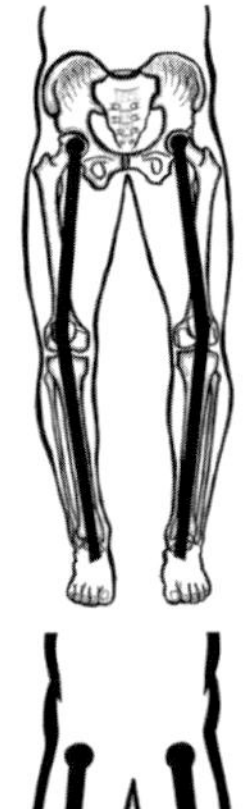

La analidad es una característica de las personalidades centradas o incluso obsesionadas por la limpieza excesiva, la puntualidad, el orden y el control. Si se piensa por un momento, se verá que la preocupación por la limpieza excesiva, la regulación de la vida como si estuviera marcada por un reloj, el orden y el control son rasgos propios de un niño al que se le obligó a vaciar su vientre a horas fijas (puntualidad) para evitar que fuera sucio (de ahí la ulterior obsesión por la limpieza), y que además fue presionado para que controlara sus actos y movimientos, en particular aquellos que afectaban a la evacuación.

Para que el niño pudiera controlar prematuramente los esfínteres, tuvo que poner tensión no sólo en el ano (que no podía controlar independientemente de otros músculos), sino también en el vientre; en el diafragma (porque la respiración y el vaivén del diafragma mueven el vientre y eso es lo que el niño quería evitar); en varios e importantes músculos pélvicos y de las piernas: los glúteos, el piramidal, el cuadrado crural, el obturador externo y el obturador interno; y en los isquiotibiales en la cara posterior del muslo. **En suma, el niño se vio obligado a bloquear una parte muy importante y extensa de su cuerpo: desde el diafragma hasta el conjunto de los muslos.**

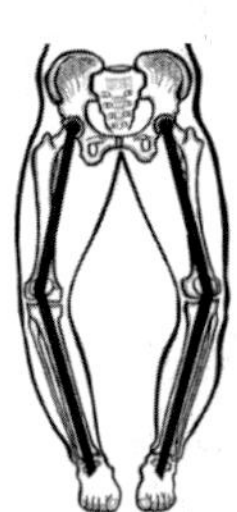

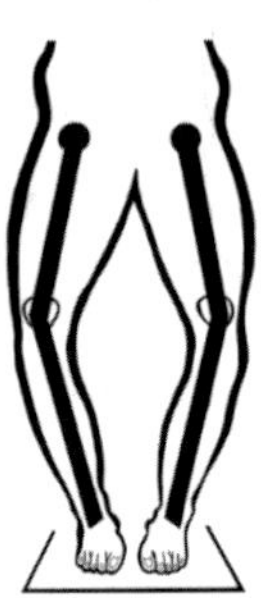

Esos **rasgos de retención y contención** –anales, relacionados con el ano y con evitar defecar según el ritmo que los adultos imponían– involucraron tantos músculos, tantas terminaciones nerviosas y tantas actitudes para evitar que el vientre se descargara fuera de tiempo, de lugar y del deseo de los adultos que impregnaron simultáneamente el resto de la personalidad del niño. Como he dicho, ese control prematuro y forzado de los esfínteres sólo pudo producirse mediante una gran tensión en músculos que, sobre todo, **son rotadores externos del fémur:** de ahí que las piernas arqueadas tengan una relación directa con el control prematuro de esfínteres. No sólo hubo consecuencias físicas, sino también psicológicas, a no ser que creamos que el cuerpo y la mente funcionan de forma separada y la mente no participa en el control de la musculatura del cuerpo y en su contención y retención, o en lo contrario, su dejar ir y soltar. Los rasgos más comunes de la personalidad anal son la tendencia a guardar, poseer, conservar, almacenar, amontonar, no dejar ir, no soltar, mantener vivo el rencor y el resentimiento, la terquedad, la obstinación, las ideas fijas e inamovibles, el fanatismo, el no desprenderse de lo vivido desagradablemente (críticas no digeridas, agravios, humillaciones...).

Numerosos individuos (varones en la inmensa mayoría de los casos) presentan piernas arqueadas, como podemos observar en cualquier calle de una ciudad en los meses de verano cuando suelen utilizarse bermudas.

En el futuro, un individuo con las piernas arqueadas sufrirá problemas de rodillas, que revestirán mayor o menor gravedad según el grado de arqueamiento de las piernas.

Son muy numerosos los ancianos que apenas pueden caminar debido a este tipo de estructura de las piernas, y podemos afirmar sin exageración que la mala estructura de las piernas (mala porque los ejes correctos se han perdido) es causa de graves problemas en la parte baja de la espalda y en el tórax. El dolor que se siente en las rodillas (o que no se siente pero que inconscientemente se evita a pesar de su existencia) tiene como consecuencia un bloqueo respiratorio que afecta a todo el cuerpo y sin duda al corazón. **Los orientales, que desde niños aprenden a sentarse en cuclillas y tienen muchos menos problemas de rodillas, no acumulan la tensión ni en el tronco ni en el abdomen.**

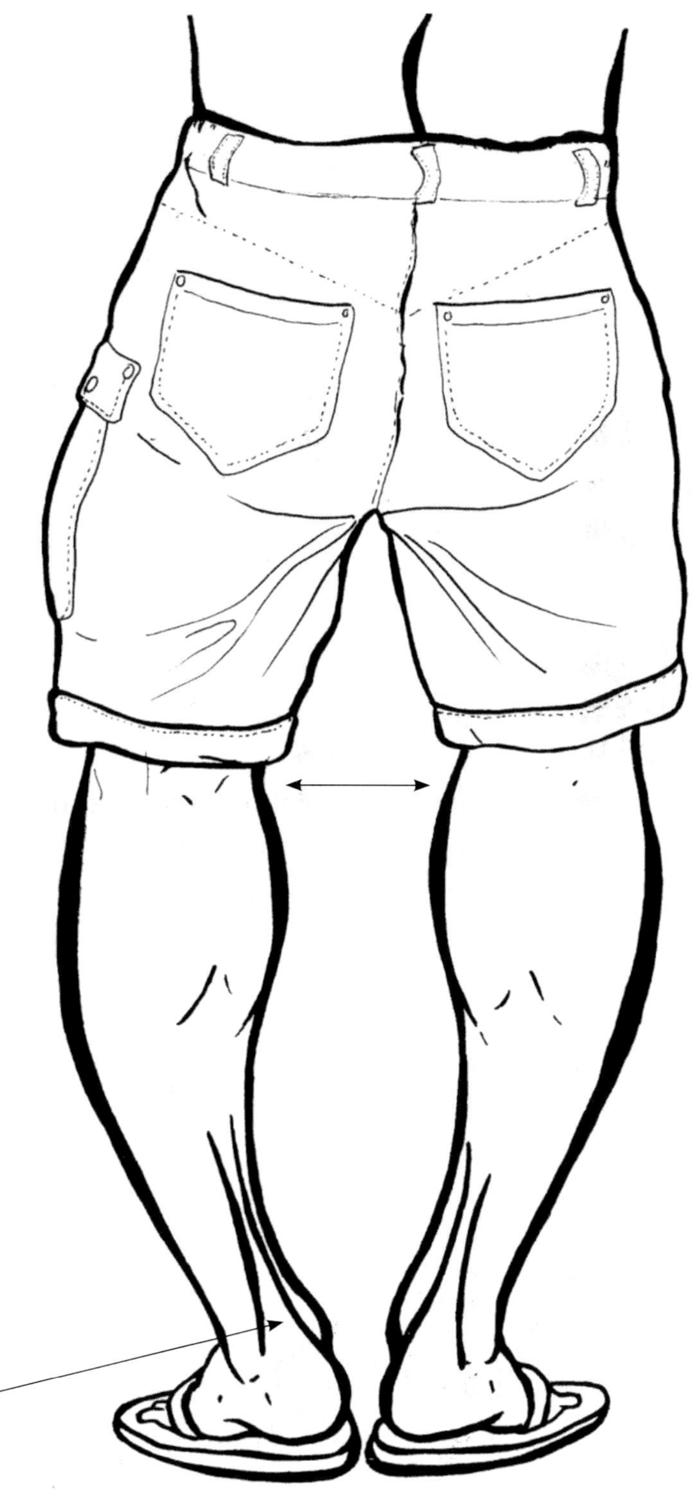

La fuerte tensión del tendón de Aquiles revela el grave acortamiento de la musculatura de la pierna debido a sus tensiones crónicas.

9.4. Un proceso de ida y vuelta: de la pelvis a las piernas y a la inversa

Las tensiones crónicas y acortamientos de la musculatura de la pelvis provocan problemas en las piernas, y, a su vez, las tensiones de las piernas revierten sobre la pelvis. En cualquier caso, para cerrar los esfínteres y retener las heces, el niño ya se vio obligado a tensar tanto la musculatura de la pelvis como el vientre y las piernas.

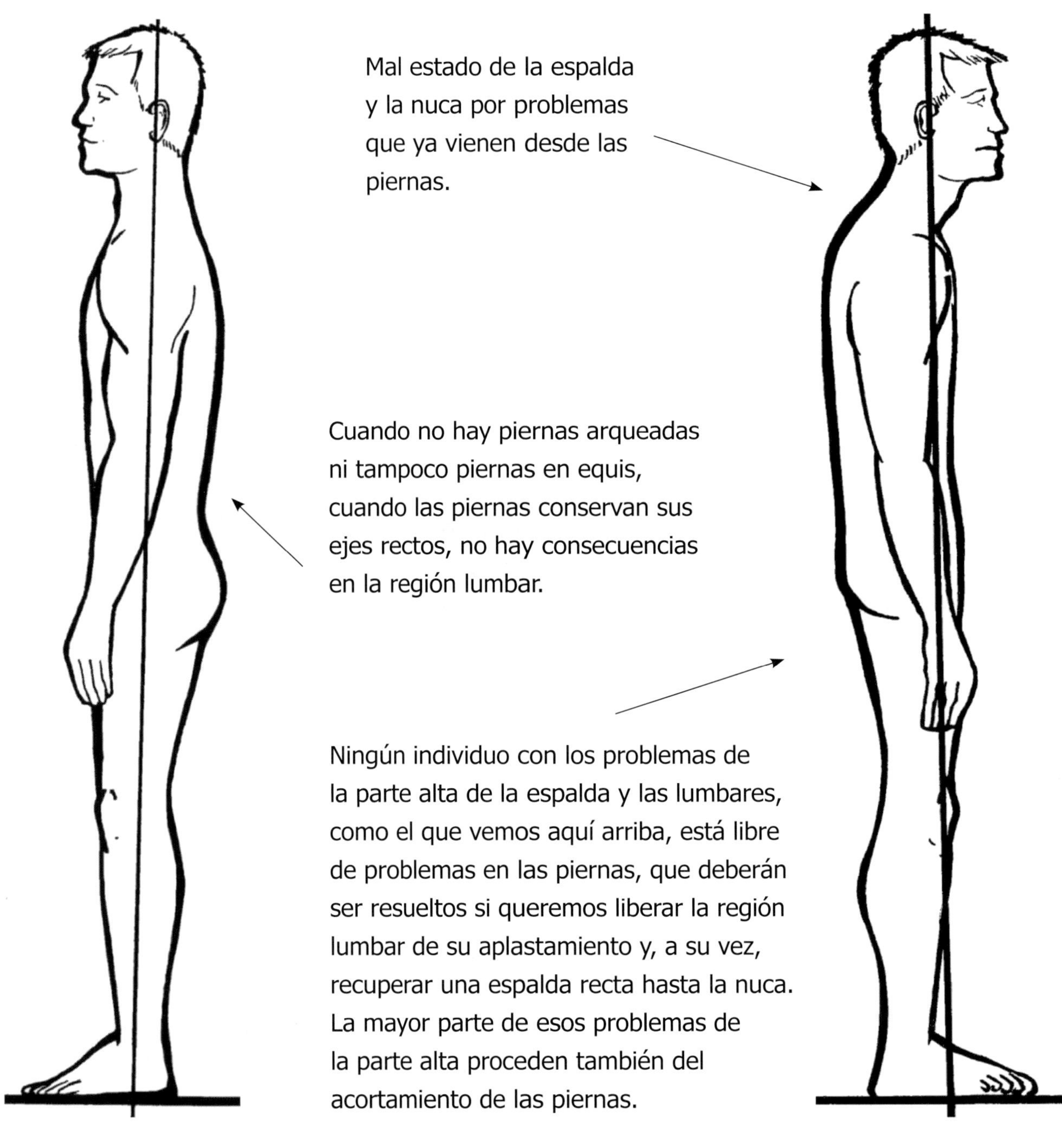

9.5. ¿Qué debe hacer un paciente que fue forzado a ser «correcto» y limpio?

¿Qué debe hacer un paciente que fue forzado o presionado mediante chantajes emocionales o todo tipo de castigos para ser prematuramente limpio y también correcto y «perfecto» en lo que hacía?

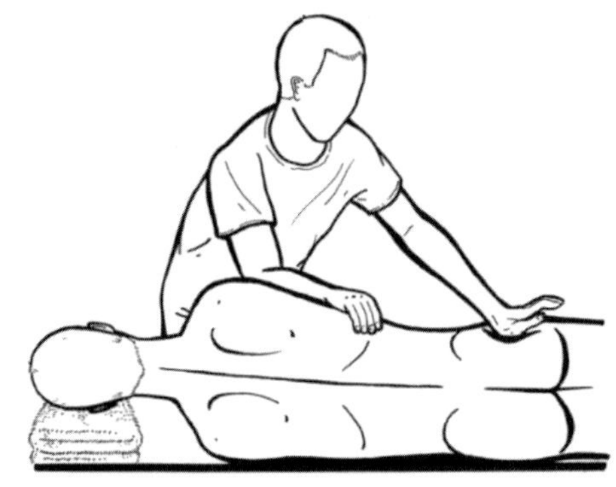

En un espacio terapéutico, ha de poder actuar en sentido contrario. Hemos de hacer posible que se «ensucie» y cometa muchas equivocaciones a propósito y espontáneas, de forma que pueda comprobar que no ocurre nada. Nadie lo va a volver a castigar por sus imperfecciones ni por sus errores.

Tiene derecho a no ser «perfecto». La palabra «perfecto» no significa nada, excepto sometimiento absoluto a determinadas normas, ilógicas en la mayoría de ocasiones. Veamos algunas maneras de no permanecer encerrados en la rígida cárcel de la «perfección».

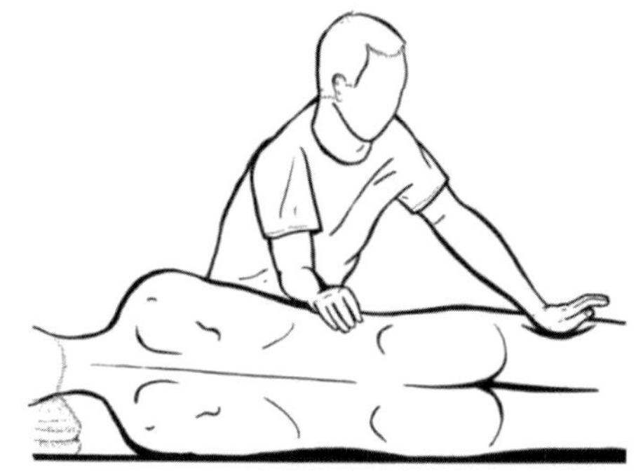

Estos dibujos, que veremos comentados en el capítulo dedicado a los estiramientos de piernas, representan una parte inicial del trabajo corporal que hay que llevar a cabo para corregir (o autocorregirse) las piernas arqueadas y las actitudes retentivas y de contención que les son consustanciales. En las ilustraciones podemos observar que tratan de aflojar músculos glúteos y muslos, pero, como ya hemos dicho, esto es del todo insuficiente para cambiar los rasgos anales y, en consecuencia, para corregir de forma perdurable las piernas arqueadas. Necesitaremos también aflojar el vientre y el diafragma y perder el miedo a la imperfección: ha-

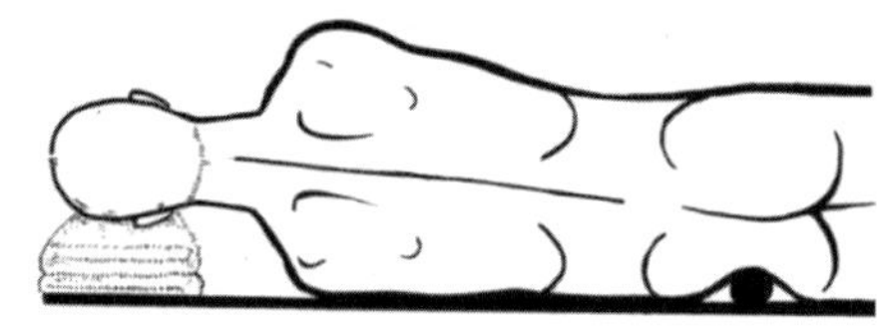

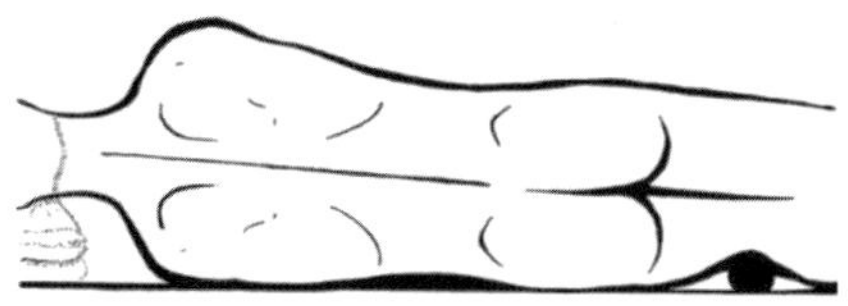

brá que jugar a juegos en los que el paciente se ensucia mucho utilizando virutas de madera, serrín mojado, arcilla, arena, pinturas no tóxicas. Será necesario aprender a mover mucho la pelvis de forma descontrolada (como si bailáramos pero sin importarnos si lo hacemos «bien» o «mal»). Habrá que emitir la voz de forma inarticulada y sin pretender pronunciar bien las palabras. Y será muy útil también desordenar completamente el orden que habremos creado en la sala en la que estamos trabajando.

10

Las piernas en equis y su relación con la vivencia negativa y culpable de la sexualidad

No es cierto que vivamos en una cultura entregada al placer como afirman los nuevos puritanos. El placer es incompatible con la actitud desenfrenadamente productivista y, por tanto, ansiosa y agitada, propia de nuestra sociedad. Ese productivismo se ha exagerado hasta tal punto, hasta tales extremos, que el placer se ha convertido en una obligación, en una actividad que hay que desempeñar «bien», con eficacia. Nuestra cultura ignora o desprecia todo lo que no tiene una finalidad productiva: así, por ejemplo, lo sagrado ha sido eliminado de la vida –porque equivocadamente se da por supuesto que no tiene un valor práctico–, que ya sólo consiste en producir bienes materiales, cosas. Ahora, también lo lúdico ha de ir acompañado necesariamente de una infinidad de objetos para que pueda ser calificado como festivo y no adscrito al trabajo: basta pensar en cualquier fiesta a lo largo del año, o en los ritos de paso de los niños o de los adultos que van a contraer matrimonio.

10.1. Las piernas y la sexualidad

Las piernas en equis (aquellas que giran hacia el interior) y su relación con la vivencia negativa del sexo y su represión.

Las piernas en equis son una forma de mantener las piernas en estado de tensión permanente y de bloquear con ella los movimientos de la pelvis. Ese cierre no necesariamente está relacionado con el hecho de que haya habido abusos sexuales en la infancia –aunque también–. Bastará con que la madre o la persona que lava, cambia la ropa y manipula al bebé lo haga con brusquedad y algún tipo de «violencia» (probablemente porque no acepta bien su propia sexualidad ni mucho menos la del bebé: Freud ya demostró la intensa vida sexual de los niños de muy corta edad).

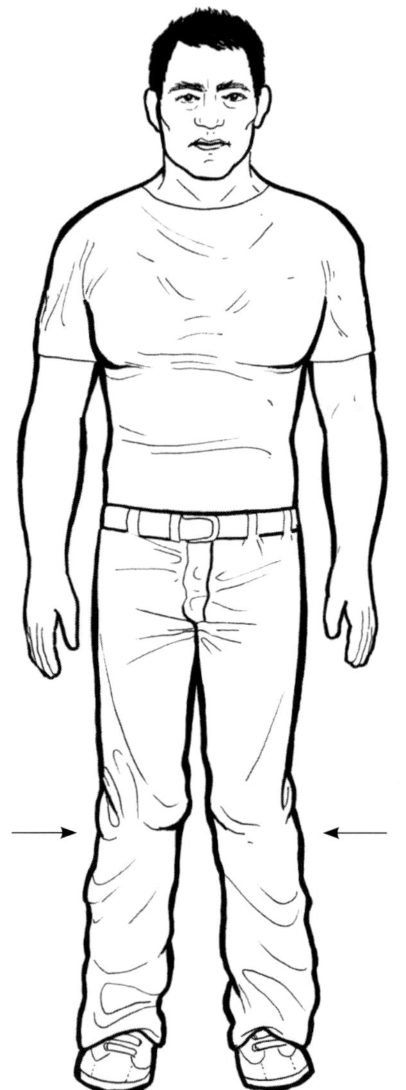

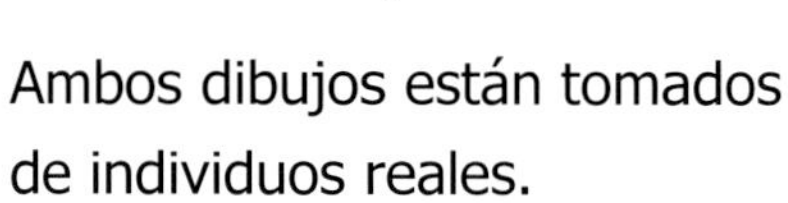

Ambos dibujos están tomados de individuos reales.

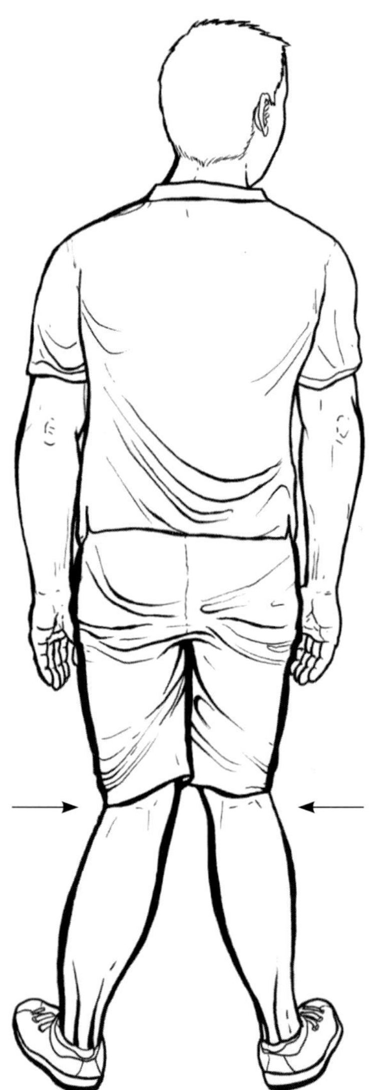

10.2. Tensamos la musculatura de las piernas más por miedo a los placeres intensos que por dolor

El puritanismo (ese concepto del cuerpo como «cosa» indigna y despreciable) tiene efectos devastadores sobre la mente, sobre el cuerpo y sobre las relaciones entre los individuos.

Que las piernas en equis guardan una relación directa con la sexualidad –con la vivencia negativa y culpable del sexo– es algo indiscutible. Lo comprobaremos si renunciamos a las anteojeras de la fisioterapia clásica y la medicina académica. Ambas conciben el cuerpo como una simple acumulación de piezas en la que la musculatura no acusa, ni tampoco expresa, las emociones (por ejemplo, el miedo, la pena o la rabia, ni tampoco la alegría). En el caso de las piernas en equis nos bastará con observar bien a los pacientes para darnos cuenta de que esa tensión sirve para bloquear los movimientos de la pelvis y, por tanto, para reducir las sensaciones genitales, sensaciones que producen emociones conflictivas: temor, vergüenza o culpa.

La musculatura tensa es musculatura parcialmente anestesiada: no se siente igual cuando los músculos están relajados que cuando están crispados. La tensión crónica sirve para disminuir o reducir la capacidad de sentir. Los músculos que son más directamente responsables del giro de las rodillas hacia dentro (piernas en equis) son los de la cara interior del muslo (los aductores), y van a insertarse en el hueso púbico, justo bajo los genitales y a sus lados.

Basta tratar a pacientes con graves acortamientos de los aductores, para que en un punto u otro de la terapia reconozcan que tienen problemas relacionados con el sexo: frigidez en el caso de las mujeres; dificultades para llegar al orgasmo en el caso de los hombres, u orgasmos de muy poca intensidad que obligan a repetir compulsivamente la práctica sexual a fin de evitar la frustración y alcanzar un cierto grado de satisfacción.

Lo mismo que ocurre con la sexualidad sucede con la respiración. La respiración muy superficial –bloqueada– sirve para que sintamos en menor medida las sensaciones de todos los segmentos del cuerpo, ¡pero también, obviamente, para que haya menos sensación, menos excitación, en la pelvis! Los problemas de exceso de tensión muscular en las piernas no pueden atribuirse exclusivamente a causas meramente mecánicas.

La primera impresión que produce una persona con las piernas en equis (aquellas en las que las rodillas giran hacia adentro) es que está cerrando la región de los genitales: el pubis. Si le pedimos que ponga los pies juntos y paralelos, veremos con claridad que está apretando fuerte las rodillas y cerrando concretamente la zona del pubis. Aprieta tanto que al cabo de pocos momentos comenzarán a dolerle las rodillas, como mínimo, y quizá también las caderas e incluso los tobillos.

El individuo está cerrando con fuerza el pubis porque es allí donde se alojan los genitales y las sensaciones asociadas a ellos. Pero además, las piernas en equis, con toda su tensión muscular, lo que hacen es bloquear parcialmente la pelvis, esto es, dificultar gravemente sus movimientos. Una pelvis semiinmovilizada es también una pelvis con mucha menor capacidad de sentir por dos motivos: a causa de esa relativa inmovilidad y debido también a la tensión de su musculatura.

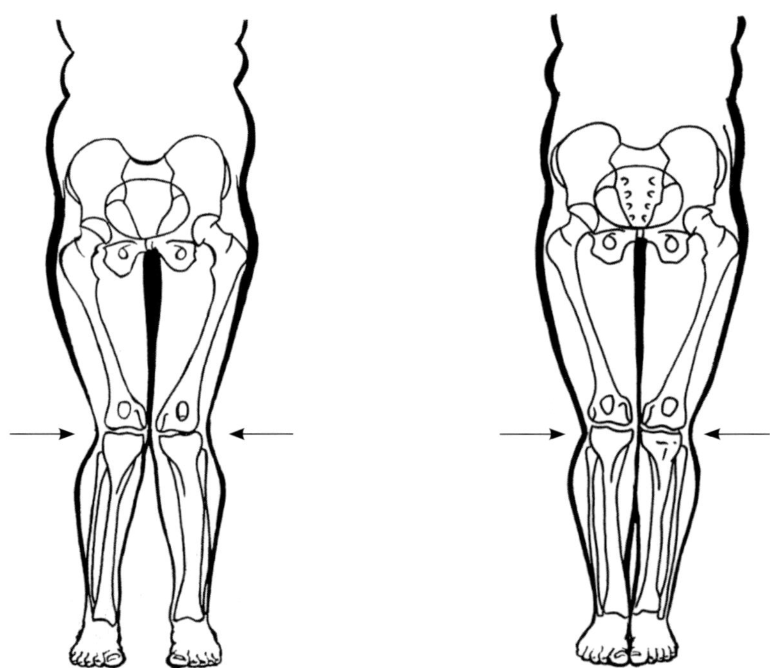

Los movimientos pélvicos rítmicos y fluidos forman parte de una sexualidad desinhibida y vivida gozosamente. Sin embargo, para que la pelvis pueda moverse con esa facilidad exenta de rigidez, es necesario que no esté bloqueada por las tensiones musculares de las piernas, pero, además, hay que tratar los aspectos emocionales: los sentimientos de vergüenza, ridículo y culpa asociados a la pelvis y a sus movimientos.

¿Por dónde comenzamos a resolver ese bloqueo? En una terapia completa, global, deberíamos empezar por ambos aspectos: mover suavemente la pelvis en la medida posible (aunque sea muy levemente) y estirar la musculatura que ha servido para mantenerla en estado de semiparálisis.

Mover la pelvis es imprescindible para hacer circular la energía desde la parte alta del cuerpo a la baja y desde la inferior a la superior. Cuando se estira y desbloquea la musculatura de la pelvis, cambia incluso la expresión del rostro de las personas, que se vuelve más relajado.

10.3. Una aparente paradoja: necesitamos aprender a «soportar» el placer

Hemos de aprender a «tolerar» el placer intensamente experimentado; ya que vivimos en una sociedad que sólo lo aparenta, lo finge, pero no lo goza de verdad.

Para que tengan resultados duraderos los estiramientos de las piernas en equis (y el gran esfuerzo físico que se hace en cada sesión), **es necesario enfrentar el miedo al placer, miedo al que se suman la vergüenza y la culpabilidad** latentes por muy inconscientes que permanezcan.

En la mayor parte de los casos, el cierre de las piernas (giro de las rodillas hacia dentro) no es producto de abusos sexuales en la infancia. Bastará con que la madre o la persona que lava, cambia la ropa y manipula al bebé lo haga con brusquedad, rudeza o con algún tipo de expresión de rechazo o incomodidad hacia su sexualidad, consecuencia de no aceptar ni la suya propia ni la del bebé.

Freud ya demostró –con gran escándalo para la sociedad de su época– que los bebés y los niños tenían una intensa vida sexual. El niño acusará los movimientos bruscos o rígidos y el disgusto más o menos disimulado del adulto, y se protegerá tensando la musculatura. Encontraremos a numerosos individuos que afirman que ya nacieron con las piernas en equis. Esto sólo puede afirmarse con tanta contundencia porque el sujeto no es consciente –no está en su conciencia sino en su inconsciente– del trato físico y psicológico que recibió respecto a su sexualidad durante la primera infancia.

El trabajo de estiramientos (sin compensaciones) que llevaremos a cabo habrá de complementarse necesariamente con otro distinto: el de habituarse a sentir el placer en lugar de rehuirlo. **Se trata de una aparente paradoja: hay que aprender a «tolerar» el placer, como bien sabe cualquier persona con tendencia a sabotear su propio bienestar.** No sólo habrá que acostumbrarse a los placeres suaves y vivirlos sin angustia, sino «soportar» y disfrutar los placeres intensos.

Si contraemos la musculatura de las piernas y de la pelvis desde la primera infancia, es, en gran parte, por causa de ese temor al goce. En consecuencia, la solución requiere necesariamente aprender a vivir los placeres sin ningún tipo de sentimiento de amenaza. Si no llevamos a cabo ese **trabajo de eliminación de las resistencias al placer,** los estiramientos de la cadena muscular de la pierna y los estiramientos de los músculos de la pelvis provocarán tal nivel de ansiedad consciente o inconsciente que el individuo volverá a contraer los músculos a fin de regresar al estado de tensión que anestesiaba sus sensaciones y hacía posible que no se enfrentara a sus miedos. ¿De qué manera podemos dejar de sentir el placer sexual intenso como **amenaza o como difuso peligro?** Propondré sólo tres de las muchas técnicas que conocen los sexólogos. En primer lugar, el sujeto habrá de hacer un trabajo individual (autoerotismo), o con su pareja, dirigido a estimular la cara interna de los muslos (caricias más suaves o más fuertes) procurándose la mayor cantidad de sensación placentera posible. En segundo lugar, conviene mantener ese estado de excitación placentera durante un lapso de tiempo prolongado. Estos dos pasos previos habrán de llevarse a cabo de forma no compulsiva sino relajando la musculatura de las piernas, la pelvis y la región lumbar. Esa relajación exige no bloquear la respiración: si volviéramos a contener el aliento, sería para no sentir, y se trata precisamente de lo contrario, de acostumbrarnos a sentir el placer sin que vaya acompañado de temor. Finalmente, habrá que descargar toda la excitación mediante movimientos pélvicos incontrolados. La tensión de los aductores (los músculos más directamente relacionados con las piernas en equis) tiene como objetivo bloquear la pelvis, es decir, controlarla haciendo que permanezca semiinmóvil. **La rigidez sirve para controlar. Actuaremos, pues, en sentido contrario: mover descontroladamente la pelvis sin reducir la profundidad de la respiración, es decir, sin bloquearla.**

Los músculos aductores son los responsables
más directos de cerrar los muslos mediante una
rotación interna de las rodillas (genu valgum).

En negro, vemos el conjunto de los músculos
aductores: a causa de sus inserciones, hacen
juego con la cadena muscular posterior.

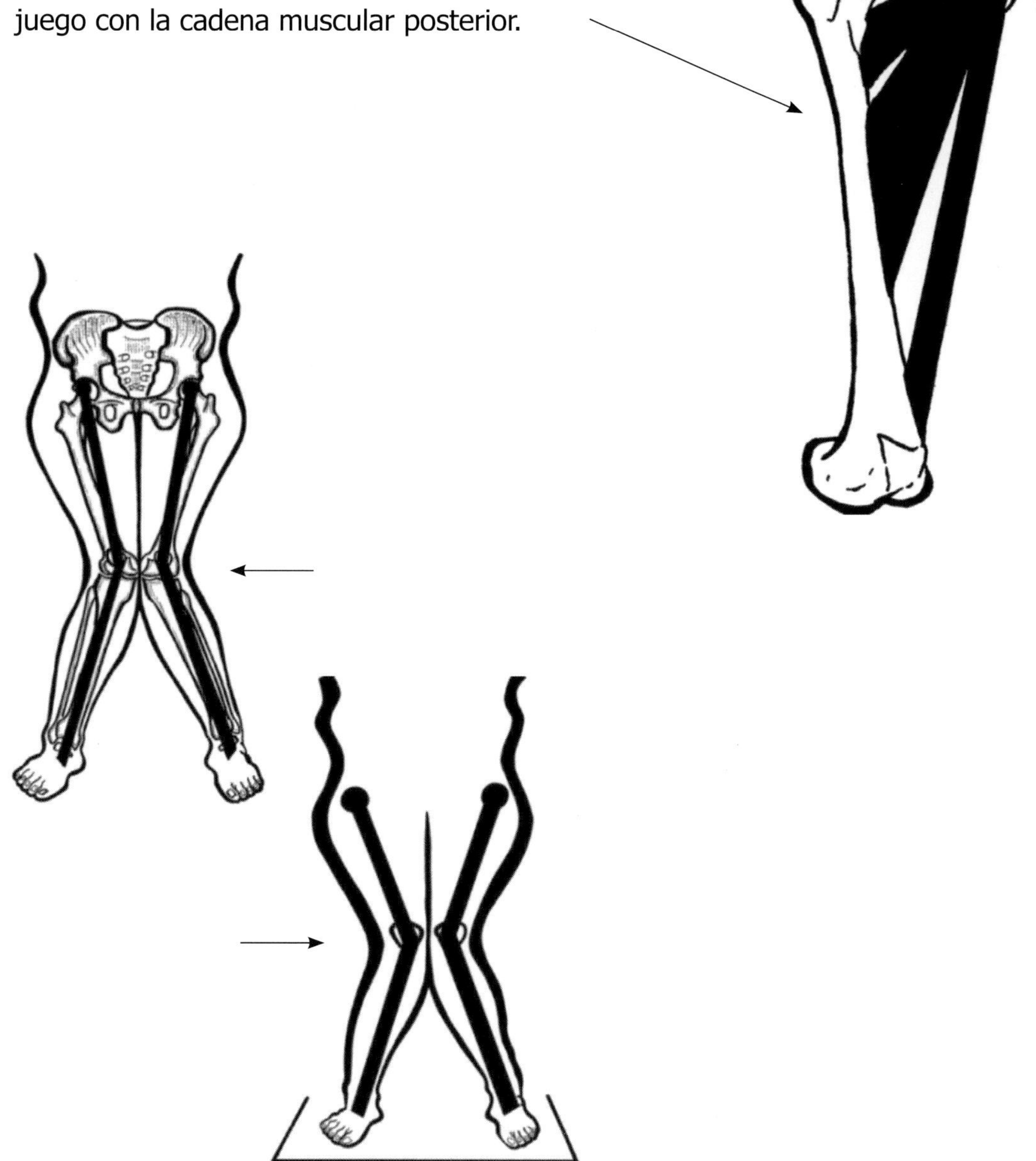

10.4. Acortamiento de aductores y vuelco de la pelvis hacia delante

El acortamiento de los aductores provoca el giro de las rodillas hacia dentro y, por tanto, vuelca la pelvis hacia delante y aumenta la curvatura lumbar provocando la prominencia de la barriga.

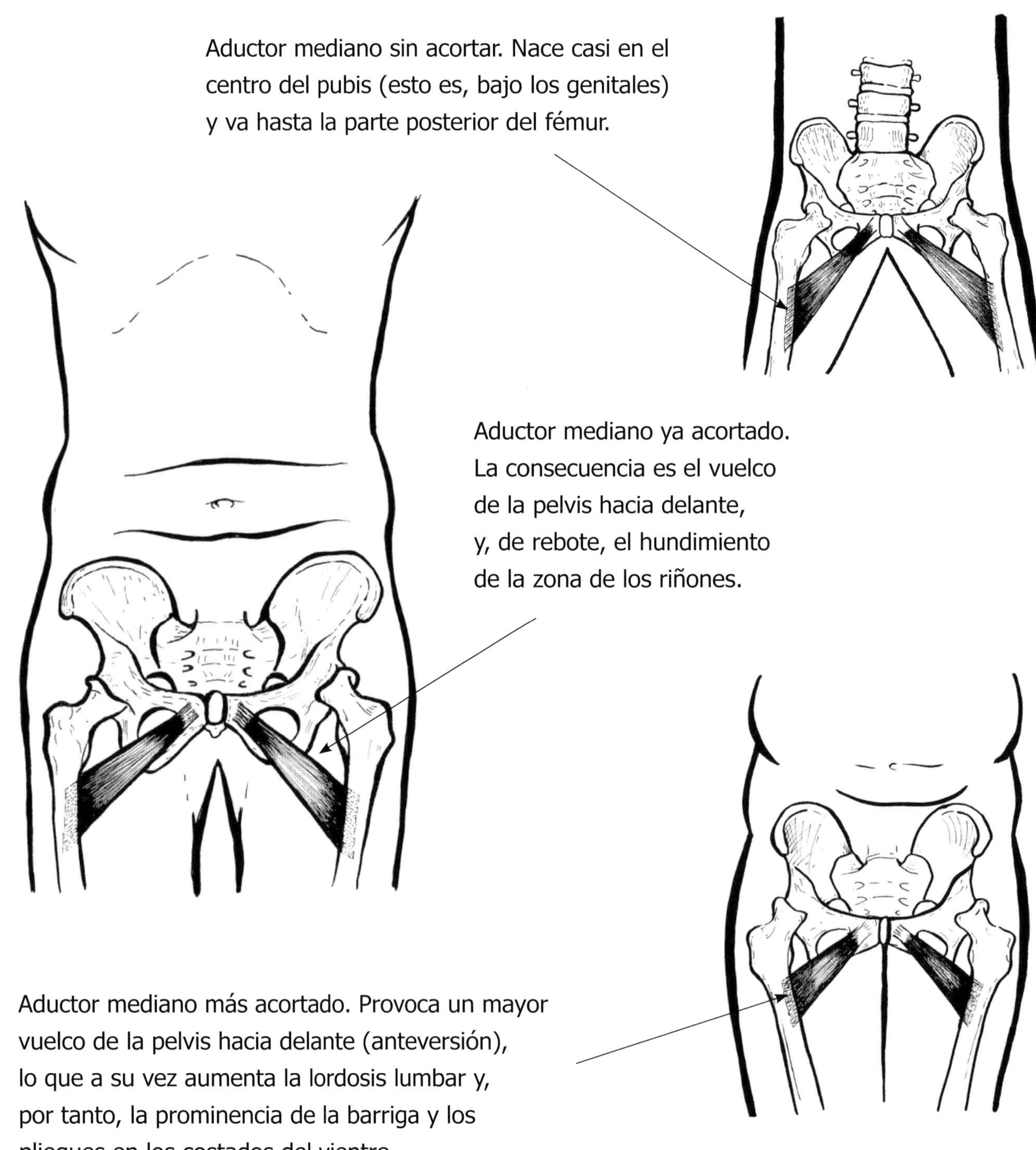

Aductor menor sin acortar. Va desde el hueso
púbico (un poco más arriba y hacia el exterior
que el aductor mediano) hasta la línea áspera
del fémur. **Tengamos siempre presente
que son músculos que parten de la
región de los genitales y que se insertan
en la zona del muslo: es imposible,
pues, que no exista una relación entre
su tensión, la negativa vivencia de la
sexualidad y el estado de las piernas.**

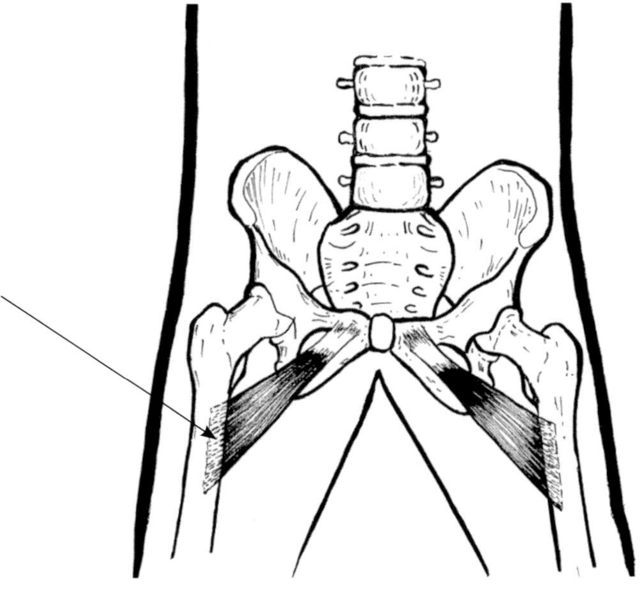

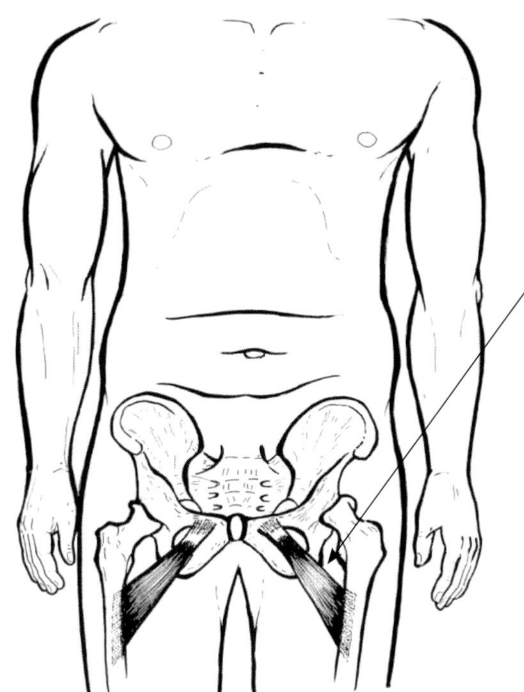

Aductor menor en proceso de acortamiento.
Como vemos en el dibujo, ese acortamiento
ha producido ya un cierto giro de las rodillas
hacia dentro y, con él, el vuelco de la
pelvis hacia delante, lo que aumenta como
ya sabemos la curva lumbar y la aparición
de la barriga.

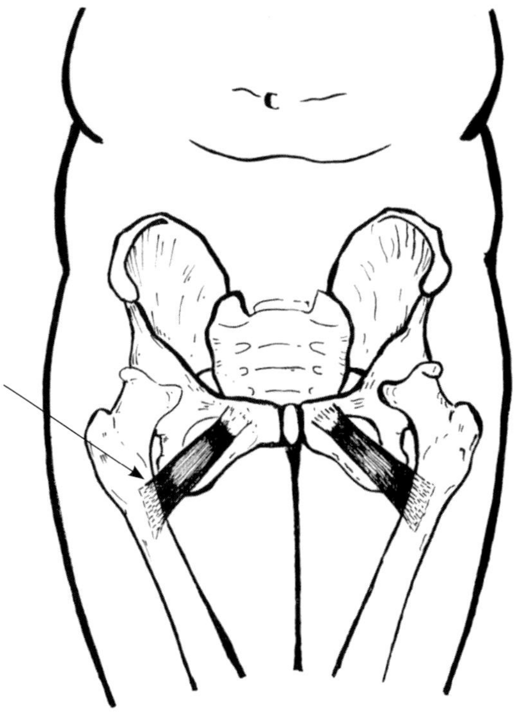

Aductor menor mucho más acortado. Los efectos sobre
la desalineación de las piernas son mucho mayores y,
en consecuencia, también sobre la estática de la pelvis
y la de la región de los riñones.

    **La «gordura» de numerosas personas debería
atender antes que nada al estado de estos
músculos y no a la dieta, puesto que es muy
probable que se trate de un problema de la
estructura del cuerpo y no de exceso de comida
ni de problemas glandulares.**

Aductor **pectíneo** sin acortar. Nace
también en el hueso púbico, más arriba
y más al exterior que el aductor menor, y va
también a insertarse a la parte posterior del
fémur (a la línea áspera).

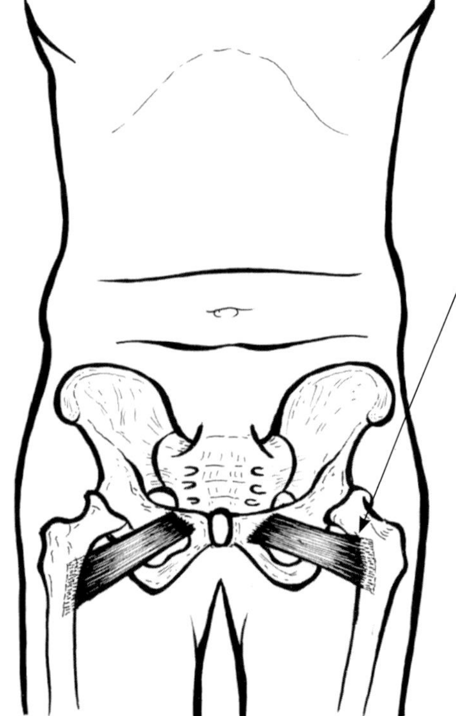

Aductor **pectíneo** en proceso de acortamiento.
Como en los aductores que hemos visto en las páginas
precedentes, el efecto de su acortamiento es idéntico:
produce la aducción del muslo (lo lleva hacia dentro,
hacia la línea media del cuerpo), provocando de esa
forma la rotación interna de las piernas con los efectos
consiguientes abajo y arriba: agrava la lordosis lumbar
y hace aparecer la barriga.

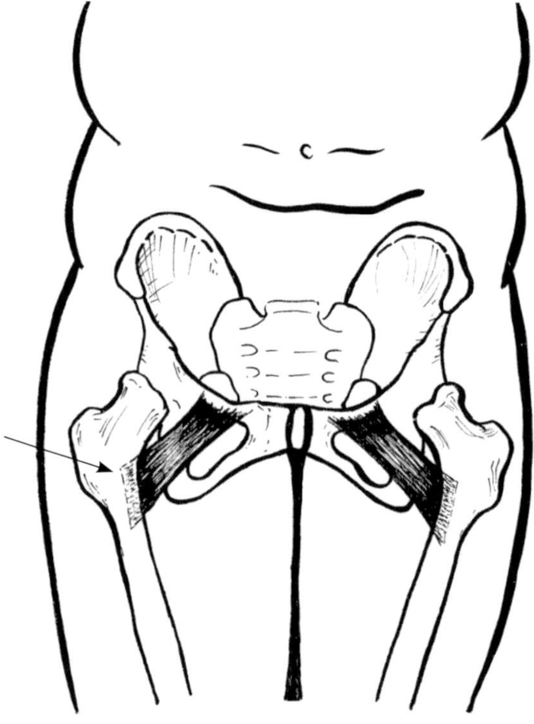

Aductor **pectíneo** mucho más acortado. Teniendo en
cuenta que estos músculos se llaman «aductores», sin
más, porque esa es su función, ¿cómo no establecer
una relación entre esa función de llevar el muslo hacia
dentro y la desalineación del eje de las piernas con
consecuencias en las rodillas y en la estática de la
pelvis? Otros músculos del cuerpo tienen también
funciones de aducción (por ejemplo, el pectoral
mayor), pero sólo éstos se llaman «aductores» sin
ningún otro calificativo: su principal función es ésa.

Aductor mayor sin acortar (visto desde atrás). **Recordemos que aunque los aductores son músculos de la cara interna del muslo, hacen juego con la cadena muscular posterior debido a sus inserciones.**

Uno de sus haces va desde el hueso púbico hasta insertarse en la cara posterior del fémur. El otro haz –más vertical– va desde el isquión hasta la parte superior del cóndilo interno del fémur.

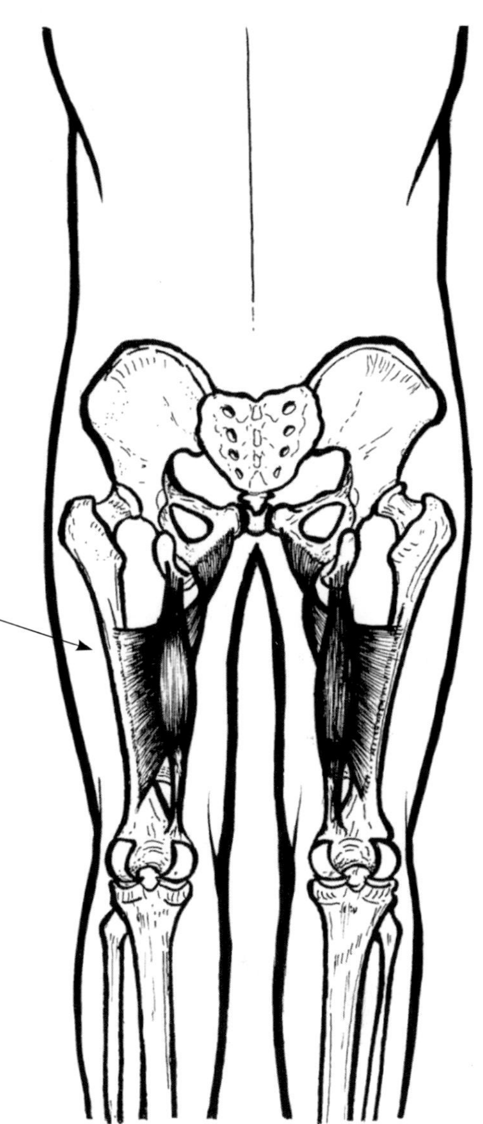

Aductor mayor sin acortar. Ésta es su parte llamada **recto interno,** que nace en la porción anterior del hueso púbico (esto es, delante) y baja a insertarse a la tibia.

Aquí vemos el aductor mayor en proceso de
acortamiento y su influencia sobre la estructura
de las piernas y repercusiones más arriba:
rotación interna de las rodillas.

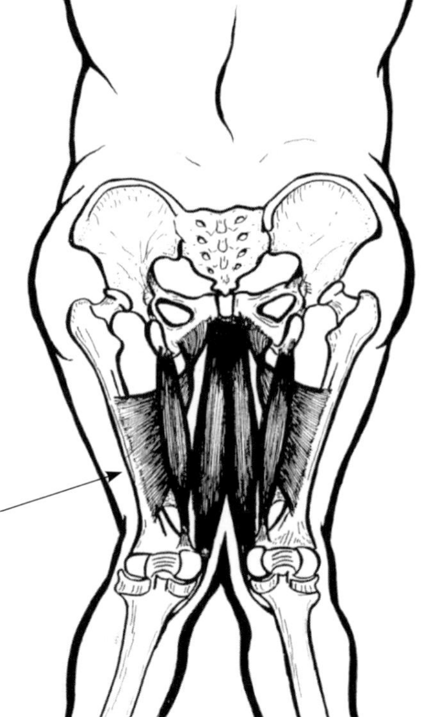

El aductor mayor más
acortado todavía y las
consecuencias de este
acortamiento.

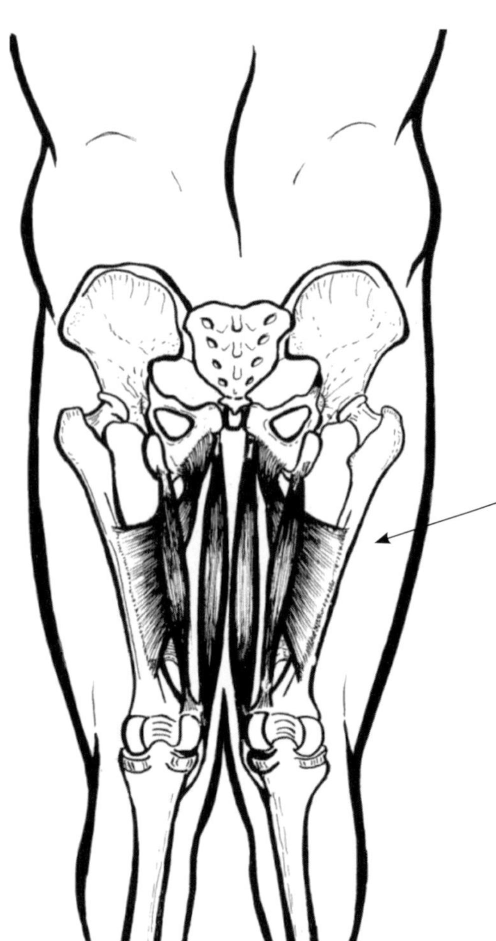

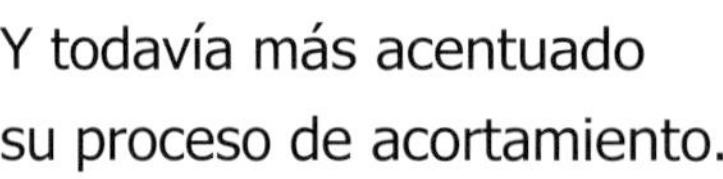

Y todavía más acentuado
su proceso de acortamiento.

10.5. Aductores libres de tensiones crónicas y acortamientos. Remando con la pierna derecha y con una pasmosa fluidez de movimientos

Pocas experiencias han sido tan sorprendentes para mí como la de ver a los pescadores de varias aldeas del golfo de Bengala, en la India, remando habitualmente con la pierna derecha.

Para moverse entre los cañaverales y poder pescar, utilizaban unas estrechas canoas como la que vemos en el dibujo. Las dos manos eran necesarias para abrirse paso entre la vegetación empujando y maniobrando con una especie de larga pértiga. Sólo quedaban, pues, las piernas para remar y desplazar la pequeña embarcación.

La elasticidad de los movimientos de la pierna, su fluidez, el ritmo mantenido con una total ausencia de rigidez, resultaban extraordinariamente nuevos a mis ojos, en contraste con la relativa dificultad con la que los occidentales movemos el conjunto de la pierna y, en particular, los músculos aductores: era la flexibilidad y la completa ausencia de tensión en los aductores lo que más fascinante resultaba. Estos movimientos implicaban una actitud del todo distinta a la nuestra en lo que respecta a la pelvis.

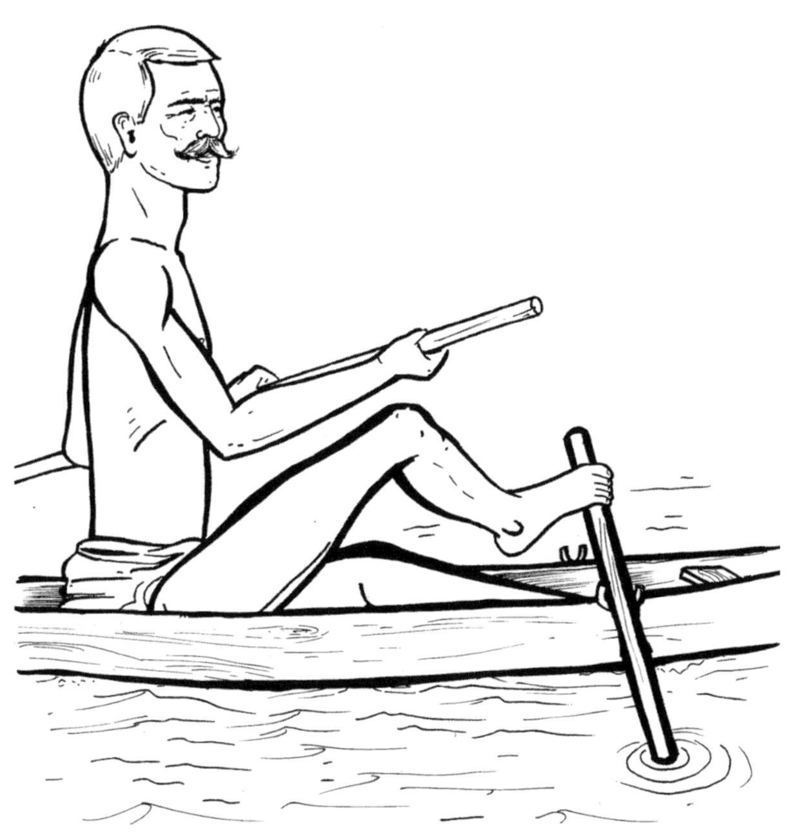

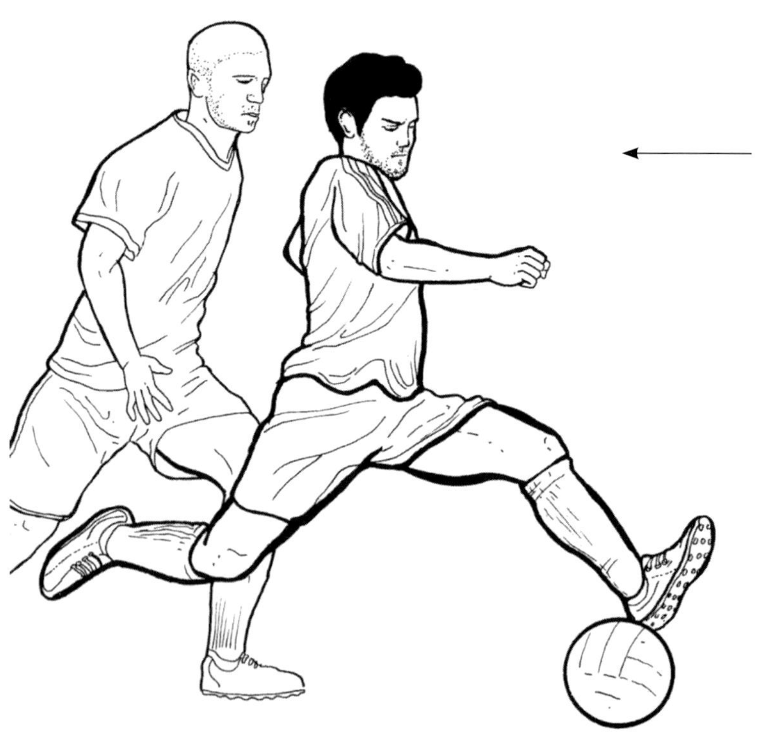

En claro contraste con lo que hemos visto en la página anterior, los occidentales (y en particular los profesionales que practican deportes como el fútbol) tienen tendencia a poner mucha más fuerza que elasticidad en los aductores. No es extraño, pues, que las lesiones sean tan frecuentes, ya que **fortalecer significa aumentar la rigidez y no aumenta la capacidad de acción fácil sino que la disminuye.**

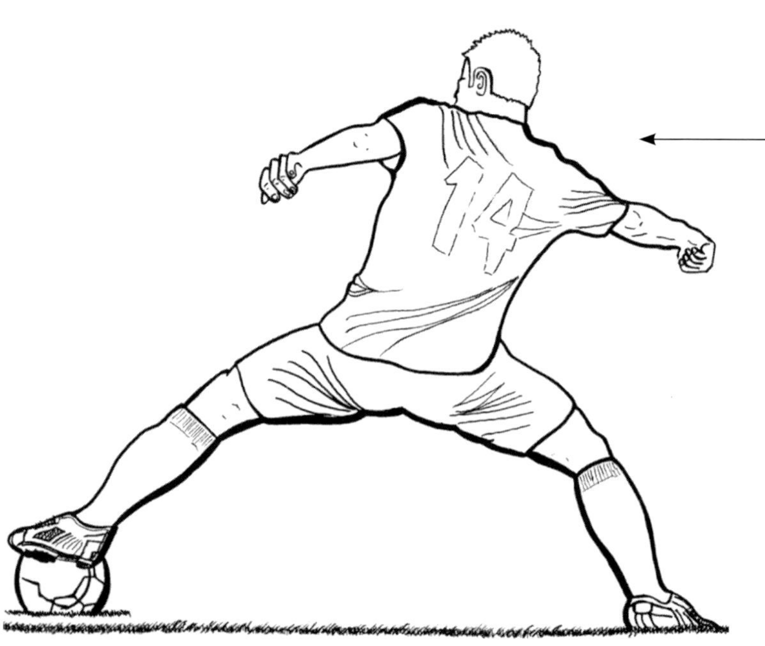

En varios deportes, la solicitación de los músculos aductores es muy intensa. Es lógico que los jugadores sufran frecuentes lesiones, puesto que previamente no ha habido un intenso trabajo de **estiramiento (sin compensaciones)** de estos músculos, sino que la práctica preparatoria se ha dirigido más a fortalecer (tonificar, volver más rígida) la musculatura que a flexibilizarla.

10.6. Los cambios en el eje de la pierna y sus consecuencias en los cartílagos y ligamentos de la rodilla

Pérdida del eje recto de las piernas y desgaste, rotura de meniscos, de ligamentos laterales y ligamentos cruzados

Los meniscos son dos fuertes cartílagos con forma de media luna situados sobre la tibia. Sirven para acoger y amortiguar el peso de todo el cuerpo que recae sobre la tibia.

Cuando las piernas conservan sus dos ejes fisiológicos, la carga (es decir, el peso de todo el cuerpo que recae sobre los meniscos) está distribuida equilibradamente y, en consecuencia, no hay mayor presión y desgaste sobre unas zonas del menisco que sobre otras.

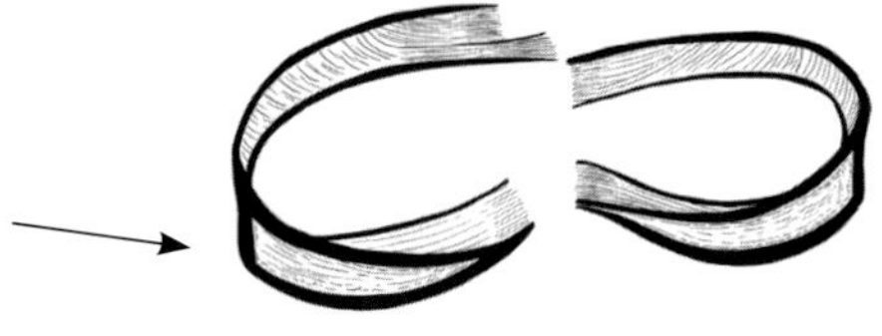

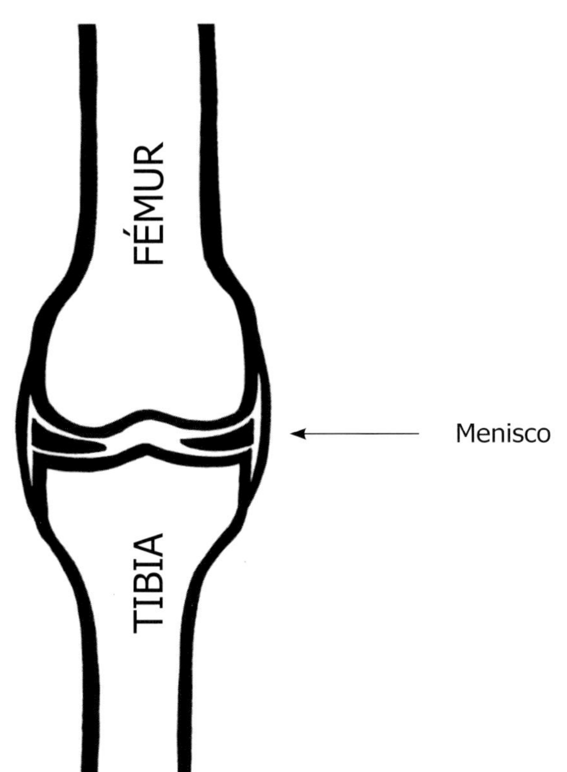

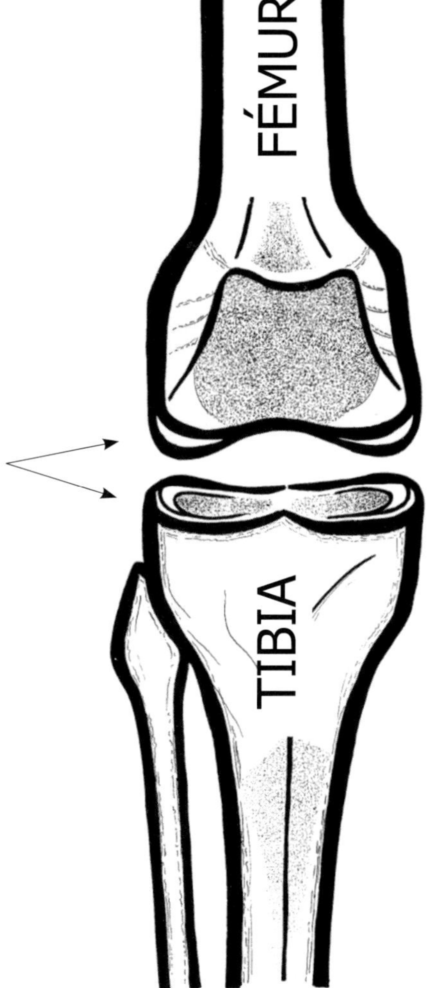

La rodilla es la articulación más compleja de todo el cuerpo.
Elementos que la forman

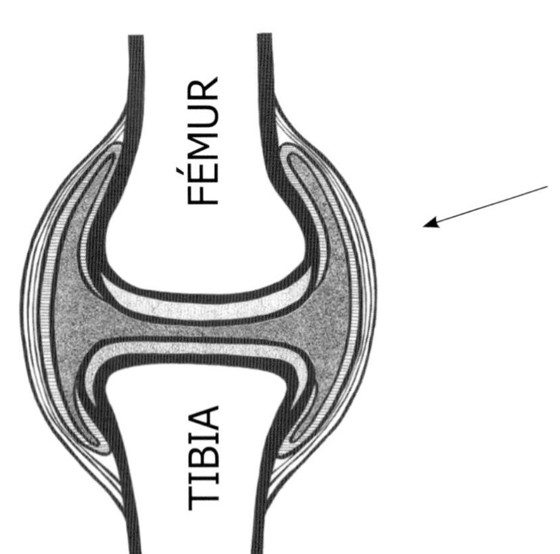

La cápsula articular de la rodilla está llena de sinovia (el viscoso líquido sinovial que sirve para evitar roces). Es necesario alimentarse de tal forma que le demos al cuerpo los nutrientes que hacen posible su producción en el recambio metabólico. Lo veremos en el apartado dedicado a la nutrición.

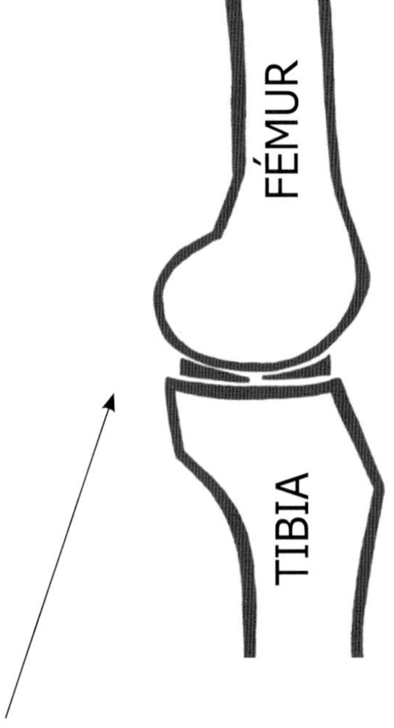

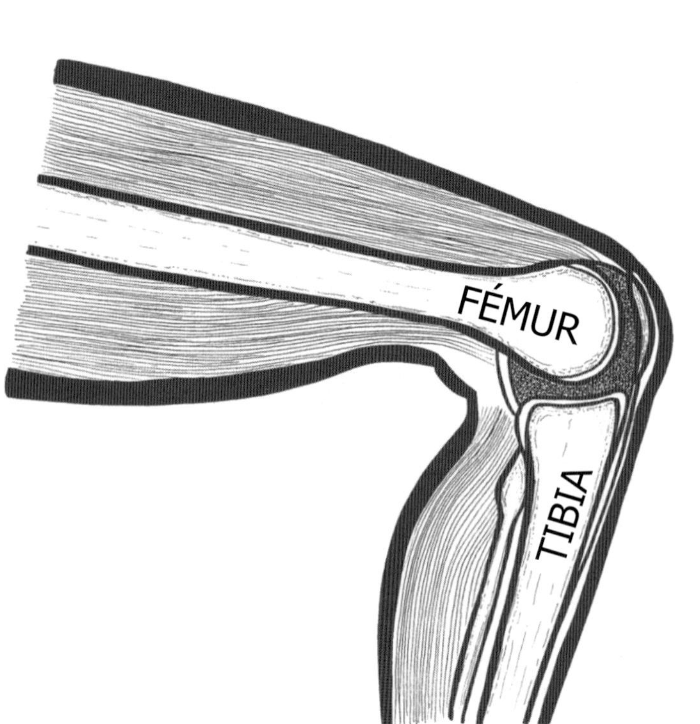

Los meniscos vistos de perfil, con aspecto de dos cuñas en este dibujo.

Arriba está el fémur apoyado sobre ellos.

Los meniscos se sitúan en la parte superior de la tibia.

Cuando las piernas están rectas, el peso del cuerpo se distribuye homogéneamente sobre los meniscos.

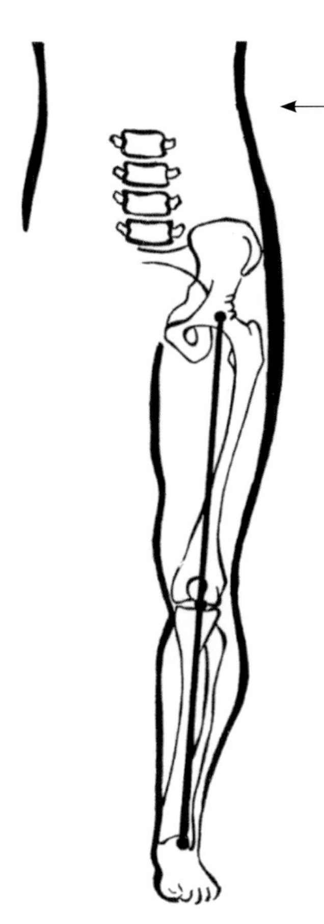

Uno de los ejes **correctos (esto es, rectos)** de las piernas. Va desde la cabeza del fémur y pasa por el centro de la rodilla hasta llegar también a la parte central del pie.

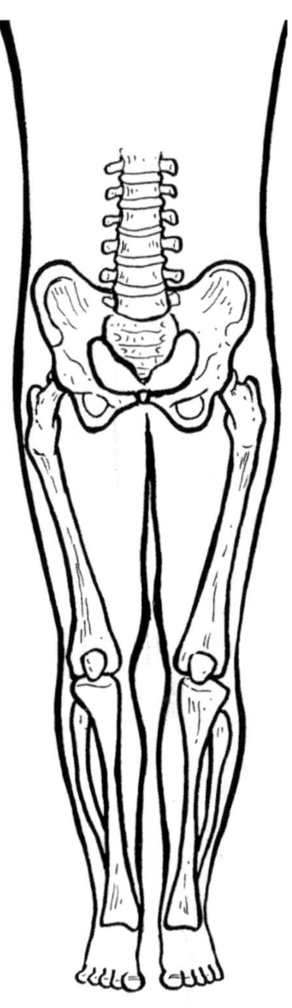

Las piernas **rectas** presentan un cierto grado de inclinación de los fémures hacia dentro, pero si el sujeto con unas piernas rectas junta las rodillas y el borde interno de los pies, siempre quedará un espacio entre los muslos. Esto nos indicará que los músculos aductores no están acortados y no hacen girar las rodillas hacia el interior.

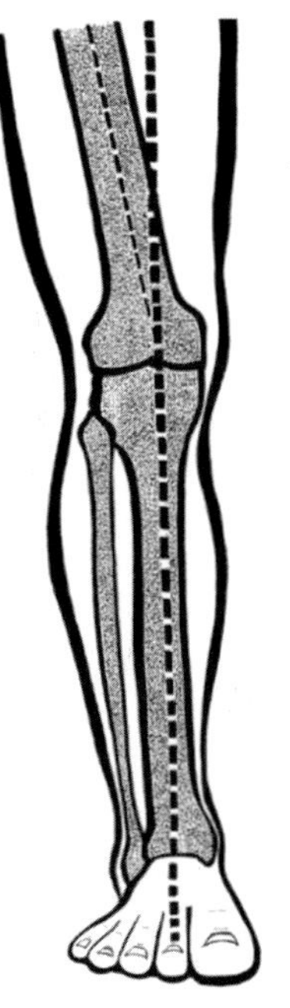

He aquí los dos ejes de las piernas: el eje levemente inclinado que sigue la línea de todo el fémur, y el eje recto que baja desde la cabeza del fémur pasando por el centro de la rodilla hasta el segundo dedo del pie.

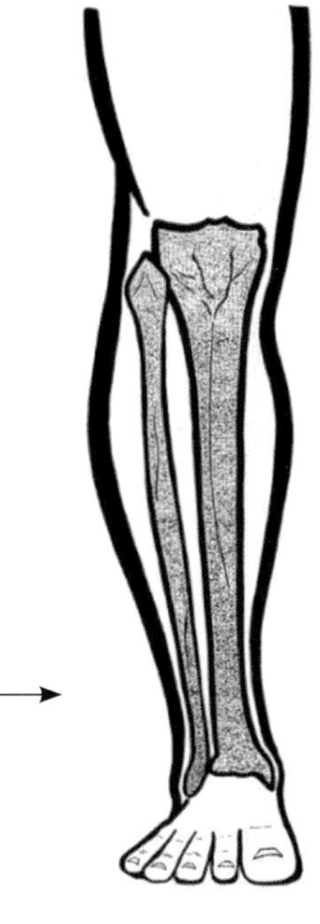

Si la pierna se conserva recta, es porque la musculatura no se ha acortado: por tanto, los dedos de los pies podrán estar separados, sin amontonarse ni formar garra o martillo.

En los dos dibujos de esta página vemos
piernas arqueadas.

   El ángulo se ha abierto y las piernas
adoptan una forma de arco o de
paréntesis. El peso del cuerpo ya no recae
de forma equilibrada sobre los meniscos
ni sobre el pie.

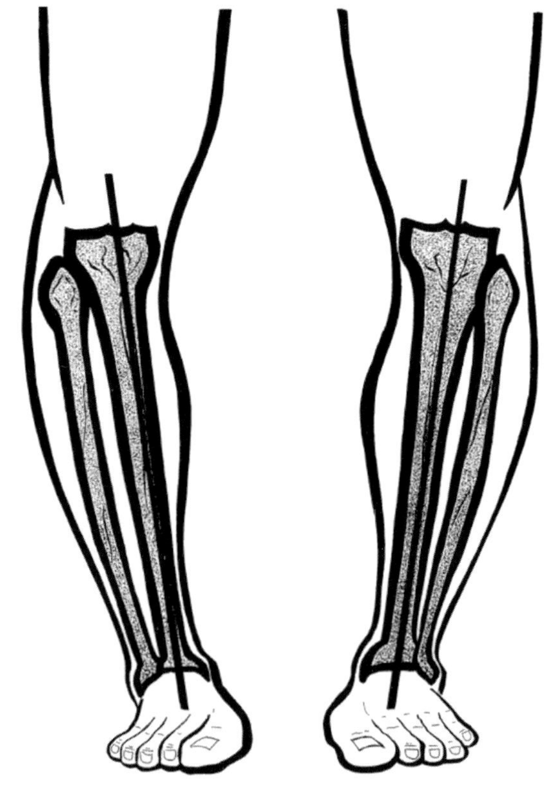

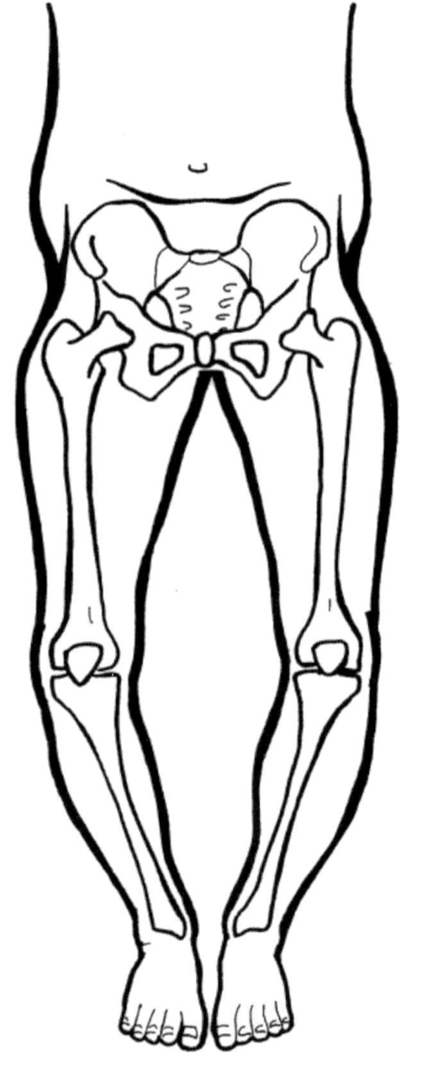

Las consecuencias de las piernas arqueadas (al igual
que sus causas) se observan en las propias piernas
y en músculos situados más arriba de las propias
piernas. **Puesto que para que existan piernas
arqueadas son necesarios distintos acortamientos
de la musculatura (incluida la gran cadena
muscular posterior), las consecuencias de este
tipo de pérdida del eje se acusarán también
en la disminución de la distancia entre las
costillas bajas y los huesos de la cintura:
la zona lumbar estará particularmente tensa,
y esto se notará a simple vista en los pliegues
de los costados del vientre.**

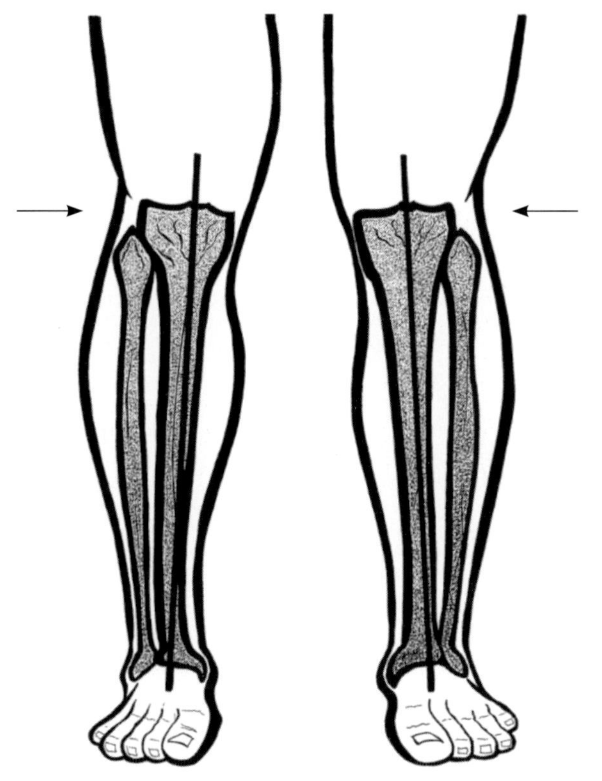

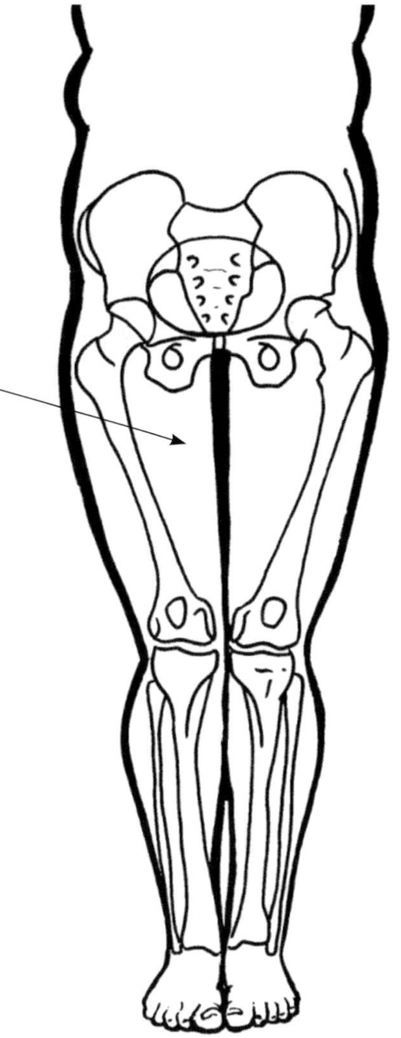

La línea gruesa indica la fuerte tensión de los músculos aductores, cuyo acortamiento es la causa más directa (aunque en absoluto la única) de las piernas en equis.

Como podemos observar, el acortamiento de los aductores tiene como primera consecuencia cerrar el pubis. Existe una fuerte crispación crónica de esta musculatura de la cara interna del muslo. Esa tensión permanente equivale a un cierto nivel de «anestesia»: las sensaciones se reducen o, en muchos casos, casi desaparecen. ¿Hay alguna relación con la frigidez o la anorgasmia? Parece evidente que la respuesta ha de ser afirmativa en tanto en cuanto toda la región del pubis queda semiinmovilizada y con las sensaciones seriamente amortiguadas.

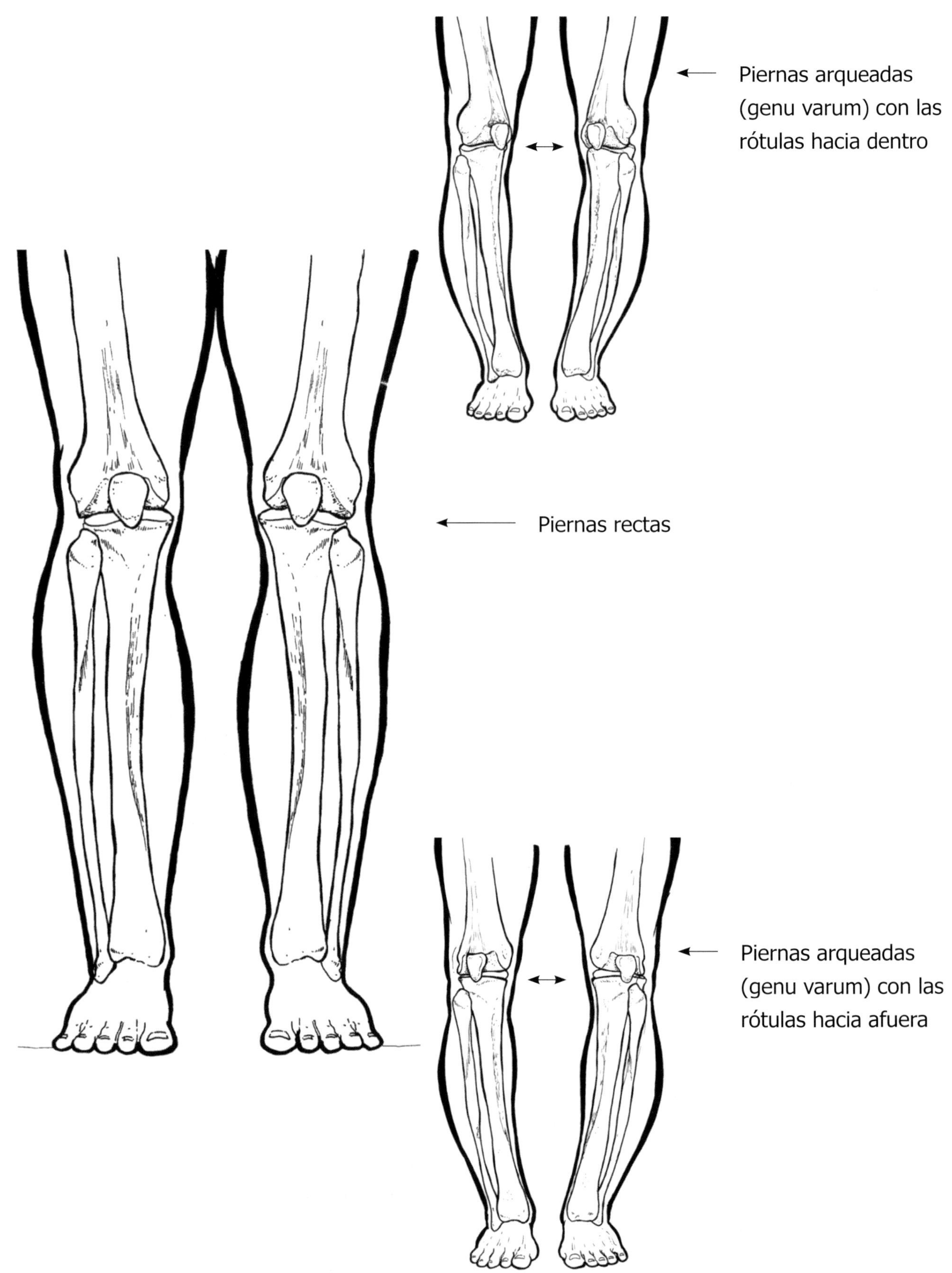
Piernas arqueadas
(genu varum) con las
rótulas hacia dentro

Piernas rectas

Piernas arqueadas
(genu varum) con las
rótulas hacia afuera

10.7. El miedo o incluso el horror inconsciente ante el sexo: el cierre progresivo de las piernas en equis

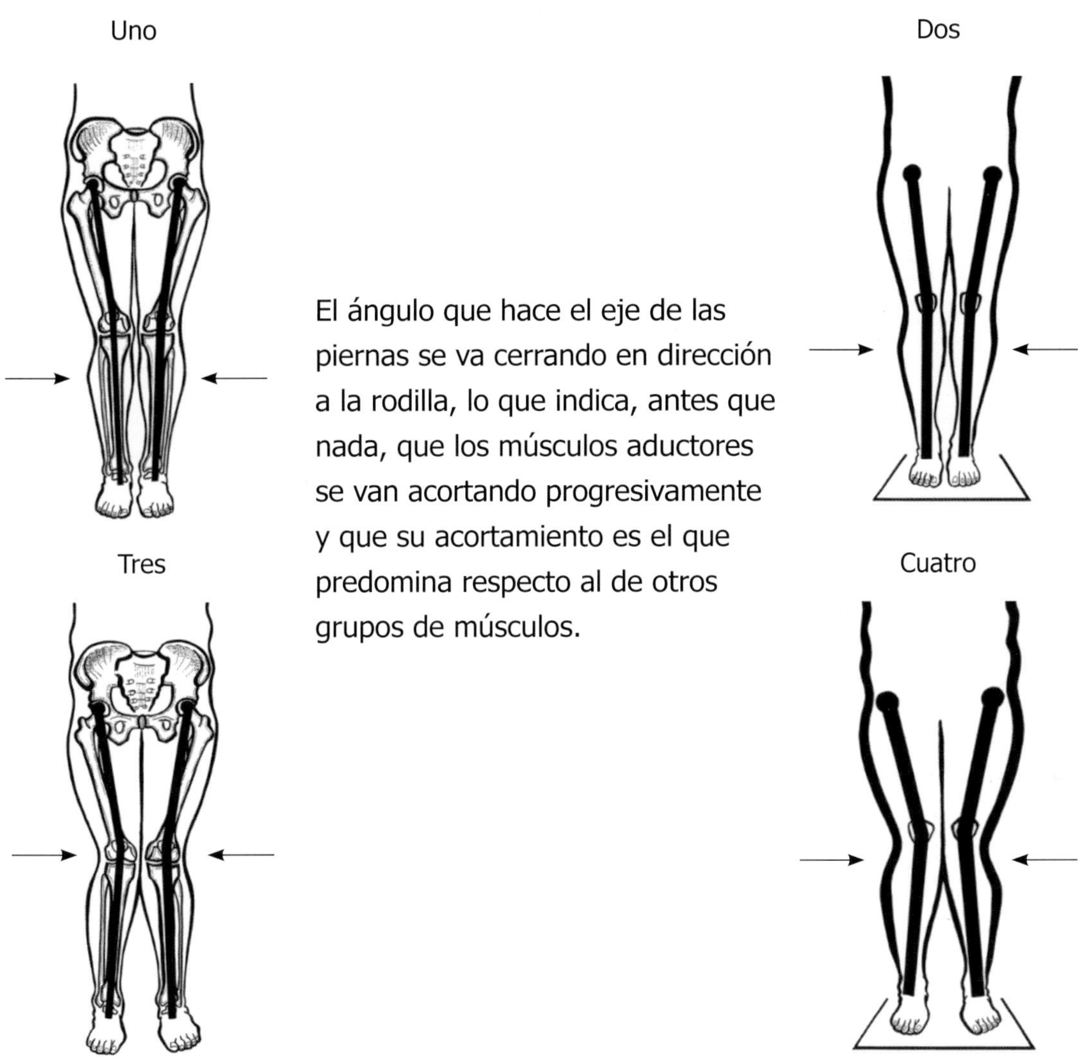

El ángulo que hace el eje de las piernas se va cerrando en dirección a la rodilla, lo que indica, antes que nada, que los músculos aductores se van acortando progresivamente y que su acortamiento es el que predomina respecto al de otros grupos de músculos.

¡Atención!: para que pueda observarse de verdad que existen piernas en equis, es necesario que el sujeto coloque los pies paralelos o, mejor todavía, juntando el borde interno lo más posible desde el talón hasta el dedo gordo: entonces aparecerá la rotación interna de rodillas que revela cuánto cierra el individuo la zona de los muslos y, sobre todo, la del pubis.

Si le pedimos al paciente que permanezca un poco de tiempo en esta postura, comenzará a notar rápidamente el exceso de tensión que pone en los muslos y lo que le duelen las rodillas y/o los tobillos.

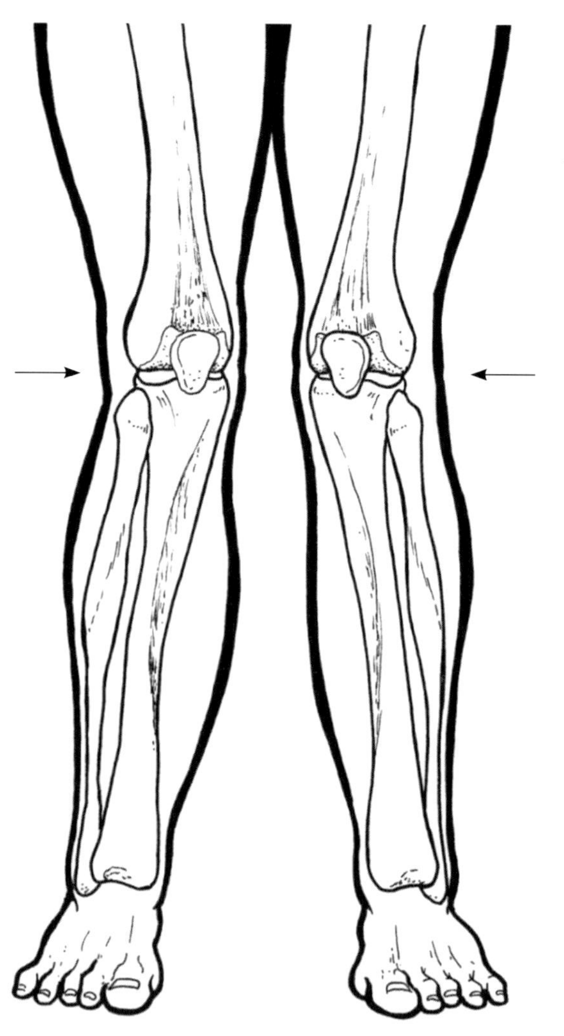

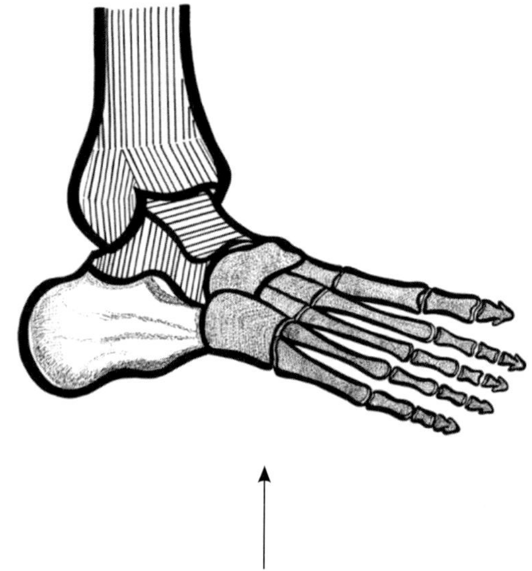

Piernas en equis: las rodillas giran hacia el interior (genu valgum).

Cuando las piernas conservan sus ejes fisiológicos correctos, el pie puede abrir todos los dedos y mantenerlos rectos y no en garra.

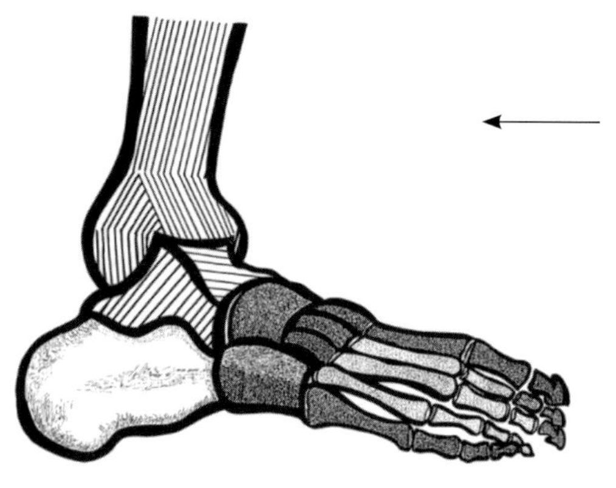

El acortamiento de la musculatura de toda la pierna produce las piernas en equis o las piernas arqueadas (¡las piernas en equis no son congénitas en las mujeres como afirman algunas eminencias de la fisiología articular!). Por tanto, en la inmensa mayoría de los casos, los pies también expresarán estos acortamientos, ya que una parte importante de su musculatura procede de la parte baja de la pierna.

10.7.1. Consecuencias de la pérdida del eje correcto de las piernas: ejemplos más pormenorizados

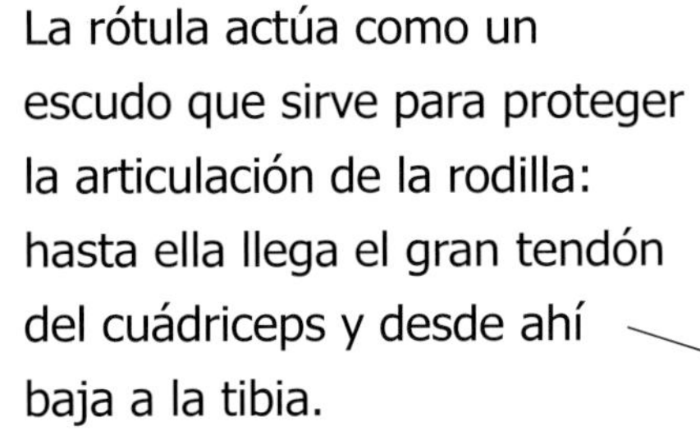

La rótula actúa como un escudo que sirve para proteger la articulación de la rodilla: hasta ella llega el gran tendón del cuádriceps y desde ahí baja a la tibia.

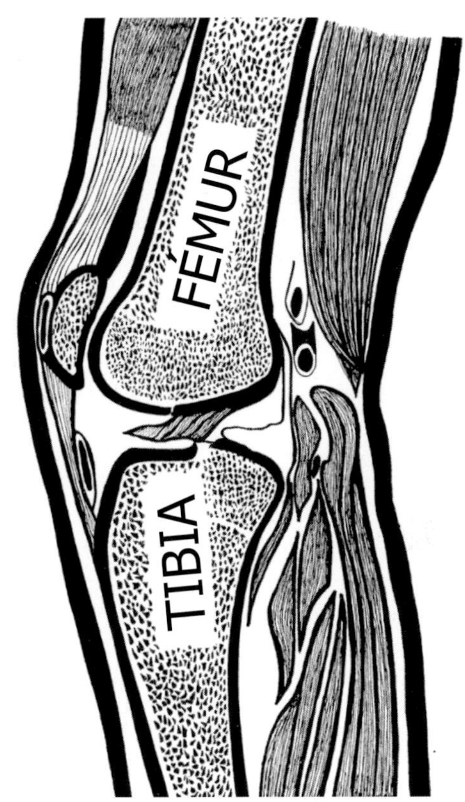

Arriba vemos el fémur y abajo la tibia: la articulación de ambos huesos es la rodilla, la más compleja de todo el cuerpo.

Aquí vemos de forma esquemática la cápsula articular de la rodilla englobando al fémur (arriba) y a la tibia (abajo). La cápsula contiene líquido sinovial, que es un líquido viscoso que sirve de **lubricante** y hace posible un menor rozamiento de los cartílagos articulares. Para que el organismo fabrique líquido sinovial, se necesitan los mismos elementos que para la producción de tejido conjuntivo: principalmente proteínas, vitamina C y magnesio.

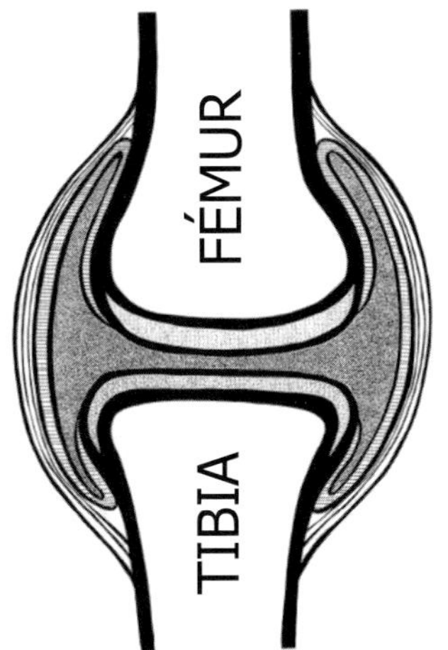

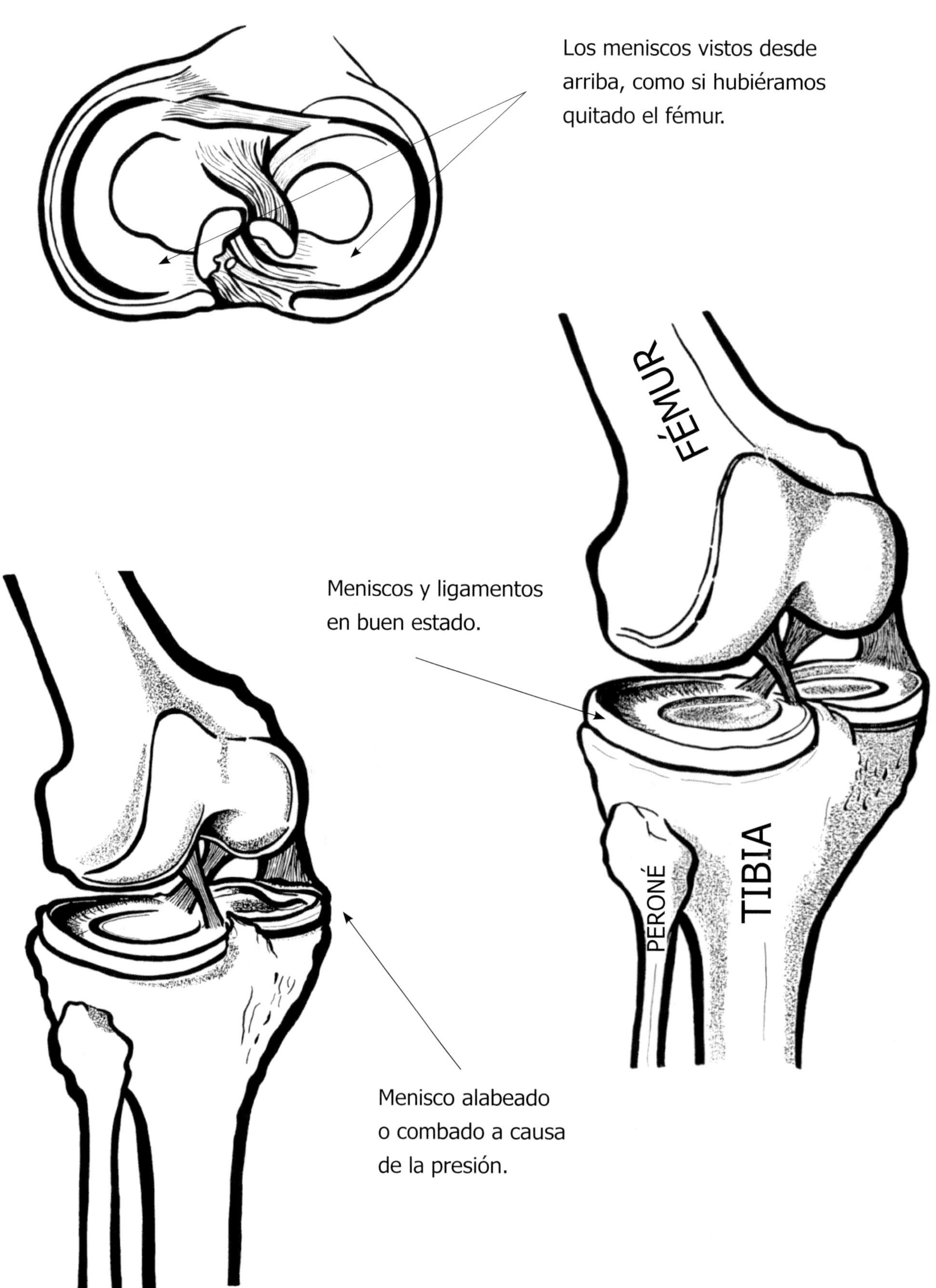

Los meniscos vistos desde arriba, como si hubiéramos quitado el fémur.
Meniscos y ligamentos en buen estado.
FÉMUR
PERONÉ
TIBIA
Menisco alabeado o combado a causa de la presión.

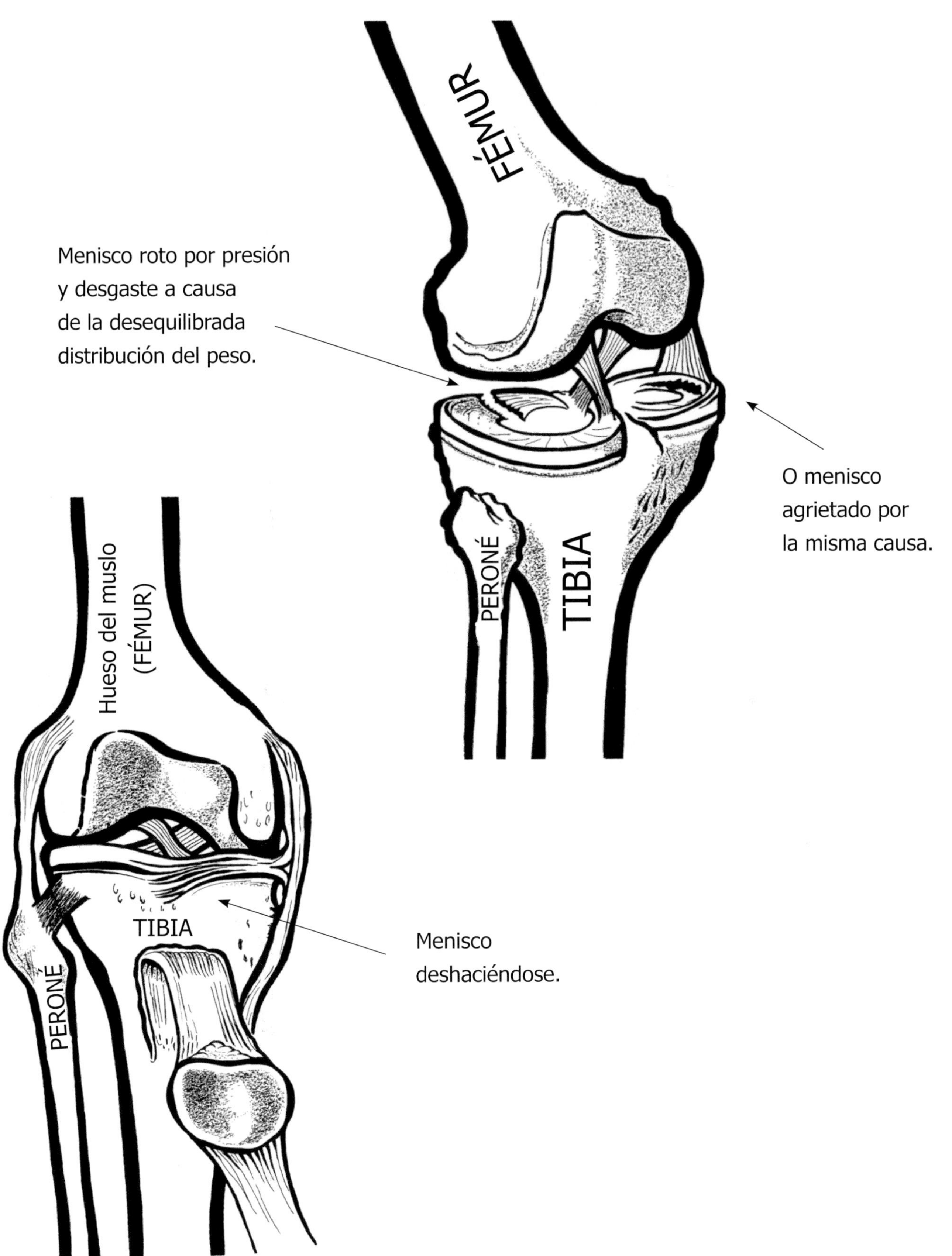

FÉMUR
Menisco roto por presión y desgaste a causa de la desequilibrada distribución del peso.
O menisco agrietado por la misma causa.
PERONÉ
TIBIA
Hueso del muslo (FÉMUR)
Menisco deshaciéndose.
TIBIA
PERONÉ

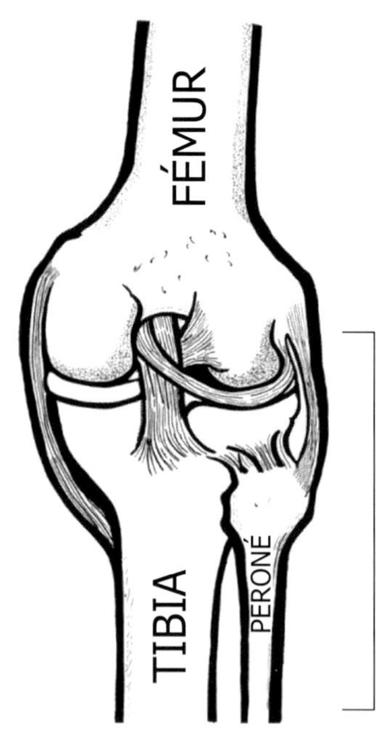

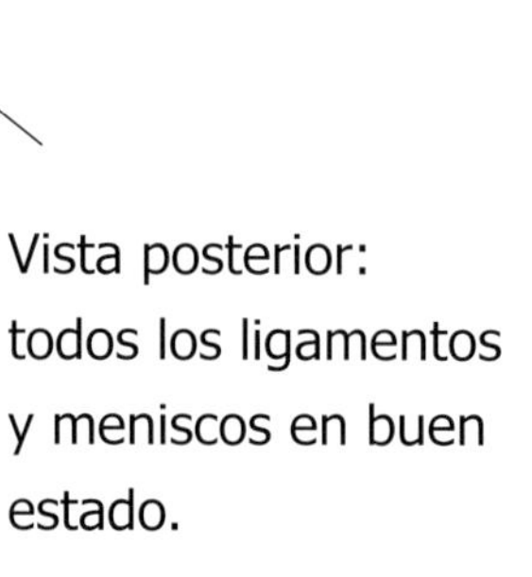

Vista anterior: todos los ligamentos en buen estado, sanos.

Vista posterior: todos los ligamentos y meniscos en buen estado.

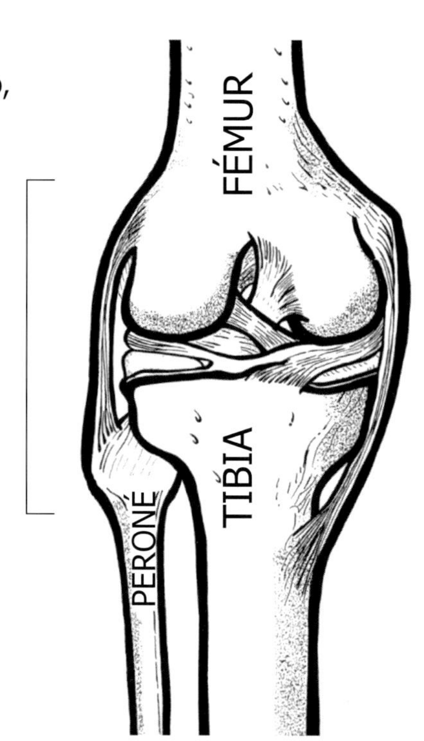

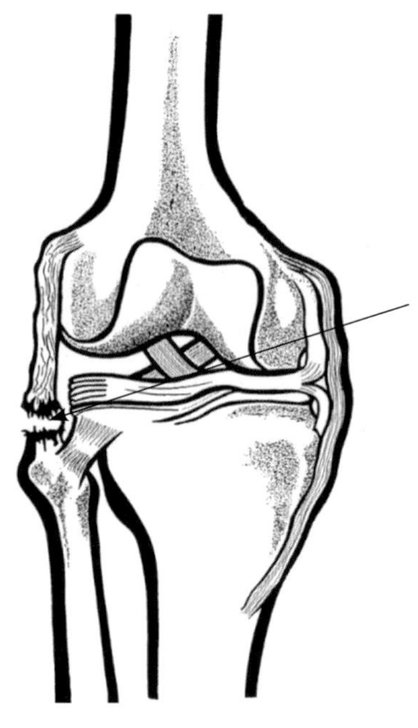

Ligamento lateral roto.

Ligamento cruzado roto.

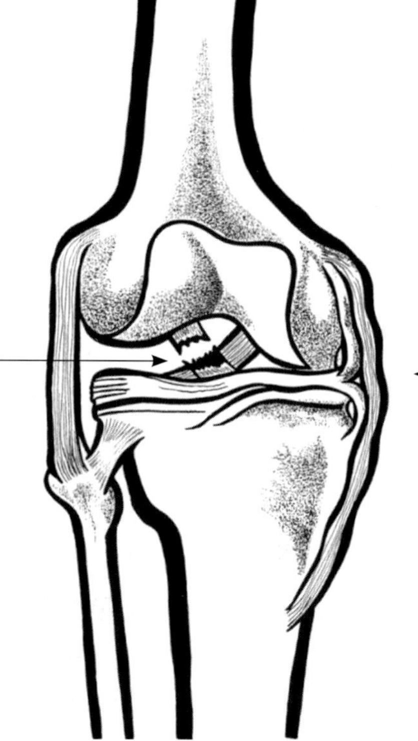

Ligamento lateral distendido.

11

Estiramientos para liberar las piernas, la pelvis y la parte baja de la espalda, y práctica de abdominales no contraproducentes

Estiramientos de piernas sin compensaciones: estirar las piernas sin acortar la musculatura de la pelvis, ni la de la región lumbar, ni la del resto de la espalda.

Recordemos que los acortamientos de la musculatura de las piernas comienzan a producirse **inconscientemente** ya en la primera infancia con un doble objetivo. El niño sometido a presión o chantaje emocional para controlar sus esfínteres utiliza las tensiones musculares para evitar la salida de las heces o de la orina. Puesto que se le presiona para que sea prematuramente limpio, todavía no puede controlar exactamente músculos concretos que le ayudarían en este cometido (¡ni siquiera los adultos pueden contenerse en determinadas ocasiones!). Como resultado, no sólo tensa el esfínter anal, sino también el vientre, bloquea el diafragma para que con su vaivén no mueva los órganos y también los intestinos, y, además, pone tensión en toda la musculatura pélvica (glúteos, piramidal, géminos, obturador interno y externo) y en la de las piernas: sobre todo en los isquiotibiales porque se insertan muy cerca del esfínter anal. El segundo propósito **inconsciente** del niño es el de ocultar su sexualidad: ya hemos dicho que Freud probó sobradamente la intensa vida sexual de los niños. Si el niño percibe miradas, gestos o actitudes de desaprobación en los adultos en lugar de respeto y aceptación de su fisiología, comenzará a tener miedo a su sexo ya desde edad muy temprana. Soltar la musculatura de las piernas significa que aparecerán ansiedad de caída y distintos miedos sepultados en el inconsciente desde mucho tiempo atrás.

11.1. Cómo colocar los pies para practicar estiramientos

Estiramientos eficaces para recolocar los ejes de las piernas en su lugar, es decir, corrigiendo las piernas en equis o las arqueadas sin hacerlo a costa de acortar la musculatura de la región lumbar o del resto de la espalda.

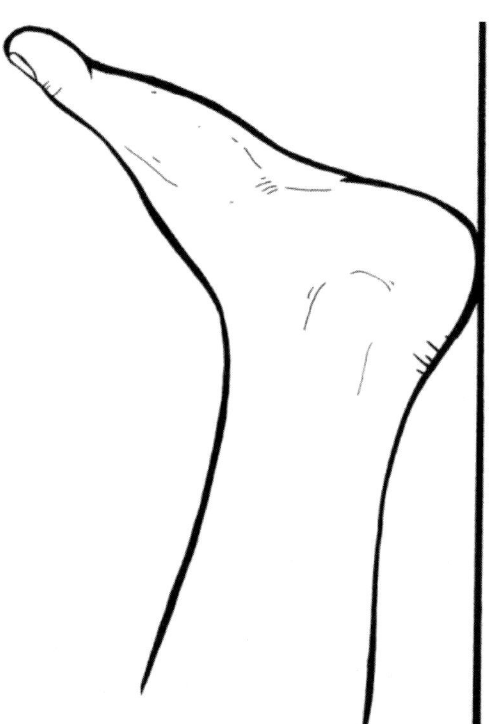

Una vez estamos tumbados en decúbito supino (con la espalda sobre una superficie lisa), comenzamos apoyando el talón sobre una pared de esta forma. Las nalgas deben estar lo más pegadas posible a la pared. No hay que hacer fuerza con el talón ni presionar, sino solamente mantenerlo apoyado, reposadamente apoyado.

Para estirar las piernas, vamos deslizando el talón hacia arriba, poco a poco, despacio.

Esa lentitud es necesaria para que podamos soportar el dolor que produce el estiramiento de las piernas (como los otros estiramientos) sin que bloqueemos la respiración, y también es necesaria para que nos demos cuenta de lo que está ocurriendo en el resto del cuerpo: si estamos levantando los glúteos de la superficie en la que nos apoyamos o tensando la región de los riñones. En suma: darnos cuenta de qué estamos compensando o no.

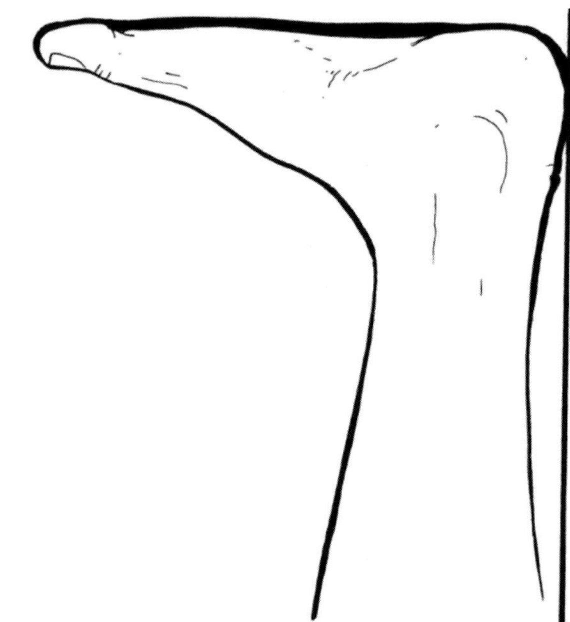

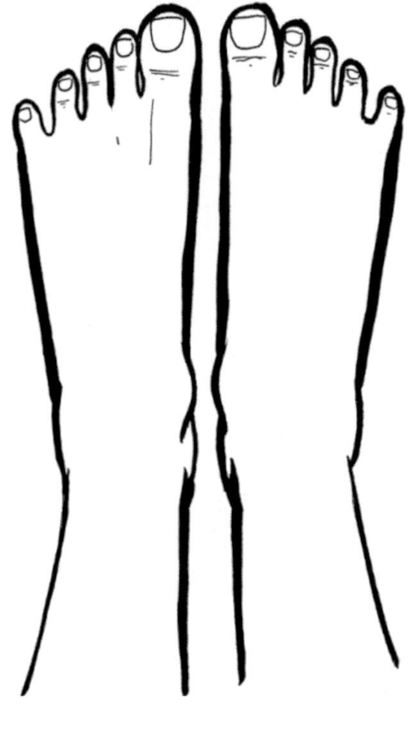

Los pies deben estar así. En alto y con el talón apoyado sobre la pared. **Las líneas internas de los pies paralelas.**

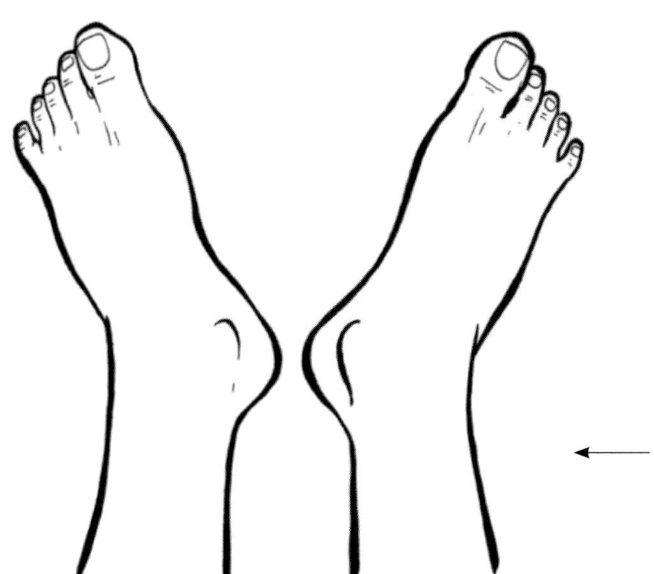

Esta posición no sirve y no debemos adoptarla. No hay que separar los pies hacia fuera.

Esta postura de los pies tampoco sirve para los estiramientos de piernas.

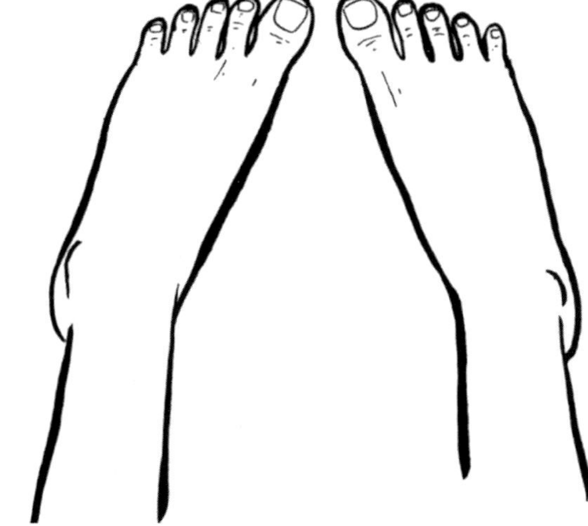

11.2. Estiramientos de las piernas en equis (genu valgum)

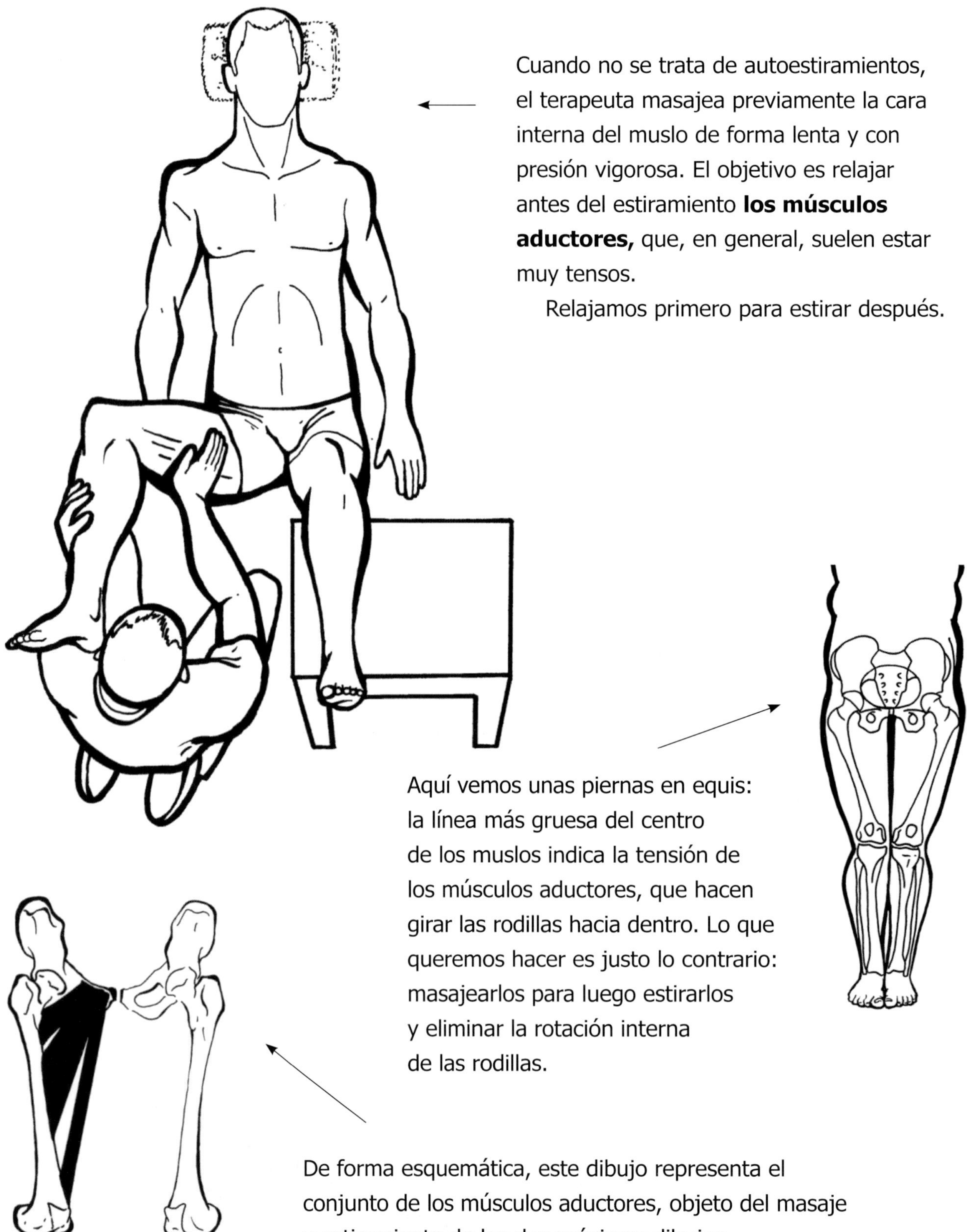

Cuando no se trata de autoestiramientos, el terapeuta masajea previamente la cara interna del muslo de forma lenta y con presión vigorosa. El objetivo es relajar antes del estiramiento **los músculos aductores,** que, en general, suelen estar muy tensos.

Relajamos primero para estirar después.

Aquí vemos unas piernas en equis: la línea más gruesa del centro de los muslos indica la tensión de los músculos aductores, que hacen girar las rodillas hacia dentro. Lo que queremos hacer es justo lo contrario: masajearlos para luego estirarlos y eliminar la rotación interna de las rodillas.

De forma esquemática, este dibujo representa el conjunto de los músculos aductores, objeto del masaje y estiramiento de los dos próximos dibujos.

Autoestiramiento
de los aductores

Tumbados en decúbito supino,
aplastamos con fuerza una pelota de
gomaespuma con la nuca al mismo
tiempo que posamos bien la región
lumbar y los glúteos sobre el suelo.
Entonces juntamos la planta de los
pies y **muy lentamente** vamos
subiendo las piernas ¡pero atención!:
sin separar del suelo la musculatura
lumbar ni tampoco las nalgas.

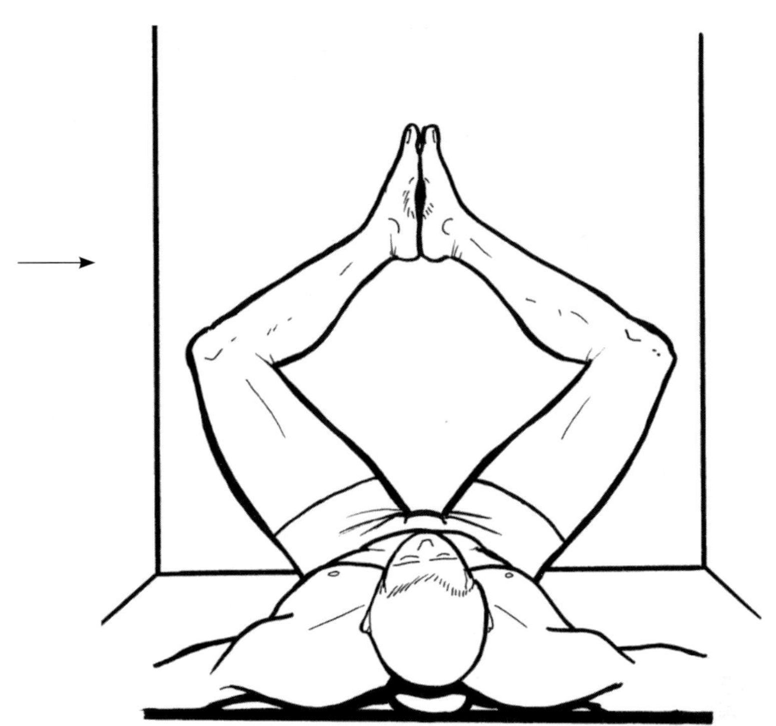

Otra forma de autoestiramiento de los aductores

Tumbados de lado, con la espalda lo más recta posible y con una pelota de
gomaespuma entre las rodillas: dejamos que éstas reposen sobre la pelota.
Poco a poco la vamos aplastando con fuerza mientras que simultáneamente
metemos la barriga lo más posible durante la espiración. El objetivo es echar
hacia atrás tanto como podamos la musculatura lumbar o, dicho de otro modo,
evitar acentuar la curvatura lumbar o ir eliminando la curvatura para que
el estiramiento de aductores no se haga compensando: es decir, a costa
de aumentar o provocar hiperlordosis lumbar.

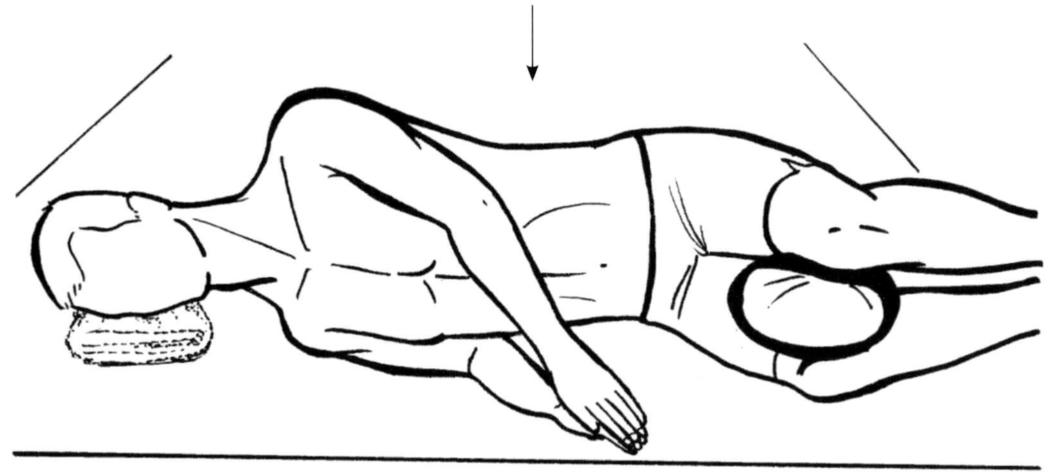

Tumbados en decúbito supino (la espalda en el suelo) y en ángulo recto: esto es, las piernas levantadas y apoyadas sobre una pared.

Los pies juntos o un poco separados, pero siempre con la línea interna paralela **a fin de que aparezca la rotación interna de rodillas,** que es lo que vamos a corregir.

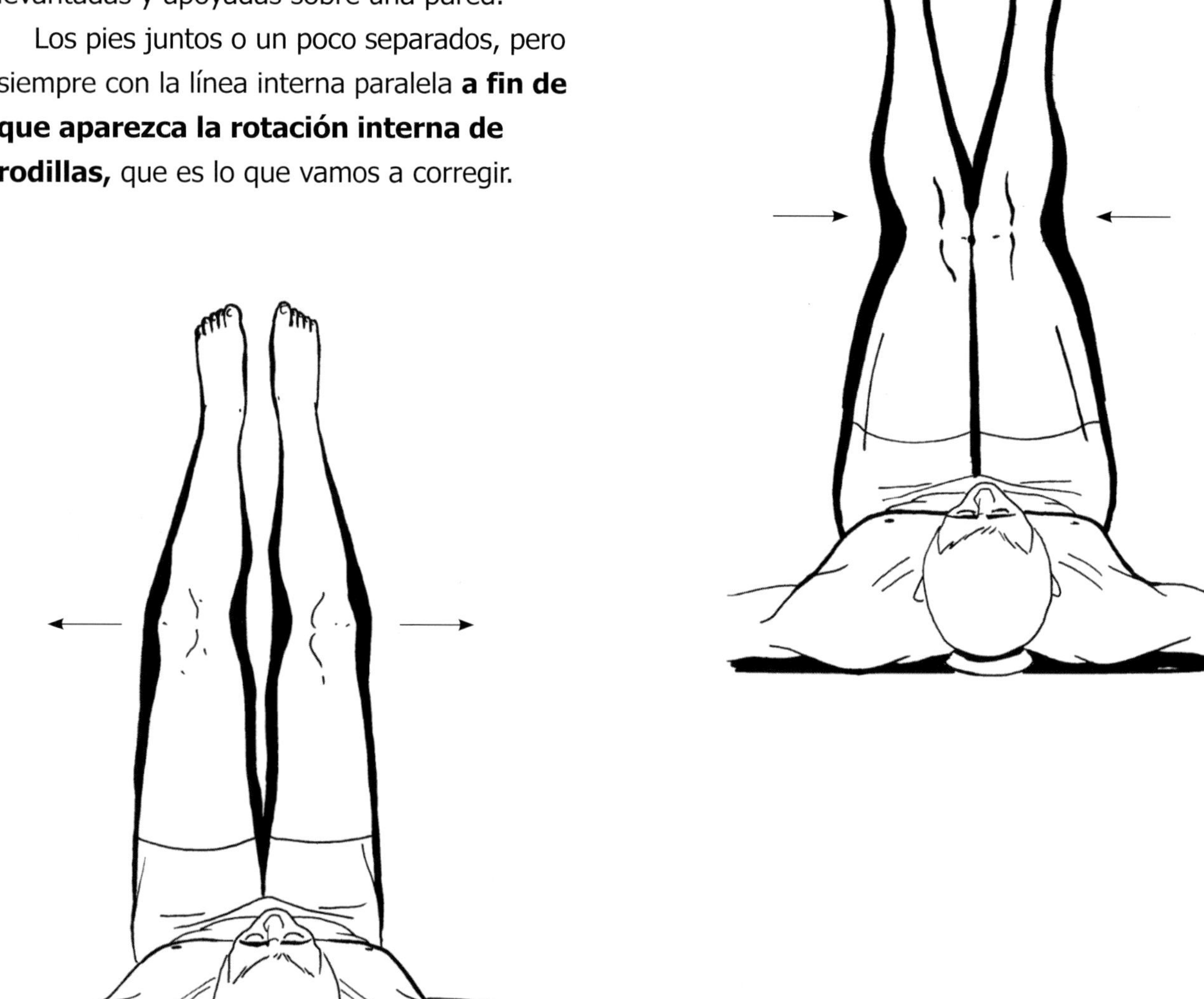

Siempre manteniendo los pies paralelos y la espalda bien posada sobre la superficie en la que nos apoyamos, **comenzamos a separar las rodillas, que hasta ese momento, giraban hacia el interior.** ¡Atención!: lo más habitual será que empiecen a producirse varias compensaciones. Por ejemplo, que los glúteos intenten levantarse del suelo, que pongamos tensión en la zona lumbar y, lo que es casi seguro, que los pies se separen y pierdan su posición paralela. **Hemos de hacer lo posible por mantener los pies paralelos mientras seguimos separando las rodillas y aflojando las nalgas.** Si conseguimos relajar los glúteos y conservar la región lumbar bien posada sobre el suelo, tendremos el estiramiento casi asegurado.

358

11.3. Estiramientos de las piernas arqueadas (genu varum)

Puesto que en las piernas arqueadas predomina el acortamiento de los músculos de la cara posterior del muslo (isquiotibiales), el terapeuta masajea primero esa musculatura con el fin de aflojarla para luego estirar.

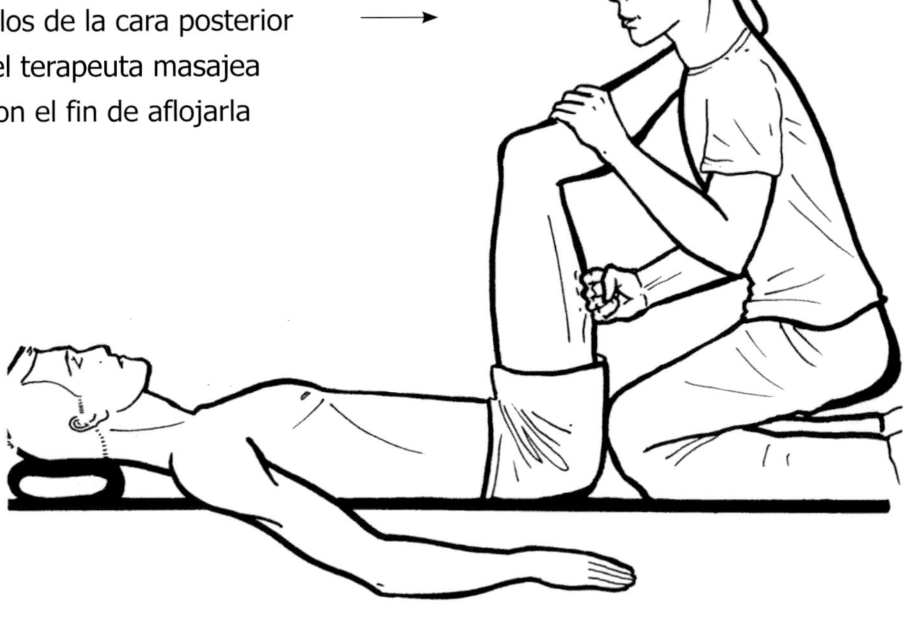

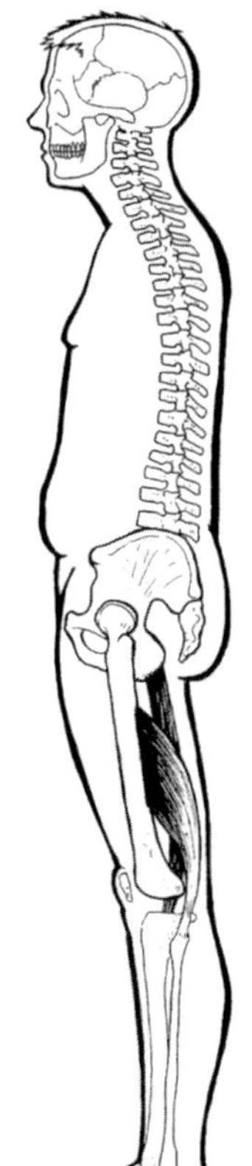

He aquí una estructura corporal propia de los individuos en los que predomina muy notablemente el acortamiento de los isquiotibiales.

Ese acortamiento tira de la parte posterior de los huesos pélvicos (el isquión) y, en consecuencia, la pelvis bascula hacia atrás (retroversión). Las vértebras lumbares pierden la lordosis y la parte baja de la espalda forma una línea recta con las nalgas (nalgas caídas debido a esa retroversión pélvica). **Lo que parece un mero asunto estético revela un problema de la estructura del cuerpo.**

Conjunto de los músculos isquiotibiales que hay que estirar

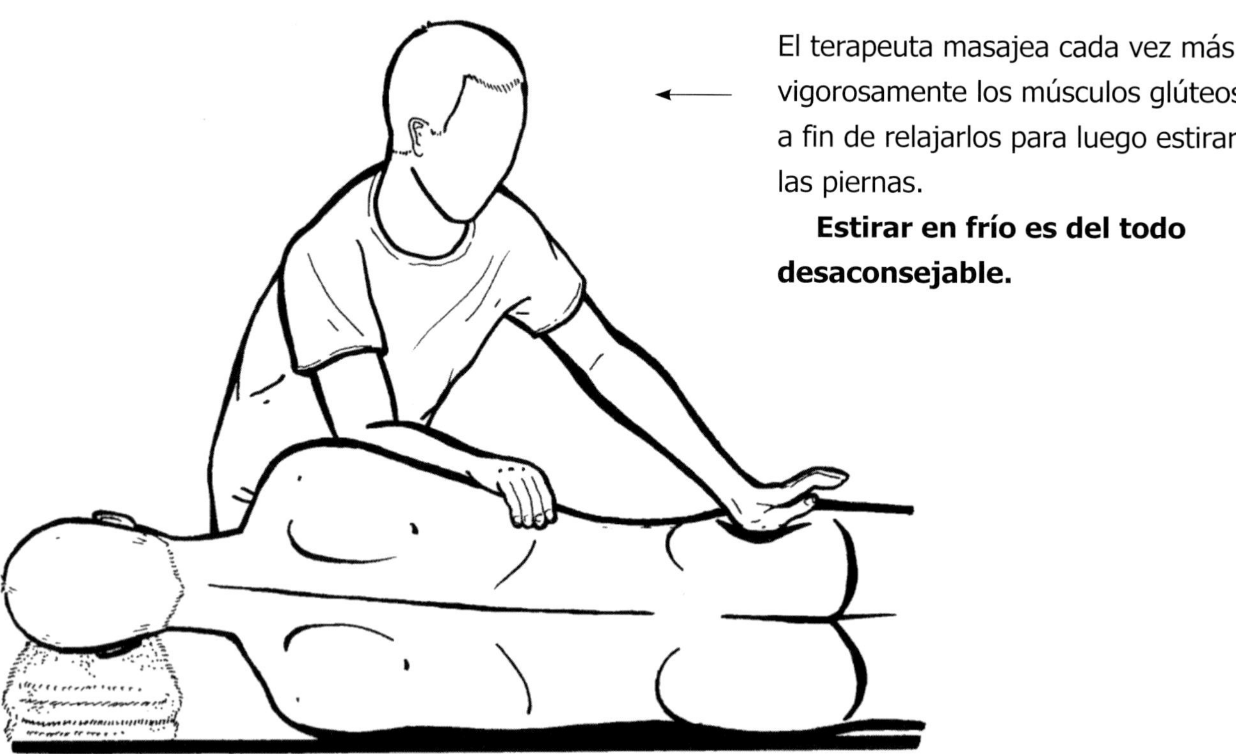

El terapeuta masajea cada vez más vigorosamente los músculos glúteos a fin de relajarlos para luego estirar las piernas. **Estirar en frío es del todo desaconsejable.**

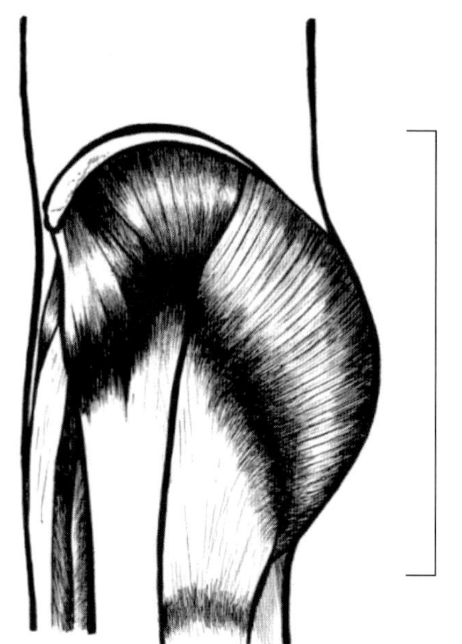

Conjunto de los músculos glúteos (que recubren los huesos pélvicos) y, hacia abajo, «tendón» o aponeurosis del músculo tensor de la fascia lata.

Para liberar las piernas y la pelvis, hay que relajar esta gran masa muscular, que suele acumular enormes tensiones profundas y que, **superficialmente, van acompañadas de flaccidez.**

Esa falta superficial de tono (la del glúteo mayor) engaña y hace que la fisioterapia y gimnasia clásicas propongan ejercicios para fortalecer los glúteos, que lo único que consiguen es añadir más tensiones profundas a las que ya existen, bloqueando todavía más los movimientos pélvicos. **El resultado a medio y largo plazo son unas nalgas cada vez más contraídas, antiestéticas y, sobre todo, insanas porque semiinmovilizan la pelvis.**

El terapeuta masajea para relajar cada vez
más profundamente toda la musculatura
del costado del muslo, pero en especial la
fascia lata. Habrá de proceder con cuidado
para evitar que el dolor obligue al paciente
a bloquear la respiración: es necesario
**respetar siempre el umbral
de dolor que el paciente
puede soportar sin dejar
de espirar.**

He aquí el músculo tensor de la fascia lata.
Es uno de los glúteos.

**Este músculo presenta una
particularidad que revela, de nuevo,
cómo los músculos pélvicos condicionan
la estructura de las piernas.** Esa
singularidad consiste en continuar hasta más
abajo de la rodilla mediante una aponeurosis
(especie de tendón aplanado). Cuando el
terapeuta masajea esa superficie e intenta
profundizar en su relajación, el paciente
siente un fuerte dolor (hay que dosificar,
pues, el vigor del masaje). Ese dolor es
directamente proporcional a la tensión
acumulada en toda esta zona y, en concreto,
en el propio músculo del que hablamos
y en la aponeurosis.

Los sujetos con piernas arqueadas suelen
tener ese dolor con una carga de tensión
extrema.

Fascia lata: es decir,
la especie de banda
tendinosa que es
continuación, hasta
más abajo de la
rodilla, del músculo
tensor y de las
tensiones de los otros
glúteos.

11.4. Autoestiramientos de piernas

Queremos recordar que no es necesaria la desnudez del paciente o de uno mismo cuando se autotrabaja. Sólo usamos esa desnudez en algunas ilustraciones para que quede clara al lector de esta obra la ubicación de las pelotas de gomaespuma o caucho, los efectos que provocan en la musculatura, y también para que se vea con mayor facilidad la acción del terapeuta.

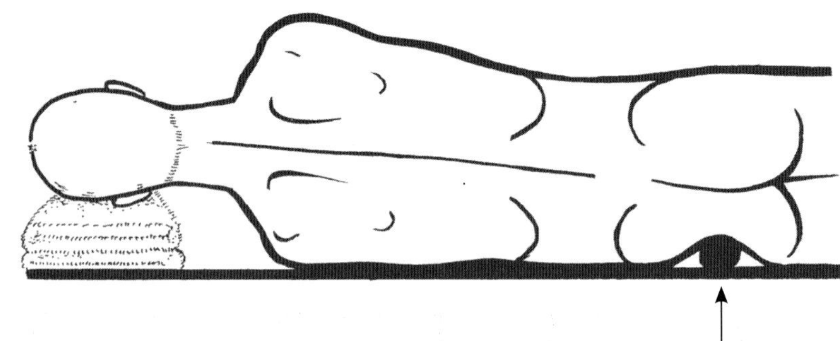

Para relajar y estirar profundamente los músculos glúteos, hay que tumbarse de lado sobre una superficie rígida; apoyar la cabeza sobre toallas o almohadas de tal forma que toda la columna forme una línea recta; y luego colocar una pelota de caucho relativamente dura (o una pelota de tenis) bajo el espacio que existe entre las crestas ilíacas y la cabeza del fémur. **Respiramos sin forzar la entrada y salida del aire y dejamos caer todo el peso de la pelvis sobre la pelota. Es probable que se sienta un dolor relativamente intenso, pero en cuanto se pierde el miedo a ese dolor, los glúteos se estiran de forma que el paciente puede percibirlo con toda claridad.**

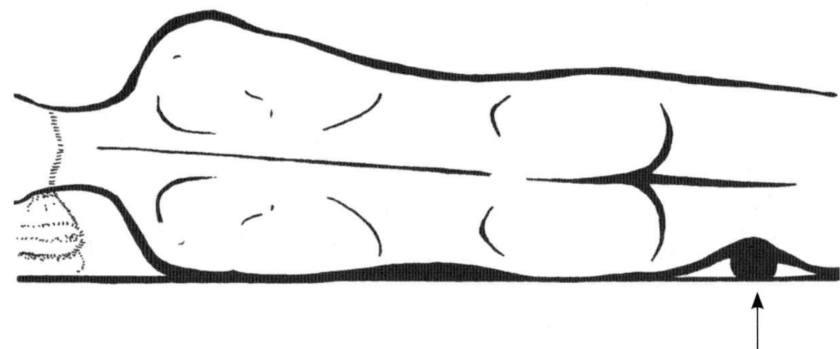

En la misma posición que mostramos en el dibujo anterior (la columna vertebral recta, siempre recta), colocamos la pelota más abajo de los glúteos: en el costado externo del muslo. Respiramos y dejamos caer todo el peso del muslo sobre la pelota. Tal como se va estirando un punto, vamos desplazando la pelota hacia abajo a lo largo de todo ese costado exterior del muslo.

Estiramientos para la autocorrección de las piernas arqueadas

Nos tumbamos sobre una superficie lisa, en decúbito supino y las piernas en ángulo recto respecto al tronco. Luego colocamos los pies con los bordes internos paralelos (¡atención!: esa posición paralela de los pies es imprescindible). Al poner los pies de esta forma, aparecerá el que hacen las piernas y veremos cómo las rodillas se separan una respecto a otra.

Nos concentramos en la respiración y sentimos la entrada y salida del aire mientras vamos relajando los glúteos, el vientre y la parte baja de la espalda. El siguiente paso lo veremos en el dibujo de abajo.

Primer paso para el autoestiramiento de las piernas arqueadas. Nos colocamos en decúbito supino ante una pared o superficie lisa. Las piernas en ángulo recto.

Segundo paso para el autoestiramiento de las piernas arqueadas: juntar las rodillas manteniendo los pies perfectamente paralelos.

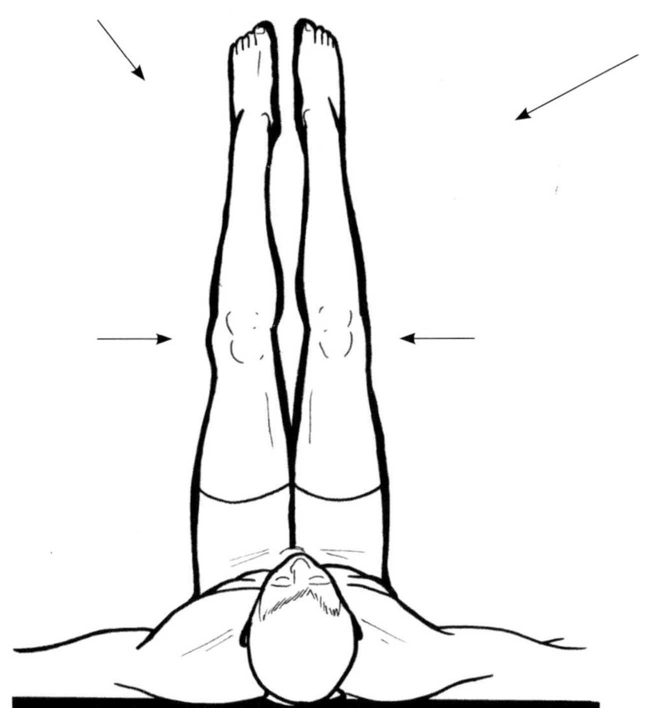

Ahora hacemos toda la fuerza posible para juntar las rodillas, que es justo lo contrario de lo que debe hacerse en los casos de piernas en equis. Hay que hacer toda la fuerza posible para juntar las rodillas, pero nunca a costa de tensar ni los glúteos, ni la parte baja de la espalda, ni el vientre, y, desde luego, no a costa de bloquear la respiración. Es decir, daremos más importancia a los medios por los cuales conseguimos juntar las rodillas que al resultado (que es juntarlas tanto como podamos pero no a cualquier precio, no al precio de las compensaciones). ¡Atención!: hemos de intentar mantener los pies paralelos a toda costa mientras juntamos las rodillas, y hemos de aflojar los glúteos.

11.5. Estiramientos con el terapeuta para corregir las piernas en equis o arqueadas

El paciente se tumba en decúbito supino, y el terapeuta le levanta las piernas y le sujeta los pies con fuerza poniéndolos paralelos y con la planta plana, no volcada hacia el interior ni hacia el exterior.

Si el paciente tiene piernas en equis (con las rodillas girando hacia el interior), el terapeuta le pide que gire las rodillas hacia el exterior (yendo en el sentido contrario a su tendencia), mientras impide tanto como pueda que el paciente cambie la posición de los pies.

Y al revés: si el paciente tiene las piernas arqueadas (con las rodillas girando hacia el exterior), el terapeuta le pide que el paciente junte las rodillas haciendo toda la fuerza posible.

En ambos casos, el terapeuta se ocupará de observar al paciente con la mayor atención para advertirle de todas las compensaciones que está llevando a cabo. Por ejemplo, levantar las nalgas o la zona lumbar del suelo, o contener la respiración. Lo más importante es que no bloquee la respiración reteniendo el aire, esto es, que no bloquee el diafragma en inspiración. **El paciente debe soltar el aire, dejarlo salir, que no es lo mismo que soplar y empujarlo. Para que se produzca cualquier estiramiento, lo fundamental es espirar.**

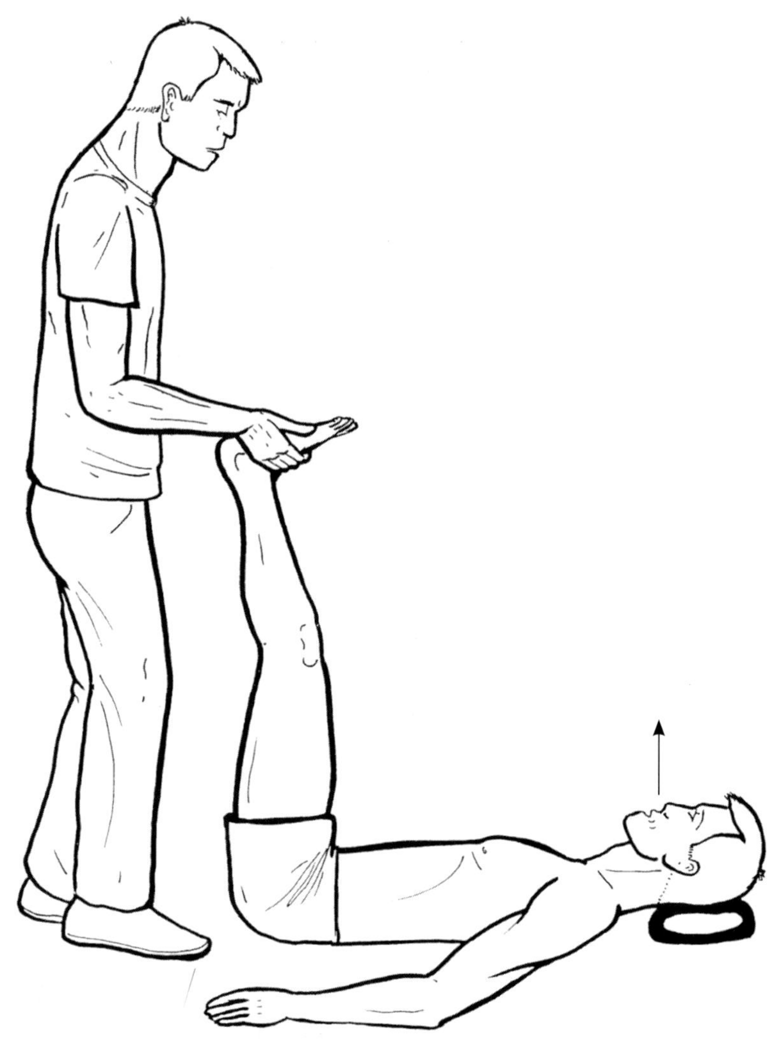

Cómo completar el estiramiento de las piernas mediante un estiramiento global de la espalda y nuca

El paciente sentado y con las piernas paralelas. Con una pelota de gomaespuma grande bajo las rodillas. Le pedimos al paciente que ponga la espalda lo más recta que pueda y también la nuca. Entonces masajeamos desde las lumbares hasta la parte más alta de la espalda.

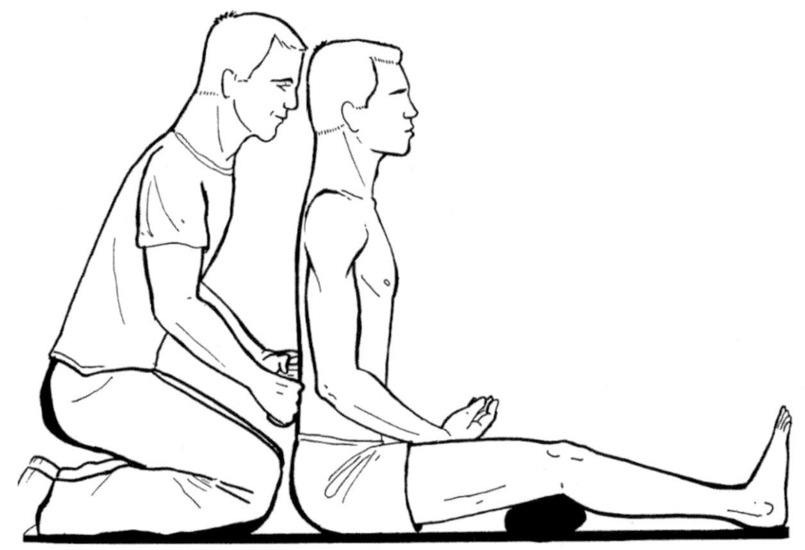

Los dos pasos siguientes sirven para completar el estiramiento de las piernas y la espalda

Le pedimos al paciente que **comience a inclinar el tronco doblándolo desde la articulación de la cadera y no desde ningún punto de la columna vertebral.**
Le ayudamos a ir doblándolo empujando muy paulatinamente con fuerza y con ambas manos.
Hemos de conseguir que no ladee el tronco sino que lo baje recto, por igual a ambos lados. Le decimos también que deje caer la cabeza hacia delante. Entonces, si es capaz de mantener los pies y las rodillas paralelos, comenzará a notar el estiramiento de las piernas. Insistimos de nuevo en que no debe bloquear la respiración.

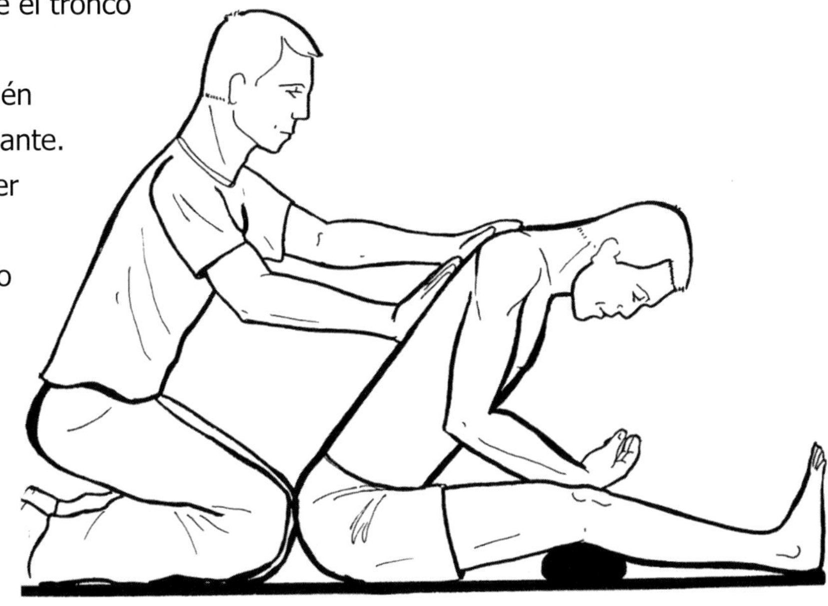

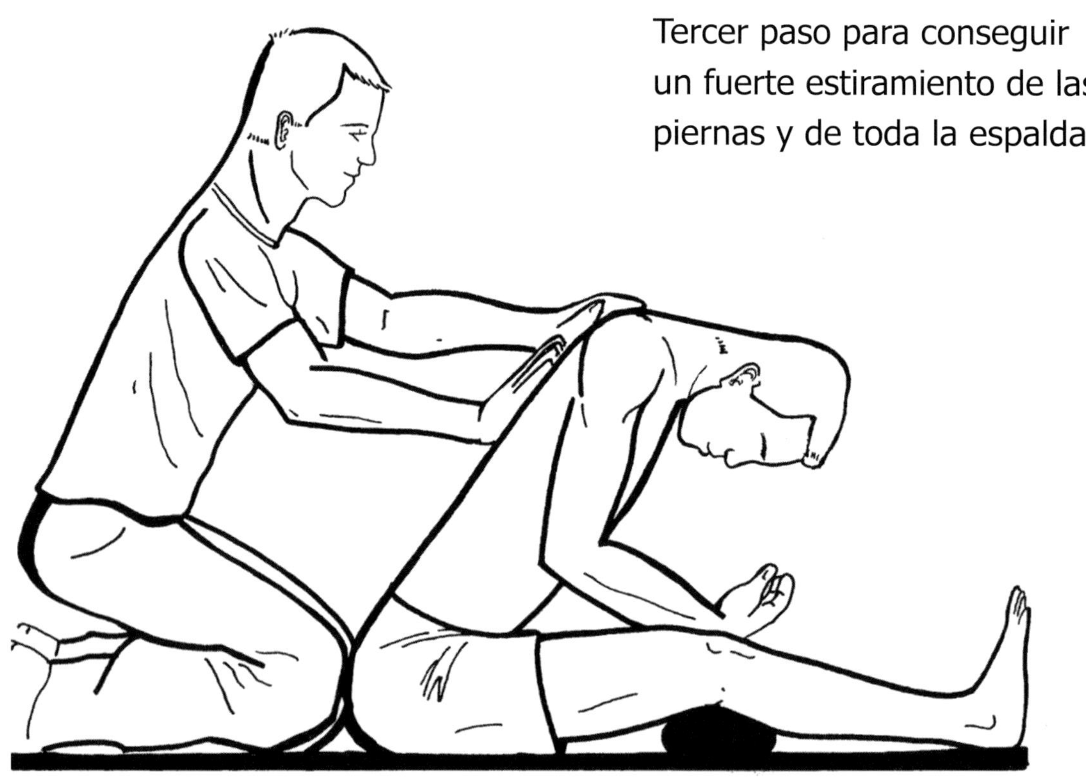

Si este estiramiento se practica evitando todas las compensaciones que aparecen, se convierte en un estiramiento de toda la cadena muscular posterior, que, como sabemos, es la principal de todo el cuerpo, la más fuerte y la que al acortarse crea los principales problemas.

El paciente continúa inclinando el tronco en dirección a sus piernas mientras el terapeuta sigue ayudándole empujando **muy poco a poco,** pero con firmeza, desde la espalda.

Hay que observar si el paciente pone o no tensión en la nuca. Las compensaciones pueden ser las siguientes: 1) Que el paciente arquee la nuca levantando la cabeza. Para evitarlo, le insistiremos en que deje caer la cabeza hacia delante en lugar de mantenerla levantada. 2) Podremos comprobar que se produce una cierta resistencia y que sólo puede ser vencida por el propio paciente en cuanto se atreva a dejar que la cabeza cuelgue sin mantenerla levantada en ningún grado. 3) Comprobaremos también la interconexión de la musculatura de todo el cuerpo (y el paciente se dará cuenta sin ninguna duda), porque cuanto más deje colgar la cabeza ¡más le estirarán las piernas!

Es probable que aparezcan las otras dos compensaciones más habituales en este estiramiento: que ladee las rodillas y tobillos (cosa que le señalaremos para que los vuelva a poner rectos), y que levante uno de los dos lados de la pelvis tensando simultáneamente ese lado de los músculos glúteos. Le pediremos que los relaje y pose las nalgas en el suelo.

11.6. Autoestiramientos de las piernas y de toda la cadena muscular posterior

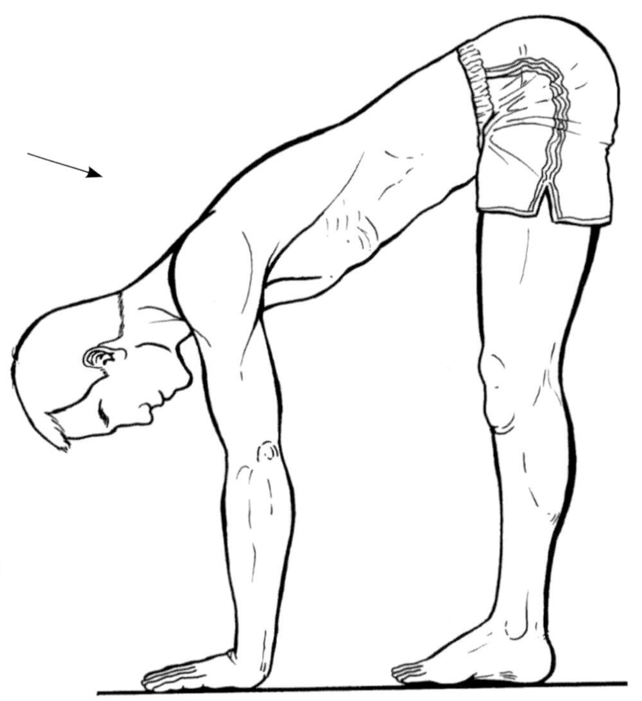

Este estiramiento tiene efectos idénticos al que acabamos de ver en los tres dibujos anteriores, pero requiere de cierta práctica anterior del individuo para que él mismo pueda corregir las compensaciones.

Debe colocar las piernas rectas, levemente flexionadas, con los pies paralelos y un poco separados, y ha de doblarse hacia el suelo desde la articulación de la cadera manteniendo la espalda siempre recta. Primero con la cabeza tal como aparece en el dibujo de al lado, **y poco a poco dejando que cuelgue hacia abajo, sin mantenerla levantada.**

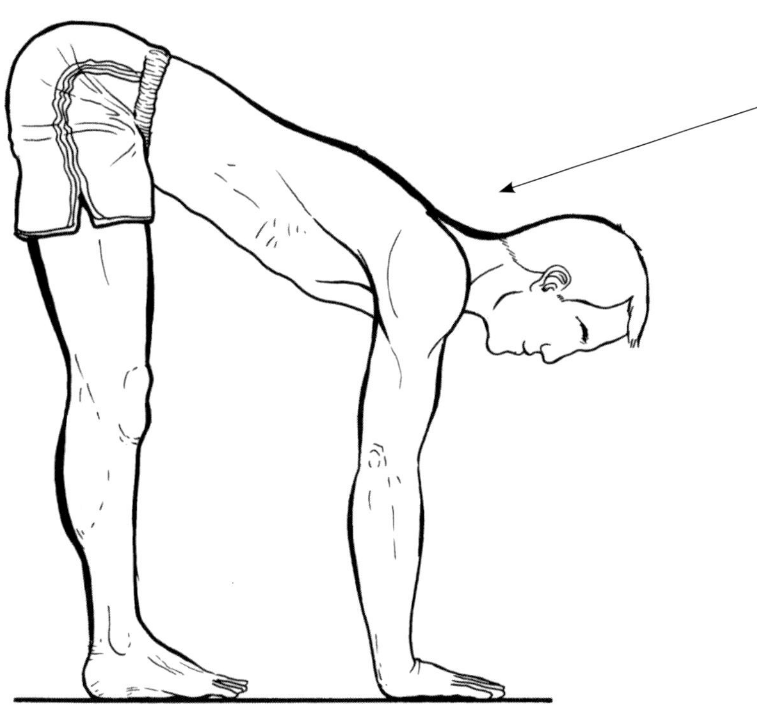

Ésta es una de las compensaciones más frecuentes, que debe evitar el paciente: la compensación consiste, en este caso concreto, en oponerse inconscientemente al estiramiento manteniendo la nuca arqueada y la cabeza un poco levantada en lugar de dejar que pese y cuelgue hacia abajo.

Más autoestiramientos de piernas sin compensaciones

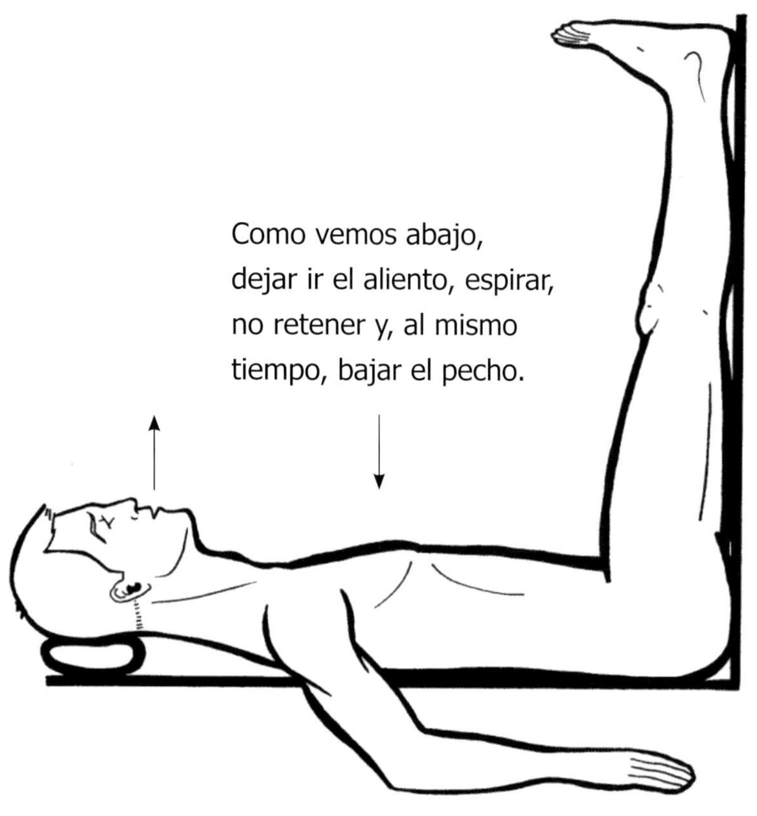

Como vemos abajo, dejar ir el aliento, espirar, no retener y, al mismo tiempo, bajar el pecho.

Tumbados en decúbito supino y en ángulo recto (tal como vemos en el dibujo). Las dos únicas maneras de no comenzar a provocar compensaciones por todo el cuerpo son simultáneas: consisten en no bloquear la respiración en inspiración (hemos de dejar salir el aire), y, paralelamente, relajar los glúteos y el esfínter anal, actitud que equivale a dejar de contenerse y, por tanto, dejar de contener también la respiración.

Hay que evitar contener la respiración y levantar el pecho, como si estuviéramos aguantando algún tipo de dolor o de emoción que no queremos dejar salir.

Este estiramiento de piernas debe practicarse sin proyectar el pecho hacia arriba y evitando también la tendencia a levantar del suelo la musculatura de la región de los riñones (tal como vemos que ocurre en el dibujo de al lado). Es necesario bajar el pecho e intentar posar toda la espalda en la superficie lisa sobre la que estamos tendidos.

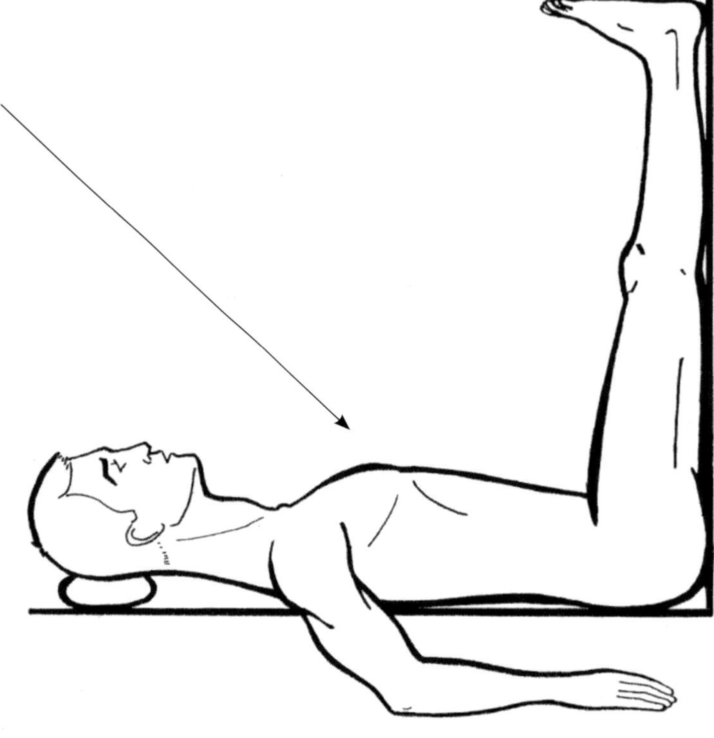

11.7. Masaje y estiramiento del cuádriceps por el terapeuta evitando las compensaciones

El paciente debe estar tumbado en decúbito supino. Entonces el terapeuta coloca una mano sobre la rodilla del paciente presionándola con fuerza para que aplaste la pelota de gomaespuma que habrá colocado bajo la corva. Con la otra mano va masajeando todo el cuádriceps hasta la porción antero-superior de la cresta ilíaca. Y una vez en esa zona, mantiene la presión sobre los dos puntos de la pierna: la cresta ilíaca –bajándola hacia el suelo tanto como pueda– y la parte inmediatamente superior de la rodilla. De esa forma el cuádriceps no se balanceará tirando alternativamente de la rodilla o de la pelvis.

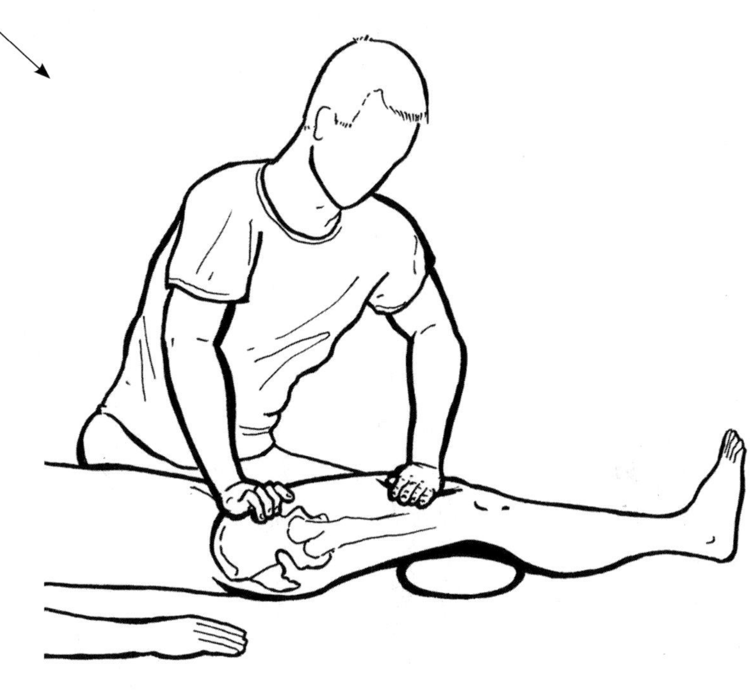

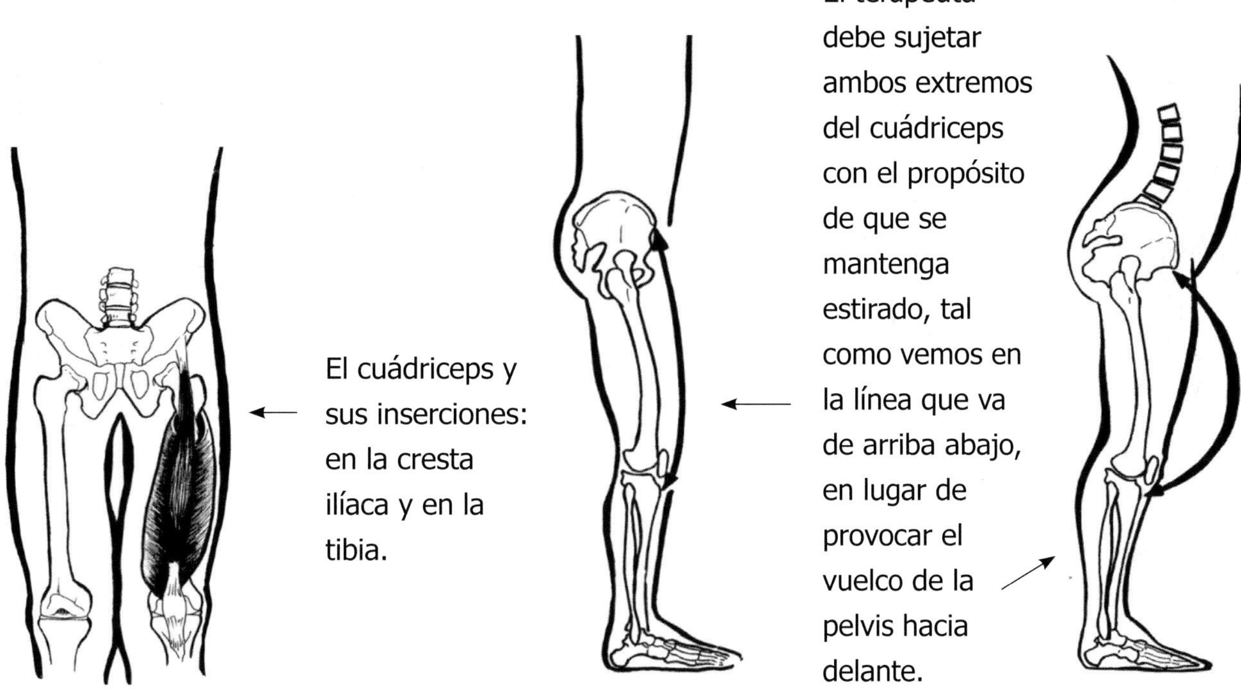

El cuádriceps y sus inserciones: en la cresta ilíaca y en la tibia.

El terapeuta debe sujetar ambos extremos del cuádriceps con el propósito de que se mantenga estirado, tal como vemos en la línea que va de arriba abajo, en lugar de provocar el vuelco de la pelvis hacia delante.

11.8. Abdominales no contraproducentes

Sólo ganamos tono delante de forma duradera cuando estiramos la musculatura de la parte posterior del vientre (o toda aquella que contribuye a acortar la de la región lumbar).

Cómo hacer abdominales no contraproducentes: que no provoquen más barriga al cabo de muy poco tiempo

Recordemos siempre que el objetivo de los abdominales no es estético (no es conseguir una barriga plana), sino que se trata de la recuperación de una buena estructura corporal. Por tanto, el propósito de los abdominales que explicaremos en estas páginas es el de estirar los músculos de la región lumbar y eliminar las fuertes presiones sobre las vértebras y discos intervertebrales de ese segmento del cuerpo. **La consecuencia de unos abdominales correctos será estructural, pero también estética, será una barriga plana y la recuperación del tono justo del músculo recto anterior del abdomen, junto con la desaparición de los pliegues de carne a los lados del vientre.**

Lo estético será, pues, consecuencia de lo saludable: eliminación de una parte de los problemas de la espalda, los de la región lumbar, extraordinariamente importante porque en ella radica una parte fundamental de nuestra fuerza/energía. Ya los romanos de la Antigüedad clásica reconocían la fuerza que radica en esa región del cuerpo (la de los riñones), como también lo hacen los orientales desde hace muchos siglos y hasta el momento presente.

11.9. Ésta es la forma y el porqué de practicar abdominales contraproducentes

Si se hacen abdominales de esta forma, se conseguirá un vientre plano solamente a muy corto plazo, pero pronto aparecerá la barriga prominente como consecuencia del acortamiento de la musculatura de la región de los riñones y de la consiguiente acentuación de la curvatura de las vértebras lumbares.

Sólo si una persona insiste e insiste en practicar este ejercicio, podrá mantener los abdominales lisos, pero esto no será posible, ya que en un plazo de tiempo breve comenzará a buscarse excusas para no continuar: el cuerpo estará protestando de forma no consciente porque la presión sobre las vértebras lumbares será excesiva. Pero es más: el tono que gane en los abdominales se conseguirá a costa de acortar en primer lugar la musculatura de la región de los riñones y, a partir de ahí, de diversas partes del cuerpo incluidos los hombros y la nuca. Son abdominales contraproducentes.

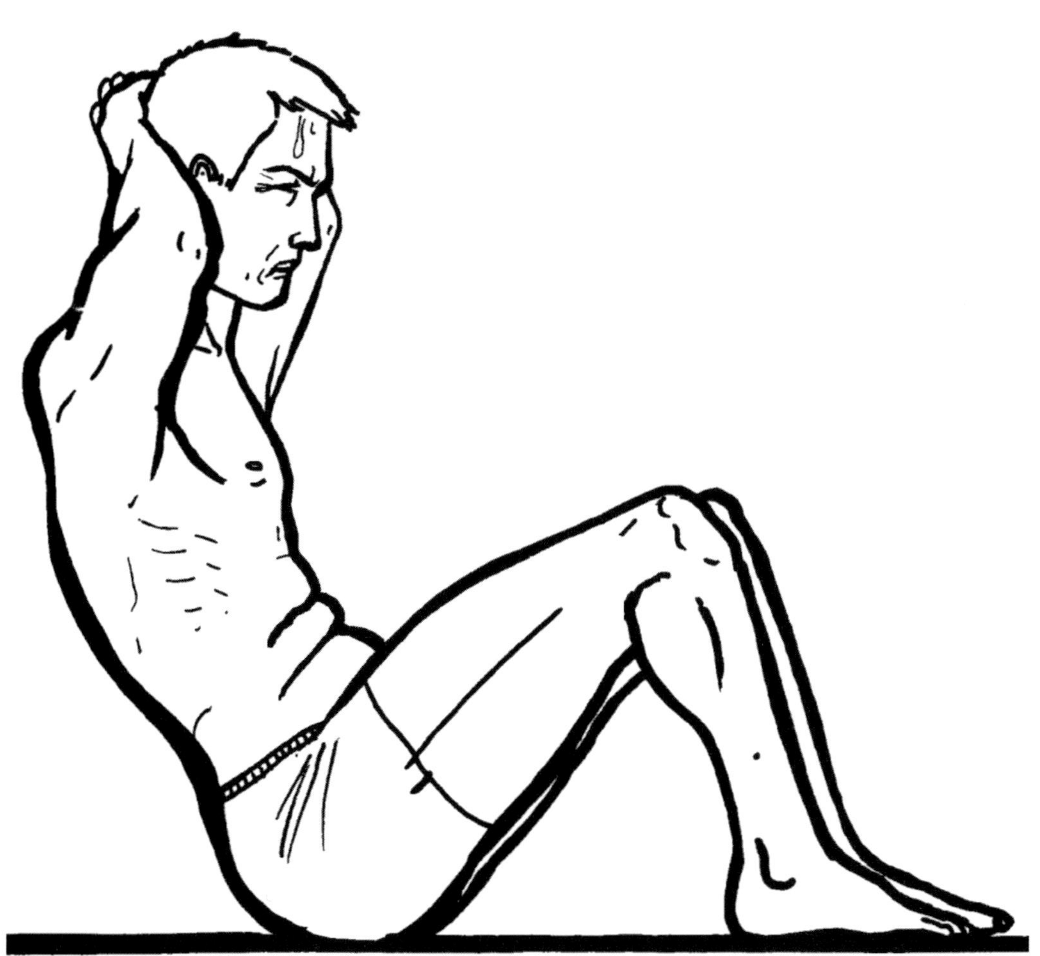

11.10. La barriga lisa o, en contraste, prominente, depende del estado de la musculatura de la espalda

Veamos en estas dos ilustraciones una forma sencilla y rápida de comprobar que la barriga depende de lo que ocurre en la musculatura de la espalda.

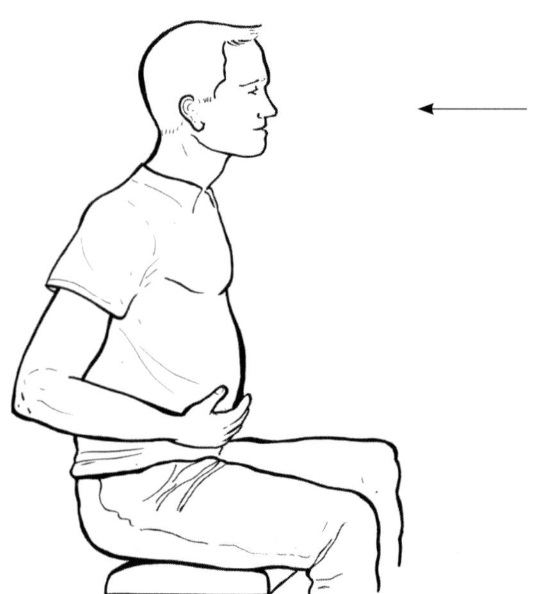

Primer paso: cualquier persona con la espalda un poco encorvada o que se dé cuenta de que proyecta su cuello y cabeza hacia delante puede comprobar de dónde procede la barriga fláccida o prominente. Es la barriga lo que ve: no ve su espalda ni su nuca, pero sí su vientre. Bastará con que se siente en una postura no forzada sino en aquella que sea habitual. Notará su barriga y puede poner su mano en ella para sentirla mejor: ahí está esa carne fláccida que le molesta por cuestiones estéticas... cuando en realidad revela problemas de la estructura.

Segundo paso: una vez haya comprobado que, efectivamente, su barriga está fláccida y se nota claramente, debe intentar enderezar la espalda y la nuca tanto como le sea posible y haciendo toda la fuerza que pueda para poner la espalda recta desde las lumbares. También la nuca. Hecho esto, notará de forma inmediata que su barriga ha desaparecido totalmente o casi.

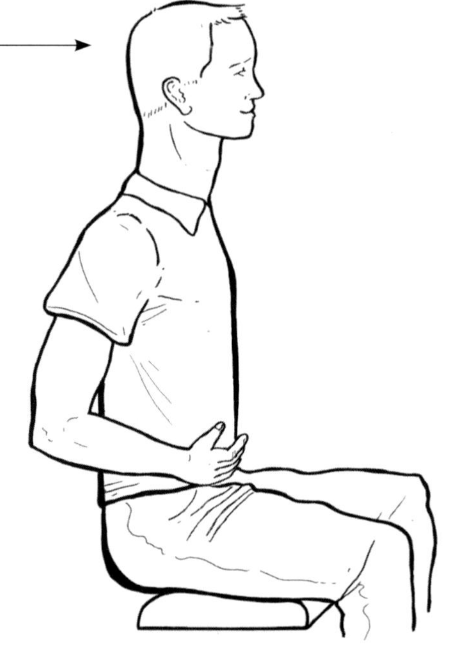

Apenas podrá mantener esta postura forzada durante unos pocos minutos como mucho (porque los músculos acortados estarán enviando señales nerviosas al cerebro que indican el dolor de permanecer en esa posición tan poco habitual), pero habrá servido para comprobar que la prominencia de la barriga procede de los acortamientos de la cadena muscular posterior. Para que esa desaparición de la barriga sea permanente, deberemos estirar toda la musculatura posterior.

11.11. Buenos abdominales: desaparecerá la barriga prominente y fláccida si eliminamos las causas que la producen

¿Cuáles son esas causas? Aparte del plegamiento del conjunto del cuerpo debido a la retracción de las distintas cadenas musculares, la causa más directa de la flaccidez del vientre es el acortamiento de la musculatura de la región lumbar. Así pues, para devolver el tono justo al músculo del abdomen (el recto anterior del abdomen), **será necesario estirar los músculos de la región de los riñones,** y también de la que se halla más próxima y provoca su acortamiento.

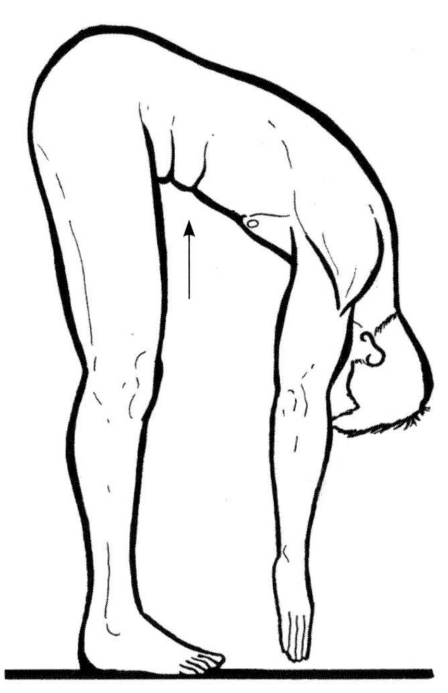

Primero nos colocamos de pie con las piernas separadas más o menos según la anchura de nuestra pelvis. Apoyamos bien los pies sobre el suelo, fijándonos en que los bordes externos de los pies estén sólidamente asentados desde el talón hasta el dedo pequeño, y sin dejar que se hunda el arco plantar. Flexionamos un poco las rodillas. Después comenzamos a inclinarnos hacia delante doblándonos desde la articulación de la cadera y dejando colgar los brazos y la cabeza en dirección al suelo. **Entonces y sólo entonces, metemos la barriga con toda la fuerza que podamos durante cada espiración.** Es necesario no bloquear la respiración sino espirar, y también es necesario que evitemos que las rodillas giren hacia dentro o hacia fuera: hemos de mantener las piernas rectas.

El objetivo de ese meter la barriga hacia dentro en cada espiración es empujar las vértebras lumbares hacia atrás, eliminando de esa forma el exceso de curvatura lumbar: ¡esto son unos buenos abdominales! Notaremos que tiemblan las piernas cuando metemos la barriga: es un excelente indicio de que se están estirando. Liberan así la pelvis y de rebote las vértebras lumbares.

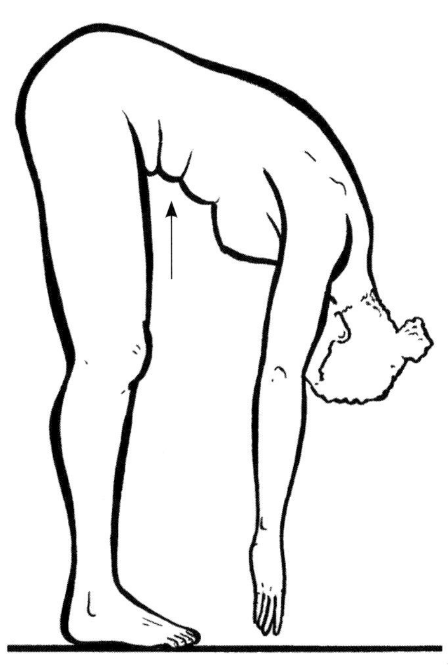

11.12. Otras formas de hacer abdominales no contraproducentes: actuando desde las causas que originan el vientre fláccido

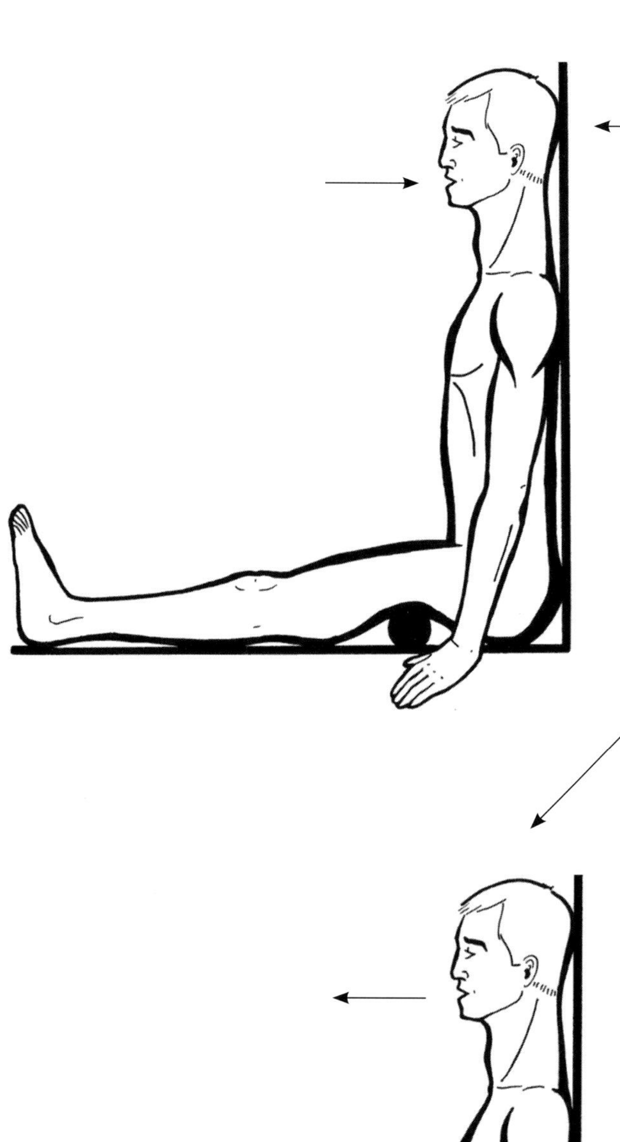

De nuevo actuamos desde la causa de la falta de tono del vientre en lugar de limitarnos a suprimir los síntomas, porque si solamente hacemos desaparecer el síntoma, reaparece rápidamente la flaccidez. Nos sentamos con la espalda bien apoyada en la pared y lo más recta posible. Colocamos una pelota de caucho o de tenis bajo el muslo (en los isquiotibiales), y desbloqueamos la respiración dejando que el aire entre sin forzarnos.

Durante la espiración, dejamos que el aire salga suavemente (¡en ningún caso hay que bloquear la respiración!) y simultáneamente a esa exhalación empujamos lo más posible la barriga hacia la espalda. No se trata en absoluto de esconder la barriga, sino de recolocar las vértebras lumbares, cuyo exceso de curvatura (o cuya ausencia total y compresión) es la causa de la prominencia de la barriga.

Se trata, pues, de abdominales hipopresivos: lo que hacemos no es aumentar la tensión de la espalda y, por tanto, actuar de forma contraproducente, sino empujar las vértebras lumbares hacia atrás utilizando la propia barriga. En realidad, estamos corrigiendo la espalda y, como consecuencia, el músculo del abdomen.

11.13. Más formas de liberar la musculatura de la zona lumbar a fin de que su plegamiento no contribuya a la aparición de los pliegues de la barriga

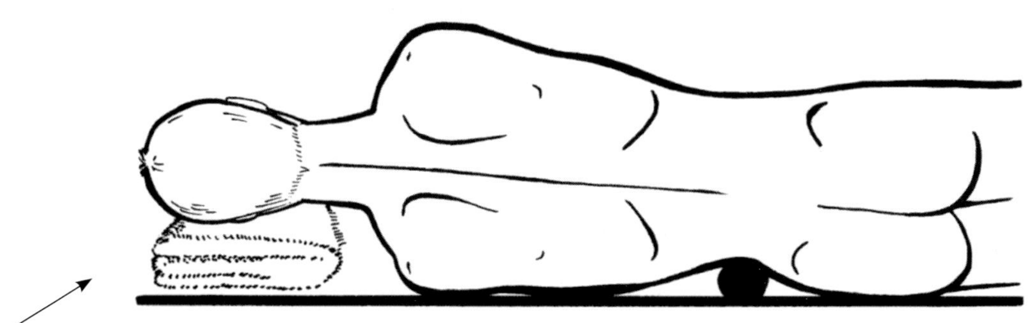

Nos tumbamos de lado apoyando la cabeza de tal manera que toda la columna vertebral forme una línea recta. Habremos colocado una pelota de caucho de tamaño mediano bajo el costado del vientre que toca el suelo para que actúe sobre los músculos oblicuos. Nos concentramos en la respiración dejando que el aire entre y salga suavemente, sin forzar. A cada espiración dejamos que todo el peso del costado del cuerpo se apoye sobre la pelota, permitiendo que ésta se «incruste» en la musculatura y al mismo tiempo metemos el vientre.

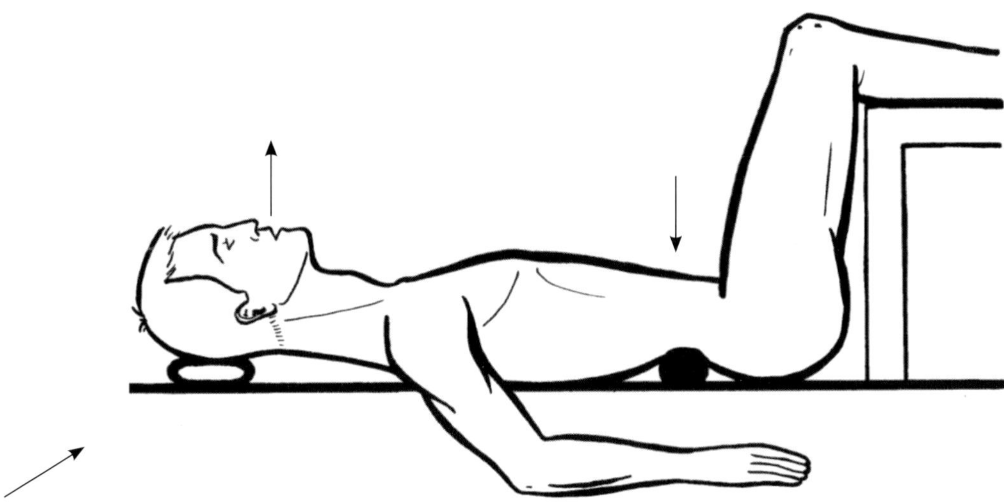

Más trabajo con objeto de relajar y estirar los músculos de la región lumbar. Nos tumbamos en decúbito supino y colocamos las piernas sobre un taburete. Habremos colocado una pelota de caucho o de gomaespuma (pero grande) más arriba de las crestas ilíacas, esto es, bajo los músculos de la zona de los riñones. A cada espiración dejaremos caer todo el peso de esa parte del cuerpo sobre la pelota. Estaremos aflojando de esta forma el cuadrado lumbar y los fuertes músculos que salen de la masa común del sacro.

12

Los pies: la necesidad física pero también psicológica de apoyar sólidamente los pies en tierra, de sentir un firme arraigo, de mantener el contacto con la realidad

Para dejar volar la fantasía o para perderse en mundos imaginados, es necesario primero estar bien arraigado en el suelo.

Caminar, correr, saltar o bailar, por ejemplo, son acciones de intercambio con el suelo para cargar o descargar energía. Apoyarnos sólidamente sobre los pies nos proporciona una base estable y firme a partir de la cual aumentar la movilidad flexible de la parte alta del cuerpo. Sin esa base, la parte alta se ve obligada a ponerse rígida. Y para sentirnos firmemente arraigados al suelo, que nos aporta el apoyo, resulta necesario sentir bien los pies, tener claras y distintas sensaciones de la musculatura de los pies, notar bien el talón, el lado externo del pie completo y todos los dedos.

12.1. Los pies no encogidos y con los dedos extendidos y no en garra o martillo: el sólido contacto con la realidad y el apoyo sobre esa realidad firme

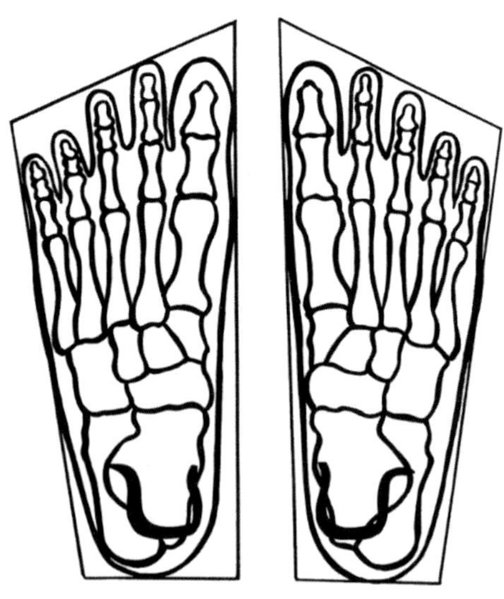

La primera condición para estar sólidamente afirmados sobre el suelo radica en sentir bien los pies, notar claramente su contacto con la superficie que nos sirve de sustento.

Françoise Mézières afirma con razón: «Un cuerpo está en equilibrio cuando su peso recae bien distribuido sobre el polígono de sustentación».

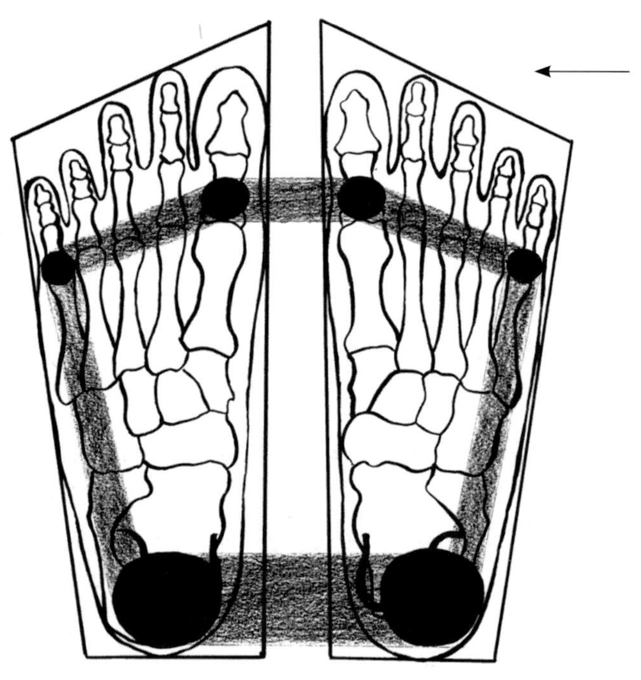

He aquí el polígono de sustentación **del cuerpo entero.** Sobre él recae todo el peso, aunque también, a partir de esta superficie en contacto con el calzado y el suelo, conseguimos o nos proveemos de la energía que nos aporta el hecho de apoyarnos sobre una sólida base como es la superficie que pisamos.

La diferencia entre estar bien o mal apoyados puede observarse por cualquiera (hombres o mujeres, tanto da) en cuanto llevamos un calzado con el que no nos sentimos cómodos o, en el caso de las mujeres, en cuanto usan tacones: cambian completamente sus sensaciones.

12.2. Músculos de la pierna que actúan directamente sobre el pie

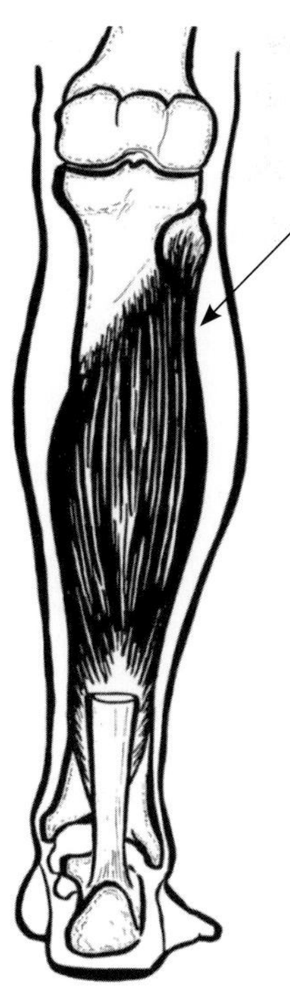

El fortísimo músculo sóleo, que, junto con los gemelos, termina mediante el tendón de Aquiles insertándose en el hueso calcáneo (en el talón).

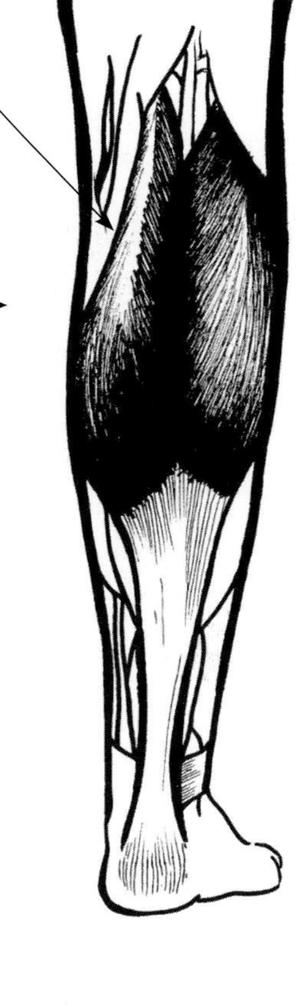

Si los músculos de la pierna no se acortan, los pies están bien. Tal como veremos, los pies sufren las consecuencias de lo que ocurre en la musculatura de la pierna. Parte fundamental de la musculatura del pie procede de la pierna, por tanto, lo que le ocurre a la pierna repercute directamente sobre el pie. Y, a la inversa, lo que le ocurre al pie repercute sobre la pierna.

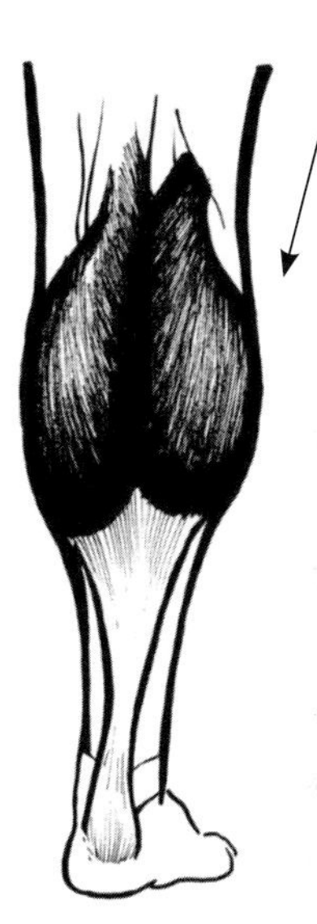

Este abultamiento de los gemelos y del sóleo (que revela su acortamiento) indica con claridad los problemas de la pierna, y si observamos bien, a esto le acompañarán siempre –sin excepción– problemas en la región lumbar, puesto que la cadena muscular modifica la estática de la pelvis y, con ella, la de la región de los riñones.

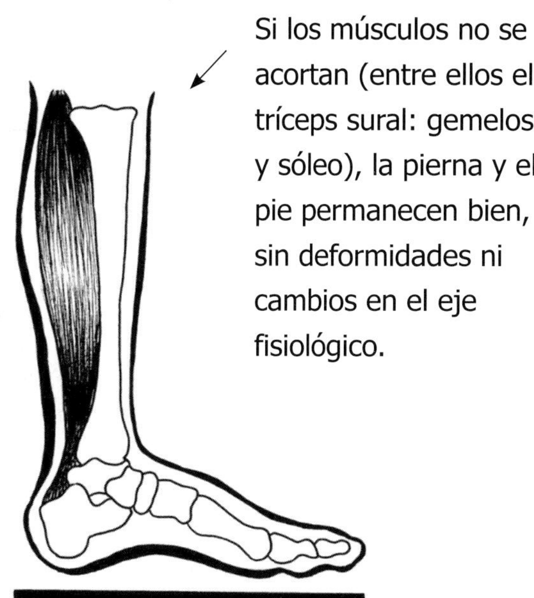

Si los músculos no se acortan (entre ellos el tríceps sural: gemelos y sóleo), la pierna y el pie permanecen bien, sin deformidades ni cambios en el eje fisiológico.

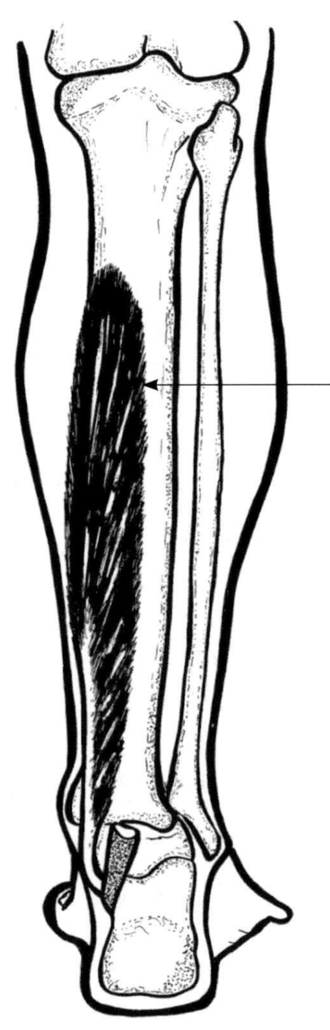

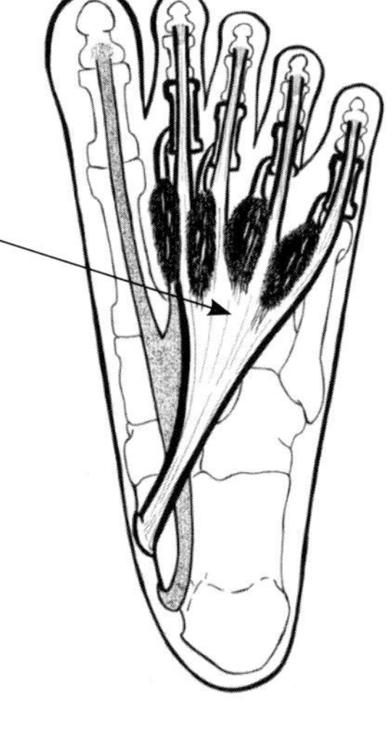

En la planta del pie vemos el músculo **flexor largo común de los dedos, que procede de arriba**. Su acortamiento contribuye directamente a poner los pies en garra o martillo: los flexiona permanentemente.

Inserciones: el flexor largo común de los dedos **procede de la cara posterior de la tibia**. Mediante un tendón llega hasta la planta del pie y allí hasta la tercera falange de los dedos 2, 3, 4 y 5.

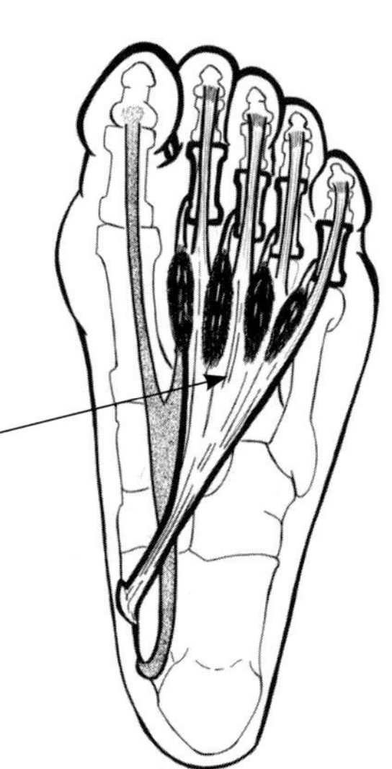

El flexor largo común de los dedos en su trayecto por la planta del pie, pero acortado. Si el **flexor largo común de los dedos** se contrae crónicamente, es decir, se acorta, ocurre esto: tendencia a amontonarse de los dedos 2, 3, 4, 5.

Como hemos visto, el músculo flexor largo común de los dedos procede de la parte baja de la pierna. Así, según sea la tensión crónica de la pierna, también llegará esa tensión a la planta del pie y hasta el extremo de los dedos. **Los propios músculos nos indican que el estado de los pies depende del estado de la musculatura de la pierna y que a su vez la pierna depende del estado de los pies. Para solucionar un problema, hemos de afrontar también el otro: globalidad.**

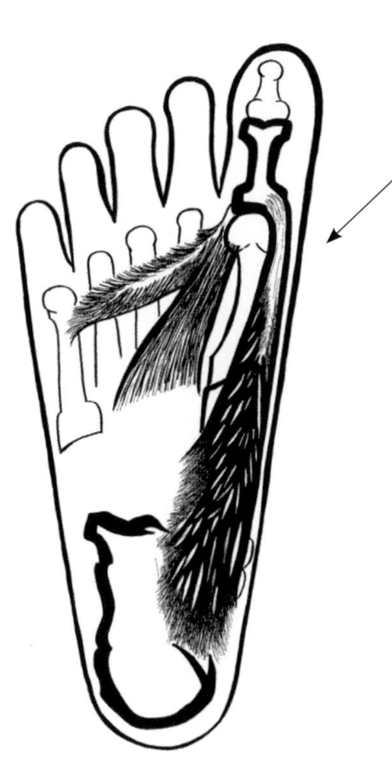

Aductor del dedo gordo sin acortar. Viene de la tuberosidad interna de la cara inferior del hueso del talón (el calcáneo), y va a la parte externa de la primera falange.

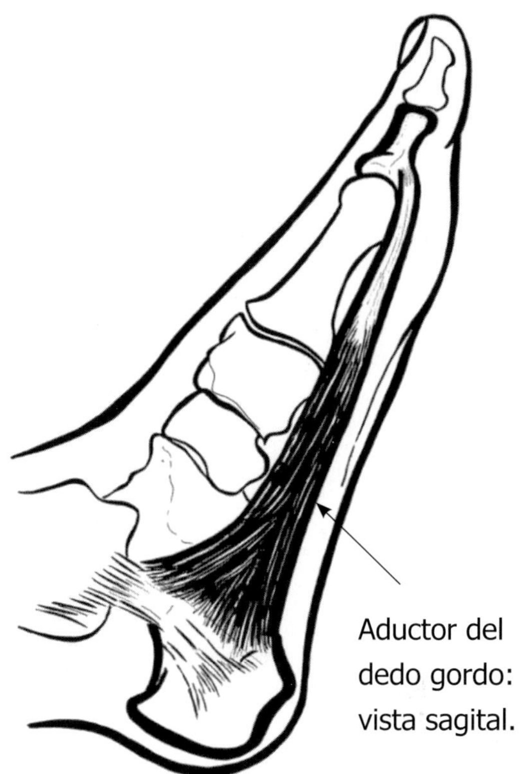

Aductor del dedo gordo: vista sagital.

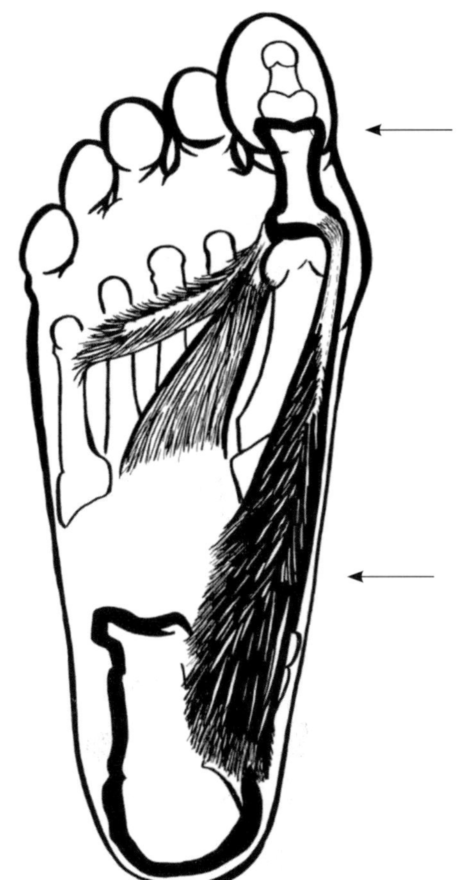

El dedo gordo se va hacia la línea media del pie (es decir, este músculo **aductor** se excede en su función al convertirla en crónica).

Aductor del dedo gordo acortado. **Puesto que su función es la aducción, si este músculo se acorta, hará que el dedo gordo gire hacia dentro contribuyendo así notablemente a la tendencia al juanete (hallux valgus).**

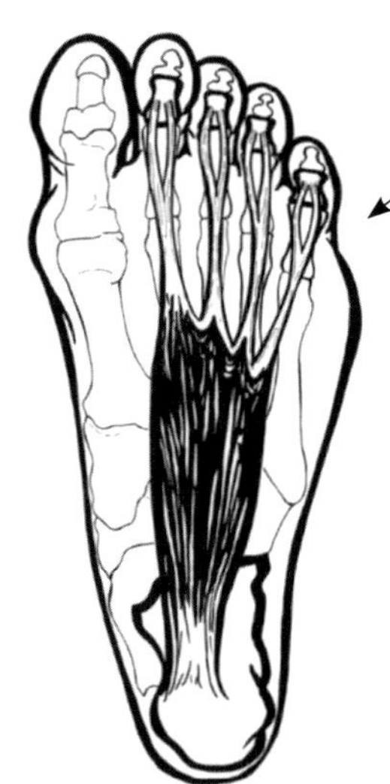

El flexor corto plantar, pero acortado. Al acortarse, mantiene los dedos en estado de flexión crónica, es decir, en forma de garra o martillo.

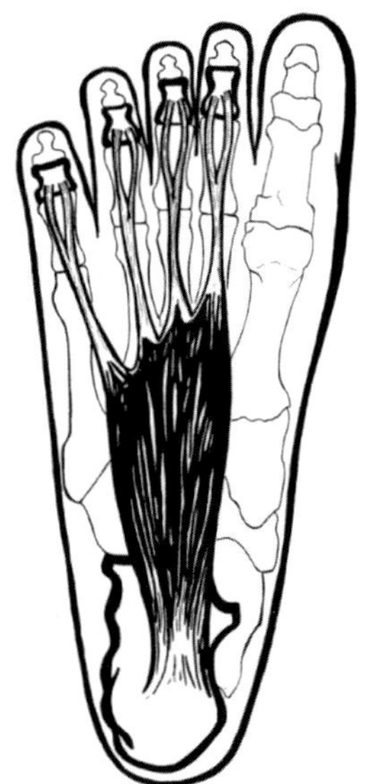

Flexor corto plantar, sin estar acortado. Nace en el hueso calcáneo y se extiende convirtiéndose en tendones hasta la segunda falange de todos los dedos excepto la del gordo.

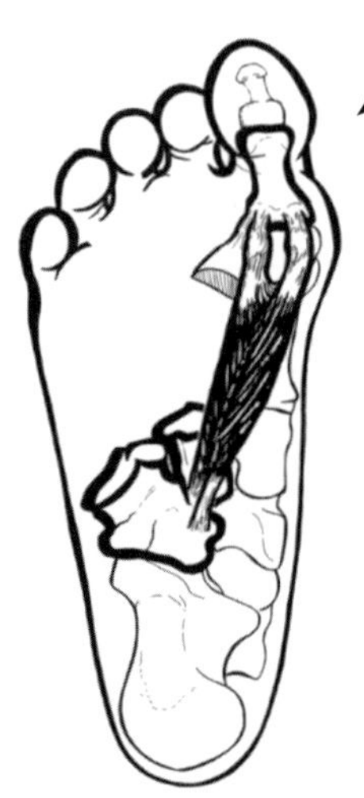

Flexor corto del dedo gordo acortado. Al acortarse, coloca el dedo gordo en flexión crónica y hacia dentro, es decir, en garra. Contribuye, pues, de forma directa a la tendencia al juanete.

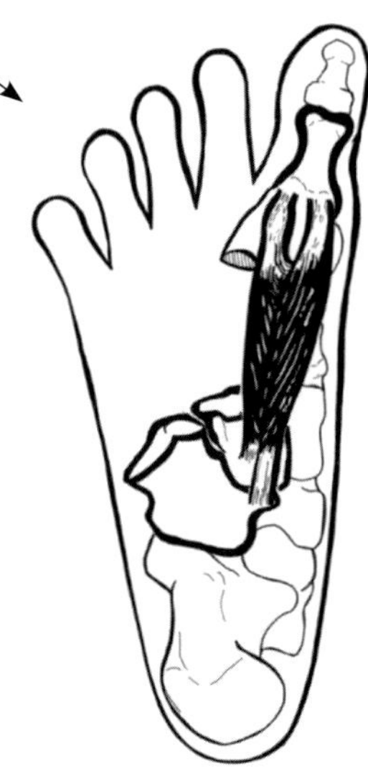

Flexor corto del dedo gordo, sin acortar. Viene desde los huesos escafoides y el tercer cuneiforme y llega hasta la primera falange.

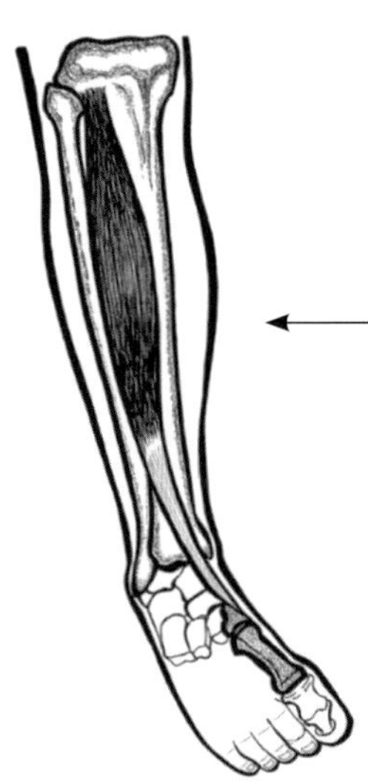

Músculo tibial anterior. Viene de la cara interna de la tibia y llega hasta el primer cuneiforme y el primer metatarsiano.

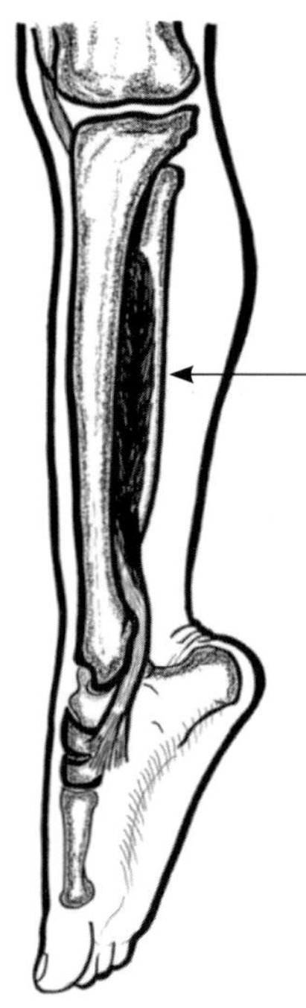

El tibial posterior. Nace en la cara posterior de la tibia y en la cara posterior del peroné. Termina en el borde interno del escafoides y de los demás huesos del tarso (excepto del astrágalo).

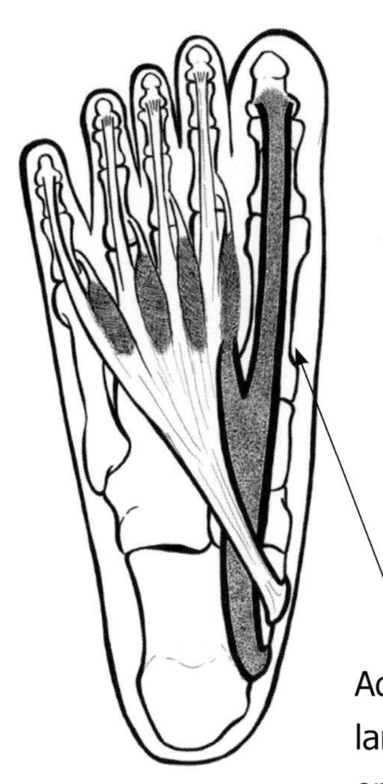

Aquí vemos el flexor largo del dedo gordo en su recorrido por la planta del pie hasta llegar al dedo gordo.

Más músculos que mueven el pie desde la pierna.

Flexor largo del dedo gordo. Nace en la cara posterior del peroné y recorre toda la planta del pie hasta llegar al dedo gordo.

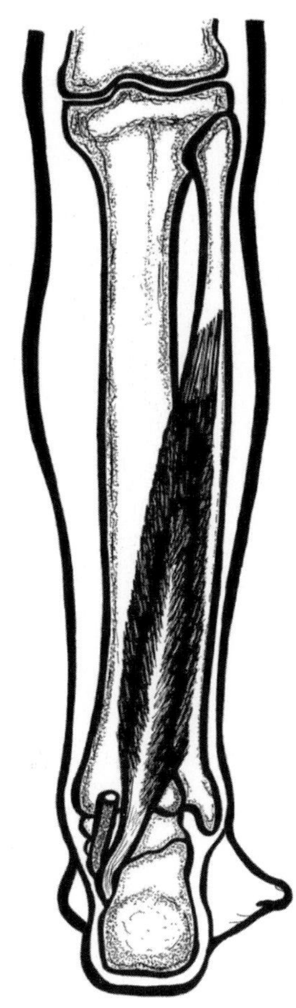

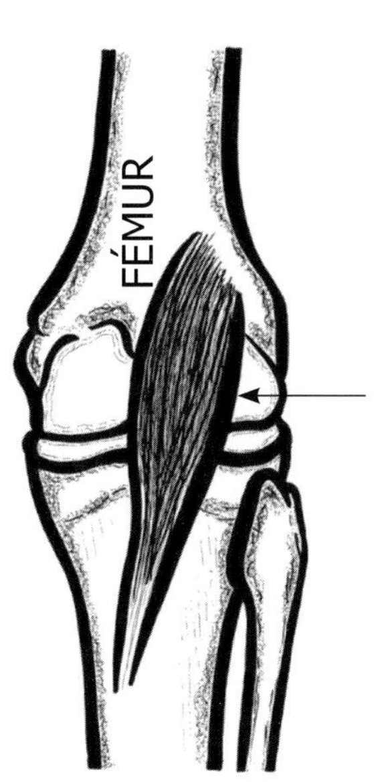

El plantar, que llega hasta el pie saliendo del fémur.

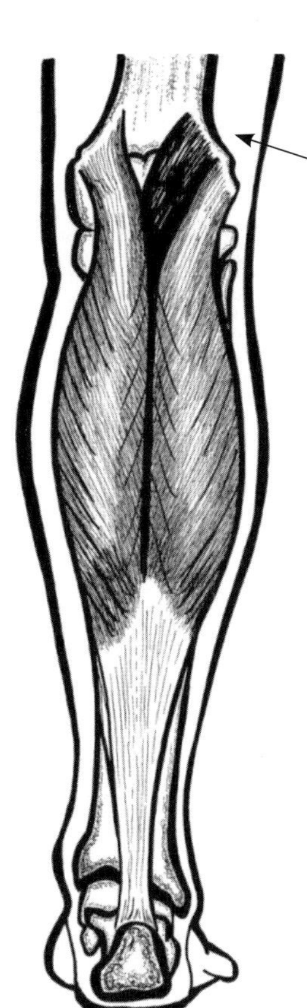

Músculos que mueven el pie desde la pierna: vemos aquí **el plantar** (entre los gemelos), que arranca desde muy arriba: desde el fémur.

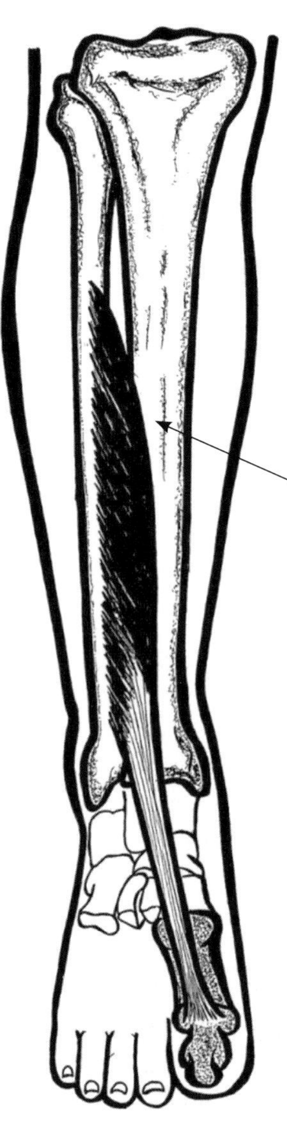

Músculos que mueven el pie desde la pierna: **el extensor largo de los dedos.**

Se inserta en la cara interna del peroné y se convierte en un tendón que va a los dedos 2, 3, 4 y 5.

El extensor corto del dedo gordo. Viene también del peroné y llega hasta el dedo gordo.

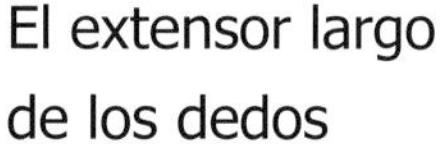

El extensor largo de los dedos

El extensor corto del dedo gordo

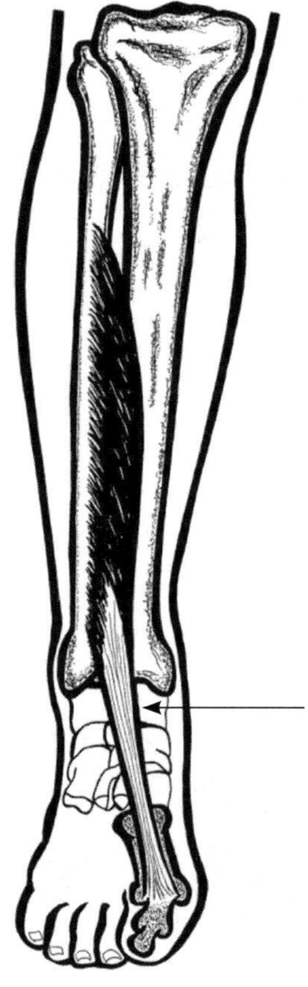

El extensor corto del dedo gordo también procede de la pierna. Vemos su acción cuando se acorta.

Los problemas de los pies sólo se resuelven duraderamente si actuamos sobre el conjunto de la pierna

¿Cómo es posible pretender todavía, tal como hacen la fisioterapia clásica y la podología, solucionar los problemas de los pies atendiendo en exclusiva al síntoma que allí aparece, cuando la propia anatomía nos revela que parte de los músculos del pie proceden de la pierna?

La solución no puede ser fragmentaria, actuando solamente en el propio pie, sino resolviendo los acortamientos del conjunto de la pierna, que son los que acaban deformando el propio pie y creando todo tipo de callosidades y problemas a causa del mal apoyo.

12.3. Contra los tópicos: cualquier elevación de tacón, por leve que sea, es nefasta para la estructura del conjunto del cuerpo

Frente al tópico médico que afirma que «un poco de tacón no es malo», preguntamos: ¿cuánto es «un poco» de tacón? Incluso el manual médico universitario de Anatomía y Fisiología de Catherine Parker Anthony y Gary A. Thibodeau habla del muy dañino desplazamiento de los puntos de gravedad del pie.

Es interesante observar que la respuesta imprecisa y doblemente vaga que dan los traumatólogos y fisioterapeutas afirmando que «un poco de tacón no hace daño» jamás será dirigida a un varón. Esa afirmación está reservada a las mujeres con el objetivo de no perder tiempo explicándoles que el tacón sí hace daño: modifica la estática del tobillo, la rodilla, la cadera, las vértebras lumbares y así hasta la nuca. Pero es más, la respuesta sobre la inocuidad de los tacones altos revela hasta qué punto está integrado el estereotipo de femineidad: según ese cliché, la mujer debe ser frágil, inestable (¡cuánta inestabilidad física crean los tacones!) y casi anoréxica.

Según Parker y Thibodeau, a causa de los tacones, el punto de apoyo del pie sobre el suelo queda reducido al mínimo, y toda la pierna hasta la pelvis cambia su estructura. Como ahora aclararemos, las repercusiones llegan hasta la nuca.

¿Qué clase de apoyo absurdo en el suelo es éste que proporcionan los zapatos con tacón? Prácticamente todo el peso del cuerpo se desplaza a la parte delantera del pie, y, casi en exclusiva, a las falanges. **En suma: la superficie de apoyo pasa a ser mínima.**

Todas las articulaciones de la pierna se ven comprometidas: tobillos, rodillas, caderas; la pelvis se vuelca hacia delante (anteversión) y, en consecuencia, necesariamente se acentúa la curvatura de las vértebras lumbares. Los problemas se desplazan a lo largo de toda la espalda hasta llegar a las vértebras cervicales. De ahí que tantas mujeres, al quitarse los tacones, no sólo sientan alivio en los pies, sino que se lleven las manos a la nuca para reducir la tensión.

12.4. El tacón y sus consecuencias visibles: una prueba más de que vivimos bajo la tiranía de la apariencia y no del goce

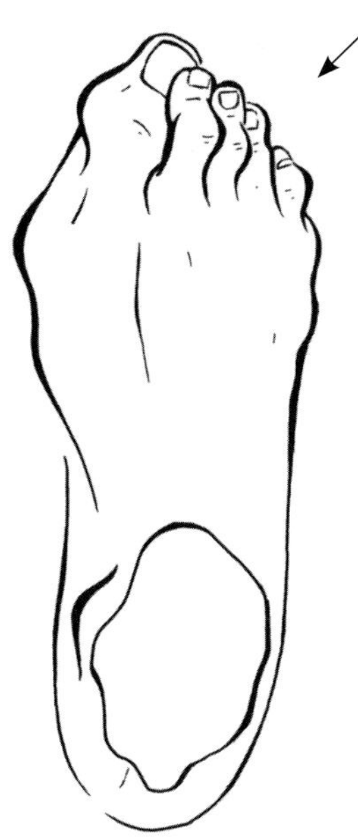

Aparte de que el tacón reduce al mínimo la posibilidad de apoyo del pie en el suelo, la forma delantera de los zapatos femeninos con tacones suele ser puntiaguda: en caso contrario no se los considera elegantes. Esto obliga a los dedos a apretujarse e incluso montarse unos encima de otros para poder encajar en un espacio reducido e insuficiente para que los dedos puedan caber con comodidad. **En este caso, la moda es un perfecto ejemplo masoquista que revela la falsedad de las afirmaciones sobre nuestra vida entregada al placer y la comodidad. Como ya hemos dicho en páginas anteriores, no es cierto que nuestra sociedad esté dirigida a la consecución del placer. Sólo busca la apariencia. Vivimos bajo la tiranía de la apariencia pero no del goce.** No es el calzado el elemento que se adapta a la forma del cuerpo humano para facilitar la existencia, sino que se obliga a una parte del cuerpo a adaptarse al objeto que debería servir para que nos moviéramos con mayor comodidad y conservando la salud de las articulaciones. ¿Las consecuencias?: el calzado acaba ahormando el pie, tal como vemos en el dibujo de la izquierda.

En ese proceso de adaptación del pie al calzado, los músculos sufren lo indecible y los huesos adoptan formas absolutamente antifisiológicas que, tal como hemos dicho, afectan al tobillo, las rodillas y la cadera. No es extraño, pues, que al cabo de años o décadas aparezca la artrosis en esas articulaciones, y que las mujeres que acuden al médico se nieguen a caminar, tal como el facultativo les prescribe: duele demasiado, ya apenas pueden caminar aunque quieran.

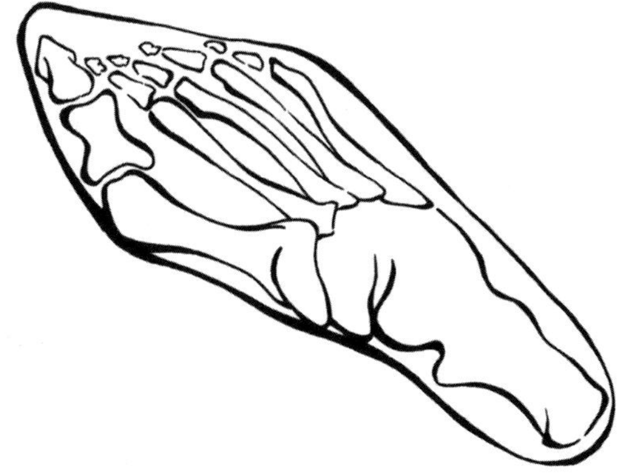

12.4.1. Los zapatos de tacón alto y la tendencia a «engordar» de algunas mujeres

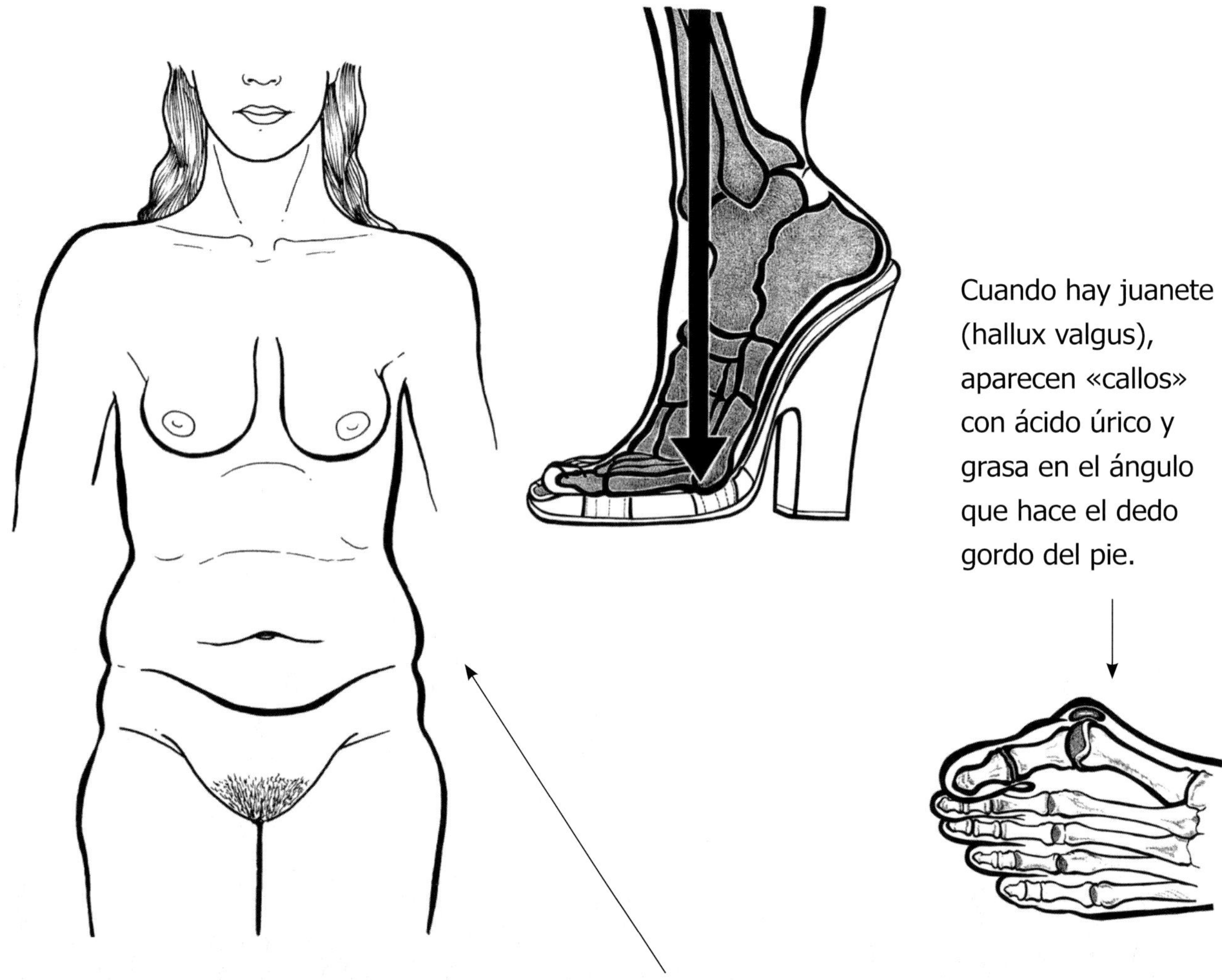

Cuando hay juanete (hallux valgus), aparecen «callos» con ácido úrico y grasa en el ángulo que hace el dedo gordo del pie.

Con zapatos de tacón (aunque no sean tan altos, ni mucho menos, como el de esta página), las mujeres han de llevar una severísima dieta o engordan sin apenas comer. Con frecuencia pueden estar delgadas y no obstante tener pliegues en los costados del vientre y en la barriga. ¿Por qué ocurre esto? Porque, como hemos dicho, el calzado con tacón cambia la estática de la pierna y de la pelvis: la pelvis se vuelca **necesariamente** hacia delante acentuando de esa forma la curvatura lumbar. Para evitar que eso se convierta en una barriga prominente, intentan mantener la espalda recta, pero la lordosis lumbar sigue acentuada y su efecto es el de tirar de toda la musculatura de la espalda **acercando las costillas bajas a los huesos de la cintura, o dicho de otro modo: reduciendo el espacio que debe existir entre las costillas bajas y las crestas ilíacas (los huesos que marcan la parte alta de la cintura).** Reducir esa distancia equivale a plegar el cuerpo como un fuelle: el plegamiento se hace visible en la acumulación de carne y/o grasa de los costados. **Aunque la mujer esté delgada se ha acortado.**

12.5. La fuerza de la gravedad y la recuperación de la curvatura de la planta del pie según Françoise Mézières

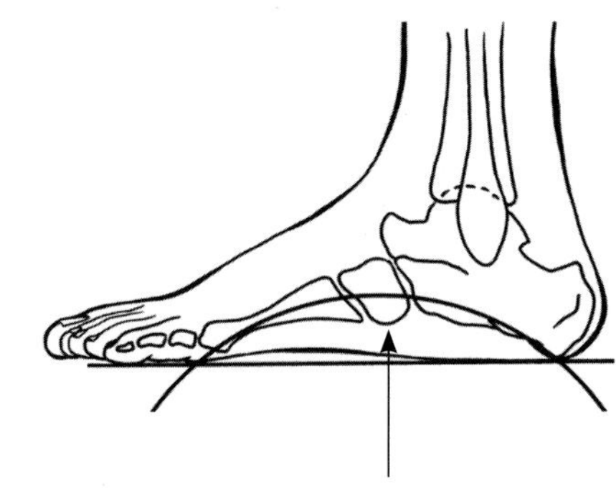

Curva de un pie sano: el arco plantar se conserva, no se hunde.

Unos pies sanos han de tener una curva en su lado interno. Ni son planos ni tampoco la curva es excesiva. Mézières rebatió la tesis según la cual la fuerza de la gravedad es la causante de los pies planos. Todo lo contrario: **la gravedad actúa a favor de la recuperación de la correcta curvatura del pie (ni inexistente ni excesiva)** a condición de que estiremos determinados grupos de músculos que han provocado el vuelco de la bóveda plantar hacia dentro y su desaparición o casi desaparición. Es fácil comprobar por uno mismo que si apoyamos bien el lado externo del pie, reaparece un cierto grado de curvatura en el lado interno, y el pie deja, al menos por un momento, de estar plano. Pensemos en el resultado de un trabajo continuado que elimine la rotación interna de rodillas y, por tanto, la del pie.

Grupos de músculos potentísimos, como los aductores, provocan el giro de las rodillas hacia dentro (rotación interna)

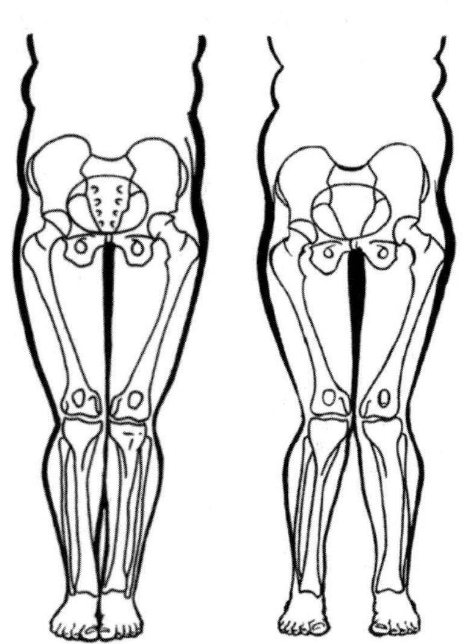

A la derecha: dibujo con los aductores acortados y, por tanto, girando las rodillas hacia dentro y hundiendo el arco del pie.

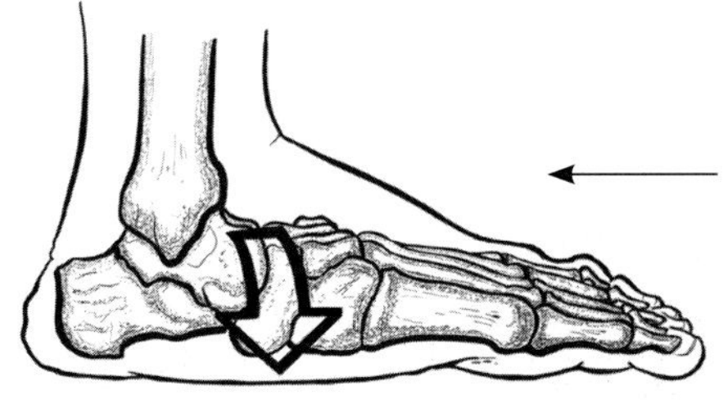

Entre los músculos que contribuyen directamente a la rotación interna de las rodillas y al consiguiente hundimiento del arco plantar (tal como vemos en el dibujo de la izquierda), están los aductores, en la cara interna del muslo. Habrá que estirarlos para ir eliminando el giro de las rodillas y de los pies.

12.6. Relajación y estiramiento de la musculatura de los pies: veamos algunas de las muchas posibilidades

Colocamos los pies del paciente con los dedos flexionados. Luego abrimos los dedos del pie poniendo entre ellos los dedos de nuestra mano. A partir de ahí, vamos masajeando, cada vez con mayor vigor y profundidad, la musculatura del espacio entre los huesos metatarsianos (lo vemos en el dibujo de abajo).

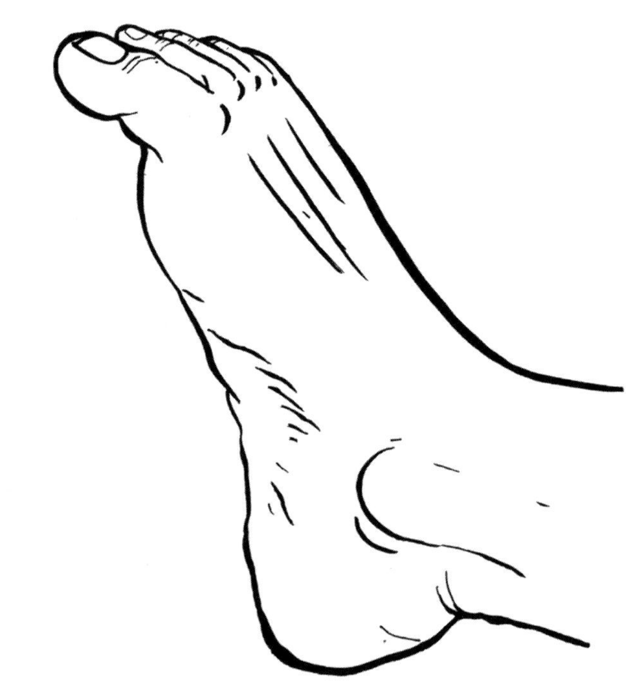

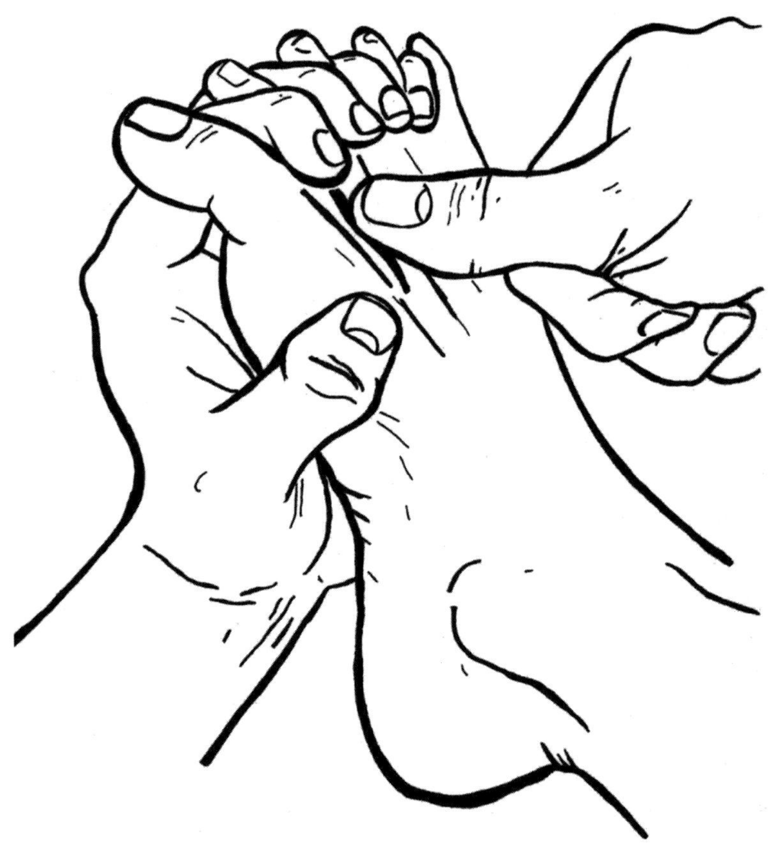

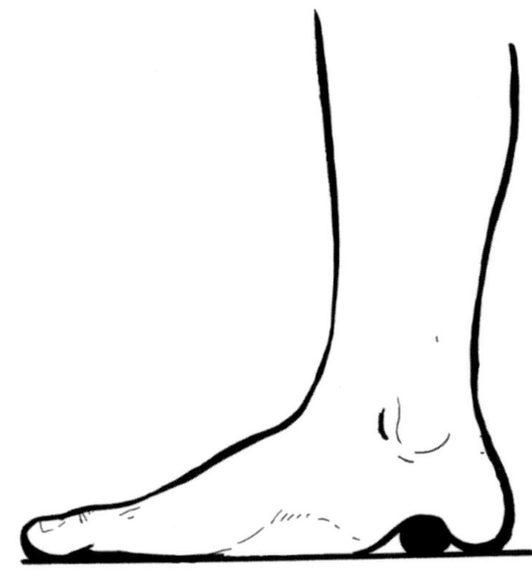

Ponemos la pelota en distintos puntos del talón: apoyamos toda la planta del pie y dejamos caer el peso del cuerpo sobre la pelota, dejando que ésta se hunda en los músculos.

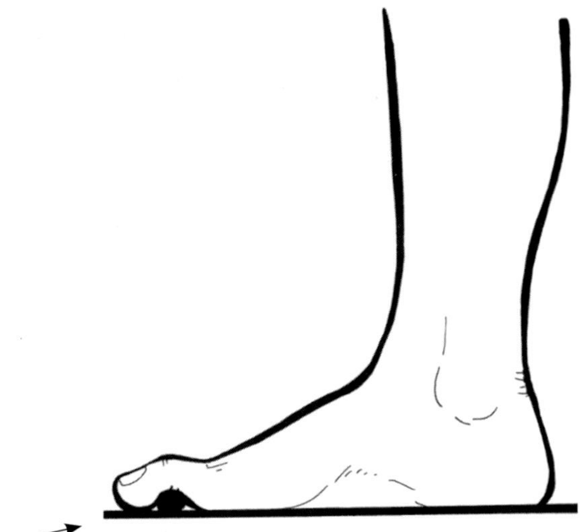

Usaremos en todos los casos distintas pelotas de caucho duro o palos de madera. Colocamos una pelota en la base del dedo gordo del pie y vamos apoyando toda la planta del pie sobre el suelo al mismo tiempo que dejamos que la pelota se incruste en la musculatura.

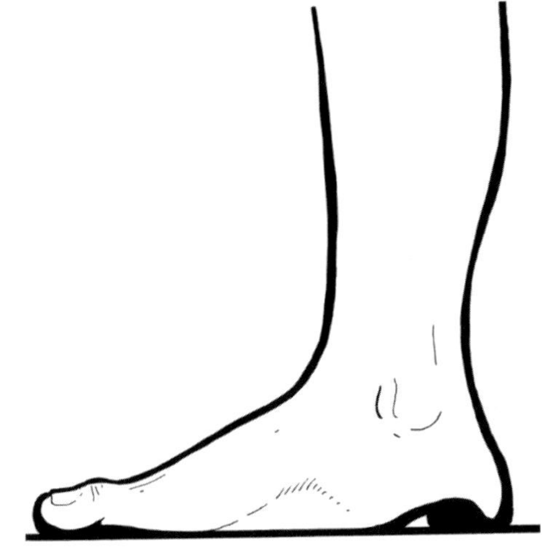

Esta vez colocamos la pelota más hacia la parte posterior del talón y dejamos caer el peso del cuerpo sobre ella. ¡Atención!: los autoestiramientos de los músculos de la planta del pie repercuten sobre toda la parte posterior de la pierna y sobre la musculatura lumbar que puede acortarse. Cuidado.

Un palito recto de madera servirá para este trabajo: lo colocamos bajo la planta del pie (del talón a los dedos) y vamos dejando caer el peso del cuerpo sobre él hasta sentir que los músculos se estiran.

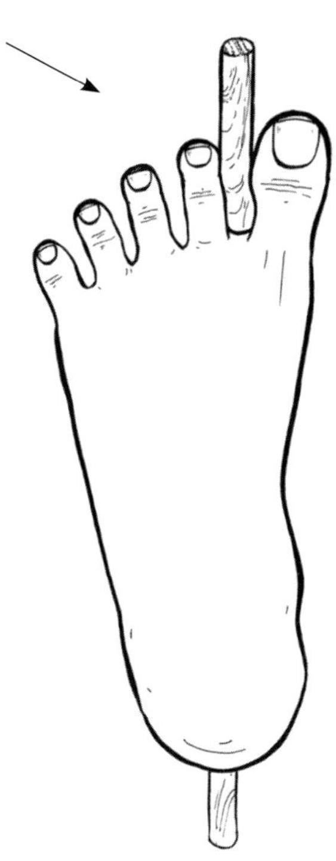

13

Manos y brazos, sobrevivir, vivir y expresar: nuestra capacidad de acción sobre el mundo

Fortísima conexión muscular de los brazos con la espalda y la nuca, y las consecuencias de este hecho anatómico

Las manos y los brazos no son sólo nuestras extremidades delanteras, no son sólo anatomía, sino que también son, en esencia, la necesidad y el placer de actuar sobre la realidad, poseen una densa carga simbólica, existe en ellas un fuerte componente emocional.

Con las manos y los brazos no sólo sujetamos, agarramos o soltamos los objetos y utensilios necesarios para nuestra vida cotidiana, sino que también aceptamos o acogemos a otras personas; las acercamos o alejamos; abrazamos con afecto y acariciamos con ternura, o en lugar de ello, golpeamos, rasgamos o rompemos. Con las manos damos y recibimos; compartimos o nos guardamos sólo para nosotros aquello que tenemos; transmitimos sensación de seguridad o rechazamos. Así pues, las manos y los brazos no pueden considerarse como meras herramientas para acciones mecánicas en la vida diaria. La musculatura de los brazos está cargada de actos de amor y odio no expresados, o, al contrario, aligerada por haberlos proyectado. En general, las manos y los brazos están tensos y acortados no sólo por el trabajo diario, sino también a causa de demasiadas emociones retenidas.

13.2. Desplazamos las tensiones de las manos y brazos al tronco y a la nuca

Puesto que los brazos y manos son imprescindibles para nuestra vida diaria, trasladamos inconscientemente sus tensiones al tronco y a la nuca. Por tanto, para eliminar esas tensiones de los brazos, es necesario trabajar también desde la nuca y la espalda y no quedarnos solamente en la extremidad. Esto se ve claramente en la corrección de los problemas de los hombros.

La mano es inconcebible sin el brazo, tal como afirman el fisiólogo articular Adalbert I. Kapandji en la obra que ya he citado y el neurólogo Franck R. Wilson en su libro *La mano. De cómo su uso configura el cerebro, el lenguaje y la cultura humana,* Tusquets Editores, Barcelona, 2002.

Si estos autores pueden afirmar que la mano es inseparable del brazo, lo hacen porque **procede de él una parte de la musculatura de la mano imprescindible para el movimiento (exactamente igual que hemos visto que ocurría con los pies):** ¿cómo, si no fuera mediante los músculos, iba a estar la mano unida tan esencialmente –en pura esencia– al brazo? Insistamos en una idea clave que forma parte del conocimiento médico

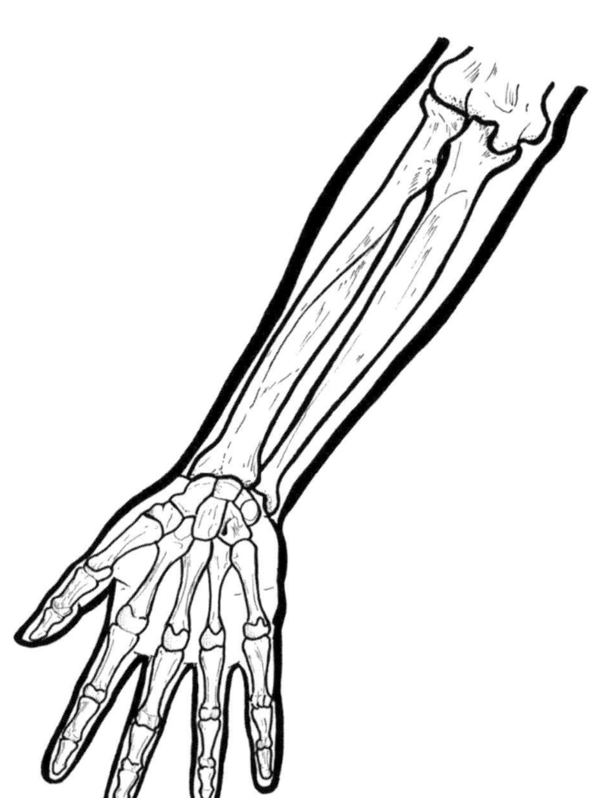

científico y que vale la pena recordar ahora en relación con las dolencias y deformidades que sufren los dedos de las manos: los huesos y articulaciones son elementos totalmente pasivos. Sólo se mueven, se desalinean, se rozan y comprimen a causa de las tracciones de los músculos y de sus acortamientos. **Excepto en la artritis reumatoide y en otras enfermedades degenerativas, el retorcimiento de los dedos y la desalineación de sus falanges son consecuencia de fuertes tensiones musculares crónicas** directamente relacionadas con el acortamiento de toda la musculatura de la mano y del brazo, pero también con la forma en que usamos nuestras manos: golpeando el teclado del ordenador con más o menos fuerza, manipulando los objetos con o sin brusquedad, usando los instrumentos corrientes con exceso de presión o no...

En el dibujo vemos dos de los principales músculos de la mano que proceden del brazo sin los que no podríamos mover en absoluto los dedos **y, por tanto, la mano perdería toda funcionalidad. Así pues, para mover los dedos es preciso poner en marcha musculatura que procede del antebrazo.**

Vemos que los músculos del antebrazo se prolongan mediante largos tendones que llegan hasta la última falange de los dedos: es precisamente por ese motivo por el que cuando trabajamos en cualquier actividad que exige mucha tensión en los dedos, acaba doliéndonos también el antebrazo. **¿Cómo resolverlo?: ¡estirando ambas partes al mismo tiempo mientras colocamos todos los dedos en el eje!** Se trata de estirar el antebrazo y los dedos de la mano **simultáneamente.**

En un próximo libro ilustraré con mayor concreción la forma de liberar nuestras manos y antebrazos de las tensiones crónicas que acumulan.

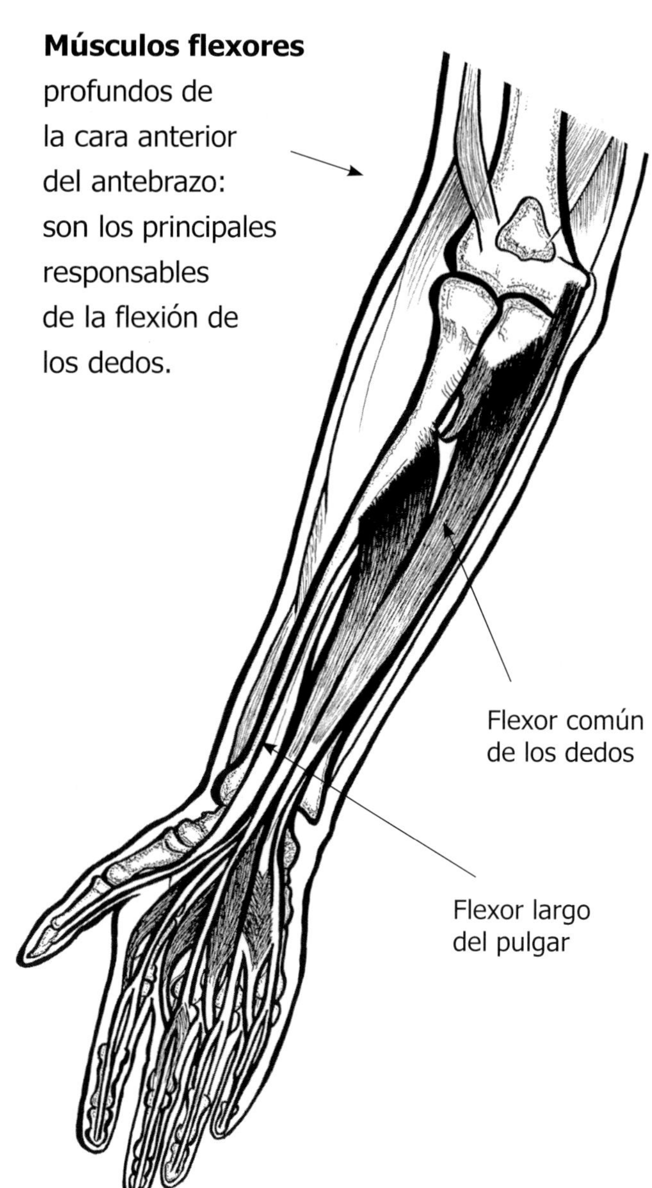

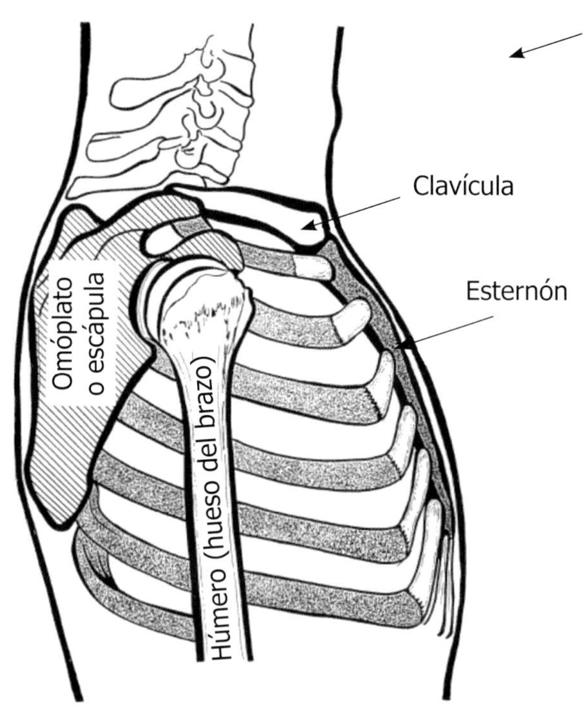

Visión lateral de la cintura escapular con los huesos que la componen: omóplatos y clavículas. He añadido delante el esternón (hueso central del tórax) porque sin él las clavículas quedarían sueltas y no tendrían dónde articularse, **lo que en la práctica significa que la cintura escapular se articula de hecho con la caja torácica:** la consecuencia es que las tensiones y acortamientos de los brazos y hombros actúan sobre el tórax, lo deforman modificando su forma atlética trapezoidal, que habrá que recobrar estirando también los brazos.

La manera de recuperar la buena forma de la caja torácica es trabajar no sólo sobre ella, sino eliminando la compresión que ejercen los acortamientos de brazos.

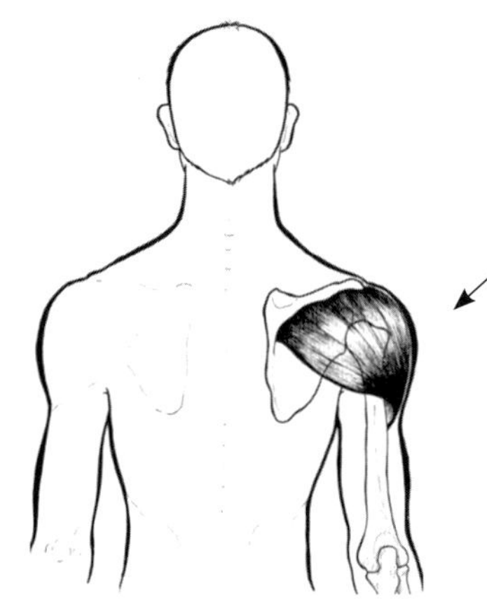

El deltoides forma una especie de cápsula que protege la articulación del hombro. **Ésta es la porción posterior del deltoides** y sus inserciones en el omóplato y en el hueso del brazo (el húmero). Arriba se inserta siguiendo la protuberancia ósea llamada «espina del omóplato». Abajo, en el húmero.

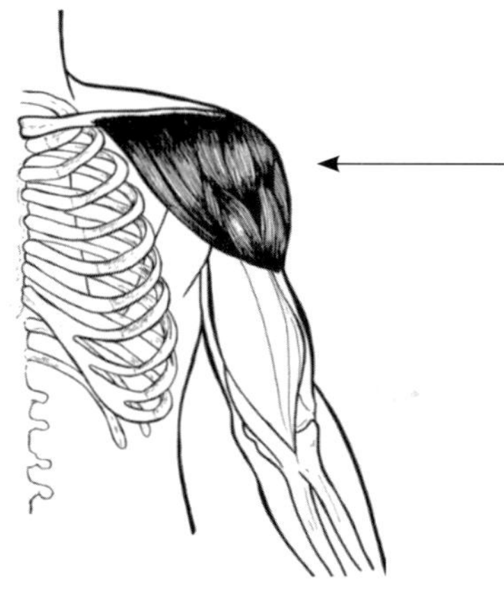

La porción anterior del deltoides se fija **en la clavícula y en el húmero,** y su parte central en la protuberancia del omóplato llamada «acromion», y también en el húmero. ¿Cuál es la consecuencia práctica de estos «enganches» del deltoides, músculo del hombro, en el brazo?: **los problemas del hombro no se resuelven actuando exclusivamente sobre él, sino relajando y estirando la musculatura del brazo,** ya que es del brazo de donde procede la musculatura que deteriora (o corrige) el hombro.

En el dibujo vemos dos de los principales músculos de la mano que proceden del brazo sin los que no podríamos mover en absoluto los dedos y, **por tanto, la mano perdería toda funcionalidad. Así pues, para mover los dedos es preciso poner en marcha musculatura que procede del antebrazo.**

Vemos que los músculos del antebrazo se prolongan mediante largos tendones que llegan hasta la última falange de los dedos: es precisamente por ese motivo por el que cuando trabajamos en cualquier actividad que exige mucha tensión en los dedos, acaba doliéndonos también el antebrazo. **¿Cómo resolverlo?: ¡estirando ambas partes al mismo tiempo mientras colocamos todos los dedos en el eje!** Se trata de estirar el antebrazo y los dedos de la mano **simultáneamente.**

En un próximo libro ilustraré con mayor concreción la forma de liberar nuestras manos y antebrazos de las tensiones crónicas que acumulan.

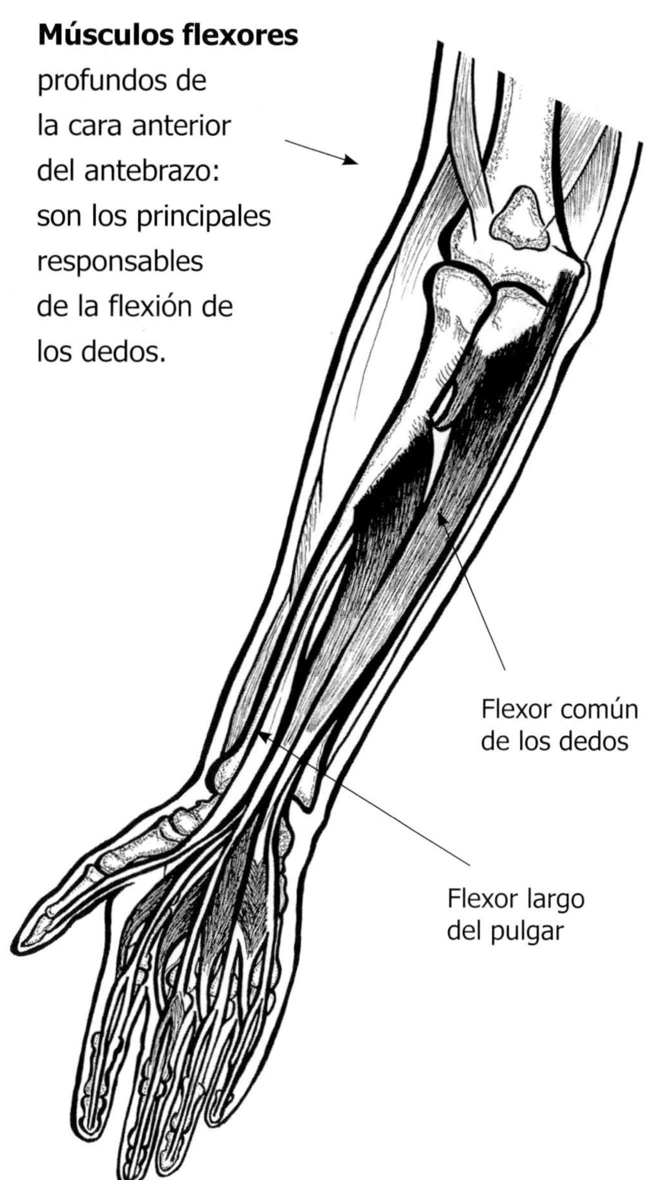

13.3. Numerosas deformidades de los dedos son producto del acortamiento de músculos que proceden del brazo

¿Cómo negar todavía que en muchos casos las deformidades de los dedos son consecuencia del estado crónicamente tenso de la musculatura del antebrazo si son estos músculos los que mueven esos mismos dedos? Sólo si estiramos por completo el brazo (desde el hombro), solucionaremos también los problemas de la mano. De nuevo defendemos la tesis de Mézières: la necesidad de un trabajo global y no sólo el tratamiento del síntoma.

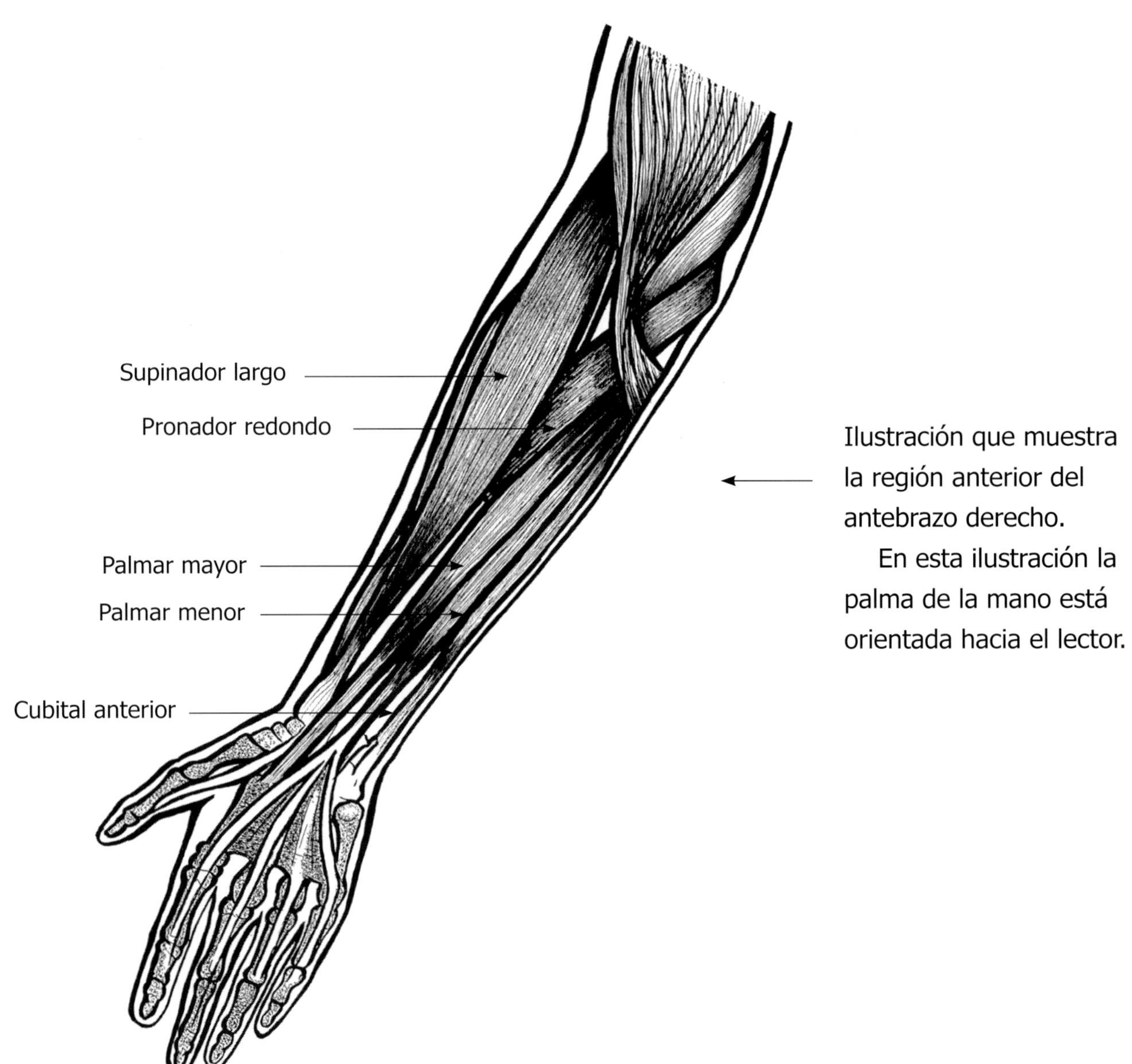

Ilustración que muestra la región anterior del antebrazo derecho.

En esta ilustración la palma de la mano está orientada hacia el lector.

13.4. La fortísima conexión de los brazos con la espalda y la nuca

Cualquier acción de los brazos, incluso la más mínima, repercute sobre la espalda y la nuca **a no ser que aprendamos a independizar en la mayor medida posible los movimientos de los brazos.**

La mayoría de personas está convencida de que los brazos son elementos de la parte anterior del cuerpo debido al hecho de que podemos verlos, pero funcionalmente las manos, que nos distinguen y separan del resto de animales, y los brazos (nuestras extremidades superiores, completamente libres gracias a nuestra postura bípeda) se conectan fuertemente con la espalda. **El hueso que sirve para articular el brazo con el tronco es el omóplato y, recordémoslo siempre, es un hueso de la espalda, de la parte posterior del cuerpo. En consecuencia, para solucionar cualquier problema muscular de la nuca y de la espalda, habrá que tener en cuenta el estado de la musculatura de los brazos y estirarla evitando las compensaciones, esto es, sin desplazar los problemas ni a la espalda ni a la nuca.** Simultáneamente, para liberar los brazos de sus tensiones crónicas y acortamientos, habrá que actuar también desde la espalda. Por ejemplo, para un buen estiramiento de brazos, será necesario eliminar en la medida de lo posible la rotación interna de hombros. **Nuestro trabajo vuelve a requerir una mirada y acción globales, y no limitadas a fragmentos del cuerpo considerados y tratados como piezas sueltas.**

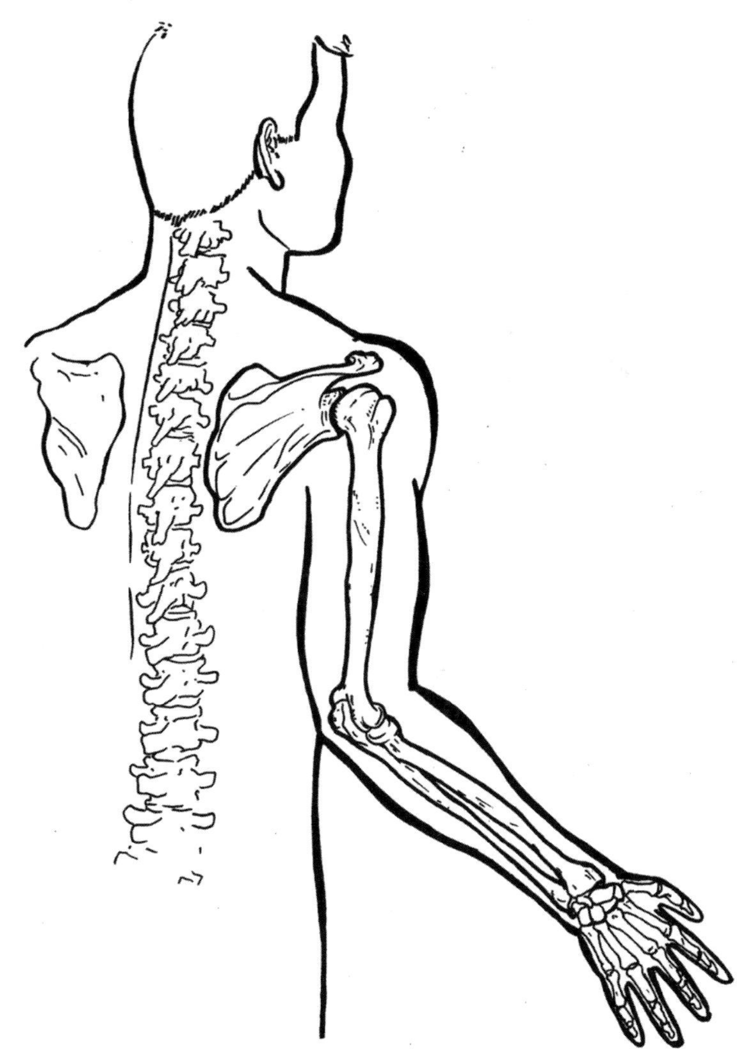

13.5. Las manos, los brazos y la cintura escapular

Los portentosos logros alcanzados mediante las manos (en música, deportes, cirugía, ingeniería, artesanía...) son posibles gracias a una extraordinaria combinación de articulaciones que forman la llamada «cintura escapular»: los omóplatos y clavículas. Gracias a esa combinación de huesos, es posible trasladar muscularmente los impulsos desde el tronco hasta los brazos y las manos.

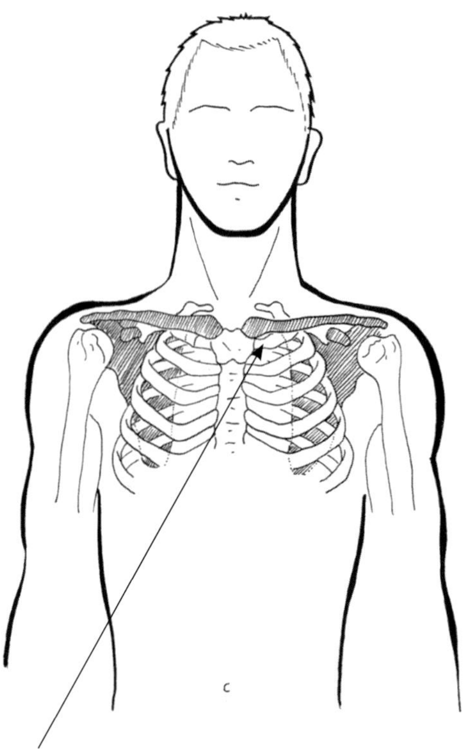

Los omóplatos o escápulas son huesos **de la espalda**, piezas clave para articular la acción de los brazos con el tronco, y más en concreto, con la espalda y la nuca.

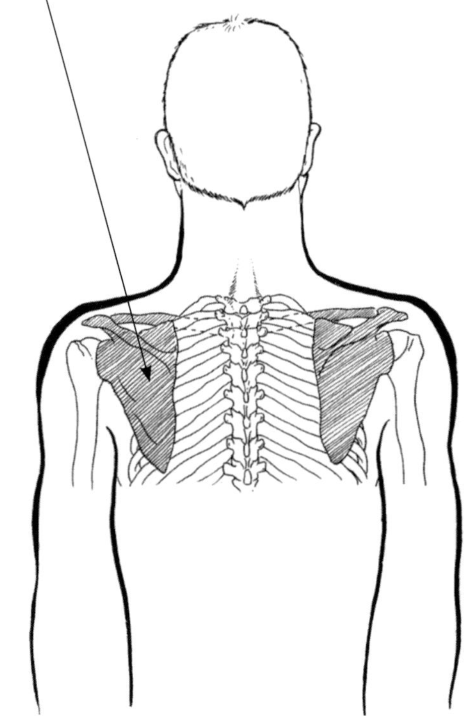

Ya que los brazos también se unen muscularmente al tronco por delante (mediante el pectoral mayor, por ejemplo), los omóplatos se articulan con piezas óseas situadas en la cara anterior del cuerpo: aquí vemos las clavículas, que junto con los omóplatos forman la cintura escapular.

La «ingeniería» de estos huesos (omóplatos y clavículas) está construida de tal modo que permite una gran capacidad de movimientos del brazo, de la misma forma que la mano, tal como dice A. I. Kapandji, es superabundante en posibilidades de posición, movimiento y acción. Así, **manos y brazos se combinan para realizar verdaderos prodigios.**

Aquí vemos el omóplato y también algunos de los músculos que tan fuertemente conectan la acción de las manos y los brazos con la espalda y la nuca: el omóplato actúa como una especie de mediador entre los brazos y el pecho, la espalda y la nuca.

La forma concreta (según nuestro trabajo) en que actuamos mediante los brazos y manos repercute directamente sobre la espalda y la nuca. Puesto que las manos nos son imprescindibles para la vida (¡y la especie humana se caracteriza precisamente por la *inseparable relación* **evolutiva entre la mano y el cerebro!**), desplazamos las tensiones desde las manos y los brazos hasta la espalda y la nuca.

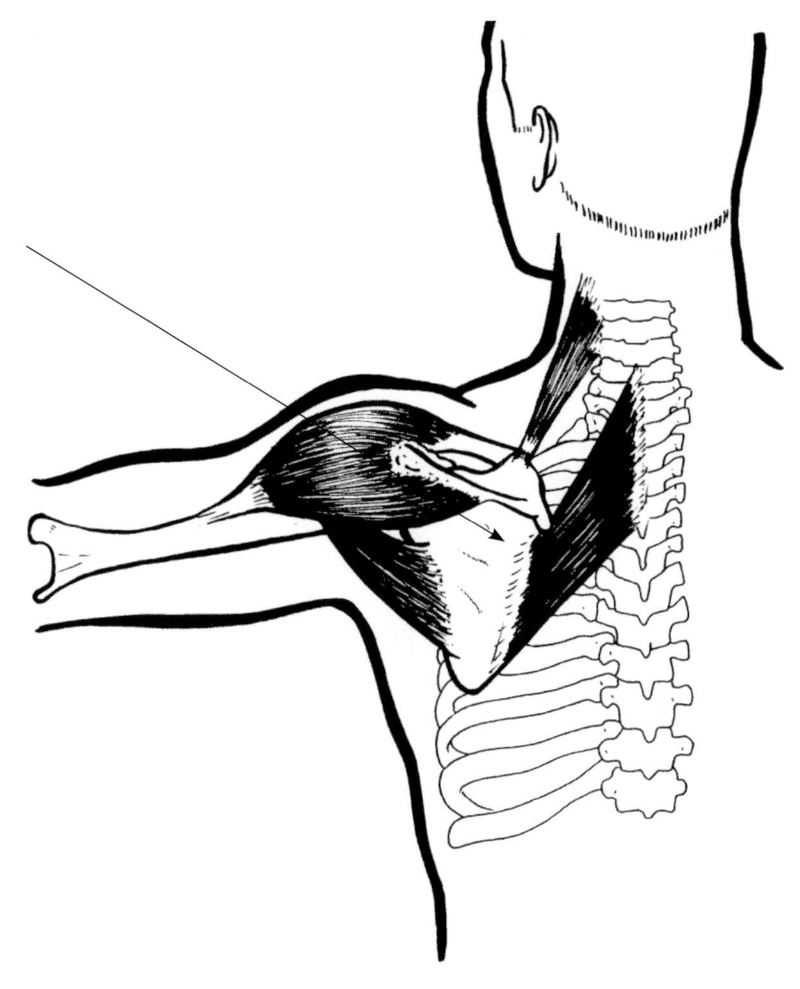

LAS MANOS SON IRREEMPLAZABLES PARA LA VIDA HUMANA, DE HECHO, LA MANO Y EL CEREBRO SE HICIERON INTERACTUANDO JUNTOS

La necesidad de usar las manos es tan perentoria e imperiosa que nuestro organismo hace cualquier cosa con tal de mantener la capacidad de manipular el entorno mediante ellas: por ejemplo, inconscientemente desplazamos las tensiones desde las manos y los brazos hasta la espalda y la nuca con tal de conservar operativas las manos. Sin embargo, cuando la espalda y la nuca ya están tan tensas y acortadas que las articulaciones y músculos no pueden soportarlo más, entonces las tensiones también «vuelven», y «regresan» y se acentúan todavía más los acortamientos de manos y brazos. ¿Cómo lo resolvemos? **Es necesario actuar desde ambos extremos: relajar y estirar las extremidades (desde la punta de los dedos), y simultáneamente recolocar el tórax y el hombro perfectamente alineados y eliminando las lordosis cervical y alta dorsal.**

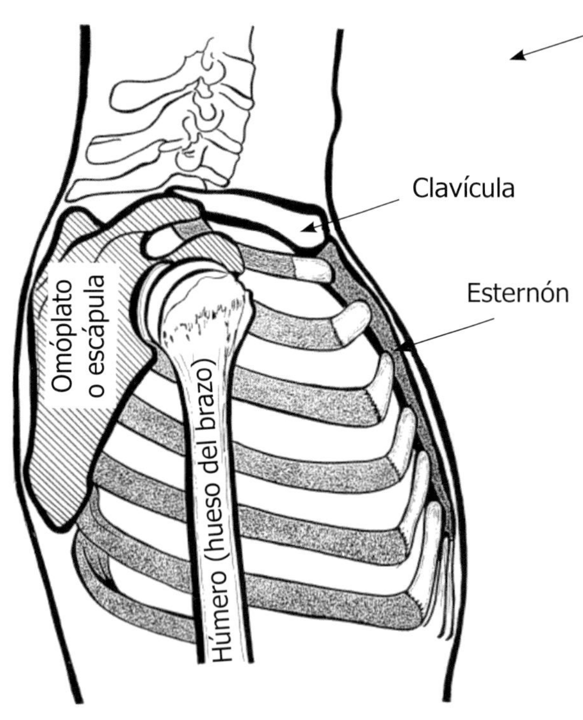

Visión lateral de la cintura escapular con los huesos que la componen: omóplatos y clavículas. He añadido delante el esternón (hueso central del tórax) porque sin él las clavículas quedarían sueltas y no tendrían dónde articularse, **lo que en la práctica significa que la cintura escapular se articula de hecho con la caja torácica:** la consecuencia es que las tensiones y acortamientos de los brazos y hombros actúan sobre el tórax, lo deforman modificando su forma atlética trapezoidal, que habrá que recobrar estirando también los brazos.

La manera de recuperar la buena forma de la caja torácica es trabajar no sólo sobre ella, sino eliminando la compresión que ejercen los acortamientos de brazos.

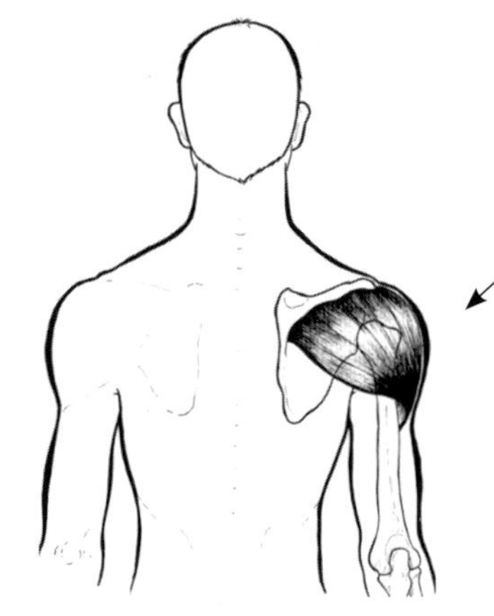

El deltoides forma una especie de cápsula que protege la articulación del hombro. **Ésta es la porción posterior del deltoides** y sus inserciones en el omóplato y en el hueso del brazo (el húmero). Arriba se inserta siguiendo la protuberancia ósea llamada «espina del omóplato». Abajo, en el húmero.

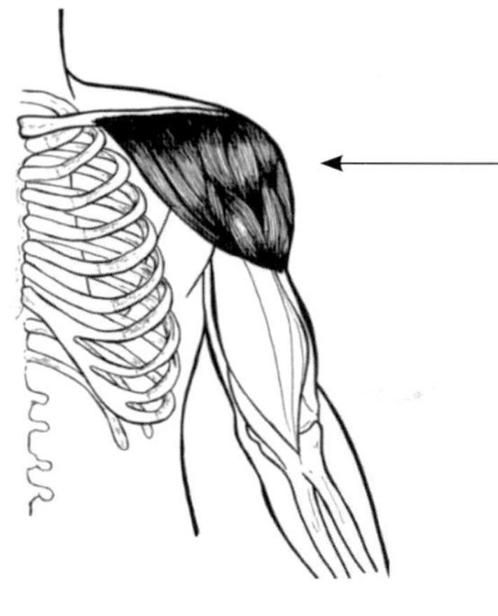

La porción anterior del deltoides se fija **en la clavícula y en el húmero,** y su parte central en la protuberancia del omóplato llamada «acromion», y también en el húmero. ¿Cuál es la consecuencia práctica de estos «enganches» del deltoides, músculo del hombro, en el brazo?: **los problemas del hombro no se resuelven actuando exclusivamente sobre él, sino relajando y estirando la musculatura del brazo,** ya que es del brazo de donde procede la musculatura que deteriora (o corrige) el hombro.

13.6. Importancia del buen estado del cuello para mover los brazos y las manos

Hay que solucionar los problemas de la nuca y el cuello paralelamente al trabajo de estiramiento de los brazos, o en caso contrario ni unos ni otros tienen solución.

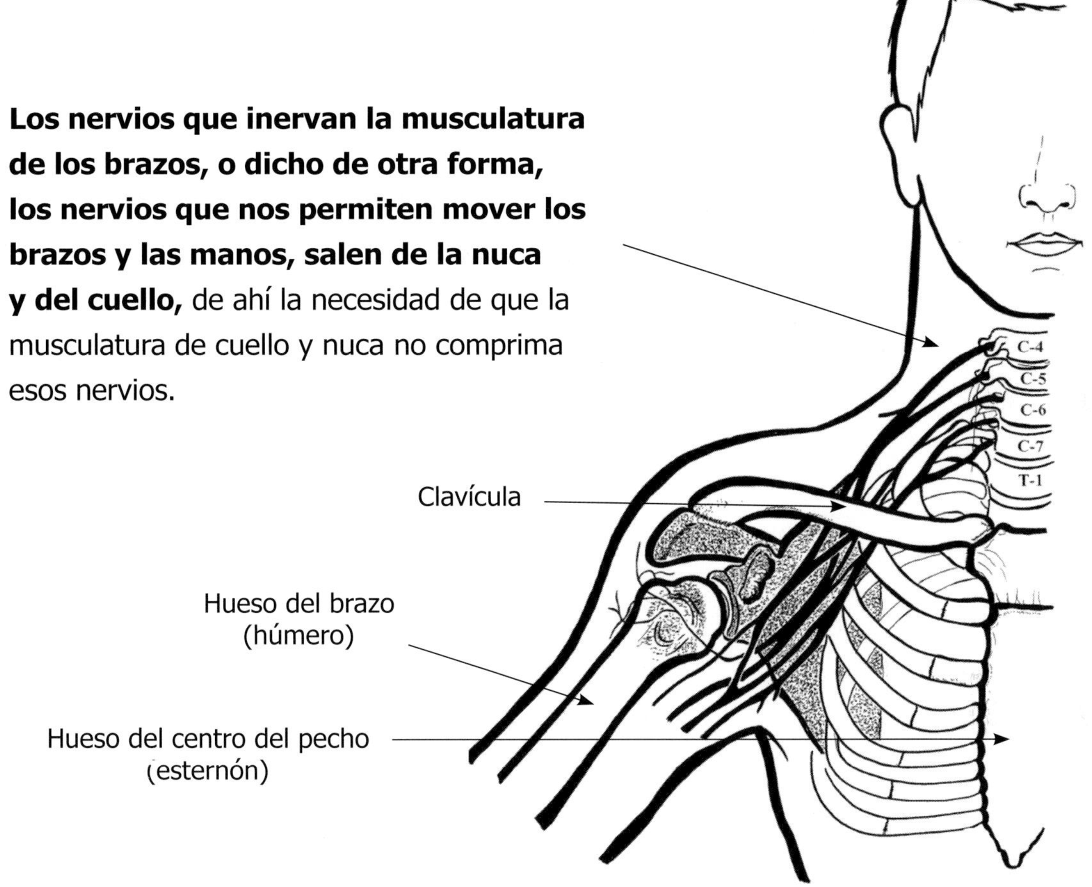

Resulta necesario eliminar los acortamientos musculares de los brazos para liberar la nuca. Y es imprescindible liberar la nuca a fin de que los impulsos nerviosos se transmitan sin obstáculos a los brazos: para que la ejecución de su trabajo sea correcta y fácil, un buen músico, por ejemplo, o un cirujano, ha de tener la nuca libre de tensiones. Habitualmente no se dan cuenta de esto porque se da por bueno lo que es común: el mal estado de la nuca.

Cuando hay hernias de disco en la nuca y pinzamientos de nervios, los dolores o «calambres» se transmiten hasta distintas alturas del brazo y el antebrazo, según sea también la altura del pinzamiento del nervio: entre vértebras cervicales más altas o más bajas.

13.7. Esquema simplificado de la cadena muscular del brazo

Cadena muscular del brazo: esquemática

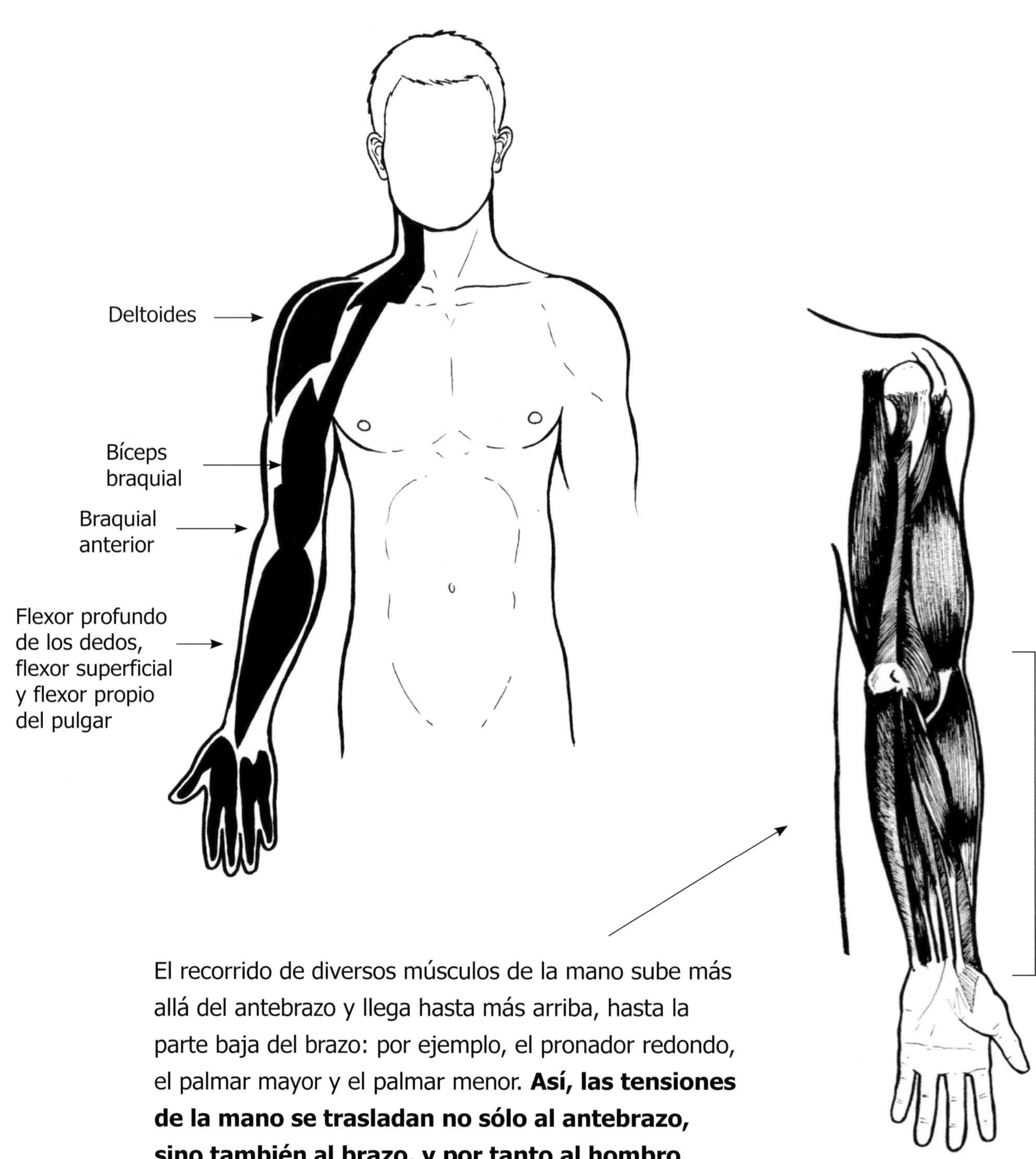

El recorrido de diversos músculos de la mano sube más allá del antebrazo y llega hasta más arriba, hasta la parte baja del brazo: por ejemplo, el pronador redondo, el palmar mayor y el palmar menor. **Así, las tensiones de la mano se trasladan no sólo al antebrazo, sino también al brazo, y por tanto al hombro.**

Tal como vemos, **el bíceps y el tríceps** (músculos
fundamentales del brazo) están fuertemente unidos
desde el antebrazo a la espalda (al omóplato),
**luego sus tensiones crónicas y acortamientos
actúan sobre la espalda.**

Observamos que un músculo tan fuerte como
el tríceps se inserta en el cúbito: cualquier intento
de solucionar los problemas del codo exige estirar
bien la musculatura del conjunto del brazo
manteniendo la espalda perfectamente fija
(esto es, el omóplato inmovilizado) si es que
queremos estirar de verdad y no sólo practicar
una apariencia de estiramiento.

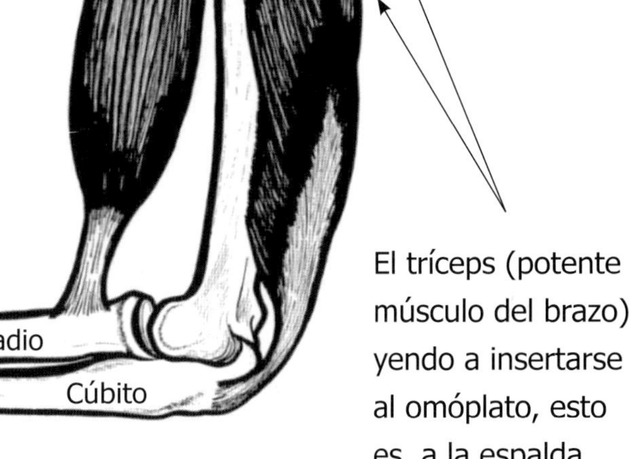

El tríceps (potente
músculo del brazo)
yendo a insertarse
al omóplato, esto
es, a la espalda.

El braquial anterior

El braquial anterior se inserta arriba
en el húmero; y abajo, en la porción
superior y anterior del cúbito.

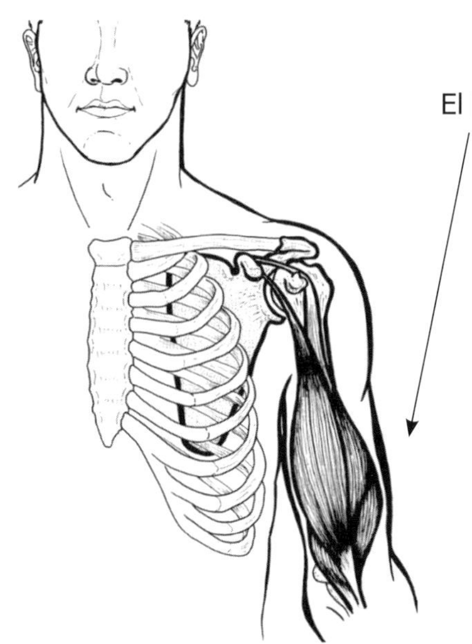

El bíceps braquial

**Es un músculo que numerosos hombres intentan
abultar practicando ejercicios isotónicos de gimnasio.
Y es interesante hacer notar que las mujeres no
persiguen en absoluto este objetivo.** Arriba nace en el
omóplato mediante dos tendones (otro músculo del brazo
que sale de la espalda y actúa sobre ella). Uno de los dos
haces rodea la cabeza del húmero y el otro nace en la
apófisis coracoides (el omóplato otra vez). Ambos vientres
del bíceps bajan hasta insertarse mediante un único tendón
en la parte alta del radio (hueso del antebrazo).

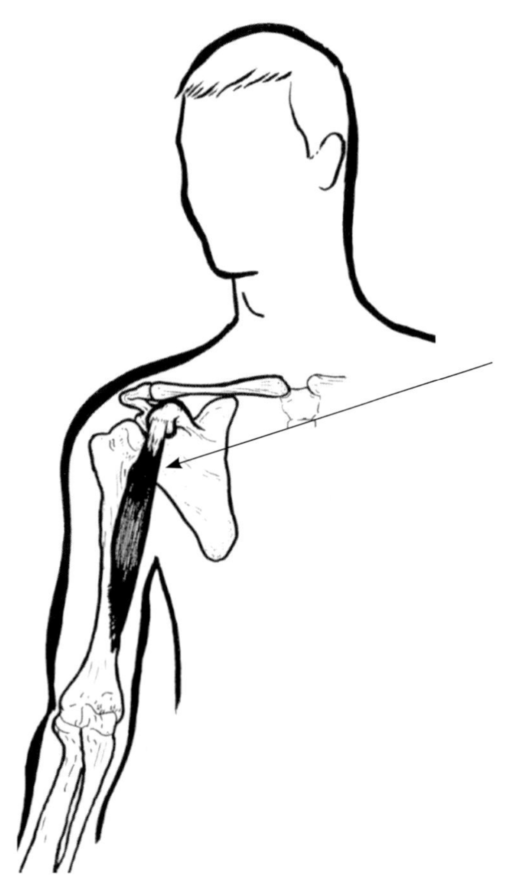

El coracobraquial que, como vemos, va desde la cara interna del húmero hasta la parte superior delantera del omóplato (a su apófisis coracoides, **es decir, a la espalda).**

En este dibujo hemos eliminado las costillas para que se viera con claridad el omóplato (pero, obviamente, este hueso forma parte de la espalda).

En los dos dibujos de abajo: **los músculos redondo mayor y redondo menor** salen ambos de la cara posterior del omóplato (de la espalda, por tanto) y se dirigen a «abrazar» el brazo insertándose el primero en la cara delantera del húmero y el segundo en su lado posterior.

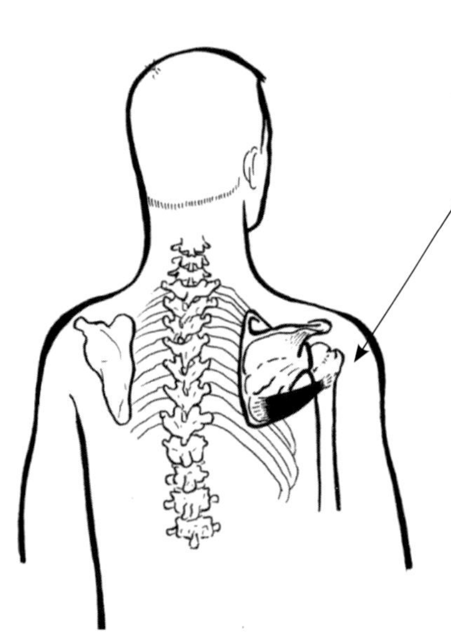

El redondo mayor es un músculo que va desde la parte posterior inferior del omóplato hasta la porción superior y **delantera** del húmero.

El redondo menor sale del borde externo del omóplato y termina en la porción superior y **posterior** del húmero.

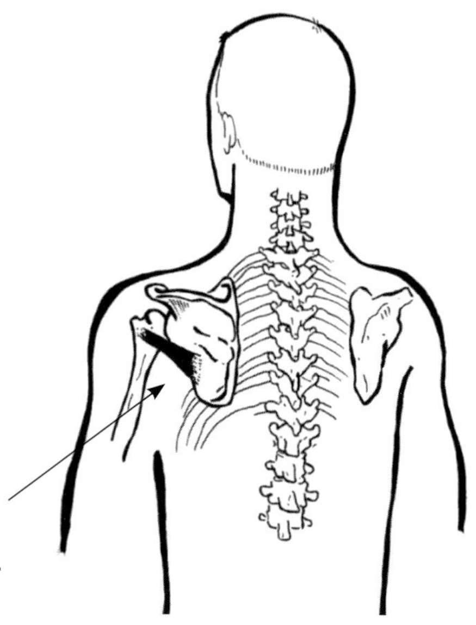

13.8. La musculatura se acorta tanto a causa de los trabajos que exigen poco esfuerzo físico (pero precisión) como por tareas que requieren fuerza

Ya hemos dicho que todas las acciones cotidianas, por ligeras y poco pesadas que sean, trasladan las tensiones desde las manos y brazos hasta la espalda y la nuca. Esto se produce diariamente tanto si queremos como si no. **Resulta, por tanto, absurdo practicar ejercicios de musculación del brazo, puesto que no hacen más que tensar y acortar todavía más la musculatura que necesita ser relajada y estirada. A más trabajo de musculación, más acortamiento y más problemas en la nuca y espalda.**

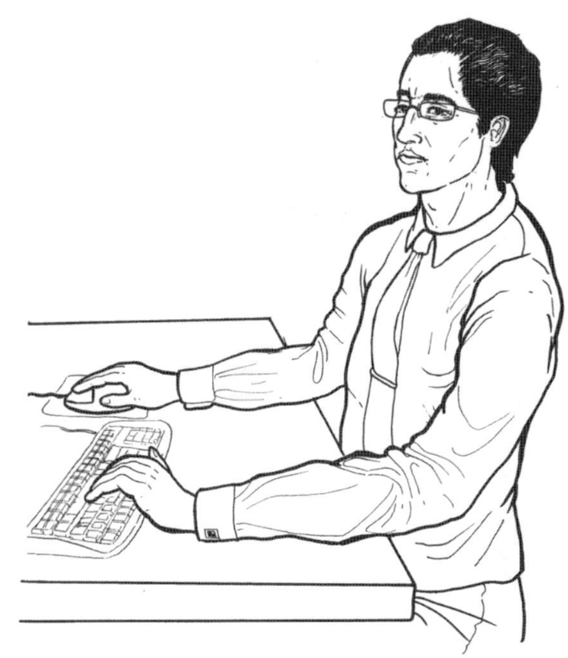

Un trabajo que requiere poco esfuerzo físico pero sí concentración y precisión.

En contraste con el dibujo de arriba, aquí tenemos un trabajo que exige esfuerzo. Así, los músculos del brazo y del hombro ya se tensan y acortan sin necesidad de llevar a cabo ejercicios para abultarlos. Su abultamiento (o, al contrario, su apelmazamiento y delgadez) revelará más tensión de la necesaria en lugar de un tono justo. En el caso concreto de un trabajo de servicio de limpieza como este, lo más probable es que se produzcan fuertes tensiones en los hombros, la espalda y en la región de los riñones, ya que un músculo importante como el dorsal ancho va desde los brazos hasta la parte alta de la pelvis.

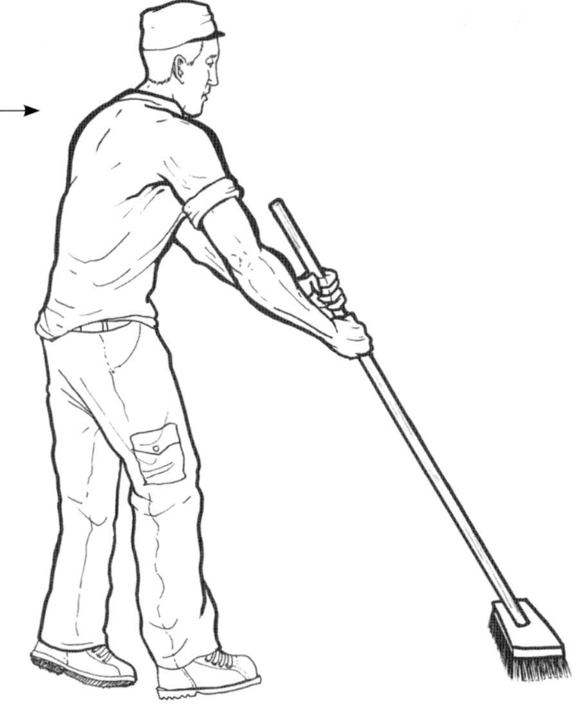

Más ejemplos del desplazamiento de las tensiones desde los brazos
a la nuca y la espalda a causa de todos los trabajos o acciones cotidianas

Por agradable y poco pesado que sea,
el hecho de pasear a los propios
hijos, obliga a usar manos y brazos.
Una acción tan simple y placentera ya
contribuye a aumentar las tensiones.

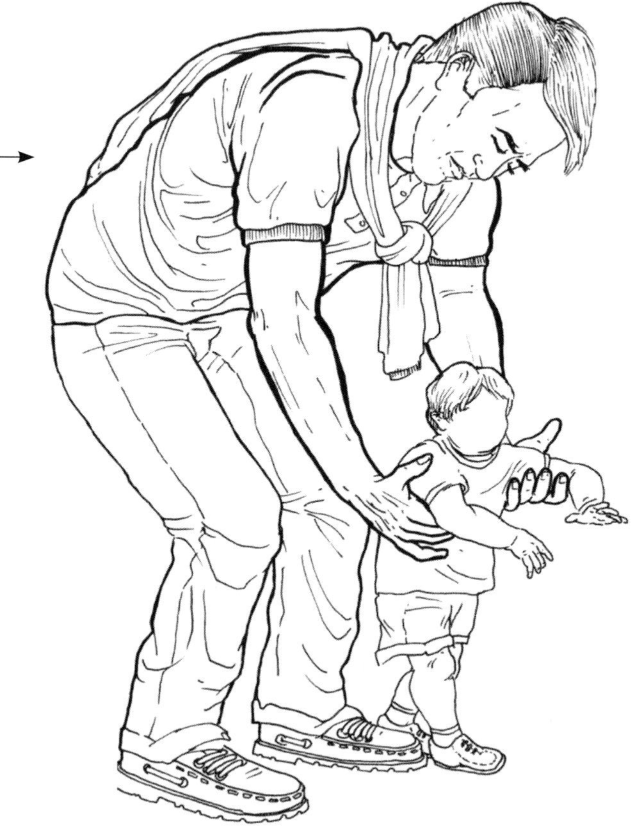

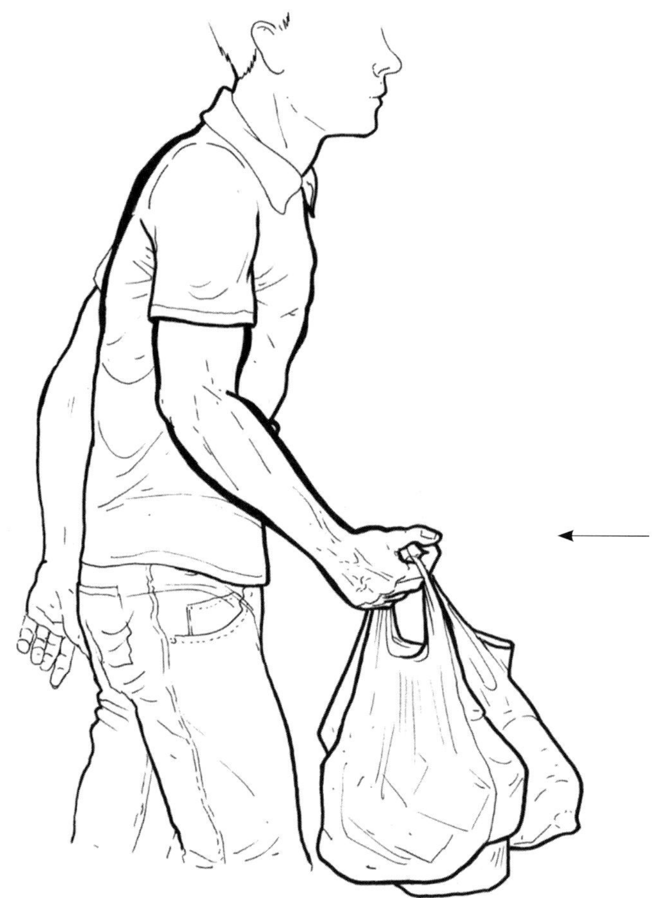

Otra tarea de la vida diaria que requiere
la participación de manos y brazos,
**y que traslada la tensión desde
las extremidades hasta la espalda
y nuca.**

Para acabar, mostramos en esta página tres ejemplos más de trabajos que obligan al uso de manos y brazos. En unos se requiere mayor precisión que en otros, pero todos requieren el uso de musculatura y, por tanto, contracciones de las fibras que forman los músculos. **La suma de contracciones de las fibras musculares es la que acorta los músculos.**

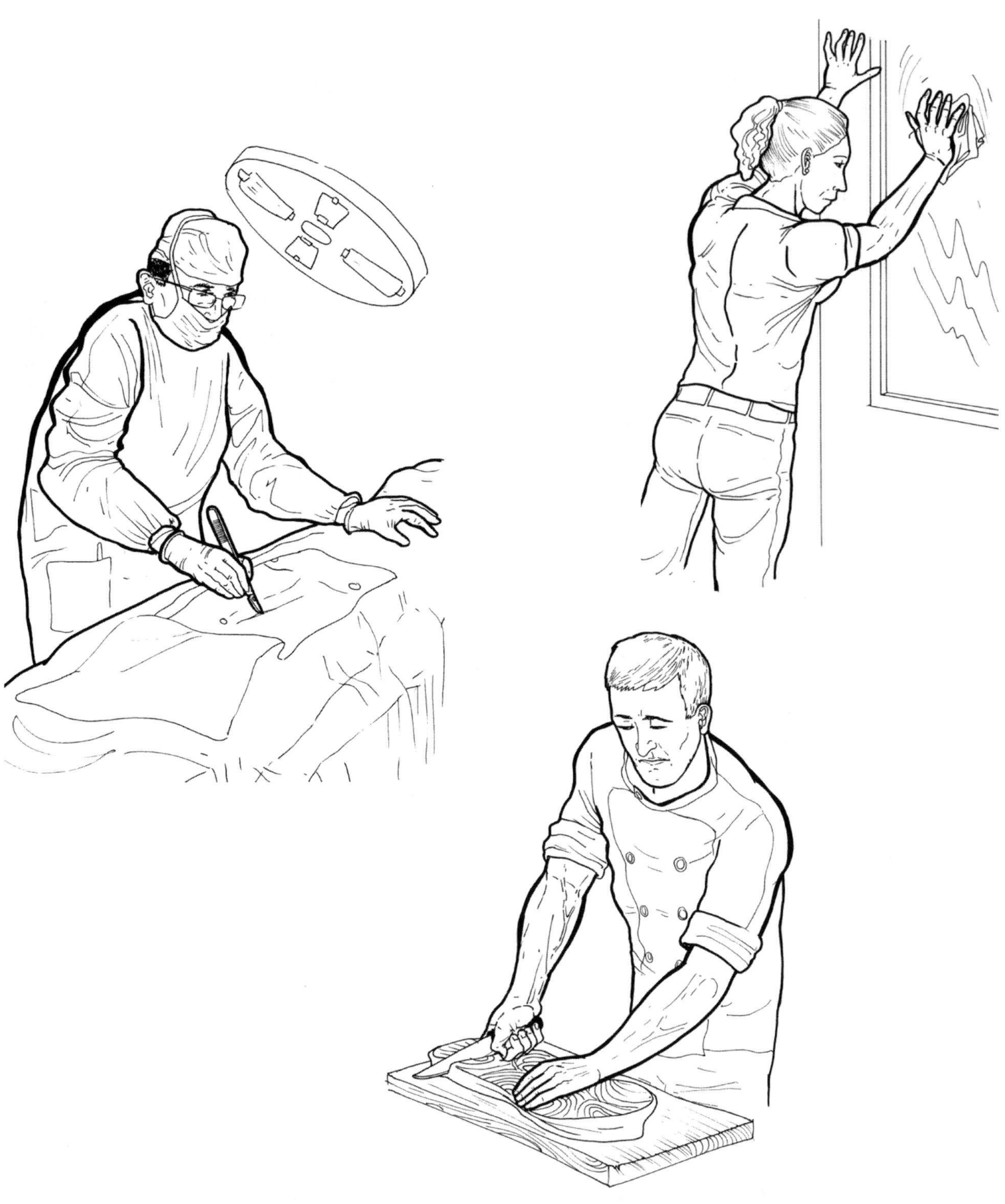

13.9. La musculación acentúa gravemente el acortamiento de los músculos

Cuando ya no se trata solamente de trabajos cotidianos en los que se necesita el esfuerzo de los músculos de las manos y los brazos, sino de **ejercicios de musculación a propósito**, entonces se multiplica el efecto de acortamiento de la musculatura del brazo, y **sus consecuencias sobre la espalda son todavía mucho más notorias y nocivas. La espalda se carga aún más: aparece la cifosis o una gran lordosis cervical que se prolonga abajo en el tórax.**

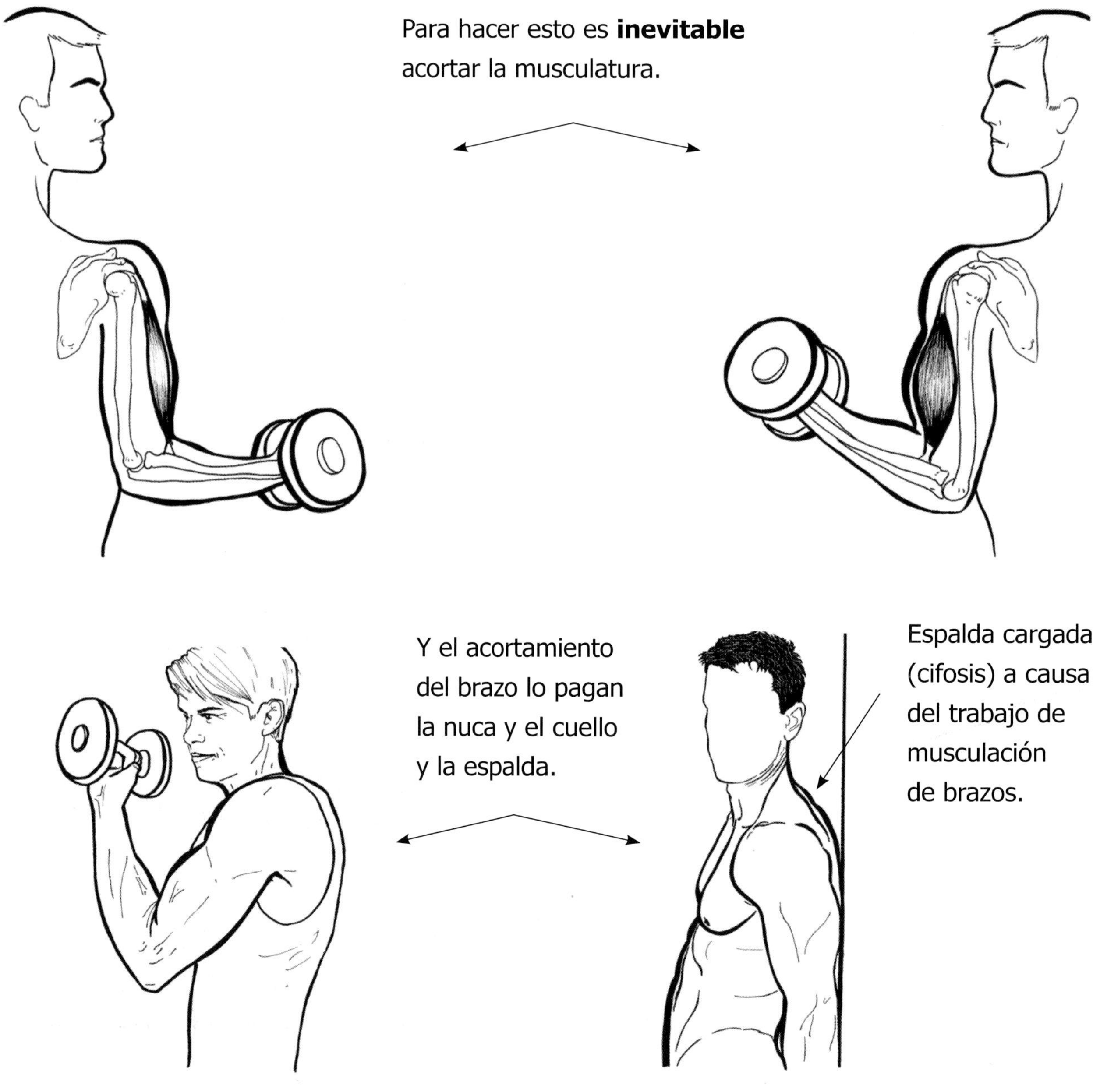

13.10. La musculación de brazos mediante ejercicios isotónicos provoca la rotación de los hombros hacia delante

El trabajo isotónico de musculación de brazos provoca inevitablemente la proyección de los hombros hacia delante (rotación interna), puesto que el pectoral mayor, el bíceps, el tríceps y otros músculos se acortan y tiran de la parte alta del húmero o del omóplato haciendo avanzar el hombro hacia delante.

Esto es la rotación interna del hombro. Está directamente relacionada con las tensiones diarias de la mano y los brazos. Pero si además le añadimos los ejercicios de musculación de los brazos, entonces el pectoral mayor se acorta y estira de la parte alta del húmero (el hueso del brazo) hacia delante haciendo que el hombro también se proyecte y de esa forma la espalda se cargue (cifosis).

Basta con que cualquier persona proyecte los hombros un poco hacia la parte anterior del cuerpo para darse cuenta de que su espalda se habrá cargado y estará provocando tensión en la nuca.

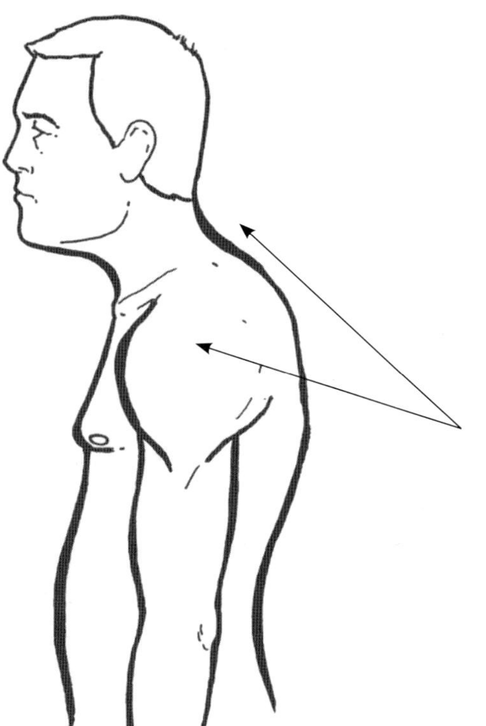

Rotación interna de hombros y problemas de espalda cargada y nuca.

13.10.1. El pectoral mayor es el aductor del brazo: esta función del músculo es causa directa de la rotación interna de hombros

El pectoral mayor es el aductor del brazo. «Aductor del brazo» significa en los movimientos diarios que el pectoral mayor se ocupa principalmente de llevar el brazo hacia la línea media del cuerpo, es decir, hacia el centro de nuestro cuerpo. Como vemos en el dibujo de abajo, el pectoral mayor se inserta en la parte alta del húmero (el hueso del brazo). **Este hecho anatómico no es en absoluto insignificante** porque hace que utilicemos constantemente el pectoral mayor en nuestras tareas diarias. Dicho de otro modo: el pectoral mayor ya se «ejercita» casi en todo momento, cosa que provoca su acortamiento. No hace falta, pues, añadir ejercicios de musculación. Lo que se necesita es relajarlo y estirarlo eliminando su apelmazamiento.

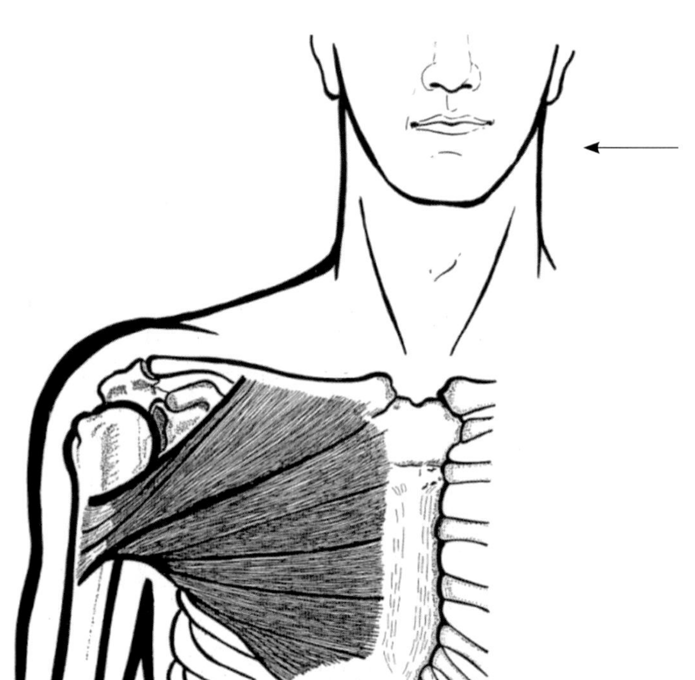

El pectoral mayor se inserta en los dos tercios internos de la clavícula; en el centro del pecho (toda la longitud del esternón), y, finalmente, retorciendo sus fibras, va a parar a la parte alta del hueso del brazo (el húmero).

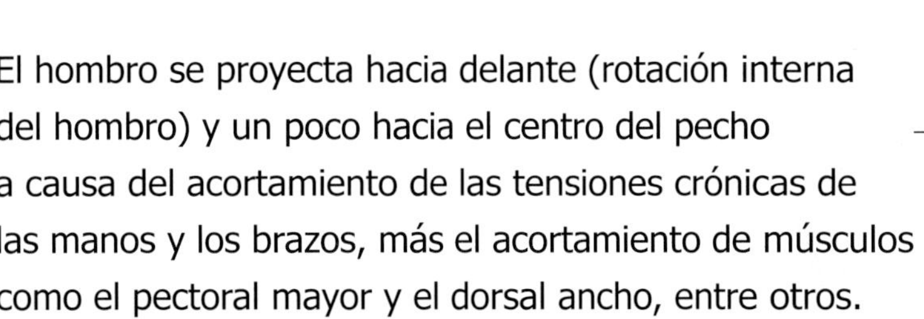

El hombro se proyecta hacia delante (rotación interna del hombro) y un poco hacia el centro del pecho a causa del acortamiento de las tensiones crónicas de las manos y los brazos, más el acortamiento de músculos como el pectoral mayor y el dorsal ancho, entre otros.

13.11. Es posible corregir las desviaciones del eje de los dedos de la mano cuando no se trata de artritis reumatoide sino de acortamientos musculares

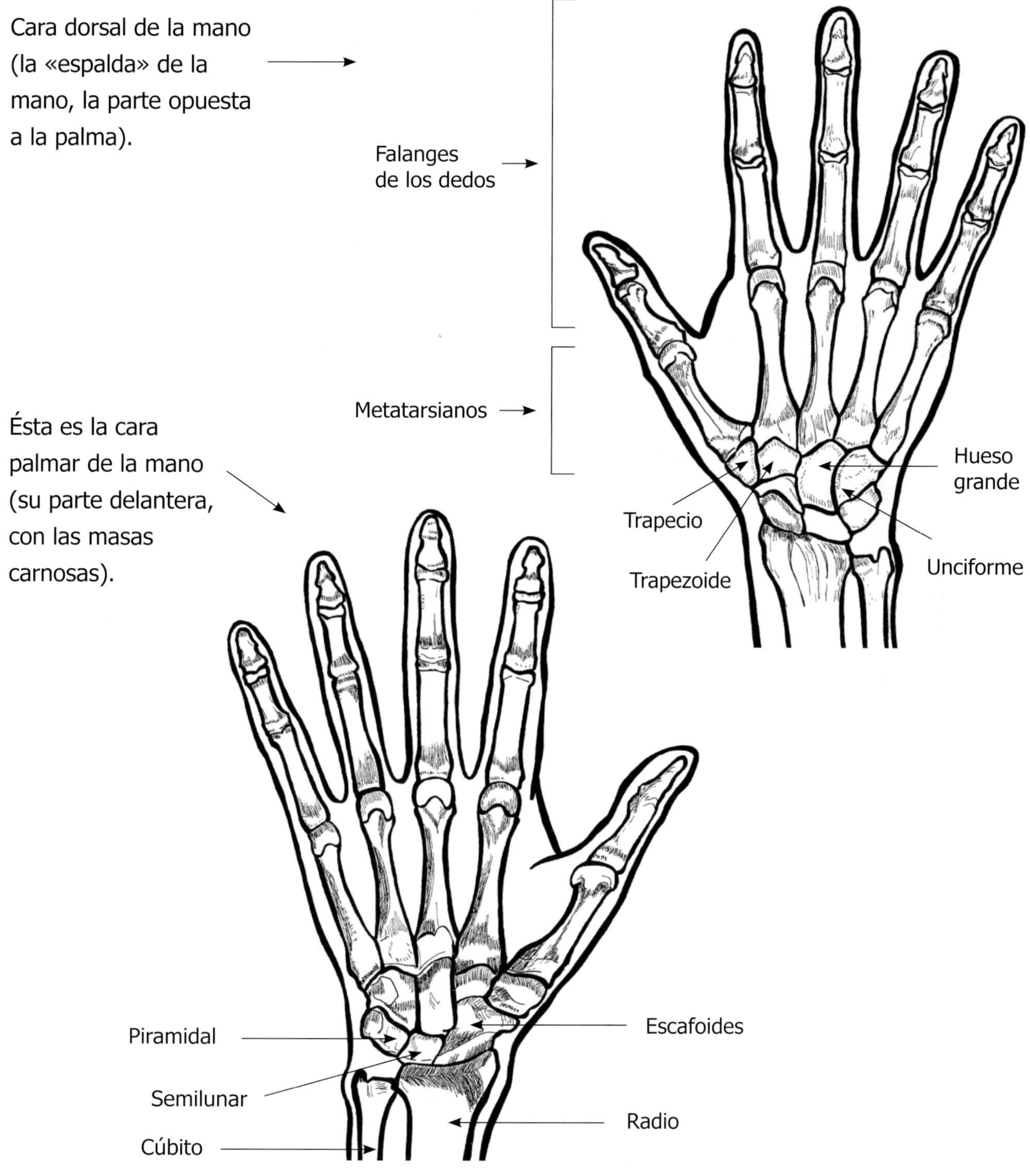

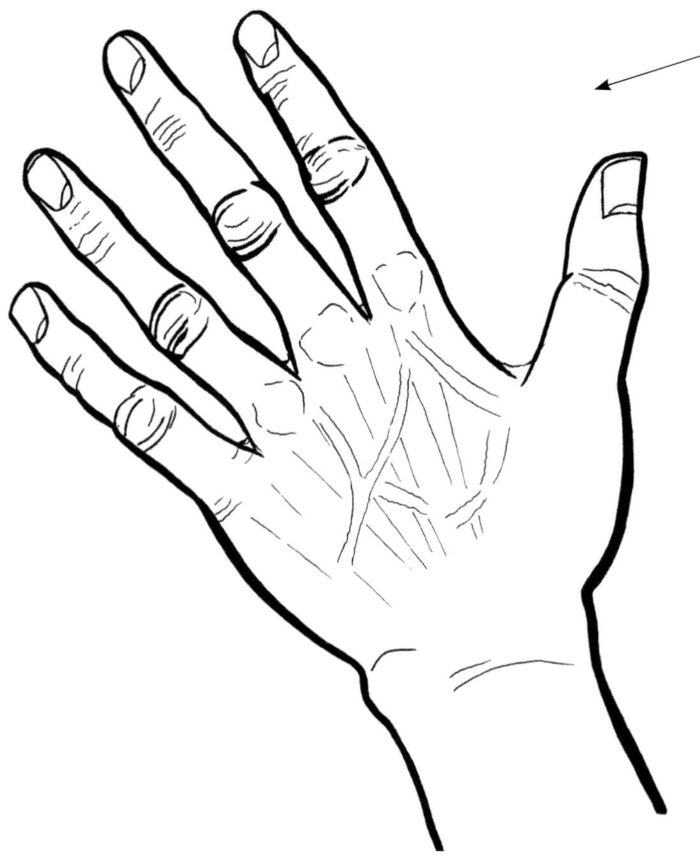

Mano con las falanges retorcidas pero sin artritis reumatoide ni ningún otro tipo de problema degenerativo en las articulaciones. Esas desviaciones del eje de los dedos se corrigen estirando toda la musculatura del brazo, del antebrazo y de la mano.

En estos casos, las falanges de los dedos son el «último eslabón» de la musculatura que procede del antebrazo, y su desalineación se debe al acortamiento de esa musculatura. Así pues, para devolver la rectitud a los dedos y liberar las articulaciones de la presión ejercida por músculos acortados, habrá que actuar no sólo sobre la propia mano, sino sobe el antebrazo, el brazo y el hombro.

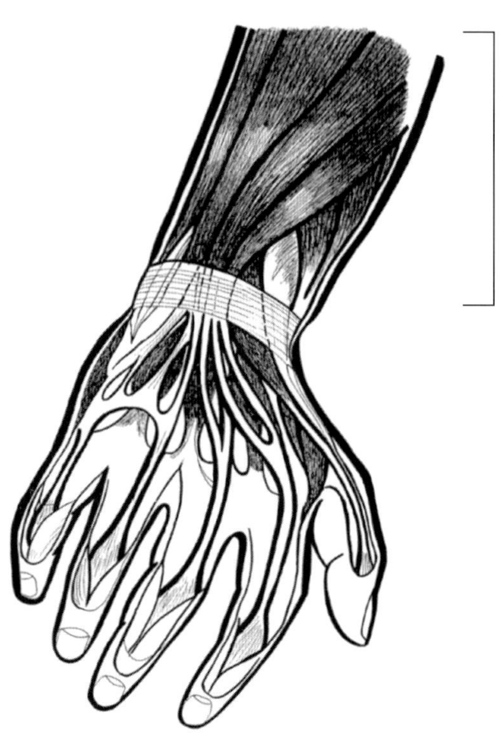

Los músculos que vemos aquí son una parte de la región posterior del antebrazo.

En total, hay ocho músculos dispuestos en una capa superficial y en otra profunda.

Los músculos ancóneo, cubital anterior, extensor del meñique y extensor común de los dedos son los de la región superficial y de dentro hacia fuera. Los de la capa profunda son el abductor largo, extensor corto y extensor largo del pulgar, y el extensor propio del índice.

Teniendo en cuenta el origen de esta musculatura en el antebrazo y brazo, sólo es posible solucionar los problemas de la mano si estiramos, como mínimo, los músculos del antebrazo.

13.12. Los movimientos de los brazos actúan sobre el tórax y la nuca, pero también sobre la región lumbar

Los brazos actúan sobre el tórax y la nuca, pero también sobre la región lumbar: en numerosas ocasiones, el dolor ciático procede de la actividad de los brazos. Habrá que actuar, pues, sobre éstos (estirándolos) para eliminar ese dolor.

Estamos viendo en este apartado cómo los músculos del brazo actúan sobre la espalda y la nuca.

En general, la abducción del brazo más arriba de un ángulo de 90 grados respecto al tronco arrastra siempre el tronco dada la fortísima conexión entre los brazos y el tronco.

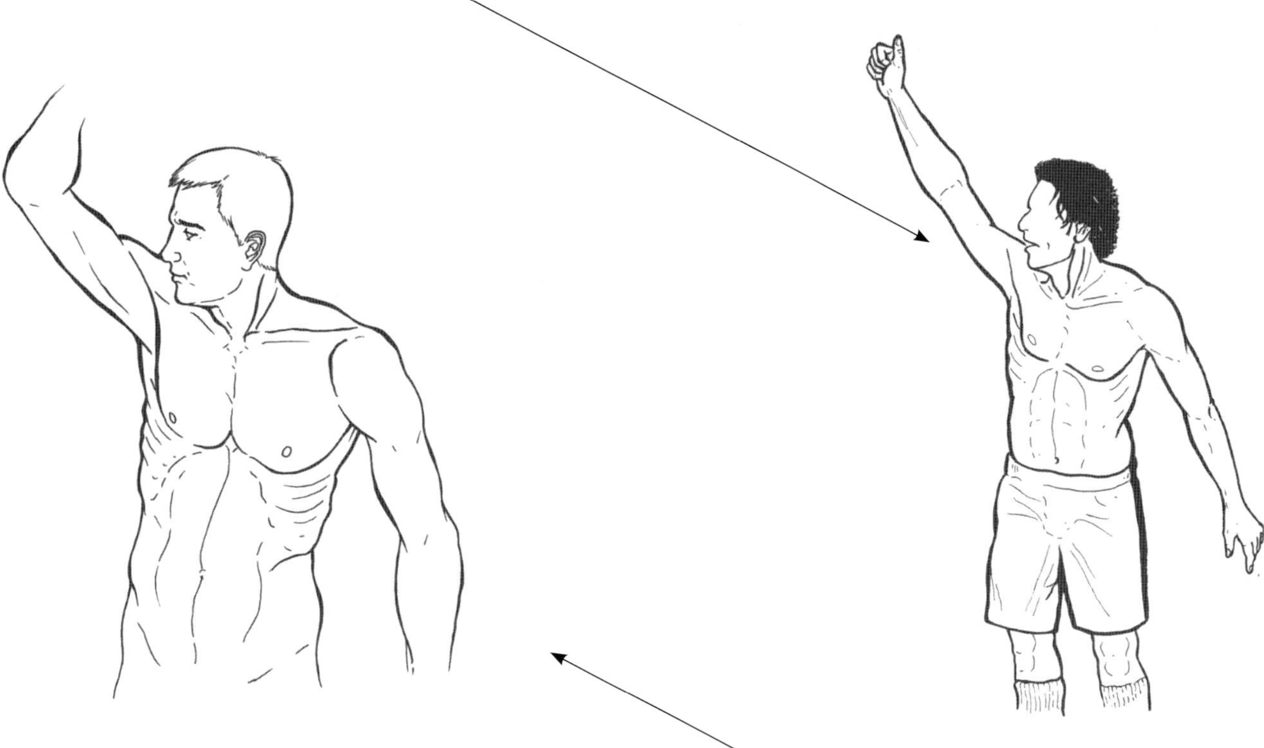

Hemos dicho que la abducción del brazo más allá de los 90 grados arrastra la caja torácica y actúa sobre la nuca, pero también sobre la región lumbar ya que pone en marcha el dorsal ancho: un músculo que une los brazos con las crestas ilíacas (los huesos que marcan la línea de la cintura). Si el brazo sube más arriba de los 90 grados, el dorsal ancho estira también abajo.

Todos los deportes y trabajos que requieran levantar el brazo más arriba de los 90 grados provocarán **necesariamente** movimientos y contracciones del tórax y también problemas en la región lumbar, puesto que esa abducción del brazo se lleva consigo el tronco.

13.13. Capsulitis adhesiva, hombro congelado o encapsulamiento del hombro

De nuevo tenemos otra patología cuyo origen y solución radica en comprender y actuar sobre la fortísima conexión muscular entre la parte alta de la espalda y el hombro y el brazo.

¿A QUÉ SE LLAMA «CAPSULITIS ADHESIVA», «HOMBRO CONGELADO» O «ENCAPSULAMIENTO DEL HOMBRO»?

Sin que medie necesariamente algún golpe (aunque no es infrecuente que el problema se deba a una caída y el consiguiente choque), el hombro ve reducida su movilidad de forma notable y aparece el dolor cuando el sujeto intenta levantar el brazo o llevar a cabo muchos de los movimientos que antes le resultaban fáciles e indoloros. Sobre todo hay rigidez y una disminución de la amplitud del movimiento: el que se conserva va acompañado de dolor. Por ejemplo, no es posible levantar apenas el brazo ni siquiera hasta los 90 grados. Recordemos lo imprescindibles que nos resultan las manos y los brazos para vivir.

En los textos clínicos sobre el llamado hombro congelado, no existe acuerdo a propósito de la etiología del problema (es idiopática): ni los traumatólogos ni los fisioterapeutas conocen el origen, aunque aluden a menudo a golpes y fracturas de huesos del hombro o próximos (el húmero, por ejemplo). Tampoco existe acuerdo sobre el tratamiento y, finalmente, tras largas elucubraciones, se acaba afirmando que los masajes suaves y un prolongado tiempo de espera (con esos masajes no vigorosos) acabarán resolviendo el problema y el hombro recuperará su movilidad habitual… ¡que podría estar ya comprometida y verse menguada desde mucho tiempo antes de la hipotética caída, fractura o golpe! –añadimos nosotros.

En directa relación con la capsulitis del hombro u hombro congelado, se mencionan varios músculos que configuran un llamado «manguito rotador». «Manguito» por la forma en que se insertan en la parte alta del húmero y lo abrazan tomándolo desde arriba como si se tratara de una serie de cuerdas o sogas que lo engancharan.

El omóplato o escápula es una pieza clave en el problema del encapsulamiento del hombro, dado que los músculos del manguito rotador salen todos del omóplato.

Puesto que en el problema del hombro congelado el omóplato juega un papel clave, comenzamos por indicar su situación con la mayor claridad posible. En esta ilustración el omóplato destaca por estar punteado. Para comprender y solucionar los problemas del hombro congelado, es necesario conocer una serie de músculos (los del llamado manguito rotador), que, de nuevo, conectan la espalda y el hombro con el brazo. Lo hacen a partir del omóplato, por eso le hemos dado tanta importancia en estos dibujos.

Al lado podemos observar el omóplato con claridad y **sus características anatómicas que lo hacen «inseparable» del brazo.** El omóplato está en la espalda. Delante tiene las costillas que forman nuestra caja torácica, pero hay tres características de este hueso posterior que debemos reseñar, e insistir en su importancia, porque afectan a lo que ocurre en la parte anterior de nuestro cuerpo. Primera y segunda: por arriba el omóplato se dirige parcialmente hacia la parte delantera del cuerpo mediante dos protuberancias muy marcadas: la apófisis coracoides y el acromion. **Dicho de otro modo: se trata de un hueso de la espalda que se proyecta hacia la cara anterior del cuerpo.** Tercera: en su lado externo, el omóplato presenta una concavidad muy poco profunda (la cavidad glenoidea), que sirve para que el húmero (hueso del brazo) se articule con el omóplato: la naturaleza ha hecho que esta concavidad sea poco pronunciada para que, al contrario de lo que ocurre en la cadera, la movilidad del brazo sea mucho mayor.

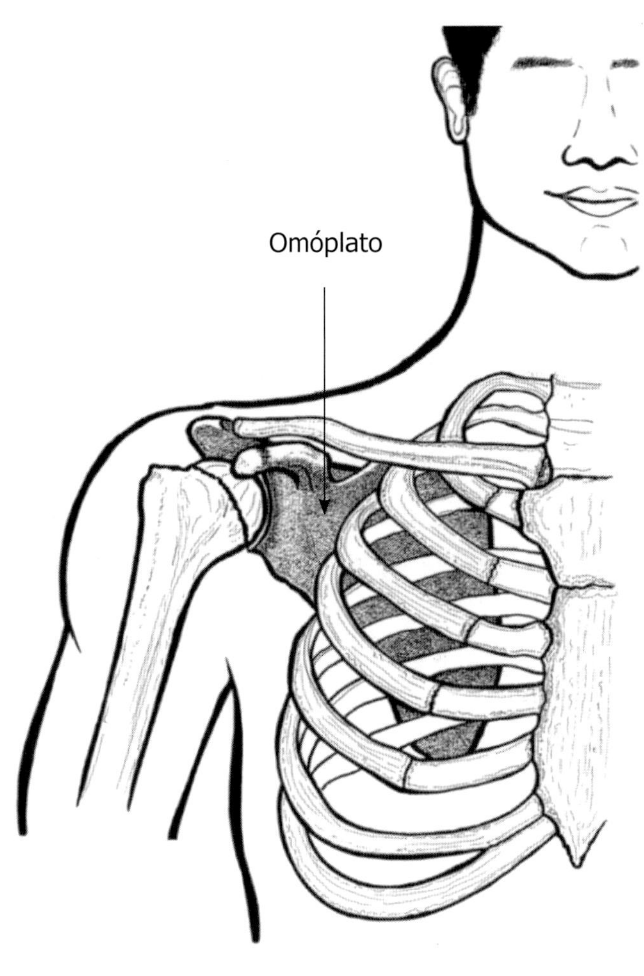

13.13.1. Músculos del manguito rotador: los más directos responsables del encapsulamiento del hombro o capsulitis adhesiva

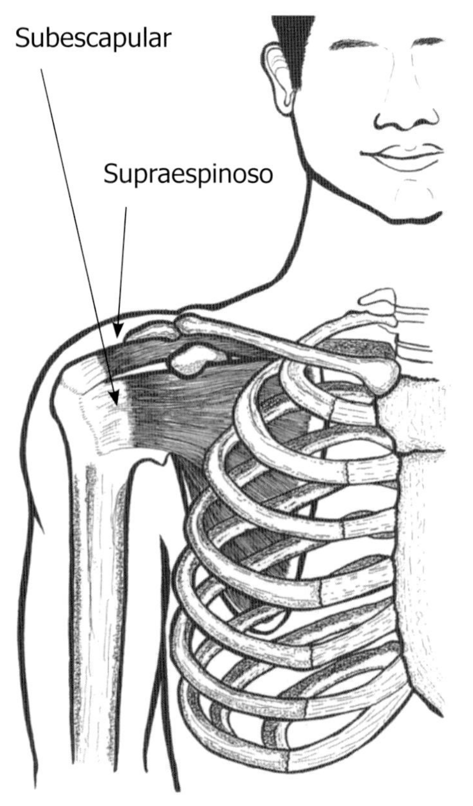

Músculos supraespinoso y subescapular: ambos van desde la cara anterior del omóplato (la que está pegada a las costillas) hasta insertarse en la parte alta del húmero. Así pues, cualquier estiramiento de los brazos moviliza el omóplato y, en consecuencia, la espalda y, mediante el romboides y otros músculos, las vértebras torácicas y cervicales. **Pero atención, ocurre también a la inversa: las tensiones de la espalda se trasladan a través del omóplato a la articulación del hombro y al brazo.**

Como ya hemos explicado, a no ser que inmovilicemos el omóplato para estirar los brazos, la abducción del brazo tira del omóplato y con él de toda la caja torácica (mediante el subescapular, el supraespinoso, el redondo menor y otros que ya hemos mencionado: el tríceps, el bíceps, el coracobraquial, redondo mayor...). En conclusión: un estiramiento de brazos que no provoque la deformación del tórax exige que inmovilicemos el omóplato. De la misma forma, necesitamos fijar el omóplato y evitar moverlo para no agravar los problemas del hombro y del brazo.

En el caso del hombro congelado, moveremos el omóplato sólo en la pequeña medida que los suaves masajes lo requieran para ir aflojando la musculatura que acaba en el hombro y el brazo.

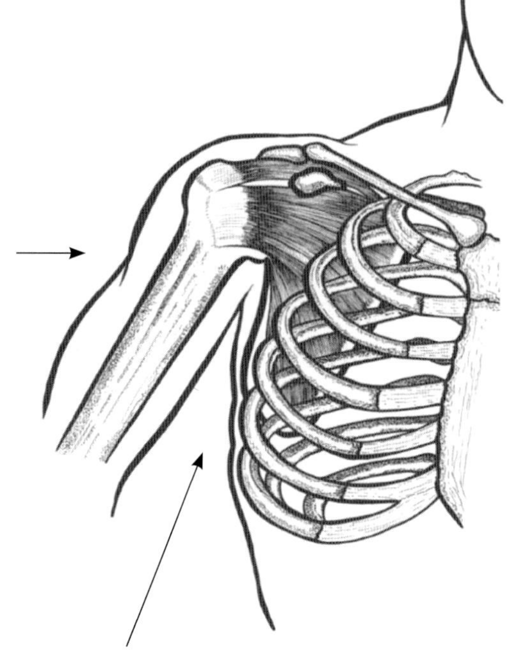

Cuando hay rigidez, la abducción del brazo arrastra la caja torácica aún sin haber llevado el brazo al ángulo recto.

Músculo supraespinoso visto desde la parte posterior del cuerpo

Va desde la parte interna y superior del omóplato, siguiendo la línea de la espina de la escápula, y llega hasta justo debajo de la cabeza del húmero.

Tengamos esto en cuenta: si el trayecto del supraespinoso (como otros músculos que estamos tratando) va del omóplato, esto es, la espalda, al brazo o, visto a la inversa, del brazo a la espalda, los dos extremos quedan conectados: espalda y brazo. **Lo que hagamos en cualquiera de ellos repercutirá sobre el otro.** Este músculo contribuye (junto con otros que estamos viendo) a **unir** con mucha fuerza las extremidades superiores con la espalda.

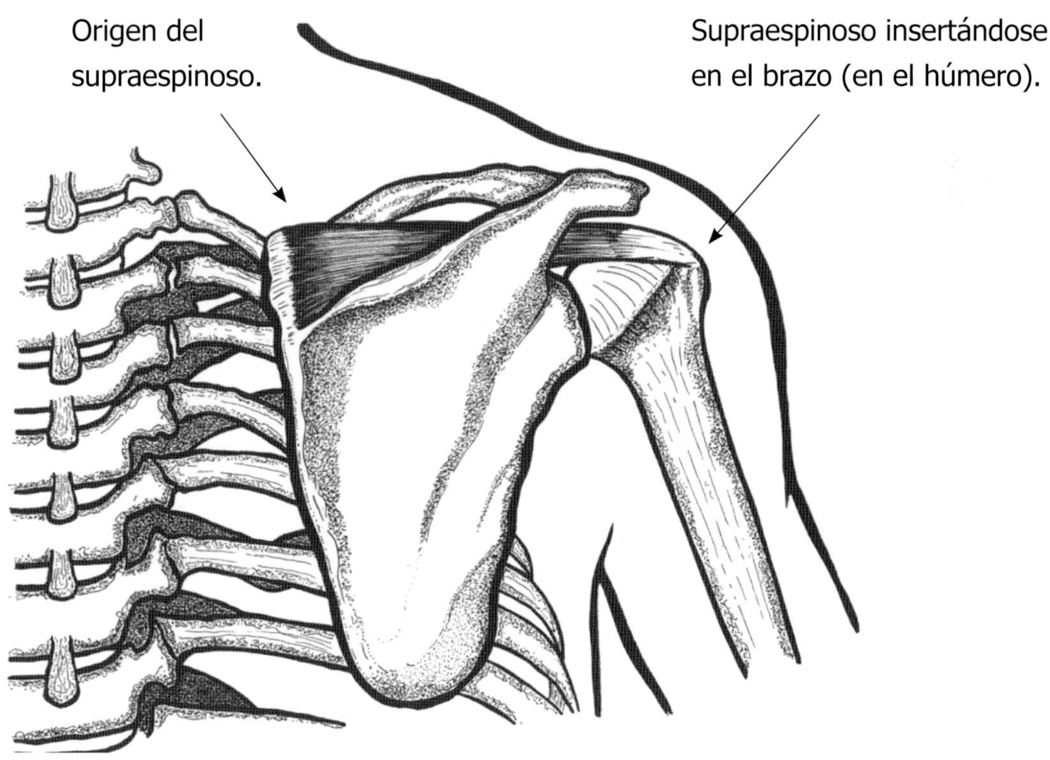

Otra más de las convenciones (y arbitrariedades) médico-fisioterapéuticas: si entre los músculos que forman el manguito rotador se incluye el redondo **menor** (cuyo trayecto va desde el omóplato al húmero actuando así sobre la articulación del hombro), ¿por qué motivo no se incluye el redondo **mayor** cuyo trayecto va también del omóplato al húmero y actúa igualmente sobre la articulación del hombro y, en consecuencia, sobre los problemas de éste? ¿Acaso en anatomía no se estudian **conjuntamente el redondo menor y el mayor debido a su proximidad?**

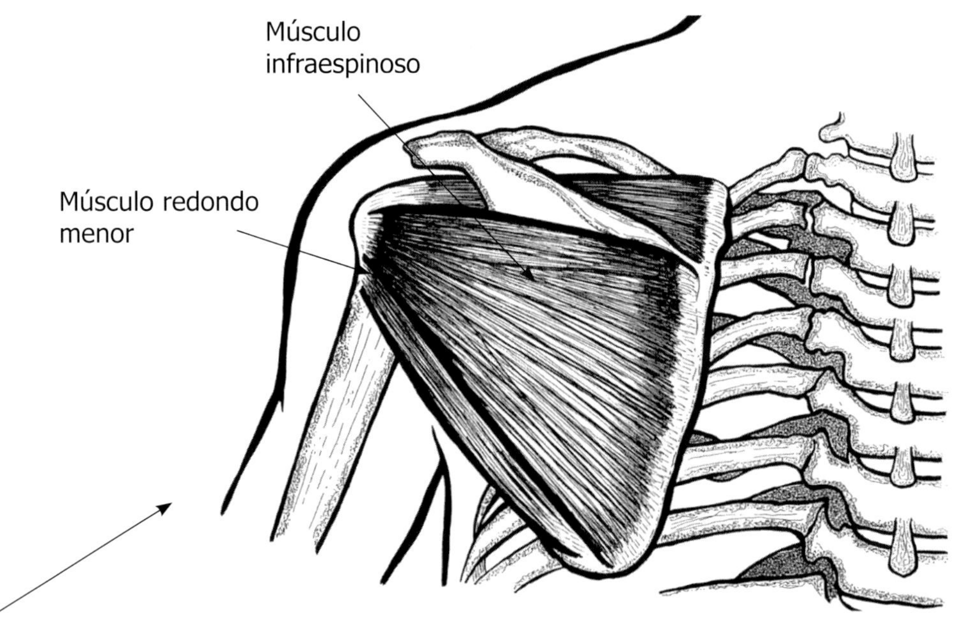

En esta ilustración vemos tres de los músculos del manguito rotador. Cubriendo la parte inferior del omóplato tenemos el redondo menor (que ya hemos descrito como parte de la gran cadena muscular posterior); más arriba está el infraespinoso, que nace desde la línea interna del omóplato y, pasando por debajo de su espina, las fibras confluyen en la parte alta y posterior del húmero por debajo de la espina del omóplato. Arriba vemos de nuevo el supraespinoso, que aparece él solo en la página anterior. El subescapular, cuarto de los músculos considerados como «manguito rotador», estaría en el otro lado del omóplato: entre éste y las costillas.

¿Cuál es la forma eficaz de trabajar la capsulitis del hombro u hombro congelado para devolverle la movilidad?: masajear toda la espalda y todo el brazo y no repetir el esquema mecanicista de tratar el cuerpo como fragmentos sueltos y desconectados unos de otros.

Sabemos por la anatomía que no son sólo estos cuatro músculos (los que han sido etiquetados como «manguito rotador») los que actúan sobre el húmero y sobre el hombro. **Desde el brazo y la espalda hasta el omóplato, van otros muchos músculos que actúan sobre el hombro:** el redondo mayor, el bíceps braquial, el tríceps braquial, el coracobraquial, el trapecio, el dorsal ancho, el deltoides... Convienen, es cierto, los masajes suaves dado que es intenso el dolor que suele acompañar al hombro congelado, pero se conseguirá desbloquear el hombro si masajeamos suavemente, como mínimo, toda la parte alta de la espalda y todo el brazo, y, en particular, la cara interna de la extremidad donde está el coracobraquial.

13.14. Tendinitis del codo: la tendinitis del codo es un cajón de sastre en el que se engloban numerosas dolencias

En este apartado sólo trataremos una de las varias causas del dolor persistente en el codo y de su pérdida de movilidad. Esa causa está en relación directa con la presión que los músculos ejercen sobre la articulación y la desaparición (o grave disminución) del espacio interóseo entre el húmero (hueso del brazo) y el radio (hueso del antebrazo donde el húmero se articula). **De nuevo hay que comprender las patologías como parte de un conjunto y no aisladas: o solucionamos los acortamientos musculares del brazo entero y la rotación interna del hombro o no se resuelven los problemas del codo. El brazo hay que tratarlo entero y en su directa relación con la espalda y la nuca.**

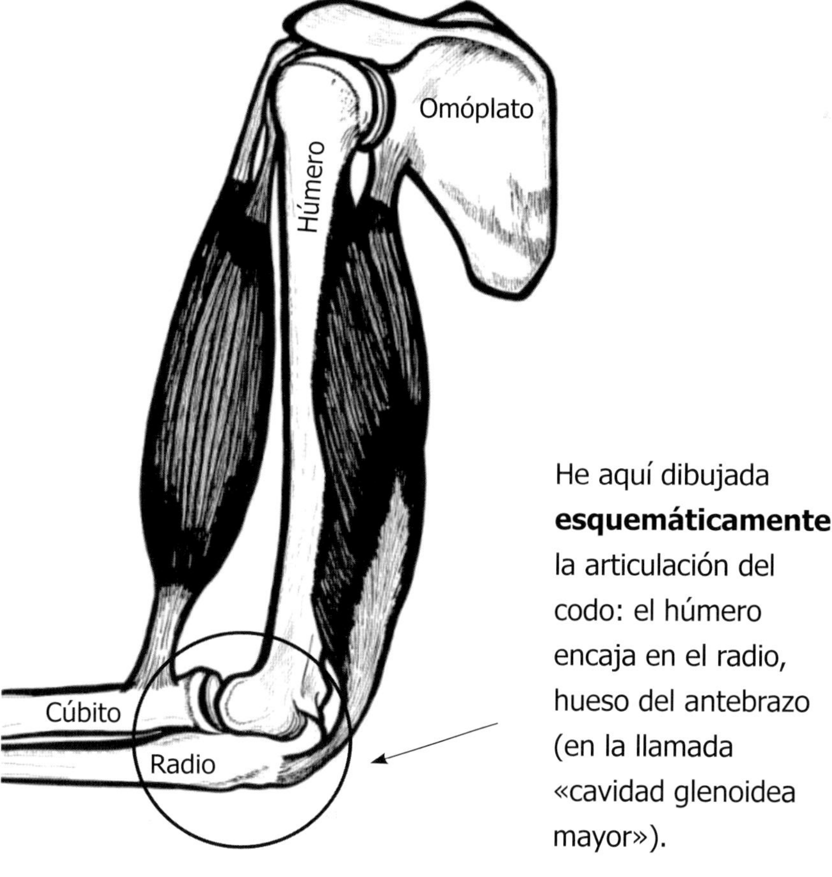

He aquí dibujada **esquemáticamente** la articulación del codo: el húmero encaja en el radio, hueso del antebrazo (en la llamada «cavidad glenoidea mayor»).

14

Pechos caídos en las mujeres y pectorales fláccidos en los hombres: sólo son síntomas de la espalda cargada (cifosis) y de la rotación interna del hombro

La solución está en corregir la espalda cargada y la proyección de los hombros hacia delante (esto es, su rotación interna)

Si se quiere tener una espalda amplia y abierta, el pecho ancho y unos pectorales con buen tono –no fláccidos–, hay que hacer justo lo contrario de lo que se suele hacer, hay que evitar tonificarlos o fortalecerlos a la manera habitual de la gimnasia clásica. Esa forma típica de dar tono a los músculos del brazo como el bíceps o el tríceps –aunque también del pecho: los pectorales– les da volumen a costa de acortarlos. Y ese acortamiento agrava los problemas del hombro, que, en general y debido a las tareas más corrientes de la vida cotidiana, ya suele presentar problemas de rotación interna.

Así pues, para conseguir una espalda amplia, el pecho ancho y los pectorales con el tono justo, hay que estirar la cadena muscular del brazo (en la cual incluimos esta vez los pectorales porque se insertan en el hueso húmero), y es necesario eliminar la rotación interna del hombro.

14.1. La espalda cargada: primera causa de los pechos caídos y pectorales fláccidos

Los deterioros de la estructura corporal comienzan ya en la infancia y se manifiestan con claridad a partir de la adolescencia.

El dibujo de esta página está tomado de un modelo de ropa de poco más de veinte años.

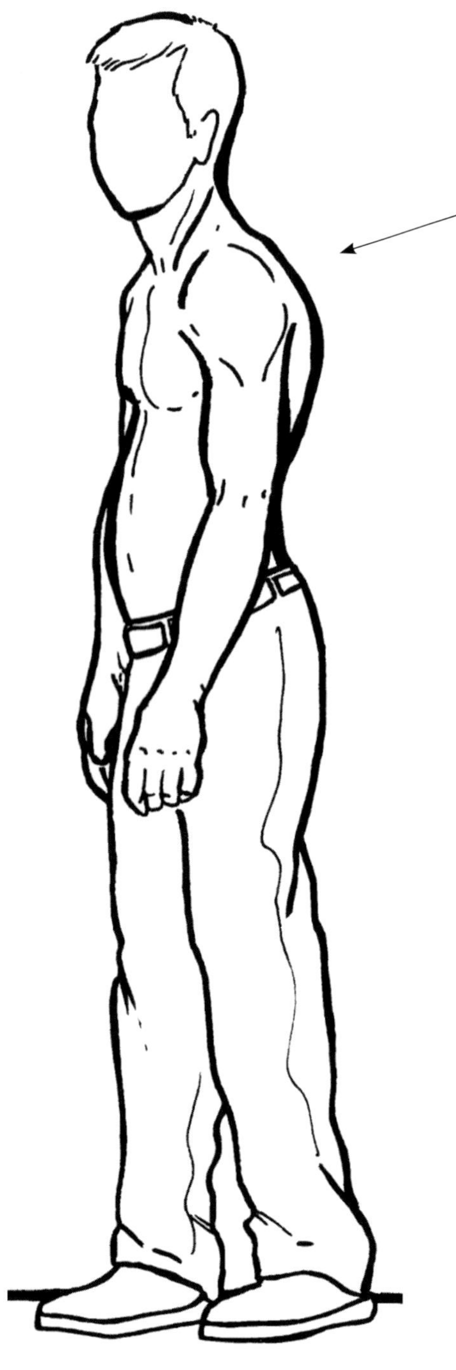

Esto es la cifosis (o espalda cargada, encorvada, redondeada).

Al acentuarse las curvaturas cóncavas cervical y la lumbar, se acentúa también la curva convexa de la parte alta de la espalda: cuanto más se hunden los segmentos cervical o lumbar, más prominente resulta la parte alta de la espalda.

Para corregir esta convexidad y recuperar una espalda recta **y flexible**, es imprescindible no centrarse sólo en los músculos que le afectan directamente (como el trapecio, por ejemplo), sino eliminar los excesos de curvatura cóncava situados más arriba (cervical) o más abajo (lumbar).

Este tipo de cifosis (espalda cargada) es la que vemos con más frecuencia en los varones jóvenes de hoy: la anteriorización del cuello y la proyección de la cabeza hacia delante es muy marcada pero no angulosa.

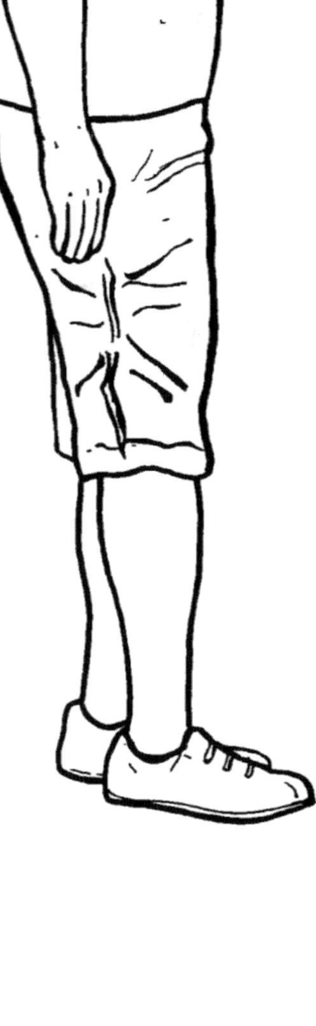

Los acortamientos de la musculatura de la espalda, y la consiguiente espalda cargada (cifosis), se manifiestan en forma de flaccidez de los pectorales en la parte anterior o ventral del cuerpo ya desde la adolescencia. Es también muy fácil de comprobar por cualquiera de nosotros en un momento: basta con avanzar los hombros cargando la espalda para notar que automáticamente los pectorales cuelgan flácidos hacia delante.

El encorvamiento de la espalda (espalda cargada por acortamiento de la cadena muscular posterior) repercute delante produciendo la flaccidez de los pectorales.

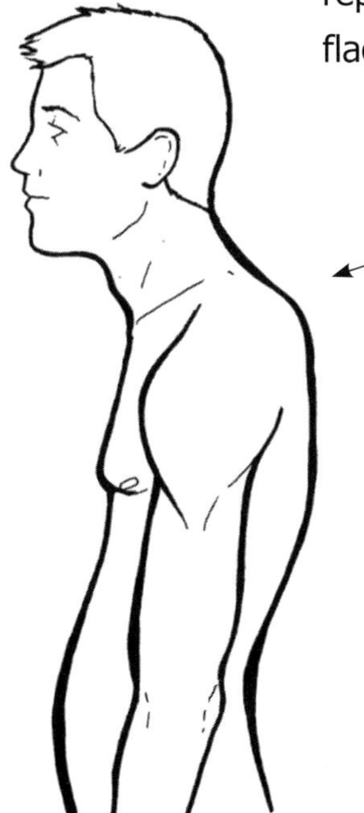

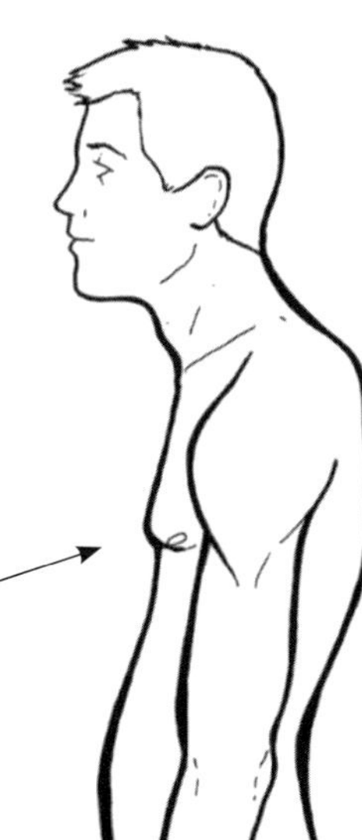

14.1.1. La espalda cargada (cifosis) y la dificultad para respirar profundamente, y, por tanto, para recargarse de energía

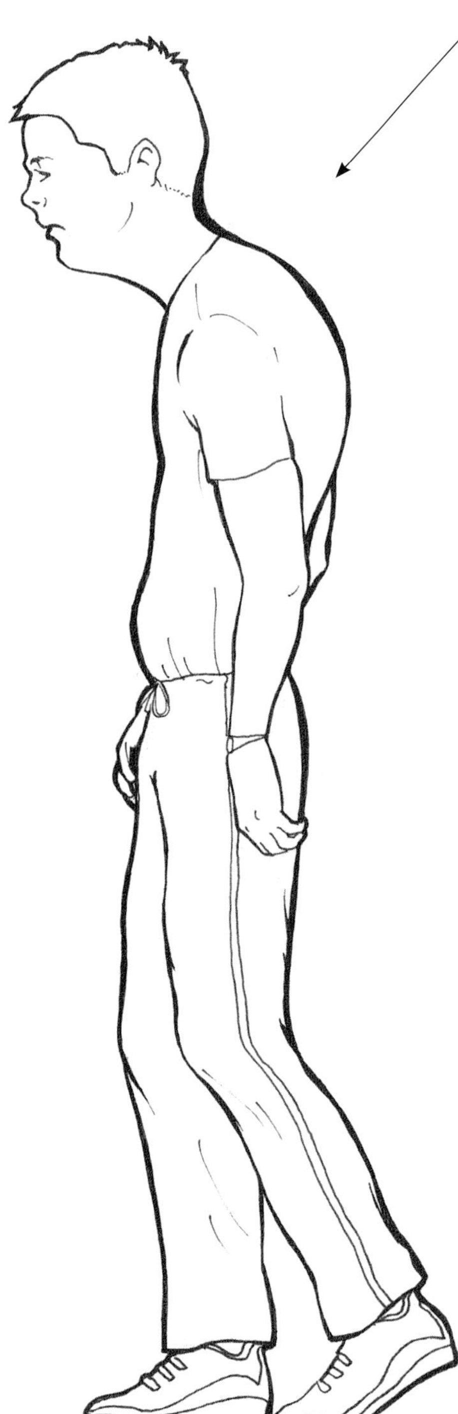

Como se ve, este tipo de cifosis es más angulosa.

Con una espalda así resulta extraordinariamente difícil llenar y vaciar los pulmones de aire.

Si sólo durante un momento cualquiera de nosotros se encorva de esta forma, comprobará que apenas es posible inspirar un poco y espirar también muy levemente: el cuerpo está, pues, siempre desprovisto de la cantidad de oxígeno necesaria para que los procesos metabólicos se produzcan con plenitud y, en consecuencia, el nivel de energía del individuo es bajo o muy bajo.

En todo caso, la cantidad de energía y el empuje para abordar las tareas cotidianas de un individuo así dependerá más de su fuerza de voluntad que de la capacidad espontánea del cuerpo para proveerse de energía. Cada vez que la fuerza de voluntad flaquee (a causa de no encontrar sustento en el propio cuerpo y sus procesos), el cansancio aparecerá de forma recurrente y será probable que este hombre no pueda mantener un esfuerzo continuado, aunque se trate de un trabajo llevadero para muchas otras personas.

El tono vital bajo será lo más frecuente. El sujeto se cansará con facilidad o casi no podrá recargarse de la energía necesaria para sentirse vigoroso y lleno de capacidad para la acción, o llevará adelante su vida con mal humor y agresividad, como necesitado de la irritación para poder disponer de un elemento que le proporciona energía.

Recuperar la rectitud de la espalda eliminando esta rigidez que se ha fijado es condición necesaria para que el individuo pueda volver a inspirar plenamente cargándose de oxígeno, y también espirar para eliminar el dióxido de carbono (tóxico).

14.2. La rotación interna de hombros: causa también directa de los pechos caídos y pectorales fláccidos

A cualquier edad y en cualquiera de los dos sexos, la proyección hacia delante de los hombros (rotación interna) provoca la flaccidez de los pectorales o los pechos caídos.

Vemos la rotación interna del hombro en una mujer. Necesariamente, sin ninguna excepción, esta proyección del hombro hacia delante provoca la caída de los pechos y de los pectorales.

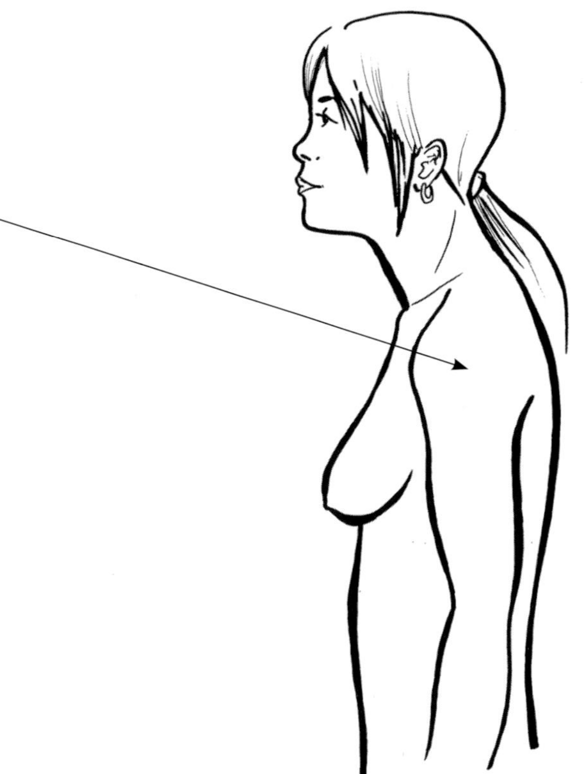

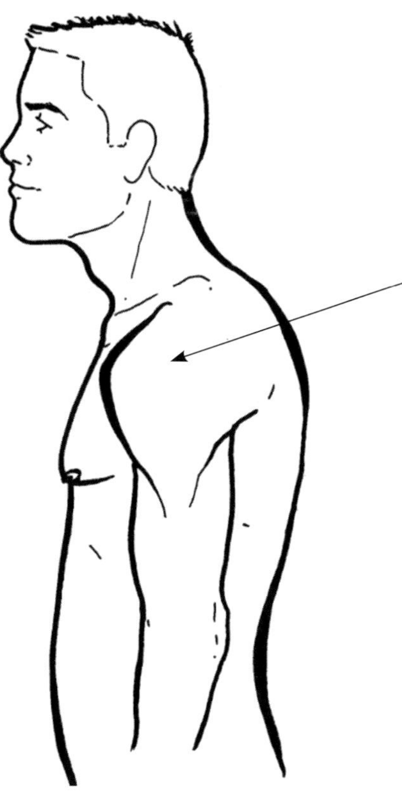

Cuanto mayor sea la proyección de los hombros hacia delante (rotación interna), más colgarán hacia delante y hacia abajo los pectorales, es decir, más fláccidos estarán.

Lo habitual es fortalecer y tonificar los pectorales mediante ejercicios de tipo isotónico (los que permiten la aproximación de los extremos de los músculos). Sin embargo, los pectorales colgarán hacia delante y se volverán fláccidos en cuanto las articulaciones ya no puedan soportar más esos ejercicios y, en consecuencia, el individuo deje de practicarlos buscándose cualquier excusa: «Apenas tengo tiempo para ir al gimnasio o usar las pesas», «Me he vuelto perezoso». **Esas excusas revelan lo que ocurre inconscientemente: el cuerpo ya no soporta más agresiones.**

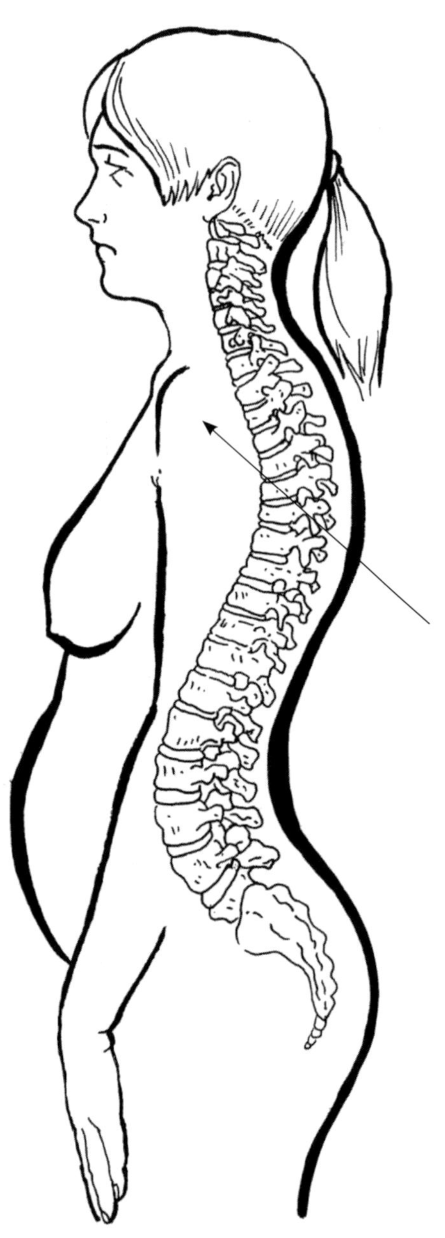

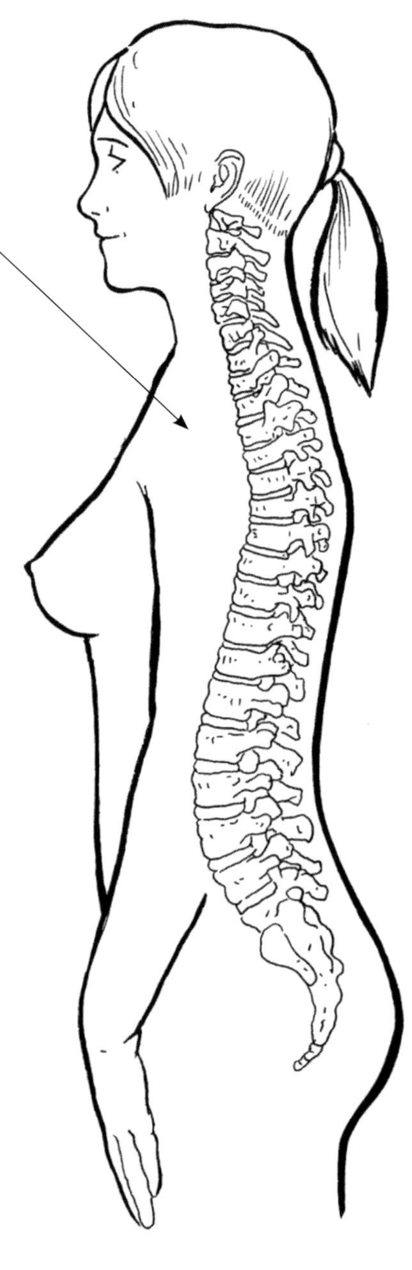

En esta mujer podemos observar cómo los hombros no se avanzan (no se proyectan hacia delante) y, en consecuencia, los pectorales no cuelgan y los pechos no caen.

En esta mujer puede verse lo contrario: a mayor proyección de hombros hacia delante, más caídos están los pechos.

Comprobemos, además, que la proyección de los hombros hacia delante (rotación interna) va acompañada o es paralela a la acentuación de las curvas de la columna vertebral, y, más en concreto, de la curva cóncava del segmento cervical y de la que está inmediatamente debajo: la convexa de la parte alta de la espalda (cifosis).

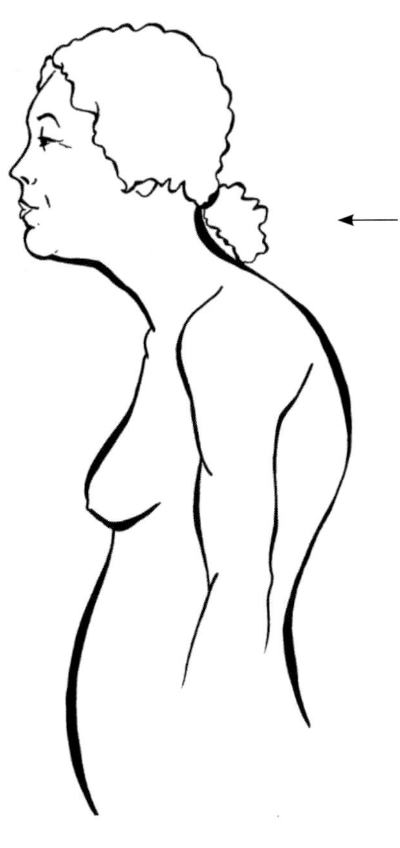

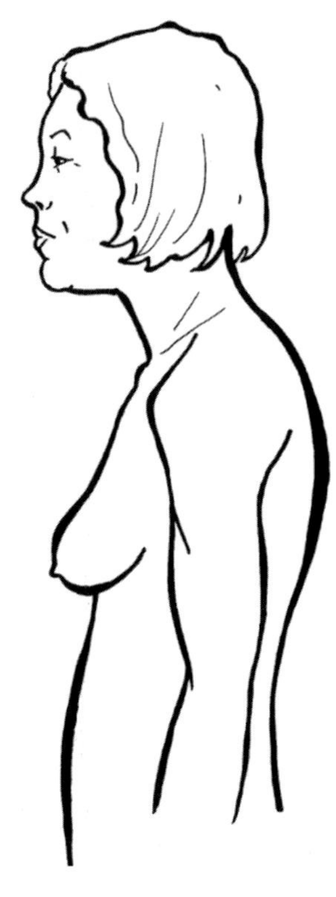

Es necesario estirar la musculatura que provoca **la rotación interna de los hombros (su proyección hacia delante y un poco hacia el centro del pecho)** para evitar que con la edad se vaya acentuando más y más esa rotación y en la espalda aumente la cifosis (espalda cargada).

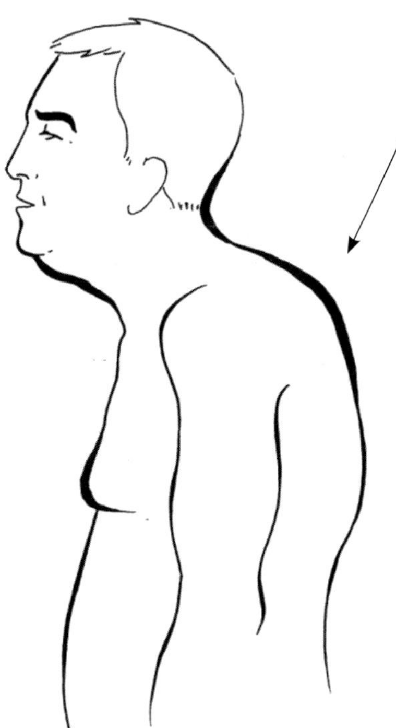

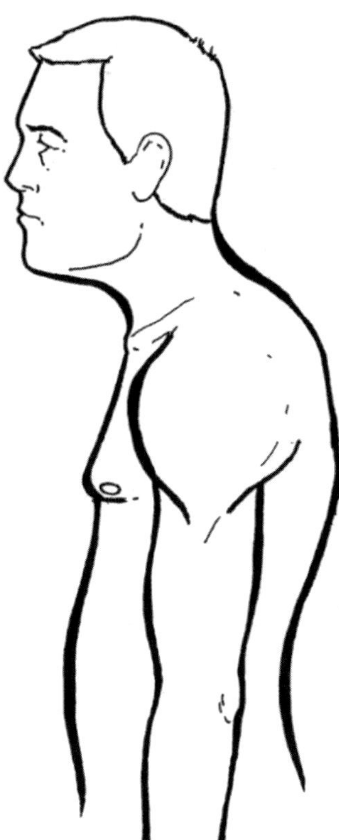

Todos hemos visto a hombres de los que se puede afirmar que tienen más pechos que muchas mujeres.

Esa acumulación de grasa sobre los pectorales es una consecuencia de la rotación interna de hombros y la flaccidez que provoca en los pectorales.

He aquí algunos de los músculos que contribuyen a cargar la espalda y a proyectar el cuello hacia delante: en consecuencia, también hacen que los pectorales cuelguen volviéndolos fláccidos, o provocan pechos caídos.

Algunos de estos músculos forman parte de la gran cadena muscular posterior y otros, que veremos más adelante, hacen juego con ella.

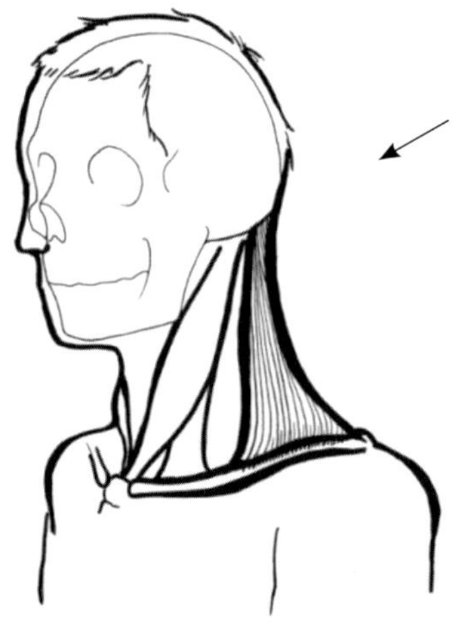

El trapecio
visto desde
delante.
Se inserta
en la clavícula.

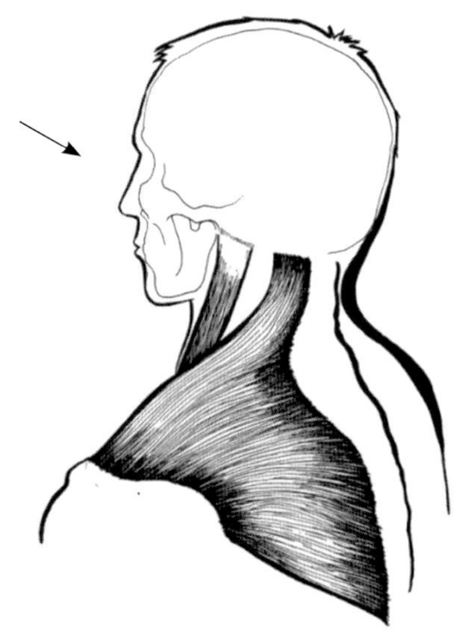

El trapecio
acortado
y cargando
la espalda.

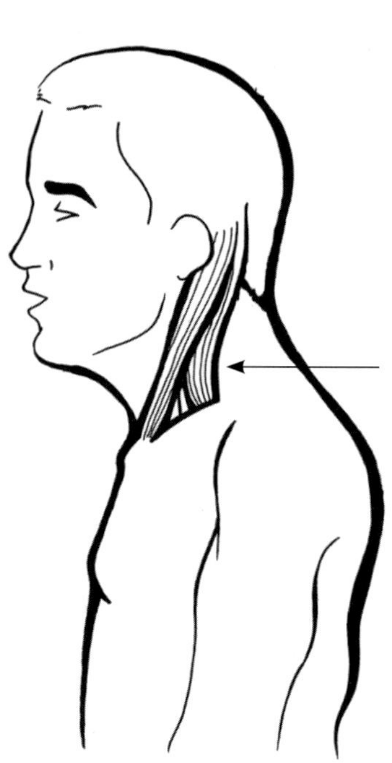

En los dibujos de derecha
e izquierda vemos el
esternocleidomastoideo
acortándose y provocando
una proyección de la
cabeza hacia delante,
lo que necesariamente
crea problemas cervicales
y carga la espalda, aunque
sea de forma disimulada
(precisamente mediante
esa proyección de la
cabeza).

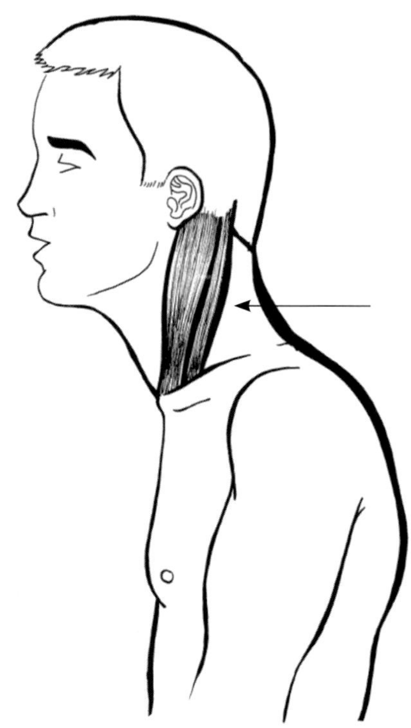

14.2.1. Fortalecer o tonificar el pectoral mayor con ejercicios isotónicos no puede conducir sino a la rotación interna del hombro, y a corto y medio plazo, a la flaccidez de los pectorales o a los pechos caídos

He aquí el pectoral mayor sin acortar.

Como vemos, se inserta en la clavícula **y, lo que ahora nos interesa, en la parte alta del hueso del brazo (húmero).** Cuando este músculo se acorta, tira de esa parte alta del húmero y lo hace avanzar proyectándolo hacia delante y con él arrastra todo el hombro.

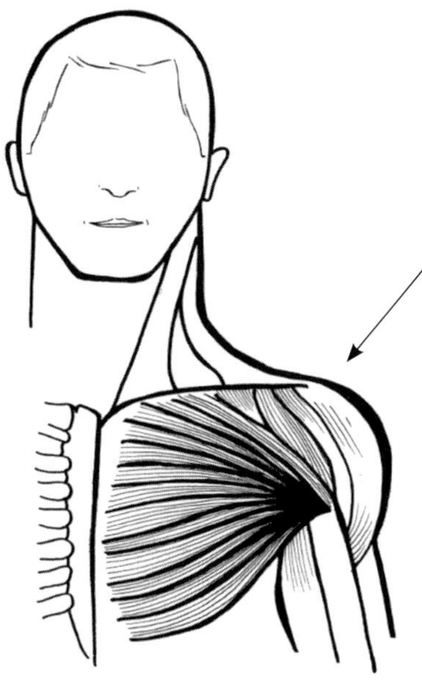

Debido a la inserción que acabamos de comentar (en la parte alta del hueso del brazo), **todos los ejercicios de musculación del pectoral mayor contribuyen a «enrollar» el hombro hacia delante, es decir, a la rotación interna del hombro, y, en consecuencia, producen pectorales fláccidos:** no al principio, pero sí a medio y largo plazo. En cuanto el individuo que hace musculación deje de hacerla (su cuerpo no resistirá más que un cierto tiempo), los pectorales comenzarán a colgar blandos, sin tono. Es posible comprobarlo en algunas personas de nuestro entorno, pero también en famosos actores del cine de acción que han pasado de tener un cuerpo de «héroes» musculados a otro que acumula grandes cantidades de grasa.

14.2.2. Dos fenómenos que van juntos: el pecho comprimido a causa de la rotación de hombros y la respiración superficial

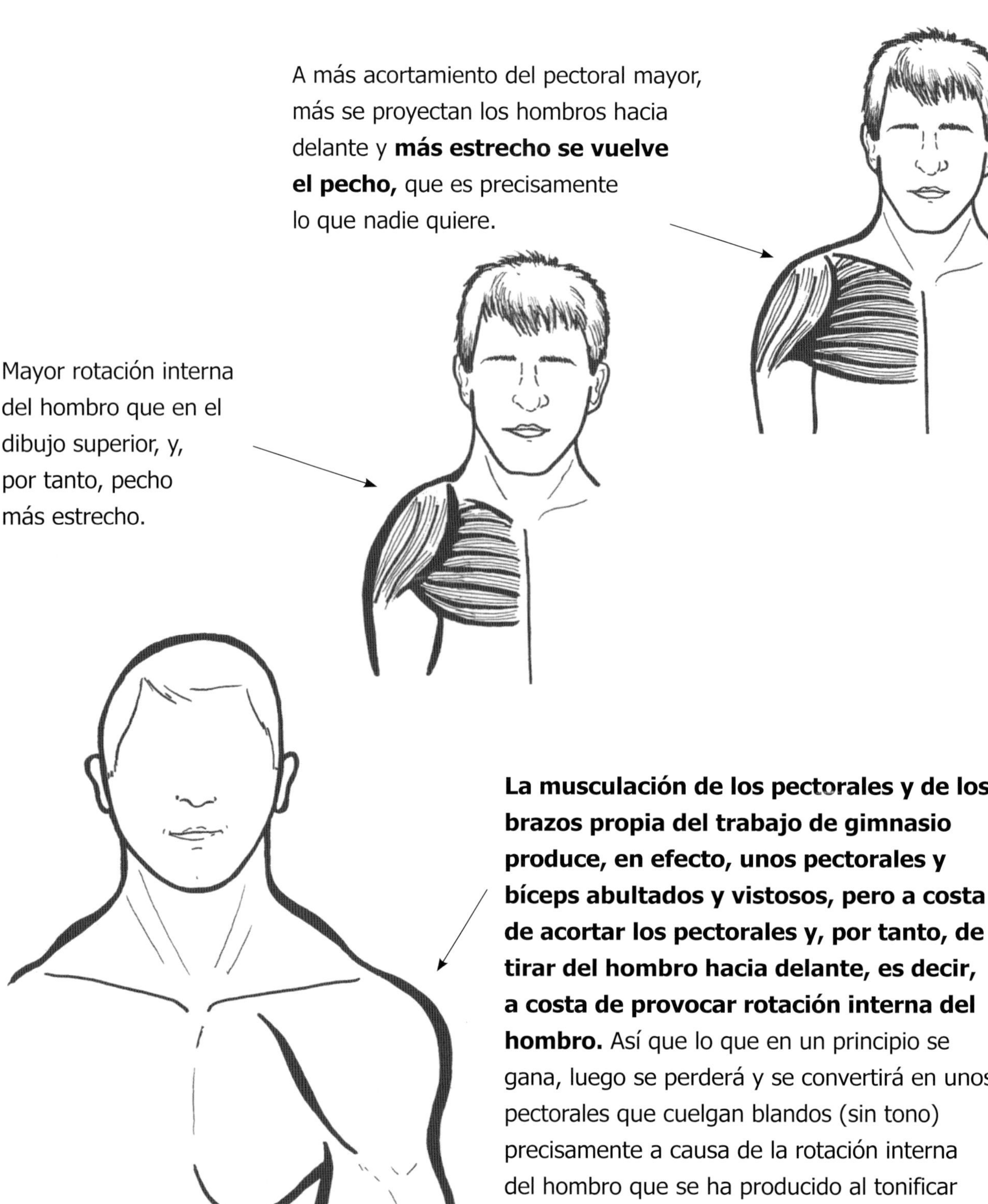

A más acortamiento del pectoral mayor, más se proyectan los hombros hacia delante y **más estrecho se vuelve el pecho,** que es precisamente lo que nadie quiere.

Mayor rotación interna del hombro que en el dibujo superior, y, por tanto, pecho más estrecho.

La musculación de los pectorales y de los brazos propia del trabajo de gimnasio produce, en efecto, unos pectorales y bíceps abultados y vistosos, pero a costa de acortar los pectorales y, por tanto, de tirar del hombro hacia delante, es decir, a costa de provocar rotación interna del hombro. Así que lo que en un principio se gana, luego se perderá y se convertirá en unos pectorales que cuelgan blandos (sin tono) precisamente a causa de la rotación interna del hombro que se ha producido al tonificar los pectorales. Se trata, pues, de un trabajo contraproducente.

Esto es lo que ocurre cuando los hombres delgados practican ejercicios de musculación de brazos y pectorales para tener un pecho y una espalda más anchos: los hombros giran hacia delante y hacia dentro, y lo que consiguen es tener una musculatura abultada y rígida pero no un pecho y espalda más anchos. **Se percibe muy claramente en los pliegues de las axilas.**

Para conseguir el pecho y espalda amplios y abiertos (necesarios para desbloquear la respiración y, por tanto, para una buena salud), es necesario no practicar ejercicios de musculación de brazos y pectorales, sino:

1) Estirar la cadena muscular del brazo para que suelte la parte alta de la espalda, evitando en todo momento cualquier compensación del tórax y la espalda.

2) Estirar los pectorales mayores.

3) Estirar la musculatura de la nuca, aunque no esté acotada solamente a la propia nuca, ya que está directamente conectada con la parte alta de la espalda (esplenio de la cabeza y esplenio del cuello, complexo mayor y epiespinoso, el trapecio...).

4) Colocando las vértebras cervicales y torácicas altas perfectamente alineadas, hay que estirar los músculos inspiradores altos: los escalenos, esternocleidomastoideos, los pectorales menores...).

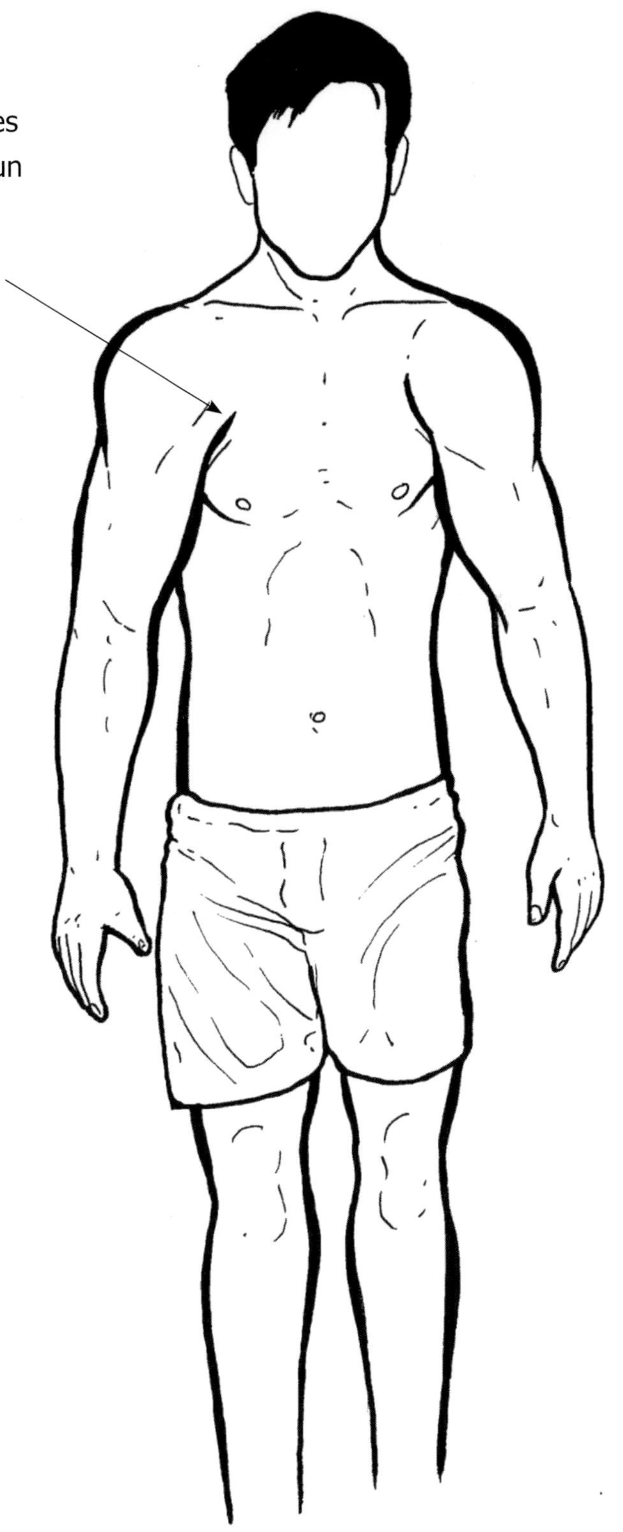

14.3. Ésta es la forma de no estirar los pectorales

Estos ejercicios no son estiramientos auténticos sino ficciones, ya que, como veremos, se producen numerosas compensaciones: lo que se estira de los pectorales se acorta de la espalda.

Cuanto más se practican ejercicios de este tipo o similares (con el objetivo de estirar los pectorales), más se contrae la musculatura de la espalda e incluso de la nuca, tal como veremos en las ilustraciones siguientes.

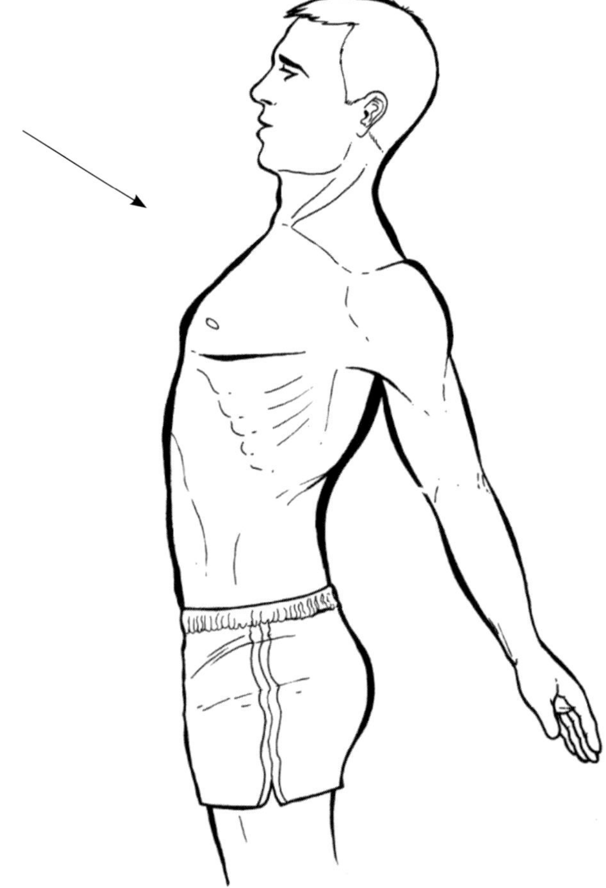

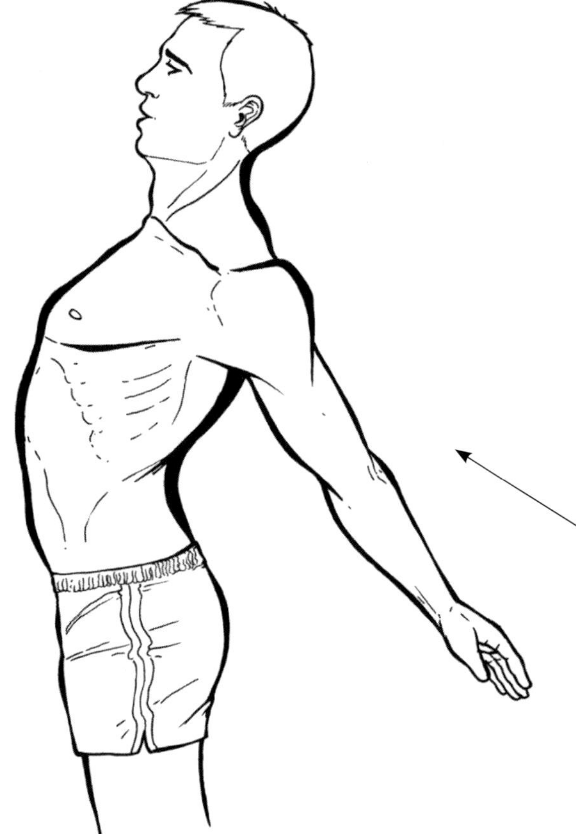

Aquí el sujeto todavía se esfuerza más por abrir el pecho y supuestamente hacerlo más ancho, **pero lo hace a costa (como cualquiera puede comprobar) de cerrar la espalda o, dicho de otro modo, de tensar la musculatura de la espalda y de la nuca.**

Cuanto más parece que se abre delante (en el pecho), más se cierra en el centro de la espalda y más tensión se crea en la nuca. **Es muy fácil comprobarlo por uno mismo.**

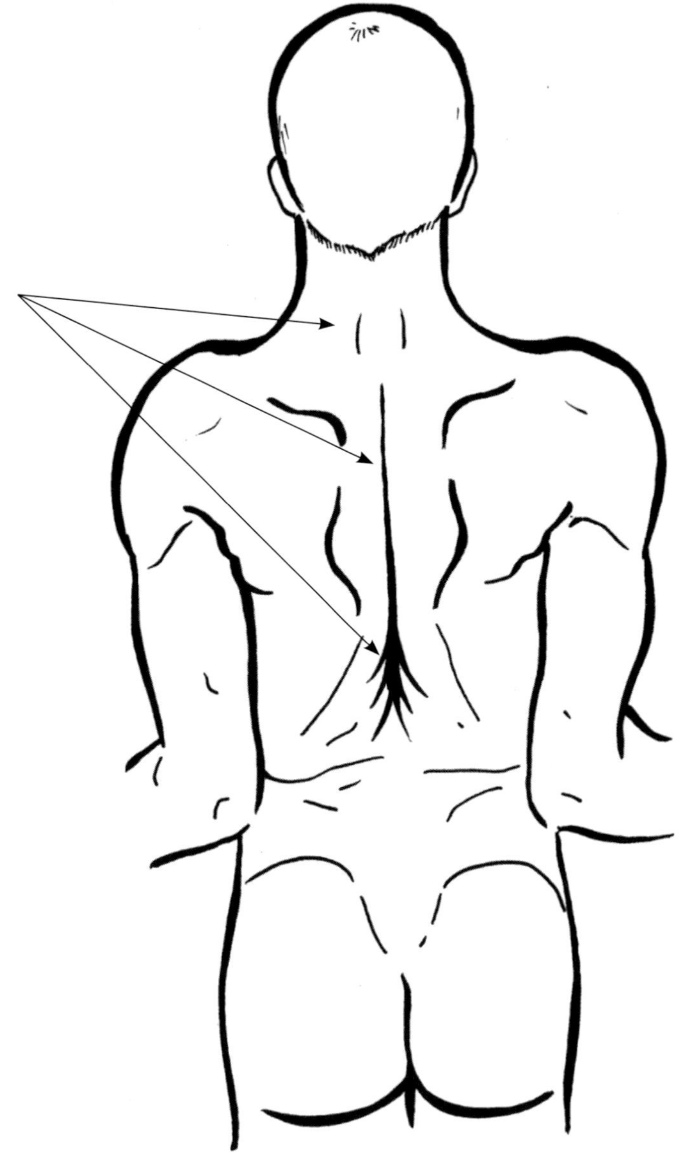

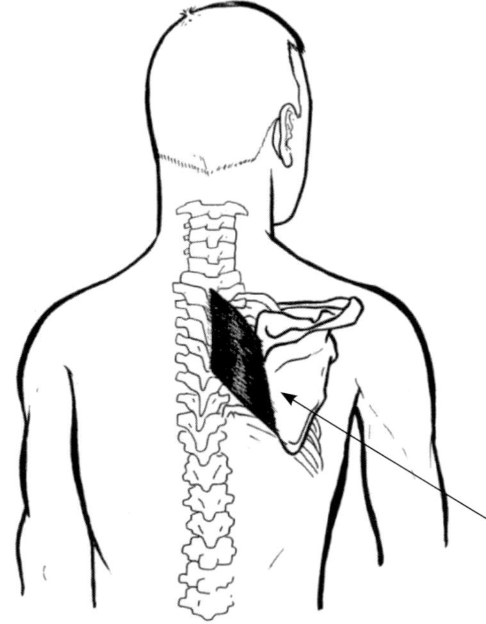

He aquí los romboides: dos de los muchos músculos de la espalda que se contraen cuando se intenta ensanchar el pecho de esta forma que permite las compensaciones.

14.4. ¿Qué es la cintura escapular y por qué es tan importante para la vida humana?

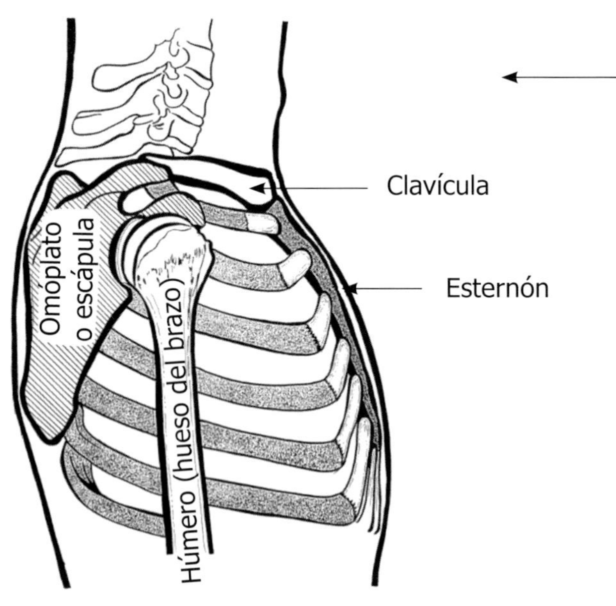

La cintura escapular es un conjunto de huesos que configuran los hombros y que sirven para algo tan esencial para nuestra vida como es articular los brazos con el tronco.

Se llama «escapular» porque las escápulas u omóplatos son parte esencial de esa cintura alta del cuerpo. La importancia de la cintura escapular es extraordinaria, ya que permite (o dificulta) la gran movilidad de nuestro principal instrumento: los brazos y manos. Basta preguntarse qué haríamos un solo día de nuestra vida sin nuestras manos para comprender su importancia.

Veamos los elementos que componen la cintura escapular a fin de poder corregir sus problemas y, sobre todo, para comprender cómo actúan en la rotación interna de hombros y, por tanto, en los pectorales fláccidos y los pechos caídos.

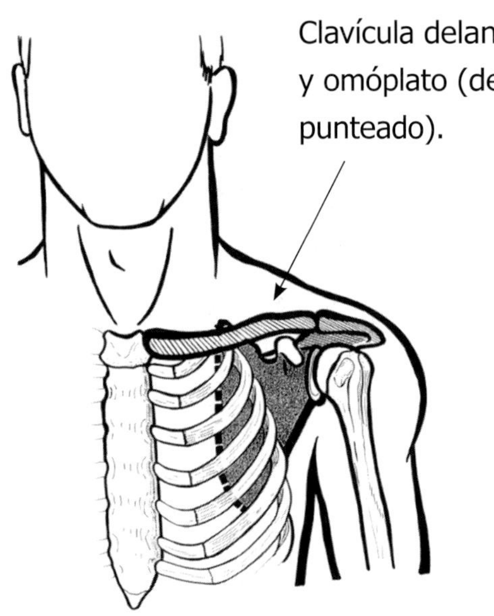

Clavícula delante y omóplato (detrás, punteado).

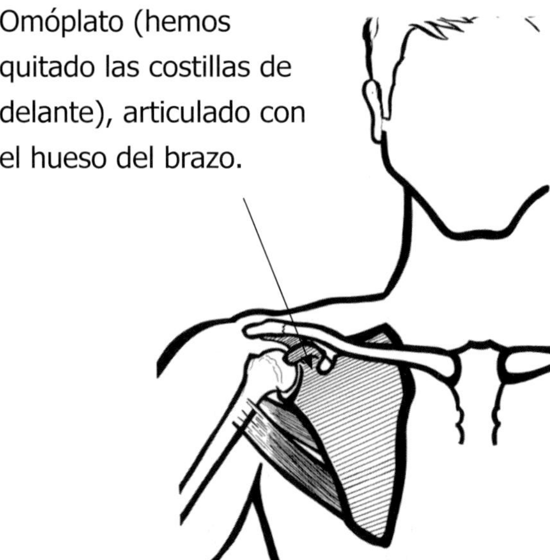

Omóplato (hemos quitado las costillas de delante), articulado con el hueso del brazo.

El omóplato o escápula y la clavícula

Clavícula (que se articula con el omóplato). El omóplato está en la parte posterior del cuerpo y la clavícula delante: he ahí el juego.

Ésta es la cavidad glenoidea del omóplato –visto desde el lado, visión sagital– en la que encaja el hueso del brazo (el húmero). Al contrario de lo que ocurre con la pierna en la que el fémur encaja en una cavidad profunda (el acetábulo de la pelvis), en el caso del brazo, esta concavidad (la glenoidea) es muy poco profunda: **lo que a la naturaleza le importa es que la movilidad del brazo sea la mayor posible para que actuemos mejor sobre nuestro entorno.**

Las piernas han de ofrecer, sobre todo, estabilidad, mientras que los brazos están destinados a la actividad manual. **La especie humana se hizo y se continúa haciendo mediante una interacción inacabable entre mano/brazo y cerebro.**

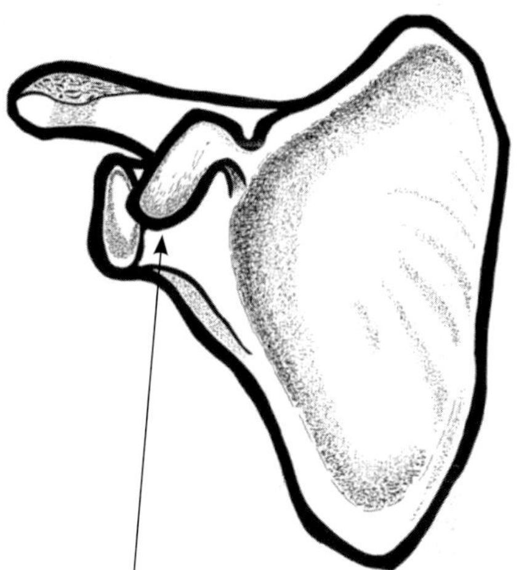

El omóplato o escápula visto desde delante como si hubiésemos quitado las costillas.

El omóplato o escápula visto desde detrás, desde la espalda.

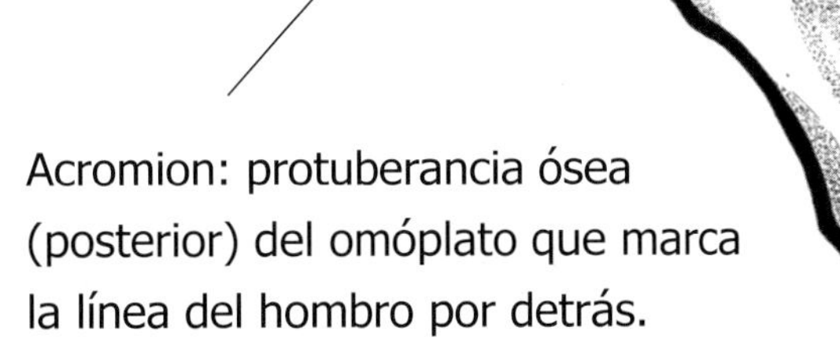

Apófisis coracoides: se proyecta hacia la parte delantera del hombro y a ella vienen varios músculos del brazo.

Acromion: protuberancia ósea (posterior) del omóplato que marca la línea del hombro por detrás.

Vemos aquí los dos omóplatos situados tal como deben estar cuando no movemos los brazos: paralelos, a la misma altura y verticales.

Los omóplatos, como el resto de los huesos, no se mueven en absoluto mientras no tiren de ellos los músculos. Puesto que los omóplatos son el punto de articulación de los brazos y la espalda, se mueven en cuanto separamos los brazos del tronco (abducción) más allá de 45 grados.

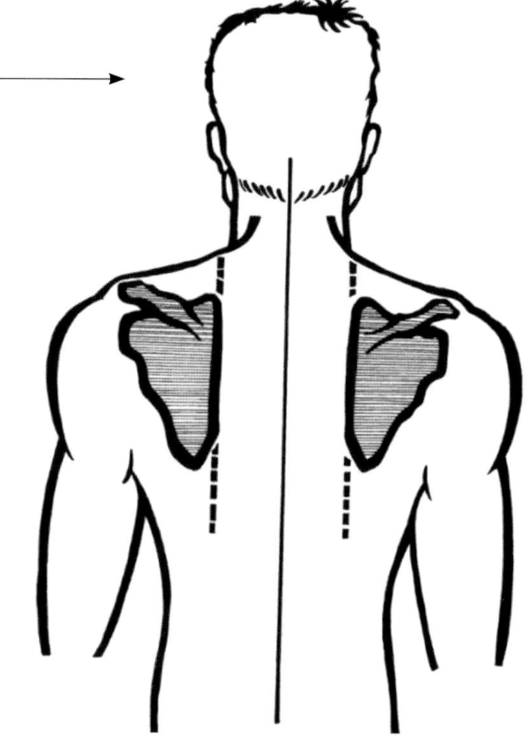

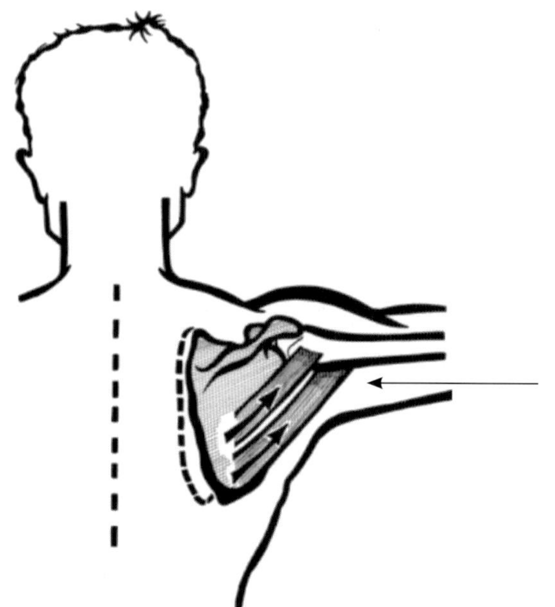

Diversos músculos conectan fuertemente el hueso del brazo (húmero) al omóplato, de tal forma que el movimiento de abducción y de levantar el brazo se lleva consigo el omóplato y con él parte de la espalda.

Es necesario fijar el omóplato e impedirle cualquier movimiento a fin de que podamos llevar a cabo verdaderos estiramientos de brazos y no ficciones.

El omóplato está fuertemente conectado a las vértebras del tórax y la nuca (mediante los músculos romboides y el angular de la escápula, por ejemplo), lo que en la práctica se traduce en que el movimiento del omóplato a causa de la abducción del brazo desalinea las vértebras y la caja torácica. Por eso es necesario fijarlo si queremos evitar la desalineación del tórax.

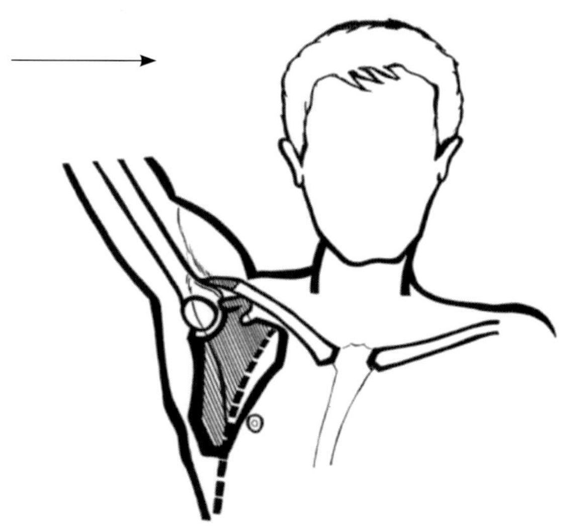

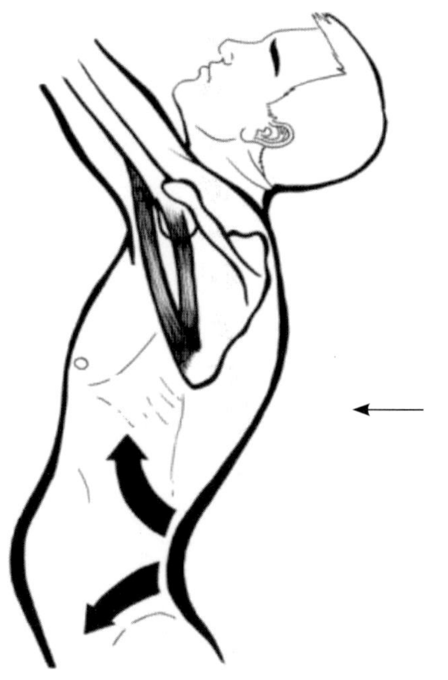 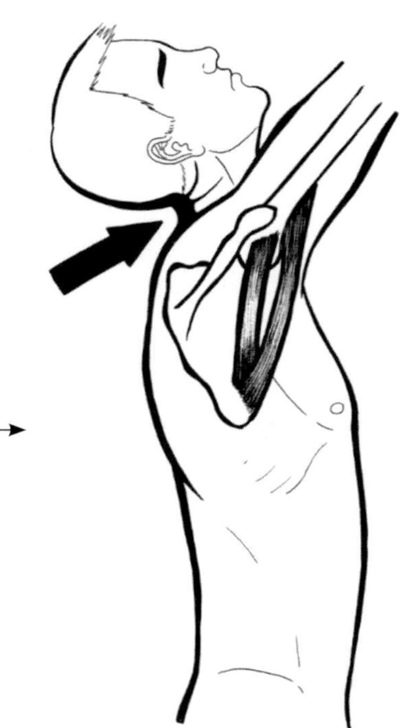

En cualquier actividad o deporte (tenis, baloncesto, natación...), todos los movimientos en que levantamos el brazo por encima de los 90 grados provocan una acentuación de las curvaturas cervical o lumbar, o ambas a la vez. **Como hemos dicho, el omóplato (aunque no sólo él) arrastra la caja torácica y el conjunto del tronco.**

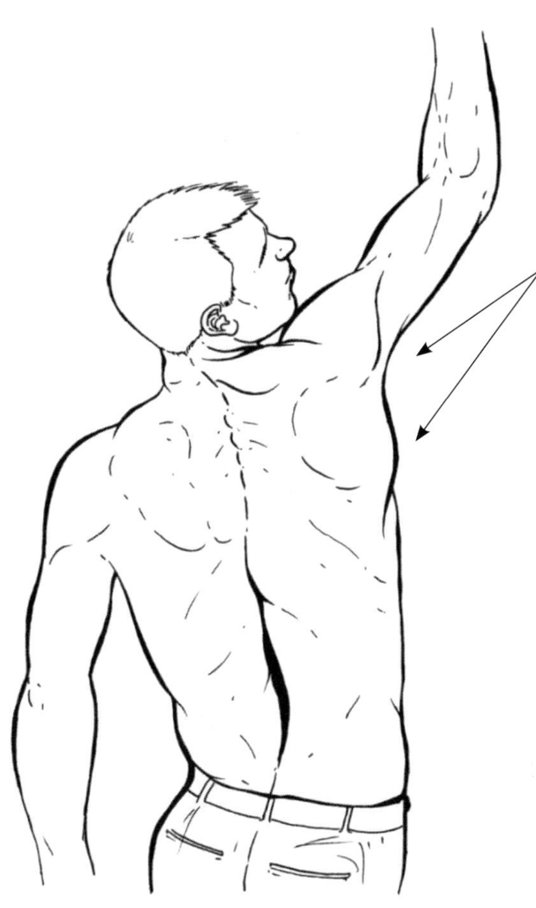

Tal como hemos visto, diversos y potentes músculos del brazo van a parar al omóplato (tríceps, bíceps, coracobraquial...). A su vez, el omóplato está unido al tórax, a las vértebras y a la nuca mediante otros músculos (romboides, angular de la escápula...). **Así pues, mover los brazos es estirar indirecta pero efectivamente de la espalda mediante el omóplato.** Y ese estirar la espalda y la nuca se suele hacer sin reparar en los medios: la consecuencia es que se les provoca daño. **Esto es justo lo que nosotros queremos evitar durante los estiramientos de brazos. Los estiramos pero sin compensaciones, sin que el estiramiento del brazo provoque ningún tipo de desalineación en las vértebras y/o en la caja torácica.**

14.5. Trabajo corporal de precisión para aplicar en la vida cotidiana: independizar los movimientos de la muñeca respecto del brazo

La rigidez de la musculatura y su acortamiento hacen que nos movamos en bloque, utilizando más segmentos del cuerpo de los que se precisan para un trabajo determinado. La consecuencia es que gastamos mucha más energía de la necesaria, y, por lo tanto, la malgastamos. Por ejemplo, movemos los brazos –a veces para tareas muy leves– y hacemos participar a los hombros. **Es clave que aprendamos a estirar la musculatura y a independizar distintos movimientos a fin de evitar que los problemas de una parte del cuerpo se desplacen a otra y también para no malgastar energía.** En el caso concreto que exponemos mediante estos dibujos, queremos independizar el movimiento de las manos respecto al brazo, y luego del brazo respecto al tronco, con el fin de evitar la constante tracción de los brazos sobre la caja torácica. De esa forma los brazos ejercen mucha menor acción sobre la nuca y tórax, y las vértebras se desalinean menos o no se desalinean, al mismo tiempo que **el gasto de energía se reduce significativamente.**

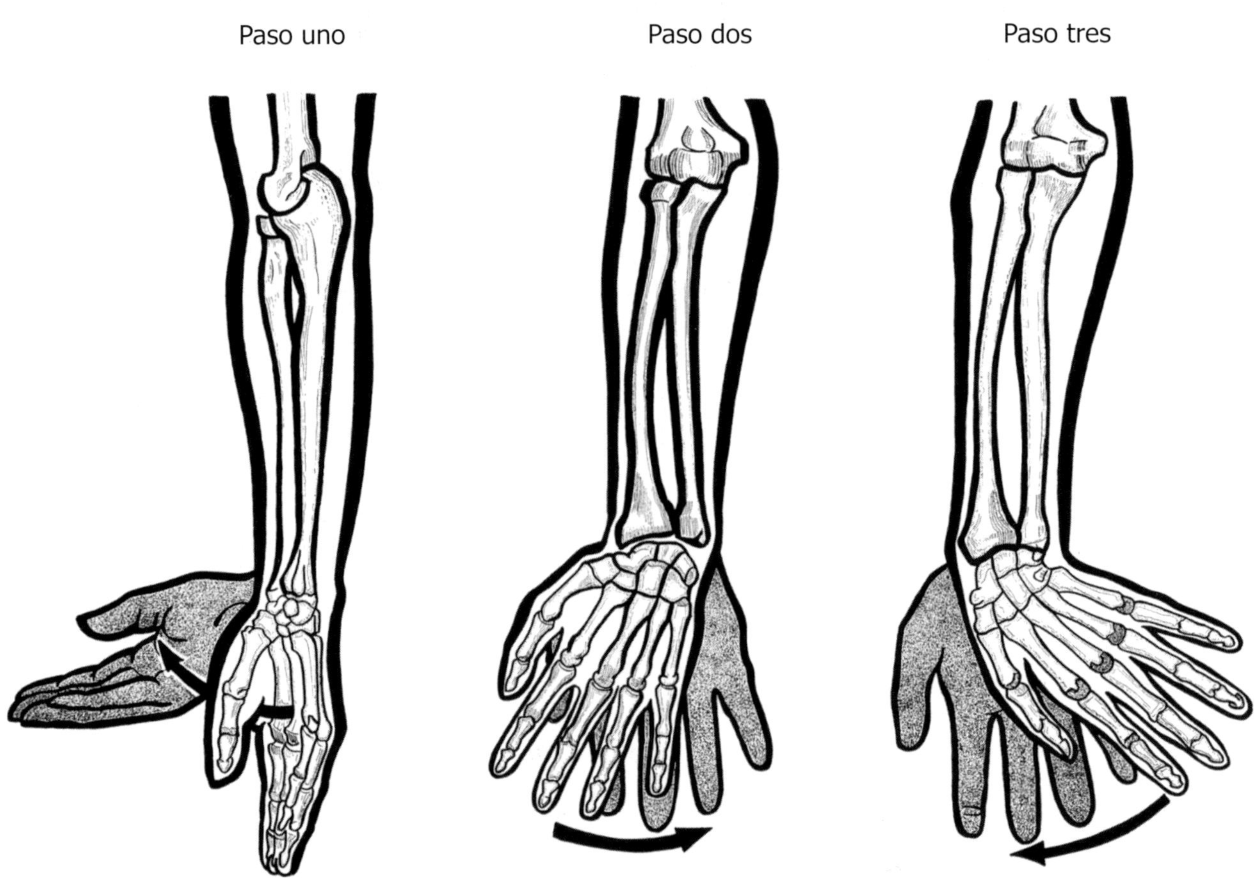

14.6. Los cambios en la cintura escapular (los hombros, para simplificar) y sus repercusiones

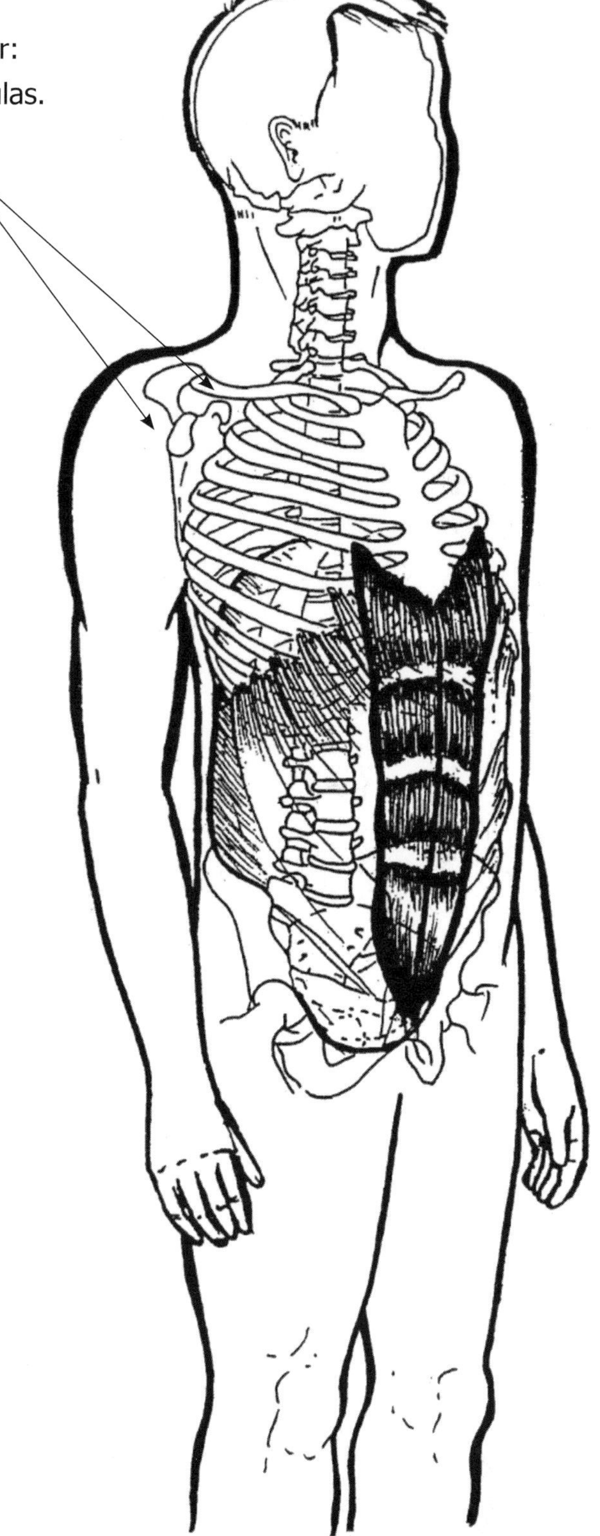

La importancia de aprender a independizar los movimientos de la mano respecto del brazo y no tensar el conjunto de la extremidad superior **radica en el hecho de que no desplazamos las tensiones al hombro y, por tanto, a la espalda.**

La conclusión nos conduce a **nuestra tesis principal: si evitamos acortar la musculatura de la espalda (o la estiramos), no nos encorvaremos y no se volverá fláccida la parte anterior del cuerpo**, en concreto, la barriga y los pectorales, por ejemplo. No se acumulará una gran tensión muscular en determinadas zonas del cuerpo dejando sin tono otras.

Cuando la cintura escapular (los hombros) no sufren problemas, la parte alta del tronco se mantiene erguida y, por tanto, el vientre estirado y liso.

Los músculos posteriores que se acortan (el trapecio, por ejemplo) y producen espalda cargada deterioran la estructura de la cintura escapular provocando la rotación interna del hombro, entre otros problemas.

Ocurre también a la inversa: la rotación interna del hombro provoca problemas en la cintura escapular y contribuye a cargar la espalda.

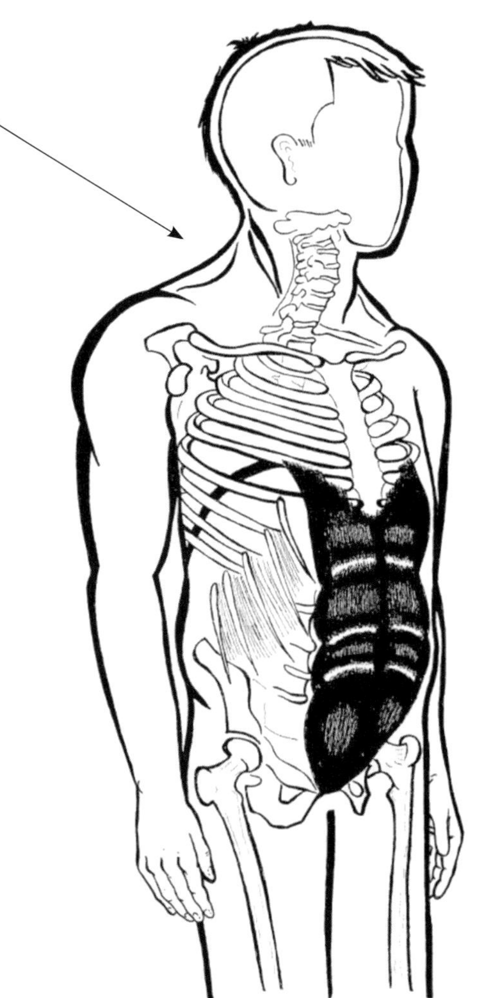

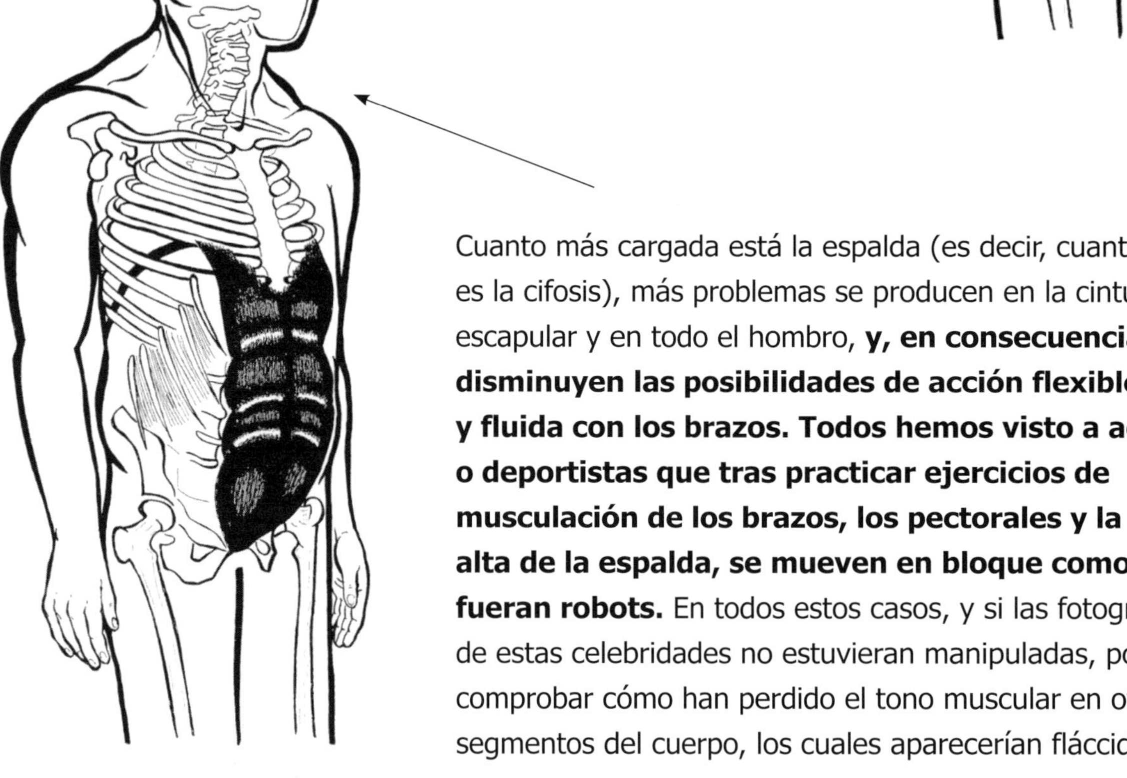

Cuanto más cargada está la espalda (es decir, cuanto mayor es la cifosis), más problemas se producen en la cintura escapular y en todo el hombro, **y, en consecuencia, disminuyen las posibilidades de acción flexible y fluida con los brazos. Todos hemos visto a actores o deportistas que tras practicar ejercicios de musculación de los brazos, los pectorales y la parte alta de la espalda, se mueven en bloque como si fueran robots.** En todos estos casos, y si las fotografías de estas celebridades no estuvieran manipuladas, podríamos comprobar cómo han perdido el tono muscular en otros segmentos del cuerpo, los cuales aparecerían fláccidos.

14.7. Recordemos que la musculatura del brazo se inserta en un hueso de la espalda: el omóplato. En consecuencia, las acciones que llevamos a cabo con nuestros brazos actúan directamente sobre la espalda

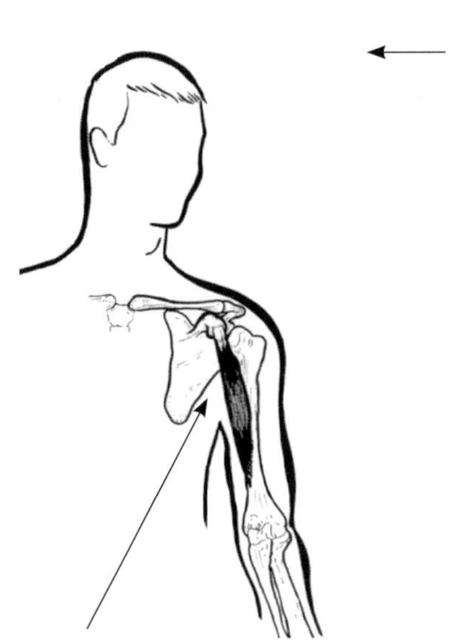

Coracobraquial: también va a insertarse al omóplato.

Siempre que se practican ejercicios de musculación de brazos (siempre, sin excepción), se produce una rotación interna del hombro, puesto que músculos importantes del brazo (bíceps, tríceps, coracobraquial…) se insertan en un hueso de la cintura escapular (el omóplato) y de la espalda, y tiran de él.

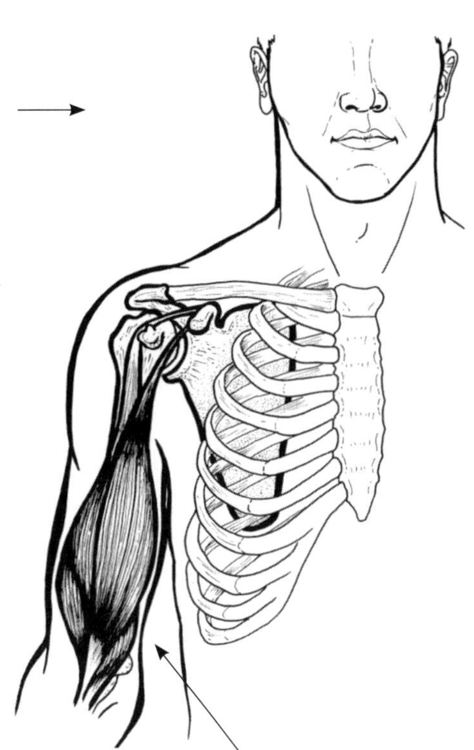

Aquí vemos el bíceps del brazo: lo que nos importa es dejar claro que se inserta en el omóplato, que es un hueso de la espalda.

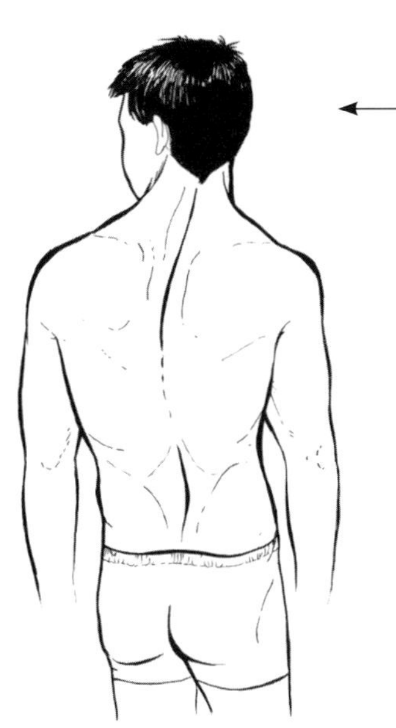

Tal como vemos en estas dos ilustraciones, todos los ejercicios de musculación de brazos y pectorales producen esta carga de la espalda en mayor o menor grado.

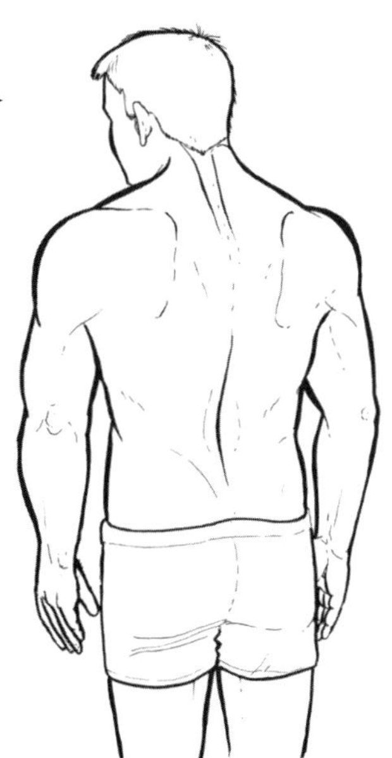

No sólo se carga la espalda con los ejercicios de musculación de brazos y pectorales, sino que al aumentar la rigidez de la musculatura, **toda la parte alta del cuerpo se ve obligada a actuar en bloque.**

El individuo ve muy limitado su repertorio de movimientos y se mueve como un autómata: se pierde, pues –y esto puede constatarse a simple vista–, flexibilidad y libertad de movimiento expresivo. Varios segmentos quedan paralizados o semiinmovilizados.

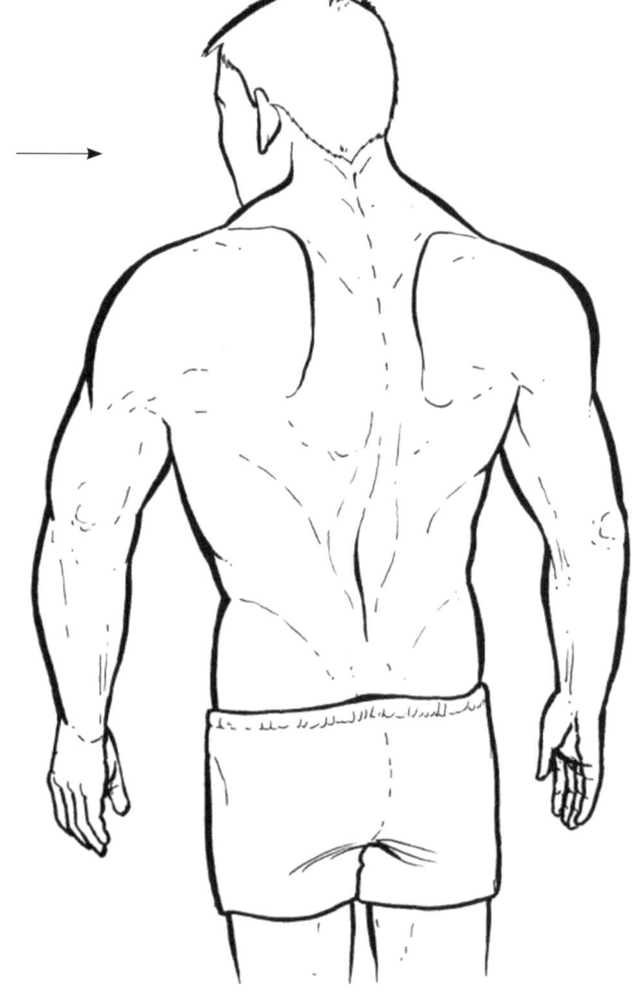

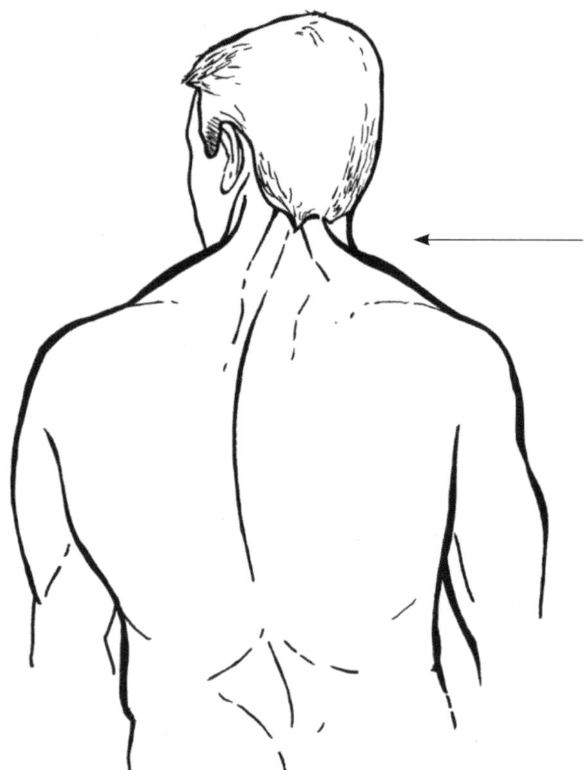

Aunque el individuo no haya llegado a muscular de forma tan extrema –ni mucho menos– como en el caso de esta ilustración, los ejercicios de musculación de los brazos y los pectorales provocan graves acortamientos y daños en el segmento de la nuca-cuello. Los pinzamientos y las hernias de disco son frecuentes.

15

Estiramientos de brazos:
el placer de actuar

Recuperar la capacidad de actuar, pero sin dañar la nuca
ni la parte alta de la espalda (estirar sin compensaciones)

Será necesario insistir en que resulta imprescindible fijar los omóplatos y el hombro, inmovilizarlos lo más posible, para que los estiramientos de la cadena muscular del brazo no arrastren consigo el tórax y la nuca, y para que el estiramiento del brazo sea real y no se convierta en una serie de compensaciones.

Hay que impedir, pues, que los omóplatos sean «arrastrados» por los músculos del brazo alejándose de la línea media del cuerpo. Simultáneamente habrá que impedir que los hombros se proyecten hacia delante. En este caso, y puesto que el paciente estará tumbado, hay que evitar que los hombros se proyecten hacia arriba, hacia el techo. Todo esto a fin de evitar compensaciones que afectarían al tórax y a la nuca y, por tanto, desalinearían las vértebras. Será así como conseguiremos verdaderos estiramientos de brazos que liberen la nuca y la caja torácica.

15.1. Estiramientos de brazos evitando las compensaciones (sin desplazar las tensiones a la nuca o a la espalda)

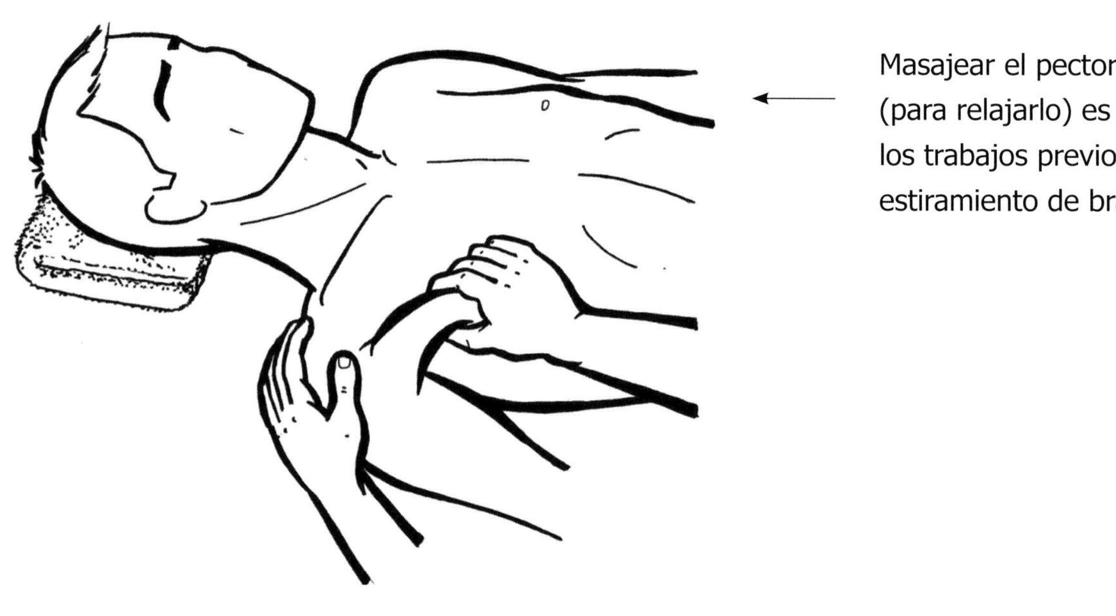

Masajear el pectoral mayor (para relajarlo) es uno de los trabajos previos al estiramiento de brazos.

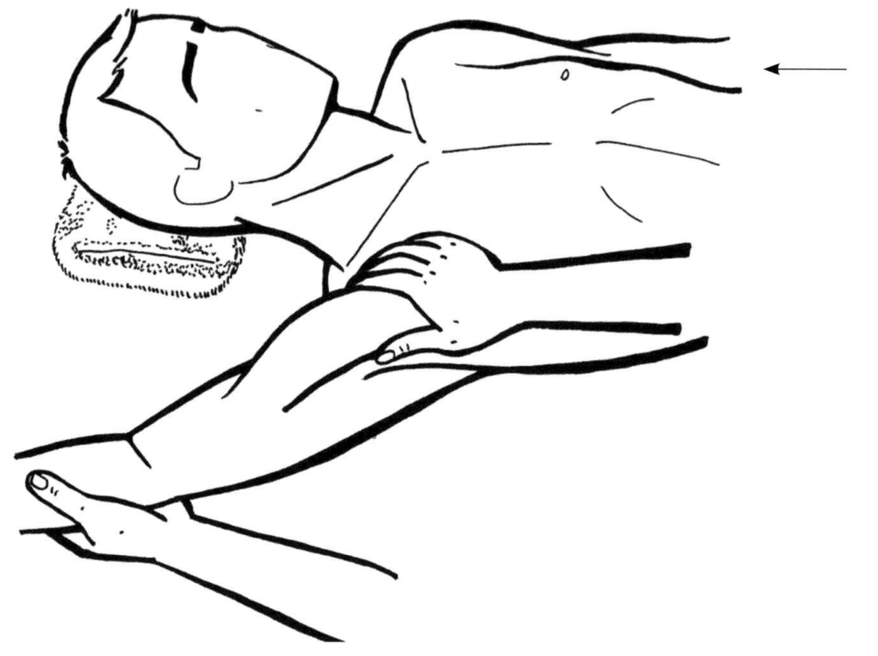

Sólo después de masajear el pectoral mayor, procederemos a la abducción del brazo.

El pectoral no es el único músculo que habrá que relajar antes, aunque por razones de espacio trataremos esos otros músculos en próximos libros, especializados en distintos segmentos del cuerpo.

Como ya hemos dicho en anteriores apartados, **no es necesaria en absoluto la desnudez del paciente**. Solamente la utilizamos en algunos dibujos para que quede más claro el trabajo corporal que se debe llevar a cabo. En el caso del masaje del pectoral mayor de una mujer, sólo puede hacerse (a diferencia de los hombres) desde sus fibras más cercanas al brazo por motivos evidentes (la existencia de las mamas). En contraste, el pectoral mayor de los hombres puede masajearse de manera más completa.

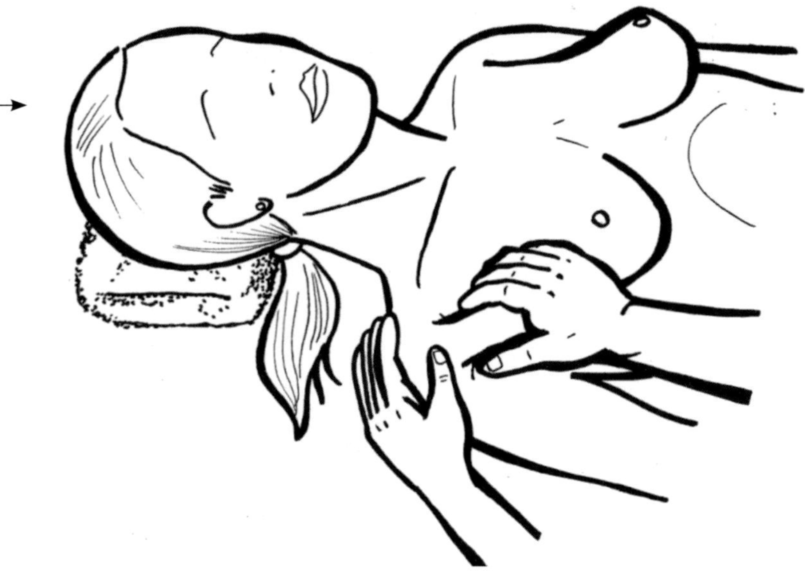

El verdadero estiramiento completo del pectoral mayor se producirá no por el masaje, sino **cuando, mediante las posturas, llevemos a cabo el estiramiento global del hombro y de todo el brazo hasta la mano.**

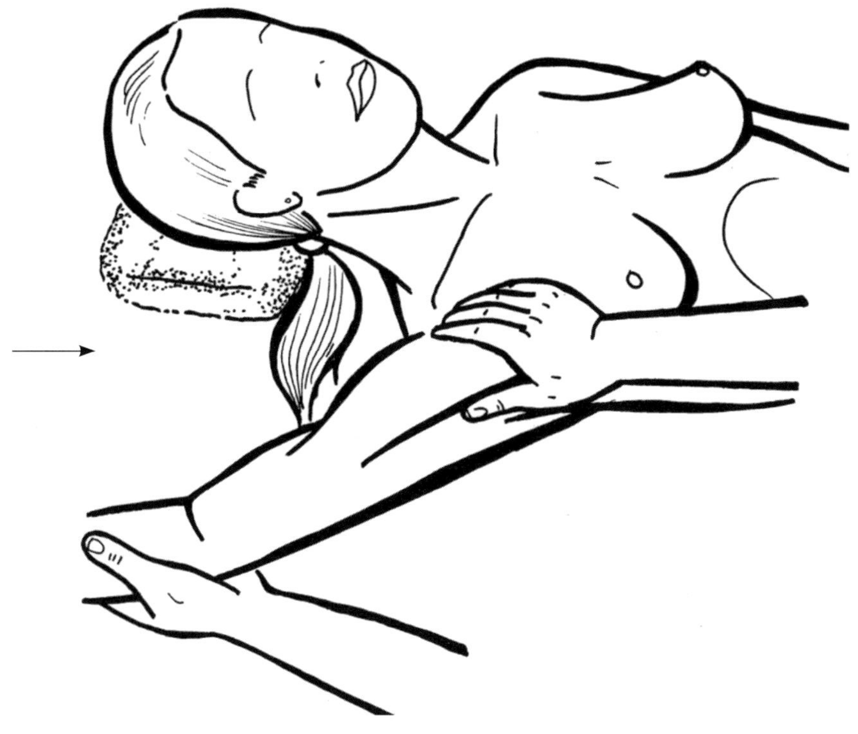

A partir de aquí veremos algunas de las posturas que debemos utilizar para estirar los brazos impidiendo las compensaciones.

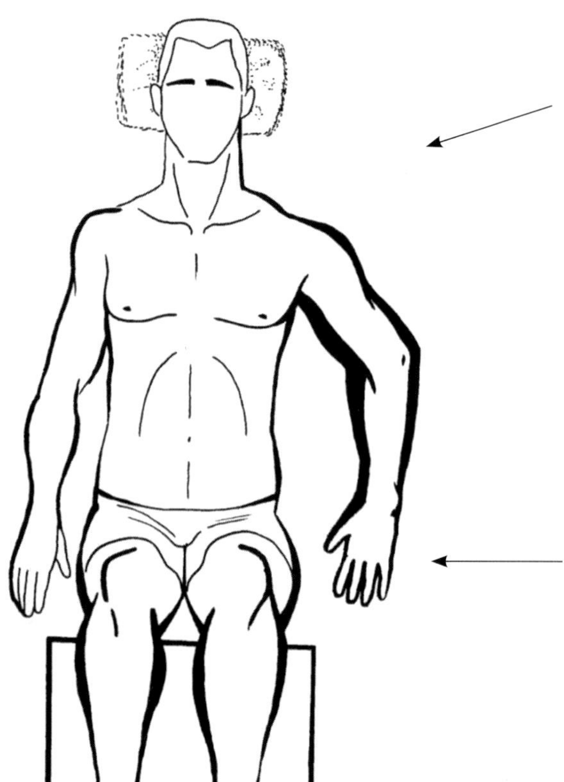

Paciente tumbado y mirando al techo (decúbito supino).

Tumbamos al paciente en decúbito supino sobre una superficie lisa y firme. Le colocamos la parte baja de las piernas sobre un taburete a fin de que las vértebras lumbares toquen el suelo lo más posible.

La palma de la mano debe estar vuelta hacia el suelo y el pliegue del codo mirando hacia la caja torácica.

Al colocar la palma de la mano hacia el suelo y el pliegue del codo hacia el tórax, aparecerá automáticamente la rotación interna del hombro (es decir, su proyección hacia arriba), producto del acortamiento de la musculatura del brazo y del acortamiento del pectoral mayor. Dicho de otro modo, el hombro se levantará de la superficie sobre la que está tumbado el paciente.

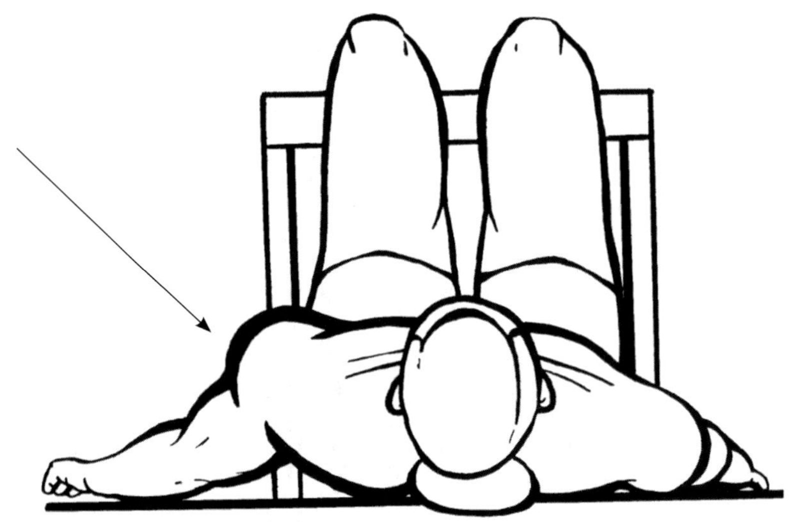

Siempre manteniendo la palma de la mano hacia el suelo y el pliegue del codo hacia el tórax, vamos separando el brazo respecto de la caja torácica (abducción del brazo).

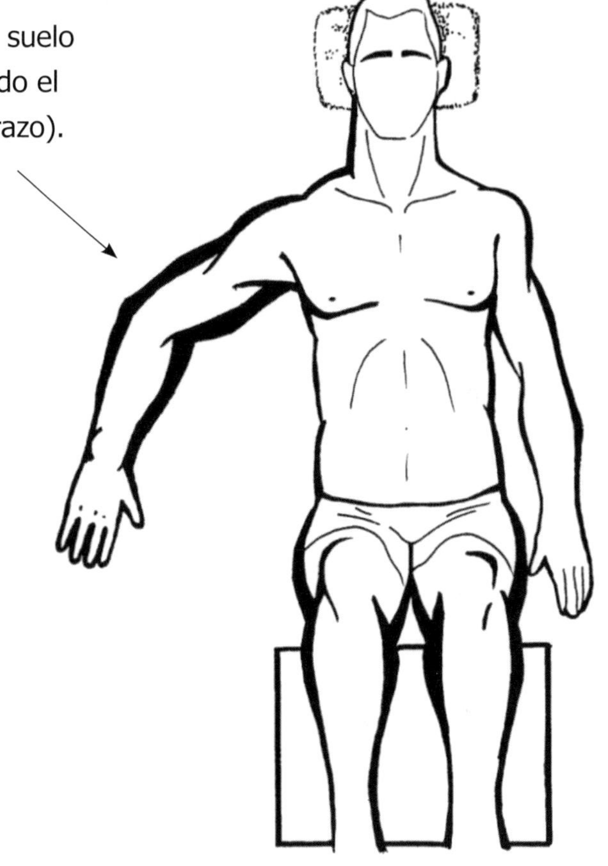

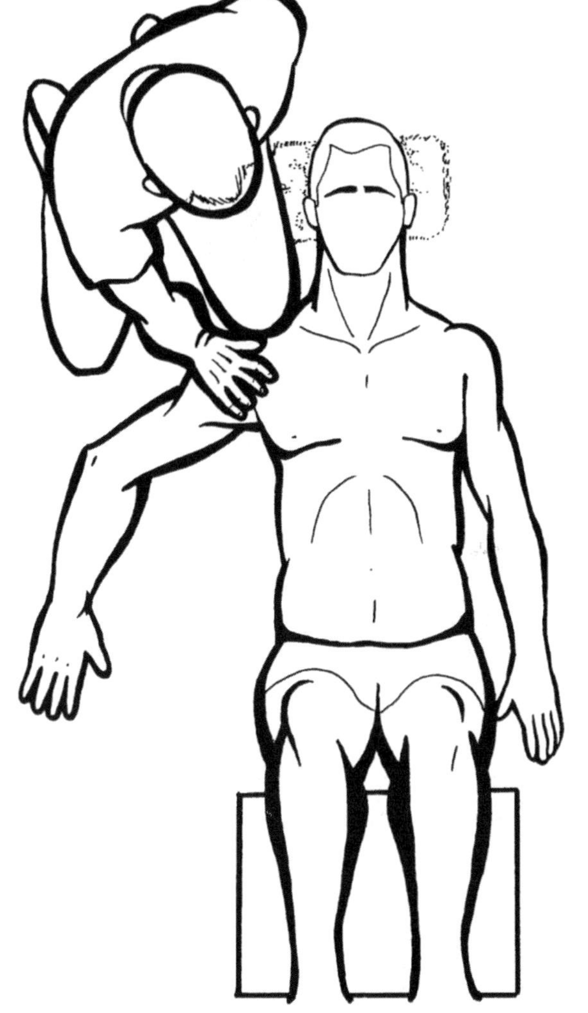

La posición de la rodilla del terapeuta sirve para impedir que el hombro compense acercándose a la cabeza. Además, con la mano presiona tanto como puede sobre el hombro para bajarlo y evitar que se proyecte (a causa de la rotación interna) hacia arriba, hacia el techo. Recordemos que el paciente está tumbado en decúbito supino.

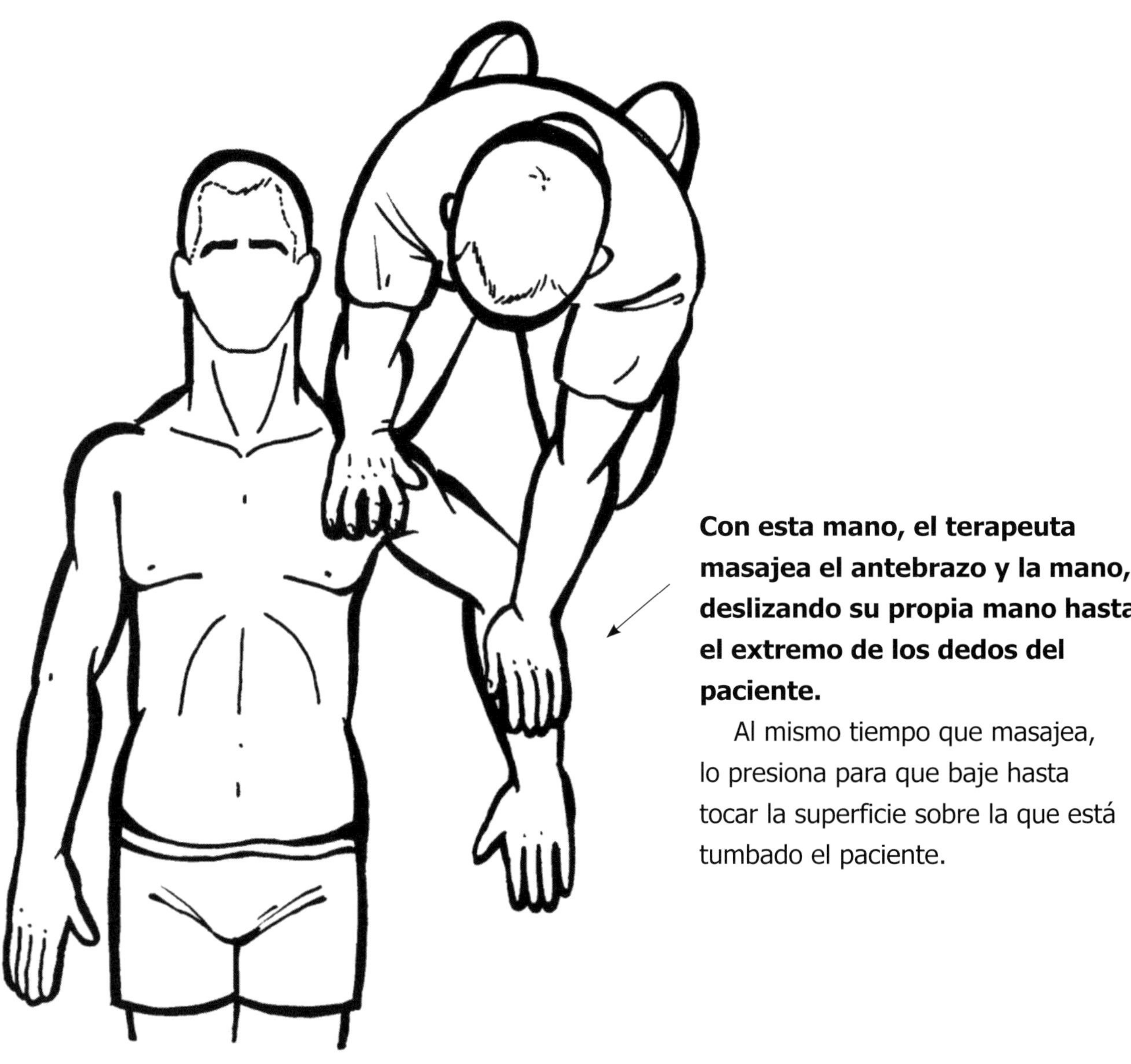

Con esta mano, el terapeuta masajea el antebrazo y la mano, deslizando su propia mano hasta el extremo de los dedos del paciente.

Al mismo tiempo que masajea, lo presiona para que baje hasta tocar la superficie sobre la que está tumbado el paciente.

El paciente permanece lo más pasivo posible centrándose sólo en la respiración (en no contenerla, no bloquearla). El terapeuta continúa la separación del brazo respecto del tórax (abducción), manteniendo el pliegue del codo mirando hacia la caja torácica. Esto provocará la proyección del hombro hacia arriba, hacia el techo, tal como ya hemos visto, y el terapeuta habrá de impedirlo mediante la presión de su otra mano.

De esta forma, el hombro y el centro de la espalda permanecerán planos y la musculatura no ejercerá tracciones sobre las vértebras, al mismo tiempo que el brazo, el antebrazo y la palma de la mano estarán también planos y en postura de estiramiento global.

15.2. Estiramientos de brazos con intervención del terapeuta eliminando las siguientes compensaciones que aparecen

Compensación: el hombro deja de tocar el suelo y se proyecta hacia arriba.

El terapeuta masajea y presiona para bajar el antebrazo y la palma de la mano hasta tocar el suelo. Es útil colocar una esponja bajo el codo para evitar que la presión de los huesos provoque un dolor innecesario. La compensación más visible será la proyección del hombro hacia arriba. El terapeuta habrá de usar su rodilla o su otra mano para bajarlo al suelo.

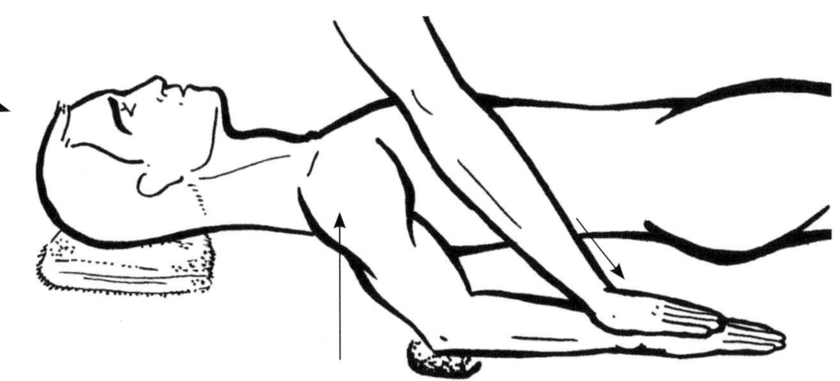

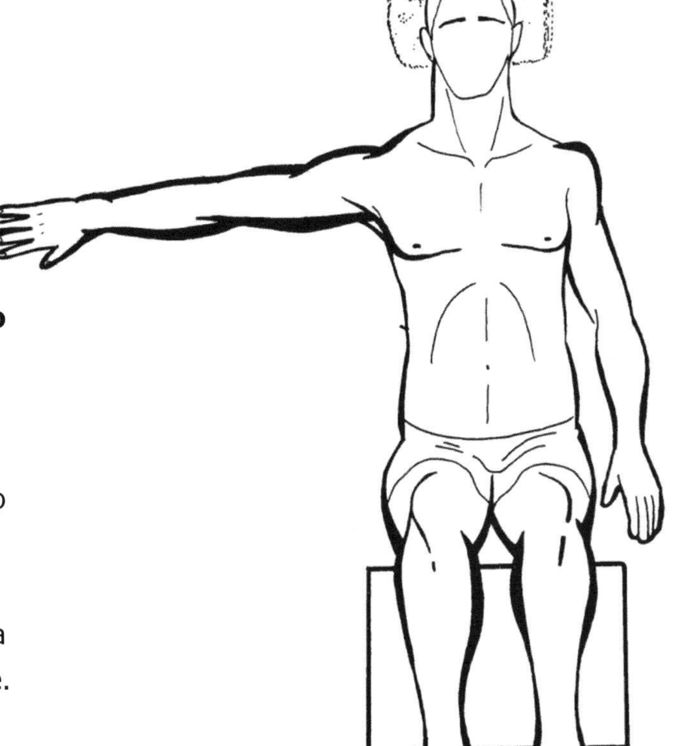

El terapeuta hace la abducción del brazo hasta llegar al ángulo recto: es decir, separamos el brazo respecto del tronco hasta los 90 grados.

Durante ese movimiento progresivo y lento de separación del brazo respecto del tórax, el pliegue del codo debe continuar sin proyectarse hacia arriba (hacia el techo). Para conseguirlo hay que impedir que el brazo gire.

Por ahora, la palma de la mano siempre mirando hacia el suelo, intentando que esté lo más plana posible y tocando la superficie tanto como pueda.

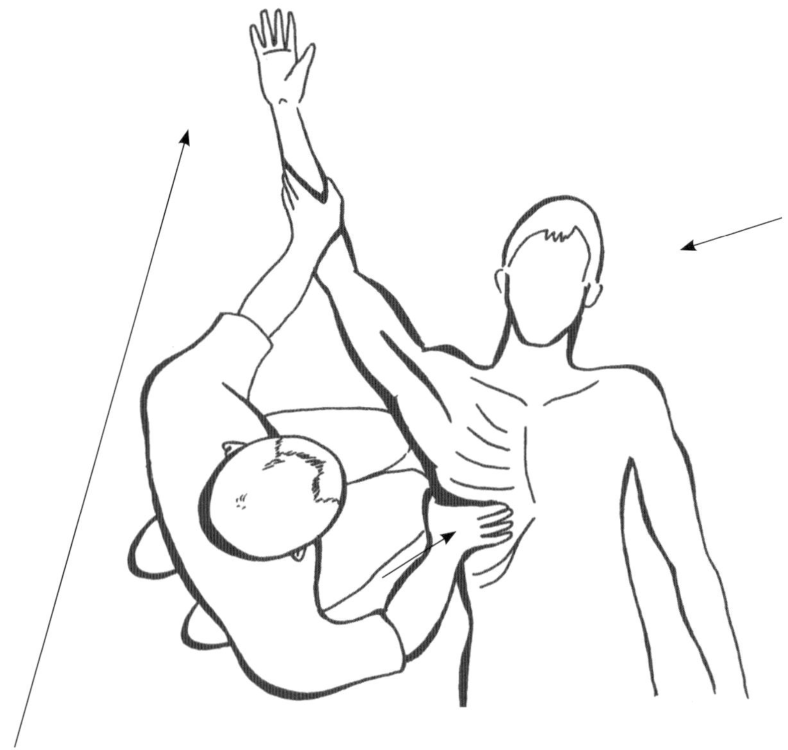

Estiramos el brazo más arriba del ángulo recto. La fuerte musculatura que une el brazo con el tórax hará que esta posición del brazo se lleve consigo la caja torácica. El terapeuta actuará en sentido contrario: empujando el tórax en el sentido opuesto al del brazo a fin de eliminar esa importante compensación.

Sólo entonces se producirá un verdadero estiramiento (porque evitamos que el tórax sea arrastrado al ser desplazado por el brazo produciendo una simulación, pero no un estiramiento de verdad).

Puesto que se está produciendo un verdadero estiramiento y no una ficción, el paciente sentirá un intenso dolor, que habrá que graduar **siempre respetando las posibilidades del paciente para soportarlo sin bloquear la respiración,** sin contenerla precisamente para mitigar ese dolor.

De nuevo insistimos en la importancia de la respiración: para que se produzcan estiramientos de verdad (es decir, para que el paciente suelte la tensión), es imprescindible que no retenga el aliento, que no quede bloqueado en actitud de inspirar. Para ello, el terapeuta ha de tener presente en todo momento el grado de dolor que el paciente puede soportar sin contener el aire. Lo principal es que el paciente exhale en lugar de mantenerse bloqueado en inspiración. En caso contrario, la musculatura no se estirará: la respiración vuelve a ser clave.

15.3. Autoestiramiento de brazos evitando las compensaciones (al igual que cuando el estiramiento se lleva a cabo por el terapeuta)

Para los estiramientos con el terapeuta y para los autoestiramientos, resulta **extraordinariamente útil usar algún tipo de pelota de gomaespuma para presionarla con el occipucio** (nunca con la nuca) hasta aplastarla lo más posible. El objetivo es colocar los músculos de la nuca en postura de estiramiento y, sobre todo, fijar la nuca lo más posible (inmovilizarla), para evitar que el estiramiento del brazo se haga a costa de tracciones sobre la nuca y, por tanto, se produzcan desalineaciones de las vértebras cervicales.

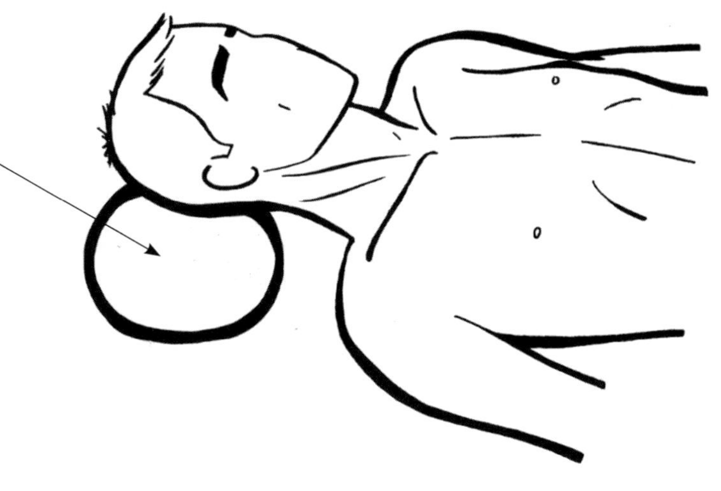

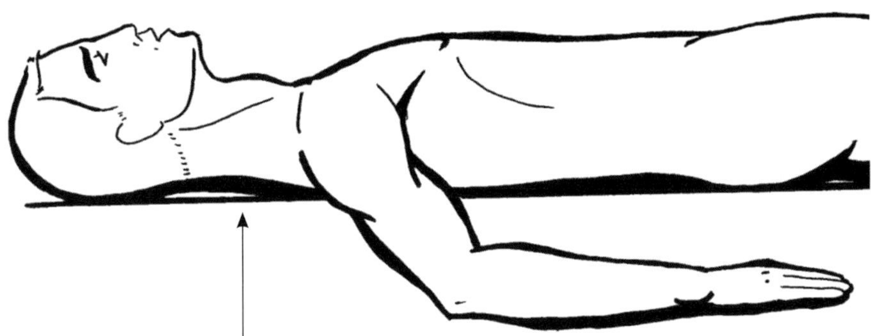

El objetivo a medio y largo plazo es estirar la musculatura de los brazos **(pero también la del cuello, la nuca y la parte alta de la espalda)** hasta tal punto que cuando estemos tumbados sobre una superficie lisa, la nuca pueda tocar esa superficie completamente o en la mayor medida posible. Dicho de otro modo: las lordosis cervical y lumbar solamente son necesarias cuando estamos de pie y a fin de mantener el equilibrio, pero no son necesarias cuando estamos tumbados. Así pues, al tendernos sobre una superficie plana, hemos de poder dejar caer todas las vértebras, una a una, sobre esa superficie. Para ello hemos de estirar todas las cadenas musculares.

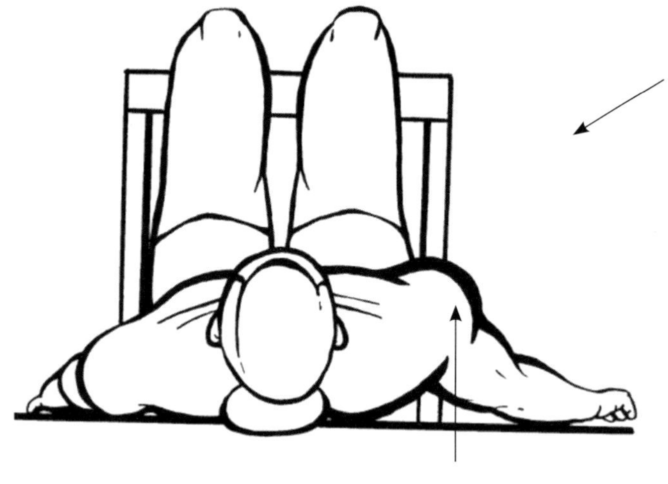

Al colocarnos en decúbito supino sobre una superficie lisa, y al presionar la pelota de gomaespuma con la nuca, ocurrirá esto: se proyectarán ambos hombros hacia arriba (en el dibujo hemos representado sólo uno de los hombros).

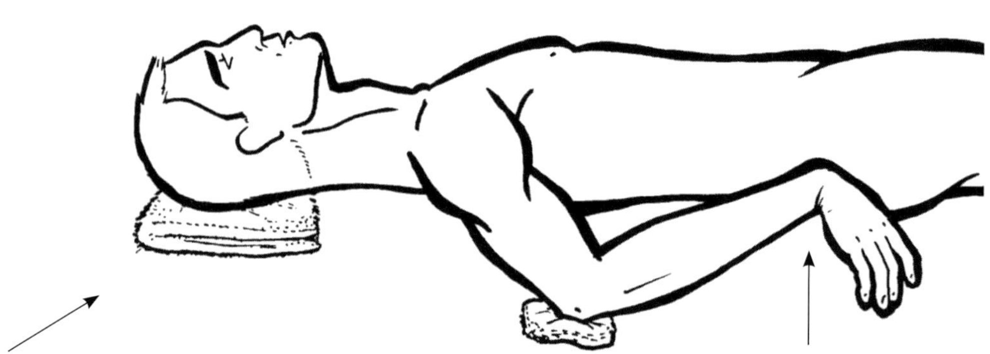

Y después, en cuanto pongamos el hombro en ángulo recto, la muñeca se levantará del suelo.

Según la altura a la que se levante la muñeca, revelará el nivel de acortamiento del brazo. Para estirarlo completamente, habrá que masajear el antebrazo a fin de relajar su musculatura, y luego hacer bajar la muñeca y la palma de la mano hasta el suelo.

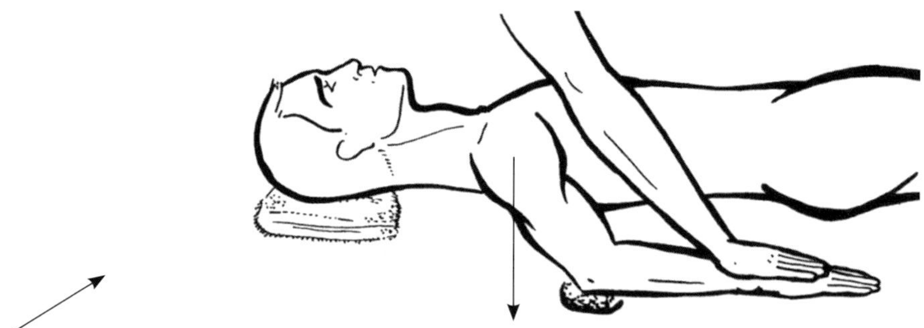

Puesto que estamos hablando de autoestiramiento del brazo sin ayuda del terapeuta, ahora será uno mismo quien presione fuertemente su hombro para mantenerlo pegado al suelo **mientras, al mismo tiempo,** hace fuerza con el antebrazo, la muñeca y la palma de la mano para bajarlas al suelo. En el dibujo vemos el brazo del terapeuta, pero ya hemos dicho que éste es un autoestiramiento, así que no habrá ayuda de otra persona.

15.3.1. Cómo colocar las manos para no hacer trampas durante el estiramiento de brazos (para no hacer compensaciones)

Para estirar bien el brazo y no permitir que la muñeca y la mano hagan giros y torsiones (compensaciones) a fin de escaparse del estiramiento, hay que colocar la mano como vemos aquí al lado. **El dedo corazón o central debe estar perfectamente alineado con el antebrazo.**

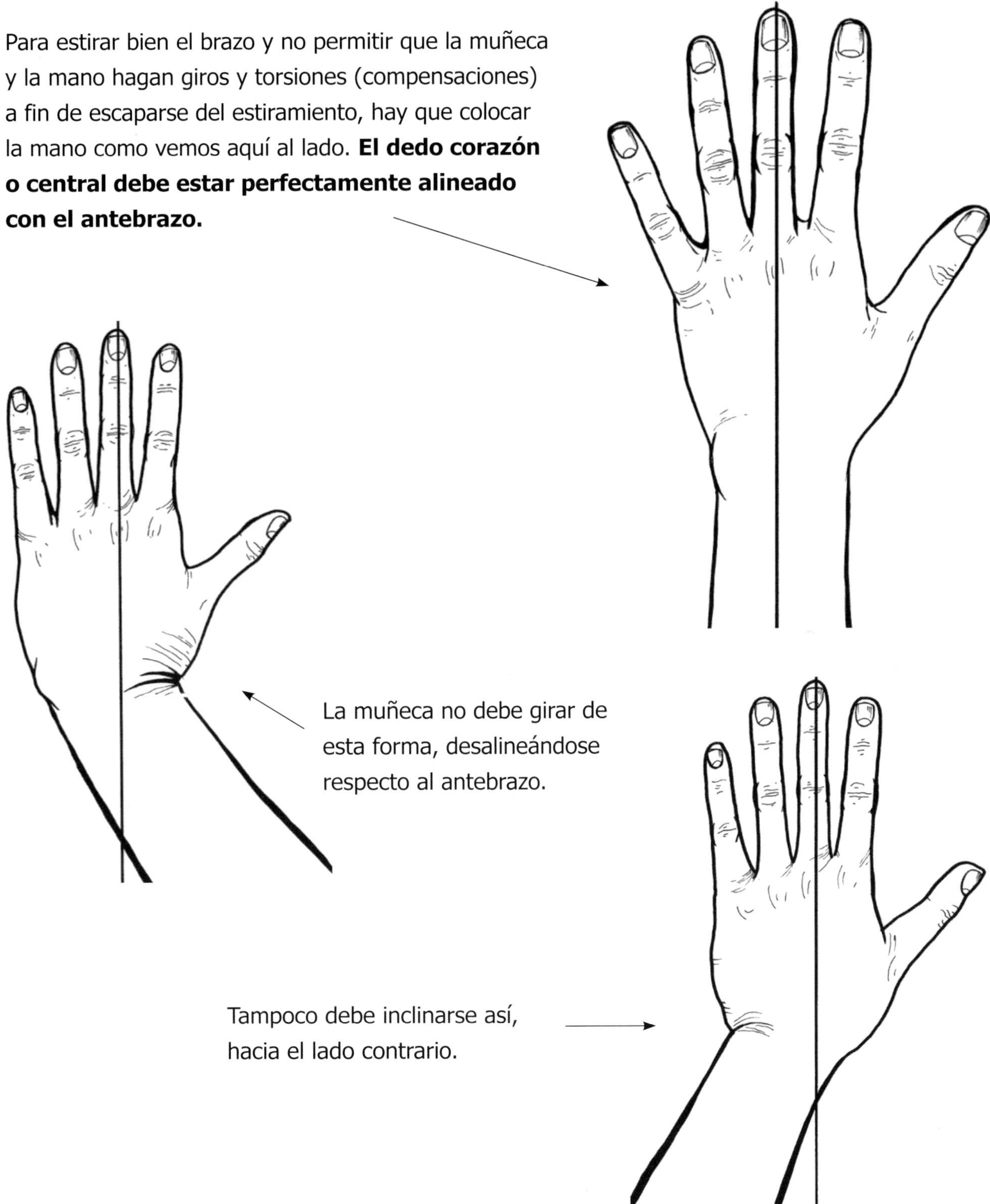

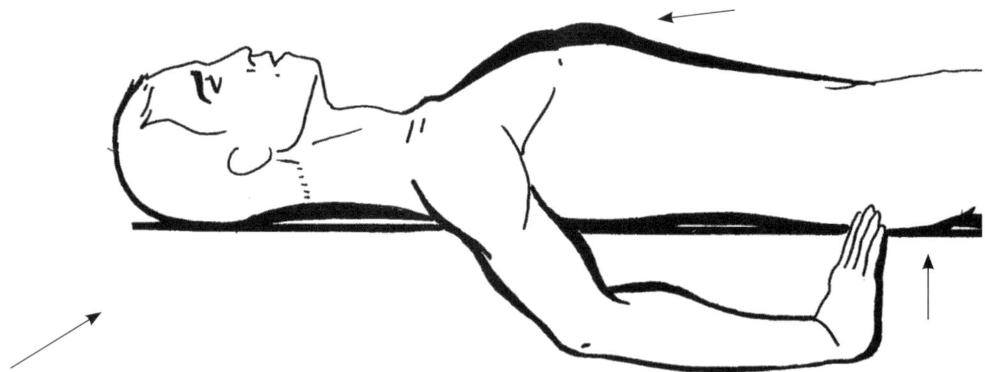

Una vez colocado el brazo en postura de estiramiento **(separado del tronco pero con el pliegue del codo mirando hacia él), levantamos la mano tanto como podamos en dirección al ángulo recto.** Notaremos de inmediato que el estiramiento se hace más intenso. Pero el pecho proyectado hacia arriba indica que este hombre está bloqueando la respiración: se mantiene en inspiración, no exhala. En consecuencia, el estiramiento no tiene lugar porque en realidad está conteniéndose para evitar que la musculatura se estire. Así pues, esa proyección del pecho es otra más de las tantas trampas inconscientes para escapar del estiramiento.

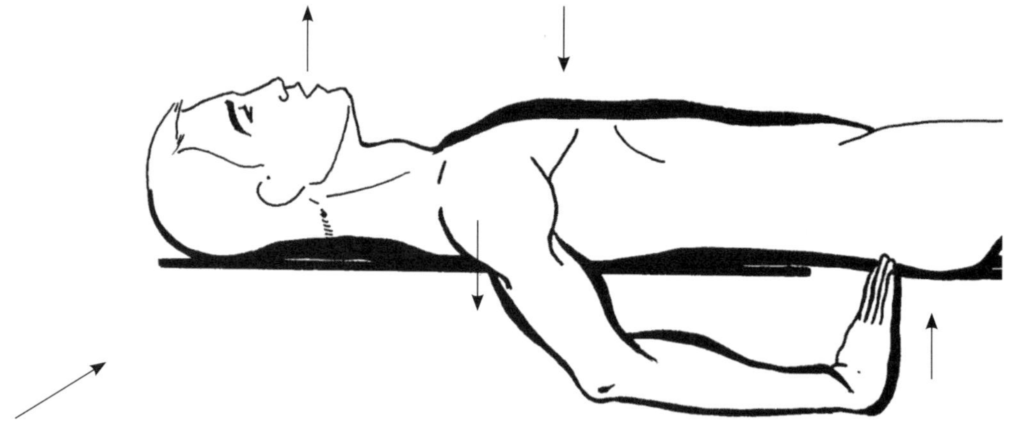

Ésta es la forma correcta para conseguir un gran estiramiento que libere el hombro, el brazo y la mano: hay que presionar fuertemente la cabeza sobre la pelota de gomaespuma o la toalla que colocaremos debajo del cráneo; luego, hay que **bajar el hombro empujándolo hacia el suelo; bajar el antebrazo y hacer tocar la muñeca en el suelo (sin dejar que gire a un lado u otro); y finalmente habrá que levantar la mano en ángulo recto.**
Pero, sobre todo, es necesario abrir la boca y exhalar, dejar ir el aire y bajar el pecho.

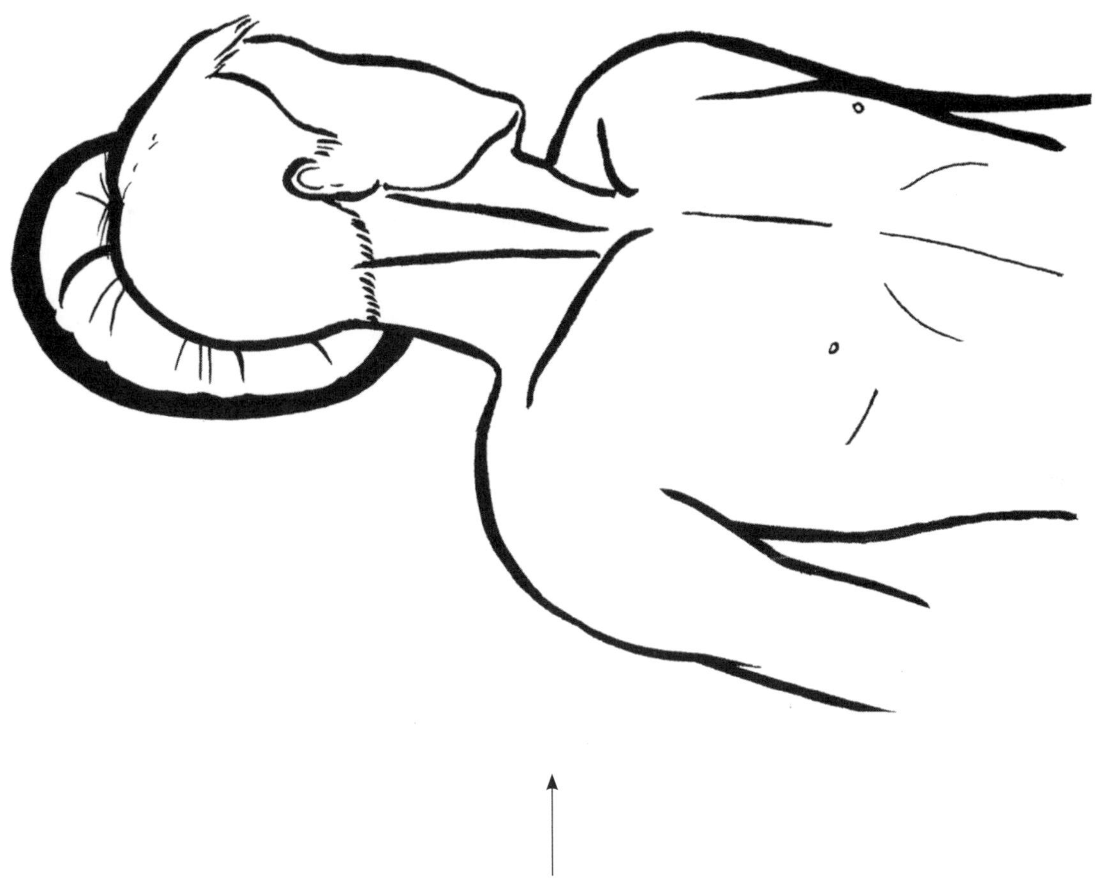

Definitivamente, **la forma más completa de liberar la nuca al mismo tiempo que completar un gran estiramiento de brazos** consiste en hacer lo que vemos en el dibujo: girar la cabeza mientras continuamos presionando fuertemente la pelota de gomaespuma o la superficie sobre la que estemos apoyados.

   Este estiramiento será muy eficaz a condición de que sigamos manteniendo el hombro presionando el suelo, el antebrazo tocando la superficie sobre la que nos apoyamos y la mano plana también tocando esa superficie. Sentiremos cómo se estira incluso la musculatura del cráneo, la que está bajo el cuero cabelludo. Pero para que esto se produzca, hemos de apretar la pelota de gomaespuma con toda nuestra fuerza y mantenerla aplastada sin bloquear la respiración en inspiración. Es necesario dejarse ir.

15.4. Aprendiendo a independizar el movimiento de los brazos respecto de la caja torácica y de la nuca: cómo dejar de malgastar energía y de dañar la columna

Reiteramos de nuevo que la desnudez del paciente no es necesaria en absoluto: sólo sirve en las ilustraciones para explicar mejor aquello que se quiere expresar.

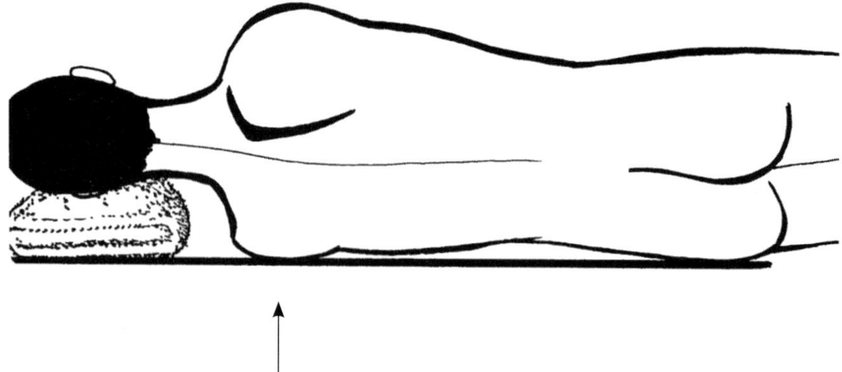

Trabajo corporal para independizar el movimiento de los brazos respecto de la nuca y el tórax: el paciente se tumba en el suelo sobre uno de sus costados.

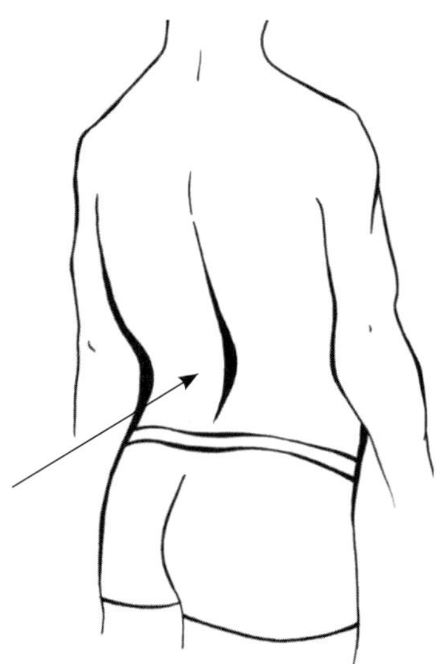

Una vez tumbado, debe flexionar las piernas para que la espalda esté lo más recta posible **de modo que evitemos esto: la acentuación de la curvatura lumbar.**

En general malgastamos mucha energía en nuestras acciones cotidianas debido a las tensiones musculares crónicas (convertidas en acortamientos de los músculos).

Esas tensiones, esas rigideces, nos obligan a mover en bloque amplias partes de nuestro cuerpo que no necesitaríamos para llevar a cabo las tareas que queremos. La crispación no se producirá a condición de que cumplamos tres requisitos: el primero es cambiar de actitudes (por ejemplo, dejar de actuar compulsivamente). El segundo consiste en estirar las cadenas musculares. Y el tercero (que va en la línea de abandonar las compulsiones), aprender al mismo tiempo a independizar el movimiento de los brazos respecto del tórax y la nuca, o el de las piernas respecto de la zona lumbar.

Paso uno. El sujeto sigue tumbado de lado. Hemos dicho que se trata de un trabajo corporal de precisión. En este momento no hablamos de estiramientos: el individuo estira el brazo sobre la superficie que toca el suelo y coloca el otro brazo sobre el primero. Las palmas de las manos se tocan, una sobre otra.

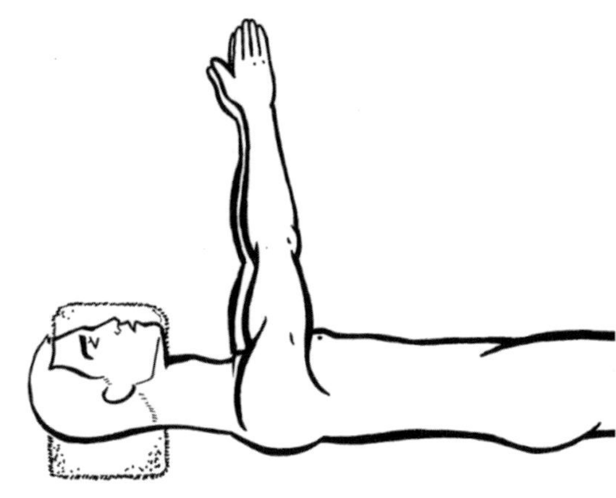

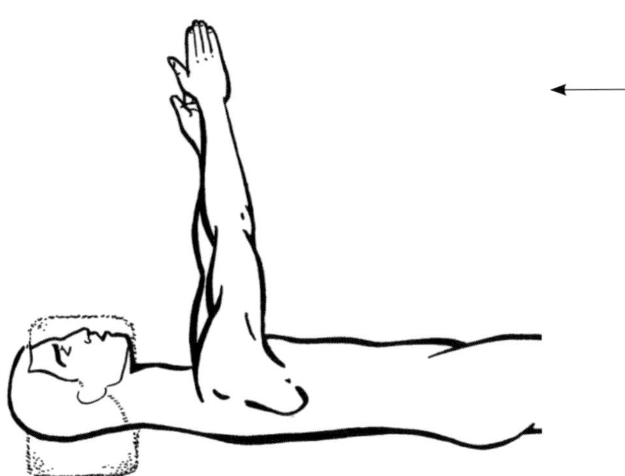

Paso dos. El paciente hace resbalar despacio la palma de la mano que está arriba y con ella arrastra todo el brazo hasta la espalda, hasta notar cómo se mueve el omóplato y este hueso **se desliza** muy suavemente pero sin que por ello se movilicen ni el tórax ni tampoco la nuca. ¡Atención, esto es lo importante!: el movimiento de la mano y del brazo no han de actuar en absoluto ni sobre la nuca ni sobre la caja torácica.

Paso tres. El paciente retira la mano y el brazo que ha estirado y deja que el omóplato se deslice esta vez hacia el centro de la espalda. Siempre con suavidad y tomando conciencia del movimiento que hace, y no como ejercicio repetido mecánicamente.

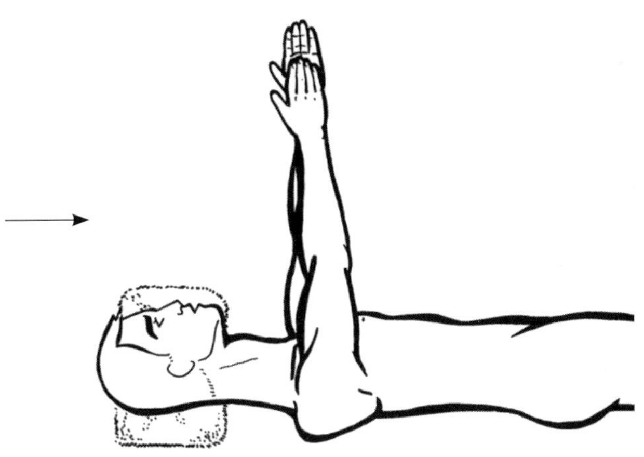

De nuevo, la respiración es de capital importancia: este trabajo corporal dará excelentes resultados, siempre y cuando no mantengamos la respiración en bloqueo inspiratorio sino que, por el contrario, dejemos ir y venir el aliento, exhalemos y volvamos a tomar aire sin quedarnos detenidos en la inspiración, conteniéndonos.

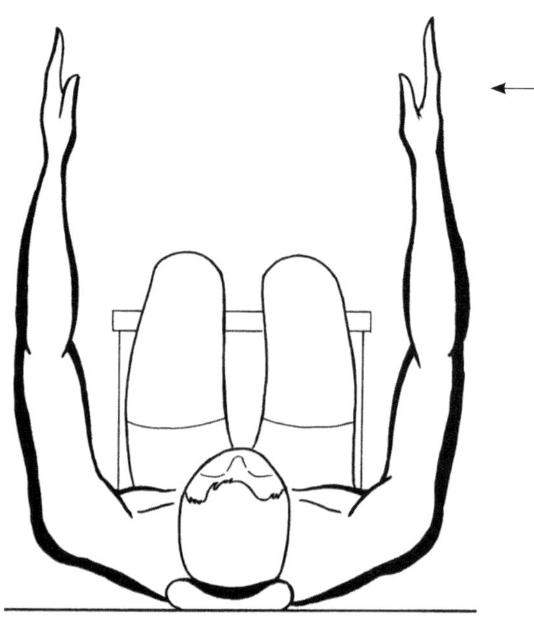

Paso uno. El paciente tumbado en decúbito supino y con las piernas dobladas (sobre un taburete, por ejemplo). Debe mantener la pelota de gomaespuma bajo la base del cráneo (el occipucio; **en ningún caso bajo las vértebras cervicales**) y presionarla lo más posible. Exhala. Durante esa espiración, levanta ambos brazos hacia el techo con las palmas de las manos mirándose. **Mientras mantiene los brazos en alto, ha de concentrar su atención en dejar reposar las vértebras cervicales y las torácicas en la superficie sobre la que se halla tumbado, y debe intentar que los hombros tiren de los omóplatos lo menos posible.** Si los brazos tiran de los omóplatos, entonces también están tirando del centro de la espalda y de la nuca, y eso es precisamente lo que queremos evitar.

Paso dos. El paciente deja caer suavemente los hombros, aunque intentando mantener las manos a la misma altura que llegó con el primer movimiento.

El objetivo debe quedar siempre claro: mover las manos y brazos sin hacer intervenir la nuca y la parte alta de la espalda al mismo tiempo que estiramos los brazos.

La respiración tiene prioridad sobre cualquier otro fenómeno: no hay que bloquearla conteniéndola sino espirar suavemente.

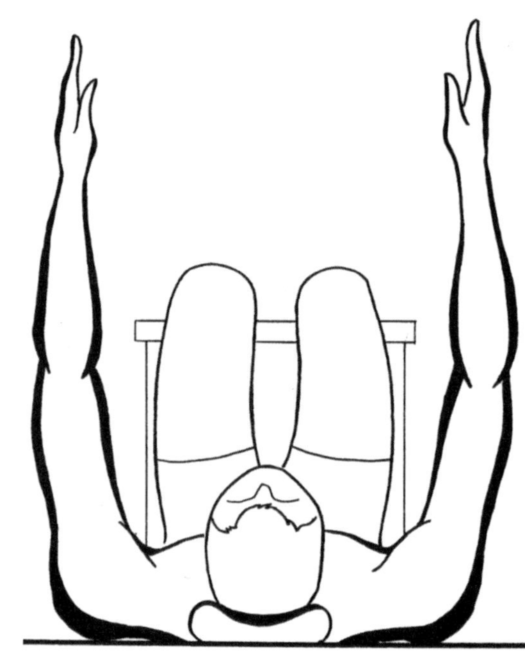

15.5. Con frecuencia duelen los músculos de la mano y no sólo notamos los acortamientos del brazo: ¿cómo estiramos la musculatura de la mano?

A menudo y tras distintos trabajos con el ordenador o de cualquier otro tipo (limpieza, ordenar materiales, algún tipo de reparación…) duelen los músculos de la mano y en particular los de la masa carnosa del dedo pulgar (la eminencia tenar): ¿qué hacemos para estirar esta musculatura?

Sigamos estos pasos: presionamos con toda la fuerza posible la pelota que está bajo el cráneo a fin mantener la nuca en estiramiento; separamos el brazo del tronco (abducción); mantenemos el hombro tocando el suelo (hay que hacer presión con el hombro contra el suelo), y también el brazo y el antebrazo; luego abrimos la mano estirando los dedos al máximo y **hacemos que todo el dorso toque el suelo tanto como sea posible**: entonces notaremos un fuerte estiramiento de la musculatura de la mano entera y también del brazo. Debemos mantener estirado el brazo y la mano abierta la mayor cantidad de tiempo posible.

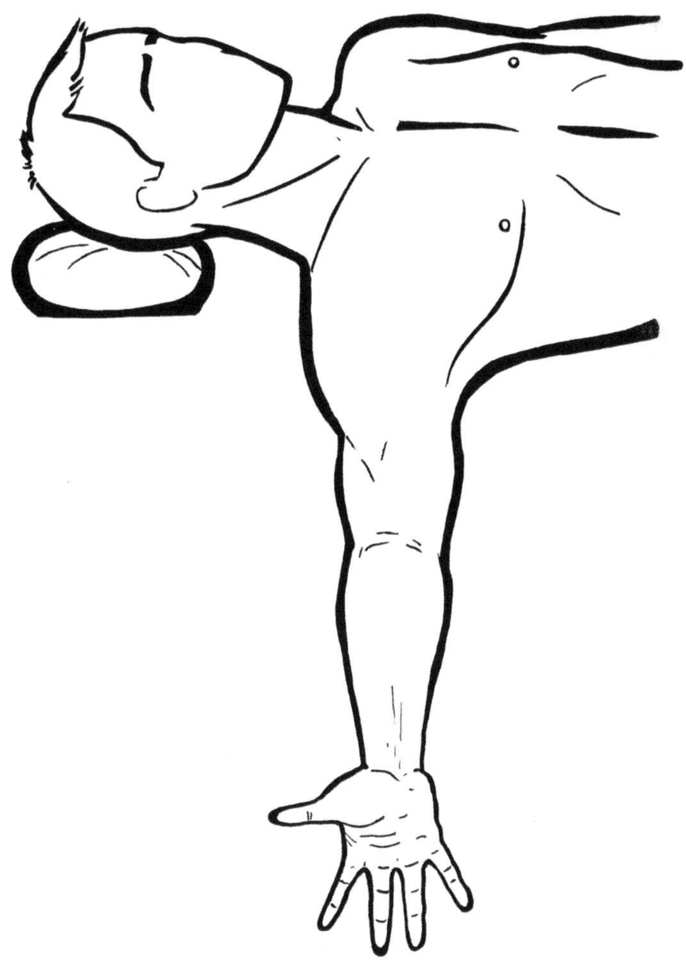

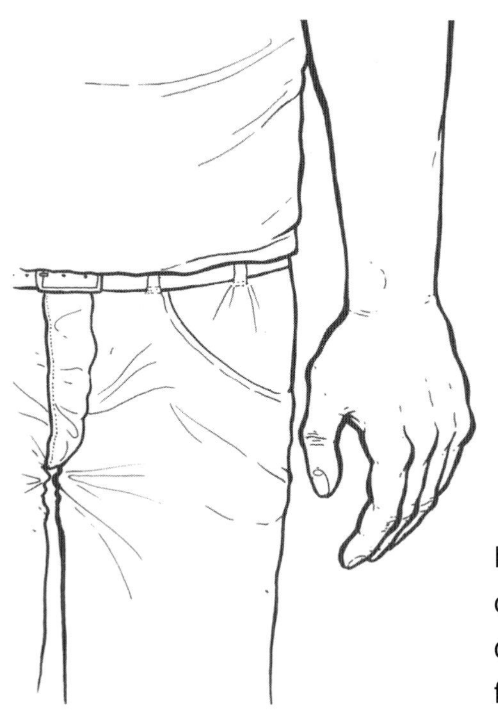

Anatómicamente la mano está hecha para que permanezca en flexión, tal como vemos en este dibujo. Lo habitual es que los dedos estén ligera y relajadamente curvados.

Los dedos se romperían con facilidad si en lugar de estar habitualmente flexionados estuvieran en extensión completa, tal como vemos aquí.

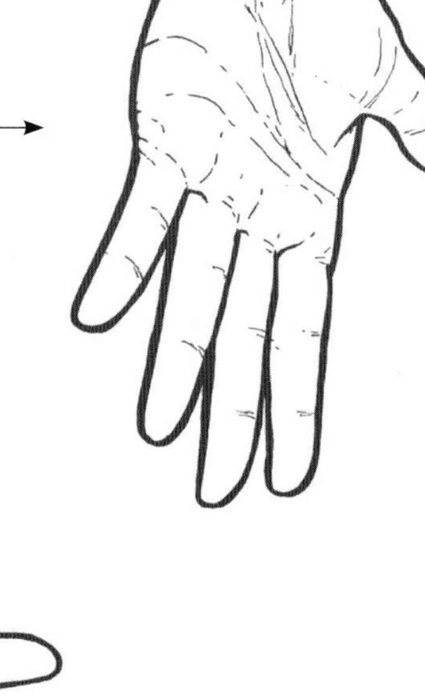

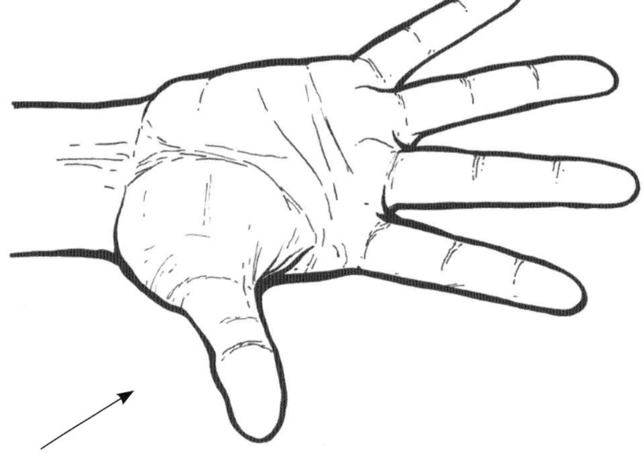

Por este motivo hemos expuesto en la página anterior que para liberar los músculos de la mano de sus tensiones acumuladas, colocamos los dedos lo más estirados posible (la extensión máxima que podamos). Esto es, vamos en el sentido contrario de la flexión habitual de la mano, flexión que, a causa de los acortamientos, llega a ser excesiva. O dicho de otro modo: **los acortamientos de la musculatura flexionan («pliegan») los dedos y la mano más de lo que sería necesario. Por eso hacemos lo contrario: los estiramos**, los ponemos en extensión máxima. Abrimos la mano tanto como podemos, respiramos y soltamos la tensión.

16

Columna vertebral: la obra maestra de la naturaleza

Principios generales sobre su buen estado (su salud)
y sus patologías si se pinzan nervios, o se comprime
la médula, o se desvía lateralmente: escoliosis

La espina dorsal es la obra maestra de la naturaleza porque actúa como un verdadero mástil y eje dei cuerpo en todos los sentidos, permitiendo combinar un gran precisión de acciones con una excepcional movilidad de todo el conjunto del cuerpo, y muy en particular de las extremidades.

En lo psicológico, las tensiones emocionales crónicas se materializan en forma de tensiones musculares y éstas, a su vez, actúan directa o indirectamente sobre la columna.

En lo físico, la columna es también el eje que fundamenta nuestro organismo: por él transcurre la médula espinal –que es la continuación del cerebro y de la que salen los nervios sin los cuales no podríamos actuar–, y alrededor de la columna se sitúan los órganos internos que hacen posible nuestra existencia.

16.1. Una columna vertebral sana se caracteriza por tener sus curvas suaves y no acentuadas solamente cuando estamos de pie

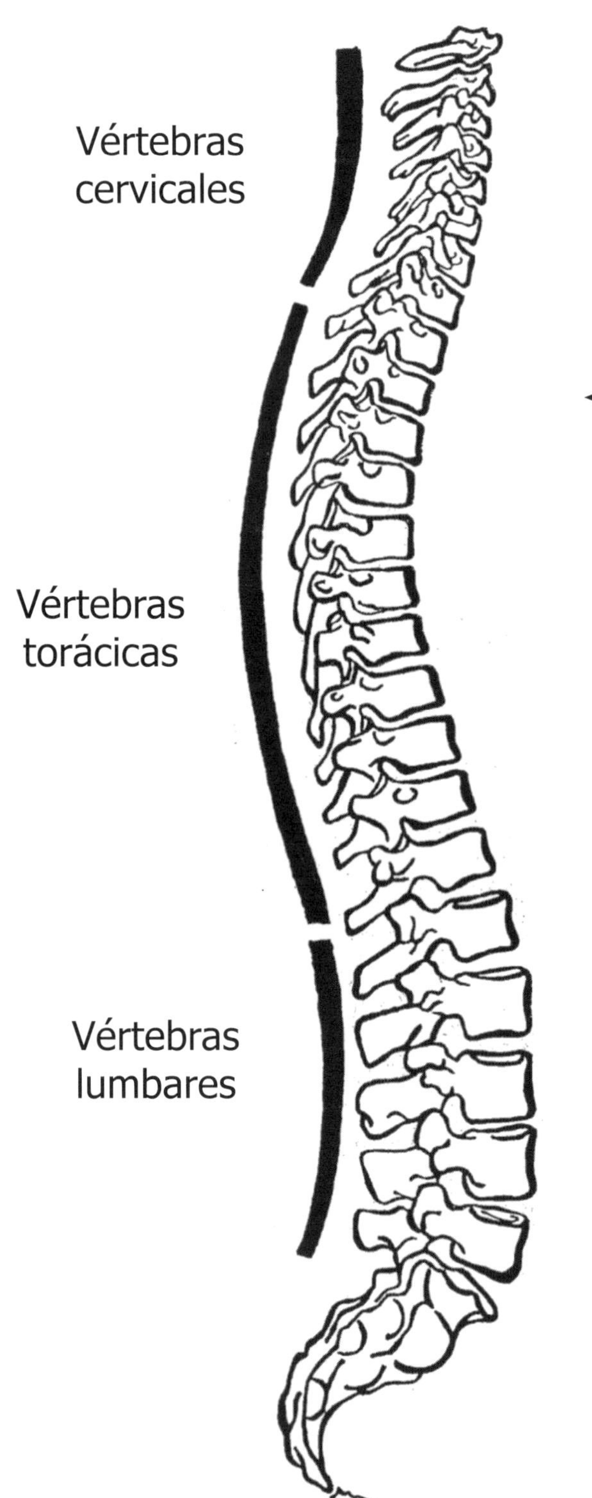

Una columna vertebral sana es aquella que tiene las curvas suaves en lugar de acentuadas: curvas suaves y poco exageradas es lo contrario de lo que observamos en individuos con la espalda cargada (convexidad, cifosis); o lo contrario de los que sufren hundimiento de la nuca o de la región lumbar (concavidad: hiperlordosis cervical o lumbar).

Una columna vertebral sana tampoco se desvía lateralmente (escoliosis): las protuberancias que notamos en la espalda (apófisis espinosas) están bien alineadas siguiendo un eje vertical recto —centradas—, y no giran hacia la izquierda o la derecha.

16.2. El principal objetivo de nuestro trabajo es liberar la columna vertebral de las presiones a las que se ve sometida por las cadenas musculares acortadas

El principal objetivo de nuestro trabajo es recuperar la buena alineación y proporción de todos los segmentos del cuerpo, lo que en la práctica significa liberar la columna vertebral de las presiones a las que se ve sometida por las cadenas musculares acortadas, y, en consecuencia, suavizar todas sus curvaturas (las cóncavas o lordosis y las convexas o cifosis). Como resultado, la columna recuperará también su rectitud: no habrá inclinaciones a un lado u otro.

Por el interior del canal que forma la columna vertebral, discurre la médula espinal, que no es otra cosa que la prolongación del cerebro.

De la médula salen los nervios que «movilizan» (inervan) nuestros órganos.

Pensemos en la importancia del buen estado de la columna para que las órdenes del cerebro lleguen sin obstáculos a los órganos y a los músculos.

Si recordamos que una persona pierde la movilidad cuando se «rompe» la columna y se daña la médula, nos daremos cuenta de la extrema importancia que el buen estado de la columna tiene para nuestra vida. Cuando una persona se «rompe» el cuello y la médula queda seccionada, entonces las órdenes del cerebro no se transmiten desde ese segmento hacia abajo y la persona queda inmovilizada, y los órganos internos y los músculos dejan de recibir los impulsos nerviosos y degeneran.

Conservar la columna vertebral en buen estado, es decir, sin que las vértebras o los discos intervertebrales presionen la médula o los nervios raquídeos que salen de ella, es el principal objetivo de nuestro trabajo, junto con el desbloqueo de la respiración.

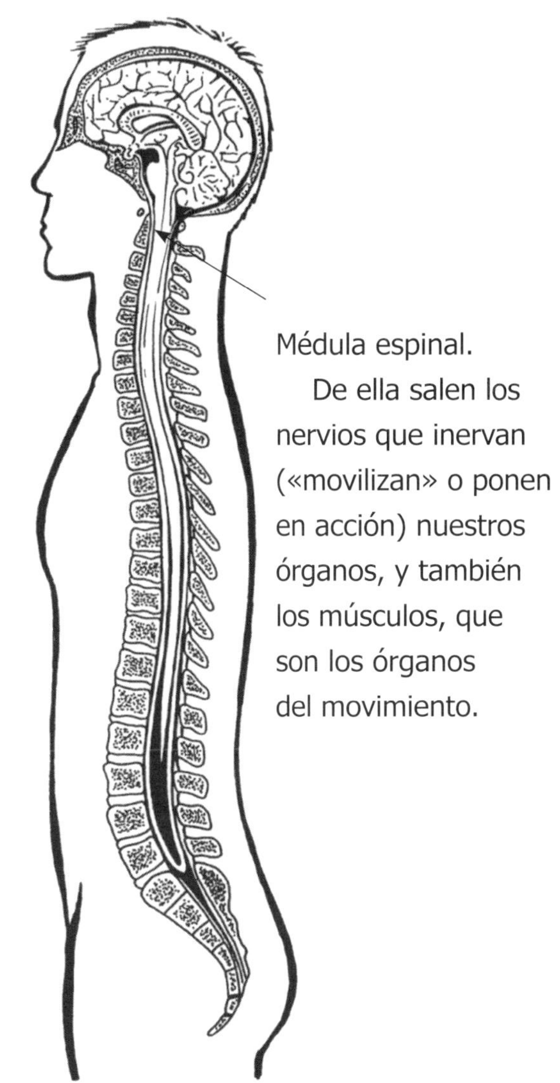

Médula espinal.

De ella salen los nervios que inervan («movilizan» o ponen en acción) nuestros órganos, y también los músculos, que son los órganos del movimiento.

16.3. Ejercicios y «terapias» de moda que dañan la columna vertebral

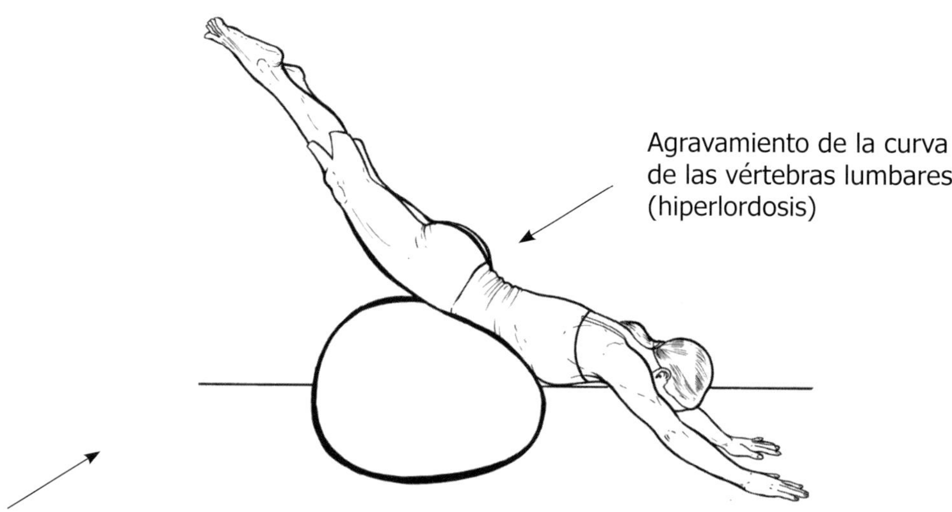

A pesar de las modas, todos los ejercicios y técnicas que acentúan las curvaturas de nuestra columna (las lordosis) son dañinos para la estructura del cuerpo.

Si de algo padecemos es precisamente de acentuación de las curvas de la espina dorsal, aunque en muchas ocasiones se presenten disimuladas como hemos visto en los casos en que el cuello se proyecta hacia delante **(lo que oculta una enorme curvatura cervical)**, o cuando la barriga más o menos prominente centra la atención y disimula lo que ocurre detrás: una gran tensión en la musculatura de la espalda y una acentuación de la curvatura vertebral de la región de los riñones (hiperlordosis lumbar).

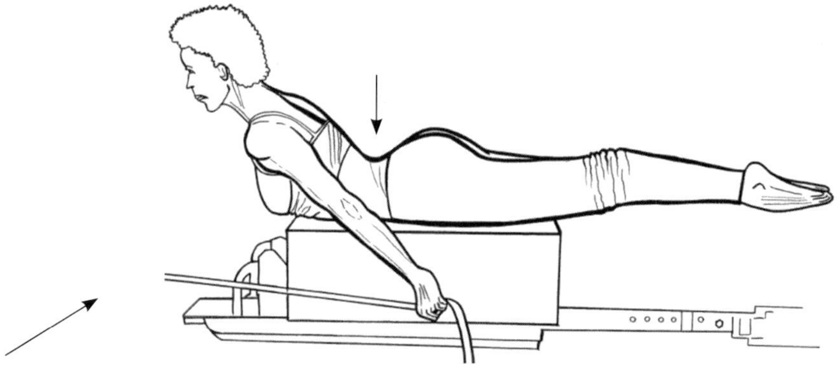

También aquí hay una acusada acentuación de la curva lumbar. Si observamos los dos ejercicios representados en estos dibujos, nos daremos cuenta de que en ambos se utilizan las manos y los brazos creando tensión en los hombros, lo que indica que muchos de estos ejercicios de moda no sólo deterioran la región lumbar, sino también el conjunto de la espalda y nuca.

Los estiramientos que acentúan las curvas de la columna vertebral no son estiramientos globales: lo que se estira de un segmento se acorta de otro, y por ese motivo no liberan la columna. Los estiramientos no dañinos lo son precisamente porque impiden que los músculos arrastren consigo cualquier segmento de la columna.

Cuando mantenemos la espina dorsal perfectamente fijada y en su eje (sin permitir que acentúe las curvaturas ni se desvíe lateralmente), la musculatura de una parte del cuerpo se estira de verdad, sin ficciones (compensaciones), sin hacerlo a costa de acortar otros segmentos del cuerpo.

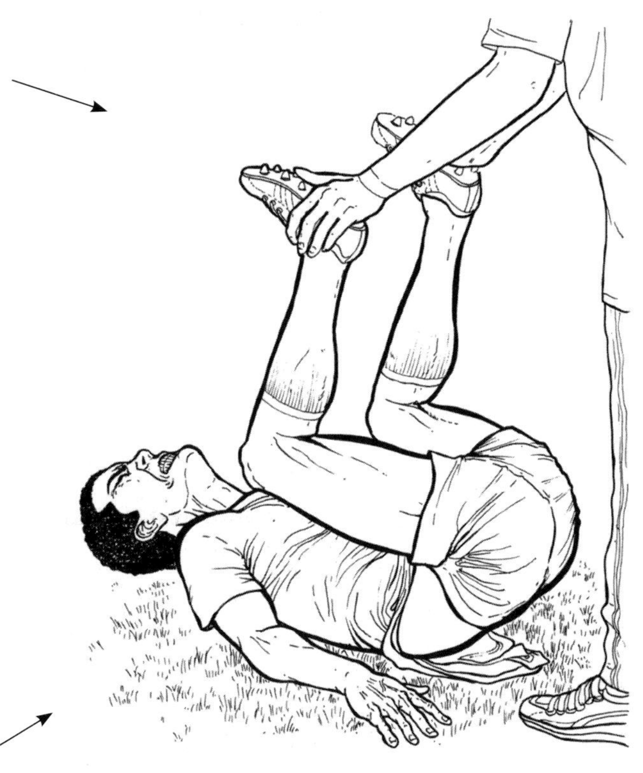

En este caso, el estiramiento de piernas se lleva a cabo a costa de levantar las nalgas del suelo, **curvar toda la zona lumbar y crear una grave tensión (también curvada) en la nuca.** El dibujo está tomado de una situación real: ¿sirve de algo un estiramiento de este tipo o a medio y largo plazo se pagarán las consecuencias?

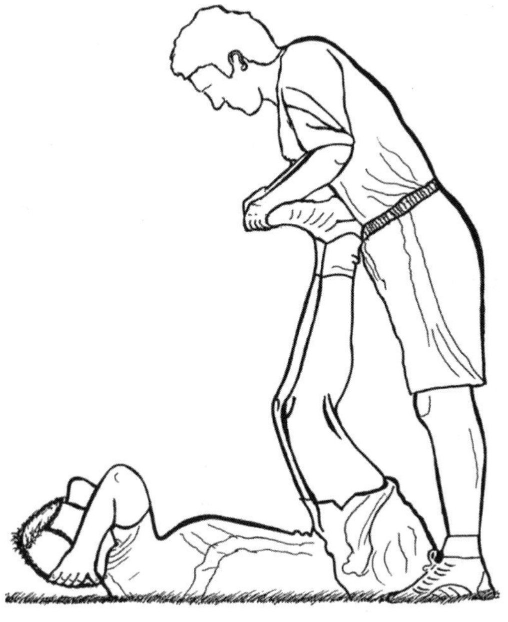

También este dibujo está tomado de una escena real. Vemos de nuevo que el estiramiento de piernas se lleva a cabo a costa de levantar los glúteos y acortar la nuca. En ambos casos (el representado arriba y este), la columna vertebral sufre en lugar de verse liberada. ¿Para qué hacer estiramientos fragmentarios que no sólo no liberan la columna, sino que la dañan?

16.4. Consecuencias nocivas en los discos intervertebrales y en los nervios, de los estiramientos que acentúan las curvas de la columna

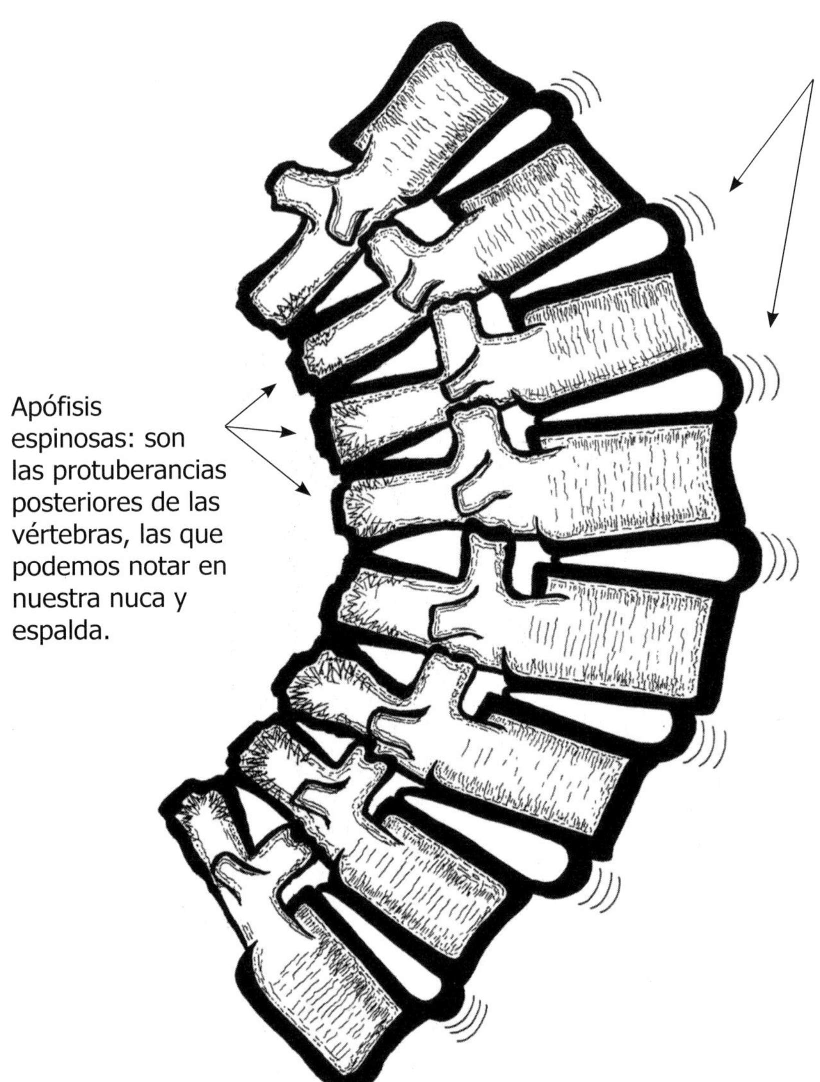

Esto es lo que ocurre con los discos intervertebrales y las apófisis espinosas de las vértebras cuando acentuamos las curvas de la columna.

Al acentuarse las curvas de la columna, tal como hemos visto en las dos páginas anteriores, la parte posterior del cuerpo de cada vértebra comprime y aplasta la porción también posterior del disco intervertebral, mientras que la parte anterior del disco se ve obligada a desplazarse y emerger por el lado contrario. **De esta forma y a causa de la presión, aumentan exponencialmente las posibilidades de rotura del disco, y, en consecuencia, las hernias discales y pinzamientos de nervios.**

Las hernias de disco no son una patología leve sino grave.

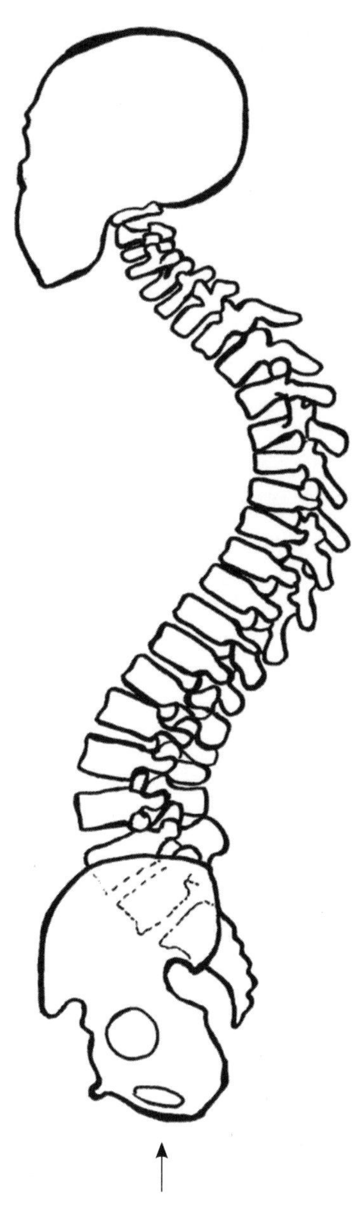

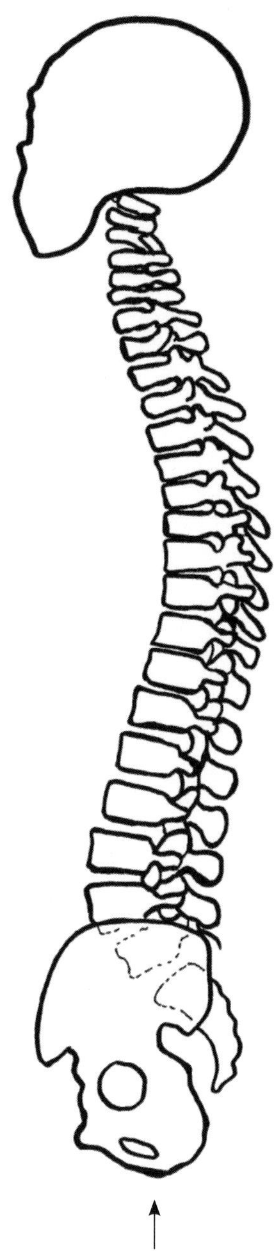

Ésta es la columna de una persona
con la musculatura acortada: las tres
curvaturas se han acentuado (las dos
cóncavas y la convexa). No podrá inspirar,
ni sobre todo espirar, profundamente.
**Todo el organismo sufre y no sólo
la espina dorsal, ya que la falta
de suficiente oxigenación afecta
al metabolismo y, por tanto, a la
producción de energía.**

Ésta es la columna vertebral
de una persona que puede inspirar
y espirar profundamente porque
su musculatura conserva el tono
justo y no se ha acortado.
**En consecuencia, no hay
acentuación de las curvas
cóncavas (lordosis) ni de
la convexidad de la parte
superior de la espalda (cifosis).**

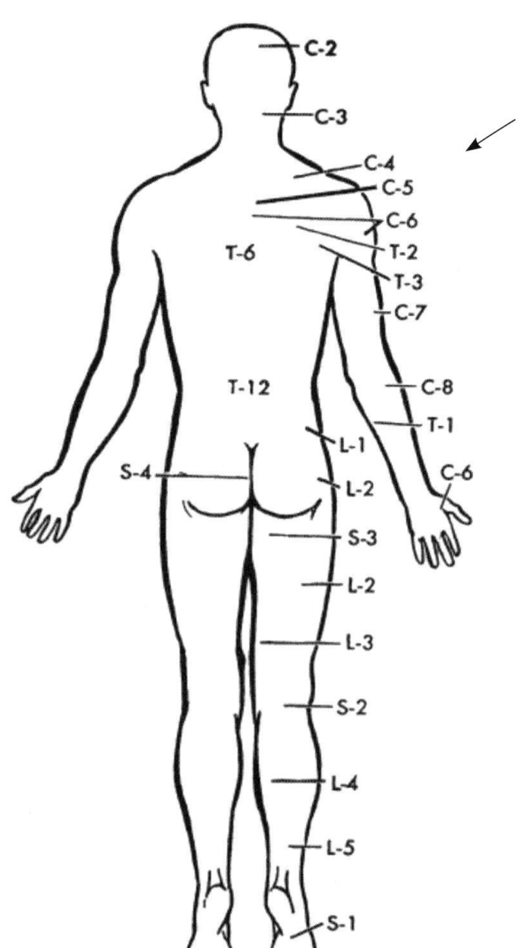

Segmentos de la parte posterior del cuerpo sobre los que actúan los nervios que salen de la columna.

Según la altura a la que se encuentre el pinzamiento del nervio, el dolor aparecerá en los segmentos señalados: la C significa cervical; la T, torácica; la S, del sacro; y la L, lumbar.

Conocí el caso de una persona a la que el solo hecho de hablar le provocaba una sensación de fuertes golpes en la cabeza. Ninguno de los médicos le dio explicación, cuando en realidad se trata de algo relativamente sencillo: uno de los pinzamientos de sus nervios se encontraba muy arriba, a nivel de la segunda vértebra cervical.

Segmentos de la parte frontal del cuerpo sobre los que actúan los nervios que salen de la columna vertebral.

Como vemos, el brazo está inervado por nervios que salen de las vértebras cervicales (los números aparecen con una C delante). Así, por ejemplo, determinadas punzadas o dolores sentidos en la muñeca pueden proceder de un pinzamiento o compresión del nervio a nivel de la sexta vértebra cervical. El sistema nervioso nos confirma el concepto del cuerpo como un todo: allí donde aparece el dolor o el mal funcionamiento de un órgano, no necesariamente está su causa.

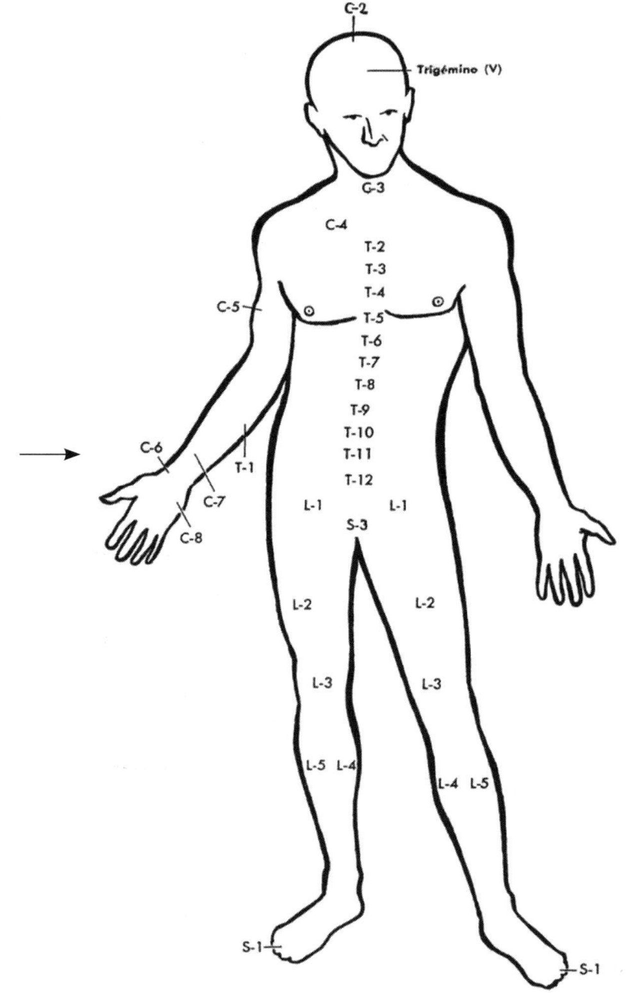

484

16.5. Desviaciones laterales de la columna vertebral: escoliosis

Graves acortamientos de músculos en un lado del cuerpo que no pueden comprenderse si no tenemos en cuenta las inconscientes pero fuertes actitudes retentivas, perfeccionistas e hiperresponsables del sujeto.

¿Por qué motivo habría de desviarse la columna vertebral hacia los lados? ¿Qué otras causas aparte de la tracción de los músculos estarían actuando? En principio, ninguna otra causa: son los músculos los que se acortan y tiran de los huesos. Los traumatólogos y los fisioterapeutas hablan en numerosas ocasiones de escoliosis «idiopáticas», es decir, de origen desconocido: ¿no será que su origen no se conoce por falta de observación de los acortamientos disimétricos de la musculatura?

He conocido a personas con escoliosis graves que reconocían haber estado conteniendo sus ganas de orinar o defecar durante la infancia y la adolescencia cuando se encontraban en clase. Se decían a sí mismas lo que es propio de toda personalidad neurótica: «A ver quién puede más, si mi cuerpo o yo». Vemos, pues, que existe un enfrentamiento entre el cuerpo y el ego, y que en estos casos, el ego ha salido ganando.

16.5.1. Cómo detectar las escoliosis

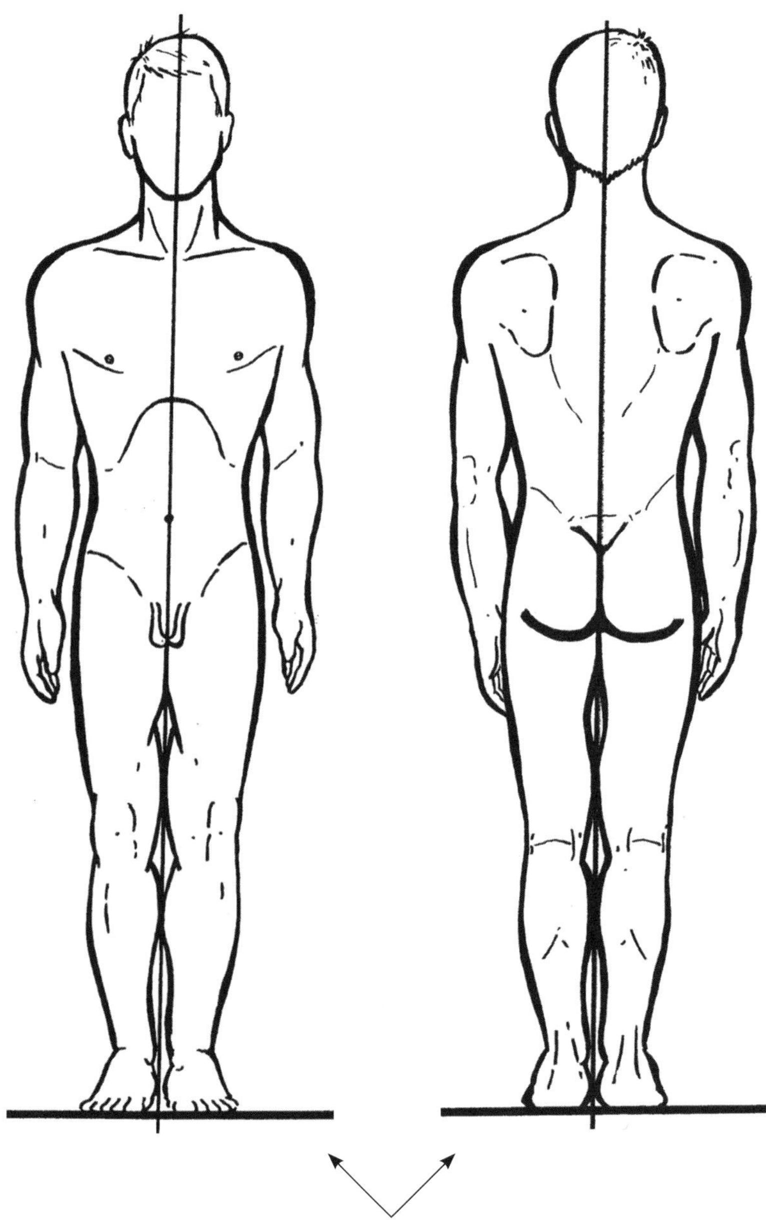

Aquí tenemos representado a un hombre de frente y de espaldas, que **no presenta ningún signo indicador de la existencia de escoliosis.**

Tanto en la parte anterior del cuerpo como en la posterior, **todos los elementos óseos y musculares están al mismo nivel y son simétricos.** De frente, la mandíbula está centrada, los pechos y pectorales al mismo nivel, y también las líneas de los huesos de la cintura y las de rodillas y tobillos. En la parte posterior ocurre lo mismo: la cabeza no está ladeada, los omóplatos están a la misma altura, y también las nalgas y ambas piernas: ninguna de las dos parece ser más corta que la otra.

En claro contraste con lo que hemos visto en la página
anterior, aquí tenemos la representación de un hombre
con escoliosis. Su columna vertebral serpentea y se
curva en diferentes puntos. Esto se traduce
exteriormente en la **disimetría de los segmentos
del cuerpo**. La cabeza está ladeada, un hombro está
más levantado y es más estrecho que el otro, los
omóplatos no están a la misma altura, toda la caja
torácica se inclina más hacia un lado, las crestas ilíacas
(huesos que marcan la línea de la cintura) tampoco
están al mismo nivel...

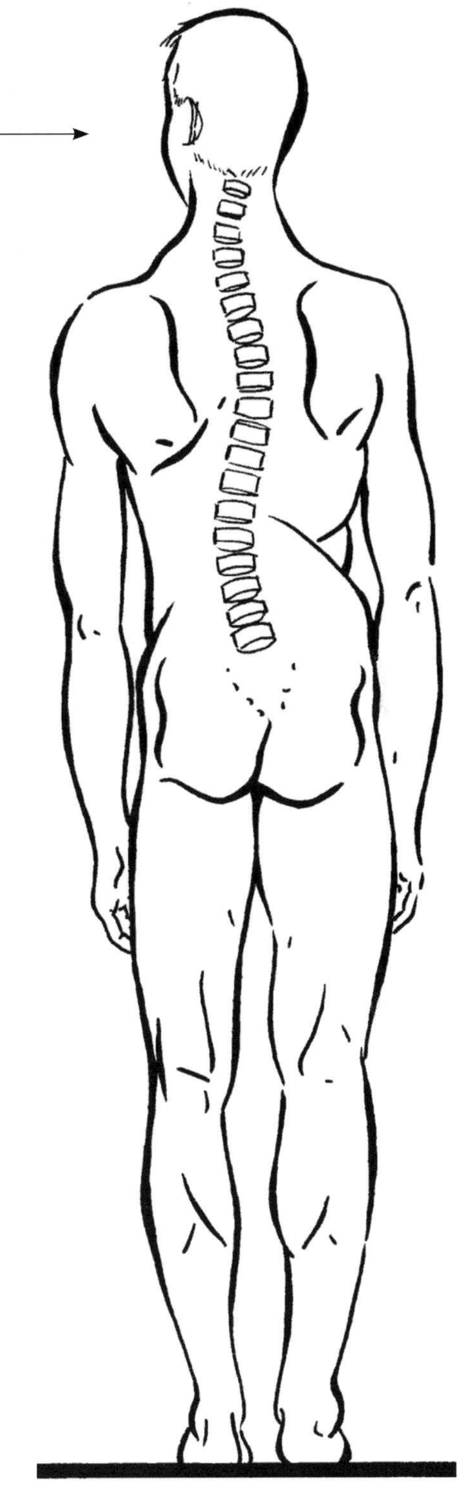

Las escoliosis de hombres y mujeres son
idénticas en sus manifestaciones, y, con toda
probabilidad, en su origen. No existe ninguna
diferencia.

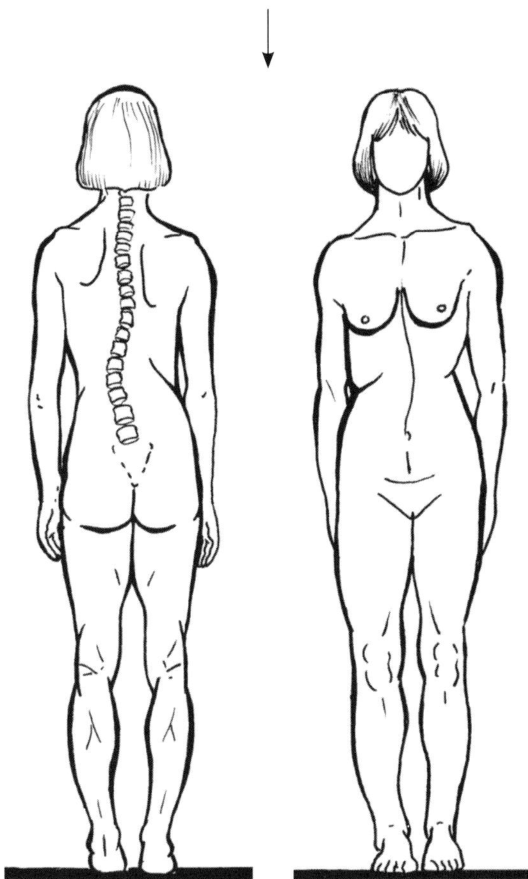

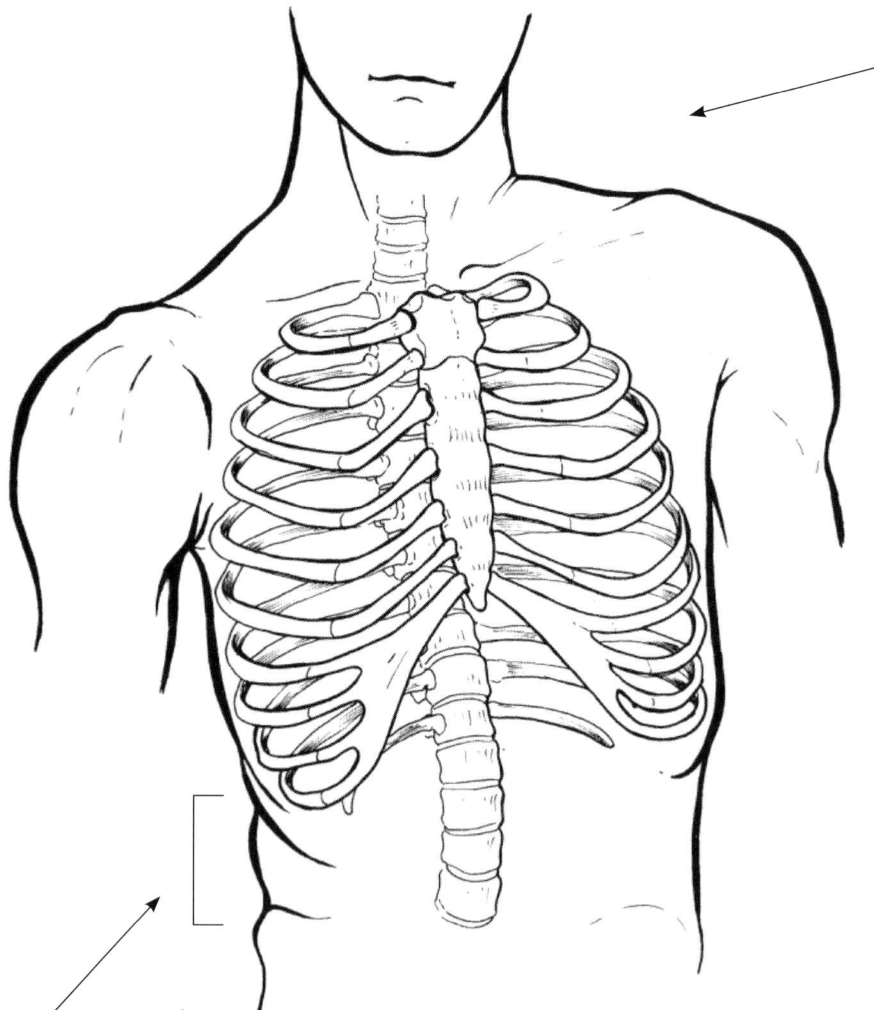

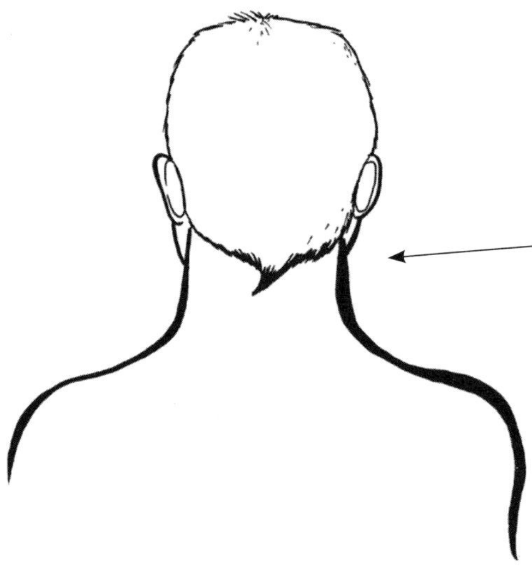

Que el pelo de la nuca
haga un remolino o
forme un pico hacia un
lado revela la existencia
de rotaciones de las
vértebras cervicales:
a ese nivel existe ya
una cierta escoliosis.

En la escoliosis la columna no sólo se desvía lateralmente de su eje central, sino que además las vértebras rotan sobre sí mismas. Hay, pues, tanta rotación de las vértebras como de los segmentos del cuerpo. Y puesto que hay una rotación de la caja torácica, uno de los dos hombros está proyectado hacia atrás: está «posteriorizado». Durante las sesiones de terapia, hay que impedir en la mayor medida posible que el hombro se proyecte todavía más hacia atrás. Al igual que un hombro va hacia atrás a causa de la rotación de la caja torácica, una parte del tórax sube y la otra desciende; en la parte baja ocurre lo mismo: una parte del tórax se eleva y la otra baja. Las escoliosis son un complejo juego de rotaciones: lo que le ocurre al paciente cuando está tendido en decúbito supino puede aparecer justo al revés cuando se pone en pie. Es necesario observar muy atentamente estos cambios.

Facciones simétricas del rostro. Indican
que al menos en las vértebras cervicales,
no hay desviaciones laterales ni rotaciones
(no hay escoliosis).

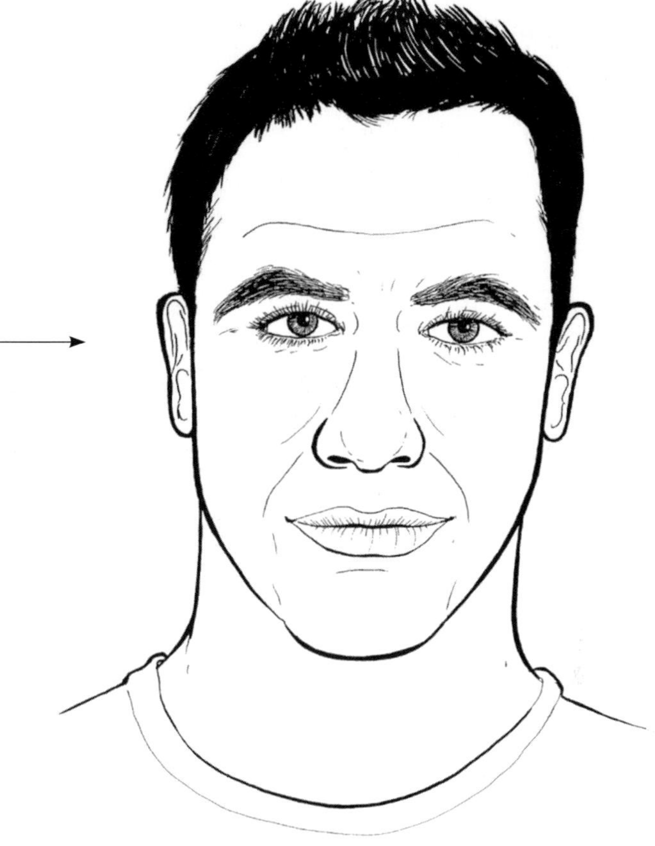

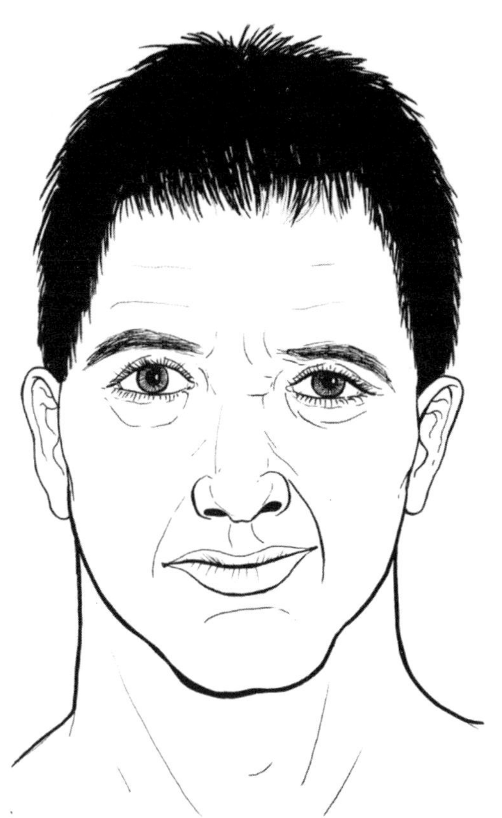

Cuando también las vértebras cervicales se
desvían lateralmente y rotan, se produce
paralelamente una disimetría del rostro:
¿son los músculos los que han hecho girar
las vértebras o a la inversa? **Los huesos
no pueden moverse si los músculos no
tiran de ellos: las vértebras, como
huesos que son, tampoco pueden
desalinearse ni girar. Luego el
problema es muscular.**

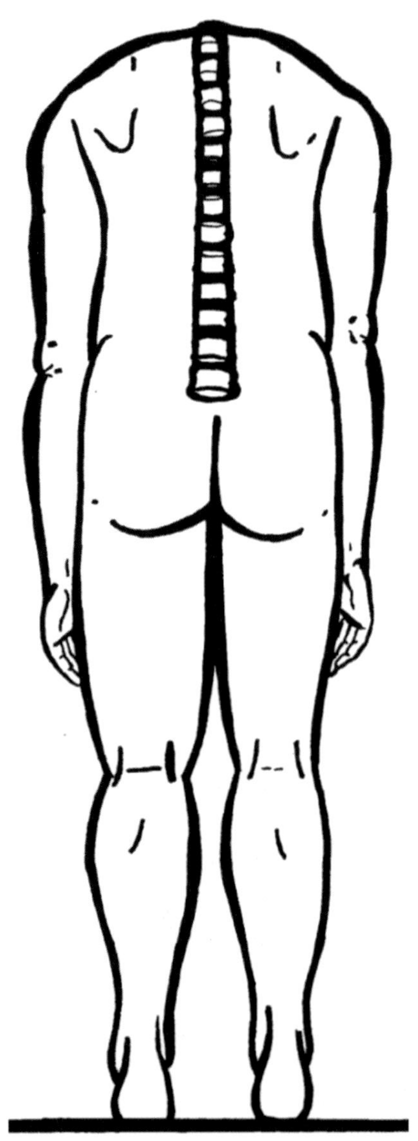

Para confirmar que un paciente sufre problemas de escoliosis, le pedimos que, de pie y manteniendo los pies perfectamente paralelos, se vaya inclinando lentamente hacia delante. No hay escoliosis cuando observamos que se va curvando sin inclinarse hacia ningún lado.

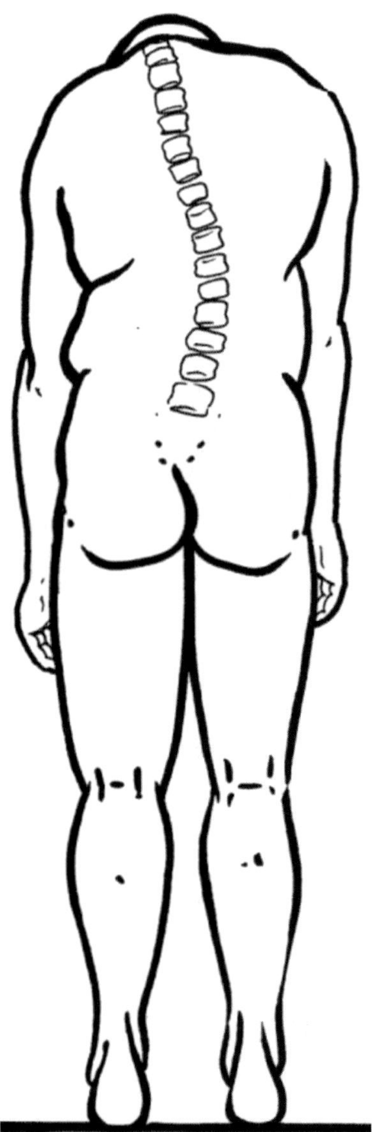

Al contrario de lo que ocurre en el dibujo de al lado, en este caso, **las apófisis espinosas de las vértebras marcan curvas en la espalda del paciente en cuanto comienza a bajar la cabeza y a inclinarse,** y además se acentúa la desalineación de los distintos segmentos del cuerpo: hay escoliosis.

Cuanto más inclina la cabeza el paciente y más se inclina doblando la espalda, más curvada aparece la columna y más disimétricos aparecen los segmentos del cuerpo. La escoliosis se hace claramente patente.

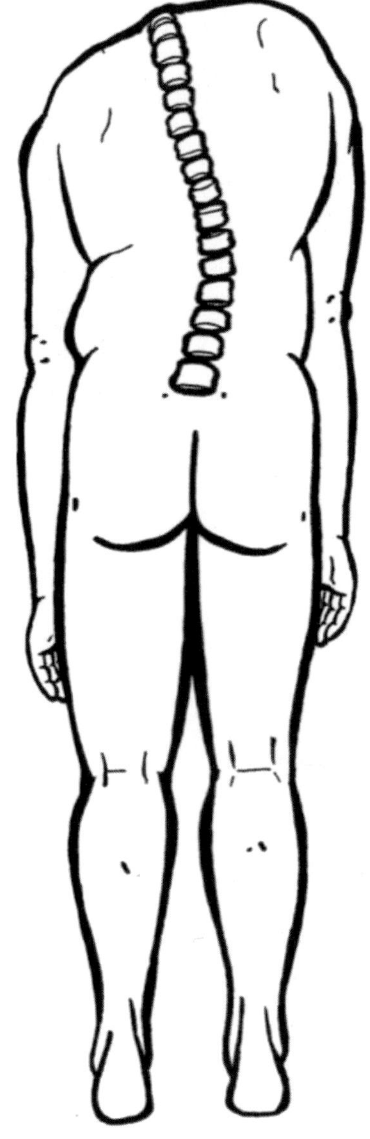

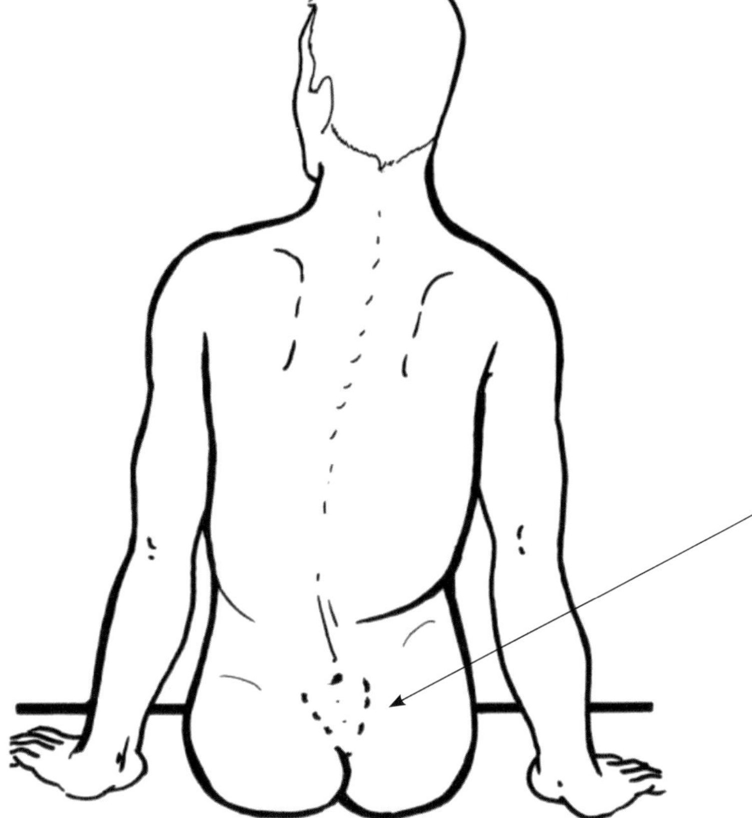

He aquí otros indicios claros de la existencia de escoliosis: el sacro se inclina hacia un lado mientras el resto de la columna hace varias curvas en distintos sentidos.

16.5.2. Músculos cuyo acortamiento provoca escoliosis

Diversos músculos contribuyen a provocar las desviaciones laterales de la columna vertebral, pero lo que existe en todos los casos es un acortamiento de un conjunto que se suele englobar con el nombre de «paravertebrales» porque, enlazándose unos con otros, recorren ambos lados de la espina dorsal desde su base hasta la nuca.

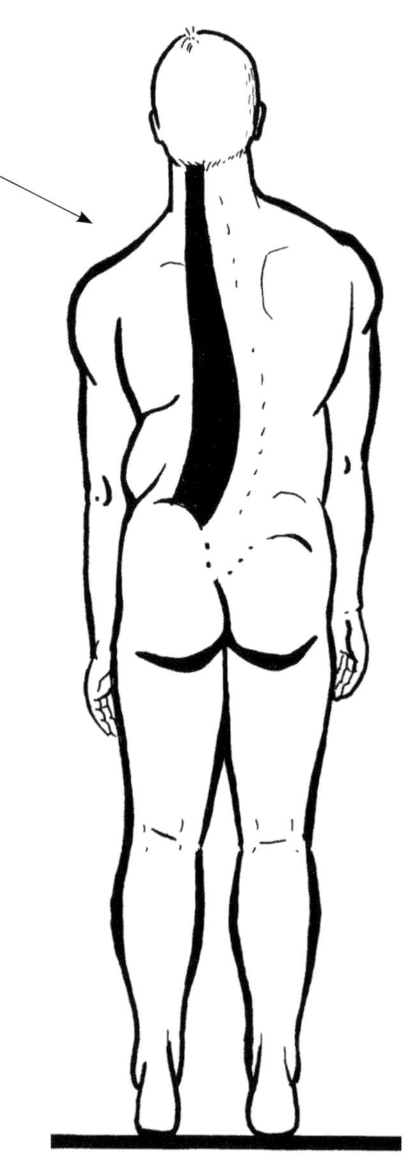

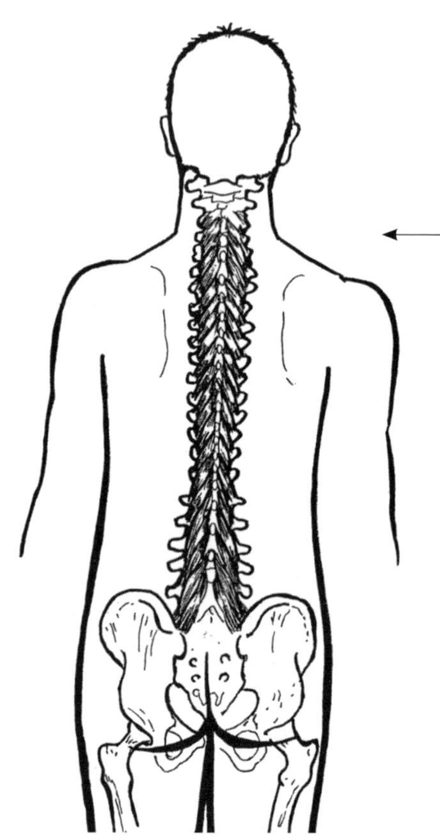

El músculo transverso espinoso es el más profundo de toda la espalda. En cada vértebra, va desde los costados (las apófisis **transversas**) hacia el centro de las cuatro vértebras situadas más arriba: sus haces le hacen parecer una espiga invertida.

En las escoliosis más que en ninguna otra patología, hay que «recuperar espacio», devolver su estatura y amplitud al cuerpo. Puesto que el conjunto se ha encogido a causa del acortamiento de la musculatura, nuestro trabajo consistirá en reconocer los principales músculos que han contribuido a esa reducción que obliga a las vértebras a inclinarse y retorcerse.

Como hemos dicho, el músculo transverso espinoso es el más profundo de toda la espalda: la singularidad de su constitución le hace participar directamente en las escoliosis, puesto que hace rotar las vértebras.

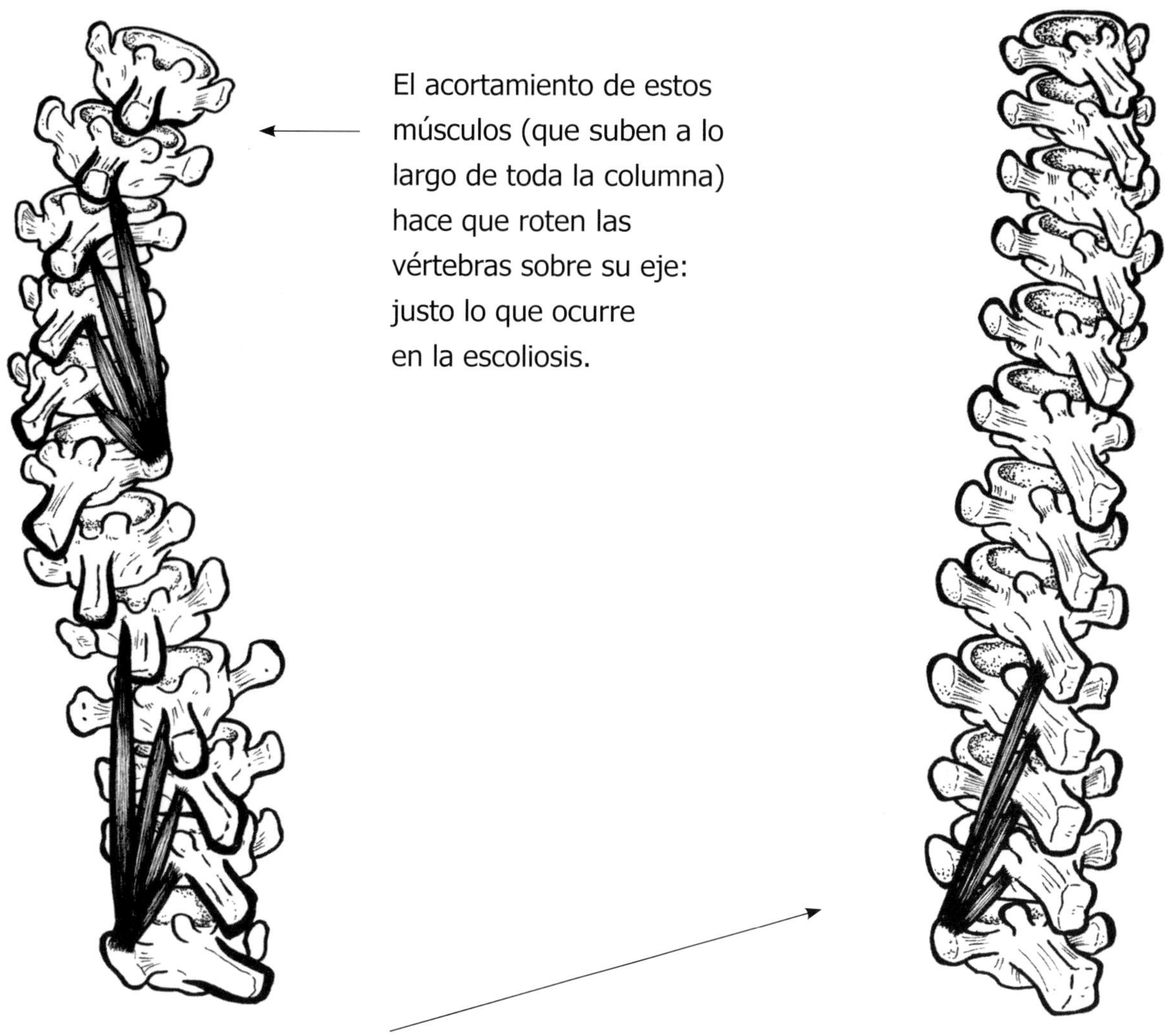

Abajo vemos los haces del músculo transverso espinoso en una columna sana (con las curvas poco pronunciadas).

Va desde el sacro al axis: es decir, desde la base de la columna hasta la segunda vértebra cervical, luego afecta a toda la columna.

De cada apófisis transversa (lateral) salen cuatro haces que van hacia el centro de las cuatro vértebras situadas arriba: esto es, desde una apófisis transversa va desplazándose progresivamente al cuerpo de las dos vértebras situadas arriba hasta llegar a las apófisis espinosas (centrales) de las dos que están encima de éstas. Dicho de manera sencilla: de los lados hacia el centro.

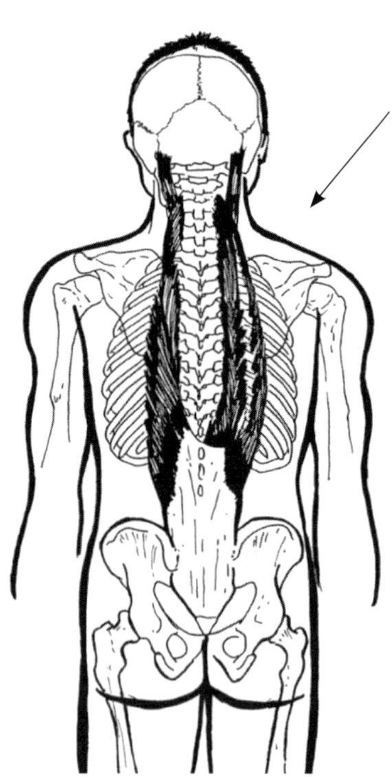

Desde la base de la columna, se enlazan varios músculos profundos que se deben tener en cuenta en las escoliosis: el sacrolumbar, el dorsal largo, el complexo menor. Todos ellos son pares y pueden contraerse de un lado y no del otro.

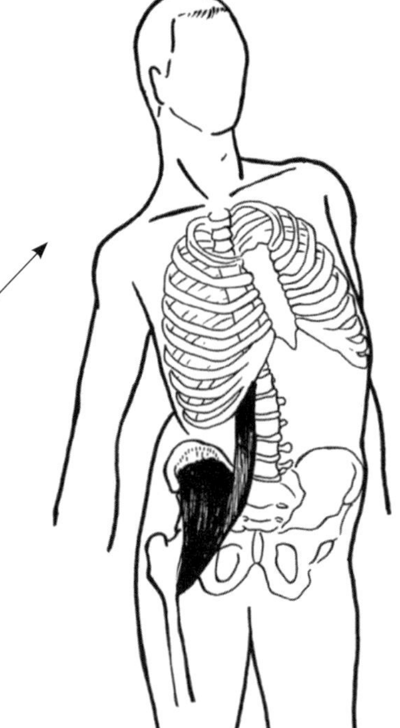

Esto es lo que ocurre cuando el psoas-ilíaco se acorta de un lado.

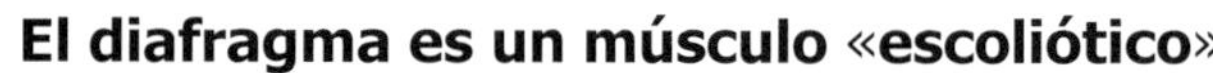

El diafragma es un músculo «escoliótico» por dos motivos. Primero, porque no es simétrico, tal como ya hemos visto en el capítulo sobre la respiración. Y en segundo lugar, porque al tratarse del principal músculo de la respiración, acusa en gran medida los estados emocionales y, dada su anatomía, puede acortarse asimétricamente.

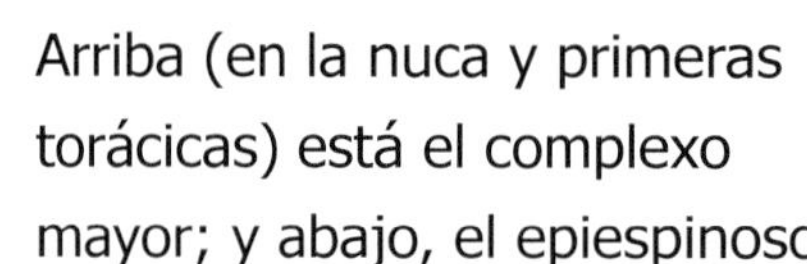

Arriba (en la nuca y primeras torácicas) está el complexo mayor; y abajo, el epiespinoso.

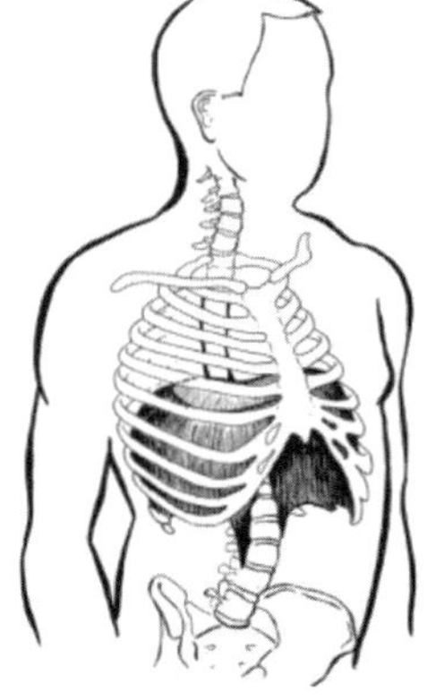

Dibujo en el que vemos el diafragma acortado y sus consecuencias.

16.5.3. Los brazos y los hombros (no los pies ni la diferencia de longitud de las piernas) son la clave para comprender la escoliosis y para tratarla

Hay que estirar los brazos, sí, pero siempre eliminando la rotación de la caja torácica. Como hemos visto, en la escoliosis el tórax no sólo se inclina, sino que gira (rota, hay rotación del tórax), y hemos de corregir esa rotación. Así pues, **al mismo tiempo que estiramos los brazos y corregimos los hombros, es imprescindible que deshagamos la rotación de la caja torácica y la llevemos a su centro, al eje. Puesto que las costillas están articuladas con las vértebras, al empujar las costillas (el tórax) estamos ya recolocando las vértebras.**

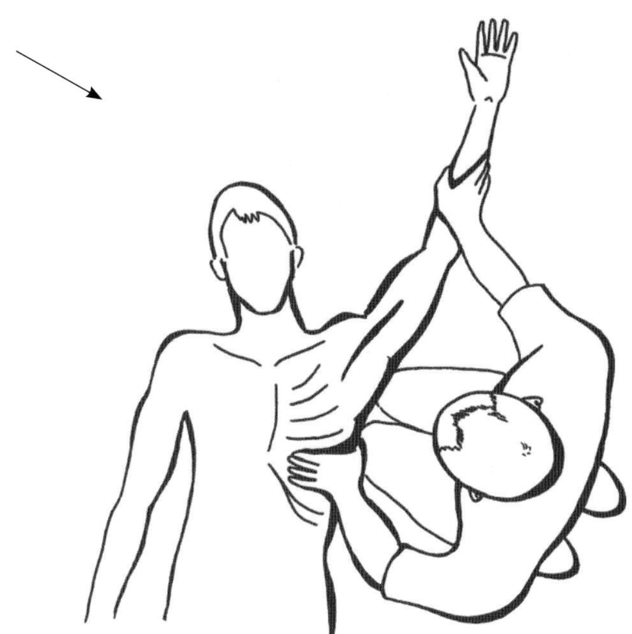

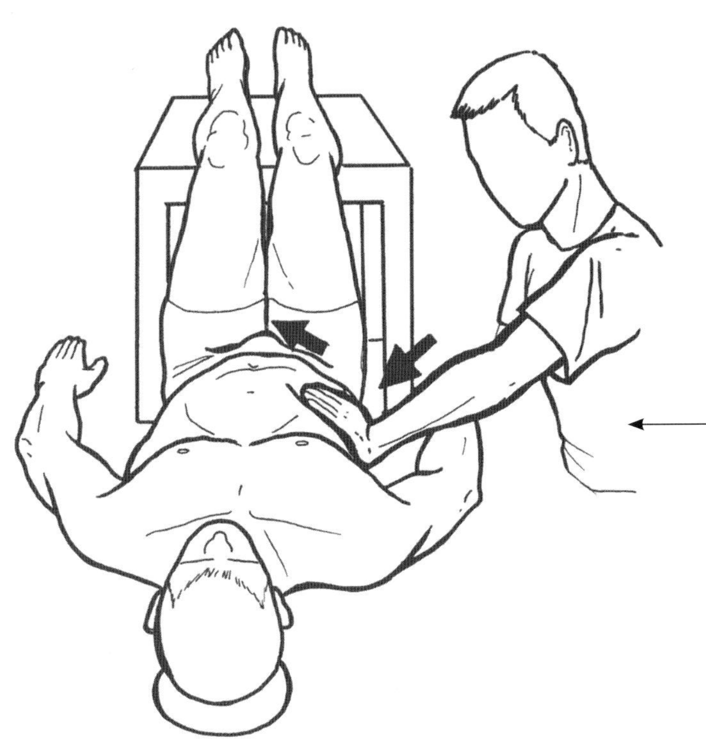

La caja torácica vendrá siempre hacia el lado del que estemos estirando los brazos por motivos estrictamente anatómicos: porque los brazos están fuertemente unidos muscularmente al tronco. Por tanto, hemos de corregir la rotación del tórax empujando la caja en sentido opuesto al que es arrastrada.

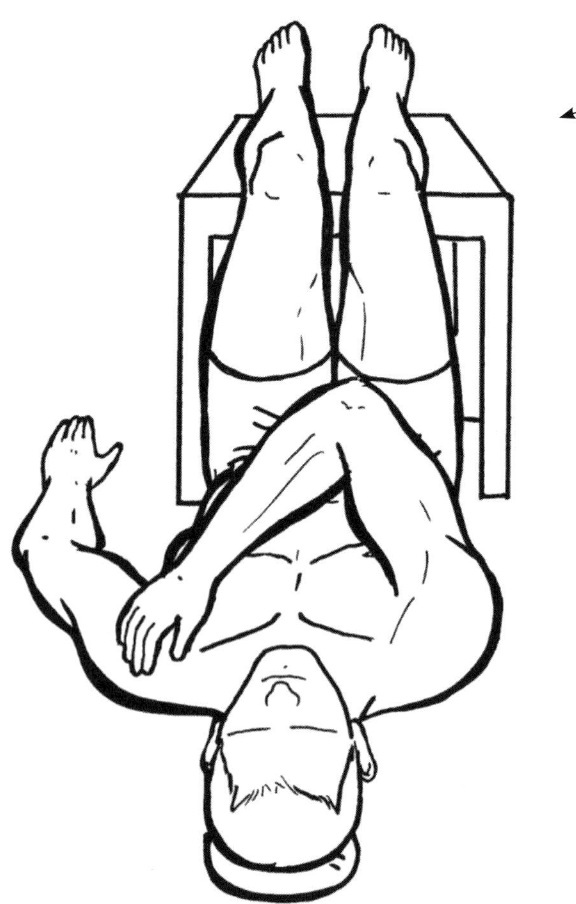

En los casos de escoliosis, haremos todo lo posible, mediante las posturas en que colocamos al paciente, por impedir que en el hombro proyectado hacia atrás («posteriorizado») agrave esa tendencia. Para ello, el paciente levanta el brazo del lado de ese hombro girado hacia atrás y lo cruza sobre el pecho en dirección opuesta, tal como vemos en el dibujo.

Previamente le habremos pedido que presione con la mayor fuerza posible la pelota de gomaespuma situada bajo la cabeza: apretar con el cráneo y jamás con las vértebras cervicales. El objetivo es doble: mantener la nuca en postura de estiramiento **y, además, hacer aflorar los problemas de hombros y de su rotación.**

He aquí una propuesta de autotrabajo para personas con un grado leve de escoliosis.

Se coloca un palo a lo largo de un lado de la columna vertebral (primero el más contraído), y a continuación, mientras se deja que el aire entre y salga del cuerpo sin forzar la respiración, se deja caer todo el peso del cuerpo sobre ese palo: lo que intentamos es comenzar a relajar la musculatura. Después lo hacemos en el otro costado. Al compás de la respiración, hay que ir tomando conciencia del estado de los hombros, de la parte de la espalda inmediatamente inferior, de la región lumbar. En suma: se trata de sentir la mayor superficie posible de la espalda tocando el suelo y experimentando cómo se igualan sus dos lados.

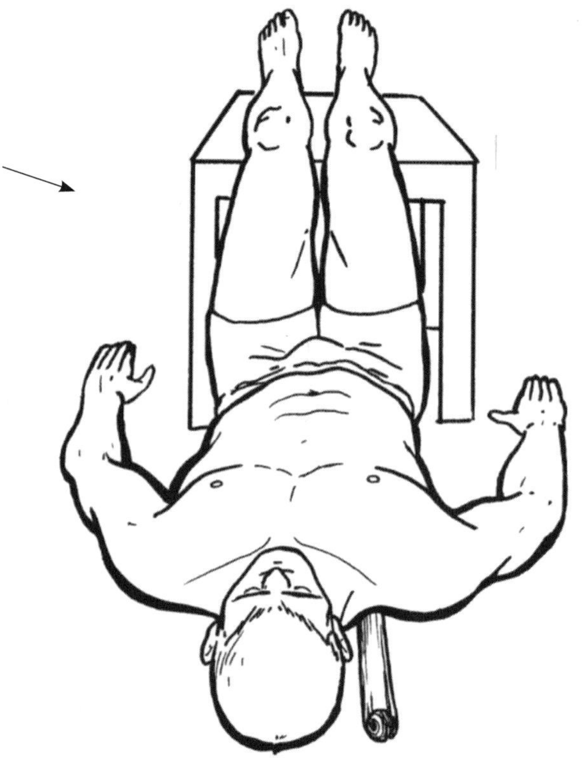

16.5.4. La causa de la escoliosis no es la existencia de una pierna más corta que la otra

La causa de la escoliosis no es la existencia de una pierna más corta que la otra. Ese hecho supondría que en los sujetos con escoliosis hay huesos más cortos que otros, pero, sobre todo, que esos mismos huesos se van acortando progresivamente y el individuo requiere alzas cada vez mayores en el calzado: ¿acaso se acortan los huesos o son los músculos?

Según la tesis de Françoise Mézières, con la que estoy de acuerdo, la causa de la escoliosis no radica en el hecho de que exista una pierna más corta que la otra, sino en el acortamiento de músculos altos (incluso desde el hombro) y que llegan a estirar hacia arriba la propia pelvis y, en consecuencia, la pierna.

Mézières tiene razón, acierta por completo si tenemos en cuenta que tal como las escoliosis van agravándose, ha de ir aumentándose el grosor de las suelas del calzado que se utiliza para la pierna supuestamente más corta: ¿acaso los huesos de la pierna van reduciéndose de tamaño, como debería deducirse de las afirmaciones que dicen que el origen de la escoliosis es la existencia de una pierna más corta que la otra? ¿Se encogen los huesos?: **eso es absurdo. Son los músculos los que se acortan y obligan a los huesos a deformarse.**

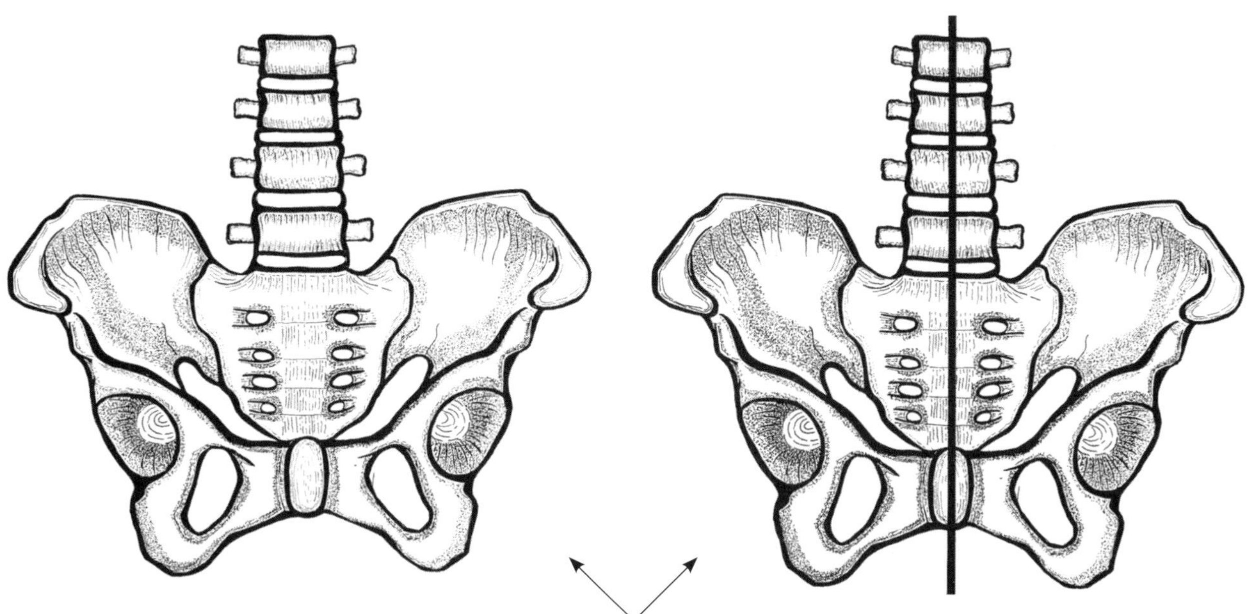

En las dos ilustraciones de esta página, vemos la misma pelvis: sus dos costados están simétricamente alineados: la columna no presentará escoliosis. Todos los huesos permanecen en el eje.

Veamos cómo los dos grandes huesos de la pelvis pierden su simetría (ya sabemos que esto se produce a causa de la tracción de los músculos), y cómo esa disimetría de la pelvis tira de una pierna hacia arriba haciéndola **parecer** más corta.

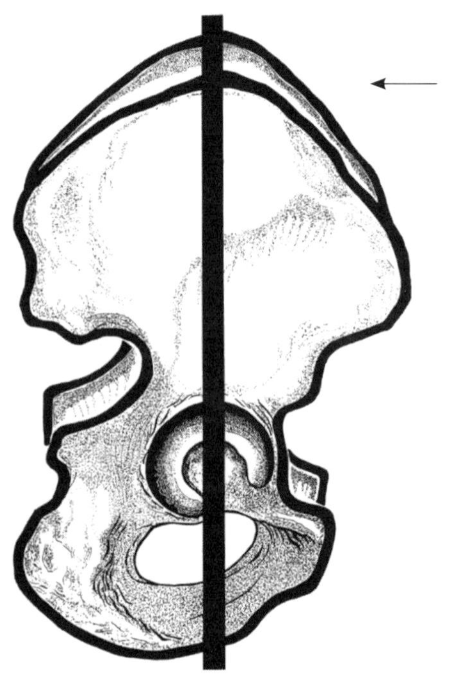

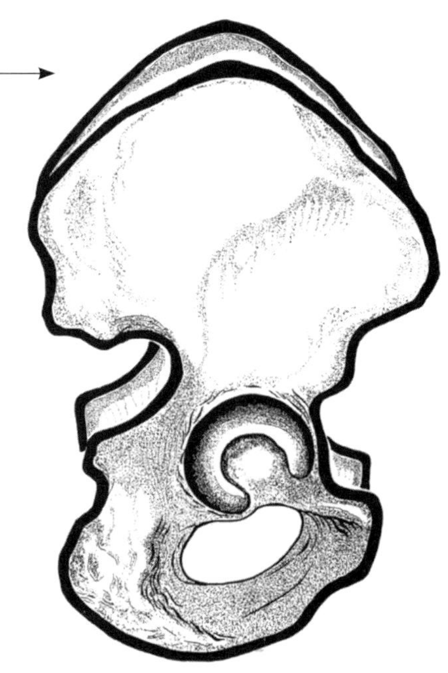

A ambos lados vemos los dos grandes huesos de la pelvis (los coxales) perfectamente simétricos y siguiendo un mismo eje vertical.

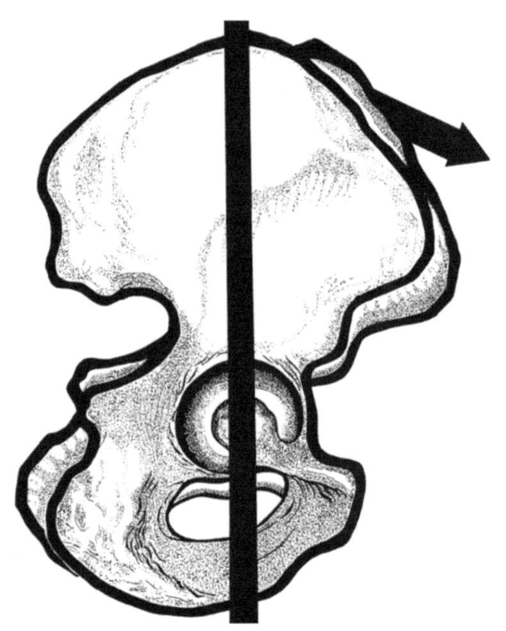

A causa del acortamiento de determinados músculos (que se contraen más en un lado que en otro **según sean las tensiones particulares de cada individuo**), un costado de la pelvis se vuelca hacia atrás o hacia delante. La simetría desaparece. **El lado de la pelvis volcado hacia atrás tira hacia arriba de la cabeza del fémur, del fémur entero, y con él arrastra toda la pierna hacia arriba**, que a partir de ese momento **parece** más corta.

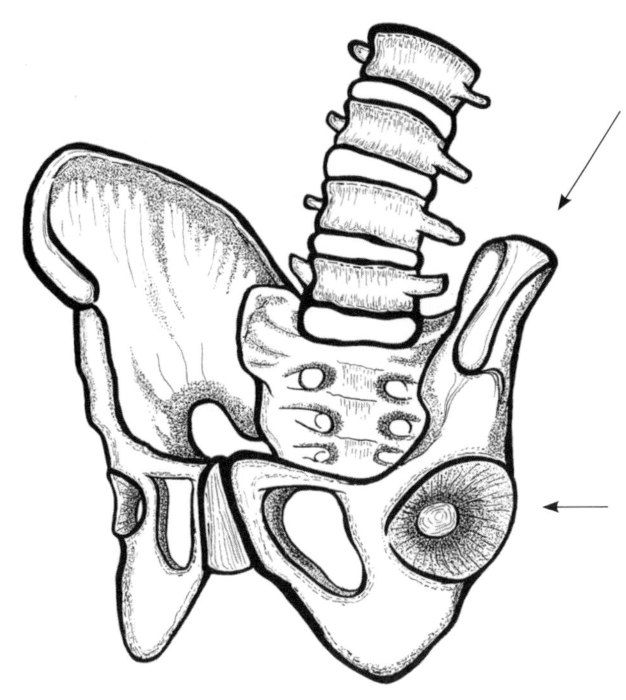

Y esto es lo que ocurre tal como hemos visto páginas atrás. Algunos de los músculos se contraen en uno de los lados, desalinean las vértebras y también los huesos pélvicos.

En el dibujo observamos que la parte alta de este lado de la pelvis **se ha inclinado o volcado hacia delante (anteversión), lo que hace retroceder y subir la parte baja del hueso**, que es donde se encuentra el acetábulo (concavidad para la articulación de la cadera), **arrastrando con ella el fémur hacia atrás.**
En consecuencia, toda la pierna subirá y **parecerá** más corta que la otra.

¿Qué músculos pueden contribuir a estos vuelcos de la pelvis hacia delante o hacia atrás?

Algunos participan más directamente: por ejemplo, el psoas-ilíaco. Otros músculos de la propia pelvis pueden provocar ese bascular: el piramidal, el cuadrado crural... Pero la rotación de las vértebras, y con ella la desalineación del sacro y el bascular de un lado de la pelvis, puede proceder de mucho más arriba; de los pilares del diafragma, por ejemplo, de músculos como el sacrolumbar o, tal como dice Mézières, el acortamiento puede venir desde los hombros. **Así pues, no es que haya una pierna más corta que la otra sino que es arrastrada hacia arriba y lo parece.**

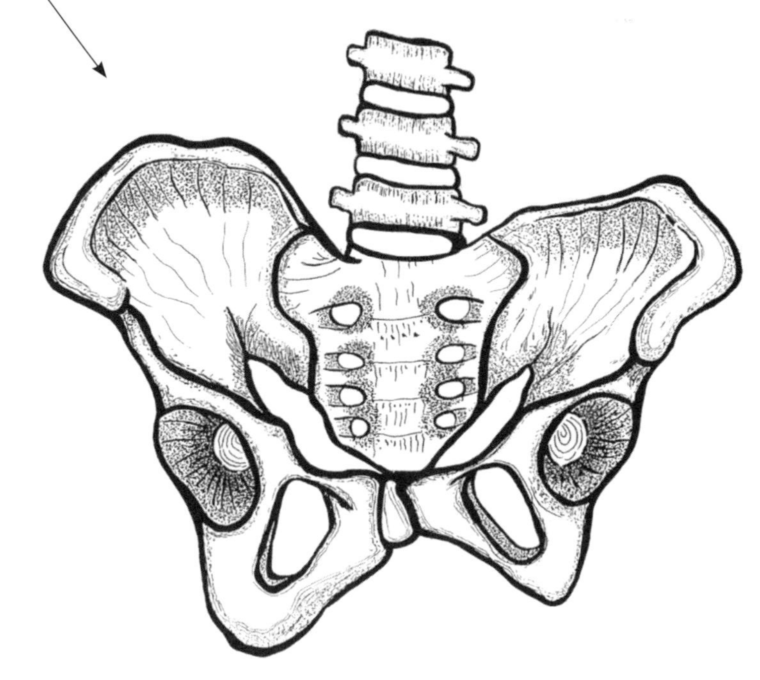

17

Hernias en los discos intervertebrales

Nutrición para regenerar tejidos.
Buena nutrición y desaceleración del envejecimiento,
mala nutrición y envejecimiento

Aunque las hernias de los discos intervertebrales son una patología de la columna vertebral, su importancia y su frecuencia es tal que les dedicamos este capítulo aparte. Los tejidos que forman nuestro cuerpo se desgastan y reconstruyen diariamente en un proceso constante que los consume y destruye pero también los renueva. Para que puedan renovarse, es decir, para que nuestro cuerpo se regenere, resulta imprescindible que nuestra alimentación contenga los elementos necesarios con los que el aparato digestivo fabrica los elementos nuevos que sustituyen a los que se gastan cotidianamente. También necesitamos que nuestro aparato circulatorio esté en buenas condiciones, y así pueda llevar a los cerca de cien billones de células del cuerpo los nutrientes necesarios. Para cumplir esta misión, las arterias, arteriolas y capilares (un total de cien mil kilómetros de vasos sanguíneos) no han de estar comprimidos por músculos, ni tensos, ni apelmazados. Esa nutrición –basada en el conocimiento científico de lo que construye el cuerpo– ha de estar libre de prejuicios propios de las modas, de las actitudes religiosas o de cualquier otro tipo. La ciencia nos dice de qué está hecho el cuerpo y cómo se consume constantemente. En consecuencia, hemos de reponer los materiales que se gastan.

Como hemos dicho en la página anterior, **el organismo pierde a cada instante parte de los elementos estructurales que lo constituyen. Por tanto, es necesario nutrirse de forma que esos tejidos se regeneren** y así evitar, o prevenir, algunas patologías que pueden ser gravísimas: el sistema inmunitario, por ejemplo, el que nos defiende del cáncer, se regenera al mismo tiempo que rehacemos los músculos, huesos y los elementos del tejido conjuntivo (cartílagos, tendones, ligamentos y discos intervertebrales), pero también las paredes de los vasos sanguíneos que necesitamos mantener flexibles si queremos evitar roturas y derrames.

El tejido óseo sí se recupera y los discos intervertebrales sí se regeneran. Veremos en este capítulo los datos fisiológico-anatómicos que permiten a los médicos afirmar que el tejido óseo se recupera al mismo tiempo que niegan que el tejido conjuntivo se rehace. La información procede de los propios manuales universitarios de Medicina. Recordemos que la nutrición y la respiración son las dos claves de la vida.

Sin una buena nutrición, envejecemos prematuramente porque no regeneramos los tejidos que se desgastan cada día; y sin una respiración desbloqueada, funcionan mal los procesos metabólicos. La respiración es la primera y principal de todas las funciones fisiológicas. La segunda es la nutrición. Las emociones son fundamentales pero no son el tema central de esta obra: las trataré con mayor extensión en los próximos trabajos.

Para la reparación del tejido óseo, son imprescindibles las proteínas, la vitamina C y el magnesio a fin de que el cuerpo fabrique colágeno, en cuyas brechas microscópicas se depositarán las sales de calcio. El calcio es imprescindible en nuestra alimentación no sólo para dar consistencia a los huesos, sino por otros dos motivos de singular relevancia: porque se necesita para la contracción muscular (el magnesio actúa en la relajación de los músculos, y el calcio, en la contracción); y para la sinapsis (la comunicación o conexión entre células nerviosas). Sin el calcio, no habría latidos ni pensamientos.

Cuando la alimentación contiene los elementos necesarios para la reparación de tejidos, ésta se produce a gran velocidad, al contrario de lo que ocurre cuando hay heridas que tardan mucho tiempo en cerrarse o llagas que tardan en cicatrizar. Los conocimientos necesarios para esta rápida regeneración serían especialmente útiles para las personas de edad avanzada.

17.1. Qué son los discos intervertebrales

Casi un 25 o un 30 por 100 de la longitud de la columna vertebral está formada por los discos intervertebrales. Son una especie de almohadillas amortiguadoras que se sitúan entre vértebra y vértebra, aunque no sólo cumplen esa función de atenuar los impactos que sufrimos a cada paso que damos o con cualquier otro tipo de movimiento o golpe.

Los discos son tan importantes como las propias vértebras. Sin ellos no sería posible ese eje –la espina dorsal–, que funciona al mismo tiempo como un único mástil fuerte y capaz de sostener todo el tronco y el cuello, pero que también es articulado y móvil de tal manera que nos permite una infinidad de movimientos y matices en nuestros desplazamientos. Los discos son, pues, también, elementos de articulación entre las vértebras, tal como funcionan los cartílagos entre otros huesos: los meniscos, por ejemplo, entre el fémur y la tibia.

Los discos intervertebrales están hechos de un tipo de cartílago muy fuerte llamado «fibrocartílago». No son meros accesorios.

Para su buena conservación, es imprescindible la vitamina C tanto como el magnesio y las proteínas: con estos tres elementos, el organismo dispone ya del mínimo imprescindible para fabricar el colágeno.

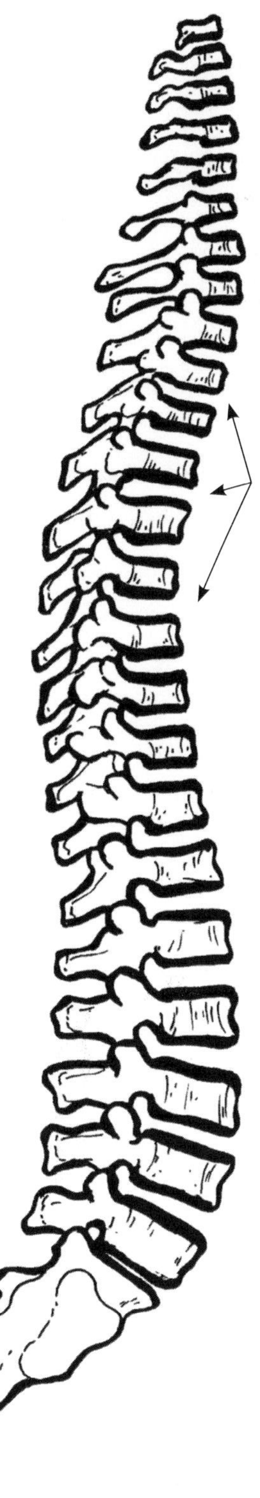

Tal como su nombre ya nos dice, y de arriba abajo de toda la columna, los discos ocupan estos espacios entre vértebras.

Este dibujo permite visualizar lo inconcebible que es la espina dorsal sin ellos.

17.2. Qué datos anatómico-fisiológicos permiten a los médicos afirmar que el tejido óseo se recupera, pero no el tejido conjuntivo (y entre él, los discos intervertebrales)

He aquí los datos, según el manual médico de Anatomía y Fisiología escrito por Catherine Parker Anthony y Gary A. Thibodeau, que, aunque no sean recientes, mantienen la validez de los hechos anatómico-fisiológicos referidos a huesos y tejido conjuntivo: «El cartílago guarda semejanza con el hueso y difiere de él. Al igual que el hueso, posee más substancia intercelular que células. La matriz de los dos tejidos es reforzada por abundantes fibrillas colágenas; sin embargo, en el cartílago estas fibrillas están incluidas en un gel consistente y no en substancia de cemento calcificada como en el hueso. En consecuencia, el cartílago tiene la flexibilidad de un material plástico duro y no la rigidez del hueso. Hay otra diferencia: la matriz del cartílago no posee sistema de conductos ni vasos sanguíneos. El cartílago es avascular, y el hueso, abundantemente vascularizado... Las células del cartílago están dispuestos en lagunas, al igual que las óseas. Sin embargo, dado que no hay conductos ni vasos sanguíneos entrelazados en la matriz de cartílago, **los nutrientes y el oxígenos sólo pueden llegar a los condrocitos (células cartilaginosas) aislados por difusión a través del gel de la matriz**, a partir de capilares en el revestimiento fibroso del cartílago (pericondrio) o del líquido sinovial en el caso del cartílago articular» (pág. 83).

Dicho con sencillez y tal como hemos visto en el apartado dedicado a las roturas de cadera: los huesos están vascularizados, esto es, a su interior llegan vasos sanguíneos con la sangre, que transporta el oxígeno y los nutrientes necesarios para la reposición del hueso. Sin embargo, el teji-

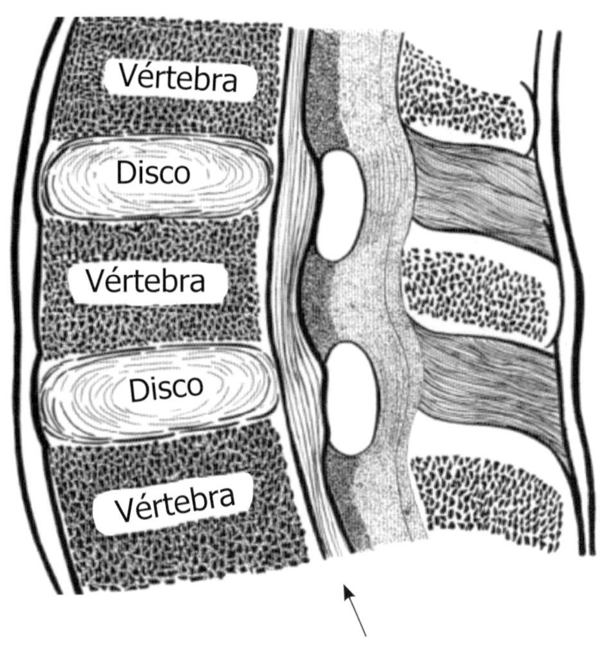

Corte sagital de las vértebras lumbares.
Los discos se regeneran porque, tanto ellos como las vértebras, están envueltos en un tejido conectivo que contiene el líquido o semilíquido gelatinoso a través del cual reciben los nutrientes y el oxígeno.

do conjuntivo (cartílagos, discos intervertebrales, tendones, ligamentos...) no está vascularizado, no está recorrido por vasos sanguíneos. No obstante, también le llegan el oxígeno y los elementos necesarios para su regeneración.

La inexistencia de vasos sanguíneos en el tejido conjuntivo y la enorme lentitud de su regeneración es lo que conduce a la mayoría de médicos a desahuciar con tanta frivolidad a los pacientes con problemas de desgaste de los discos intervertebrales. La reposición del tejido conjuntivo, es decir, su recambio metabólico, dura unos dos mil días. Es el más lento de todo el cuerpo. La piel, la sangre, los músculos... se regeneran en semanas o meses, pero los discos intervertebrales tardan años. Los huesos de una cadera rota, por ejemplo, pueden necesitar un lapso de tiempo de cinco años en rehacerse. Además, tal como avanzamos en edad, aumenta la cantidad de tiempo necesaria para ese recambio metabólico. Sin embargo, nunca son tejido muerto que no esté viviendo un cierto grado de recomposición.

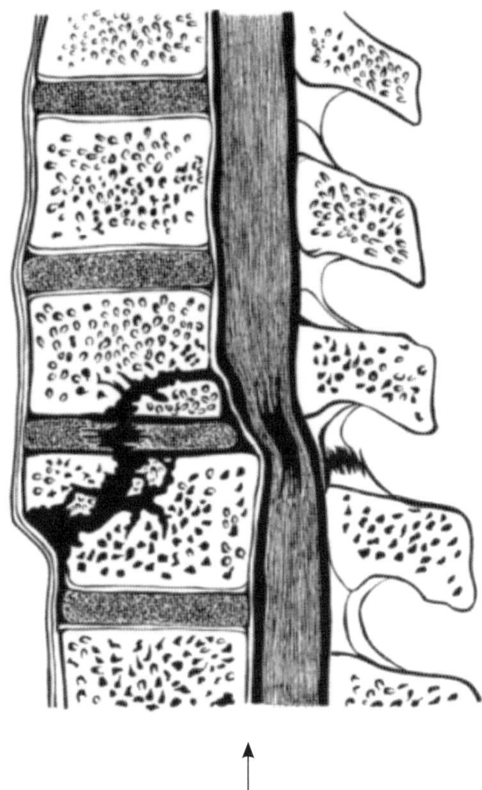

Vemos arriba una vértebra rota. El hueso se rehace al mismo tiempo que el tejido cartilaginoso también comienza a regenerarse, ya que el hueso contiene abundantes fibrillas de colágeno y el fibrocartílago está hecho, sobre todo, de colágeno.

Las mismas afirmaciones sobre la regeneración de los discos intervertebrales hechas por Parker y Thibodeau (que hemos reproducido en las dos páginas anteriores) son las que hace matizadamente otro médico y profesor del establishment, no se trata, pues, de hipótesis propias de médicos alternativos.

Donald Resnick, jefe de Osteorradiología, del departamento de Radiología de la Universidad de California, afirma en el primero de sus dos monumentales volúmenes: «El aporte vascular que lleva sangre al platillo cartilaginoso y al disco intervertebral en niños y jóvenes se atrofia entre los ocho y los doce años». De esto podría deducirse que es cierta la tesis médica que niega la regeneración de los discos intervertebrales. Sin embargo, Resnick continúa y dice con toda claridad: «**El metabolismo de los discos intervertebrales depende de la difusión de líquidos** procedentes de la médula ósea vertebral a través del hueso subcondral y el platillo cartilaginoso, o a través del anillo fibroso **desde los vasos sanguíneos circundantes**», *Huesos y articulaciones en imagen*, Marbán Libros, Madrid, 2001, vol. I, pág. 356.

Esta contundente aseveración de un médico del establishment como Resnick, publicada por una editorial médica también del establishment, confirma las tesis de distintos bioquímicos y otros médicos y fisiólogos universitarios que mantienen iguales ideas: los huesos y el tejido conjuntivo se regeneran al mismo tiempo y son interdependientes. He aquí, pues, en la clara afirmación de Resnick, **la alusión a la nutrición del disco intervertebral por difusión.**

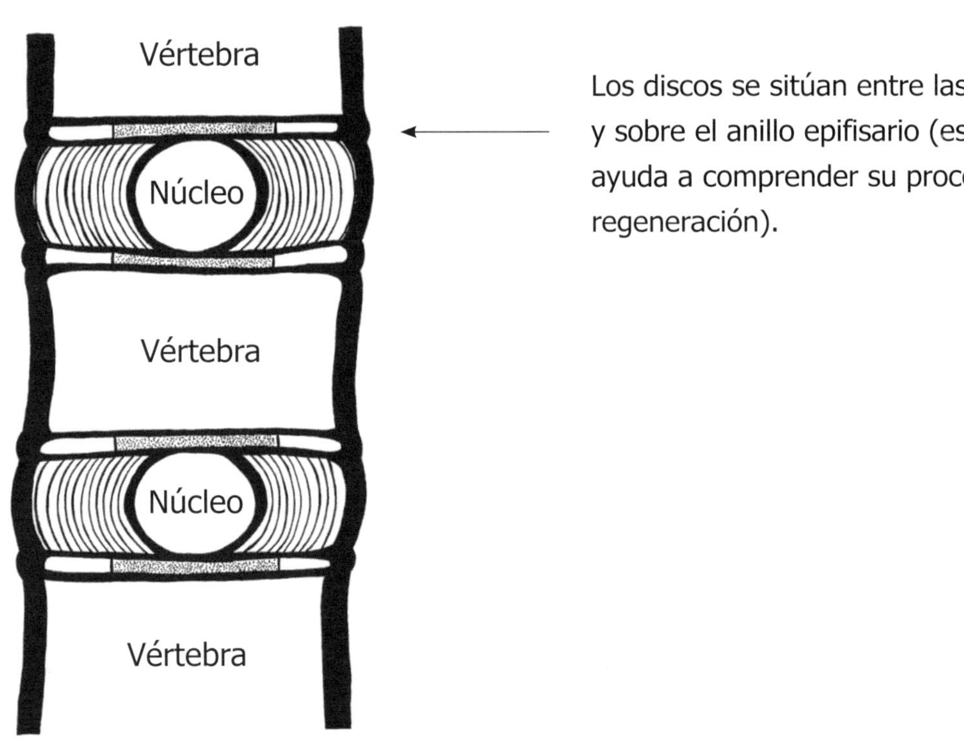

Los discos se sitúan entre las vértebras y sobre el anillo epifisario (esto último ayuda a comprender su proceso de regeneración).

17.3. Cómo se produce una hernia de disco

En las siguientes ilustraciones podemos ver los discos tal como van siendo aplastados por las vértebras. Esa presión de elementos óseos sobre cartilaginosos (vértebras sobre discos) no puede estar causada sino por el acortamiento de músculos. Recordemos que, según la Anatomía, los huesos son elementos pasivos: no pueden moverse, comprimirse, desalinearse o rozarse si no es debido a la tracción que los músculos ejercen sobre ellos. En consecuencia, es la presión de los músculos la que comprime las vértebras y éstas a su vez los discos.

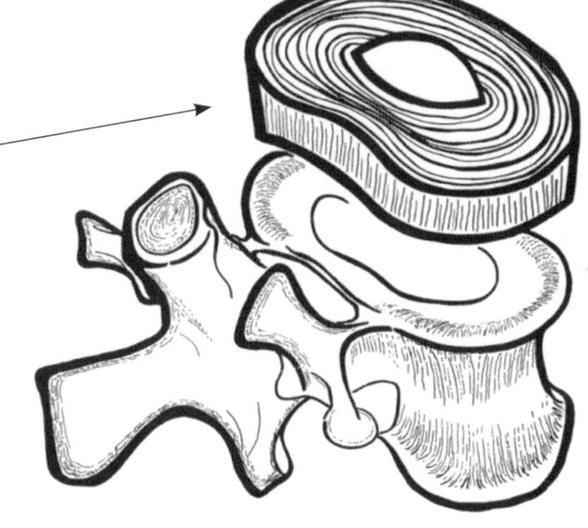

Disco sano y núcleo líquido central. En este dibujo hemos elevado el disco de la vértebra para que pudiera observarse con mayor claridad.

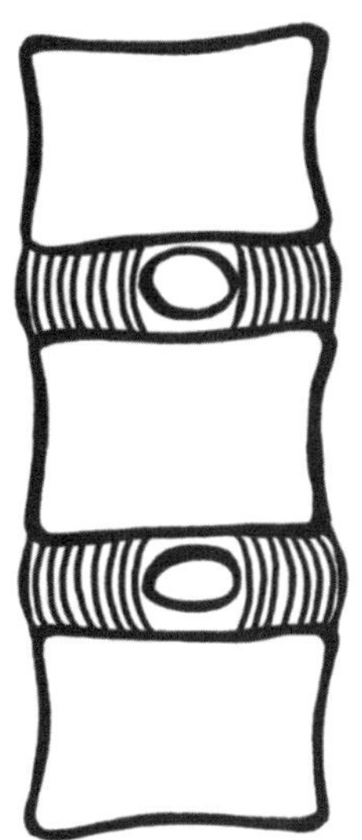

Paso uno: las vértebras, no presionadas por la musculatura, tampoco comprimen los discos.

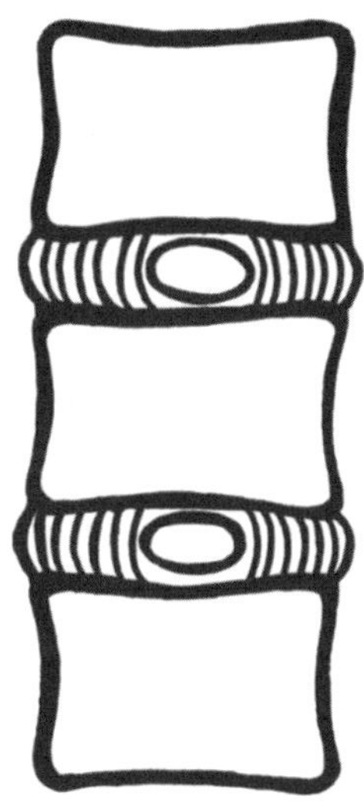

Paso dos: las vértebras, ya presionadas por la musculatura, comienzan a comprimir los discos situados entre ellas.

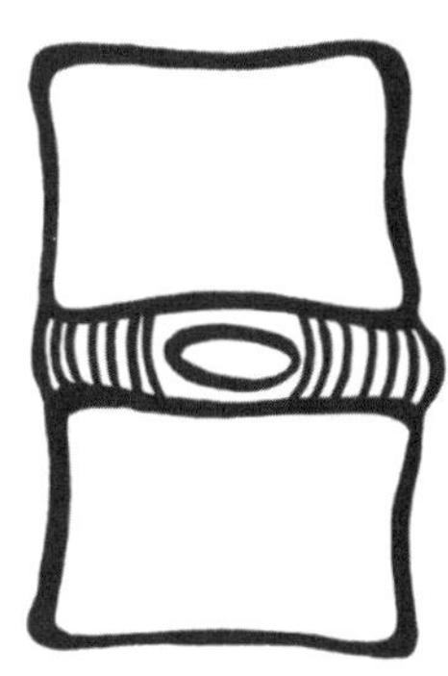

Paso tres: las vértebras aplastan todavía más los discos y provocan que una porción del disco sobresalga.

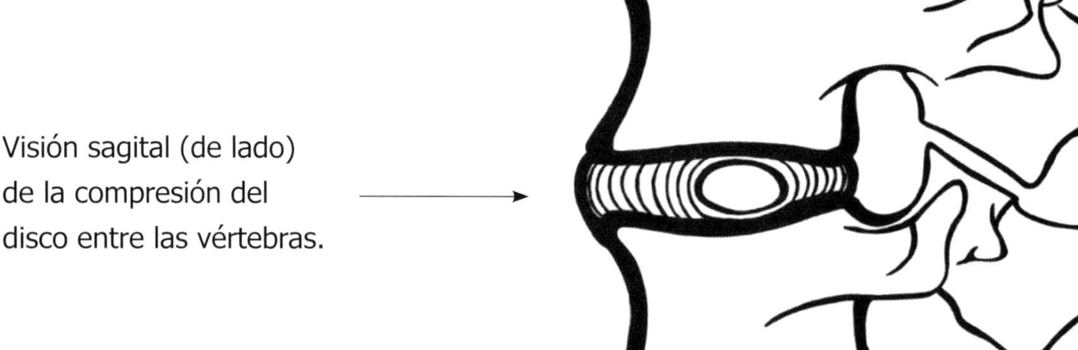

Visión sagital (de lado)
de la compresión del
disco entre las vértebras.

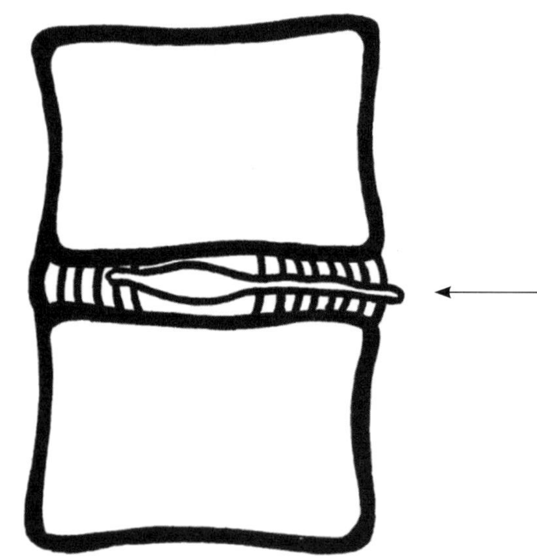

Finalmente el disco se
agrieta y sale el líquido
gelatinoso que forma
su núcleo.

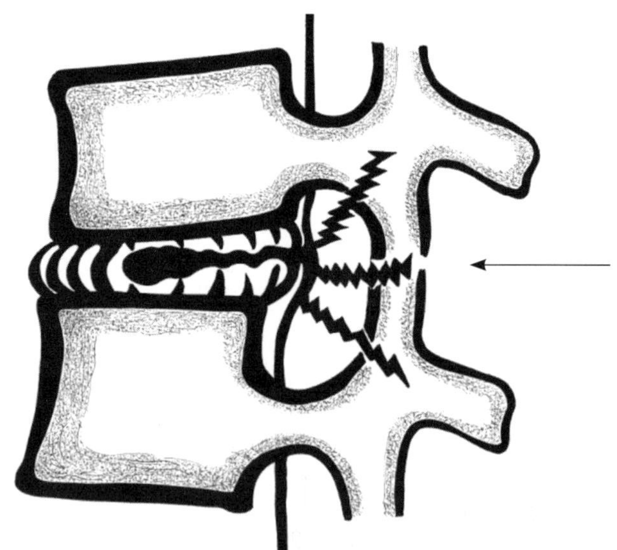

Al migrar, el líquido
presiona la médula
espinal o alguno de los
nervios que salen de ella.

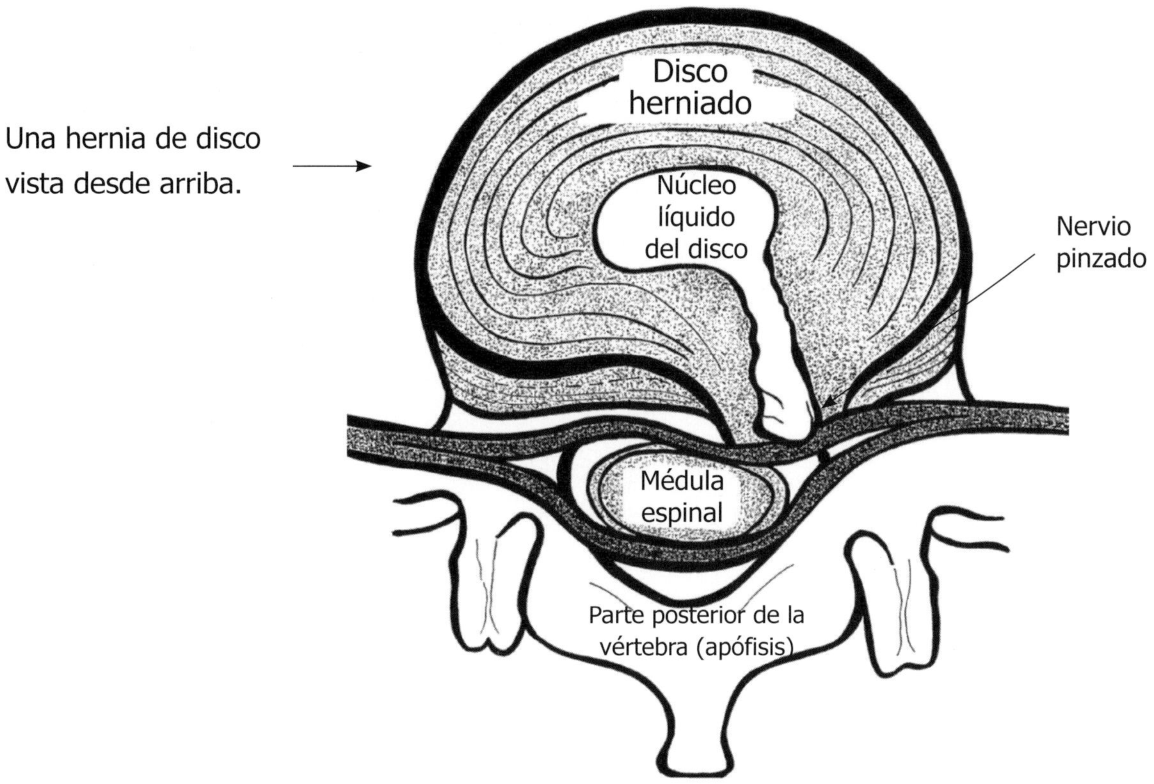

Una hernia de disco vista desde arriba.

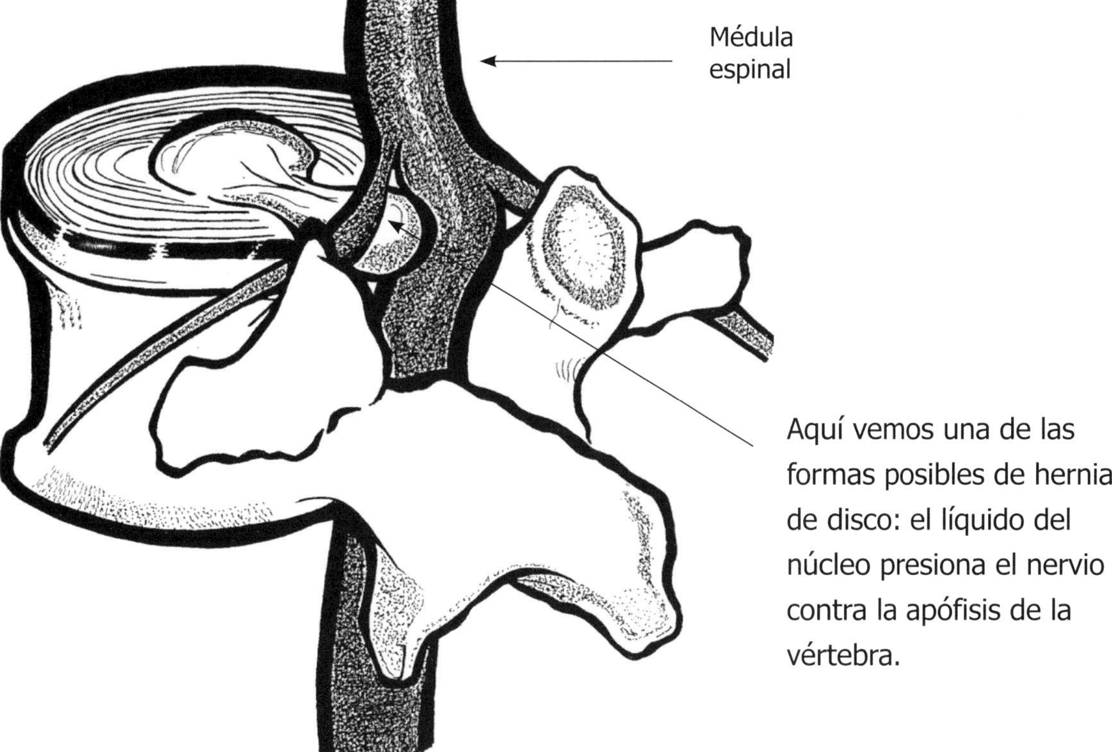

Aquí vemos una de las formas posibles de hernia de disco: el líquido del núcleo presiona el nervio contra la apófisis de la vértebra.

17.4. Roturas de los discos intervertebrales a causa del desgaste y adelgazamiento

Los discos intervertebrales no sólo se resquebrajan a causa de las fuertes presiones debidas a los músculos, sino que también lo hacen a causa de una mala alimentación que los adelgaza y, además, los hace más susceptibles a las roturas que acabamos de nombrar.

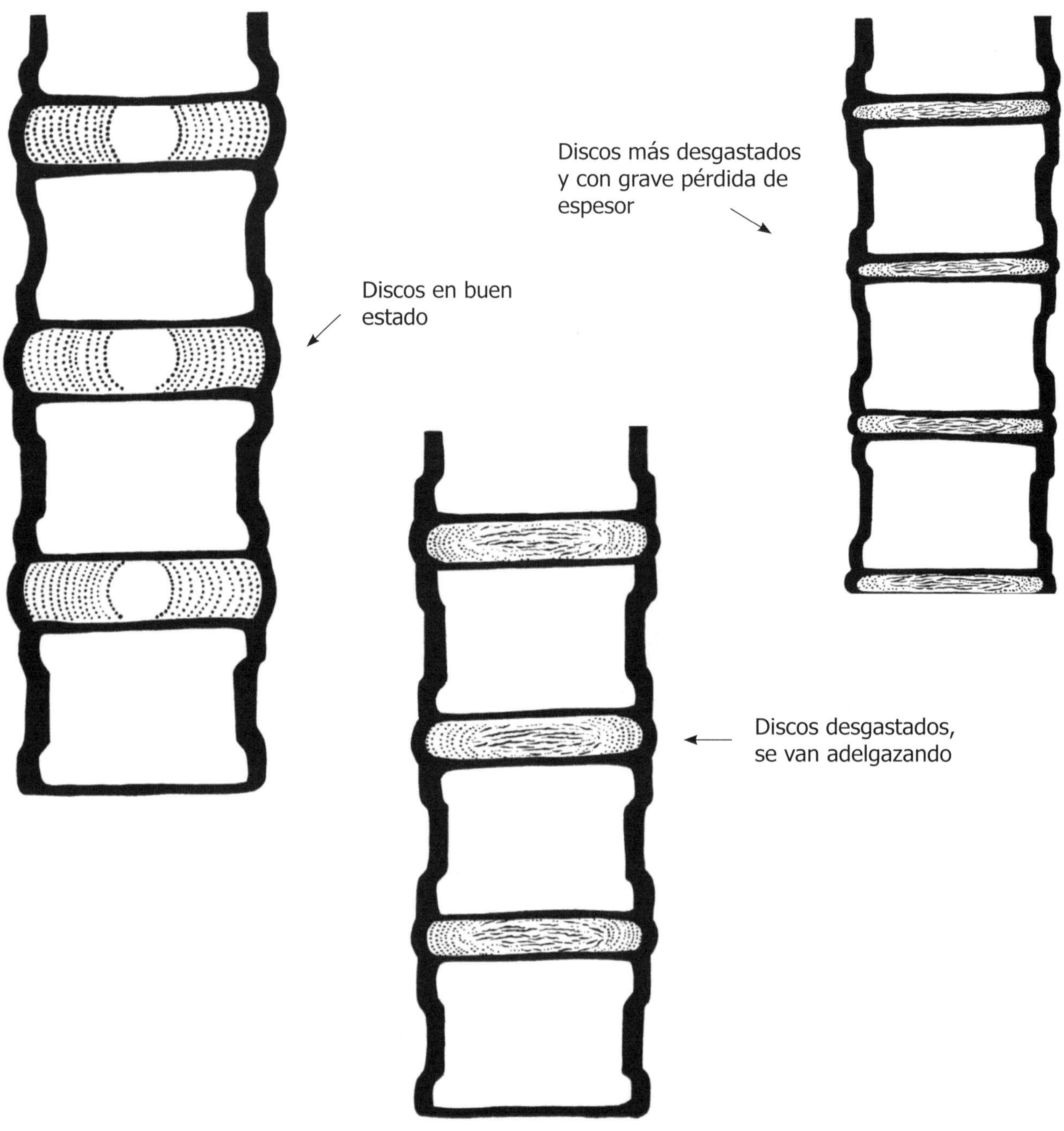

La nuca y el cuello: atreverse a descollar respirando sin ansiedad ni angustia

Destacar arriba dejando que la respiración suba calmadamente desde abajo

Como veremos, los acortamientos del cuello están directamente relacionados con el acortamiento de musculatura que sirve a la respiración, pero sobre todo a una de sus partes: la inspiración. Los escalenos y los esternocleidomastoideos son músculos inspiradores.

Los deterioros del segmento de la nuca y cuello son extraordinariamente frecuentes, y aunque no se deban en exclusiva a los músculos inspiradores, nunca esta musculatura deja de formar parte de las causas directas de esos problemas. Por tanto, necesariamente hay que actuar sobre ella estirándola con una especial precisión puesto que el cuello es un segmento delicado y complejo. Esa precisión tiene como objetivo conseguir que las vértebras cervicales vuelvan a estar perfectamente alineadas, y evitar que durante los estiramientos, las tracciones musculares las desalineen todavía más.

Inconscientemente utilizamos en exceso músculos inspiradores altos precisamente para no usar otros como el diafragma. Este fenómeno es inseparable de los estados emocionales. Si relajáramos el diafragma y respiráramos espontáneamente, dejaríamos de controlar y sentiríamos aquello que queremos evitar: las emociones que nos atemorizan.

18.1. La estructura del cuello y de la nuca está en relación directa con los problemas crónicos de voz

Seguridad y confianza en uno mismo, y sexualidad no vivida con vergüenza
Emitir la voz de forma clara, resonante y no forzada, proyectarla con fuerza sin estridencias ni haciéndose daño, es una forma de destacar, de descollar sin miedo, de afirmar aquello de lo que se está convencido y, simultáneamente, según el tono, de enviar un mensaje de confianza y seguridad en uno mismo, que es independiente del contenido de lo que se dice. Balbucear, titubear o expresarse con voz débil revela lo contrario: falta de confianza e incluso de autoestima, de asertividad o de estar conteniendo la ira. Según Fritz Perls, creador de la terapia gestáltica, el tartamudeo es un síntoma de rabia contenida. Pero la voz tiene también un alto contenido sexual: hay voces chillonas, al tiempo que contenidas, procedentes de la parte alta del cuerpo (de la garganta, en particular). Sirven para impedir que la voz suba tranquilamente desde abajo. Por el contrario, otras voces suben de lo más hondo (desde el vientre y la pelvis). Se percibe muy claramente esa diferencia y el miedo que retienen las voces agudas.

Los profesionales que con más frecuencia sufren problemas crónicos de voz son los profesores, abogados, cantantes, actores, actores de doblaje, periodistas de radio, camareros... y todas las personas que dirigen equipos de trabajo y han de coordinar a otras dando indicaciones o sugerencias; también los que se dedican a la atención al público y deben informar a quienes les preguntan. En suma: todos aquellos cuya voz es el principal instrumento de trabajo.

¿Cuál es la causa más inmediata aunque de ningún modo la única del deterioro de la estructura de su cuello y nuca? Es el exceso de uso de los músculos inspiradores a causa de la ansiedad, la precipitación, el miedo a equivocarse... **O incluso por temor a la potencia de la propia voz cuando viene desde el vientre y el bajo vientre y revela una gran cantidad de energía sexual, de la que tenemos miedo o de la que han hecho que nos avergoncemos.**

18.2. Importancia excepcional del estado de la nuca y el cuello

Primero. Si no se acorta la musculatura (o si la estiramos con paciencia y perseverancia), todas las personas tenemos una nuca y un cuello largos, no subsumidos en la caja torácica.
Por tanto, no se producirán presiones sobre los discos intervertebrales, ni sobre los nervios que salen de la médula espinal, ni tampoco sobre los vasos sanguíneos que irrigan los órganos de la cabeza y el cerebro. Recordemos que la buena irrigación del cerebro significa suficiente oxigenación de sus células, y la importancia que tiene el aporte de oxígeno.

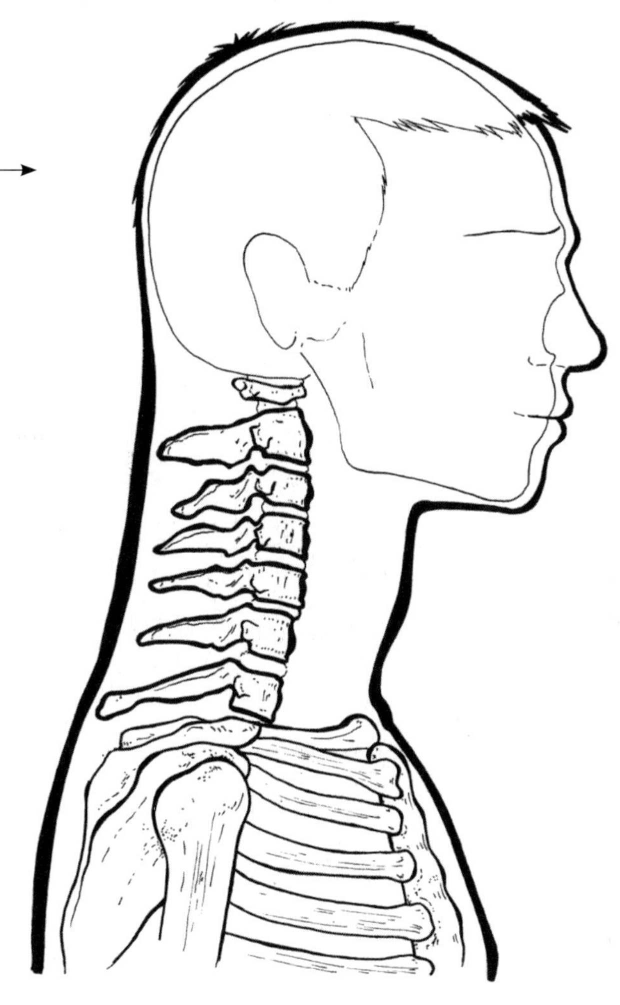

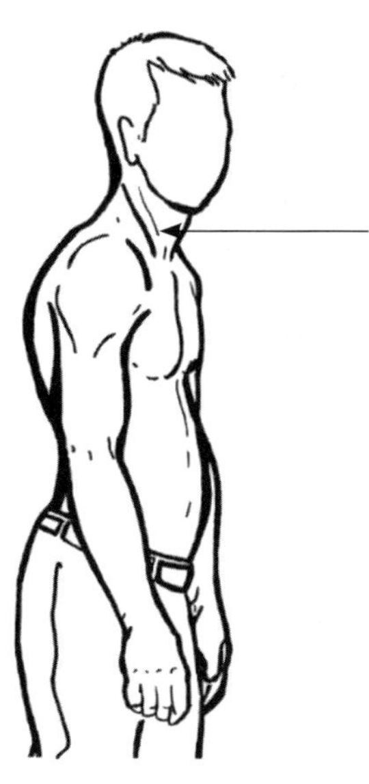

Segundo. En cambio, si se acortan músculos importantes para el cuello (como los escalenos o los esternocleidomastoideos), entonces ejercen tracciones, más o menos intensas según su grado de acortamiento, sobre el cuello y lo proyectan hacia delante.

Tercero. Al proyectarse el cuello y nuca hacia delante, detrás se acentúa la lordosis cervical y lo que aparece es la espalda cargada (cifosis), que al igual que la curvatura cervical, puede adoptar formas más o menos disimuladas.

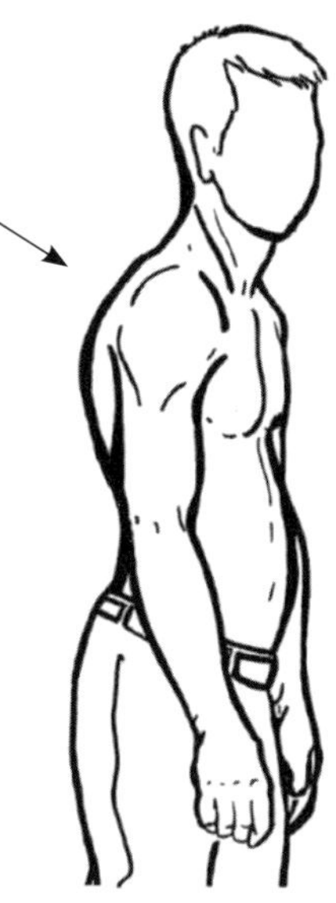

18.3. Músculos inspiradores cuyo acortamiento es causa directa de los problemas de la estructura del cuello

El exceso de uso de los músculos inspiradores altos sirve para evitar la espontaneidad flexible del diafragma, y es el origen más directo del deterioro de la estructura del cuello.

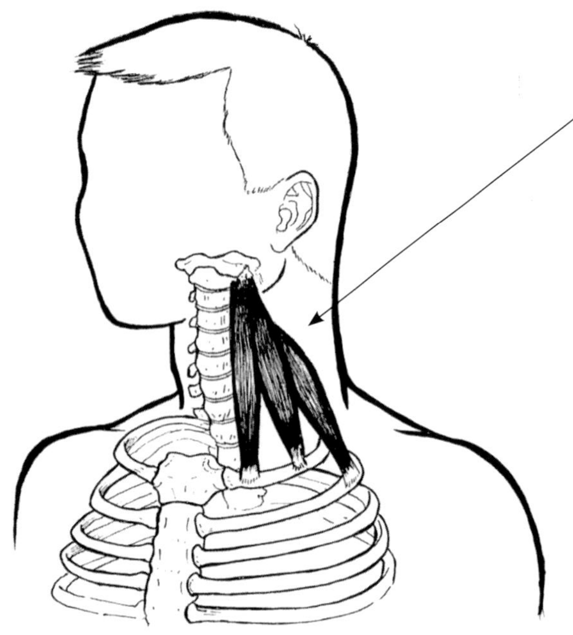

Van desde los lados de las vértebras cervicales (desde sus apófisis transversas) hasta la primera y segunda costillas. Al usarlos para inspirar lo que hacemos es levantar toda la caja torácica desde el cuello. Esto hace que las vértebras cervicales acentúen su curvatura y que la garganta quede curvada y deformada. La voz no saldrá directa y clara sino con dificultad y creando nuevas dificultades.

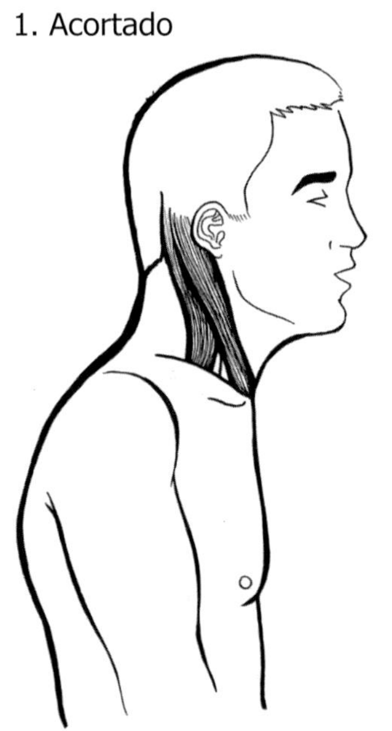

El esternocleidomastoideo va desde la parte baja y lateral del cráneo hasta la clavícula y el esternón: esto es, une fuertemente la cabeza con la parte alta del tórax. Al igual que los escalenos, sirve para inspirar forzadamente estirando la caja torácica hacia arriba, desde la cabeza. Provoca que la nuca-cuello y la cabeza se proyecten hacia delante y se acentúe gravemente la lordosis cervical al mismo tiempo que aumenta la espalda cargada (cifosis).

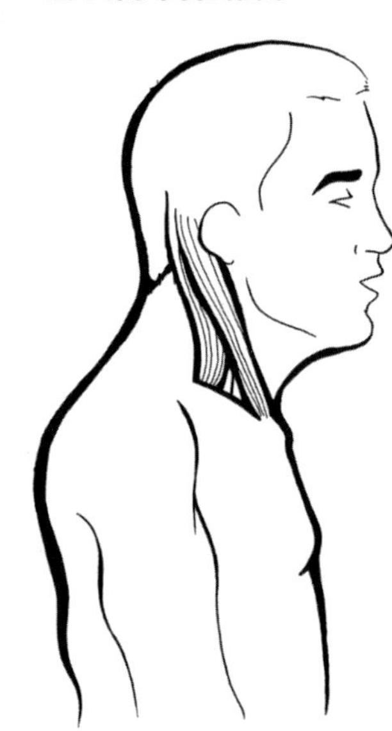

He aquí las vértebras cervicales con la suave curva que deben tener si estamos de pie. De pie esto es la lordosis fisiológica, es la alineación sana.

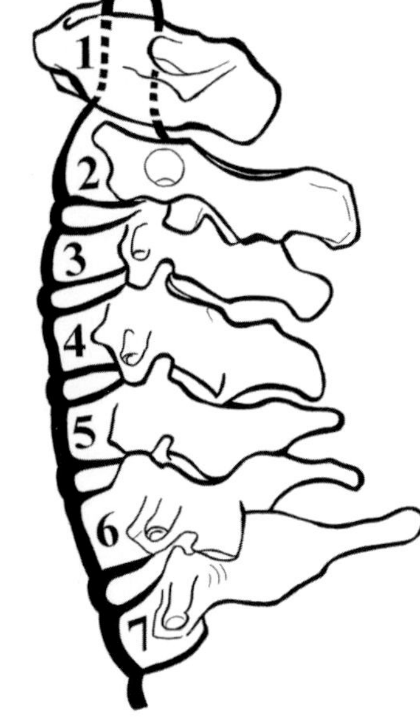

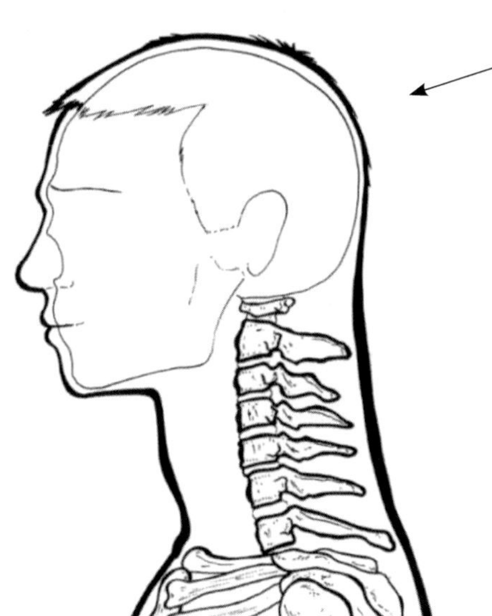

Cuando usamos en exceso los músculos inspiradores que hemos visto, el cuello y nuca pierden esta rectitud flexible y pasan a estar como vemos en el dibujo siguiente.

Se acentúa la curva cervical de esta forma, creando graves problemas que afectan a los discos intervertebrales, a los nervios que salen de la médula espinal, a los vasos sanguíneos que van al rostro y al cerebro, produciendo migrañas, vértigo, náuseas… No obstante, personas con muy graves tensiones en los músculos que hemos visto, mantienen una nuca recta, aunque esto se consigue a costa de desplazar la curvatura cervical a las vértebras torácicas altas (la parte alta de la espalda).

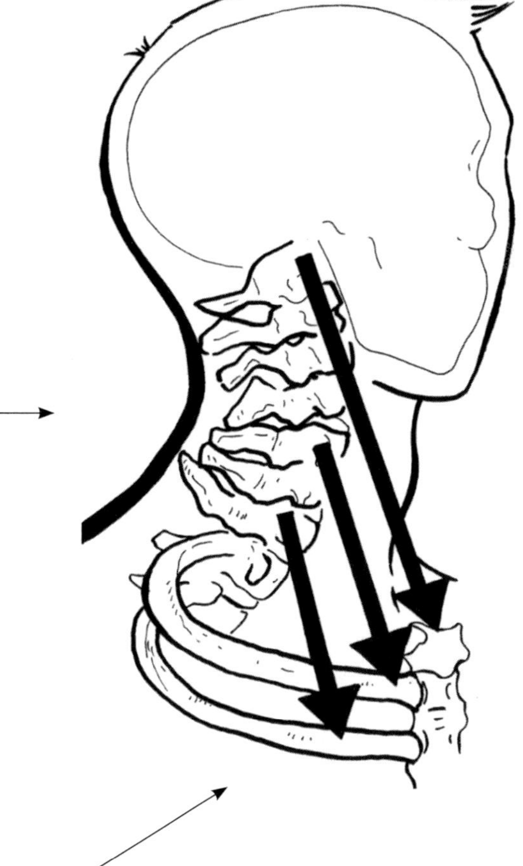

Los escalenos y esternocleidomastoideos estiran de las vértebras cervicales en este sentido.

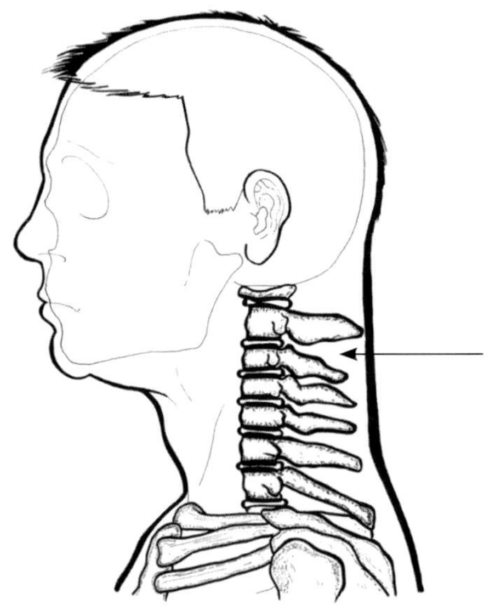

Las combinaciones de acortamientos de músculos no sólo conducen a este agravamiento de la curvatura cervical, también pueden producir su desaparición completa (pérdida de la lordosis fisiológica), que va acompañada de fuertes presiones musculares sobre las vértebras y de aplastamiento de los discos intervertebrales.

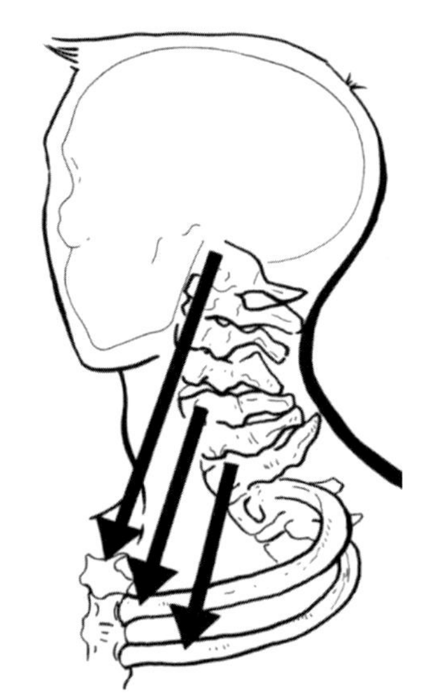

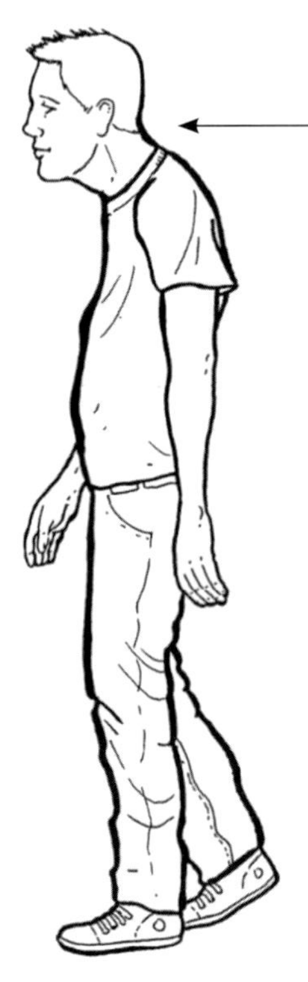

Esto es la «anteriorización del cuello», es decir, el cuello proyectado hacia delante.

Aquí el cuello se mantiene en el eje correcto (sano) y no hay proyección hacia delante.

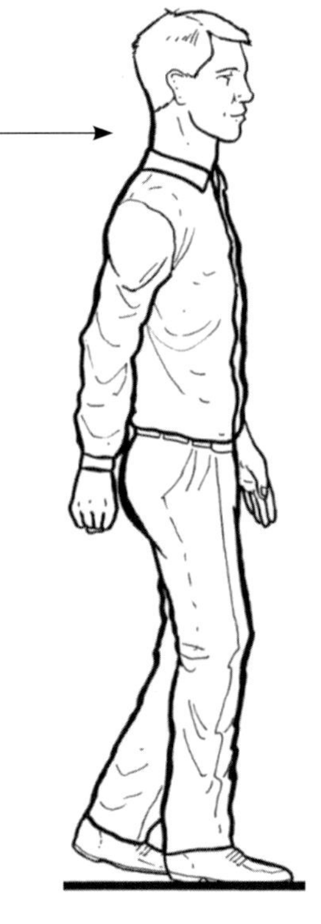

¿Qué esconde la anteriorización del cuello? La anteriorización del cuello oculta una grave lordosis cervical (hiperlordosis), esto es, una muy acusada acentuación de la curva de las vértebras del cuello. En cuanto coloquemos al paciente en decúbito supino (tumbado boca arriba), su barbilla se proyectará hacia el techo y aparecerá ese gran hueco bajo la nuca que es la hiperlordosis cervical. Los estiramientos de brazos o de cualquier otro segmento del cuerpo deben llevarse a cabo siempre evitando que se acentúe todavía más la curvatura cervical, en todo caso corrigiéndola.

He aquí un primer ejemplo de la importancia
que para la buena irrigación de la cabeza y
el cerebro tiene la correcta alineación de las
vértebras cervicales y la ausencia de tensiones
crónicas en la musculatura del cuello. Esta es
la arteria cervical: cuando las vértebras están
bien alineadas (¡porque la musculatura no
provoca exceso de curvatura cervical, o su
ausencia completa!), la sangre circula sin
problemas y, con ese aporte sanguíneo,
llegan el oxígeno y los nutrientes.

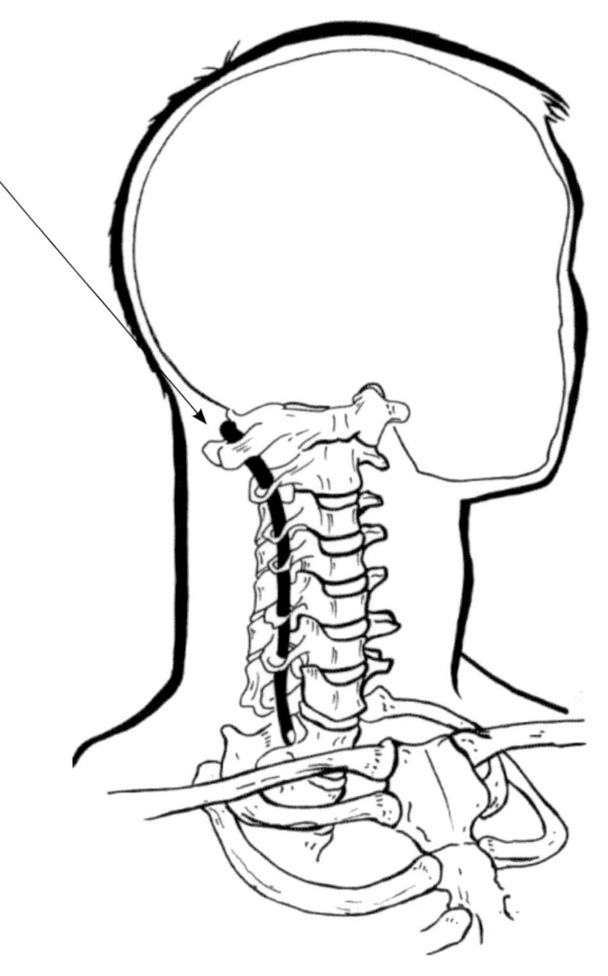

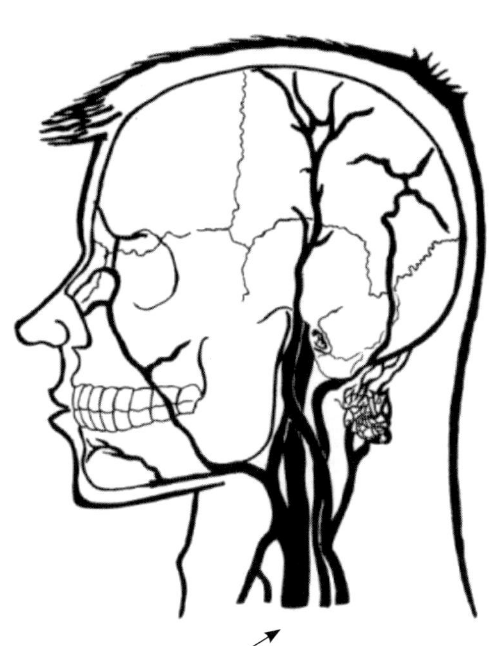

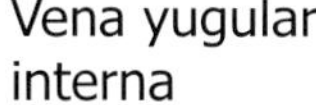

Vena yugular
interna

Arterias y venas que irrigan
el cráneo, el cuero cabelludo
y el cerebro.

   Necesitan, como la
yugular o la arteria cervical
o el resto de vasos
sanguíneos, no estar
comprimidos por presiones
musculares.

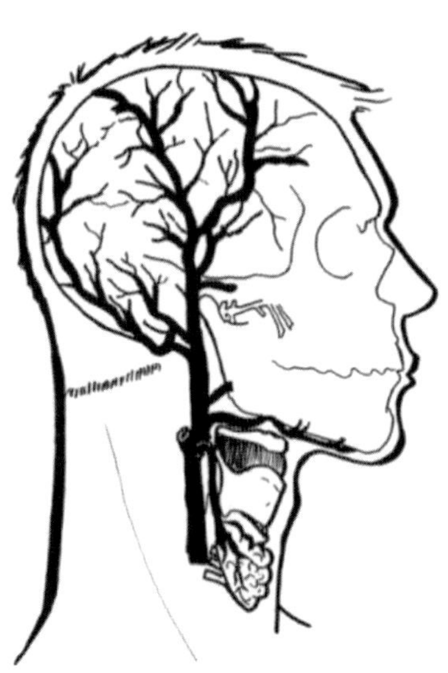

18.4. Los médicos están bien informados sobre la importancia de la estructura del cuerpo en la salud, pero...

Los médicos tienen mucha más información de la que imaginamos sobre la relación entre la estructura del cuerpo y la salud, pero apenas la utilizan en su trato con los pacientes y en sus prescripciones para conservar o recobrar la salud perdida. En esta página damos un ejemplo.

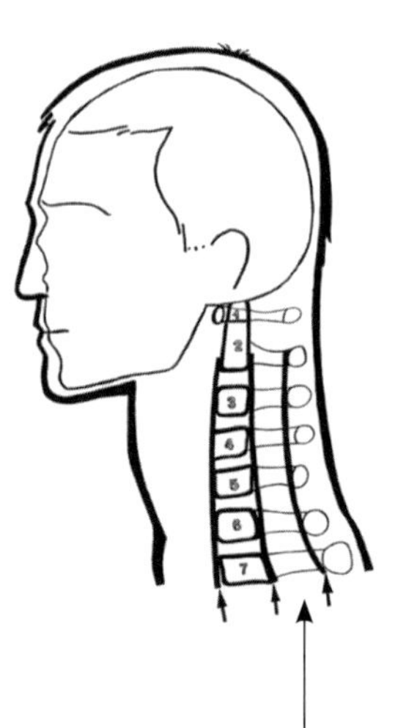

Esto es el canal medular por el que discurre la médula espinal.

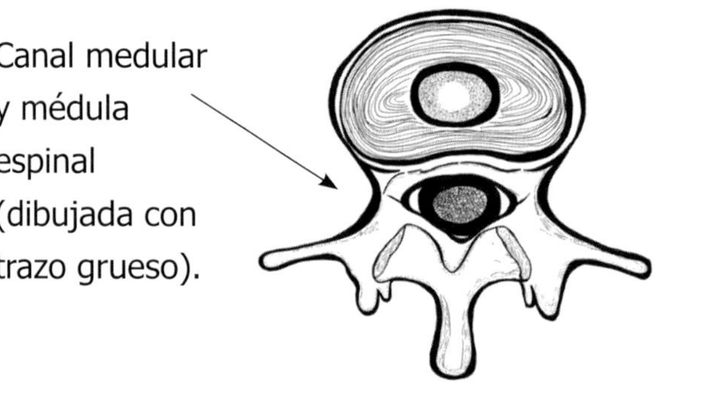

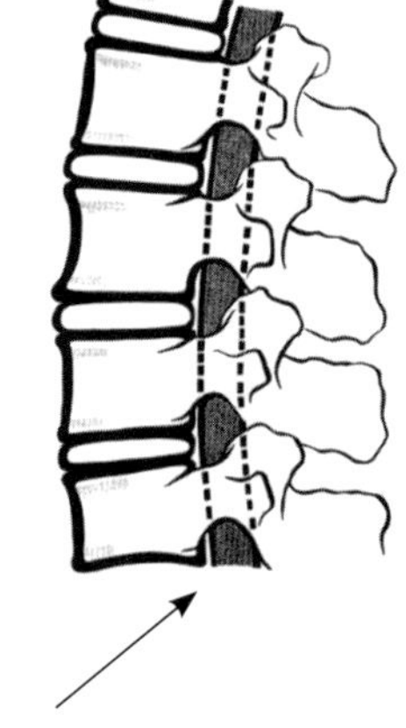

La médula espinal pasa por detrás del cuerpo de las vértebras y a través de una especie de tubo llamado canal medular. La naturaleza se ha ocupado de proteger la médula mediante este sistema óseo que es, al mismo tiempo, rígido (por ser óseo) y móvil (porque las vértebras se mueven).

Lo que tratamos en esta página es de tal importancia para la salud que aunque ya hemos visto estas ilustraciones en el capítulo dedicado a las patologías de la columna vertebral, creemos que es útil recordar aspectos tan relevantes. Cualquiera de nosotros sabe (porque lo ha visto) que las personas que se «rompen» la columna y se les secciona la médula no sólo pierden la movilidad, sino que su musculatura va atrofiándose y deformándose poco a poco. Igual ocurre con sus órganos: cada vez reciben menos impulsos nerviosos hasta que dejan de funcionar. Sin necesidad de llegar a tales extremos, las presiones que los elementos óseos o cartilaginosos ejercen sobre la médula, por leves que sean, producen déficits neurológicos severos, tal como afirma Clyde A. Helms en su obra *Radiología del esqueleto*.

18.5. El vértigo (pérdida del sentido del equilibrio) y su relación con la desalineación de las vértebras cervicales

El médico inglés Wilfred Barlow (cuya obra trata sobre la importancia fundamental de la postura del cuerpo) escribe lo siguiente a propósito del vértigo: «No se piense que el equilibrio de la cabeza que propone Alexander es una mera cuestión de elección personal. Ha de haber muy pocos anatomistas y fisiólogos que no acepten hoy –al menos en teoría– la importancia que la posición de la cabeza puede tener en el aparato vestibular del oído interno que nos proporciona mucha información acerca

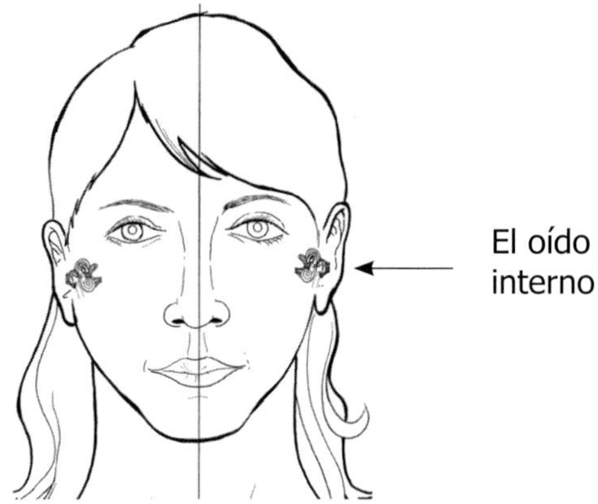

de nuestro equilibrio y acerca de las variaciones de presión que actúan sobre el cuerpo. El aparato vestibular se encuentra dentro del cráneo, en el interior de la apófisis mastoides, y registra las variaciones de presión que se producen dentro del cuerpo o fuera de él. Cuando nos detenemos o comenzamos a movernos, cuando nos inclinamos sobre algo o acercamos una parte del cuerpo a otra, este aparato nos ayuda a que sepamos qué está ocurriendo. Del mismo modo, nos da orientación acerca de la información espacial y de la manera en que sostenemos el cuerpo contra la gravedad en superficies diversas: los pies en el suelo, las nalgas sobre el asiento, la espalda cuando estamos acostados. Esta función la realiza por medio de unos niveles de líquido que forman parte de él (el llamado "laberinto"). No importan aquí los nombres de los componentes en detalle.

«Ha de haber muy pocos anatomistas y fisiólogos que no acepten hoy la importancia que la posición de la cabeza puede tener en el aparato vestibular del oído interno que nos proporciona mucha información acerca de nuestro equilibrio y acerca de las variaciones de presión que actúan sobre el cuerpo», WILFRED BARLOW, *El principio de Matthias Alexander,* Paidós, Barcelona, 2002, págs. 42-43.

»Lo esencial es que hay cavidades situadas en ángulo recto situadas en tres planos, las cuales están llenas de un pesado líquido gelatinoso, y que, en contacto con este líquido, hay una cantidad de pelos que se proyectan desde las paredes de la cavidad, las "máculas". El peso del líquido arrastra los pelos de acuerdo con **la posición de la cabeza** y, cuando movemos o giramos el cuerpo, la inercia del fluido impulsa a éste de un lado a otro contra los pelos. En realidad, la posición respecto de la gravedad es registrada continuamente por medio de los pelos de las máculas. **Envía información al cerebro acerca de las posiciones que el cuerpo adopta en el eje vertical y en el eje longitudinal –arriba/abajo, derecha/izquierda, frente/atrás– y también provee de información acerca de la aceleración y la desaceleración por desplazamiento del flujo gelatinoso. Y la información es más precisa si el aparato (vestibular) se encuentra en una cabeza equilibrada.** Además del aparato vestibular el cráneo es portador de los ojos, que también dan una sensación de posición y aceleración. Pero en la civilización moderna, a menudo se bajan los ojos para leer, escribir o realizar tareas manuales. Esta caída de los ojos entraña muy a menudo el hábito de dejar caer la cabeza hacia delante desde la giba, y esta posición puede ser mantenida durante largos períodos. A consecuencia de ello, cuando se levantan los ojos, la cabeza presenta la tendencia a echarse hacia atrás en el punto en que el cuello se articula con el cráneo, con lo que perpetúa la giba y se estimula aún más a la cabeza a mantenerse retraída en la cima del cráneo. Un correcto equilibrio de la cabeza en reposo, en el que el aparato vestibular pueda mantenerse en un receptáculo, nivelado, proporciona una plataforma estable desde la cual los órganos sensoriales –ojos, boca, nariz y oídos– puedan trabajar. **Demasiado a menudo, el aparato vestibular sacrifica su posición primaria a las exigencias de los otros sentidos –los ojos para enfocar (o rechazar) ciertas visiones, los oídos para recoger (o bloquear) ciertos sonidos, etc.**

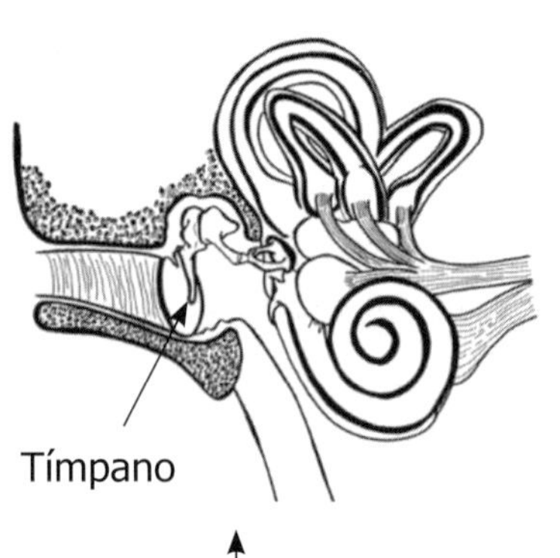

A partir del tímpano es posible observar los elementos del oído interno. Este «aparato vestibular» registra las variaciones de presión que se producen dentro del cuerpo o fuera de él. Cuando nos detenemos o comenzamos a movernos, cuando nos inclinamos sobre algo o acercamos una parte del cuerpo a otra, **«este aparato vestibular nos ayuda a que sepamos qué está ocurriendo. Del mismo modo, nos da orientación acerca de la información espacial y de la manera en que sostenemos el cuerpo contra la gravedad en superficies diversas:** los pies en el suelo, las nalgas sobre el asiento, la espalda cuando estamos acostados (...). Y la información es más precisa si el aparato vestibular se encuentra en una cabeza equilibrada».

»Nuestro equilibrio cefálico, precariamente evolucionado, se ve fácilmente perturbado por los bombardeos del mundo moderno y por nuestro incesante deseo de recoger o rechazar información a través de los sentidos especializados.** Establecer la posición equilibrada de reposo de la cabeza se convierte pues en una necesidad primordial», WILFRED BARLOW, *El principio de Matthias Alexander. El saber del cuerpo*, Paidós Ibérica, Barcelona, 2002, págs. 42-44.

He reproducido completo este largo fragmento del libro de Wilfred Barlow porque explica con una claridad inusual las funciones del oído interno y su repercusión en el cerebro y en todo el organismo (y también nos advierte del aluvión de estímulos que nos agrede en el mundo actual):

a) La importancia de la posición de la cabeza, es decir, la importancia de un segmento de la estructura corporal.

b) La relación entre la posición de ese fragmento de la estructura y lo que es el oído interno: en parte es el órgano del sentido del equilibrio y no sólo de la audición.

c) La función de ese oído interno: proporcionarnos información sobre las variaciones de presión que se producen dentro del cuerpo o fuera de él tanto durante los estados de quietud como de movimiento: «Cuando nos detenemos o comenzamos a movernos, cuando nos inclinamos sobre algo o acercamos una parte del cuerpo a otra, este aparato nos ayuda a que sepamos qué está ocurriendo (...). Nos da orientación acerca de la información espacial y de la manera en que sostenemos el cuerpo contra la gravedad en superficies diversas: los pies en el suelo, las nalgas sobre el asiento, la espalda cuando estamos acostados».

d) Cómo lleva a cabo esa función el oído interno: por medio de las «máculas», pelos que registran los niveles de un pesado líquido gelatinoso. «El peso del líquido arrastra las máculas según sea la posición de la cabeza y, cuando movemos o giramos el cuerpo, la inercia del fluido impulsa a éste de un lado a otro contra los pelos».

e) Las consecuencias para nuestro cerebro y equilibrio que tiene la función del oído interno: «...la posición respecto de la gravedad es registrada continuamente por medio de los pelos de las máculas», que envían esa información al cerebro «acerca de las posiciones que el cuerpo adopta en el eje vertical y en el eje longitudinal –arriba/abajo, derecha/izquierda, frente/atrás– y también provee de información acerca de la aceleración y la desaceleración» gracias al desplazamiento del flujo gelatinoso.

f) La importancia que tiene para el cerebro (y para todo el organismo) que la posición de la cabeza esté equilibrada: la información que llega al cerebro y afecta a todo el cuerpo es más precisa si los componentes del oído interno se encuentran en una cabeza correctamente alineada, no inclinada, no torcida.

Hemos adelantado ya, en el capítulo general dedicado a la estructura del cuerpo y la salud, las afirmaciones hechas por uno de los médicos del establishment (el doctor Herminio Pérez Garrigues, jefe de la sección de Otorrinolaringología del Hospital *La Fe*, de Valencia (véase la referencia a su entrevista en la bibliografía, al final de este trabajo). **Coincide con los puntos de vista de esta obra cuando afirma que el vértigo no es una enfermedad sino un síntoma, que un tipo de vértigo –el *posicional*– aparece al mover la cabeza de una manera determinada, y que hay que comprobar si existe alguna clase de problema de equilibrio físico; el ochenta por cien de quienes sufren esta patología tiene vértigo *posicional* (luego el vértigo está relacionado con la postura del cuerpo y** más en concreto con la de las vértebras cervicales, y también con los movimientos, en general, de los que hablamos a lo largo de este libro entero). No coincido con él cuando afirma que el vértigo se debe en ocasiones excepcionales «a alteraciones cervicales»: parece una contradicción con lo afirmado respecto al vértigo *posicional*. Nos hemos preguntado ya en páginas anteriores si existen estadísticas que puedan confirmar que son excepcionales esos cambios de la posición de las vértebras cervicales y si es seguro que las cervicales de la mayoría de las personas conservan la buena posición y alineación. La respuesta es no, al menos en lo que respecta al segundo punto. Pero es más: la afirmación de que el vértigo debido a alteraciones cervicales sólo se da en muy raras ocasiones, ¿no es otra más de las formas indirectas para negar la influencia de la estructura corporal en la salud? Casi todas las personas sufren en mayor o menor medida un cierto grado de exceso de curvatura cervical (hiperlordosis) y de desalineaciones laterales de las vértebras.

En su obra, el médico Wilfred Barlow sostiene que la causa del vértigo es la mala alineación de las vértebras cervicales y, en consecuencia, de la cabeza, lo que obliga al oído interno a estar desequilibrado, inclinado. Esto hace que el líquido gelatinoso interno no transmita correctamente las señales de nuestra posición y movimiento (o su ausencia): posturas de arriba/abajo, derecha/izquierda, delante/detrás. Es obvio que si el cerebro recibe mal esas señales sobre nuestra posición en el espacio y, por tanto, la repercusión de la fuerza de la gravedad sobre nuestro cuerpo, la sensación de desorientación, mareo, vértigo, están relacionadas, puesto que el individuo no sabe o, por mejor decir, no siente cómo está su cuerpo en el espacio.

Buena alineación de las vértebras cervicales y
buena alineación de la cabeza (vertical, siguiendo
el eje recto): por tanto, los elementos del oído
interno están en buena posición y no inclinados.

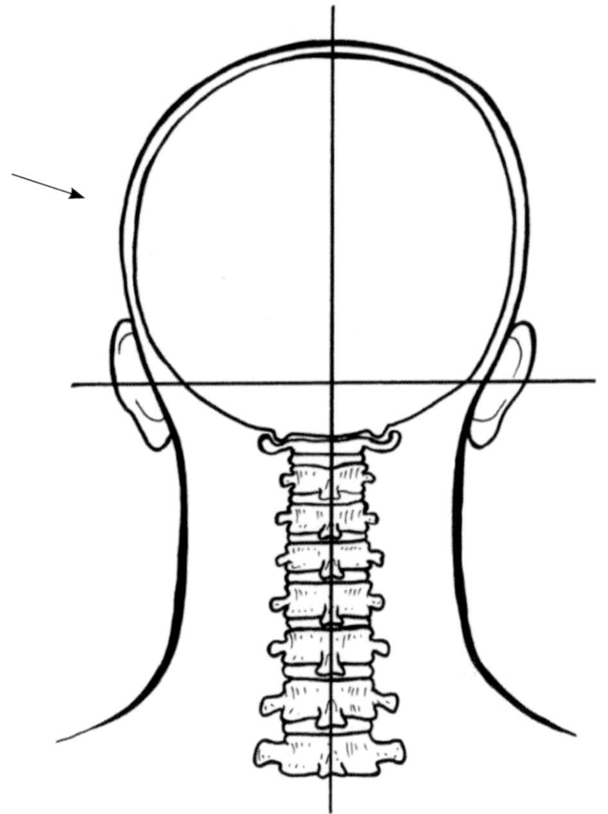

**Incorrecta alineación de las
cervicales y mala alineación de la
cabeza: ni las vértebras de la nuca
ni tampoco la cabeza siguen un eje
vertical.** Por tanto, los elementos que
forman el oído interno no están ni al
mismo nivel ni perpendiculares al cráneo
y al suelo. La fuerza de la gravedad
no actúa, pues, igual sobre ambos lados
del cuerpo.

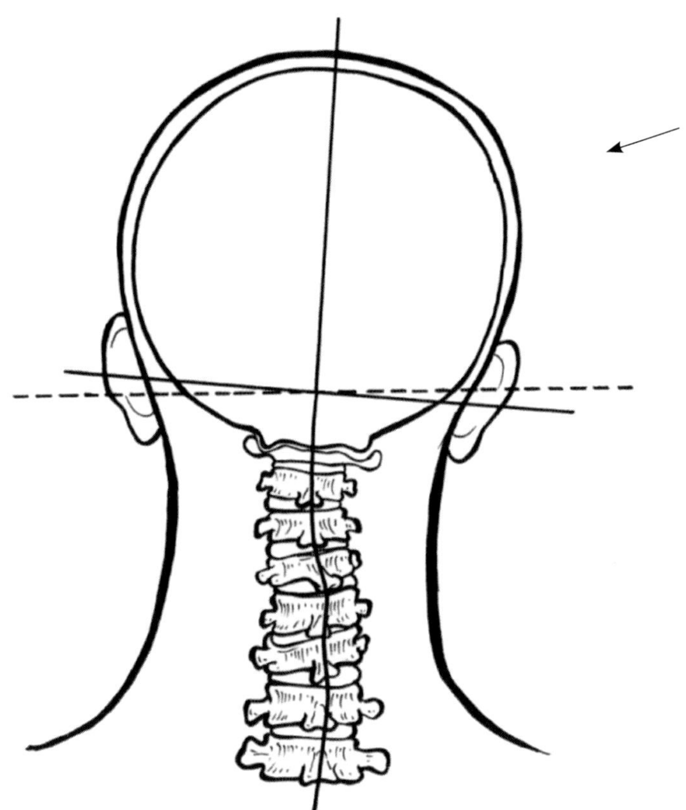

18.6. Otras repercusiones que el estado de la musculatura del cuello y del cráneo tiene sobre la salud

Los nervios neumogástricos (nervio vago) son los que inervan el corazón. Pasan por el cuello. Del buen o mal estado del cuello dependerá que la transmisión de impulsos nerviosos sea correcta o no.

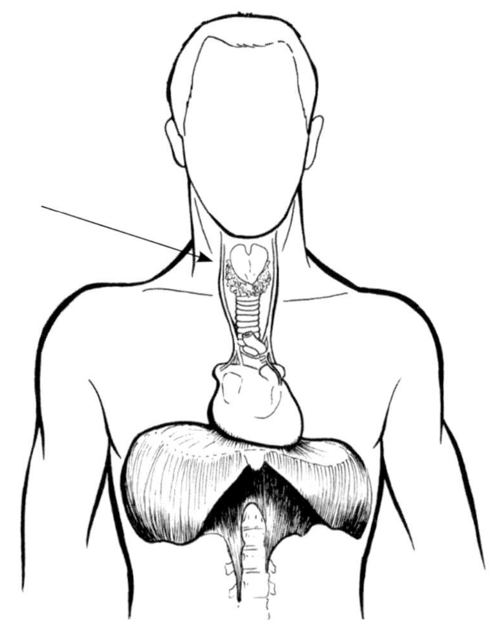

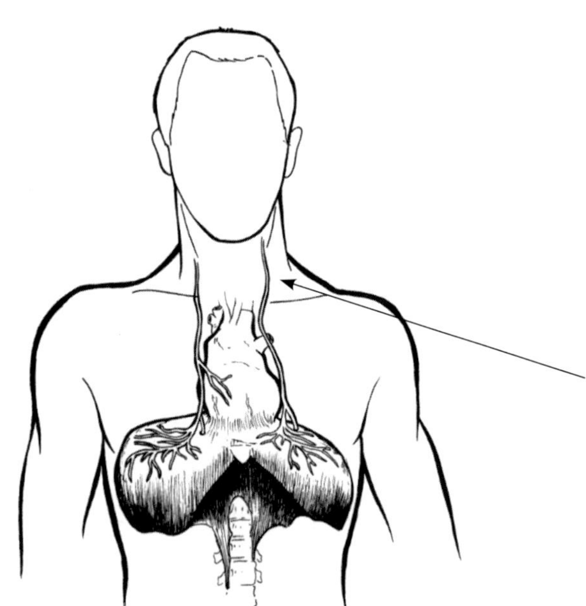

Lo mismo sucede con los nervios frénicos: bajan por el cuello y son los únicos que inervan el principal músculo de la respiración.

Podemos afirmar lo mismo de los nervios raquídeos que movilizan los brazos y nos permiten la acción: salen de entre las vértebras cervicales. El buen o mal funcionamiento de nuestros brazos dependerá directamente de las presiones que las vértebras, discos intervertebrales y músculos de la nuca y cuello ejerzan sobre estos nervios. De hecho, cuando una persona tiene un nervio pinzado a la altura del cuello, lo más habitual es que sienta dolor en los brazos: en la parte alta, el codo, la muñeca o incluso los dedos.

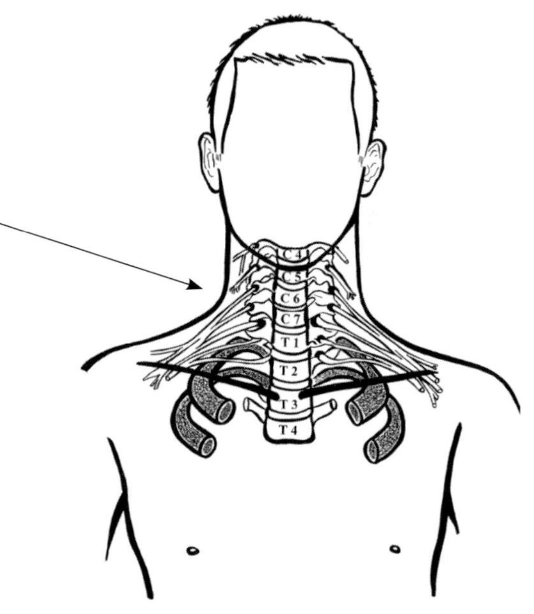

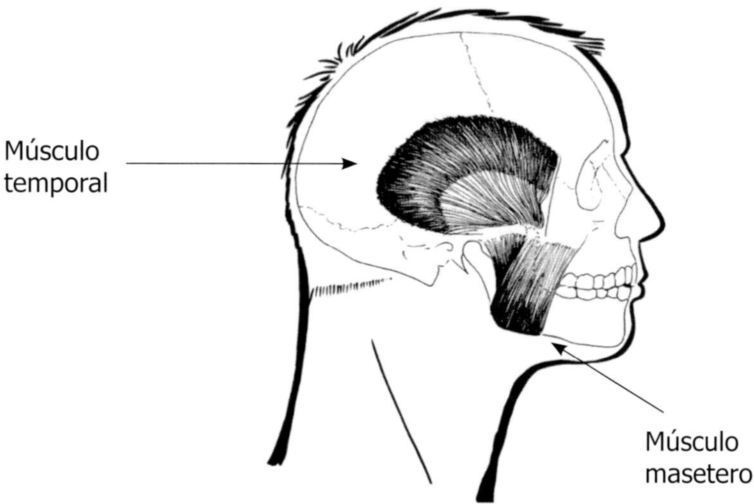

El músculo parietal se sitúa sobre el hueso craneano del mismo nombre, pero termina enlazándose con el músculo masetero (un gran «masticador»). El masetero une la mandíbula superior (esto es, el cráneo) con la mandíbula inferior, y sirve para subir y bajar esta última en el proceso de abrir y cerrar la boca y apretar unos dientes contra otros. El masetero tiene una fuerza enorme (puede ejercer una presión de hasta noventa kilos), y está directamente relacionado con el hecho de apretar la boca para contener la rabia o la pena. Ambos músculos actúan sobre la mandíbula y, por tanto, sobre la nuca. Una mandíbula desalineada (a causa de un masetero más acortado que el otro) desalinea a su vez las vértebras cervicales. Y a la inversa: podemos corregir algunas desalineaciones de las vértebras cervicales, moviendo correctamente la mandíbula.

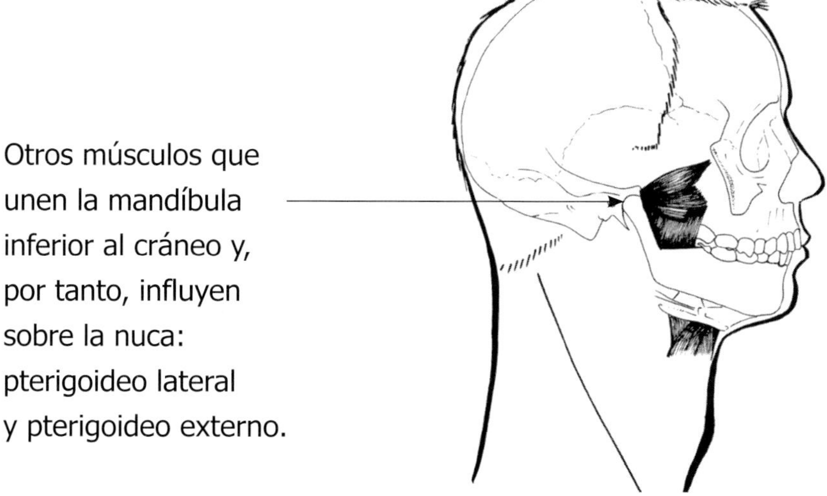

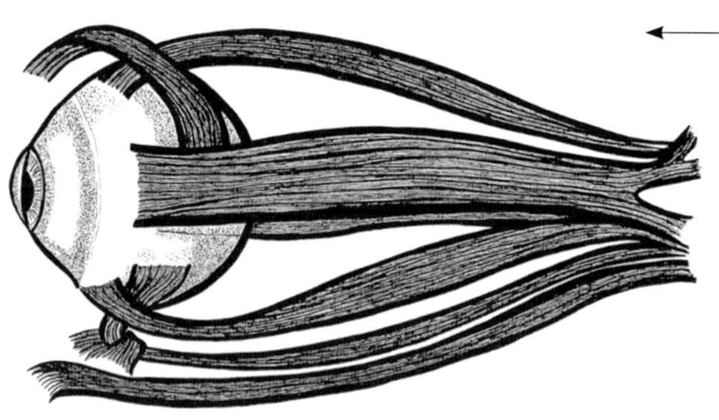

He aquí los seis músculos extrínsecos del ojo. Con ellos movemos el ojo voluntariamente en todas direcciones para adaptarnos a las necesidades de nuestros movimientos en el espacio y de los movimientos de la cabeza aunque estemos quietos (sentados, de pie o acostados).

Con demasiada frecuencia, para mover los ojos movemos también en exceso la cabeza y la nuca, lo que produce una relación directa entre tensiones oculares y tensiones de cuello y nuca.

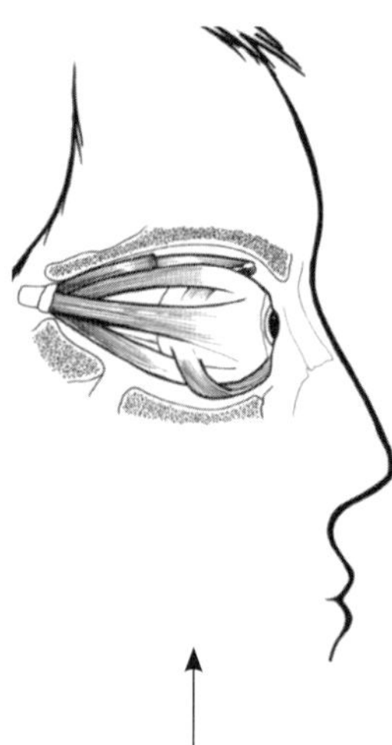

Los seis músculos extrínsecos del ojo son los que usamos voluntariamente para mover el ojo en todas direcciones. Ya sabemos que todo movimiento muscular requiere contracciones de sus fibras: ¿cómo puede afirmarse sin rubor que la tensión de estos músculos no deforma el ojo ni guarda alguna relación con la miopía o la hipermetropía?

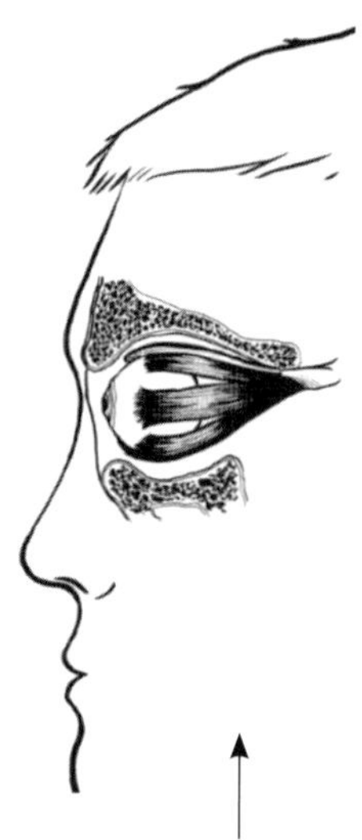

En las personas que sólo padecen problemas de vista cansada, resulta muy fácil comprobar que presionando el globo ocular mediante movimientos y presiones de los propios músculos extrínsecos, se recupera una parte de la capacidad de adaptación de la mirada.

18.8. Autoestiramientos de nuca

Nos colocamos en decúbito
supino sobre una superficie
lisa. Aparecerá el exceso
de curvatura cervical
(hiperlordosis), que incluso
puede continuarse en una
hiperlordosis alta dorsal.

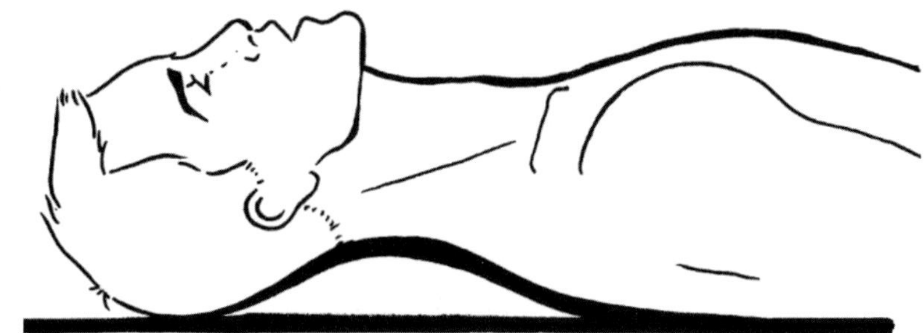

Ponemos una pelota de
gomaespuma grande bajo
el cráneo, **nunca** bajo las
vértebras cervicales.

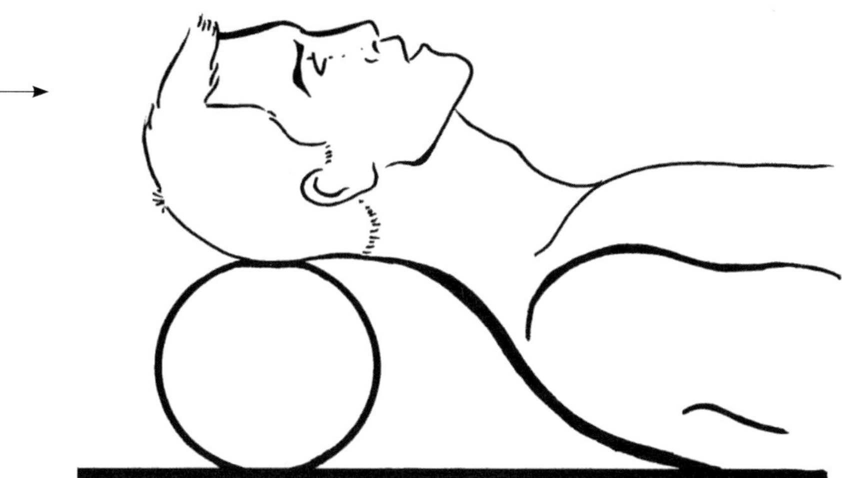

**En cada espiración
presionamos la pelota
con la mayor fuerza
posible.** O cuando ya se
ha desarrollado bastante
la conciencia corporal,
dejamos que la cabeza pese
sobre la pelota. Una cabeza
humana pesa entre cinco
y siete kilos: es suficiente
para ir aplastando la pelota
y poniendo en estiramiento
toda la nuca.

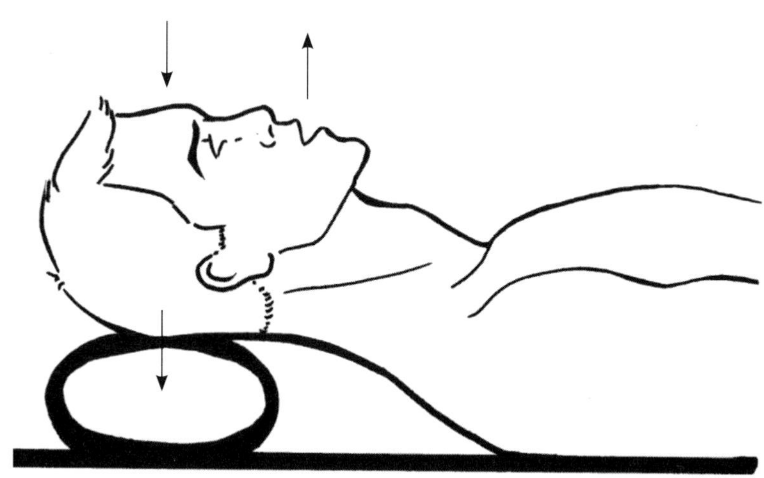

Si aplastamos la pelota y ponemos la nuca en estiramiento, pero levantamos el pecho y, por tanto, la espalda, esto no sirve porque estamos desplazando el problema (la lordosis) desde la nuca hasta la espalda (eso es una compensación, el trasladar un acortamiento de un segmento del cuerpo a otro).

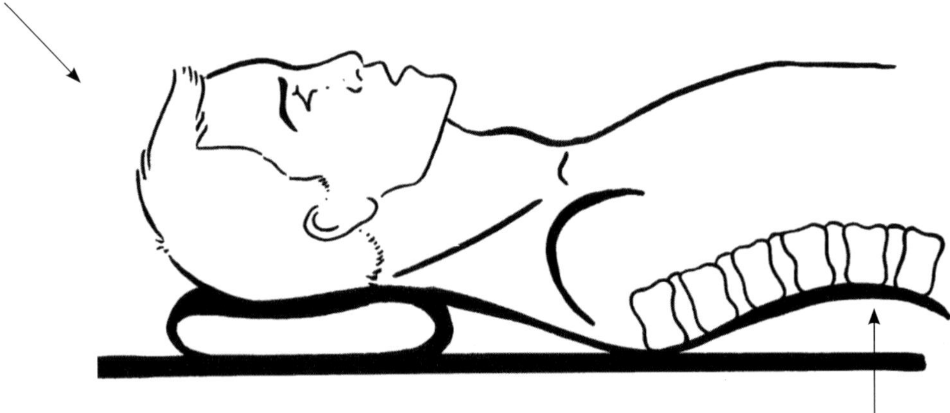

Hemos desplazado el exceso de curvatura desde la nuca hasta la parte alta de la espalda: esto no sirve. Es necesario eliminar el exceso de curva cervical sin que por ello se levanten las vértebras del tórax ni, en consecuencia, el pecho.

Esto es lo que queremos hacer: reducir la curva de las vértebras cervicales poniendo los músculos de la nuca en estiramiento pero manteniendo todas las vértebras del tórax en la superficie sobre la que estamos tumbados.

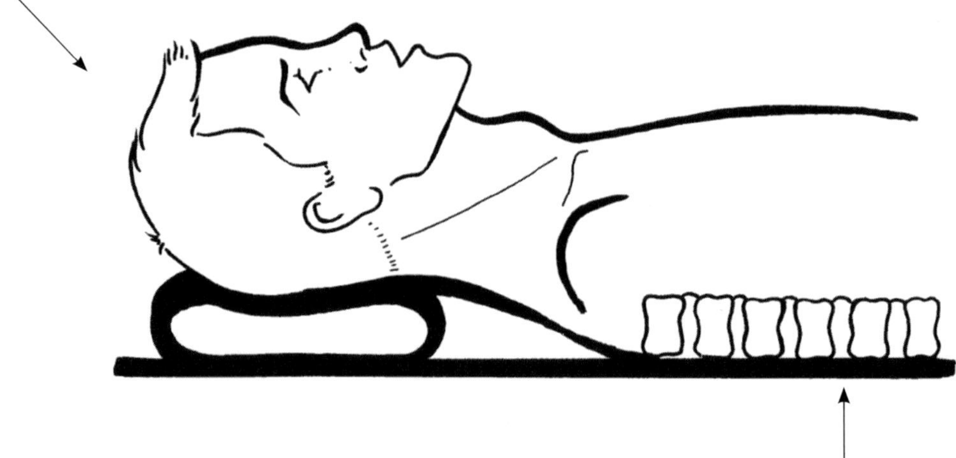

Las vértebras del tórax sin ninguna curva, **el pecho plano** y la nuca en estiramiento (por tanto, reduciendo su propia curvatura).

Es muy poco probable que cuando
presionamos con fuerza la pelota con
el cráneo para aplastarla, ocurra esto
que vemos: que también bajen los
hombros. Sucederá más bien lo que
vemos en el siguiente dibujo.

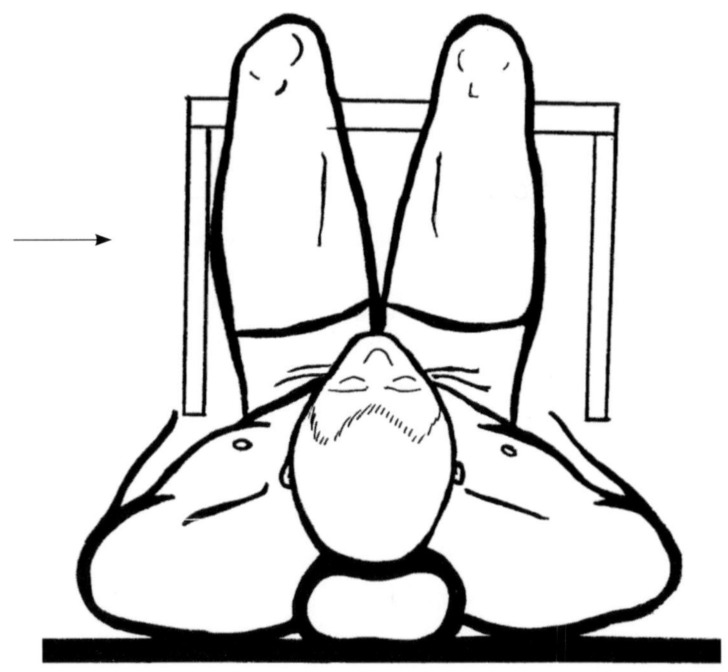

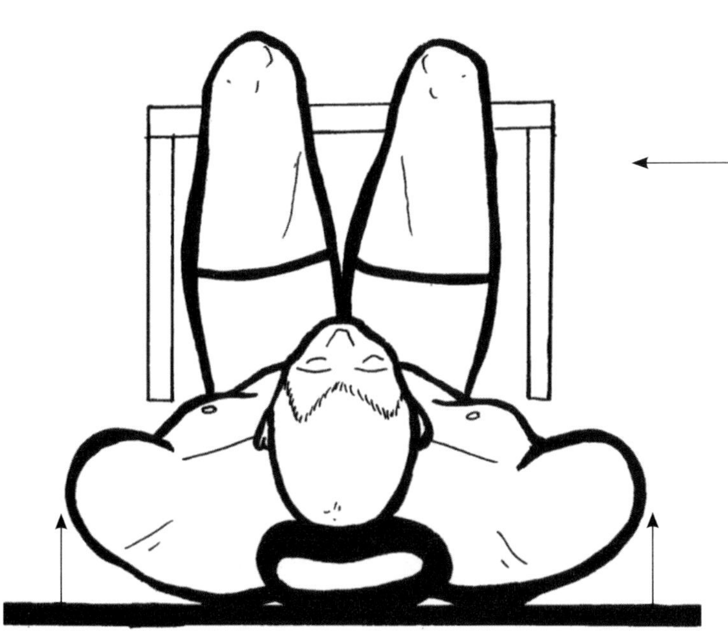

A medida que aplastamos la pelota
(es decir, a medida que ponemos
la nuca en estiramiento) y al mismo
tiempo bajamos el centro de la
espalda (la columna vertebral),
aparecerá la rotación interna
de los hombros: se proyectan
hacia el techo. He ahí la primera
compensación, que habremos
de atender de inmediato.

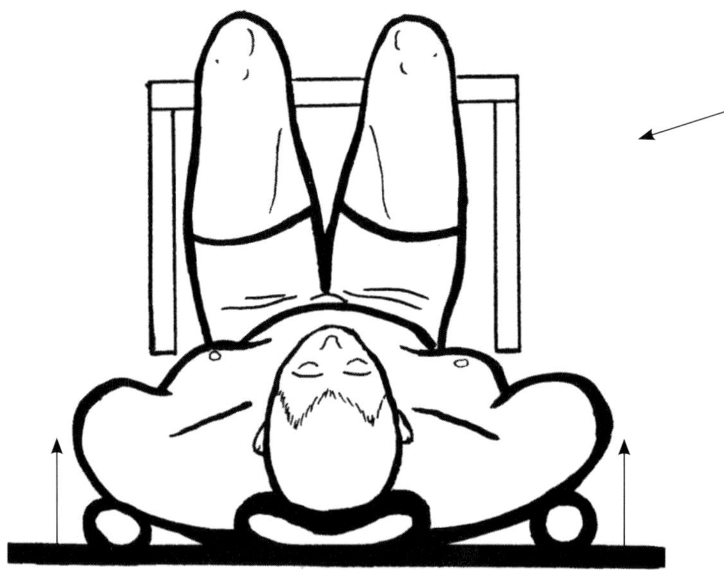

Podemos usar pelotas de caucho no demasiado duras, o de gomaespuma no muy blandas, colocándolas bajo los hombros: el objetivo es que sirvan para aumentar la conciencia corporal del segmento sobre el que queremos trabajar. En este caso, el objetivo es conseguir lo que vemos en el dibujo inferior.

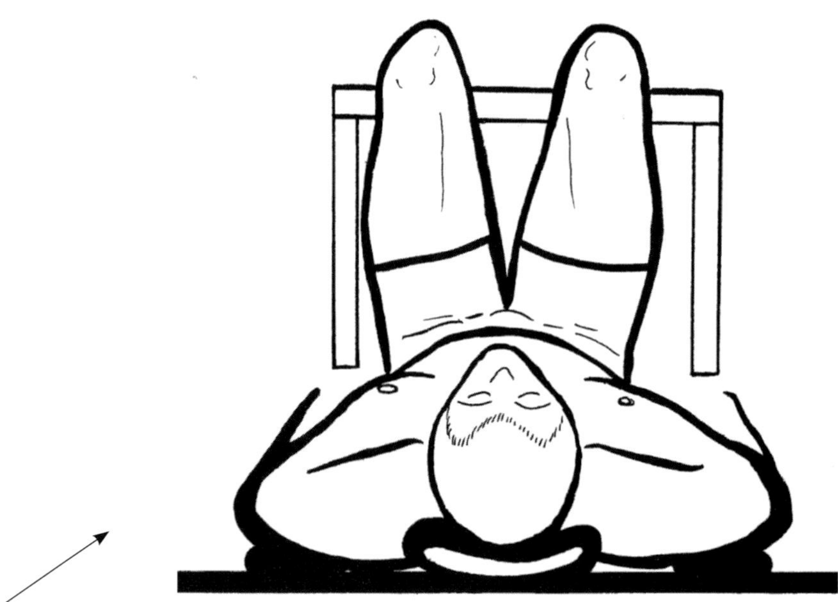

El objetivo es bajar los hombros hasta la superficie sobre la que estamos tendidos, **al mismo tiempo que ponemos la nuca en estiramiento y la espalda plana: es así como se estira toda la espalda y la volvemos a hacer ancha.** Aplastaremos con toda la fuerza posible las pelotas que hemos colocado bajo los hombros, sin por ello dejar de presionar la pelota situada bajo la cabeza.

El resultado ha de ser: la nuca bien estirada eliminando al máximo la curvatura cervical, el pecho plano y los hombros tocando el suelo. Notaremos que los pectorales tiran mucho: es normal, y su grado de tensión nos indicará la magnitud del estiramiento. Hemos de mantener esta posición sin dejar de espirar.

Seguimos con el autoestiramiento intensificándolo

Colocamos de nuevo
una pelota grande
de gomaespuma bajo
el cráneo: recordemos
que nunca ha de
usarse la pelota bajo
las vértebras
cervicales.

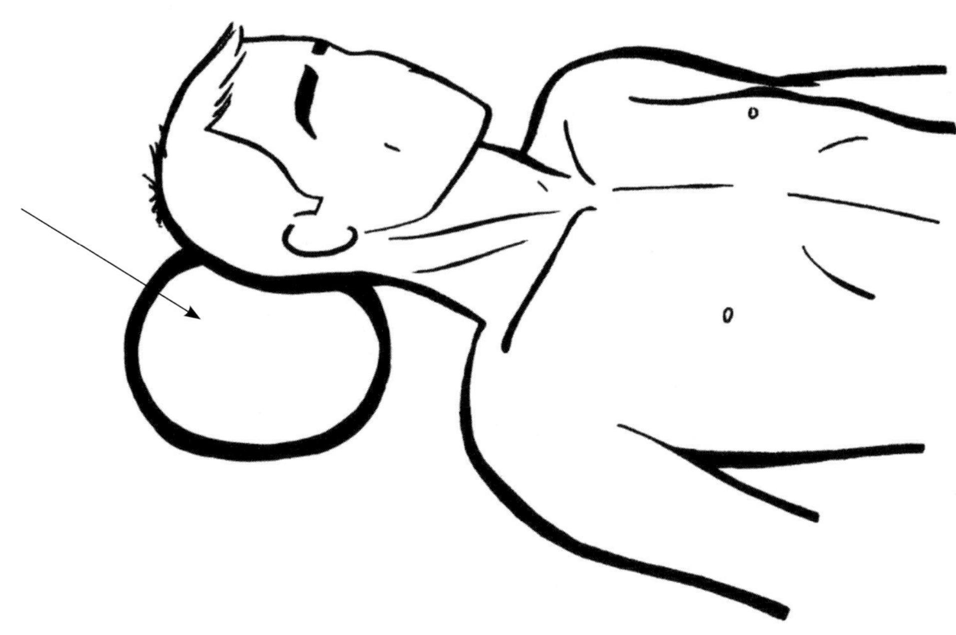

Ésta es una posición de especial eficacia para estirar toda la musculatura de la nuca y los músculos inspiradores altos (sobre todo los esternocleidomastoideos y los escalenos, y también los pectorales menores) si conseguimos no hinchar el pecho. Con este estiramiento reduciremos notablemente el exceso de curvatura cervical.

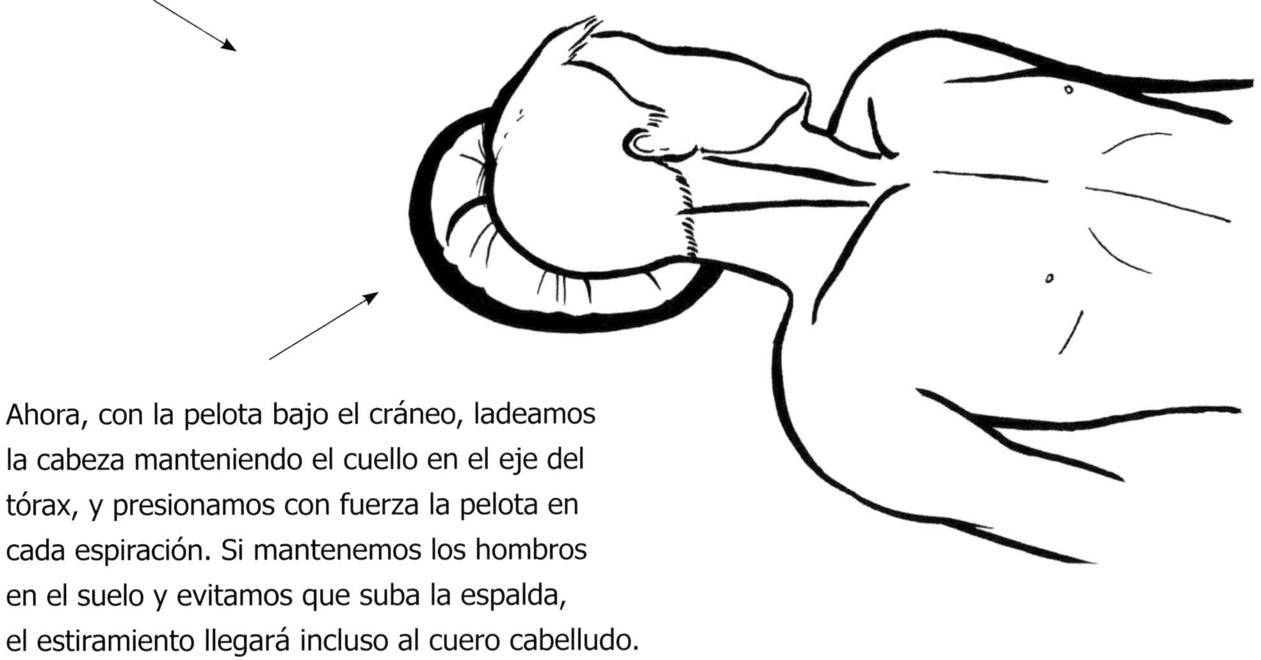

Ahora, con la pelota bajo el cráneo, ladeamos
la cabeza manteniendo el cuello en el eje del
tórax, y presionamos con fuerza la pelota en
cada espiración. Si mantenemos los hombros
en el suelo y evitamos que suba la espalda,
el estiramiento llegará incluso al cuero cabelludo.

18.9. Estiramientos del cuello y la nuca con el terapeuta

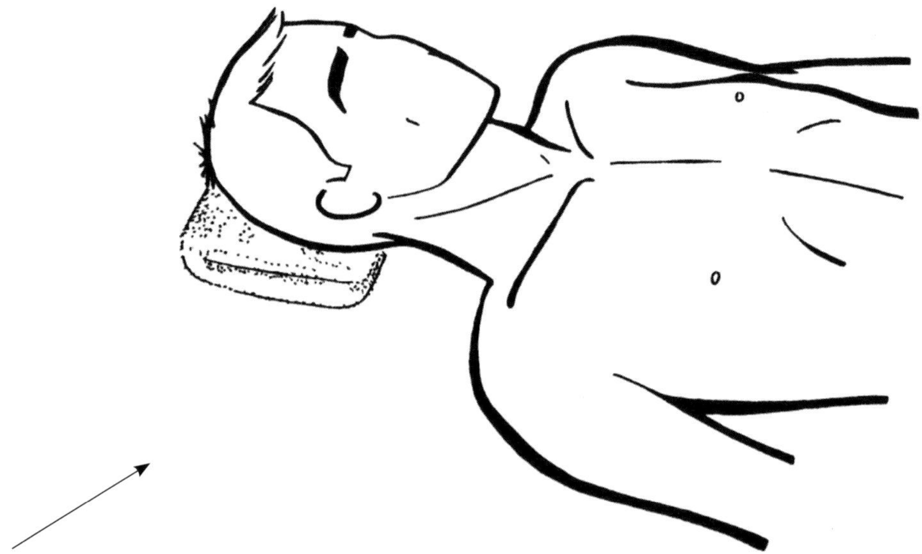

Ponemos la nuca en estiramiento presionando una toalla doblada bajo el cráneo (o una pelota de gomaespuma tal como hemos visto en las ilustraciones anteriores).

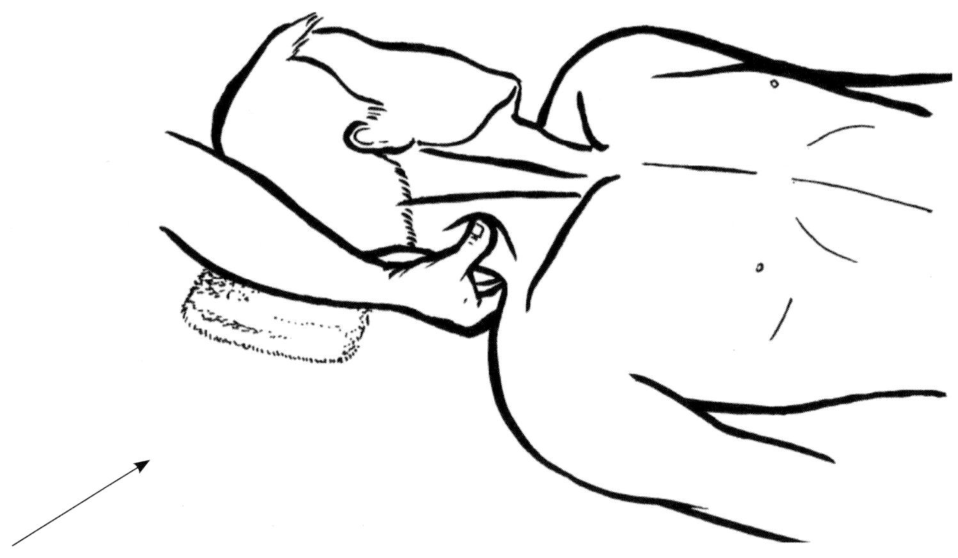

Con la cabeza ladeada (¡pero con las vértebras siguiendo el eje recto del tórax!), el terapeuta masajea vigorosamente el cuello desde la base del cráneo hasta la clavícula. Si el paciente puede soportar la presión de los dedos del terapeuta, éste habrá de seguir el masaje hasta «incrustar» sus dedos bajo la clavícula. No hay que llevar la presión hasta un punto en que el dolor obligue al paciente a contener la respiración. La respiración, desbloqueada: espirando.

La respiración de la angustia

Utilizamos en exceso los músculos inspiradores altos para mantener bloqueado el diafragma. Y bloqueamos el diafragma para sentir sólo superficialmente nuestras emociones dolorosas o nuestros dolores físicos, lo que nos obliga a usar demasiado los músculos inspiradores altos: se trata de un círculo vicioso que hay que romper

La crispación crónica del diafragma –su bloqueo– sirve para mantener bajo un cierto control los sentimientos y conflictos emocionales que nos resultan insoportables. Disminuir inconscientemente, reducir o aminorar la profundidad y la espontaneidad de la respiración es la forma en que conseguimos sentir menos. Sentimos menos dolor físico pero también menos dolor emocional.

Casi todas las personas se habrán dado cuenta de que en las ocasiones en que han experimentado miedo, angustia, pena o sentimientos de abandono y soledad, la respiración se volvía muy superficial, apenas un leve movimiento de tomar aire y también de soltarlo en la espiración. También la mayoría habrá notado que en cuanto pasa la situación de miedo o o estrés, respiran aliviadas dejando ir el aliento y volviendo a tomar aire de forma más profunda. **El problema para el cuerpo (para los procesos metabólicos) y para recargarnos de energía se produce cuando esa respiración reducida, mínima, bloqueada, se convierte en algo crónico.**

Esa reducción de la respiración (que es un bloqueo en inspiración, una forma crónica de contenerse reteniendo el aire) tiene como finalidad mitigar o amortiguar aquello que nos resulta intolerable saber y sentir sobre nosotros mismos, o sobre las personas con las que nos hemos criado o con las que convivimos.

La contención de la respiración equivale a un estado de alerta crónico que no sólo se produce para mitigar miedos relacionados con problemas externos, sino también con nuestros propios conflictos internos: por ejemplo, la rabia contenida.

Ese estado de alarma crónico resulta extraordinariamente nocivo para todos los órganos y sistemas del cuerpo, que han de llevar a cabo un agotador esfuerzo para mantener la homeostasis (la estabilidad del medio interno). El estado de alarma constante acaba, por ejemplo, con la salud del sistema nervioso y es fácil que se produzcan derrumbamientos recurrentes por extenuación, aunque no hayan ocurrido acontecimientos peligrosos estridentes o de especial relevancia previos a ese colapso nervioso.

El precio que pagamos por ese bloqueo de la respiración es el deterioro de la estructura del cuerpo –puesto que el bloqueo requiere necesariamente la tensión crónica y el acortamiento de músculos que son fundamentales en la estática de la columna vertebral, el hombro y la caja torácica–, y, además, una reducción muy notable de nuestro nivel de energía: cualquiera de los procesos metabólicos del cuerpo exige un abundante aporte de oxígeno, que se ve radicalmente disminuido a causa del bloqueo respiratorio.

19.1. Un gran gasto de energía para conseguir resultados muy escasos: la respiración de la angustia

El deterioro de la buena forma del cuerpo es inevitable porque se usan en exceso músculos que al acortarse (debido a esa utilización en demasía), desalinean las vértebras cervicales, deforman la caja torácica y gastan una enorme cantidad de energía produciendo pocos resultados: el aporte de oxígeno es escaso a cambio de un gran consumo de fuerza. **No hay más que ver el cuello acortado, casi desaparecido, fundido con el tórax, de las personas que apenas se dan tiempo a respirar con el diafragma y utilizan los músculos respiradores altos. Tienen el cuello casi extinguido y la voz es poco grave y estridente (procede de arriba), o ronca.** Este tipo de respiración –la más frecuente a causa de nuestra forma de vida– es lo opuesto a confiar y dejar que el cuerpo lleve a cabo sus funciones fisiológicas sin la intervención del ego (y la respiración es la primera y principal de todas). Respirar utilizando los músculos inspiradores altos para mantener bloqueado el diafragma es antitético respecto a la espontaneidad, a la confianza en la vida, es una actitud de intervención constante del ego, es la respiración propia de los sentimientos de carencia y miedo, aunque el sujeto los ignore por completo. En el caso de las personas que no se dan tiempo a respirar con el diafragma y utilizan estos músculos inspiradores para hablar muy deprisa, subyace, entre otras cosas, el miedo a ser interrumpidas, que es una de las formas que adopta el temor a no ser respetadas, tal como les ocurrió en la infancia o en muchas ocasiones de la vida adulta.

Sin que la actitud sea tan acentuada o extrema como lo que podemos observar en este dibujo, **el exceso de uso de los músculos inspiradores altos equivale exactamente a eso: a una respiración forzada (consciente o inconscientemente) y producto del estrés, a la ansiedad o a una angustia soterrada,** como si estuviéramos en una piscina bajo el agua y necesitáramos salir desesperadamente para tomar aire.

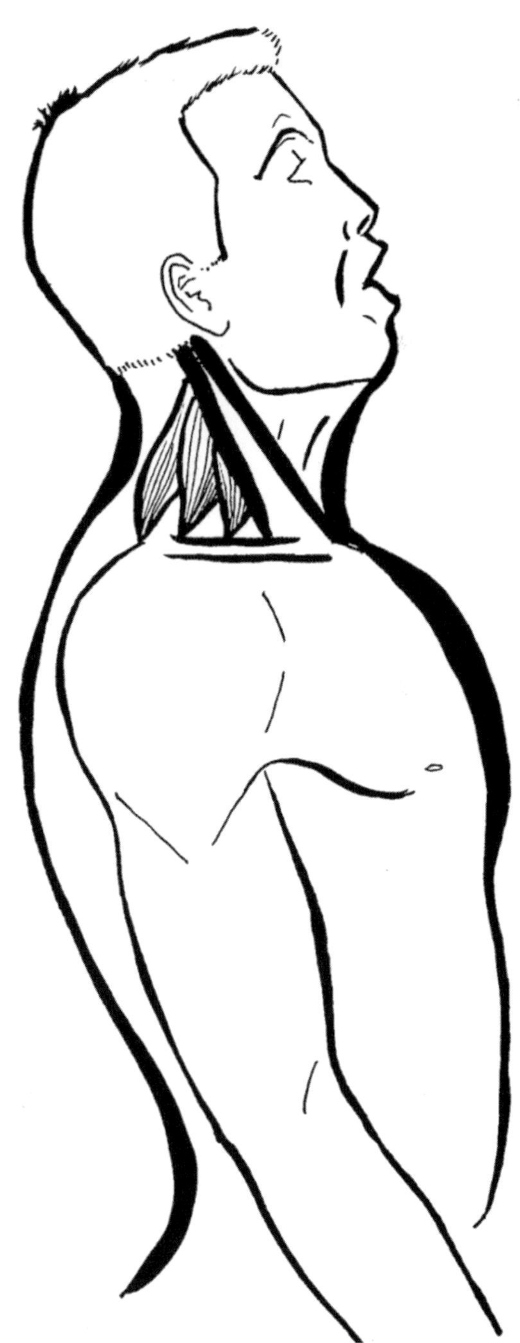

19.2. Principales músculos inspiradores altos

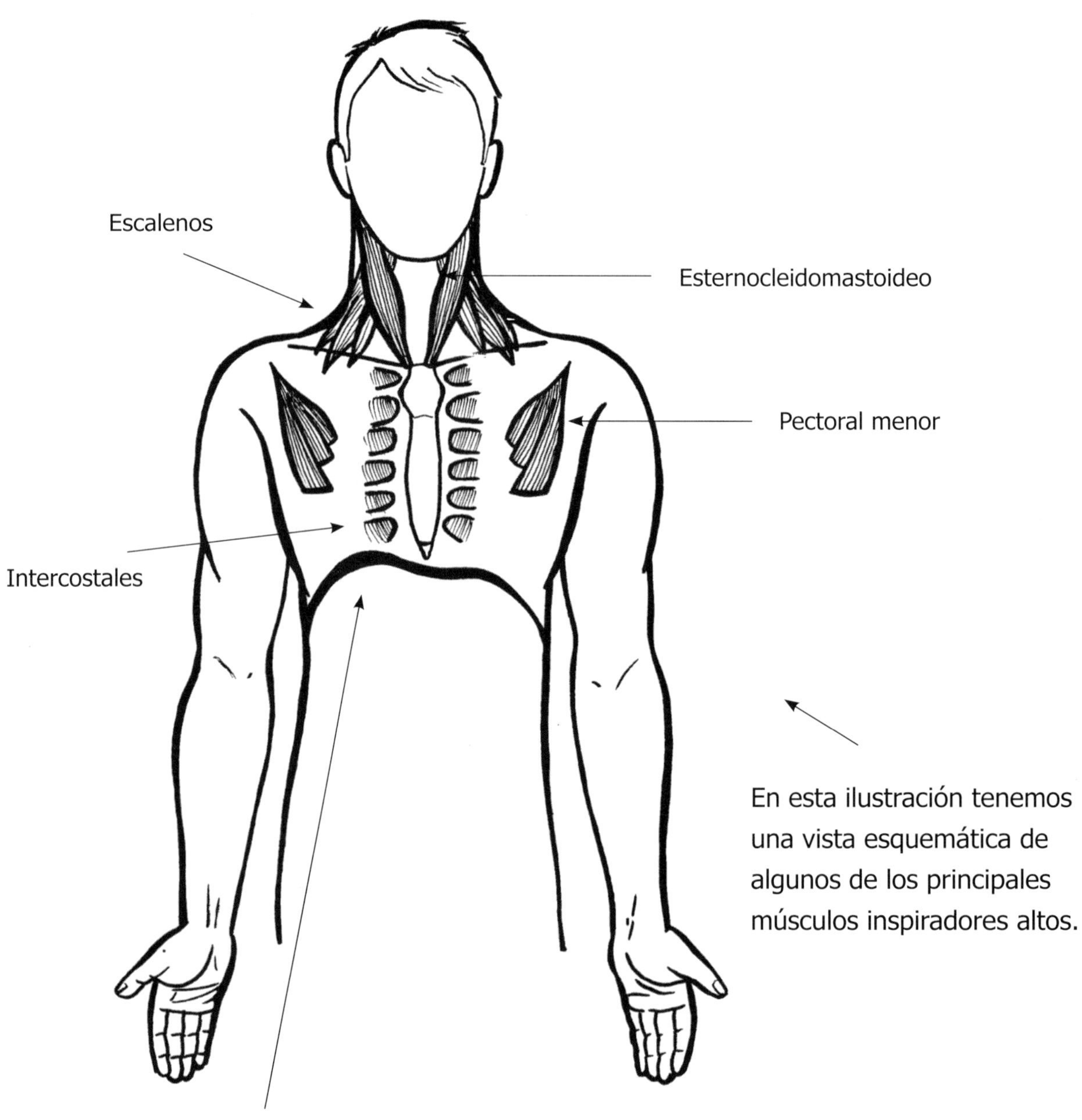

El diafragma es el principal músculo de la respiración (tanto para inspirar como para espirar), pero debido a que por nuestra forma de vida estresada y angustiosa lo mantenemos bloqueado, casi inmóvil, usamos en exceso los otros músculos que hemos señalado en esta ilustración. Dos pares de esos músculos inspiradores altos (los esternocleidomastoideos y los escalenos), unen la cabeza y las vértebras cervicales con la caja torácica, de tal manera que al acortarlos por estar usándolos en exceso, deformamos el cuello/nuca y también el propio tórax.

Los escalenos son tres músculos (escaleno anterior, medio y posterior) que van desde las dos primeras costillas hasta las vértebras cervicales: en estas vértebras del cuello, se insertan en las apófisis transversas entre la número 2 y la 7. **Usarlos para inspirar contribuye a desalinear muy notablemente las vértebras cervicales, ya que equivale a tirar desde ellas de toda la caja torácica hacia arriba. Es el tipo de respiración más semejante a la inspiración que hacemos cuando salimos de debajo del agua después de haber estado demasiado tiempo sumergidos: inspiramos de manera forzada y angustiada.**

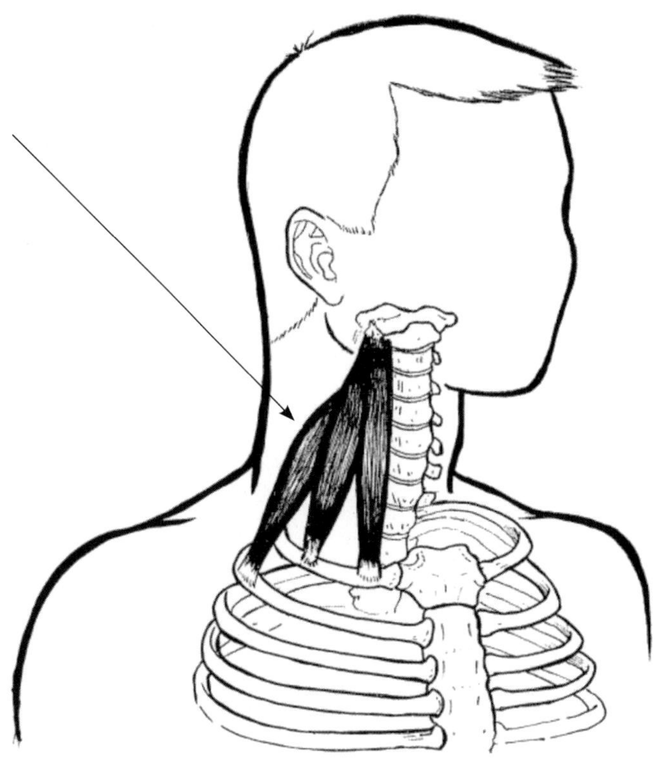

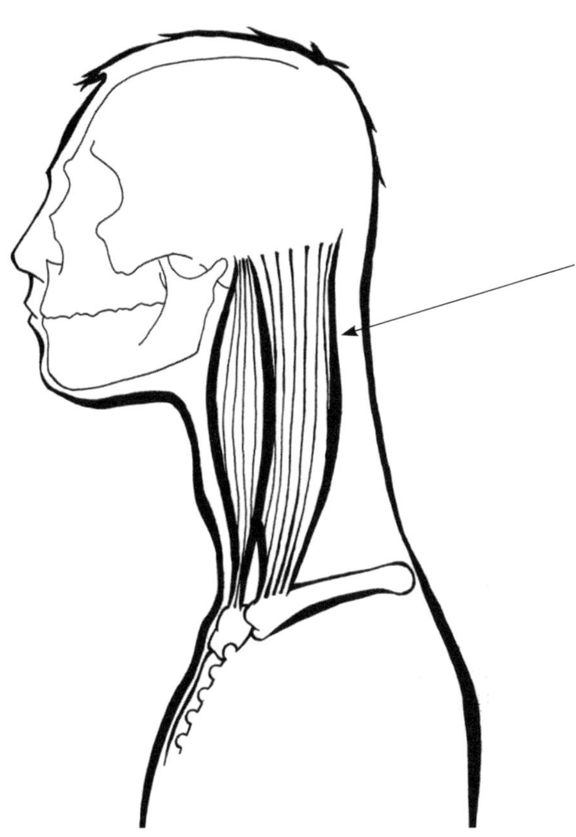

El esternocleidomastoideo es un músculo potentísimo **y esa fuerza, aumentada por usarlo demasiado, deteriora gravemente la alineación de la cabeza proyectándola hacia delante**, contribuyendo así a acentuar la lordosis cervical.

Si lo estudiamos desde arriba, veremos que va desde la apófisis mastoides (en un lado del cráneo: hueso occipital) y baja hasta la porción más interior de la clavícula y la parte alta del esternón (el manubrio).

Al acortarse, tira fuerte del cráneo hacia delante y hacia abajo y por eso provoca la anteriorización del cuello (la proyección del cuello hacia delante).

Veamos en los siguientes cinco dibujos el proceso de proyección de la cabeza hacia delante y abajo, la acentuación de la lordosis cervical (por anteriorización del cuello) y la espalda cargada. En estos dibujos, representamos sólo el esternocleidomastoideo de entre el grupo de los inspiradores, pero este progresivo deterioro no se debe nunca en exclusiva a la acción de un único músculo.

El esternocleidomastoideo se acorta y comienza a tirar de la cabeza hacia delante y abajo.

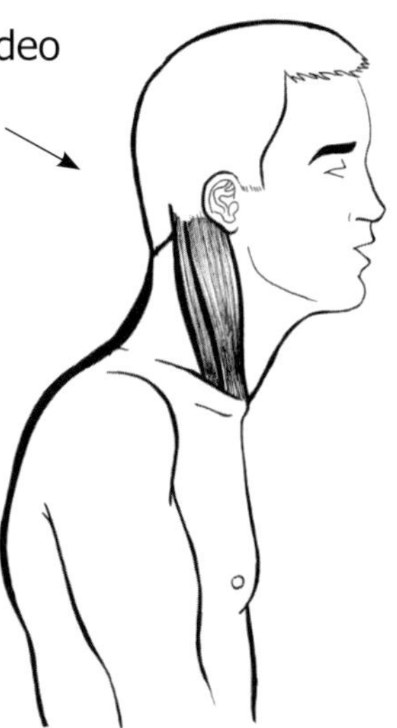
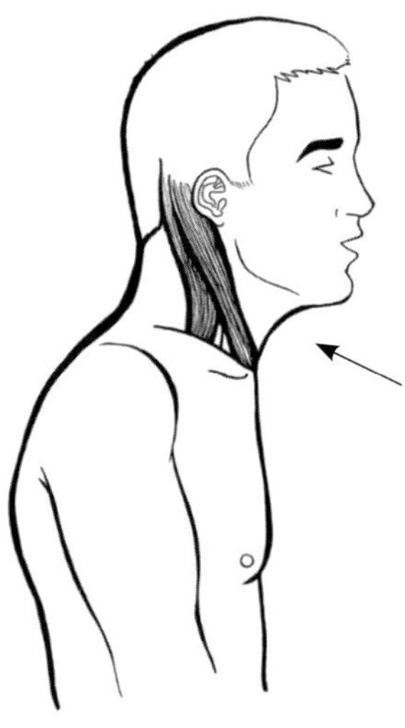

Siguen acortándose los inspiradores altos y la longitud del cuello se reduce, aparece carne fláccida bajo la mandíbula.

Esta proyección de la cabeza hacia delante oculta una grave hiperlordosis cervical. En las mujeres que deciden «mantener la cabeza bien alta» (el cuello recto), los esternocleidomastoideos aparecen muy pronunciados cuando ladean la cabeza. Esta aparente buena forma va acompañada de una enorme tensión en la nuca, y a veces, frecuentes migrañas.

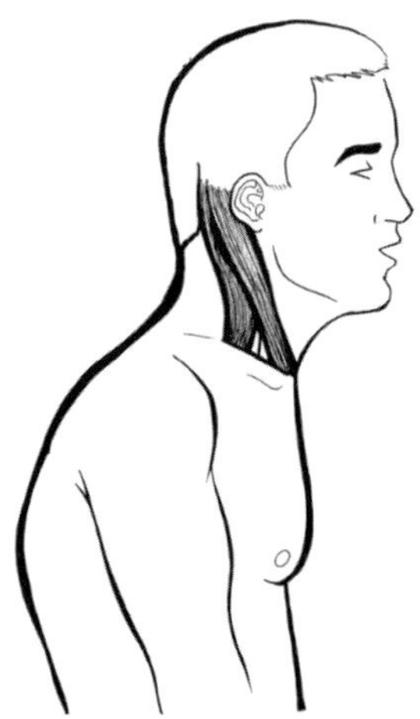
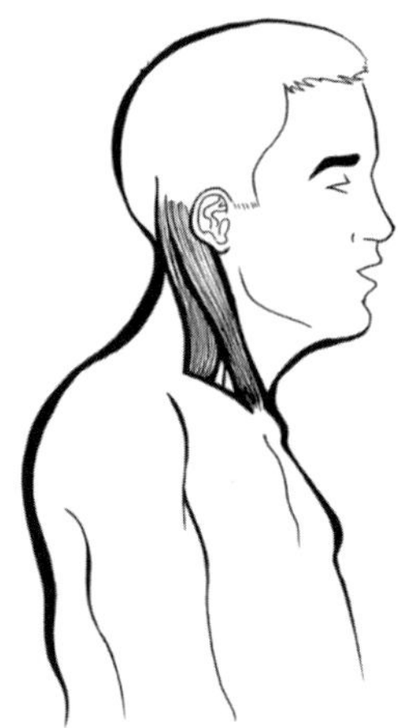
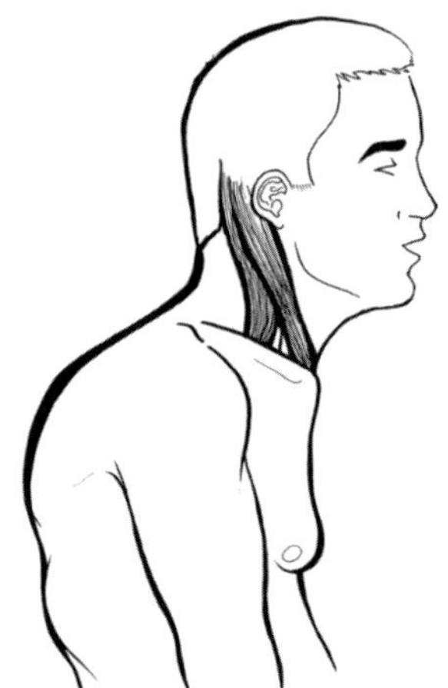

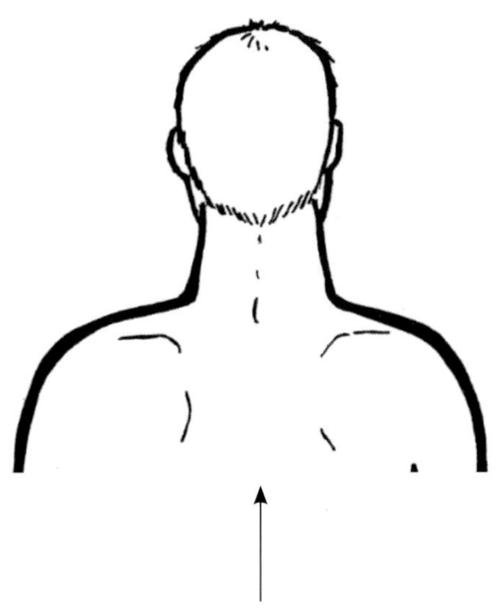

Las flechas gruesas
indican la acción
que produce el
acortamiento de
los músculos
inspiradores altos.

A causa del uso excesivo de los
músculos inspiradores, la nuca y
los hombros dejan de ser anchos
y planos, tal como vemos aquí…

…y ocurre esto: una gran carga
en la parte superior de la espalda
y la nuca, y los hombros giran
hacia delante.

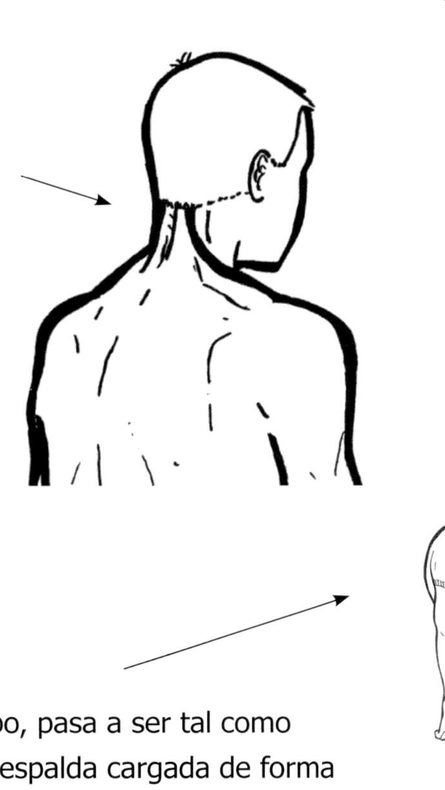

El conjunto de la parte alta del cuerpo, pasa a ser tal como
se aprecia en estas dos figuras: o la espalda cargada de forma
angulosa, o una proyección del cuello y la cabeza también hacia
delante menos evidente pero que de igual manera disfraza una
gran curvatura cervical. En cualquiera de los dos casos, las
vértebras, los discos intervertebrales y los nervios sufren.

El pectoral menor es uno de los músculos inspiradores altos que más contribuye a cargar la espalda (cifosis). Surge de las costillas tercera, cuarta y quinta, y va hacia arriba hasta insertarse en la apófisis coracoides (en el omóplato, es decir, en la espalda). En ocasiones, el dolor de pecho no tiene nada que ver con un indicio de infarto sino con el uso excesivo de este músculo.

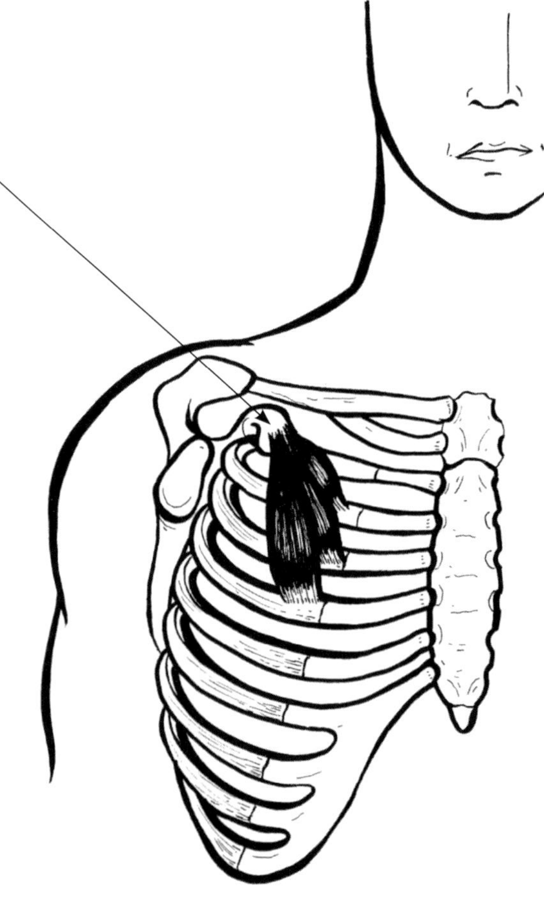

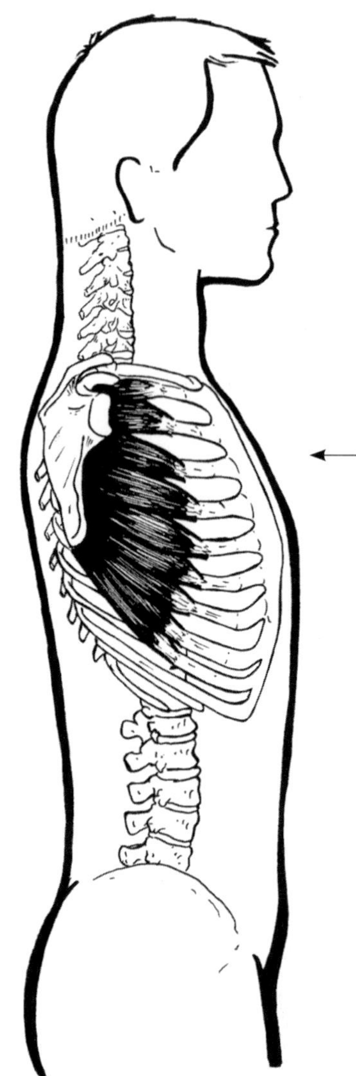

Músculo serrato mayor. Está formado por una serie de haces que van desde el lado de la caja torácica (desde detrás del omóplato y desde el costado del brazo). Nace desde el espacio entre las costillas y el omóplato, y se extiende en forma de abanico hasta insertarse en las diez primeras costillas.

Algunos deportistas que no quieren acumular ni un gramo de grasa en su cuerpo lo ejercitan para tenerlo muy marcado creyendo que se trata de algo bello y bueno para la salud. Sin embargo, ese relieve tan pronunciado nos indica la existencia de problemas en la estructura del cuerpo (así pues, no es bueno para la salud). Recordemos que se trata de un inspirador alto y al practicar ejercicios para marcarlo, se agrava también el uso de los pectorales menores, los escalenos y los esternocleidomastoideos. No es raro, por tanto, que el cuello se proyecte hacia delante y que se acentúe la curvatura de las vértebras lumbares.

Los músculos intercostales ocupan el
espacio que va de cada costilla a la
siguiente. Son dos capas de músculos:
los intercostales internos cuyas fibras se
dirigen oblicuamente hacia atrás y abajo,
y los intercostales externos cuyas fibras
van hacia delante y abajo. **Puesto que
unen muy fuertemente unas costillas
con otras, convierten la caja torácica
en un verdadero recipiente cerrado
y seguro**: un todo bien soldado. Cuando
conservan su tono justo, el tórax se dilata
con facilidad durante la inspiración.
**Es imprescindible relajarlos en las
personas con problemas cardíacos.**

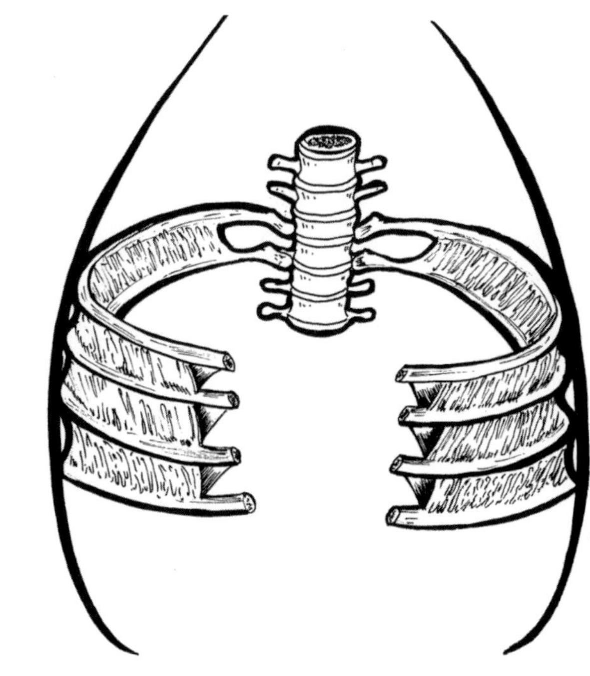

El pectoral mayor
es un músculo con
forma de abanico
que nace arriba,
en la clavícula.
Luego se inserta
en el esternón y sus
fibras se retuercen
hasta insertarse
en el húmero.

En la ilustración de al lado vemos el
pectoral mayor. No sólo es el aductor
del brazo, sino también un músculo
auxiliar de la inspiración. Puesto que lo
utilizamos junto con los inspiradores altos
para evitar usar el diafragma, tira de
la parte alta del húmero hacia delante
y contribuye notablemente a la rotación
interna de los hombros, y así se convierte
en causa del fenómeno paralelo a esa
rotación: una gran tensión crónica en los
hombros y la nuca (más habitual en las
mujeres que han decidido mantener recta
la espalda y la cabeza). En los hombres
contribuye notablemente a provocar
la espalda cargada (cifosis).

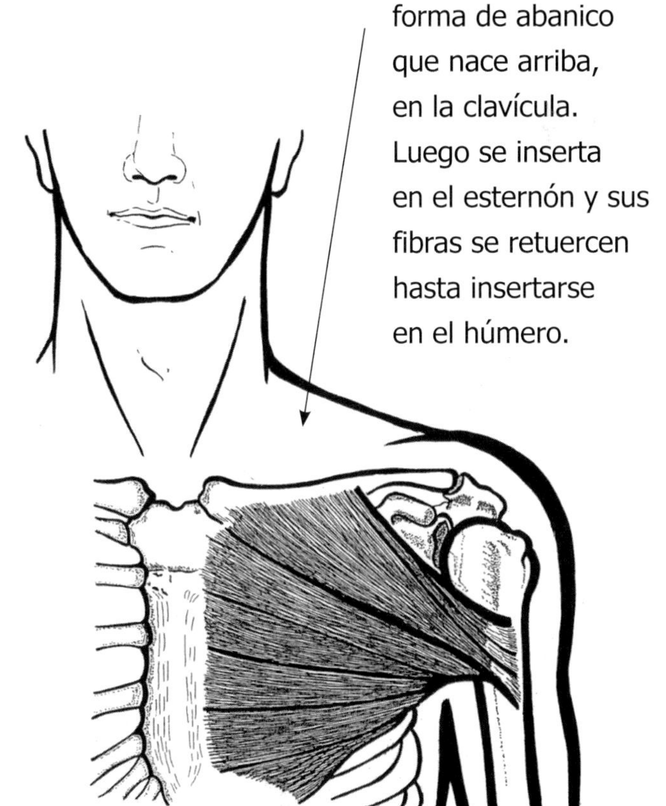

19.3. Consecuencias del uso excesivo de los músculos inspiradores altos en lugar del diafragma

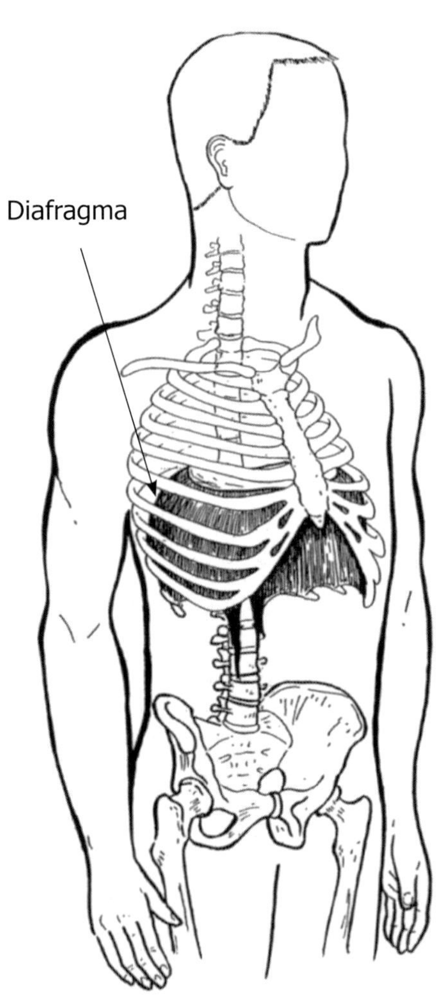

Esta respiración con músculos inspiradores altos es una respiración del miedo, del estrés, de la ansiedad, del desasosiego, del temor a la pérdida. **Es la respiración para ocultarnos a nosotros mismos las carencias y evitar sentirlas, porque si dejamos que el diafragma suba y baje solo, sin la intervención de nuestra voluntad, entonces se relaja y emergen las emociones contenidas. Aflora lo que hemos estado reprimiendo durante años o quizá décadas. Para evitar esas tomas de conciencia dolorosas, intervenimos, interferimos en el ritmo respiratorio, no le damos tiempo al cuerpo a que funcione espontáneamente;** en suma: nos mantenemos a la defensiva, acorazados frente a experiencias exteriores a nosotros pero también ante emociones y sensaciones internas. Y de esa manera concreta nos agotamos malgastando nuestra energía. No es extraño que nuestra civilización esté sufriendo una pandemia de depresiones.

Todo miedo se percibe en una actitud corporal concretada en los hombros (que se levantan o se ponen rígidos) y en la garganta (que se cierra). Y es en el cuello y los hombros (o la parte alta del tórax) donde están los músculos inspiradores principales.

Los hombros en alto o crónicamente tensos revelan miedo. Y los músculos no son ajenos a ese miedo como si la emoción existiera aparte del cuerpo o se encontrara a su lado. Las emociones están en nuestro cuerpo y se sienten con órganos, vísceras y músculos. ¿Quién no ha sentido un hormigueo en el estómago cuando está muy nervioso?, ¿o palpitaciones o sudor desacostumbrado cuando teme un peligro grave?, ¿o una tensión inmovilizadora cuando ha sido presa de una ataque de pánico?

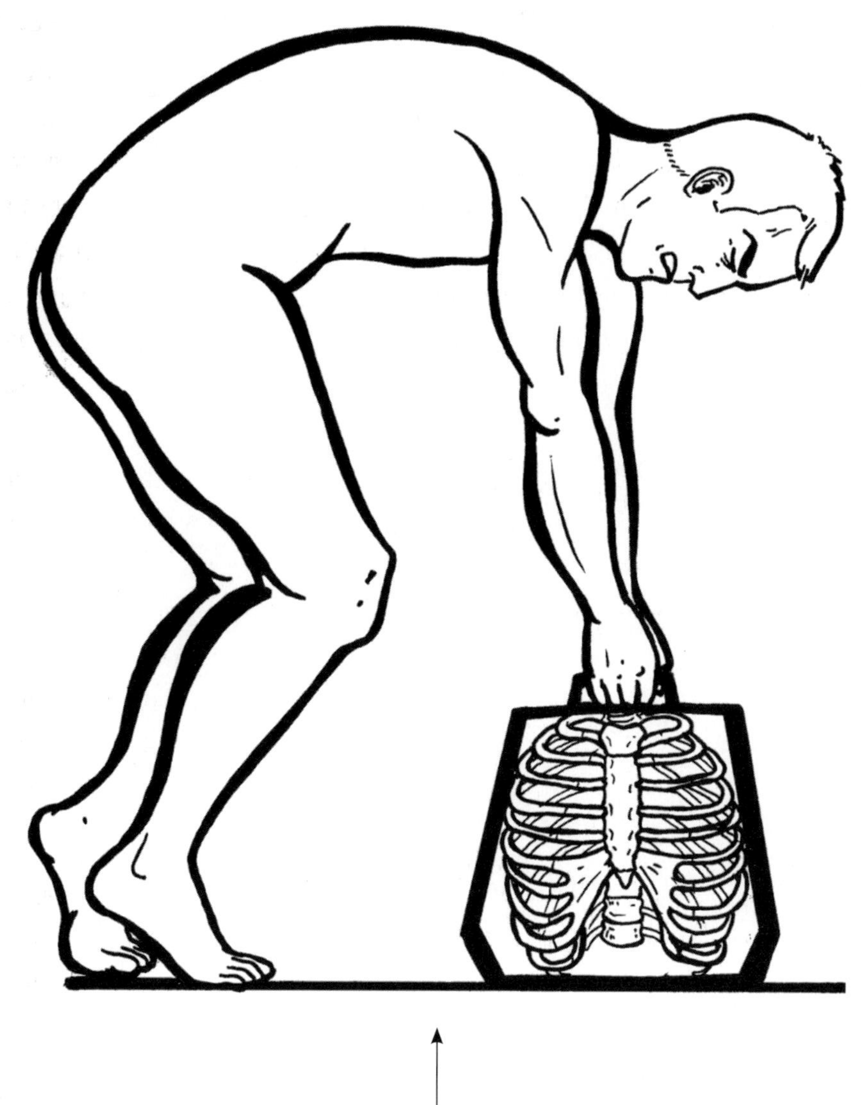

El uso de los músculos inspiradores altos es algo semejante a lo que vemos en el dibujo: el hombre representa a esos músculos, que se ven obligados a levantar la caja torácica (recordemos siempre que varios de ellos son músculos altos e insertados en el cráneo; en las vértebras cervicales; en el omóplato, caso del pectoral menor). Han de hacer un enorme esfuerzo para levantar el tórax. **El hecho de que el hombre esté de puntillas y no con las plantas de los pies firmemente apoyadas en el suelo también nos indica que esos músculos inspiradores altos (representados por este hombre, como he dicho) no tienen base o punto de apoyo firmemente asentado abajo, en un terreno seguro.**

La respiración que procede de abajo, la que dejamos subir sin intervenir y sin forzarla, es como una oleada tranquila, espontánea y que está provista de una sólida base: toda la parte inferior del cuerpo. Los orientales cultivan este tipo de respiración que llega desde lo más profundo, porque es la que dispone del sustento que proporciona el contacto con el suelo o con la superficie sobre la que se está sentado.

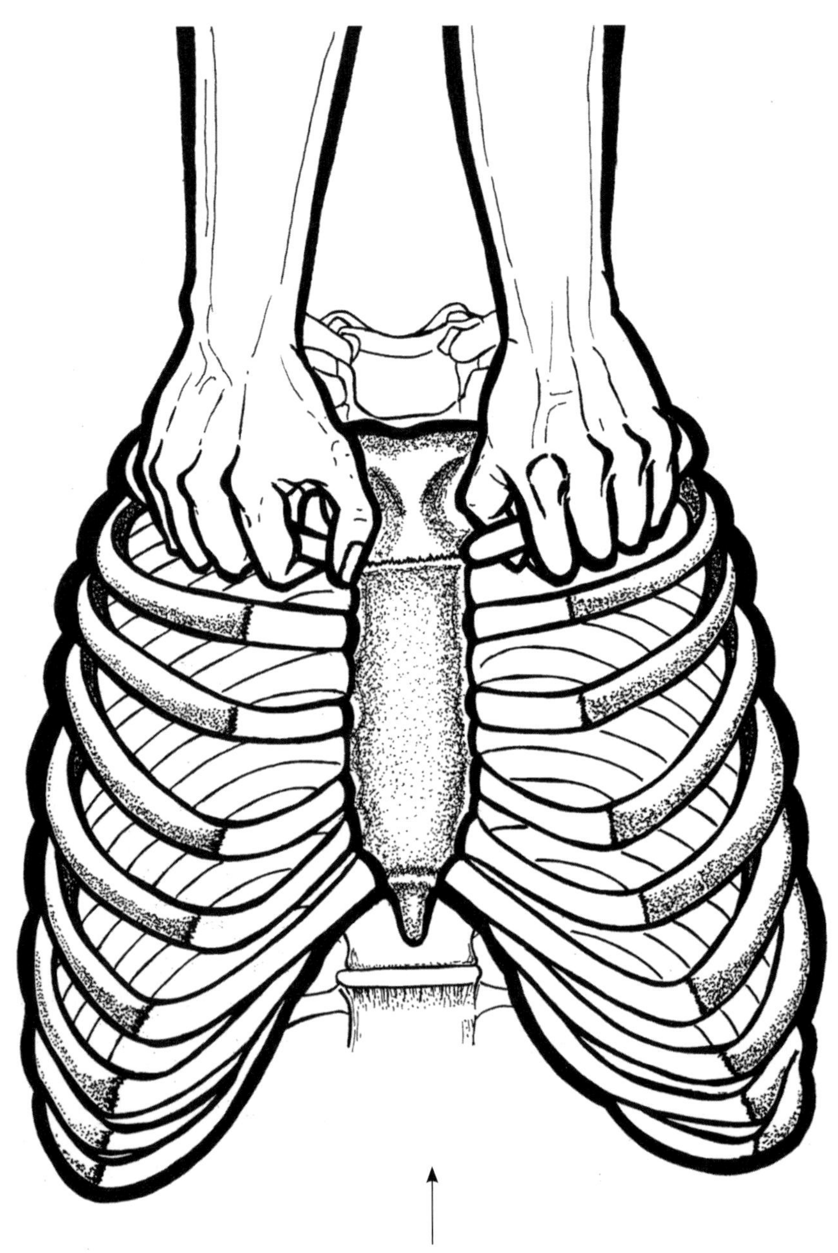

La respiración de la angustia de la que estamos hablando se parece también a lo que vemos representado en este dibujo: **los brazos y manos simbolizan esos músculos, que se ven obligados a tirar hacia arriba de la caja torácica para forzar la entrada de aire.** Hemos dicho «forzar» a propósito, puesto que como ya estamos comentando, se trata de una respiración forzada a fin de mantener el bloqueo del diafragma. **¿Y para qué bloqueamos el diafragma?: para mitigar o mantener amortiguadas en la mayor medida posible las emociones y sensaciones que resultan intolerables a cada individuo concreto: el miedo al abandono, a ser tratado como un objeto, a la hostilidad y la violencia ajenas (o interiores), a la soledad, a las humillaciones, el pánico ante enfermedades graves, o a los conflictos de pareja, o con otros miembros de la familia…**

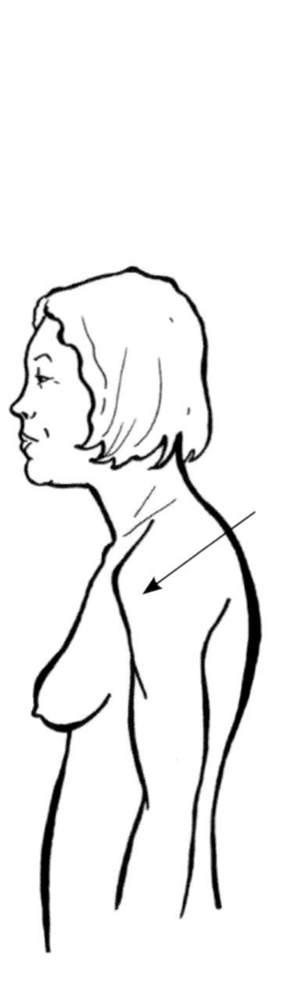

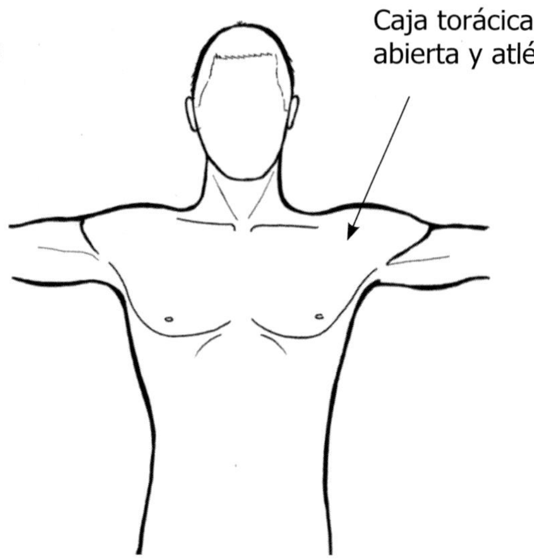

A causa de la respiración con los músculos inspiradores altos, se producen diversas deformaciones del cuello y nuca, de los hombros y del tórax. Las de la nuca ya las hemos visto en páginas anteriores. En estos dibujos podemos observar cómo el hombro se proyecta hacia delante y se produce su rotación: el hombro se «enrolla» hacia dentro, se dirige hacia el centro del pecho.

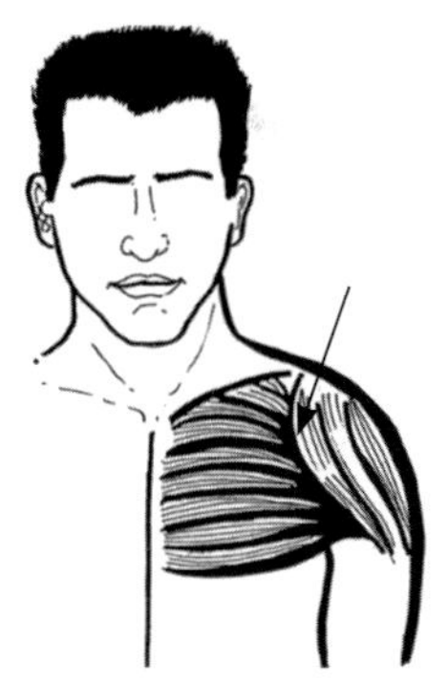

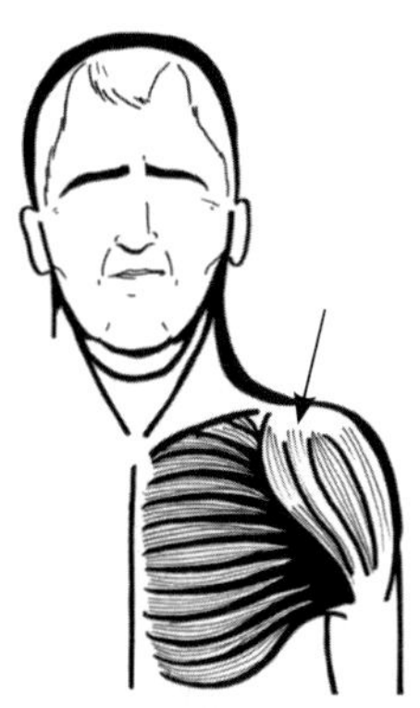

19.4. La necesidad absoluta de «horizontalización» de la mirada y su relación con el acortamiento de los músculos inspiradores altos

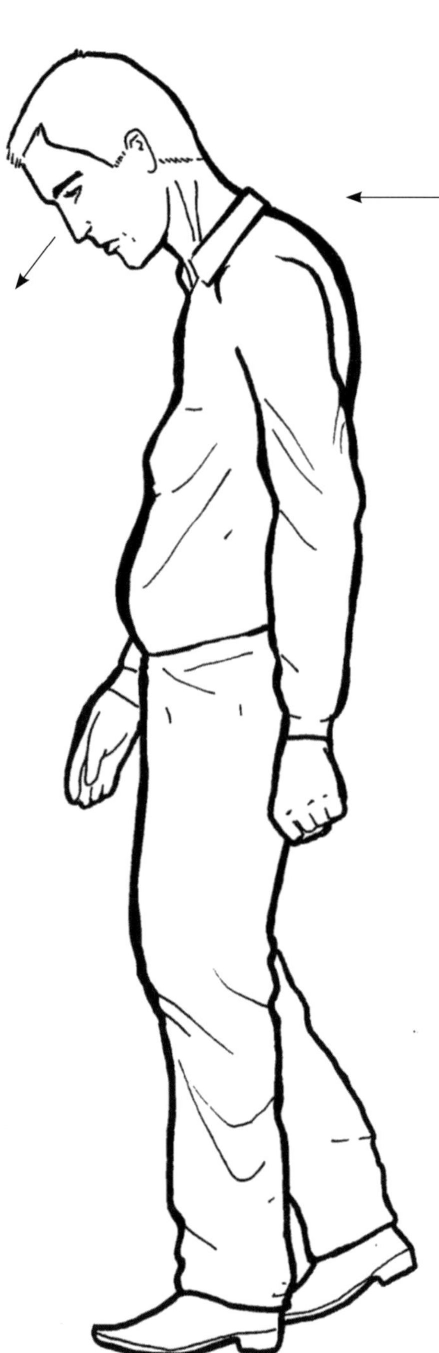

El exceso de uso de los músculos inspiradores altos tira de la cabeza hacia delante y hacia abajo, tal como vemos en el dibujo.

Todos sabemos que no podemos caminar con la cabeza obligada a mirar al suelo y que sentimos una absoluta necesidad de «horizontalizar» la mirada para no tropezar y para evitar miedos atávicos.

Como hemos visto en las páginas anteriores, el acortamiento de los músculos inspiradores altos (y de otros) **tira del cuello hacia delante y hacia abajo, lo que hace que la cabeza se incline hacia abajo y, lógicamente, también los ojos, que entonces miran hacia el suelo.**

Excepto las personas de edad muy avanzada, cuyas cadenas musculares están ya exageradamente acortadas, las demás miran hacia delante y no al suelo. ¿Cómo se consigue esto? ¿Cómo continúan la cabeza y los ojos mirando hacia el frente y no hacia abajo? ¿Mediante qué **acciones musculares concretas** consiguen estas personas que la cabeza y los ojos estén horizontales y paralelos al suelo y no inclinados hacia él?

El individuo necesita –y lo necesita para sobrevivir y no por capricho o estética– poder dirigir su mirada al frente. Para eso es necesario que los ojos, y con ellos el cráneo entero, estén horizontales, paralelos a la línea del suelo. Con tal de conseguirlo, **inconscientemente hace un gran esfuerzo (con los músculos profundos de la parte alta de la nuca y también con la porción superior del trapecio) y levanta la cabeza luchando contra el acortamiento de los músculos inspiradores: es una lucha que requiere de un gran gasto de energía.**

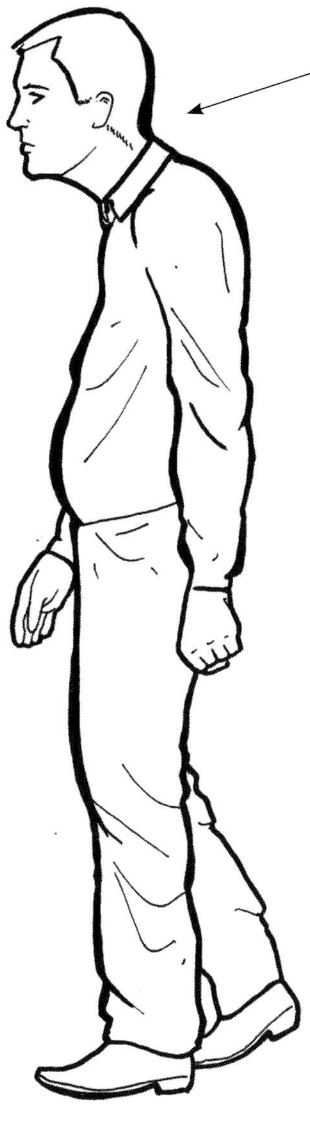

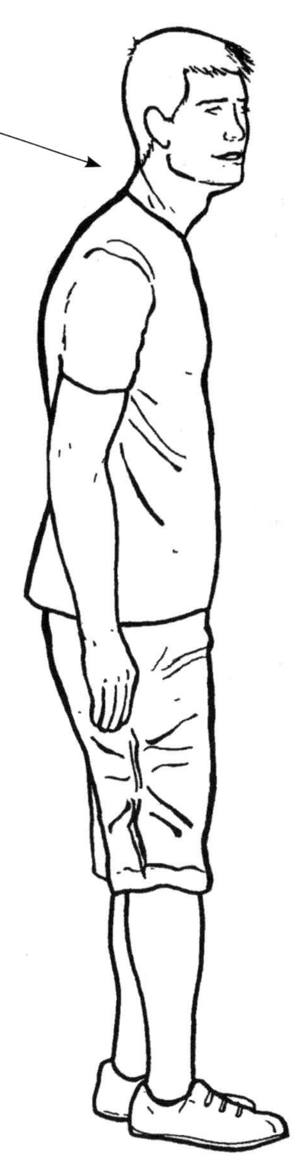

Para levantar la mirada, el individuo necesita forzar los músculos profundos más altos de la nuca y también la porción alta del trapecio, de esa forma se acentúa notablemente la curvatura cervical. Mostramos aquí dos de las maneras en que se concreta: una más disimulada y la otra más angulosa y visible.

Esa acción, no premeditada sino inconsciente, de «horizontalizar» la cabeza y la mirada, acentúa gravemente la curva cervical, tal como hemos dicho, y hace aparecer la espalda cargada, porque a más hundimiento de la curva cervical, más cifosis.

De hecho, la espalda cargada (cifosis) no es nada en sí misma. Sólo es el resultado del hundimiento de las regiones cervical o lumbar, o de ambas.

Para nuestros antepasados prehistóricos, hubiera sido imposible conservar la vida sin mantener horizontal la mirada a fin de divisar cualquier peligro que acechara. En nuestras ciudades, el peligro no son las fieras o los precipicios, pero sí el tráfico y la cantidad de objetos y personas que hay que evitar.

Buena estructura corporal y buena salud del corazón: decenas de miles de operaciones que podrían evitarse

Al corregir la estructura del cuerpo, desbloqueamos la respiración y conseguimos la oxigenación suficiente para que las células del músculo cardíaco se conserven sanas

Los médicos reconocen sin titubeo alguno el hecho de que la falta de oxígeno daña el cerebro irreversiblemente. Sin embargo, no afirman con igual contundencia eso mismo respecto a otros órganos y al corazón: saben que la obstrucción de las arterias coronarias dificulta o impide la suficiente irrigación sanguínea de las fibras del músculo cardíaco y que, en consecuencia, al faltar la sangre, faltan también los nutrientes y el oxígeno. **No desconocen, pues, la importancia capital del oxígeno**, pero hablan a sus pacientes como si eso no ocurriera. De hecho, parece que para la mayoría de médicos, la respiración y la buena oxigenación de todos los tejidos (incluido el corazón) resulta un asunto secundario en la conservación de la salud. Pero es más, los médicos saben que cuando hay un infarto se debe a la muerte (necrosis) de una parte de las células por obstrucción de las arterias y, por tanto, a la falta de suficiente oxígeno. **Entonces, ¿por qué motivo no insisten o ignoran por completo el bloqueo habitual de la respiración en que viven la mayor parte de personas** y sólo atienden al taponamiento de las arterias por placas solidificadas de grasa? **Quizá encontraremos la respuesta en el hecho de que la respiración introduce elementos emocionales, y que los cambios en la respiración requerirían cambios en la forma de vivir. Esto desborda los procedimientos mecanicistas médicos acostumbrados y sus esquemas mentales: el cuerpo, para ellos, es una simple máquina.**

Una persona con problemas cardiovasculares y/o cardiorrespiratorios es, sobre todo, una persona contenida –aunque paradójicamente **parezca** extrovertida–. En estos casos, la actitud causante de la mala salud es la contención (la retención), de ahí **la necesidad de estirar el diafragma y, sobre todo, relajar los esfínteres enfrentando al mismo tiempo las actitudes retentivas.** Estirar el diafragma, hemos dicho, pero también el resto de la musculatura a fin de que no existan más obstáculos para la contención, la del movimiento al menos.

Importancia de la respiración y del bloqueo en inspiración en relación con las emociones

Alexander Lowen afirma: «**La inclusión de la respiración en el procedimiento terapéutico supuso un importante avance técnico derivado de la observación a la que dieron lugar las anteriores formulaciones.** El análisis a nivel somático reveló que **los pacientes contenían la respiración y contraían el vientre a fin de eliminar la ansiedad y otras sensaciones.** Se trata de una práctica bastante generalizada que se observa fácilmente tanto en los niños como en los adultos. **En aquellas situaciones que son percibidas como amenazadoras o dolorosas, uno retiene el aliento, contrae el diafragma y comprime los músculos abdominales...** Si esto se convierte en una pauta crónica, el pecho se mantiene hinchado en posición de inspiración, la respiración es poco profunda y el vientre está endurecido» (*El lenguaje del cuerpo*, Herder Editorial, Barcelona, 1985, pág. 28).

«**La disminución de la respiración reduce la entrada de oxígeno y la producción de energía a través del metabolismo.** El resultado final es la pérdida de afecto y el debilitamiento de tono emocional» (*El lenguaje del cuerpo*, pág. 29). Dicho de otro modo y completado: el resultado es un estado de ánimo bajo, depresivo, falta de vigor físico y, a veces, grave incapacidad para enfrentar los problemas, incluso los más nimios.

Como veremos en las ilustraciones de este capítulo, numerosas personas con problemas cardíacos presentan una caja torácica abultada, con «forma de tonel» (dicen los cardiólogos). Es un tórax que retiene los impulsos y que no los descarga hacia la pelvis y las piernas para terminar disolviéndolos en el suelo. ¿Quién no ha observado a personas de edad mediana o avanzada, pero también a otras más jóvenes, con las piernas mucho más delgadas que su abultada caja torácica, unas piernas que dan la impresión de ser raquíticas en comparación con el abultamiento del tórax? **He ahí, en esas piernas desproporcionadamente delgadas respecto a la caja torácica, y que con el paso de los años sufren graves problemas de rodillas, la muestra más clara de la falta de circulación de la energía desde el tronco hacia el suelo, hacia las propias piernas y su descarga en el suelo a través de los pies.**

20.1. El corazón y el diafragma son inconcebibles por separado, de ahí la importancia para la salud del corazón de conservar o recuperar la flexibilidad del diafragma

El diafragma, principal músculo de la respiración, y el músculo cardíaco forman un tándem que impulsa la sangre para que llegue a los ochenta billones de células del cuerpo. En realidad, dos sistemas enteros del cuerpo humano (el respiratorio y el circulatorio) actúan como si fueran uno solo porque su objetivo principal es hacer llegar el oxígeno (y los nutrientes) a todas las células.

Al contrario de lo que se suele imaginar, el corazón no está «solo» en el centro del pecho (tal como lo vemos aquí) y conectado exclusivamente con el resto del cuerpo mediante vasos sanguíneos.

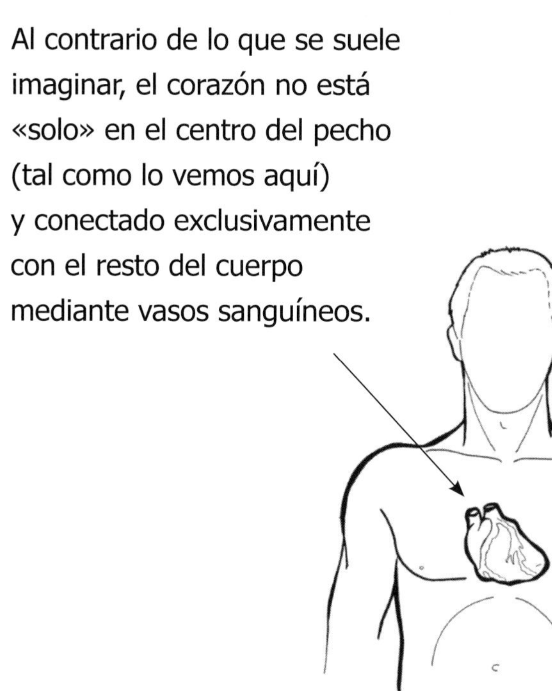

El corazón está dentro de una fuerte doble bolsa llamada pericardio que se halla **fusionada al diafragma.**

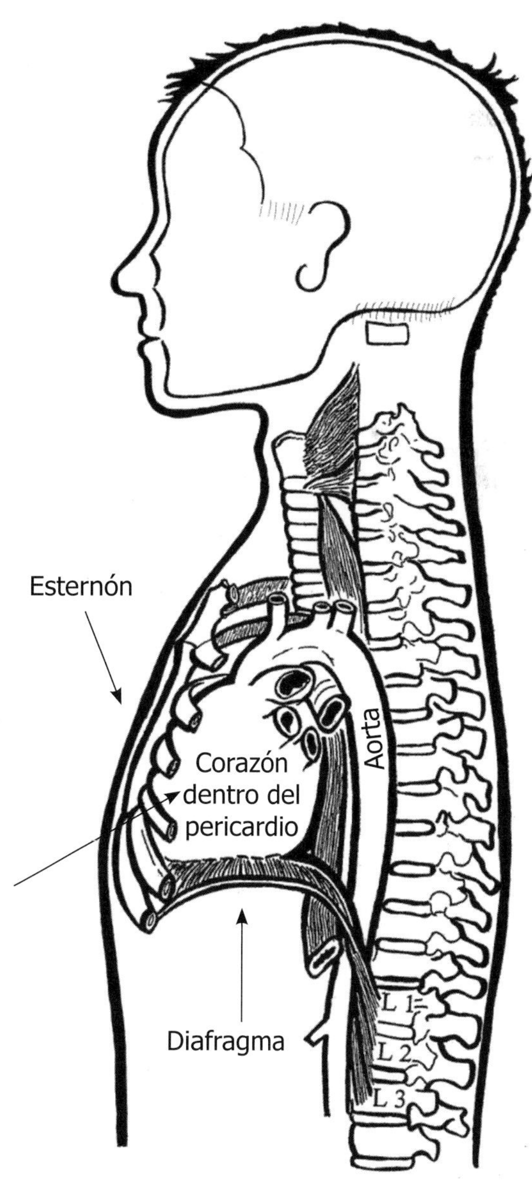

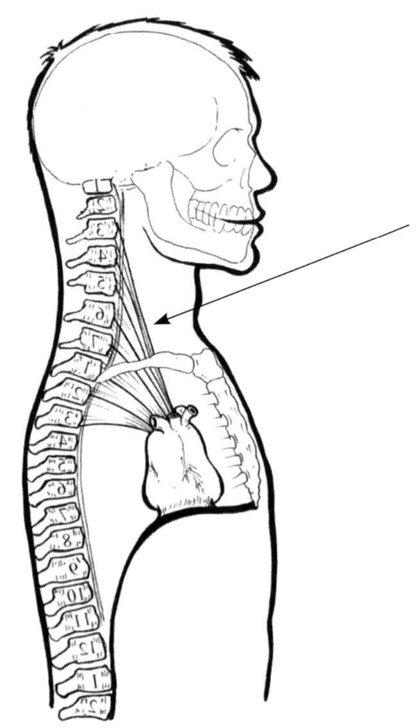

Pero el corazón no sólo está «soldado» al diafragma, sino que, además, está unido a las vértebras torácicas altas y a las cervicales mediante un sistema de fascias. Hay, pues, una conexión entre vértebras altas y corazón: ¿influye el estado de la columna vertebral sobre el funcionamiento del músculo cardíaco?

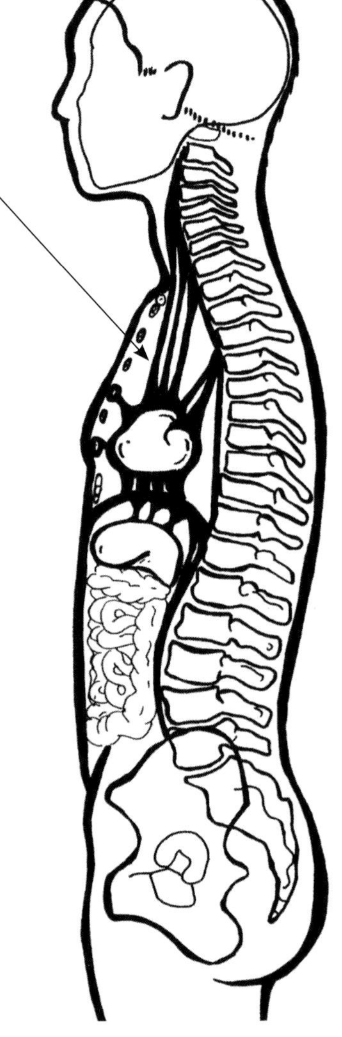

Aquí arriba, sobre el llamado «centro frénico», reposa el corazón, fuertemente unido al diafragma mediante el pericardio. **Según sea la tensión o la relajación del diafragma, así serán de fáciles o difíciles sus incesantes latidos.**

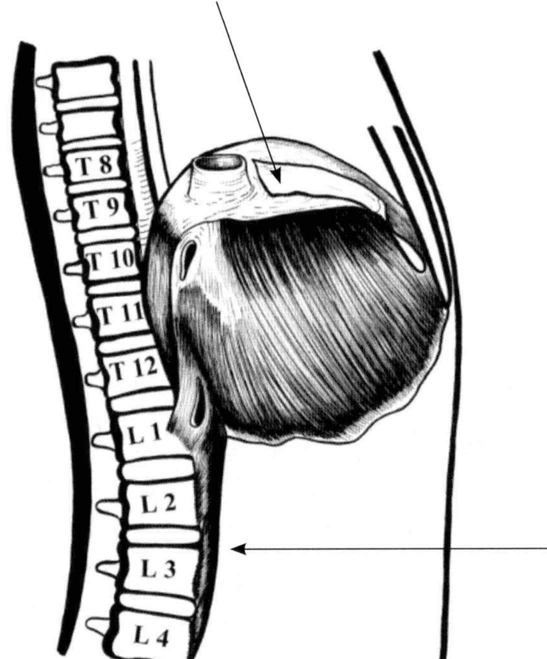

Pilar derecho del diafragma que lo inserta en la columna vertebral

20.2. La caja torácica, que alberga el corazón, es muy maleable y se deforma (o corrige) con facilidad a causa de los acortamientos de la musculatura y en particular de los músculos de la respiración

La caja torácica, que contiene y protege al corazón, es muy maleable: se deforma con facilidad perdiendo su forma amplia y aplanada, pero también puede recuperarse. Es maleable debido a sus propias características óseas y cartilaginosas, que veremos ahora, y a la acción que los músculos ejercen sobre ella.

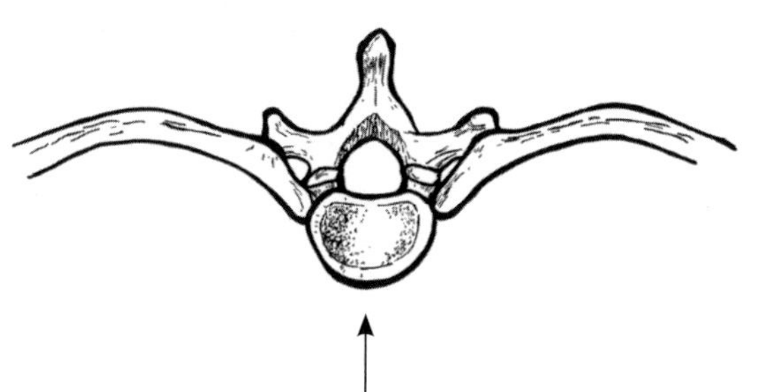

Aquí vemos dos costillas articulándose con su vértebra correspondiente.

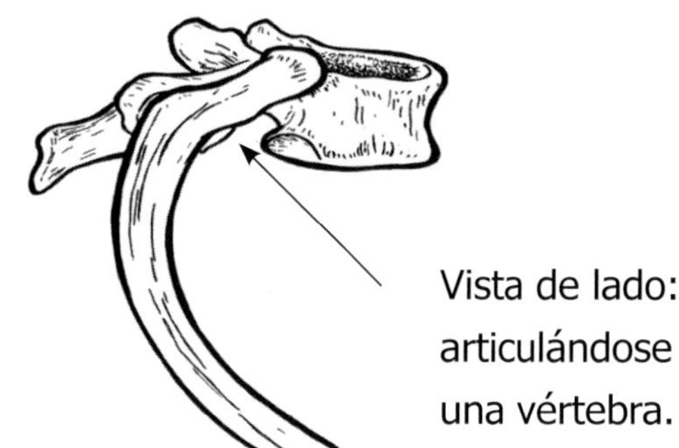

Vista de lado: costilla articulándose con una vértebra.

Por detrás, cada costilla se articula en dos puntos en cada vértebra.

La conclusión práctica es importante: cuando en los estiramientos y masajes actuamos sobre las costillas, estamos actuando de rebote sobre las vértebras y volviendo a alinearlas. Y a la inversa: movilizar bien las vértebras equivale a mover las costillas y, por tanto, a actuar sobre la forma de la caja torácica.

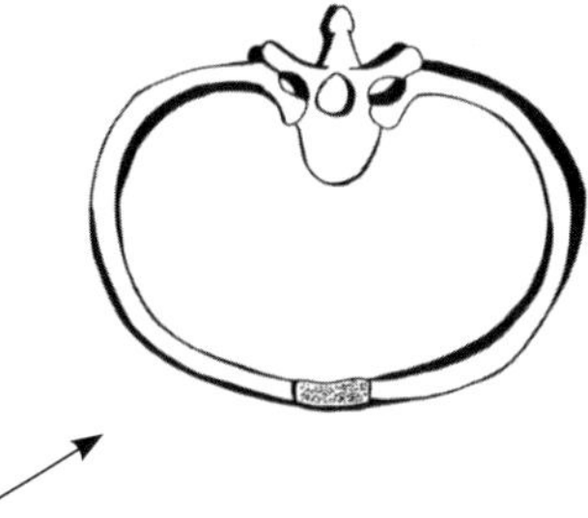

La caja torácica no es así (redonda y con forma de tonel), no es como la muestran **algunos** atlas de anatomía o de fisiología articular.

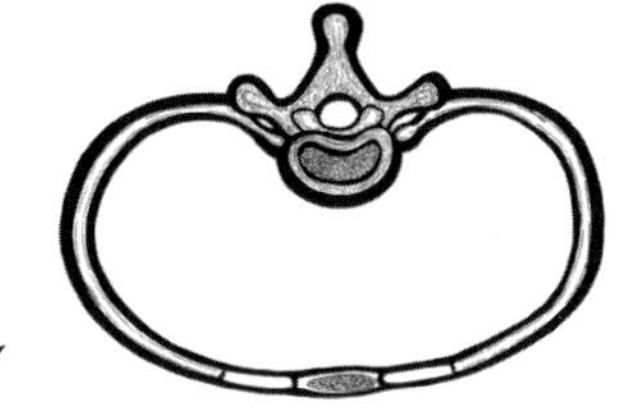

La caja torácica tiene esta forma más aplanada, propia de las personas atléticas: tórax amplio, abierto. Sólo adopta la forma redondeada o de tonel cuando la musculatura la comprime.

La deformación de la caja torácica hasta adoptar una forma abultada (redondeada –tórax de «tonel»–) sólo es posible por dos características anatómicas. La primera es que las costillas, al igual que el resto de los huesos del cuerpo, no son totalmente rígidas sino que se deforman a causa de las tracciones de los músculos. Y la segunda es que las costillas tienen un segmento cartilaginoso relativamente grande: es la porción que se articula con el esternón. Es más, cuanto más bajas son las costillas, más larga es esa porción cartilaginosa; precisamente es en las costillas bajas donde se inserta el diafragma (principal músculo de la respiración, vinculado directamente con nuestra vida emocional). Mediante el bloqueo de la respiración –es decir, su disminución, la reducción de su profundidad y de su espontaneidad–, intentamos controlar y mitigar muchas de las emociones que nos resultan intolerables. **Todos conocemos a personas que, de tan contenidas, parece que su tórax esté a punto de estallar y en numerosas ocasiones finalmente estalla: una angina de pecho, un infarto. Estas personas pueden estar convencidas de que no adoptan actitudes retentivas o de contención, de que su infarto se debe, por ejemplo, al ritmo de trabajo estresante, pero sí han estado conteniéndose: ha faltado una respiración profunda, no se han producido los suspiros de alivio, los gritos o las patadas en el suelo para descargar la tensión acumulada, las demandas de auxilio...**

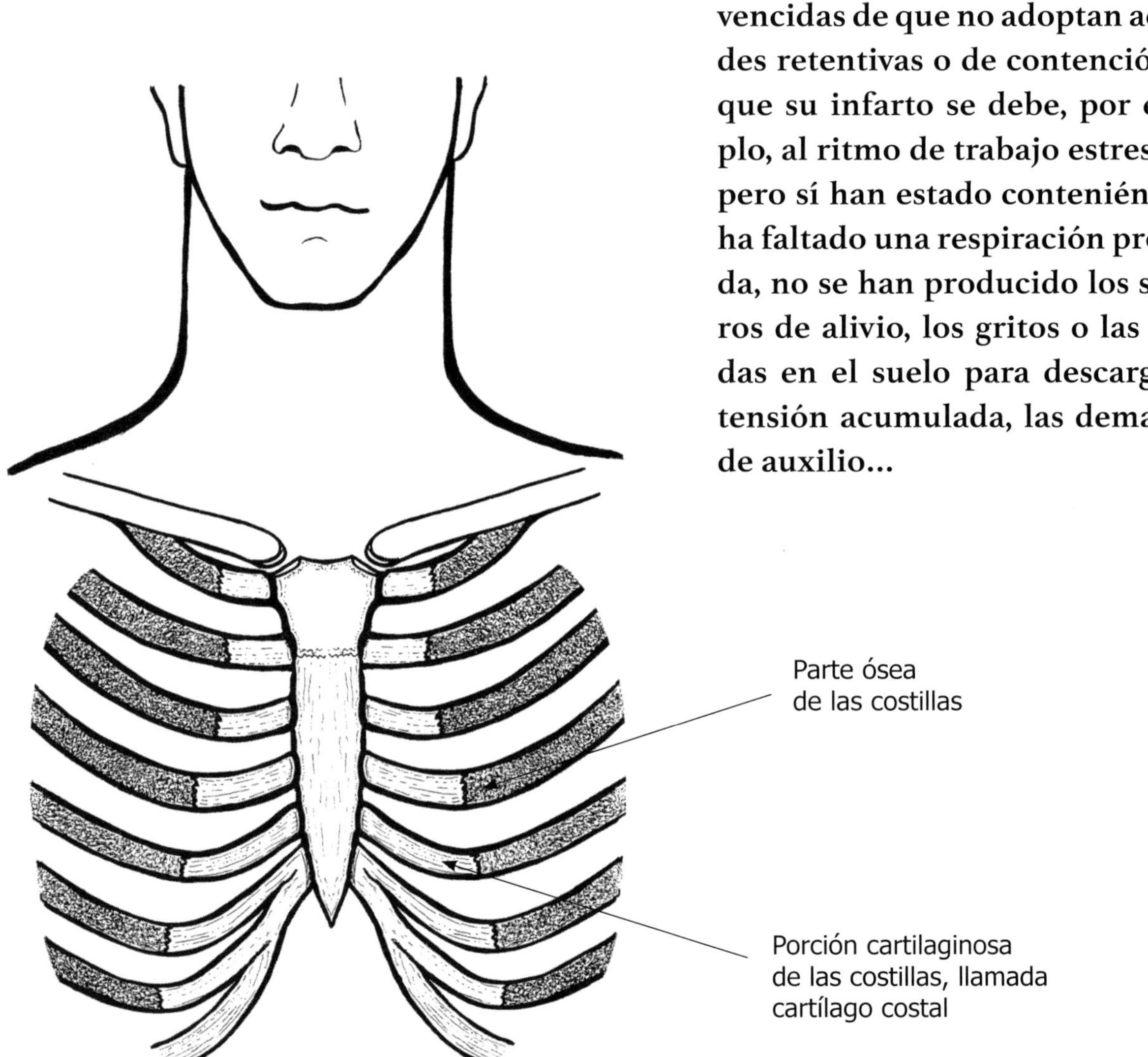

20.3. La forma de la caja torácica revela la contención, o, por el contrario, la canalización o salida de los impulsos a través de los brazos (la rabia, la pena, la necesidad de contacto, la alegría…)

He aquí un tórax amplio, abierto, aplanado, trapezoidal y cuyo espesor guarda una relación armoniosa con el grosor de los brazos. Esta forma revela ausencia de tensiones crónicas del diafragma que lo hayan deformado dándole una forma abombada o «de tonel».

Ésta es la misma estructura de la caja torácica que la del dibujo anterior, pero indicándonos que la respiración no está bloqueada (el hombre está espirando), **y esta actitud guarda relación con los brazos: los impulsos de la caja torácica pasan a los brazos, que no están contraídos**. Pueden proyectarse hacia el exterior. No hay, pues, odios contenidos ni grandes pulsiones de cualquier tipo (incluida la alegría) que hayan estado reteniéndose en la caja torácica. **La energía ha podido ser descargada.**

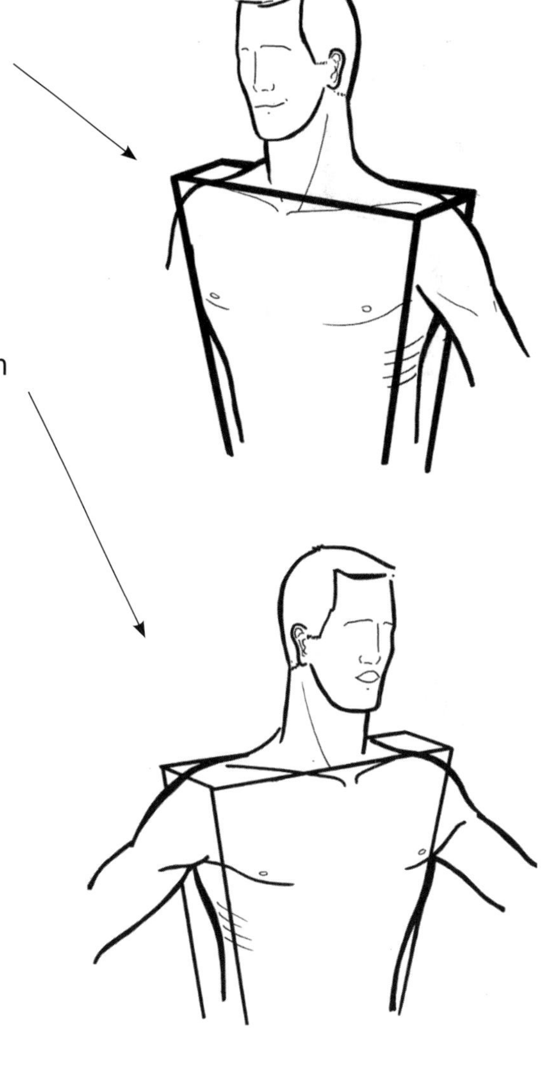

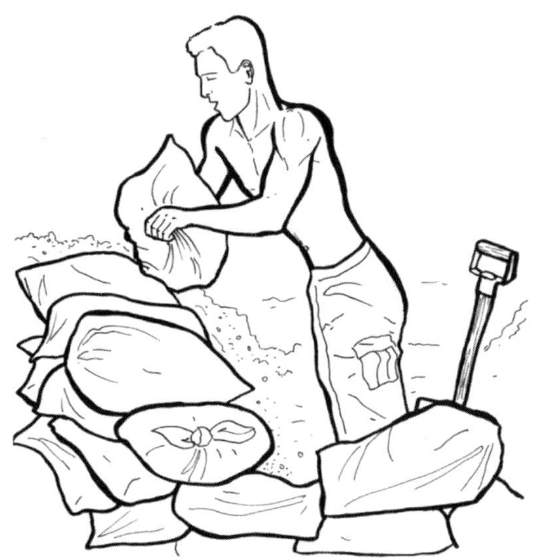

Dibujo tomado de una situación real: vemos a un sujeto llevando a cabo un trabajo pesado, pero su caja torácica es perfectamente trapezoidal, abierta, y el grosor de sus brazos está en relación armónica con la del tórax.

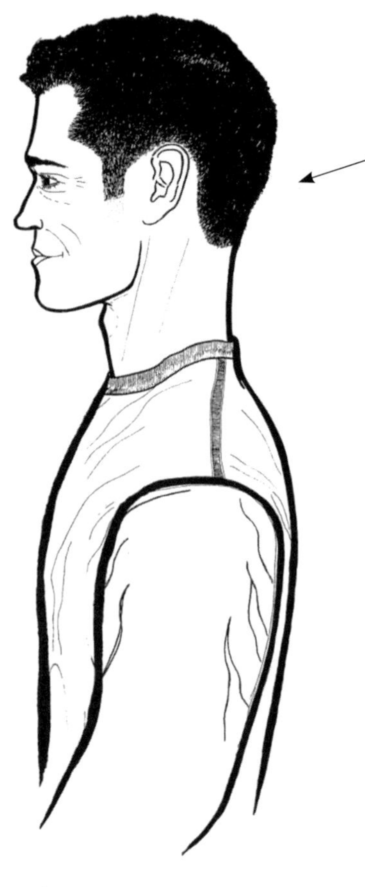

En este hombre, dibujado de un modelo real, el espesor de los brazos guarda también una relación de armónica proporción con el grosor de la caja torácica: ni la caja está abultada ni los brazos están abultados o, por el contrario, adelgazados a causa de las contracciones de la musculatura. De nuevo, podemos afirmar que los impulsos han podido proyectarse hacia el exterior desde la caja torácica.

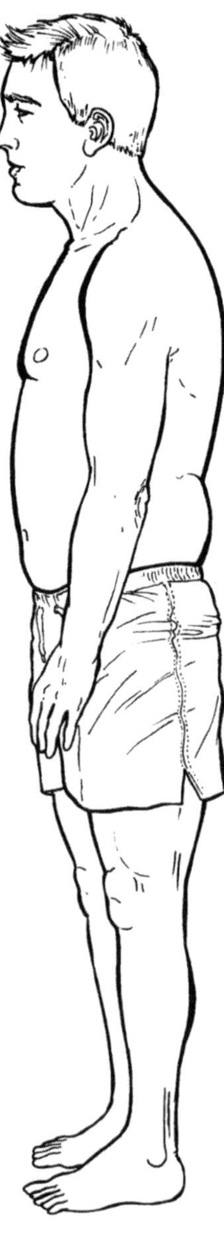

Por el contrario, en este hombre la caja torácica ha adquirido un grosor que va muy claramente más allá del de los brazos. El cuello se avanza como expresión concreta del acortamiento de diversos músculos y hay rotación interna de hombros.

Junto con la musculatura respiratoria, la de los brazos es una causa de primera importancia en la deformación del tórax. Los brazos (sus músculos acortados y muy tensos) actúan como una especie de barras que comprimen la caja torácica. Es fácil observar durante el verano, en zonas donde apenas se usa algo más que un bañador, a varones con una caja torácica abultada y unos brazos muy delgados en relación con el espesor del tórax. **No son brazos débiles sino lo contrario: con una musculatura exageradamente apelmazada y tensa.**

Existe una correlación entre la contención de emociones que no han tenido salida a través de los brazos y la pérdida de la forma amplia, ancha y plana del tórax.

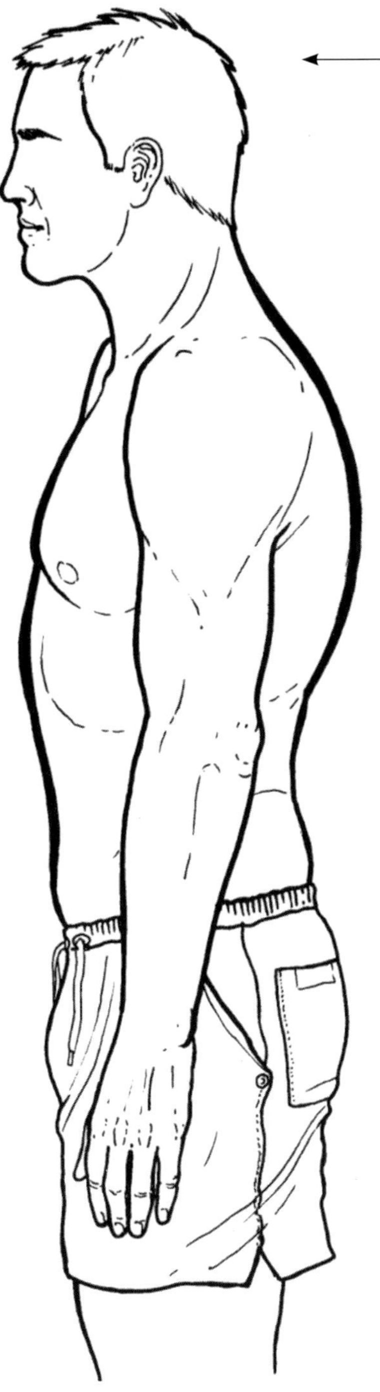

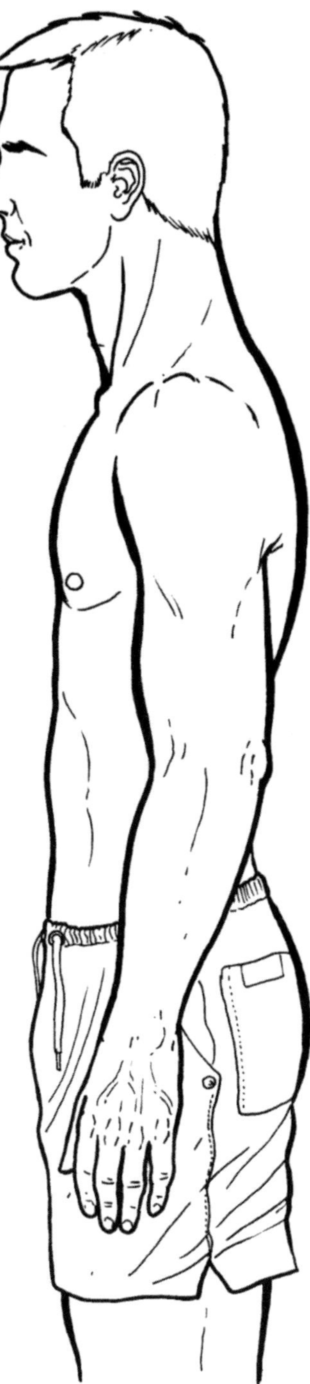

Las dos ilustraciones son el ejemplo de la evolución de una estructura corporal que va impidiendo cada vez más la salida de impulsos desde el centro (el tórax y el abdomen) hacia el exterior a través de los brazos.

En estos dos hombres, los brazos sirven cada vez más para contenerse y no para expresar. Por tanto, los impulsos quedan retenidos en la caja torácica. Es algo semejante a ir llenando un receptáculo o depósito que llega a estar repleto y, tarde o temprano, puede estallar: de pena, de resentimiento, de rabia, de odio, de malestar, de insatisfacción y frustración, **incluso de alegría que, al no ser expresada debido a alguna prohibición inconsciente, se convierte en lo contrario a la dicha. Todo lo no expresado reclama «a gritos» (aunque sean completamente silenciosos) su exteriorización: con mucha frecuencia no hay expresión verbal pero sí lenguaje corporal y tensiones que revelan esa necesidad de salida.**

Hemos insistido en la acción de los brazos sobre la forma del tórax y, en consecuencia, en la contención o salida de los impulsos. Veamos lo que los brazos provocan en los hombros desde esta perspectiva.

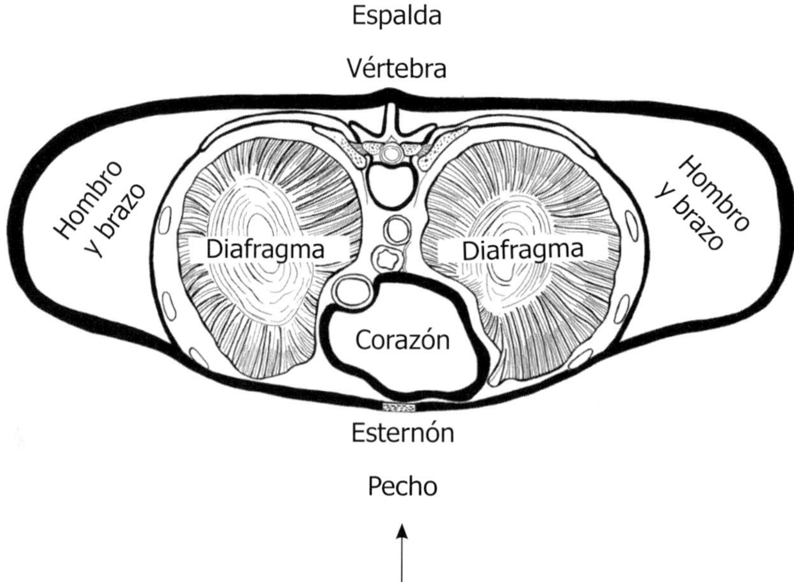

Sección del tórax sin proyección de los hombros hacia delante (sin rotación): indica que no hay acortamiento del diafragma ni de los pectorales y que la respiración no está bloqueada.

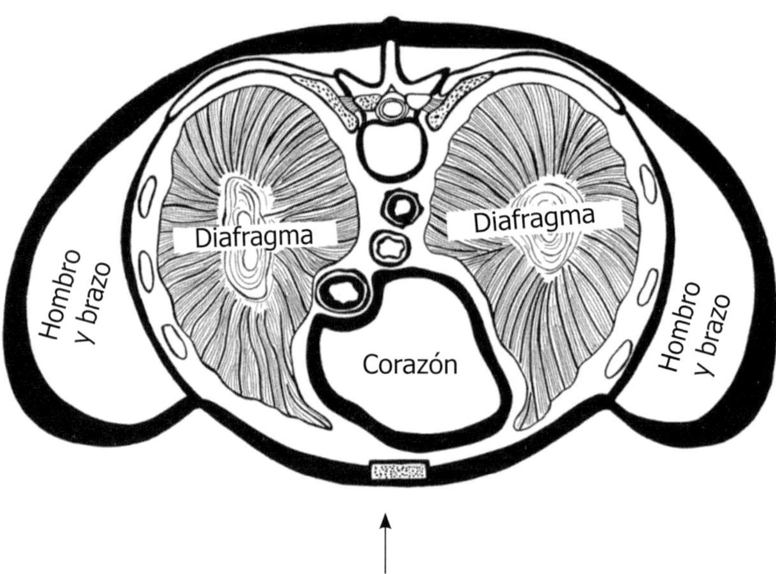

Sección de la caja torácica con los hombros proyectados hacia delante a causa del acortamiento de distintos músculos (diafragma, dorsal ancho, pectoral mayor... y el resto de músculos del brazo). Éste es el tipo de tórax propio de los cardíacos: la respiración está bloqueada.

20.4. A causa de la ausencia de descarga de la energía del tórax a través de las piernas, y de su contención en la parte alta del cuerpo, las extremidades inferiores se vuelven cada vez más delgadas

El caminar, el correr, el sexo... son elementos muy semejantes a una toma de tierra.

La prueba de que la energía no circula hacia las piernas la tenemos en los cada vez más frecuentes problemas de rodillas en personas occidentales. Esto no ocurre en los orientales que, desde la infancia, han aprendido a sentarse en cuclillas, **a bajar el centro de gravedad del cuerpo desde el tórax a la pelvis y las piernas**. Ese bajar el centro de gravedad hacia la pelvis y piernas va siempre acompañado de posturas en las que las piernas se estiran necesariamente y fluye hacia ellas la sangre y el oxígeno (es decir, los nutrientes y el oxígeno imprescindibles para los procesos metabólicos: la energía).

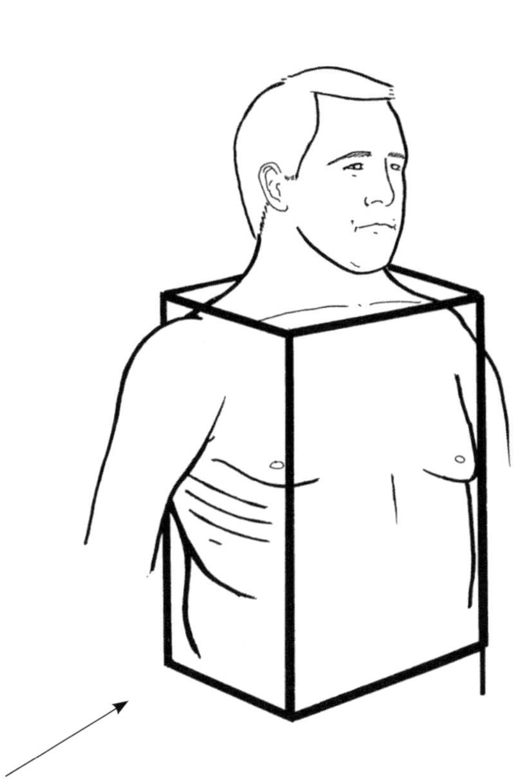

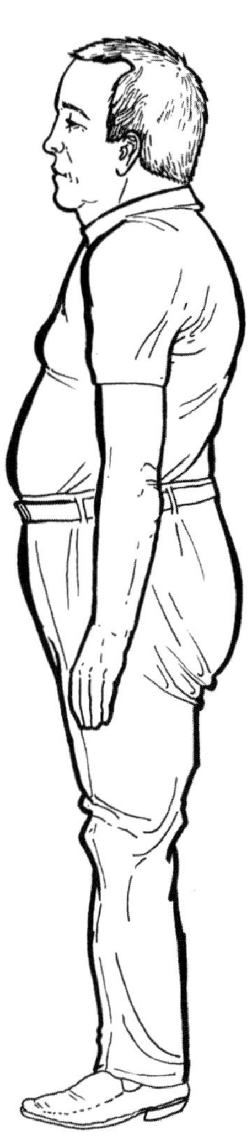

Cuando la caja torácica adopta esta forma, vemos que el cuello está acortado: esto guarda relación no sólo con la estructura que ha adquirido el tórax, sino también con el hecho de no descargar los impulsos tampoco a través de los brazos.

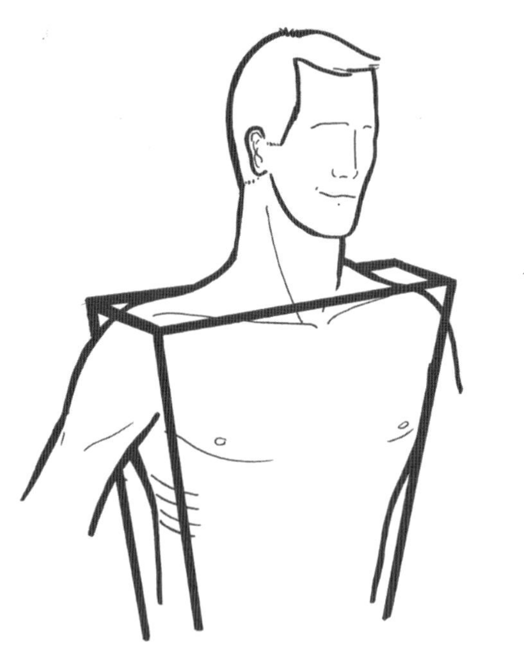

En lugar de esta caja torácica amplia y abierta de la que salen los impulsos con espontaneidad hacia los brazos y las manos...

...tenemos esto que vemos en los dos dibujos de abajo. Ya sabemos que el diafragma (mediante sus inserciones en las costillas) es uno de los músculos que, al acortarse, produce una caja torácica en forma de tonel o abultada en lugar de plana, **pero también todos los músculos inspiradores altos, y en particular, el pectoral menor, el serrato mayor y un auxiliar de la respiración como es el pectoral mayor, son causantes de esta deformación del tórax.**

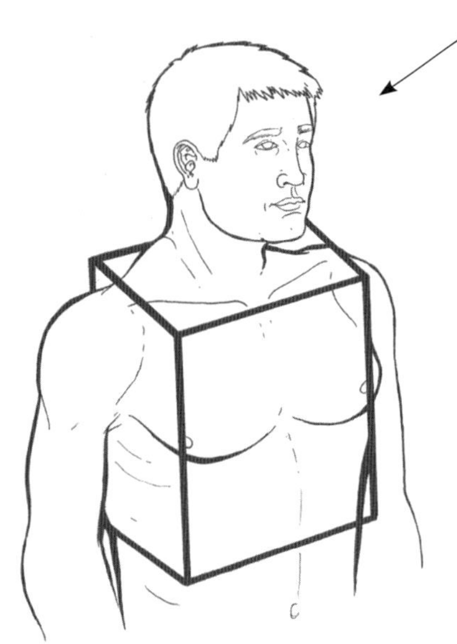

En cualquiera de estos casos, la forma que adopta la caja torácica está acompañada de un bloqueo de la respiración en inspiración: la espiración apenas se produce, el sujeto está habitualmente «lleno», como un recipiente a punto de rebosar.

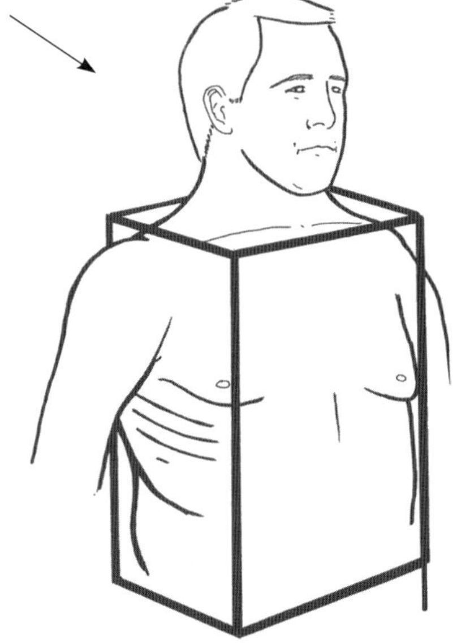

20.5. No se nace con una caja torácica atlética o, al contrario, son los músculos los que van dando forma al tórax

He insistido en un hecho fundamental para la estructura del cuerpo: los huesos son elementos pasivos y sus deformaciones se deben a las tracciones que sobre ellos ejercen los músculos. **Esas tracciones están directamente ligadas a los estados emocionales, puesto que el tono de los músculos depende del estrés o de su ausencia; de la seguridad en uno mismo o, en contraste, de la autoconfianza; de la calma o de su carencia; del miedo o, por el contrario, de la sensación de seguridad.**

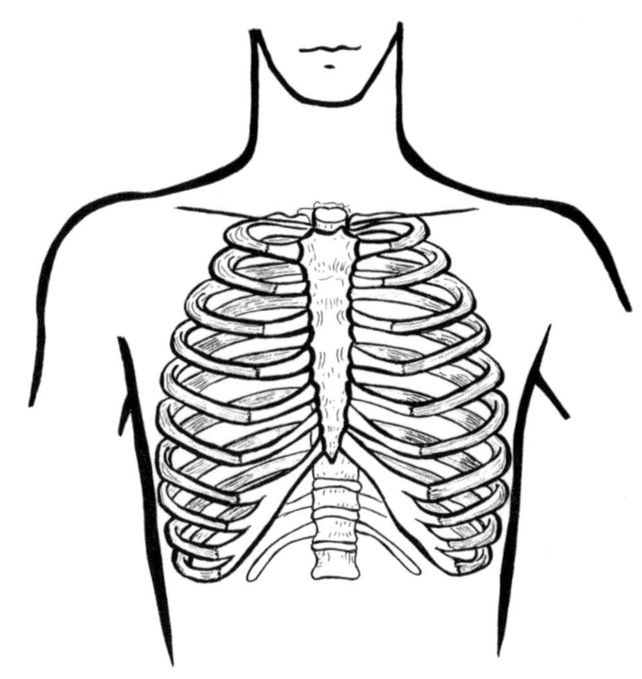

Tal como van acortándose el diafragma, el resto de músculos de la respiración y los de los brazos (el coracobraquial, por ejemplo), el tórax adopta esta forma abombada, a punto de estallar.

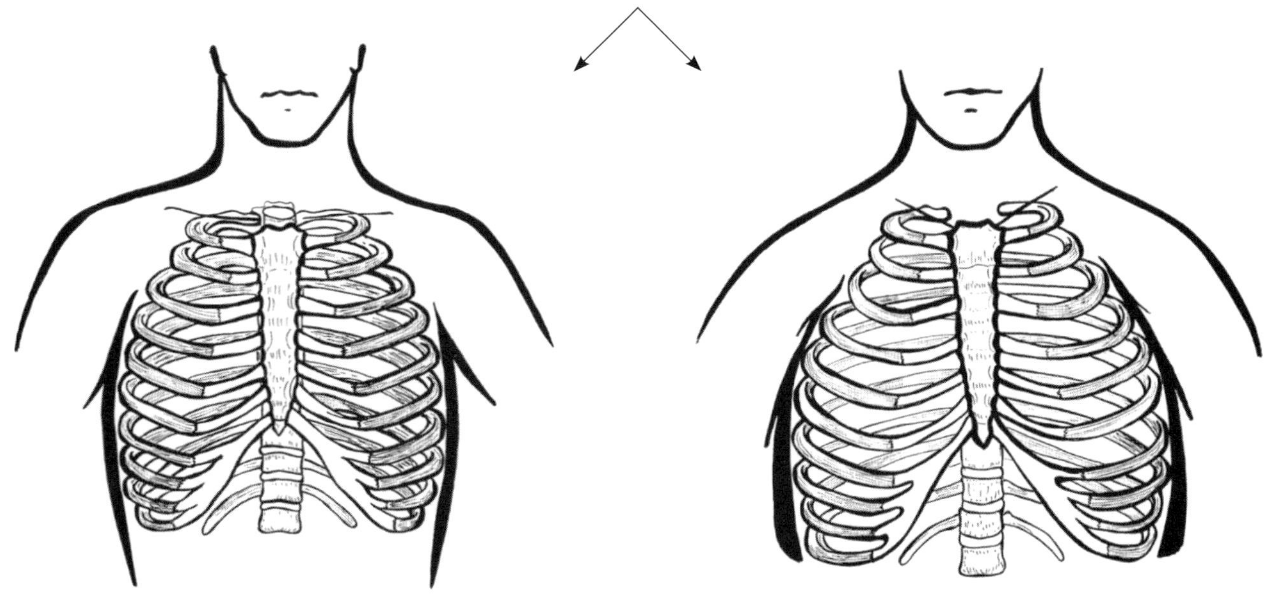

Los nervios que mueven el corazón y el diafragma pasan por el cuello. Por tanto, según sea el estado de la musculatura (con tono justo o, por el contrario, tenso), así será la transmisión de los impulsos nerviosos.

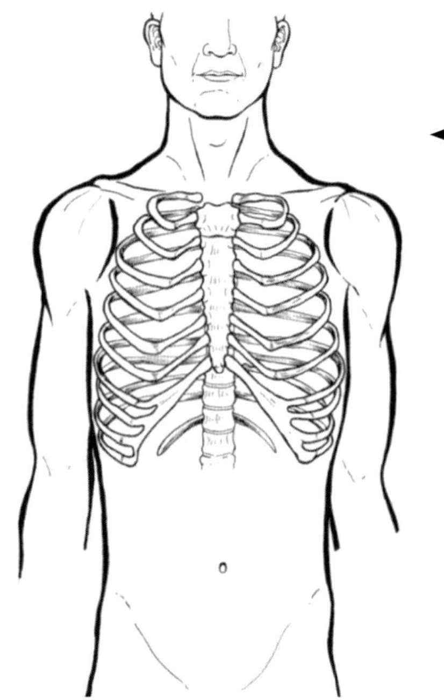

Con dietas severas puede conseguirse una delgadez extrema, pero no por ello habrán desaparecido las tensiones musculares ni los acortamientos. Perder kilos no guarda ninguna relación con el hecho de que la musculatura conserve un tono justo y no esté acortada.

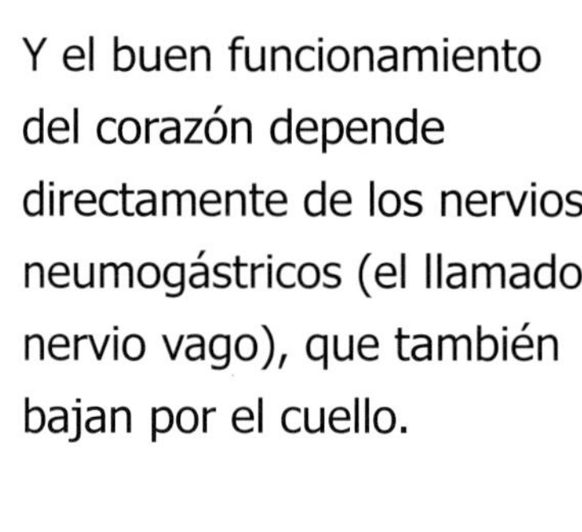

Y el buen funcionamiento del corazón depende directamente de los nervios neumogástricos (el llamado nervio vago), que también bajan por el cuello.

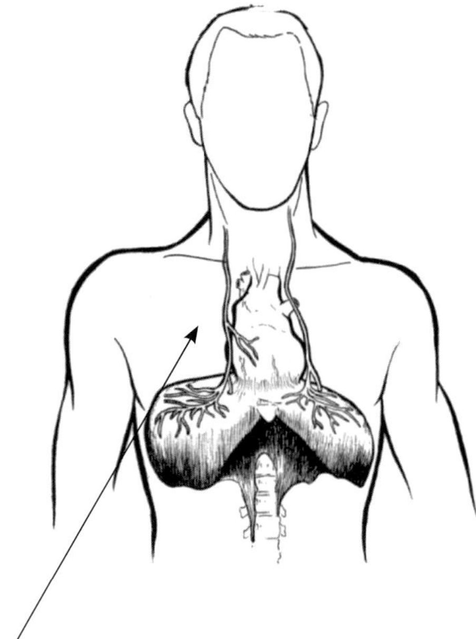

Los nervios frénicos son **los únicos** que inervan el diafragma. Bajan por el cuello: según sea el estado de la musculatura del cuello, así se transmitirán los impulsos hasta el diafragma, tan directamente ligado al corazón.

20.6. Masajes para relajar el tórax abombado y el diafragma. Después hay que estirar los brazos y las piernas para poder descargar la energía por las extremidades

Hacemos que el paciente se coloque tumbado boca arriba (decúbito supino) sobre una superficie lisa. Ponemos una pelota de gomaespuma grande bajo su cráneo: recordemos que nunca debe estar bajo las vértebras cervicales.

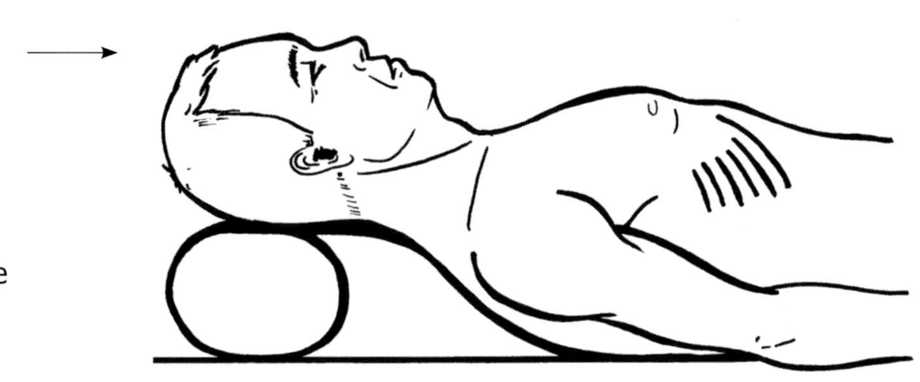

Comenzamos por relajar los músculos intercostales. Vamos hundiendo suavemente el pulgar entre costilla y costilla siguiendo la línea de las costillas desde el esternón hacia los costados de la caja torácica.

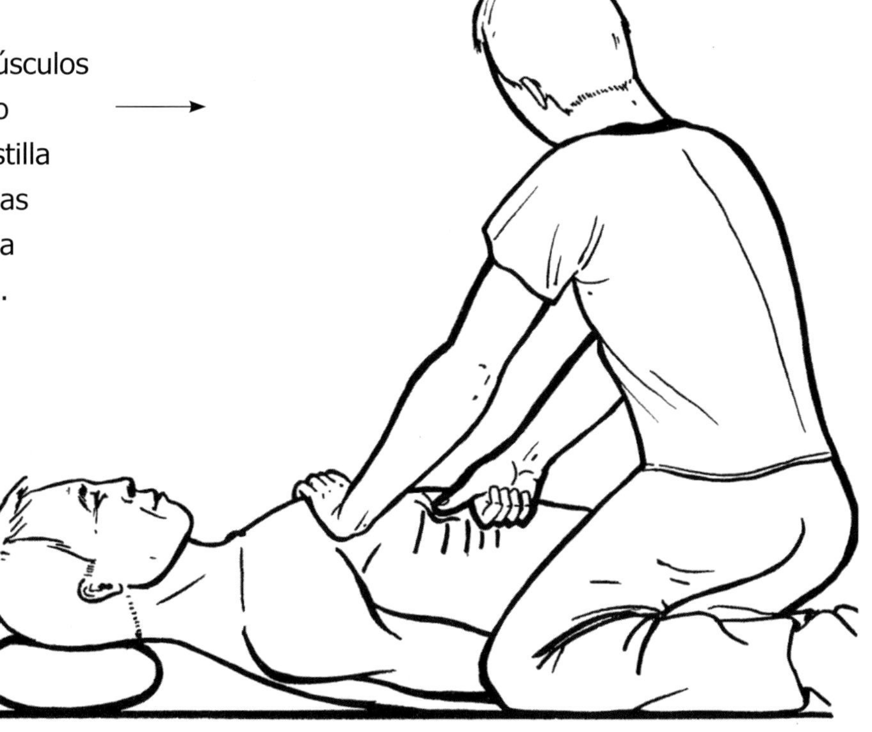

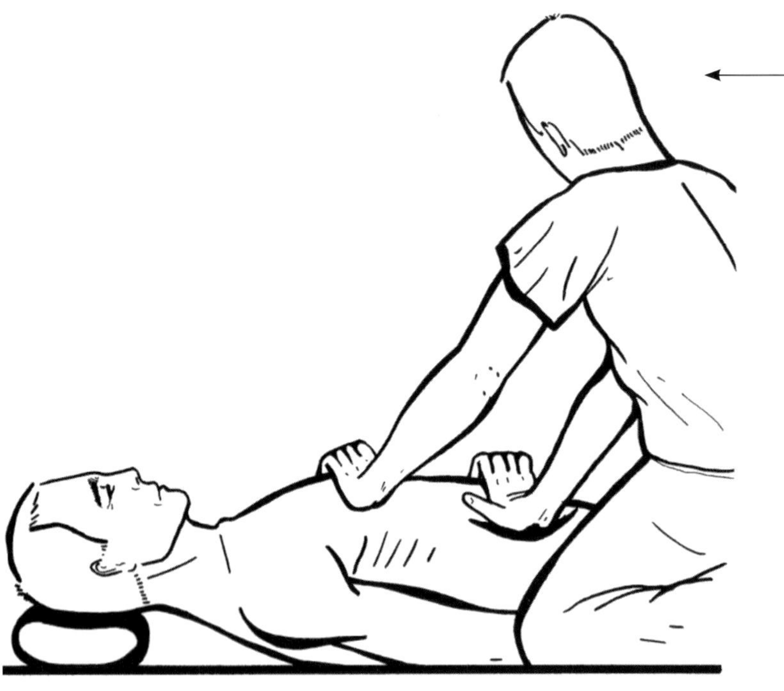

A continuación masajeamos suavemente el vientre pero llegando poco a poco hasta su profundidad con el fin de relajar indirectamente el diafragma.

Numerosas personas tienen puntos del vientre con «nudos». Son zonas bloqueadas como si en ellas hubiera algo estancado.

Hemos de llegar hasta esas zonas y masajear primero suavemente y luego con más vigor, hasta relajarlas: el ablandamiento del vientre tendrá como consecuencia segura una relativa disminución de la tensión del diafragma.

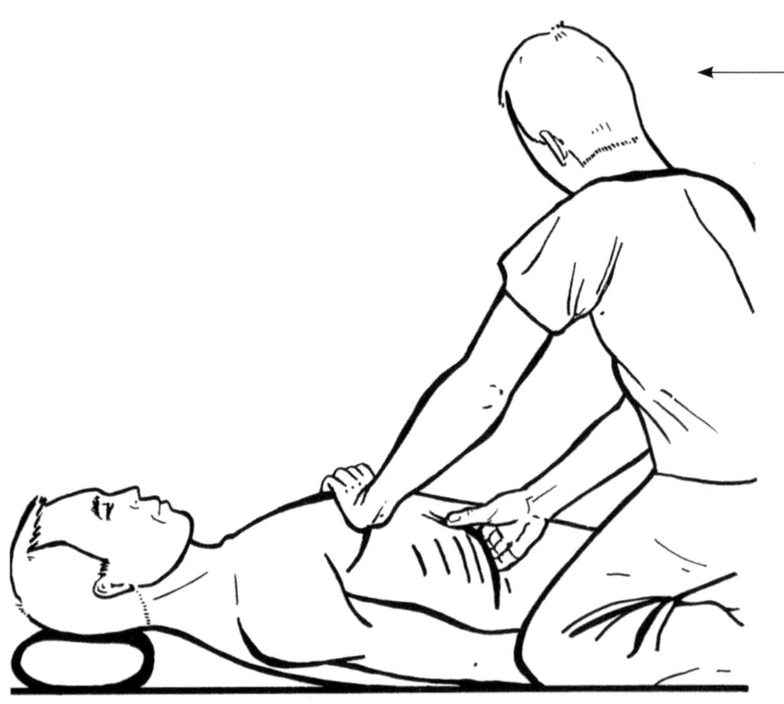

Después masajeamos el diafragma metiendo los dedos suavemente debajo de las costillas bajas y bordeándolas, desde el centro hacia los costados del tórax.

Ahora preparamos el tórax para ensancharlo: pellizcamos
con toda la mano la musculatura del costado de la caja
torácica (serratos, oblicuos) en la medida en que puedan
agarrarse...

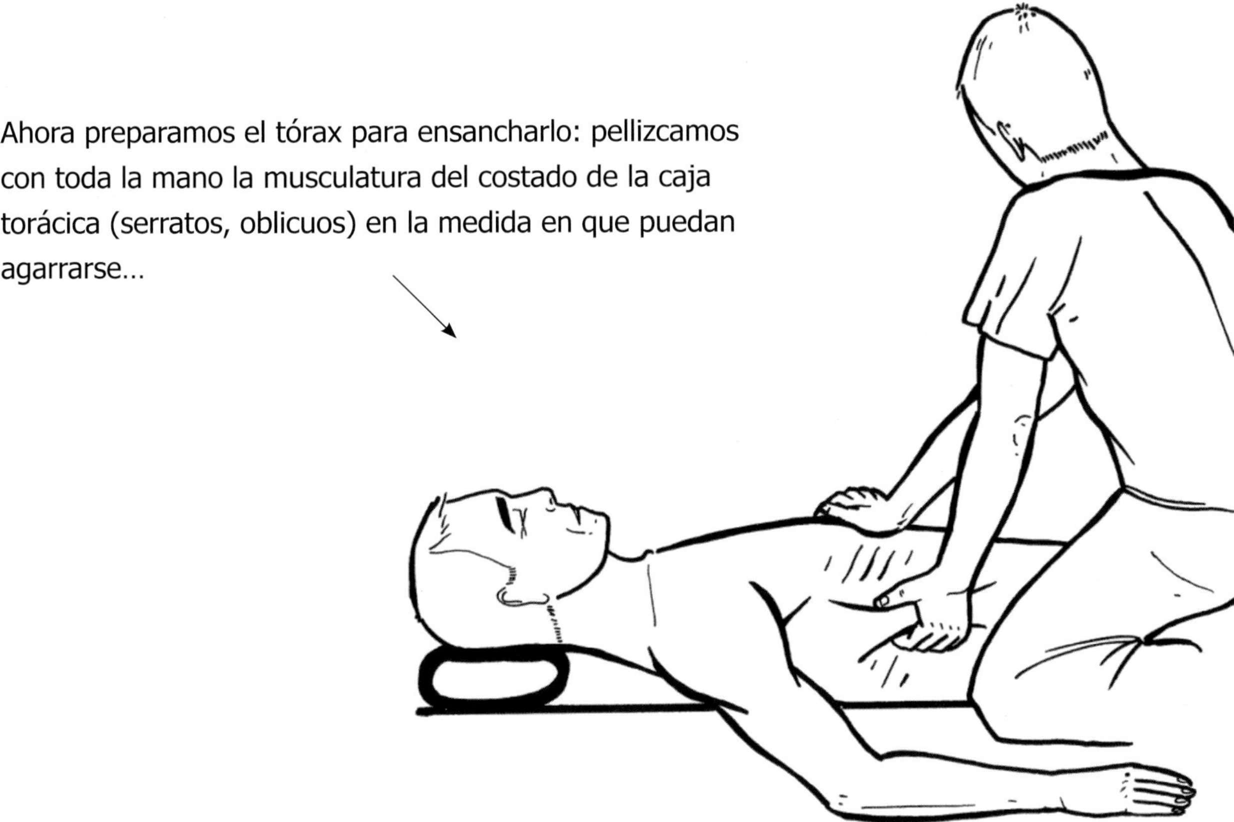

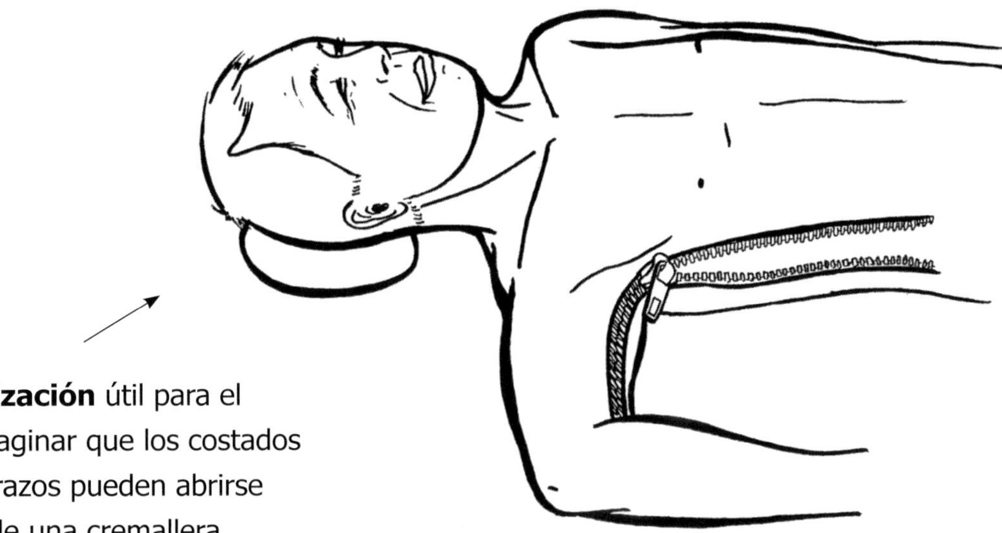

Ésta es una **visualización** útil para el
paciente: puede imaginar que los costados
de su tórax y sus brazos pueden abrirse
como si se tratara de una cremallera.

**Sólo es una visualización y prepara
el camino para estirar los músculos**,
pero por sí misma no soluciona nada.

20.7. Otros masajes para liberar el tronco

EL objetivo del trabajo que venimos explicando es recuperar la forma amplia y aplanada de la caja torácica, en armonía con el grosor de los brazos, que han de dejar de ser una especie de tubos obstruidos que retienen los impulsos. Por tanto, el trabajo del tórax ha de ir acompañado de estiramientos de brazos y de nuca, pero también de piernas para poder descargar la energía en el suelo.

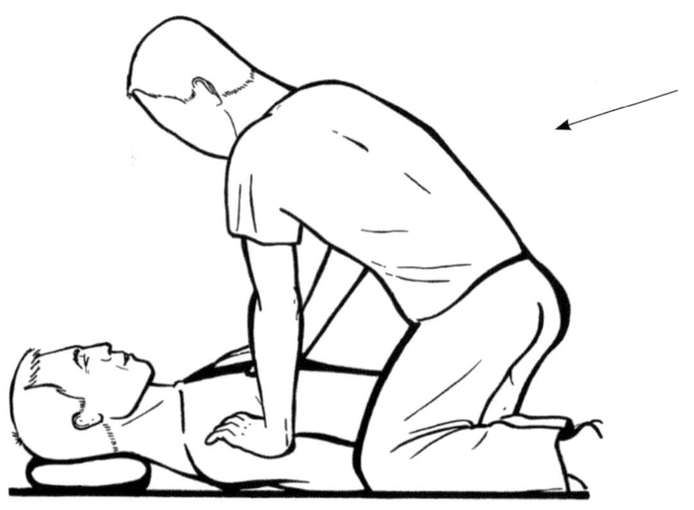

Presionamos el pecho con suavidad y firmeza, aguantando, pidiéndole siempre al paciente que no contenga la respiración y que haga todo lo posible por bajar la nuca presionando la pelota de gomaespuma.

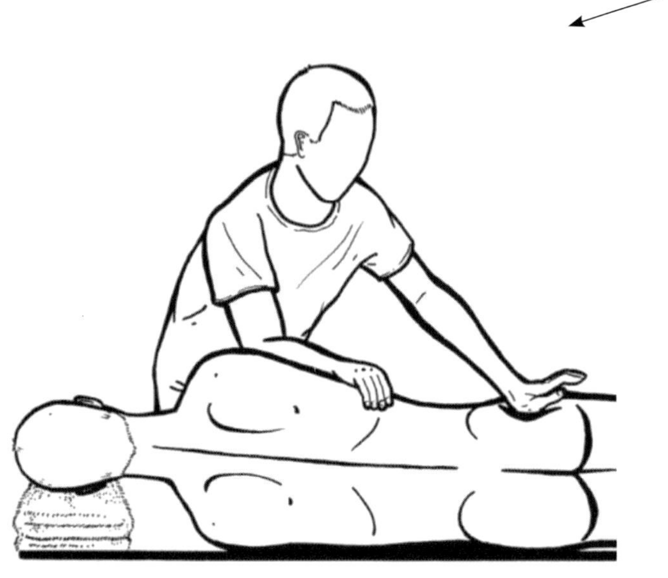

Un trabajo corporal imprescindible con los cardíacos: aflojar y estirar la musculatura de la pelvis y las piernas, incluidos los músculos profundos (glúteo menor, piramidal...), puesto que las cardiopatías que no tienen su origen exclusivo en una nutrición que ha obstruido las arterias están causadas muy probablemente por las actitudes retentivas de los cardíacos, que no descargan la energía contenida en el tronco. Por ese motivo, en muchos cardíacos las piernas son delgadas, de aspecto «raquítico» en relación con el tronco hipertrofiado. Ese aspecto disminuido de las piernas se debe a que su musculatura está muy contraída y no a que sean piernas débiles. No lo son en absoluto.

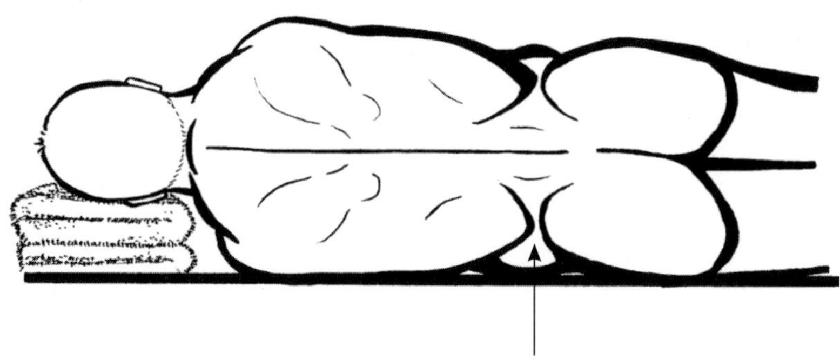

Cardíacos: tienen los músculos oblicuos sin tono (por tanto, la espiración es debilísima y la respiración está bloqueada en inspiración, como es propio en alguien que retiene). Esa pérdida de tono de los oblicuos, y la desaparición del espacio entre las costillas bajas y los huesos que marcan la línea de la cintura, es debida al acusado acortamiento de la musculatura de la cadena muscular posterior, y, más en concreto, al acortamiento de los músculos bajos y centrales de la espalda.

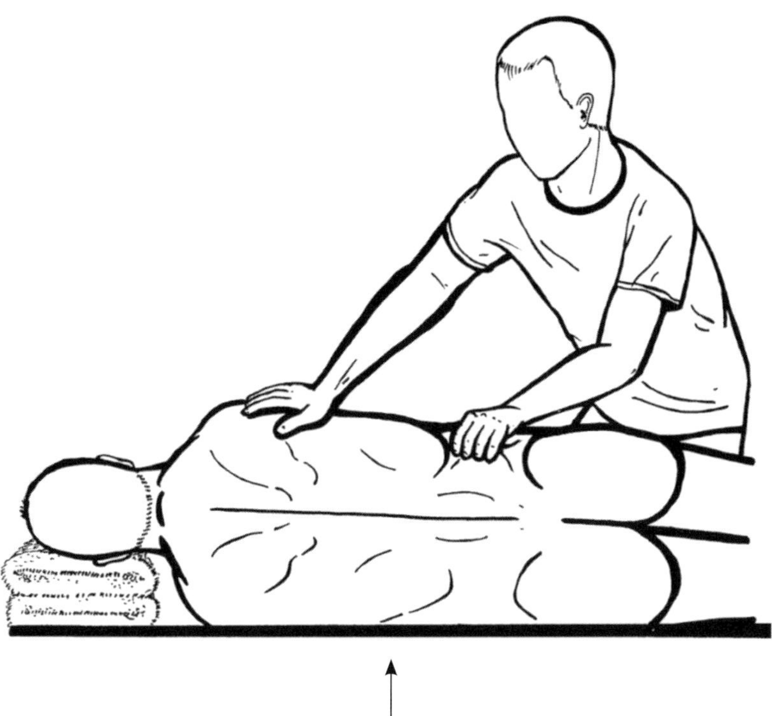

La pérdida de tono de unos músculos espiradores como son los oblicuos es consecuencia no sólo del acortamiento de la cadena muscular posterior, sino también de la acción que los brazos han ejercido sobre el tórax. Tras estirar estas cadenas y en trabajo paralelo, intentaremos recuperar la mayor cantidad de distancia posible entre las costillas bajas y los huesos que marcan la línea de la cintura (las crestas ilíacas posteriores y anteriores). Es imprescindible recuperar el espacio entre las costillas bajas y los huesos que marcan esa línea de la cintura y, de esta forma, devolver el tono a los músculos oblicuos que, precisamente por ser espiradores, cumplen una función particularmente escasa en las personas cardíacas: espirar, dejarse ir, soltar la tensión.

20.8. Crucial para la salud: mantener en buen estado los vasos sanguíneos

Los ateromas son placas de grasa que se solidifican en el interior de las arterias o los capilares, y los obstruyen parcial o totalmente. Por tanto, no sólo dificultan el paso del caudal sanguíneo, sino que pueden llegar a impedirlo por completo de tal manera que una parte del músculo cardíaco quede sin sangre y sin los nutrientes, y, sobre todo, sin el oxígeno que transporta la sangre. El resultado es la necrosis (muerte) de una parte del corazón: eso es un infarto.

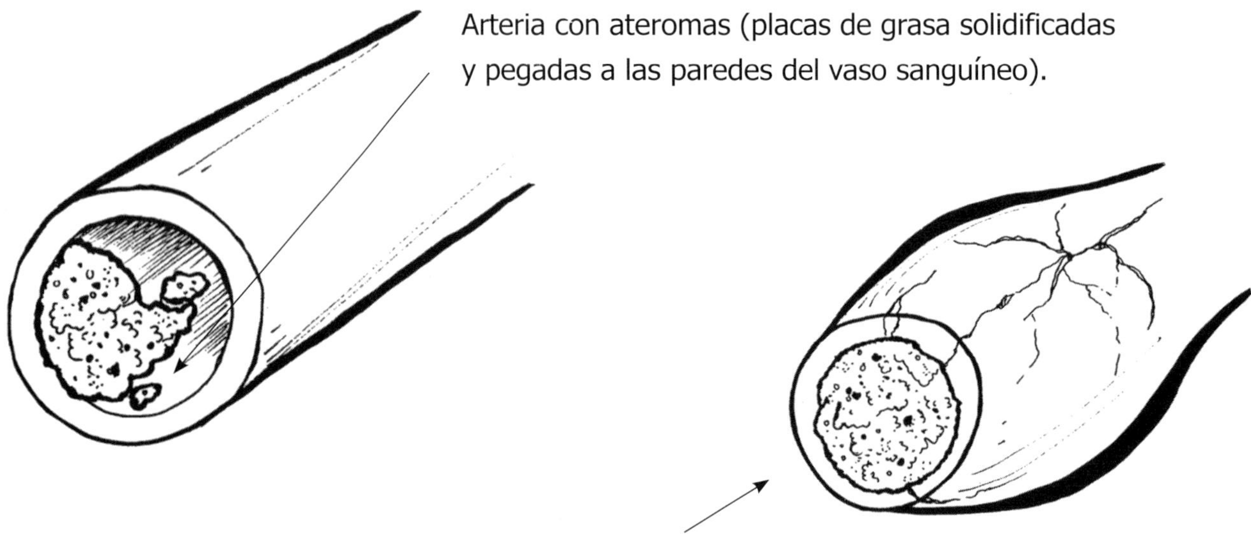

Arteria o capilar completamente obstruido por las placas de grasa solidificadas. Puede romperse y provocar derrames de consecuencias gravísimas o letales: por ejemplo, si esto ocurre en el cerebro.

La alimentación y el ejercicio son claves para la salud del sistema circulatorio. Recordemos que el interior de los vasos sanguíneos está hecho de colágeno. Por tanto, la alimentación debe contener los elementos que permiten la fabricación de esta proteína (la más abundante de todo el cuerpo). Ya sabemos que esos elementos son, como mínimo: las proteínas, la vitamina C y el magnesio. La lecitina de soja es un suplemento de particular importancia para evitar la obstrucción de los vasos sanguíneos ya que se trata de un emulsionante de las grasas sólidas (esto es, actúa de forma semejante a un desatascador de tuberías).

En segundo lugar, el ejercicio: el ejercicio hace que la sangre circule más aprisa y, según manuales médicos universitarios de Anatomía y Fisiología, contribuye a despegar y arrastrar la materia grasa que puede haberse depositado en la luz de las arterias o de los capilares.

Frente a los tópicos de la fisioterapia clásica, aclaremos el funcionamiento muscular: el caso de la natación

La natación no sólo no resuelve los problemas de espalda, sino que los agrava

«Haga natación» es uno de los tópicos médicos más repetidos cuando un paciente consulta al traumatólogo sobre el dolor de espalda. Decir «Haga natación» es una forma rápida y fácil de librarse del paciente, ya que no requiere explicación ni esfuerzo alguno.

En principio, moverse es mejor que no moverse, luego en teoría la natación es buena. Sin embargo, moverse o hacer ejercicio de cualquier manera no es mejor que no moverse: uno puede empeorar –y mucho– su dolencia. Como todo en la vida, lo que cuenta no es lo que hacemos sino cómo lo hacemos. Y esto es aplicable al movimiento. Si observamos los músculos que se ponen en marcha durante la natación, comprenderemos que esta práctica no resuelve ningún problema de la estructura corporal y, desde luego, no elimina los problemas de espalda, sino que los agrava.

El cuerpo de los nadadores, que tanta admiración despierta, revela muy graves problemas, apenas percibidos, porque de costumbre la gimnasia clásica y los deportes califican como bueno aquello que no es más que habitual, y no es bueno en absoluto.

Es comprensible que al practicar natación, numerosas personas experimenten alivio de alguno de los males por los que han acudido al médico. El movimiento que supone este tipo de ejercicio (o deporte, según se lleve a cabo) les elimina una parte del estado de anquilosamiento en el que probablemente se encontraban. Esto es bueno: no somos vegetales hechos para la quietud sino animales, cuya característica esencial es el movimiento.

Ahora bien, ¿por qué motivo tantas personas abandonan la natación que les ha prescrito el médico o el fisioterapeuta, al igual que muchos otros también dejan de practicar las tablas de ejercicios o movimientos igualmente indicados por estos profesionales? ¿Qué ocurre al cabo de un cierto tiempo que no cesan de aparecer excusas y más excusas en la mente del paciente?

Lo que ha ocurrido es que el cuerpo sabe infinitamente más y va mucho más allá en su autoconocimiento (aunque sea inconsciente) que los clichés, tópicos y respuestas estereotipadas que los médicos han dado al paciente. El cuerpo sabe y siente que lo que está haciendo le sienta mal; que después de un período de pérdida de anquilosamiento, acumula más tensiones que le aumentan la rigidez en lugar de disminuirla; que los problemas se agravan en vez de desaparecer; o que se manifiestan otros dolores nuevos. Algo va mal. Y el cuerpo lo sabe y lo siente. Por eso aparecen las excusas: «Últimamente ya no tengo tiempo para ir a la piscina», «No tengo fuerza de voluntad», «Soy descuidado para mi propia salud»... Autojustificaciones para mitigar el sentimiento de culpa por no estar haciendo lo que el médico (el que supuestamente sabe más) ha ordenado.

En todo caso, habría que distinguir la natación como simple juego, como divertimento en el que uno se relaja, desconecta de su estrés y las tensiones de la vida diaria, como un estar agradable y sin forzarse, frente a la natación como práctica deportiva para corregir la estructura corporal.

Éste es uno de los movimientos de los brazos y de las posturas del cuerpo necesarios para practicar natación, cualquiera que sea el estilo. En esta y en las próximas páginas, veremos los mecanismos musculares que requiere, y por qué motivo agrava las curvas de la columna y resulta nocivo.

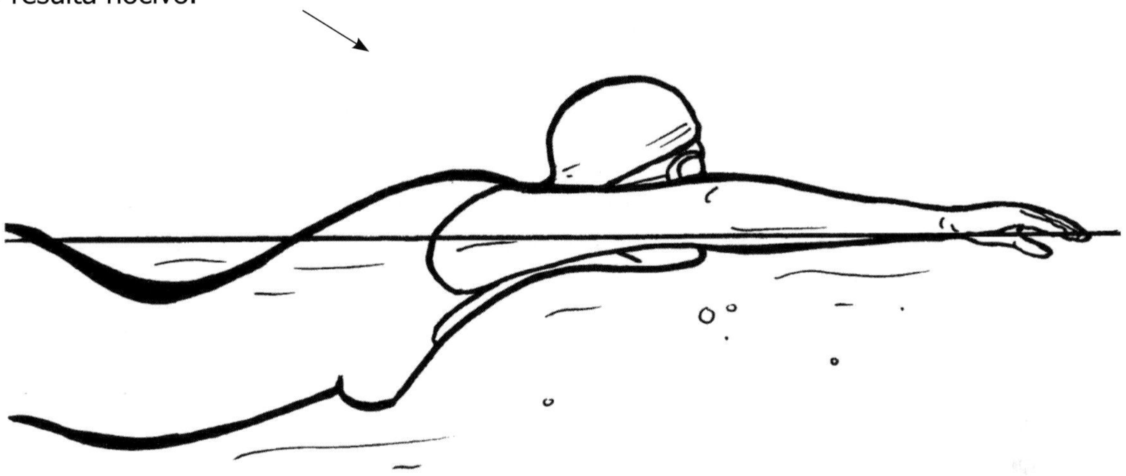

En la ilustración siguiente vemos uno de los músculos que más actúan durante la natación: **el dorsal ancho.** Está entre los más grandes y fuertes del cuerpo y conecta los brazos con toda la zona lumbar y con los huesos de la pelvis. Lo hemos visto como parte de la gran cadena muscular posterior. Nadar requiere propulsarse con las piernas y, sobre todo, los brazos. Al proyectar los brazos hacia delante, tal como vemos en la ilustración, estiramos del dorsal ancho desde arriba hasta la zona lumbar y más abajo, hasta la pelvis. En consecuencia, la curvatura de los riñones se acentúa necesariamente, la parte alta de la espalda y la nuca se cargan, toda la musculatura posterior se tensa (esto es, se acorta) todavía más.

Los movimientos necesarios para la natación acentúan la curvatura lumbar.

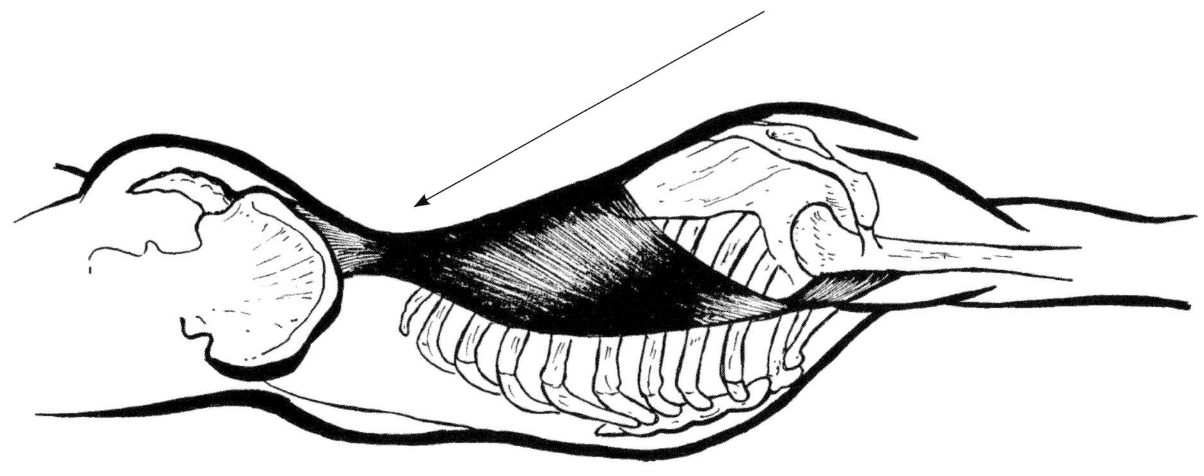

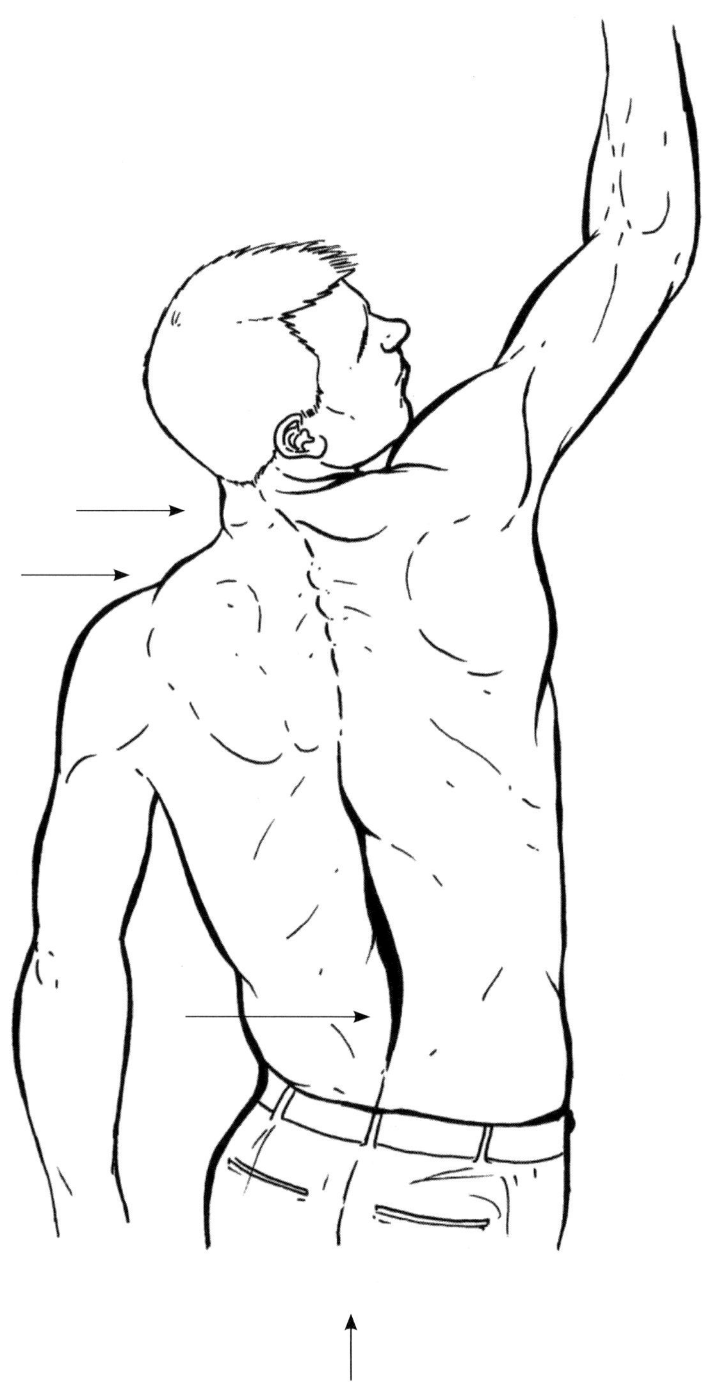

**Todos los deportes y trabajos cotidianos que obligan a mantener los brazos
levantados acentúan la curvatura lumbar (lordosis) y la cervical, creando graves
tensiones crónicas en la nuca y en la región de los riñones; de hecho, en el conjunto
de la espalda**: así, los tenistas, los jugadores de baloncesto, de balonmano, los nadadores…,
pero también los pintores, los peluqueros, los albañiles o electricistas… En estos casos y en
muchos otros, un músculo tan potente como el dorsal ancho enlaza los brazos y los huesos que
marcan la línea de la cintura tirando de las crestas ilíacas y acentuando la curvatura lumbar.

21.1. La postura de brazos levantados propia de la natación: un caso que no es del deporte sino del arte, Miguel Ángel Buonarroti

Miguel Ángel Buonarroti, el genial escultor, pintor y arquitecto, hizo un esbozo de sí mismo en la posición a la que le obligaba la pintura de la bóveda de la Capilla Sixtina. Y entre sus poemas escribió uno en el que describía con amargura cómo se había deformado su cuerpo por la postura que tuvo que adoptar para llevar a cabo tan extensa pintura: **la de tener que levantar los brazos y mantenerlos levantados**, aunque estuviera semitumbado sobre un andamio curvo. **Si observamos bien, nos daremos cuenta de que ese levantar los brazos es equivalente a los movimientos de la natación, puesto que exige una gran actividad del dorsal ancho y exige arquear la nuca:** exactamente igual que ocurre con la natación. Aunque con un lenguaje propio de su época, deja bien claro en el poema en que describe su cuerpo, que durante los cuatro años que tardó en pintar la bóveda de la Sixtina su nuca quedó gravemente dañada; su zona lumbar se acortó exageradamente y, como consecuencia de la gran curvatura lumbar, las nalgas parecían subir hacia la espalda. En relación con la gran curvatura lumbar, se dibujó a sí mismo con una barriga prominente.

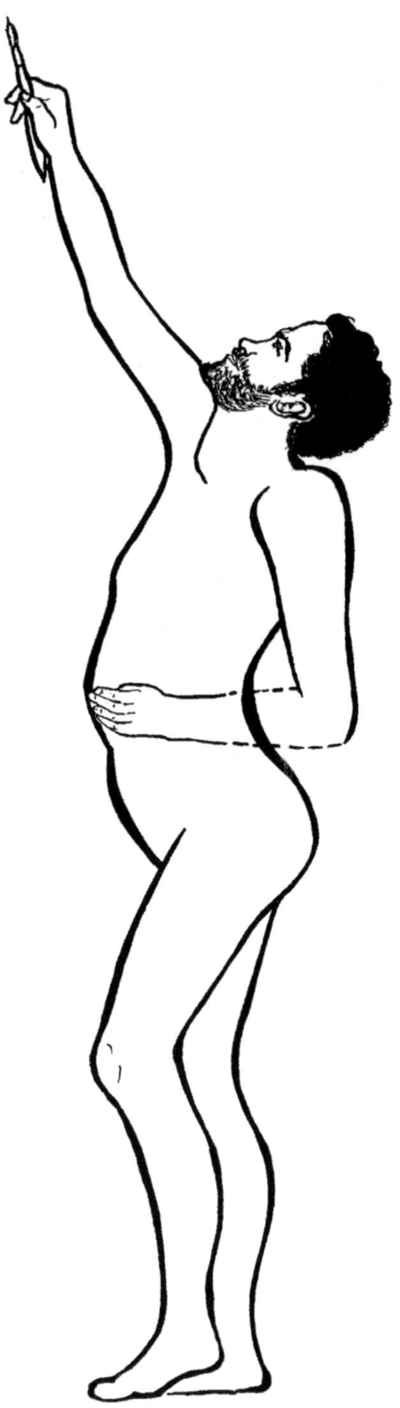

Así se dibujó a sí mismo Miguel Ángel Buonarroti a fin de describir su deterioro físico debido a la postura (levantar los brazos y mantenerlos levantados) para pintar la bóveda de la Capilla Sixtina.

Si observamos las posturas de la nuca, los brazos y las lumbares que Miguel Ángel Buonarroti tuvo que adoptar para pintar la bóveda de la Sixtina, no veremos otra cosa que las posiciones propias de los nadadores. Las consecuencias son muy similares: grave hiperlordosis cervical y lumbar. **La natación no corrige ningún problema de la estructura corporal. La afirmación repetida por tantos médicos («Haga natación») es uno de los muchos tópicos o lugares comunes que se reiteran una y otra vez de forma acrítica, sin pensar por un instante en la musculatura que se pone en juego y, por tanto, en las repercusiones que eso tiene en la estructura del cuerpo.**

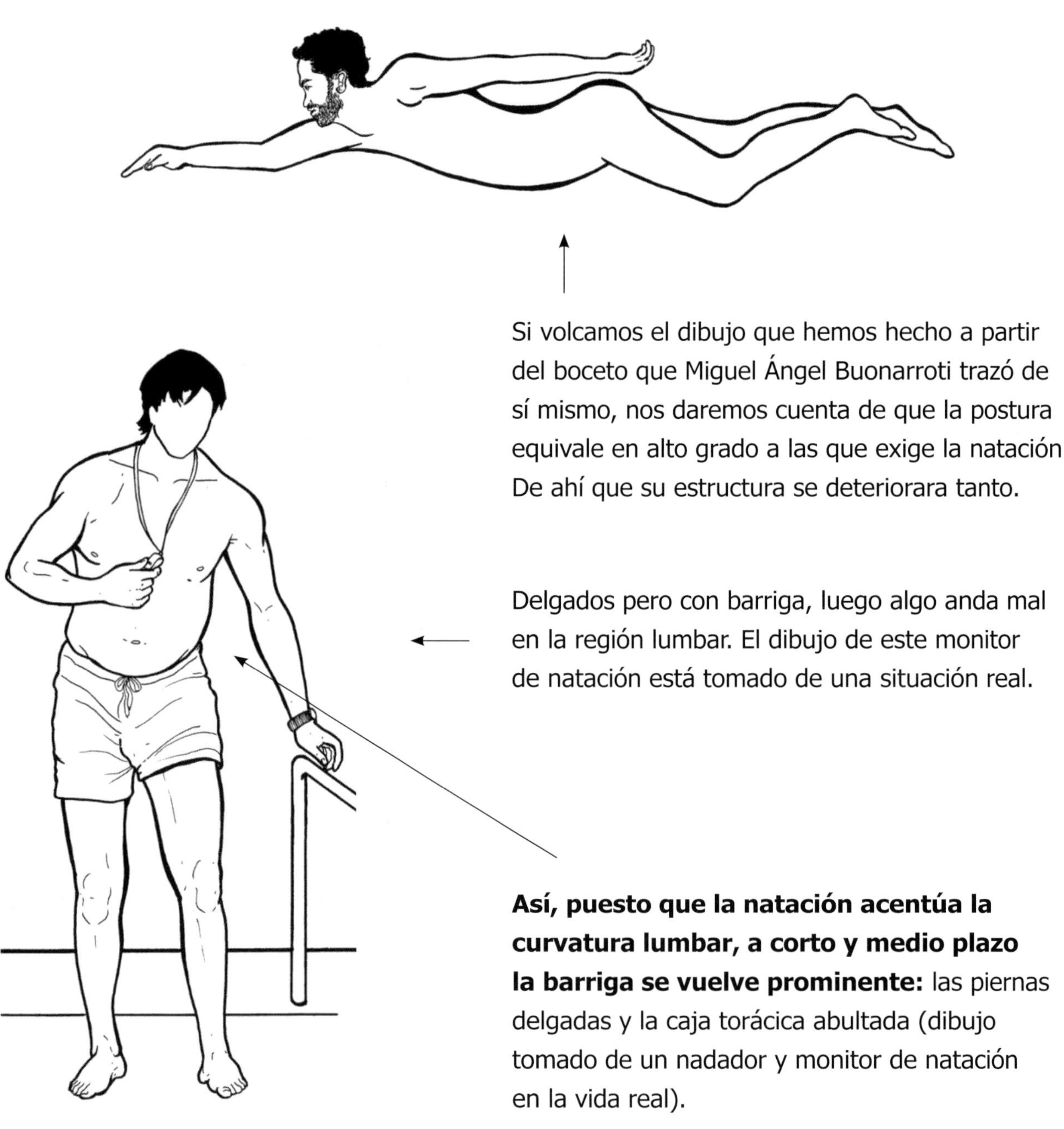

Si volcamos el dibujo que hemos hecho a partir del boceto que Miguel Ángel Buonarroti trazó de sí mismo, nos daremos cuenta de que la postura equivale en alto grado a las que exige la natación. De ahí que su estructura se deteriorara tanto.

Delgados pero con barriga, luego algo anda mal en la región lumbar. El dibujo de este monitor de natación está tomado de una situación real.

Así, puesto que la natación acentúa la curvatura lumbar, a corto y medio plazo la barriga se vuelve prominente: las piernas delgadas y la caja torácica abultada (dibujo tomado de un nadador y monitor de natación en la vida real).

21.2. La idealización del cuerpo de los nadadores que impide ver la realidad

El cuerpo de los nadadores se idealiza porque se da por bueno lo que son problemas graves de la estructura corporal. En el caso de la natación, las anteojeras dificultan de forma extraordinaria la observación objetiva del estado del cuerpo. Analizaremos tres casos de nadadores especialmente famosos (entre ellos el del campeón olímpico Michael Phelps) que revelan los deterioros de la estructura que provoca la natación.

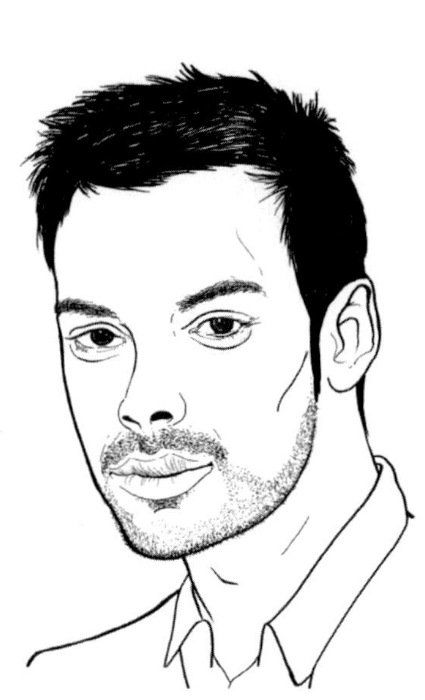

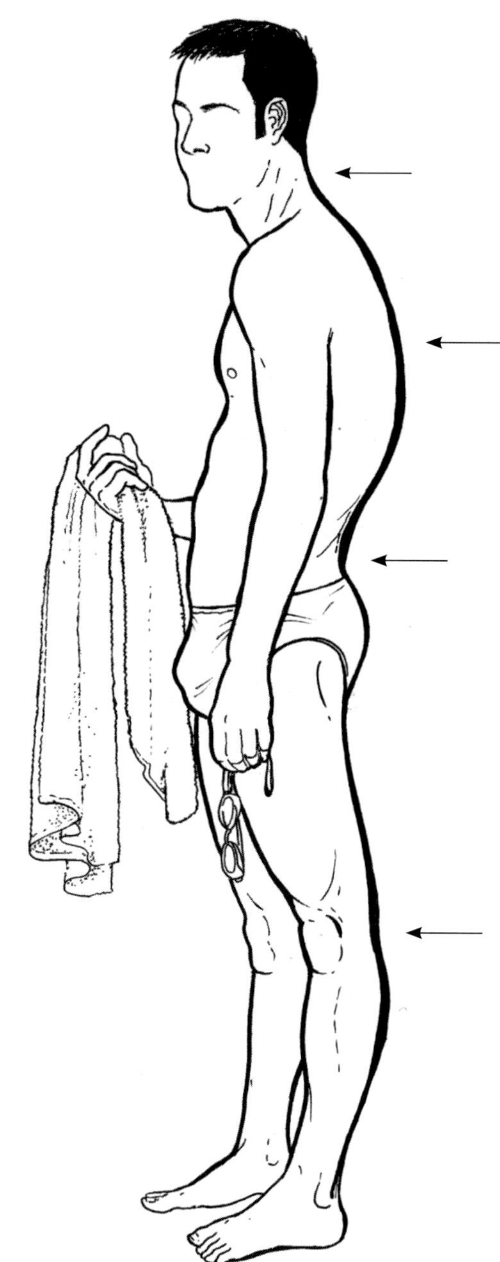

Luca Marin, de los mejores nadadores italianos: gravísima cifosis (la espalda cargada: obsérvese la gran curva), hiperlordosis cervical y lumbar, y recurvatum de las rodillas.

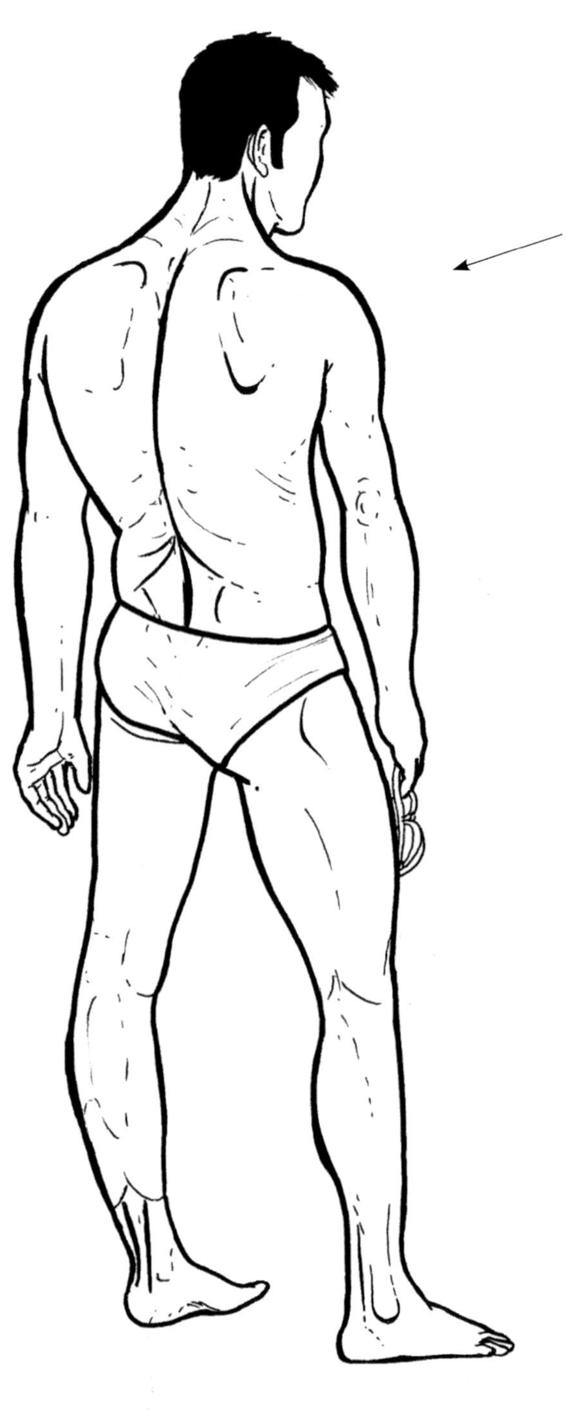

Michael Phelps, campeón olímpico de natación.

Si se observan varias fotografías de este hombre,
se comprobará fácilmente que su delgadez no
excluye una barriga un poco prominente (dura,
pero prominente); una fuerte rotación interna
de hombros (por acortamiento de los pectorales
mayores); espalda cargada; y **terribles** problemas
de piernas: recurvatum y un gran giro de las rodillas
hacia dentro (piernas en equis). Phelps es un
ejemplo clarísimo de que el supuesto cuerpo
«perfecto» que proporciona la práctica de la
natación no es tal: **nadar por diversión o por
puro placer es un asunto bien distinto a
competir o a hacerlo para corregir los
deterioros de la estructura del cuerpo.**

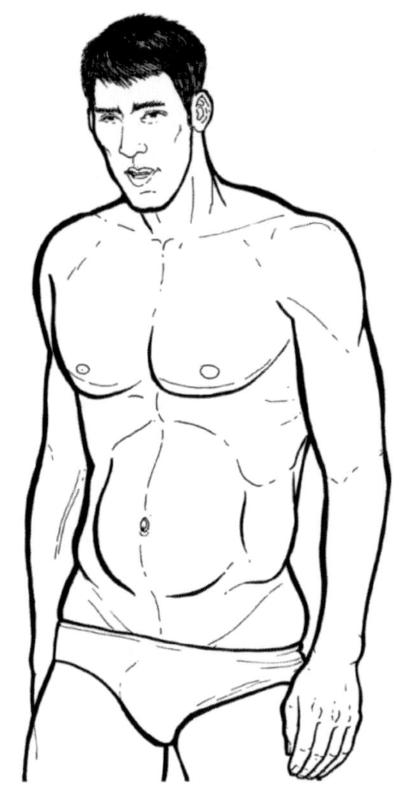

En estas dos ilustraciones vemos a Carlo Pedersoli (se le
conoce más por su faceta y nombre de actor: Bud Spencer).
Fue miembro del equipo italiano de natación y participó en
dos juegos olímpicos (Helsinki y Melbourne). Lo que muestran
los dos dibujos es su aspecto durante la etapa de nadador.
En la página siguiente comprobaremos la evolución de su
estructura corporal.

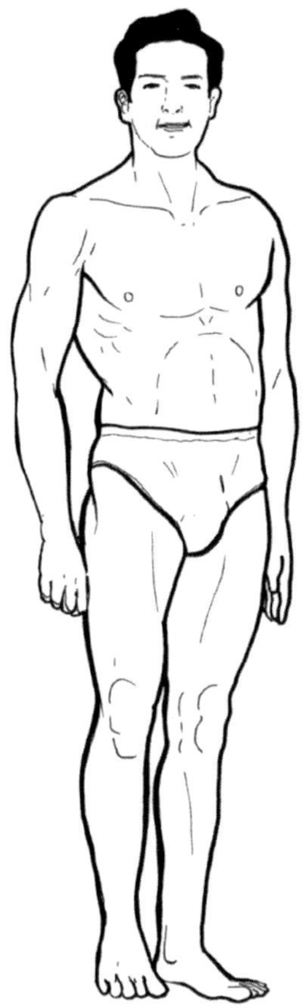

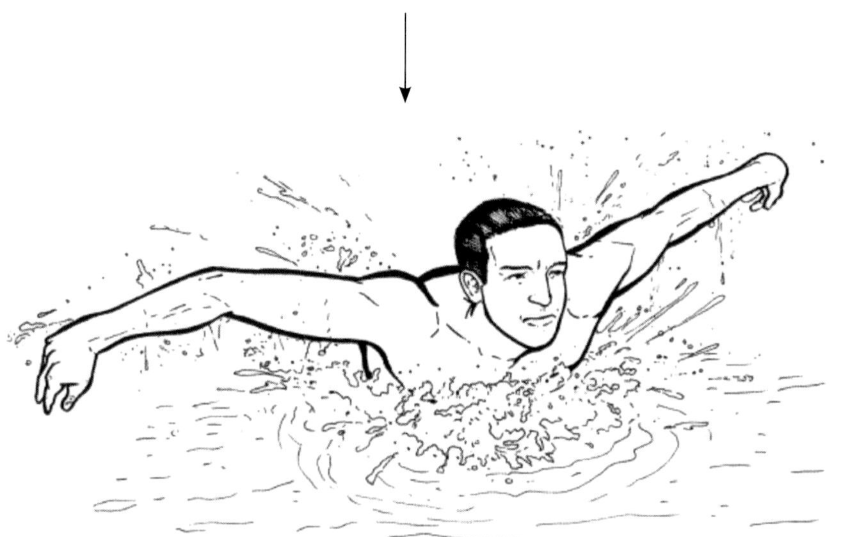

21.3. Más de lo mismo no es mejor

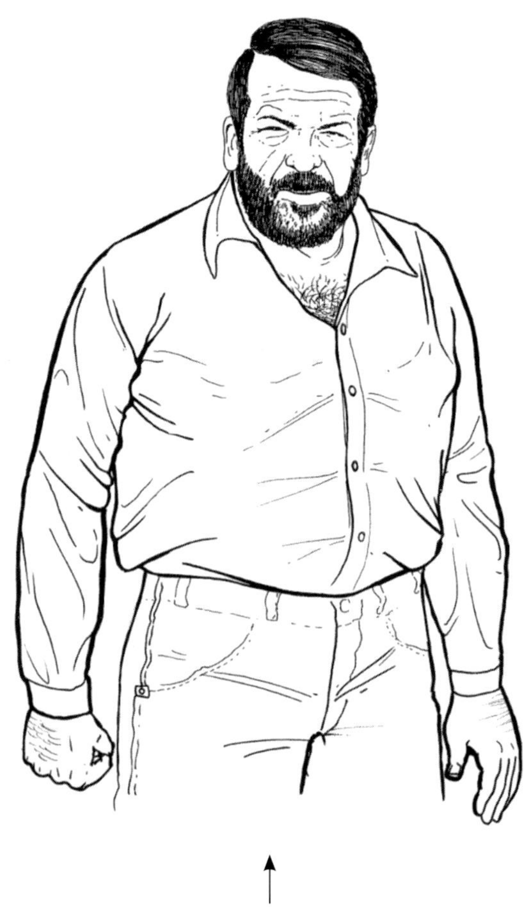

Los partidarios de la neurótica teoría según la cual «más de lo mismo es mejor»
afirmarán sin rubor que el problema de este nadador y actor se reduce a haber engordado
precisamente por haber abandonado la natación y no por haberla practicado de manera
competitiva. En esta obra defendemos la tesis contraria. En su cuerpo observamos los
siguientes problemas: grave acortamiento de la musculatura de la nuca y de la región lumbar,
y la consiguiente acentuación exagerada de la lordosis lumbar; rotación interna de rodillas
y la anteversión de la pelvis que la acompaña; enorme tensión crónica en los brazos...).
Fue precisamente este deterioro, en el que la natación constituyó el factor clave, el que,
al acortar los músculos, encogió severamente el cuerpo y lo convirtió en redondo y pesado.
Con toda probabilidad la obesidad de este hombre no se produjo por abandonar la natación,
sino que fue la natación la que lo predispuso a ella por haber deteriorado su estructura corporal:
**a no ser que creamos que practicar más de lo mismo es mejor, y con ello nos
referimos a continuar practicando la natación indefinidamente, durante toda la vida.**

**Pero más de lo mismo no es mejor, ya que repetir compulsivamente lo que no ha
funcionado antes en repetidas ocasiones no sirve: ¿por qué motivo habría de dar
resultado ahora lo que antes no lo dio?**

A partir de cierta edad en que tenemos la responsabilidad de nuestros actos, somos nosotros quienes predisponemos el cuerpo a las enfermedades que sufrirá o dejará de sufrir.

La estructura del cuerpo evoluciona según cómo hemos vivido la infancia y según lo que después hemos hecho ya más o menos conscientemente. A partir de cierta edad en que tenemos la responsabilidad de nuestros actos, somos nosotros quienes predisponemos al cuerpo —nuestra realidad más tangible y segura— a las enfermedades que sufrirá o dejará de sufrir: ¿o acaso no aplicamos esta tesis razonable a los excesos o no en la alimentación, en la bebida, en el fumar, en el estrés?

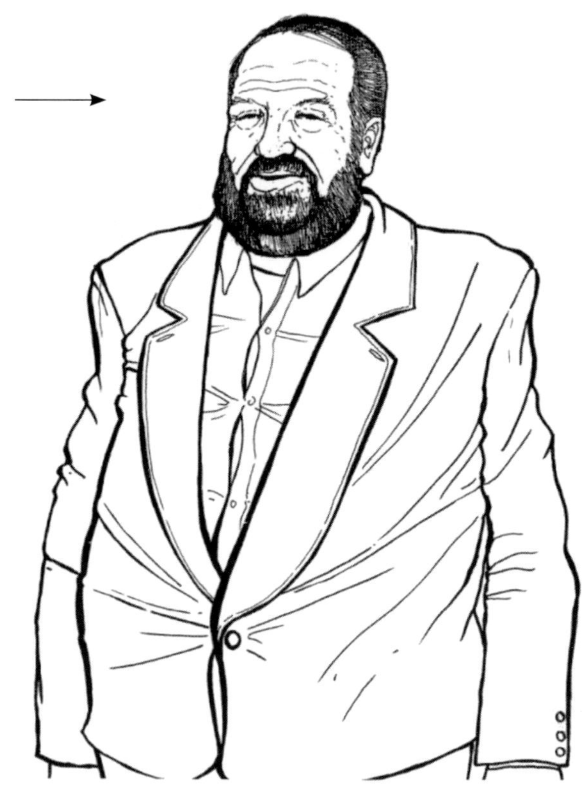

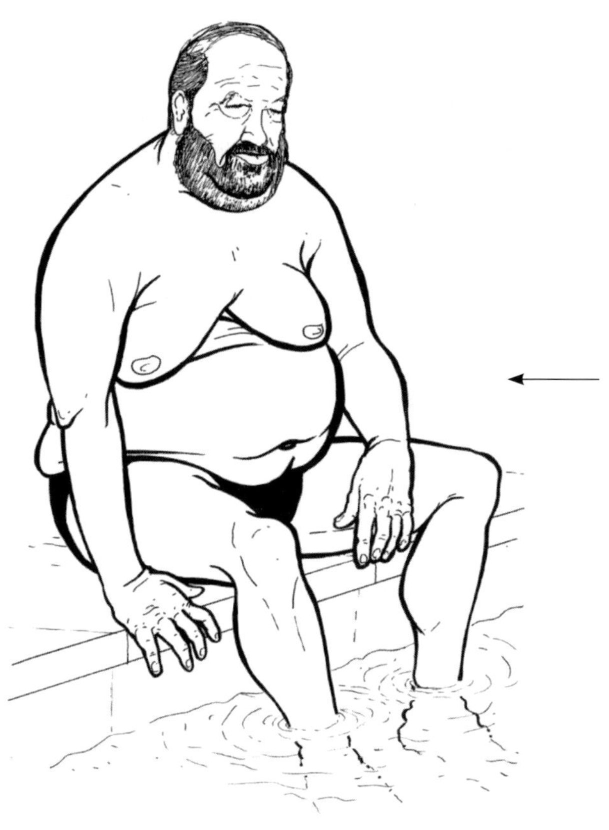

Y si esta tesis es racional y razonable a propósito de las consecuencias de nuestros excesos en determinados aspectos de nuestra conducta, ¿por qué no la aplicamos en lo que respecta al ejercicio que practicamos y, sobre todo, a la forma en que lo practicamos? ¿Acaso la forma en que nos ejercitamos no tiene consecuencias y resulta indiferente? Sabemos que no, que aquellos que se han abultado en el gimnasio se convierten luego en un depósito de grasa.

Apéndice

Sobre la escena narcisista global

Narcisismo y tiranía de la apariencia: los juegos de poder y control entre individuos. Tácticas y maniobras encubiertas mediante seducción, exhibicionismo, simulacro, interpretación y representación

Es un requisito indispensable para la salud física y mental el conservar o recuperar la capacidad de sentir plenamente el propio cuerpo en lugar de percibirlo como una simple imagen que intenta ajustarse a estereotipos.

Sólo cuando sentimos el cuerpo que somos, podemos tener conciencia del daño que nos infligimos a nosotros mismos y a los otros. Y sólo a partir de las sensaciones auténticas del cuerpo, podemos construir un Yo sólido, no sometido a las mutaciones oscilantes de la moda o al capricho momentáneo personal o social.

Introducción

El totalitarismo *bonito* o glamuroso de la sociedad narcisista:
todos iguales en el empeño desesperado por ser diferentes

Aunque en la sociedad occidental de hoy gozamos de una posibilidad nunca antes conocida –la opción de convertirnos en verdaderos individuos, seres con soberanía sobre nuestra propia persona que toman decisiones no necesariamente concordantes con las del grupo–, demasiado a menudo nos dejamos arrastrar por otra de las corrientes actuales y vivimos igualados todos en la búsqueda compulsiva de las pequeñas y mezquinas distinciones de apariencia, de una definición de nosotros mismos que no se fundamenta sobre las sensaciones hondas del cuerpo –las verdaderas, las no fingidas–, sino sobre las volubles arenas movedizas hechas de necesidades y caprichos constantemente mudables según los vaivenes de la moda, que, en general y a pesar del aparente culto al cuerpo, se opone a él.

Los totalitarismos –culturales como es la corriente narcisista imperante, o religiosos, o políticos– odian la idea del individuo y el individualismo porque, como bien ha escrito Jean-Claude Guillebaud en la pág. 189 de su obra *La tiranía del placer*: «todos los totalitarismos son gregarios, colectivistas, comunitaristas, tribales». Los colectivismos ahogan, sacrifican al individuo sobre el ara de sus usos y costumbres, en beneficio del grupo donde cada persona concreta, única, debe disolverse. El narcisismo actual aparenta concedernos una libertad absoluta para definirnos. Sabemos que esa libertad no es cierta y que la pretensión subyacente es la uniformidad, homogeneizarnos, igualarnos en el intento desesperado y paradójico por ser distintos... en lo más superficial y fingido, no en capacidades y en el desarrollo de los talentos.

Por el contrario, la construcción del individuo supone libertad de elección y compromiso con las propias decisiones y no sumisión a las costumbres del grupo o de la masa uniformizada e informe. En suma: supone libertad y responsabilidad singulares, únicas, no transferibles. El individuo es un ser de contornos precisos, construido sobre la base de elecciones claramente definidas y no disuelto en el colectivo homogéneo.

Estamos convencidos de que somos dueños de nuestros actos, pero algo no funciona: ¿dónde radica el problema? Vivimos en una sociedad de individuos escasamente formados como tales y que, debido a su fobia al compromiso, deambulan desorientados según cambian las tendencias, zarandeados por una abrumadora cantidad de estímulos externos y dejándose arrastrar por ellos –sin protegernos de esa agresión en toda regla–. Simultánea e inconsecuentemente, deseamos vivir experimentando serenidad y felicidad.

Narcisismo: el juego de los espejos

Actores, actrices y deportistas: son la imagen de las modas y de la belleza, pero ¿lo son también de la salud?

Por qué no debemos imitar ni a los actores ni tampoco a los deportistas, y por qué debemos gozar sólo de su trabajo de interpretación o de su práctica deportiva.

«La imagen de un deportista posee un desmesurado valor en función de su influencia relativa sobre sectores específicos de la población y, desde luego, no sólo entre los jóvenes. Los deportistas de éxito son auténticos líderes sociales. No son estrictamente líderes de opinión, pero pueden crear, marcar, representar o contribuir a generar tendencias: formas de comportarse, divertirse, conducir, vestirse o perfumarse».

JOSÉ MARÍA MARTÍNEZ SELVA (catedrático de Psicobiología)

La gran mentira. En la mente de los fabuladores más famosos de la modernidad,
Paidós, Barcelona, 2009, pág. 263.

Lo que nos importa en esta obra

Este apéndice está pensado a propósito del más extendido y grave rasgo neurótico de nuestra sociedad: el narcisismo. Simplificando, diremos que se trata de una patología en la que el individuo invierte la mayor parte de su energía en parecer, y no en ser y sentir. Un sujeto con acentuadas características narcisistas apenas siente su cuerpo, nuestra más tangible realidad y tema de esta obra –por ese motivo hemos incluido este apéndice–, sino que vive interpretando papeles, imitando modelos, y esperando con desesperación inconsciente la imagen que los otros le devuelven de la que él ha necesitado proyectar. Es un juego especular entre imágenes, entre nada auténtico, y de ahí la grave sensación de vacío de la que son presa los participantes en este mórbido juego. Puesto que el narcisista casi no siente (no tiene remordimientos ni conoce la culpabilidad), tampoco desarrolla la capacidad de empatía. Un estado narcisista grave equivale a la psicopatía. Todos los psicópatas son grandes narcisistas, lo que no significa que todos los narcisistas sean necesariamente psicópatas. Depende del grado. Para el narcisista, la imagen que proyecta lo es todo. No queda energía ni existe posibilidad de identificarse con sentimientos y emociones auténticas que le permitan la compasión, el sentir con otros poniéndose en su lugar. En su obsesión por parecer, por aparentar –ya que no es nada– interpreta roles o imita aquello que *parecen ser* los famosos. Sus referentes principales no son, pues, los sentimientos propios sino los destellos que aparecen en los medios de comunicación de una cultura como la nuestra en la que predomina lo visual, la imagen, *lo que parece*. Eso es lo primordial para el narcisista, su única potencialidad: *parecer*. Confunde a los personajes de la ficción cinematográfica y de la industria de la moda con los actores que interpretan esos papeles. No distingue entre personaje e individuo real, el que existe independientemente del personaje. Querría ser un deportista famoso para recibir los aplausos y admiración que ve reflejados en los ojos y expresiones de sus seguidores; le gustaría ser uno de los personajes triunfadores del cine, o de

Un sujeto con acusados rasgos narcisistas apenas siente su cuerpo, nuestra más tangible realidad y tema de esta obra –por ese motivo hemos incluido este apéndice–, sino que vive interpretando papeles, imitando modelos y esperando con desesperación inconsciente la imagen que los otros le devuelven de la que él ha necesitado proyectar. Es un juego especular entre imágenes, entre nada auténtico, y de ahí la grave sensación de vacío de la que son presa los participantes en este mórbido juego.

la música, o de la política, para recibir las mismas atenciones y los gestos de sumisión que esos personajes exitosos provocan, para mostrar la misma capacidad de dar miedo, asombrar y, sobre todo, ostentar poder: la ostentación es la clave. A un narcisista no le sirve de nada sentirse admirable en la privacidad de su casa. Necesita un escenario en el que representar sus ilusiones y atraer las miradas ajenas hacia sí. Si no lo miran –y admiran–, no existe. Vive sobre un escenario porque su vida es una constante representación ante un auditorio. Incluso cuando más solo está, actúa como si tuviera ante sí a otros que le observaran para rechazarle o admirarle. La obsesión por la escena es la causa de su fijación en la imagen de los famosos y de la confusión entre personaje y persona real. En este apéndice analizamos lo real de varios actores, actrices y deportistas: el cuerpo. El objetivo es distinguir entre el valioso trabajo que nos enseñan sus personajes y los seres humanos reales que los actores, actrices y deportistas son. Cuan-

La capacidad de sentir emociones y el propio cuerpo –de la que los narcisistas carecen– es expresión de la salud mental y física, pero también es requisito imprescindible para gozar de salud, mientras que aparentar que sentimos no es más que un triste sucedáneo enfermizo de una vida auténtica, esto es, sana. En un mundo como el nuestro –de hegemonía casi absoluta de lo visual–, es necesaria la capacidad de no confundir a los personajes con los actores, de separar la escena del mundo real. Y en aras de nuestra salud, hemos de negarnos conscientemente a convertir nuestra vida en un juego de apariencias y de reflejos especulares. En relación con esta fascinación por la imagen proyectada en los medios y la masiva actitud de *voyeurs*, Christopher Lasch ha escrito: «Los medios de comunicación de masas, con su culto a los famosos y su intento de rodearlos de un halo fascinante y excitante, han convertido a los ciudadanos contemporáneos en un conglomerado de *fans* y de cinéfilos. Los medios confieren sustancia a los sueños narcisistas de fama y gloria y de ese modo los potencian, alientan al hombre común a identificarse con las estrellas» (CHRISTOPHER LASCH, *La cultura del narcisismo*, Editorial Andrés Bello, Valencia, 1999, pág. 42).

Lo que hemos de valorar y admirar en actores, actrices y deportistas: su trabajo y no su vida privada

He comenzado esta obra con algunos conceptos elementales de psicología y, ahora, una vez aclarado que no es mi intención criticar ni a actores ni a deportistas, sino exponer por qué no debemos imitar sus elecciones personales a la hora de solucionar los problemas de la estructura corporal, citaré una serie de films protagonizados por algunos de los actores que aparecen analizados corporalmente en las páginas que siguen. Algunas de estas películas no sólo nos entretienen, sino que ilustran, quizá mejor que muchos tratados, la génesis y el sufrimiento que producen las neurosis, las psicosis o las enfermedades físicas. Otras nos enseñan algunas de las actitudes existenciales y la filosofía subyacente (filosofía entendida como forma de vida y no como colección de datos eruditos). Nombraré al menos una de estas obras que nos enseña a vivir aplicando el pensamiento estoico y el epicúreo.

Los temas tratados en los siguientes films son tan importantes como éstos:

a) **Las obsesiones-compulsiones de la limpieza y el control:** *La extraña pareja*, del gran Billy Wilder; *Mejor imposible*, de James L. Brooks; *El aviador*, de Martin Scorsese; *The Darwin Awards*, de Finn Taylor.

b) **La transmisión de las neurosis de una generación a otra no sólo desde un punto de vista mental o estrictamente psicológico, sino también físico, al exigir a los hijos que mimeticen las actitudes físicas y la gestualidad de los padres:** película *Spanglish*, de Adam Sandler.

c) **La imperiosa necesidad –para los hijos– de padres equilibrados que les inculquen desde la infancia normas de conducta no autodestructivas:** película *Atrápame si puedes*, de Steven Spielberg.

d) **La ausencia o no de capacidades asertivas, de autoestima y/o empatía en relación directa con el apocamiento o desprecio del cuerpo:** *Rebeca*, de Alfred Hitchcock; *El diario de Bridget Jones*, de Sharon Maguire; *La niña de tus ojos;* de Fernando Trueba.

e) **La vaciedad del narcisismo, su obsesión por la imagen y la juventud, su incapacidad de amar** y su insistencia en los objetos y situaciones que indican estatus, distinción y apariencia de belleza situados como prioridad absoluta, jerárquicamente superior al valor de las personas: *Interiores*, una terrible disección del narcisismo realizada por Woody Allen; *Fedora*, de Billy Wilder; *American Beauty*, de Sam Mendes; *El diablo viste de Prada*, de David Frankel; *Gente corriente*, de Robert Redford; *Zoolander*, de Ben Stiller.

f) **La malignidad de los perversos narcisistas y el placer que sienten destruyendo a otros individuos:** *Las amistades peligrosas*, soberbia recreación, incluso reinvención, de la novela de Choderlos de Laclos, dirigida por Stephen Frears.

g) **La necesidad de implicarse lo más activamente posible en la conservación o recuperación de la salud en lugar de alienar nuestras responsabilidades esperando que las soluciones lleguen siempre del exterior:** *El aceite de la vida*, de George Miller.

h) **El poder destructor de los celos y de la envidia,** y más concretamente **la envidia de un cuerpo,** de tener o ser un cuerpo bien formado: *Laura* y *Cara de ángel*, ambas son obras maestras de Otto Preminger; *Eyes wide shut*, de Stanley Kubrick.

i) **Las actitudes sádico-anales, su poder destructor y la obsesión por la limpieza física y simbólica:** *American Beauty*, de Sam Mendes.

j) **La actitud epicúrea y jovial ante la vida en contraste con la tétrica rigidez puritana:** *Fanny y Alexander*, obra magna y autobiográfica de Ingmar Bergman.

k) **La liberación de energía que supone el dejar atrás el puritanismo, el asumir el cuerpo, sus impulsos sexuales y sus sentimientos amorosos, liberación de fuerzas que sirve para afrontar y superar los más difíciles trances:** *La Reina de África*, obra genial, trabajo difícilmente superable, de John Huston.

l) **Las terribles confrontaciones personales por motivos inconscientes de tipo sexual (el rechazo del sexo y el puritanismo, en concreto):** *La noche de la iguana*, de John Huston.

m) **La utilidad/validez resultante de cultivar simultáneamente el epicureísmo y el estoicismo como actitudes de extraordinaria validez existencial:** *El festín de Babette*, de Gabriel Axel, una película rodada en estado de gracia que ayuda como pocos tratados de filosofía podrían hacerlo, a comprender la vida y a vivirla.

n) **La importancia de nuestras decisiones o elecciones** –nuestra responsabilidad– en materia de moral: *La noche de los girasoles*, de Jorge Sánchez-Cabezudo.

o) **Las consecuencias de los malos tratos en la infancia:** *El indomable Will Hunting*, de Gus Van Sant.

p) **La influencia extremadamente perniciosa de la madre que utiliza al hijo como sustituto de un marido con el que compartir sus problemas emocionales** –lo que Alice Miller, una de las psicoterapeutas más importantes del siglo xx, estudió en su obra *El drama del niño dotado*–: *Un niño grande*, dirigida por Paul y Chris Weitz.

q) **El valor positivo –en absoluto sórdido– de la existencia de diversas orientaciones sexuales:** *Maurice*, de James Ivory.

r) **La fuerza destructiva de las adicciones:** *Días de vino y rosas*, de Blake Edwards.

s) **La necesidad de una figura paterna que ponga límites, necesarios para la vida** (lo opuesto al *pig-father* descrito por el psiquiatra Eric Berne), a fin de evitar a los hijos el caos propio de la ausencia de normas no destructivas: *Atrápame si puedes*, de Steven Spielberg; «Si de verdad me quieres, ¡dime que pare, dime que pare!» es la demanda desesperada del protagonista –Leonardo DiCaprio– a un padre que se sonríe maliciosamente mientras le dice que no puede parar.

t) **La elaboración del duelo y la vuelta a la vida tras la muerte de un ser querido:** *La habitación del hijo*, de Nanni Moretti.

u) **La necesidad de «aliarse» con el inconsciente para que haya cambios físicos duraderos y puedan cesar las actitudes autodestructivas:** *Atrápame si puedes*, de Steven Spielberg.

v) **Las necesidades que la libertad (tal como la concebimos) impone para ser defendida, aunque los medios para esa defensa sean sucios y moralmente rechazables:** *Algunos hombres buenos,* soberbio film sobre la ética y su aplicación concreta para proteger la libertad de quienes están decididos a destruirla, dirigido por Rob Reiner.

w) **El sentirnos más inseguros cuando la parte baja de las piernas y los pies apoyan mal en el suelo o cuando hay poca base:** *La hoguera de las vanidades*, Brian de Palma.

Como hemos dicho, algunos de los protagonistas de estas películas son analizados corporalmente a continuación, aunque en absoluto para criticar su excelente trabajo. Es su trabajo, como en el caso de los deportistas, lo que hemos de valorar y gozar, y no seguir las modas de nutrición o de entrenamiento físico.

Cinco citas particularmente esclarecedoras sobre la sociedad de la apariencia

«El individuo narcisista aparece externamente como un sujeto con gran seguridad. Sin embargo, como afirma Erich Fromm, se trata de un mecanismo de defensa. El narcisista necesita su narcisismo y vive para alimentarlo. **Es enormemente inseguro porque ninguno de sus sentimientos, ninguna de sus ideas, nada suyo, se funda en la realidad. El narcisista está tan seguro porque no le interesa cómo son las cosas. Su seguridad se debe a que cree cierto lo que piensa, sólo porque es él quien lo piensa**», José Luís Trechera, *¿Qué es el narcisismo?*, Desclée De Brouwer, Bilbao, 1996, pág. 173.

«En una sociedad dominada por la producción y el consumo de imágenes, ningún aspecto de la vida continúa inmune a la invasión del espectáculo», Christopher Lasch, *La cultura del narcisismo*, Editorial Andrés Bello, Valencia, 1999, pág. 156.

«La comercialización transformó el juego en trabajo, subordinando el placer del deportista al del espectador, y redujo al propio espectador a una condición de pasividad vegetativa: la antítesis de la salud y el vigor que en teoría promueve el deporte. La locura por triunfar redundó en un énfasis exagerado en la faceta competitiva de cada deporte, al punto de excluir vivencias menos resonantes, pero más satisfactorias, como la cooperación y la destreza», Christopher Lasch, obra citada, pág. 134.

«El auge de los deportes para el espectador masivo coincide históricamente con el auge de la producción en masa, que intensifica las necesidades que el deporte satisface a la vez que genera las habilidades técnicas y promocionales para comercializar las competencias atléticas ante un gran público», Christopher Lasch, obra citada, pág. 134.

«La violencia creciente de las multitudes, que suele atribuirse a la violencia de los deportes modernos y al hábito de considerarlos con demasiada seriedad, proviene, por el contrario, de la incapacidad de tomarlos suficientemente en serio y ceñirse a convenciones que deberían ser vinculantes para espectadores y jugadores», Christopher Lasch, obra citada, pág. 134.

La tiranía de la apariencia en la sociedad narcisista. Seducir: el juego del poder y del control entre individuos narcisistas

Tácticas y maniobras encubiertas mediante exhibicionismo, simulacro, interpretación y representación

Ya sabemos que **la publicidad actual exige a las mujeres** mediante un bombardeo incesante de imágenes en televisión, Internet, vallas publicitarias, maniquíes en escaparates, folletos de moda... **que se conviertan en cuerpos inverosímiles por su delgadez y sus formas (la mayoría de maniquíes proponen una imagen propia de personas gravemente desnutridas, con piernas, brazos, torso... de una delgadez casi esquelética...),** cuerpecillos de proporciones imposibles (por diminutos, por disarmónicos). Y, peor todavía, cuerpos infantilizados, eternos adolescentes o preadolescentes que se niegan a madurar y asumir las responsabilidades propias de una vida libre, como debe ser la de los adultos conscientes de las consecuencias de sus actos.

La moda de hoy en día, y la publicidad que le va aparejada, es, como mínimo, corresponsable importante en patologías tan graves como la anorexia o la bulimia, pero también en patologías corporales menos vistosas y que atañen a los deterioros de la estructura corporal: la publicidad presenta como buenos determinados rasgos de la estructura del cuerpo que son nocivos. Enumero ahora varios de ellos: exceso de curvatura lumbar, rotación interna de hombros, hallux valgus (tendencia al juanete), recurvatum, piernas en equis, piernas en paréntesis... Todo esto, que se nos presenta como normal, ya es malo en sí mismo, pero contiene un componente todavía más dañino: **el narcisismo es siempre una lucha de poder**

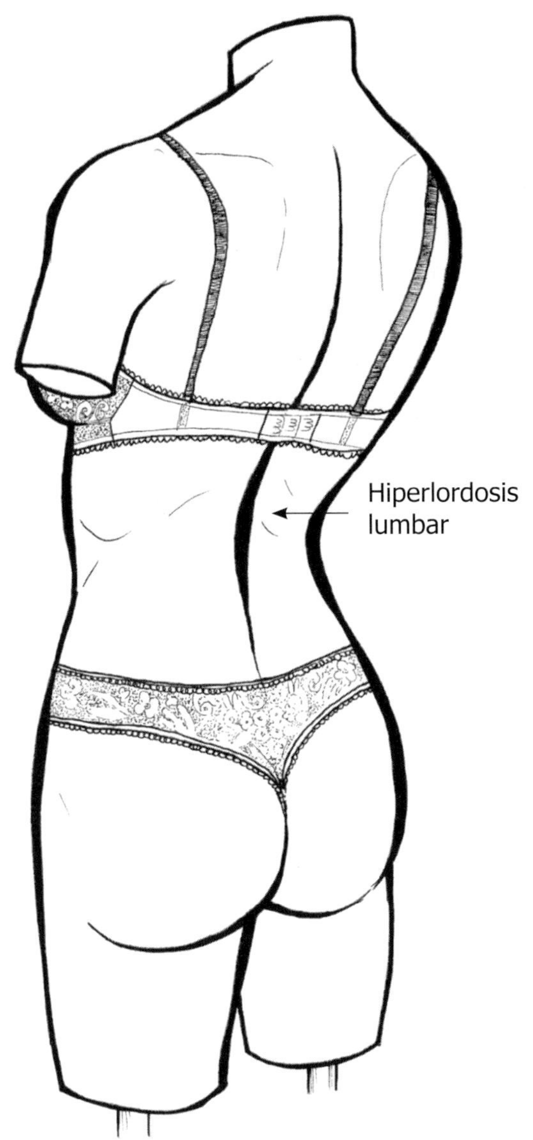

entre individuos, porque la seducción –propia del narcisismo– es un juego de poder. Cada sujeto compite con todos los otros para ver quién es el que está rodeado, o envuelto, o cubierto de objetos considerados más valiosos o más «al día» (la última novedad, la última versión de la tecnología o de la indumentaria). Cada uno lucha para exhibir dotes que le hagan parecer especial, diferente, superior; simula ser más original, o ingenioso, o divertido, o interesante que los otros, ¡y ser más interesante que los otros en una época de alta densidad emocional como la nuestra ya es toda una lucha agotadora!

Los individuos interpretan papeles que le presentan ante los otros como mejor que el resto. En suma, se trata de una representación ante un auditorio universal: es la escena narcisista global. El objetivo de la seducción es el poder y el propósito del poder es el control de los otros. Puesto que el narcisismo es la enfermiza interpretación de un papel, va acompañado de sensación de vaciedad y de agotamiento interno. Vaciedad porque no hay nada auténtico –nada que proceda de necesidades interiores y no exigidas desde fuera–; y extenuación porque, como todo el mundo sabe, representar sin cesar un papel superior y *perfecto*, un personaje, requiere una enorme inversión de energía y de autovigilancia a fin de no desdecir al personaje y dejar al descubierto nuestra imperfecta humanidad. El juego narcisista resulta especialmente nocivo para la salud mental y física. **De ahí que el mensaje del apéndice de esta obra sea el de no imitar a las celebridades en los actos, modas, gustos, ejercicios... de su vida privada. Nunca debemos confundir los personajes que representan con los individuos verdaderos que son. Los actores, actrices y deportistas son seres humanos tan respetables como el resto. Y ese respeto comienza por no mezclar su vida personal con su desempeño como intérpretes o con sus resultados en el deporte que practican, lo que nos conduce a no imitar sus gustos en cuanto a la delgadez (o lo contrario: su formas de musculación o entrenamiento) o las modas dietéticas que siguen.**

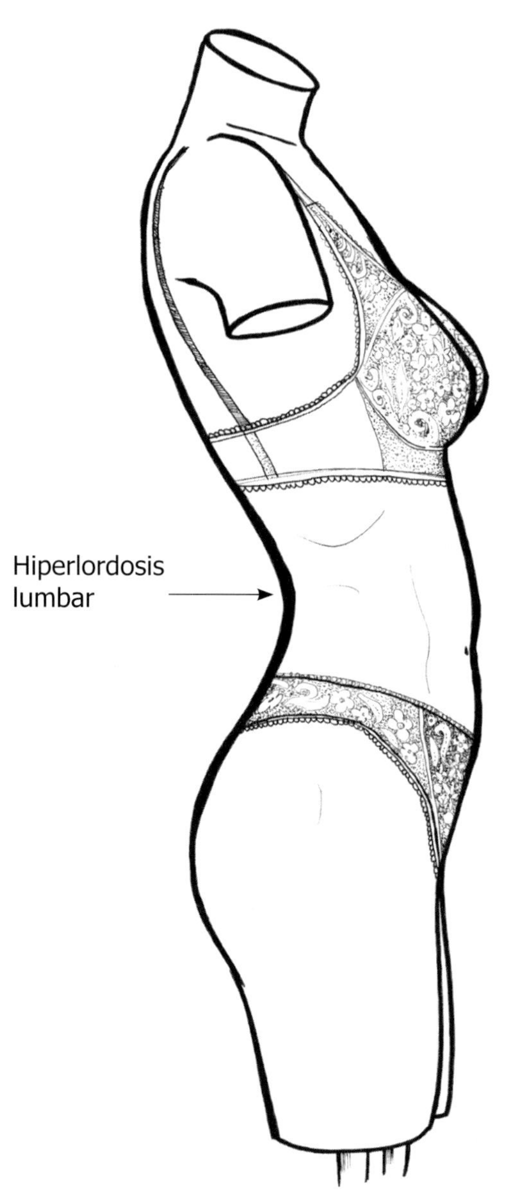

Lo que no debemos copiar de los actores ni de los deportistas: evitemos el trabajo isotónico para muscular los brazos

Vemos en estas dos ilustraciones cómo se acercan las inserciones del músculo (los extremos). Y cualquier persona que haga este movimiento notará automáticamente que el bíceps se abulta: lo hace precisamente porque sus extremos se acercan.

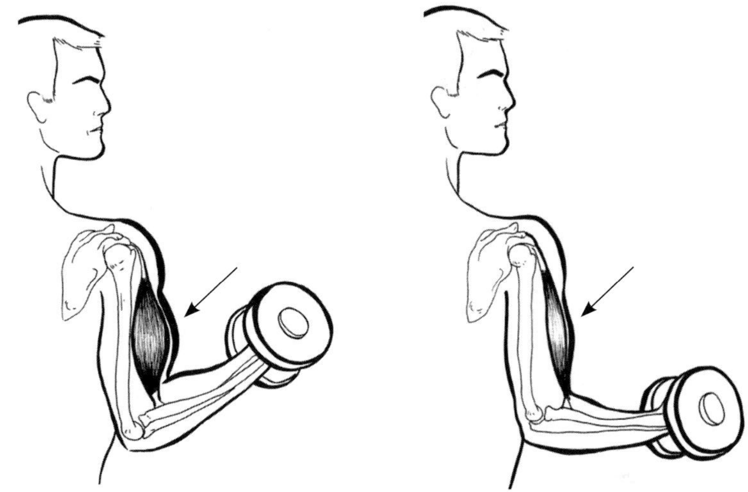

Despropósitos médicos: **los deportes y el ejercicio pueden ser muy buenos para la salud –moverse es mejor que no hacerlo–, pero no solucionan los problemas de la estructura corporal, y en todo caso, los agravan. Lo importante no es que hagamos deporte y ejercicio sino cómo lo hacemos.** En lo físico y en lo emocional, lo que cuenta es la manera en que hacemos las cosas y no las cosas que hacemos. Por ejemplo, **practicar ejercicio compulsivamente, es decir, tal como se practica con frecuencia puesto que se repite mecánicamente determinado número de movimientos**, no sólo no sirve para tomar conciencia de los segmentos del cuerpo que están más crispados y acortados, sino que agrava esos problemas. Lo que importa es la media hora o la hora de ejercicios, o el número de flexiones o abdominales que se llevan a cabo: en este tipo de trabajo corporal, no importa, pues, el desarrollo de la inteligencia muscular sino el número de minutos o de horas durante los que se hace ejercicio, o el número de movimientos.

«El que hace una cosa cualquiera porque esa es la costumbre, no hace elección ninguna. No gana práctica alguna ni en discernir ni en desear lo que es mejor. Las potencias mentales y morales, igual que la muscular, sólo se mejoran con el uso. **No se ejercitan más las facultades haciendo una cosa meramente porque otros la hacen o creyéndola porque otros la creen».**

JOHN STUART MILL, *Sobre la libertad*, Tecnos, Madrid, 2008, pág. 78.

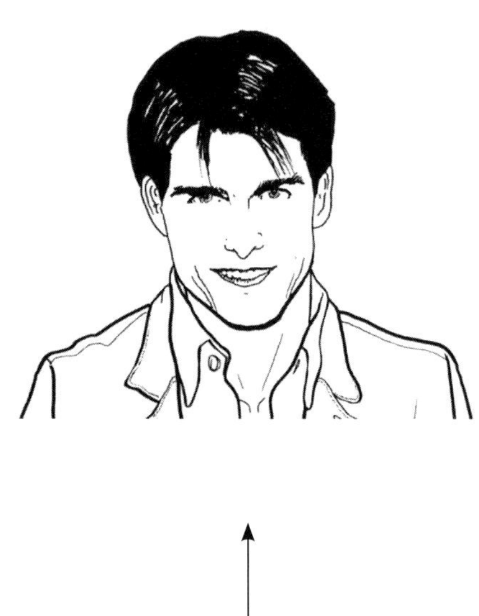

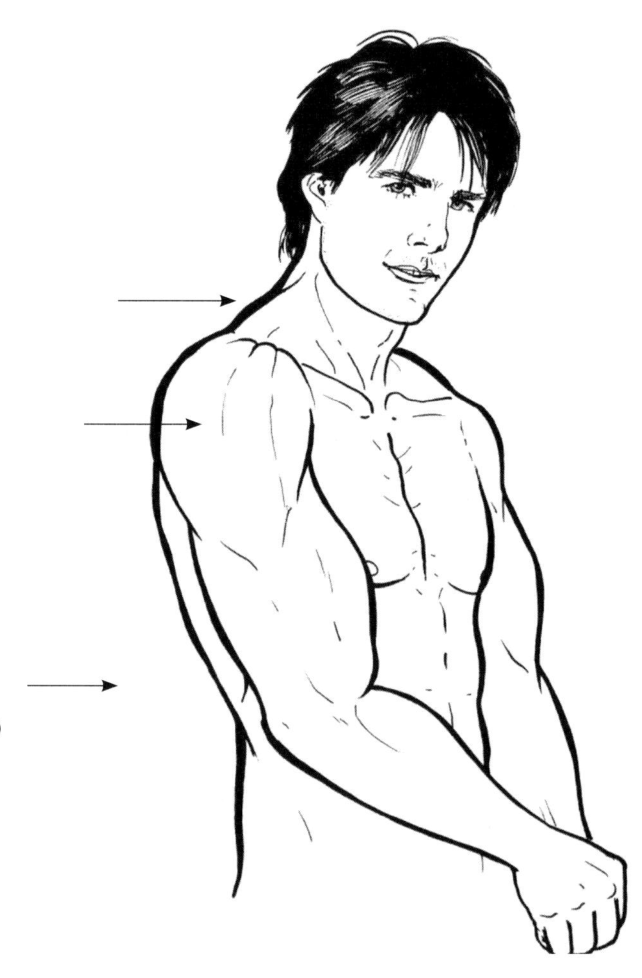

Tom Cruise, un actor conocido también por lo mucho que trabaja los papeles que interpreta y el riesgo que corre, ha llevado a cabo a lo largo de su vida mucho trabajo muscular isotónico: el resultado son graves acortamientos de la espalda que veremos en otras páginas.

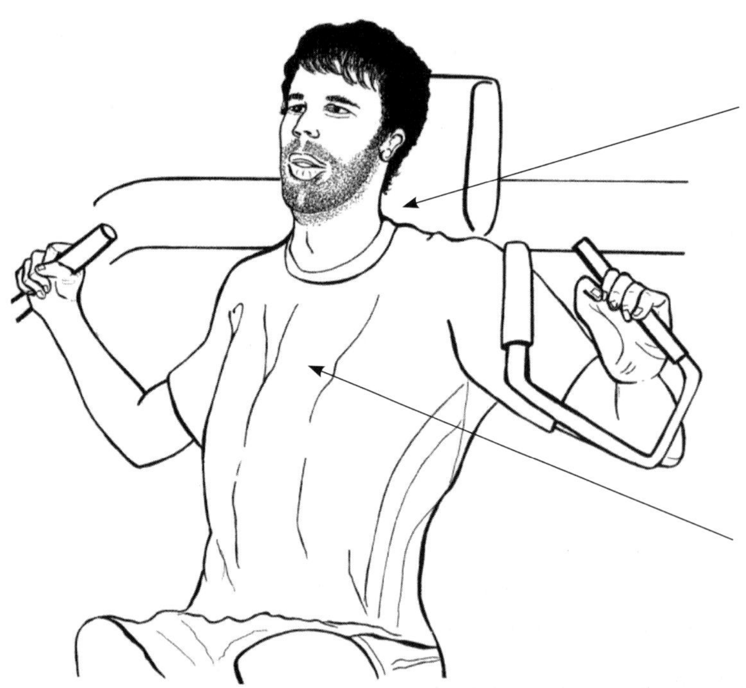

En los aparatos de gimnasio, el tipo de trabajo muscular que puede hacerse no es otro que isotónico, puesto que de ninguna manera pueden vigilarse las compensaciones: vemos aquí el aumento de la curvatura cervical mientras se abultan los brazos y pectorales, y también cómo se hincha el pecho. Esto nos indica que la hiperlordosis cervical se continúa en una gran lordosis torácica.

Lo que no funciona: musculación de pectorales y brazos. Muscular o tonificar los brazos equivale a acortar esa musculatura y a cargar la espalda (cifosis)

La estructura corporal de Ryan Reynolds muestra una grave carga de la espalda (cifosis), que, por las inserciones musculares que ya hemos explicado, está necesariamente relacionada con el trabajo de musculación de los brazos. El actor se ha mostrado orgulloso de su trabajo corporal destinado a abultar los músculos, por lo que puede verse en numerosas imágenes.

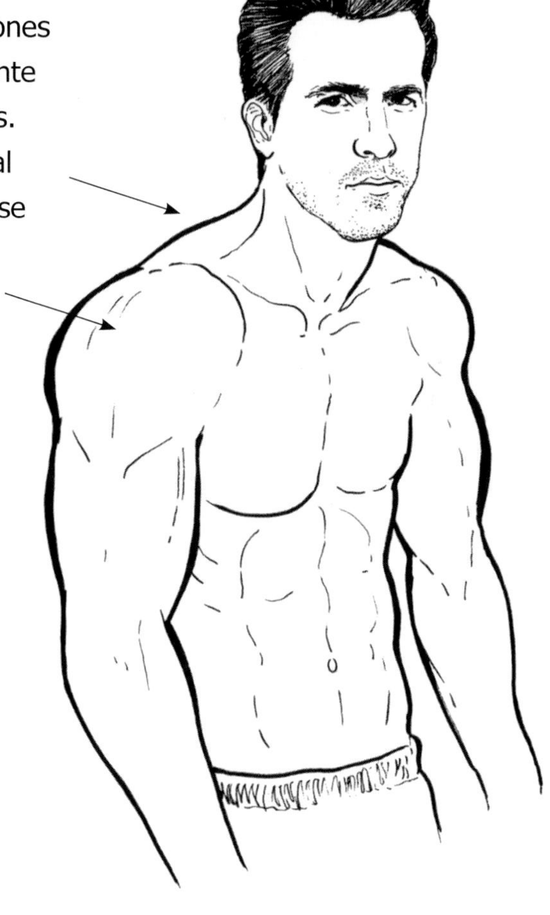

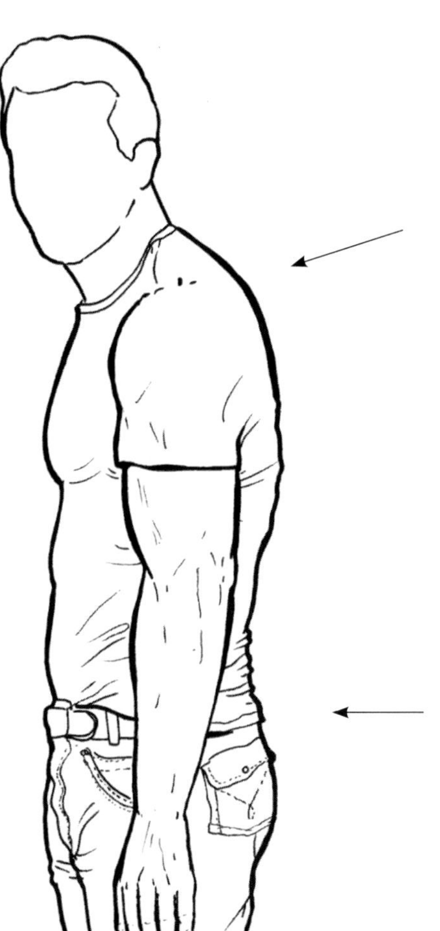

Dibujo del perfil de Ryan Reynolds a partir de imágenes de sus películas.

Este «tonificar» la musculatura de los brazos **(que equivale a abultarlos pero también acortarlos)** está en relación directa con la enorme carga de su espalda. **Para corregir esta grave cifosis será imprescindible desandar el camino hecho con los brazos y pectorales mayores: han sido abultados y acortados. Habrá que estirarlos y recuperar unos músculos bien definidos pero no abultados.**

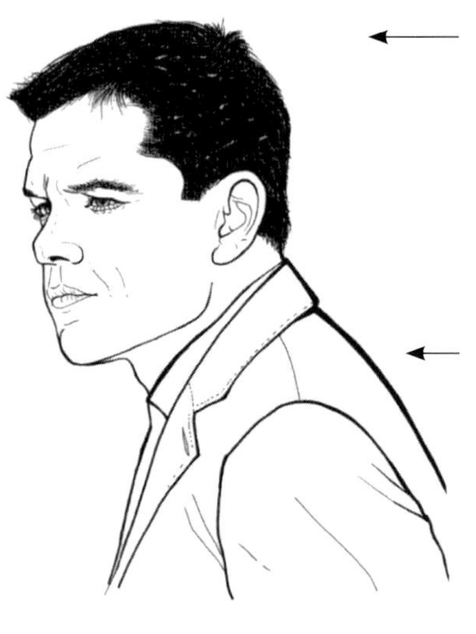

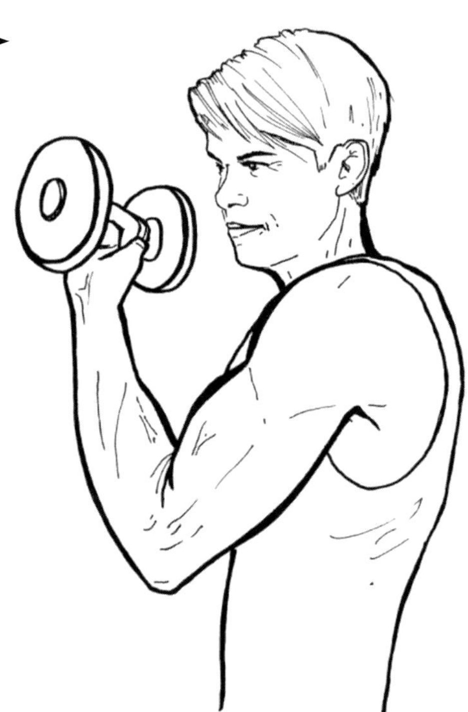

He aquí a Matt Damon, otro actor de talento intelectual y enorme resistencia para preparar físicamente los papeles que interpreta. El resultado de su manera de prepararse físicamente es la espalda cargada y la anteriorización del cuello, muy evidentes en todas sus apariciones públicas.

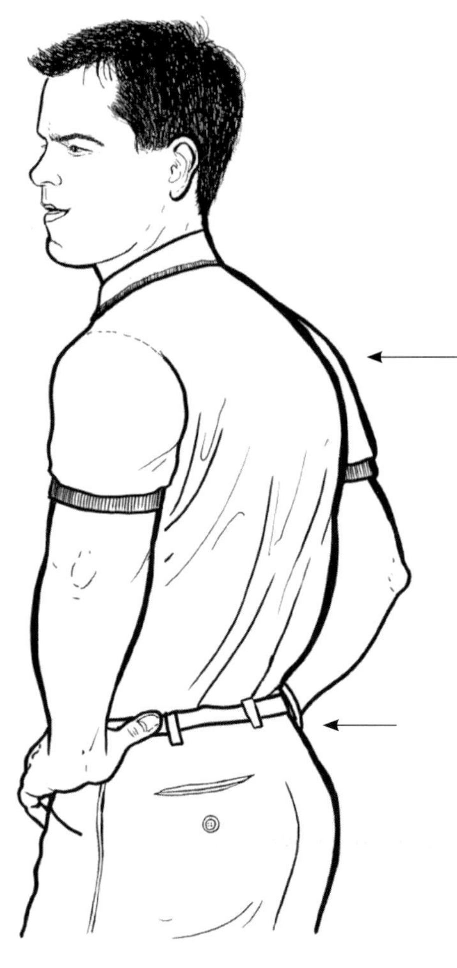

A simple vista se han acentuado dos de las curvas de la columna vertebral: la convexidad de la parte alta de la espalda (cifosis) y la concavidad de la parte baja (lordosis lumbar). **Pero si este hombre se tendiera sobre una superficie lisa, la otra lordosis (la cervical) aparecería también muy acentuada. Lo veríamos con toda claridad porque al tumbarse boca arriba (decúbito supino), su barbilla se proyectaría muy notablemente hacia el techo.**

Estos bíceps y pectorales abultados es lo que David Schwimmer
(conocido por la mundialmente popular serie sobre la amistad
titulada *Friends*) muestra. **Sin embargo, la realidad
también es lo que vemos en los otros dibujos**
(tal como aparece fugazmente en un episodio
de la serie mencionada). **Y esa otra realidad
es la que se nos oculta, a no ser que prestemos
atención** a escenas o fotogramas que pasan
a toda velocidad. En la película *Seis días. Siete noches*
puede observarse claramente el enorme trabajo
de musculación de los brazos llevado a cabo
por este actor y director.

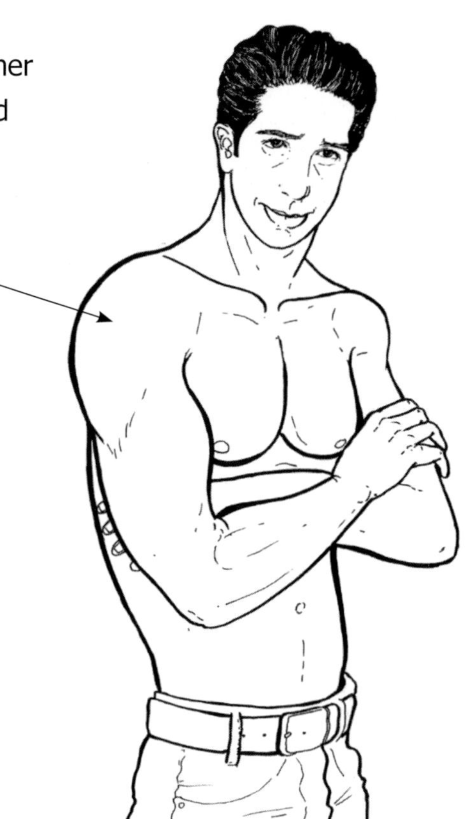

Una vez más se confirma lo
que hemos visto: el resultado
de abultar (esto es, acortar)
los pectorales y brazos es la
espalda cargada.

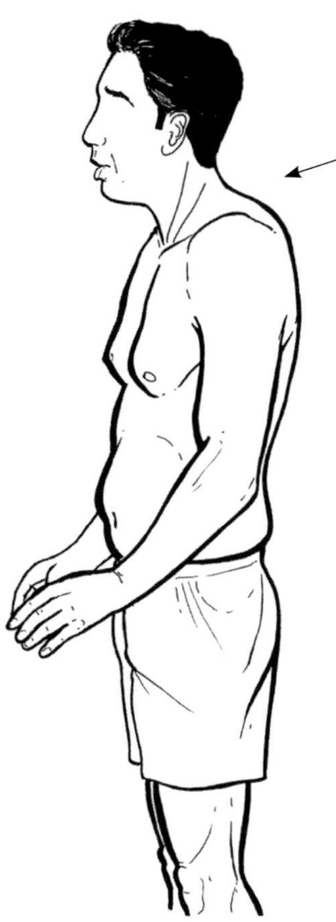

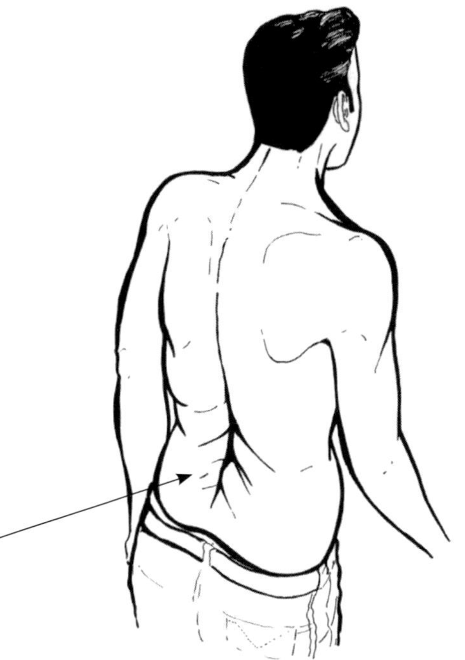

Pero acortar una parte
del cuerpo supone modificar
el resto de elementos de la
estructura: el hundimiento
lumbar es también muy
evidente.

Sobre la extraordinariamente fuerte unión muscular de los brazos con la espalda ya hemos hablado en el capítulo dedicado a las manos y brazos. Ahora simplemente recordamos uno de los hechos anatómicos más importantes: esa conexión provoca que el hecho de muscular los brazos (es decir, acortarlos) repercuta negativamente sobre la espalda y nuca.

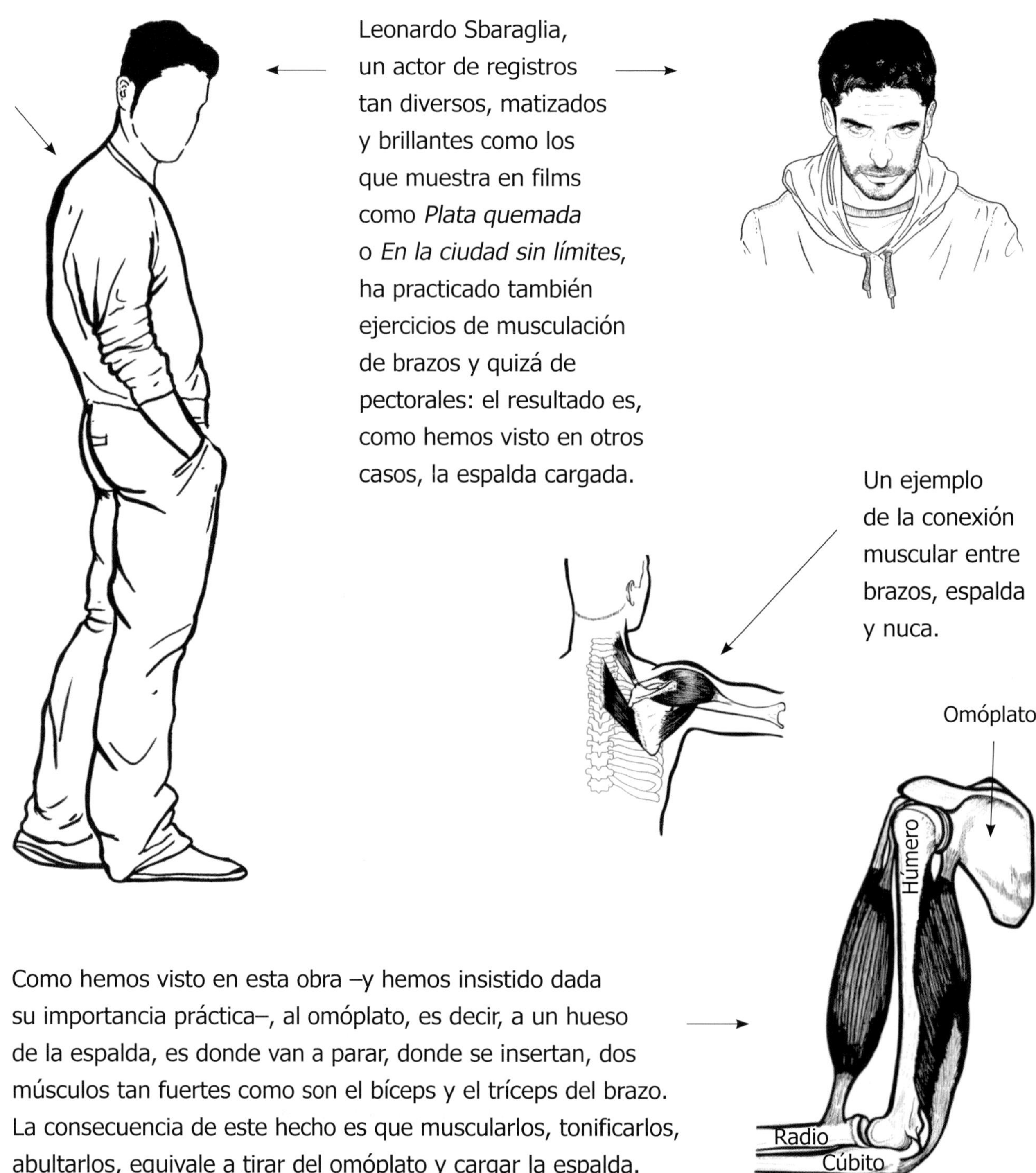

Leonardo Sbaraglia, un actor de registros tan diversos, matizados y brillantes como los que muestra en films como *Plata quemada* o *En la ciudad sin límites*, ha practicado también ejercicios de musculación de brazos y quizá de pectorales: el resultado es, como hemos visto en otros casos, la espalda cargada.

Un ejemplo de la conexión muscular entre brazos, espalda y nuca.

Como hemos visto en esta obra —y hemos insistido dada su importancia práctica—, al omóplato, es decir, a un hueso de la espalda, es donde van a parar, donde se insertan, dos músculos tan fuertes como son el bíceps y el tríceps del brazo. La consecuencia de este hecho es que muscularlos, tonificarlos, abultarlos, equivale a tirar del omóplato y cargar la espalda.

Los músculos que provocan más directamente la espalda cargada (cifosis) y los problemas cervicales cuando los brazos y pectorales se ejercitan para que aparezcan abultados y vistosos

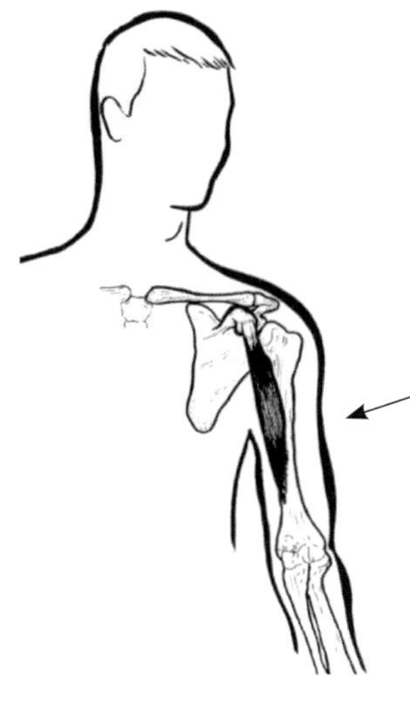

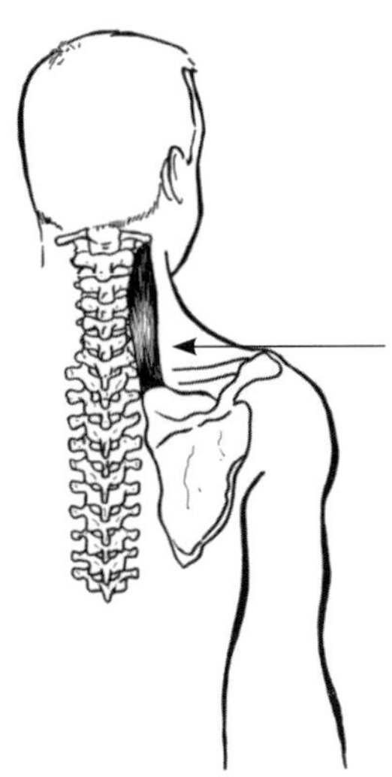

También al omóplato (a un saliente que se proyecta hacia la parte anterior del cuerpo: la apófisis coracoides), va un músculo del brazo llamado coracobraquial. Suele estar tan tenso que parece un hilo de alambre a punto de romperse.

Mediante músculos como éste (el angular del omóplato o de la escápula), se transmiten las tensiones de los brazos a la nuca.

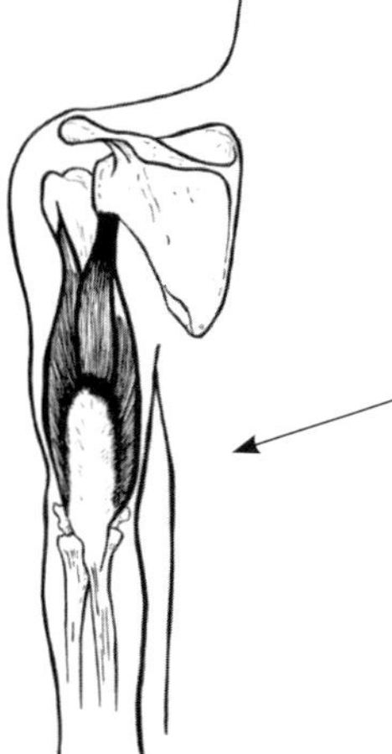

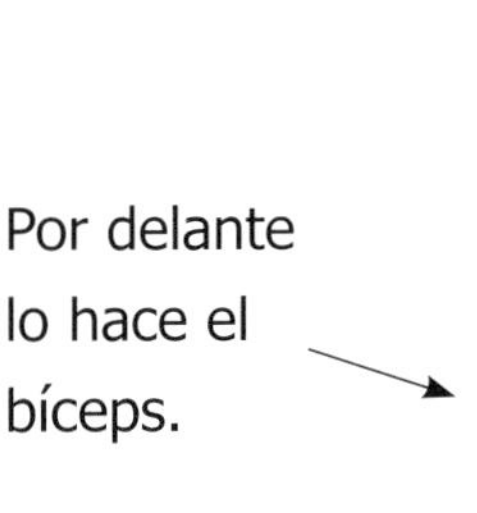

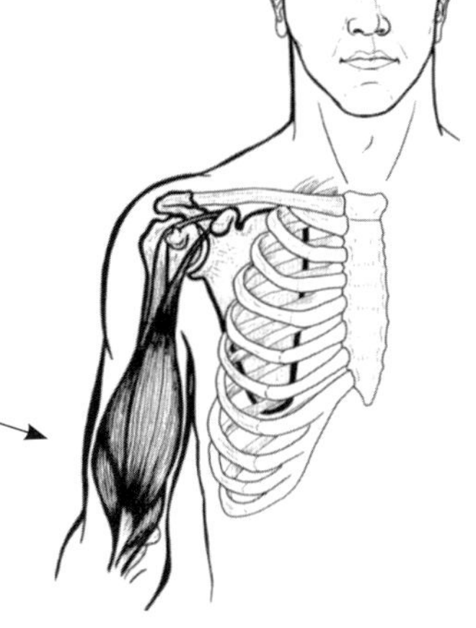

Por detrás, un músculo tan fuerte como el tríceps se inserta en el omóplato o escápula.

Por delante lo hace el bíceps.

Una parte fundamental de la musculatura del brazo va a insertarse a la espalda (al omóplato, concretamente). Así, los acortamientos de los músculos de los brazos van a parar al dorso, **por mucho que tengamos la impresión de que los brazos son extremidades anteriores sin relación con la espalda.**

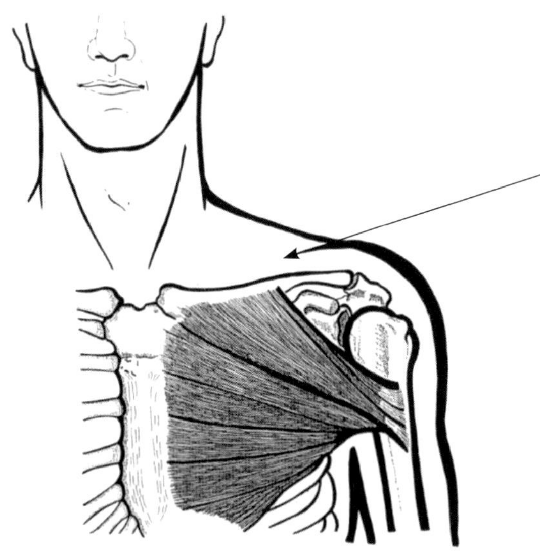

El pectoral mayor es aductor del brazo, esto es, el músculo cuya función principal consiste en acercar el brazo hacia la línea central del cuerpo, cosa que hacemos centenares de veces cada día desde nuestros primeros momentos de vida. Ese constante uso obliga a las fibras del pectoral a trabajar sin cesar. Sabemos que cualquier movimiento, por leve que sea, requiere contracciones musculares. La suma de esas contracciones cotidianas tensa crónicamente los músculos y los acorta, **pero si a esto le añadimos ejercicios para tonificar o añadir más fuerza a cualquier músculo (y, ahora, en concreto, al pectoral mayor), entonces el acortamiento se produce más rápida e intensamente.**

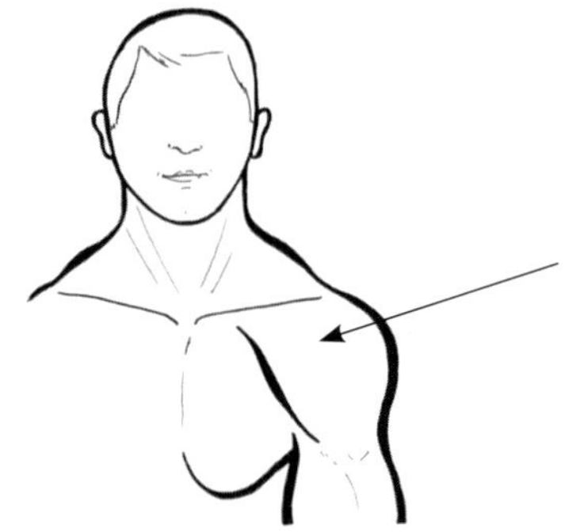

Cuanta más musculación de pectorales se practique con trabajo isotónico (permitiendo el acercamiento de los extremos del músculo), más tirarán las inserciones del pectoral mayor de la parte alta del húmero. En consecuencia, el húmero se proyectará hacia delante y se producirá una mayor rotación de hombros, lo que a medio y largo plazo significará que los pectorales colgarán fláccidos hacia delante y la espalda estará cargada (cifosis; disimulada mediante la anteriorización del cuello, por ejemplo).

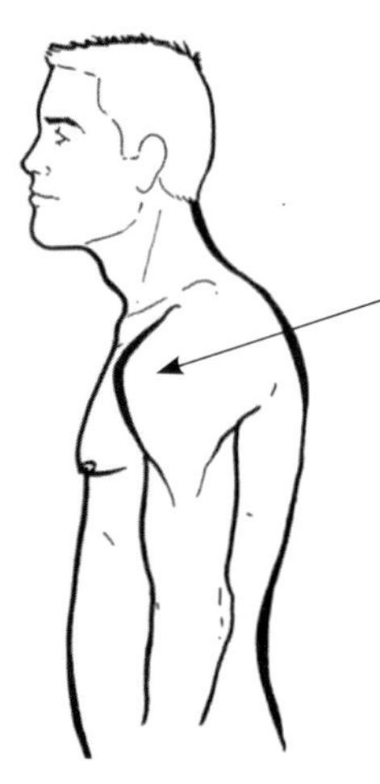

El acortamiento del pectoral mayor (acentuado por el trabajo de musculación) provoca el adelantamiento de la parte alta del húmero, o sea, la rotación interna del hombro, su proyección hacia delante: por ese motivo los pectorales cuelgan hacia delante y acaban estando fláccidos.

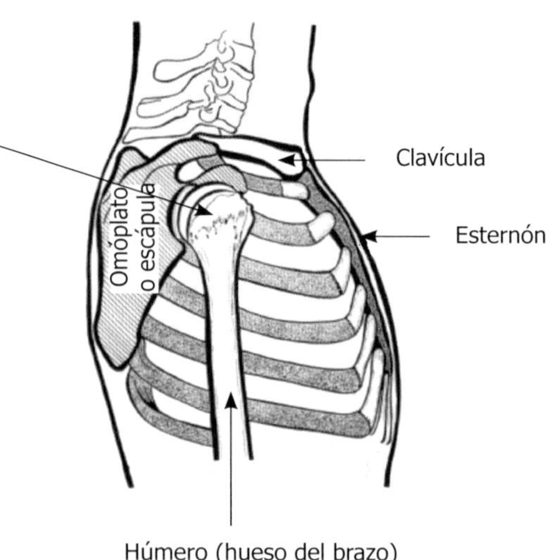

Los ejercicios isotónicos de musculación de brazos provocan el bloqueo del diafragma y obligan a usar en exceso los inspiradores altos, y, por tanto, también producen espalda cargada (cifosis)

Puesto que en los ejercicios que se practican para tonificar la musculatura (cualquiera que sea la parte del cuerpo) se pone en tensión el diafragma forzando la inspiración, se usan en exceso los músculos inspiradores altos, como el pectoral menor que vemos aquí al lado. Éste ejerce una tracción sobre la apófisis coracoides del omóplato (donde se inserta) y contribuye a provocar la espalda cargada (cifosis).

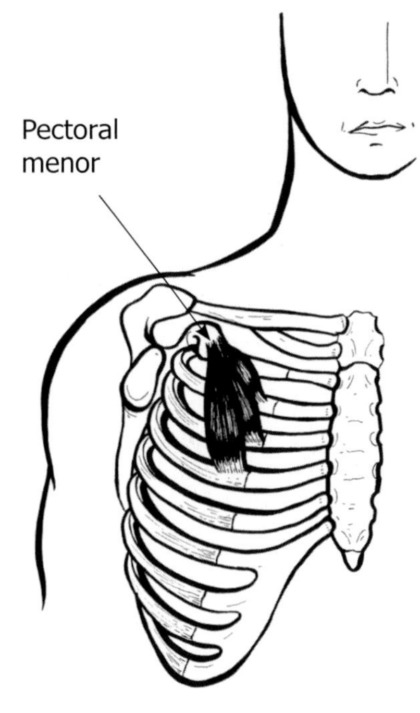

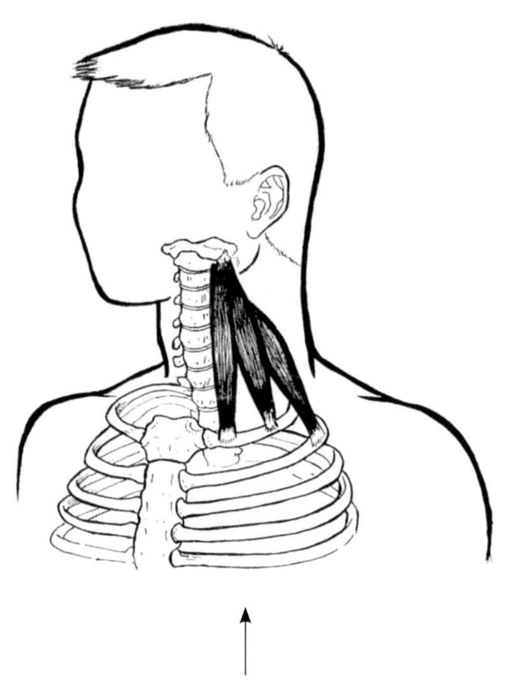

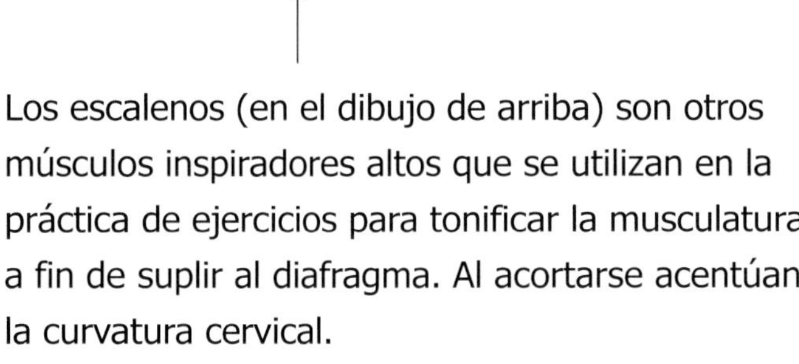

Efecto del acortamiento de los escalenos: grave acentuación de la curvatura cervical.

Los escalenos (en el dibujo de arriba) son otros músculos inspiradores altos que se utilizan en la práctica de ejercicios para tonificar la musculatura a fin de suplir al diafragma. Al acortarse acentúan la curvatura cervical.

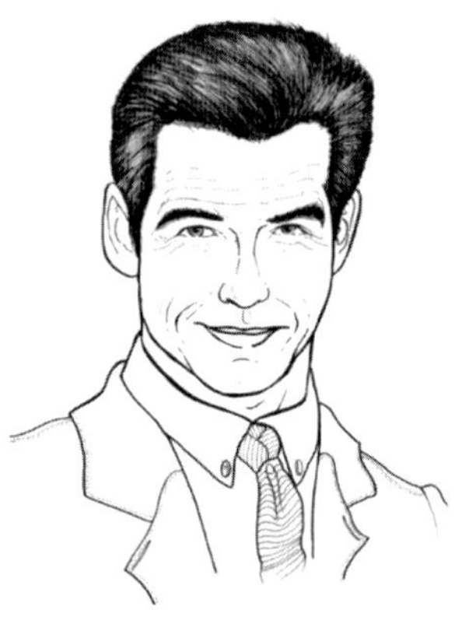

El elegante actor británico Pierce Brosnan trabajó sus brazos para abultarlos (quizá con el fin de compensar la estrechez de su pecho): lo que consiguió fue una rotación interna de hombros, como vemos en el dibujo de al lado.

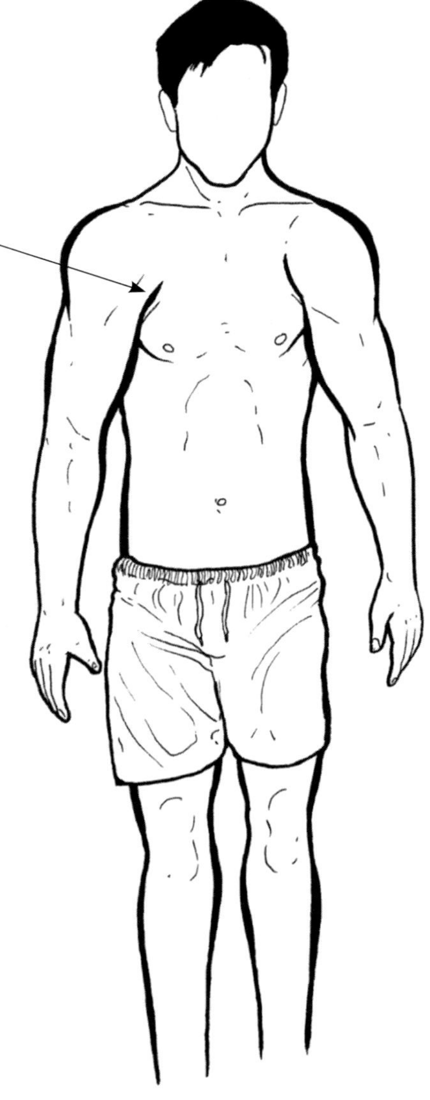

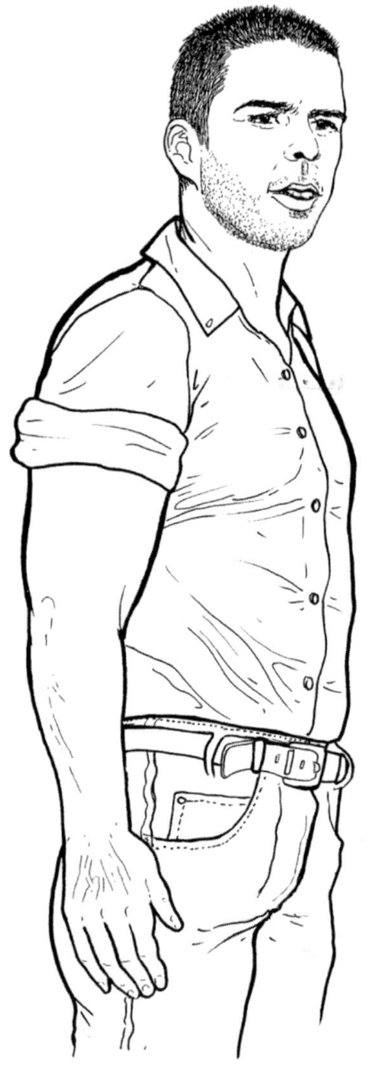

En el actor Álex Barahona, es posible observar claramente la tendencia (en el futuro inmediato) a los pectorales fláccidos a causa de la rotación interna de hombros, que se debe, a su vez, al trabajo isotónico de musculación de brazos (puede comprobarse ese intenso trabajo de musculación en la película *Lo contrario al amor*).

Otro ejemplo en el que es posible observar que el trabajo de musculación de brazos provoca la anteriorización del cuello y la carga de la espalda

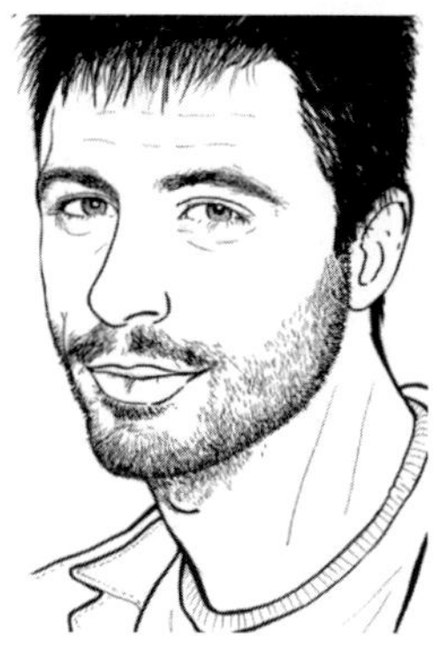

Hugo Silva, importante actor español que ha trabajado muy duro para sacar adelante su carrera, llevó a cabo un intenso trabajo de musculación de brazos (puede comprobarse en algunas fotografías donde posa y muestra unos bíceps especialmente voluminosos).

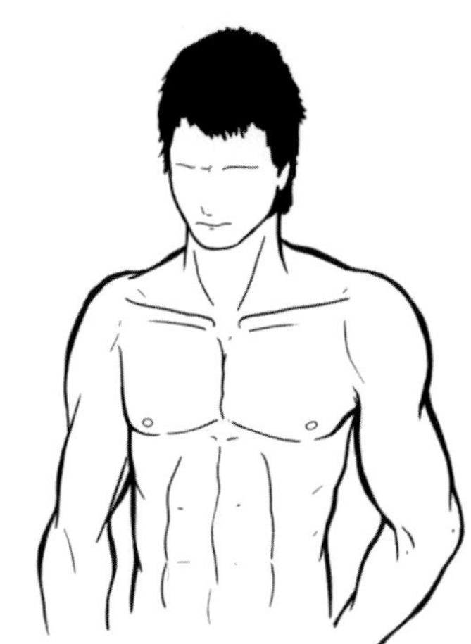

La musculación de brazos y pectorales provoca inevitablemente (debido a las inserciones de los músculos) rotación interna de hombros y carga en la espalda.

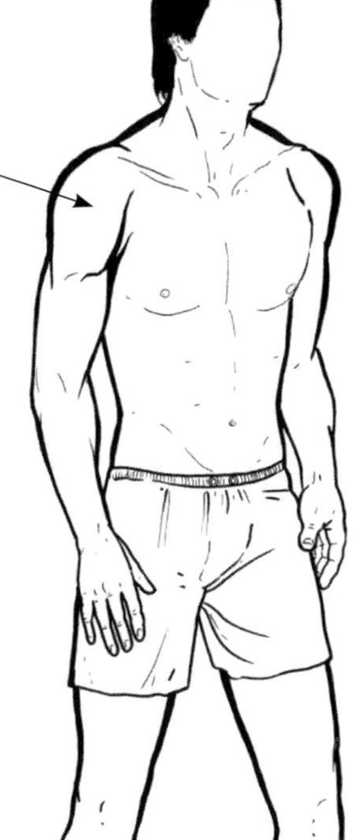

El resultado de esa notable hipertrofia de la musculatura de los brazos es, necesariamente, la espalda cargada y la consiguiente proyección del cuello y la cabeza hacia delante.

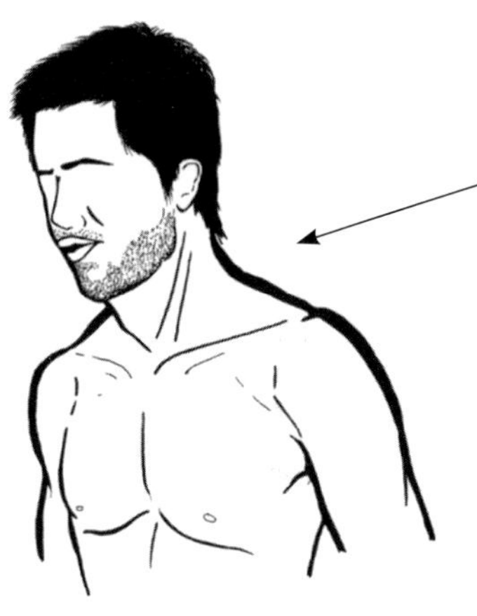

El esternocleidomastoideo es también uno de los músculos inspiradores altos que se usa en exceso en los ejercicios de musculación

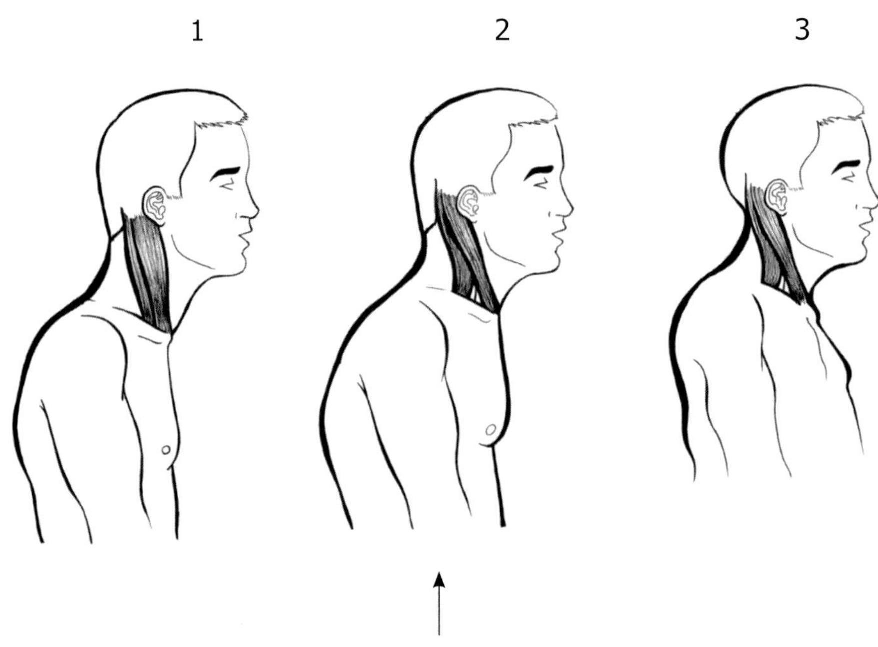

El esternocleidomastoideo es otro de los músculos inspiradores altos que se usa en exceso cuantos más ejercicios de musculación de brazos y pectorales se practican. Como vemos en estas ilustraciones, su progresivo acortamiento hace avanzar la cabeza hacia delante y acentúa notablemente la curvatura de las vértebras cervicales.

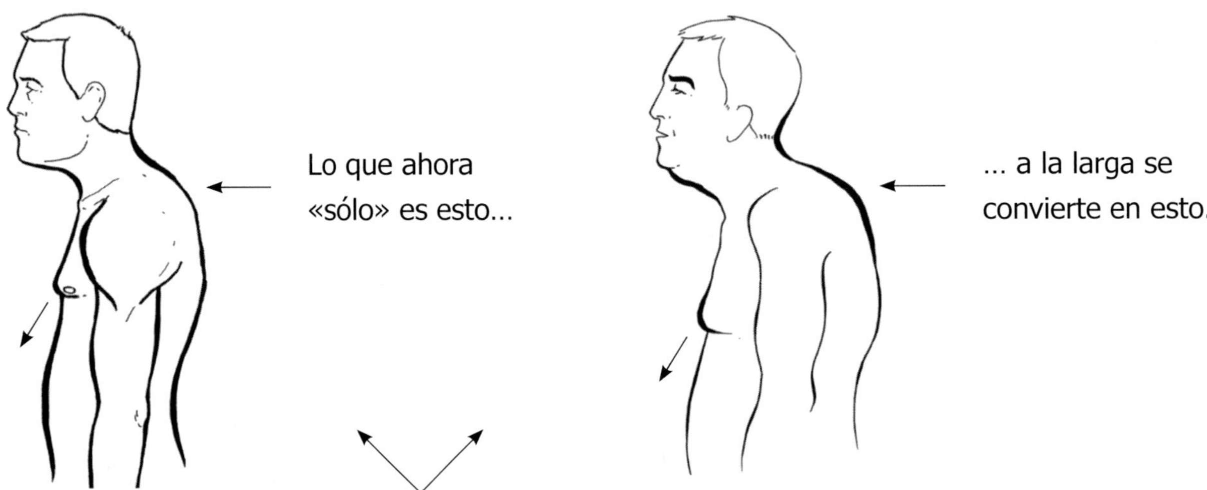

La rotación interna de hombros y la espalda cargada (son fenómenos parejos en la inmensa mayoría de casos) evolucionan de esta forma.

La rotación interna de hombros guarda una relación directa con la espalda cargada (cifosis) y con la hiperlordosis cervical

Aquí tenemos un caso muy claro de **rotación interna de hombros: los hombros se proyectan hacia delante y un poco hacia el centro del pecho.** Para que quede completamente claro: los hombros no sólo se avanzan, sino que giran un poco hacia la línea central del cuerpo. Las dos causas más inmediatas de la rotación interna de hombros (pero de ninguna manera las únicas) son los acortamientos de los pectorales y también del dorsal ancho, que hacen avanzar la parte alta del húmero. **Esta modificación de la posición del húmero va asociada a cambios en toda la cintura escapular,** puesto que este hueso se articula en la cavidad glenoidea del omóplato. Y también con el omóplato se articula la clavícula, pieza clave en la articulación del hombro.

Todo el hombro se ve afectado por los cambios de posición del húmero y, de rebote, la parte alta de la espalda.

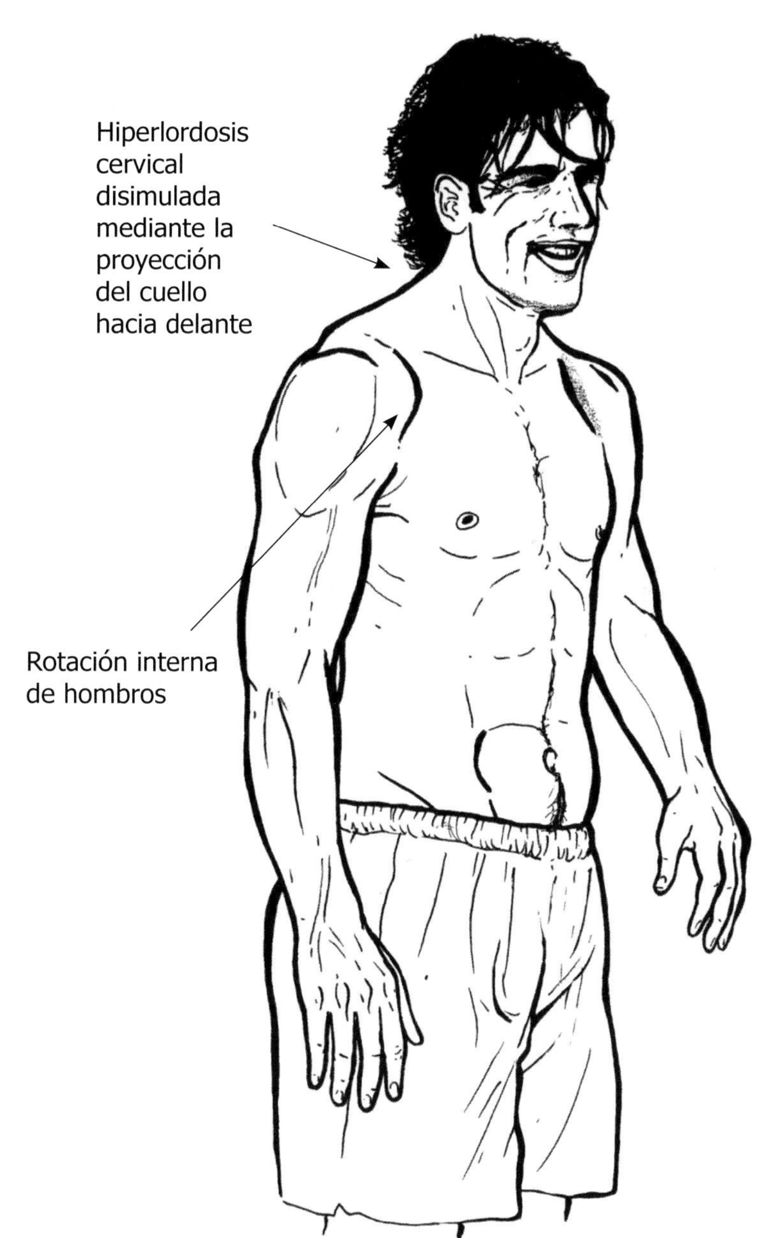

En las siguientes ilustraciones vemos al actor
británico Joseph Fiennes, coprotagonista del brioso
y bello film *Shakespeare in love* o del menos
conocido y muy interesante *The Darwin Awards*.

En varias de sus películas puede comprobarse
que ha practicado ejercicios de musculación
de brazos y pectorales, lo que ha provocado
una hipertrofia del tronco respecto al cuello.
La anteriorización de su cuello, ya muy marcada
anteriormente, se ha acentuado de forma más
que notable con estos ejercicios de musculación.

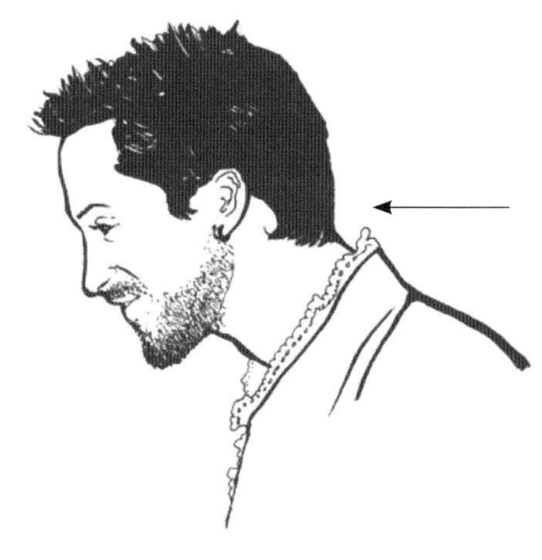

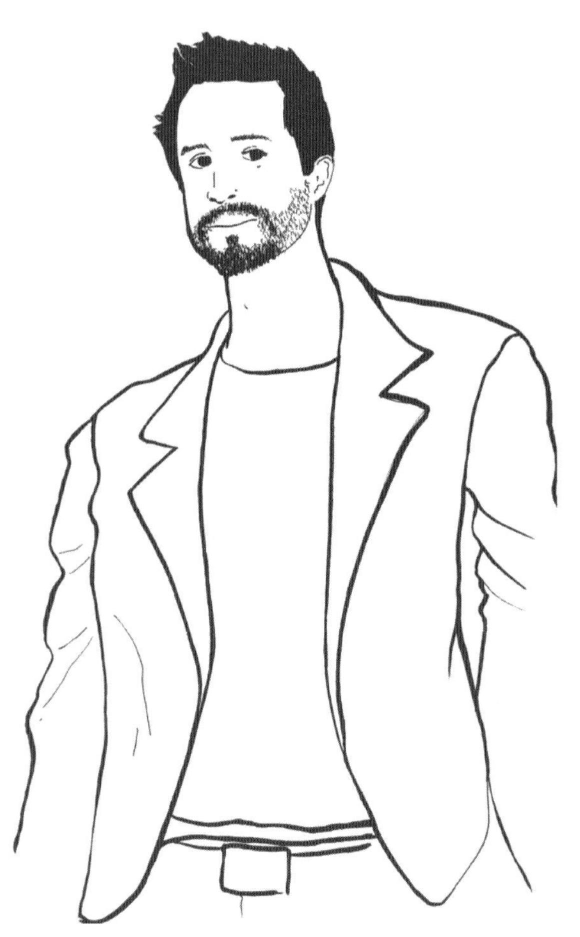

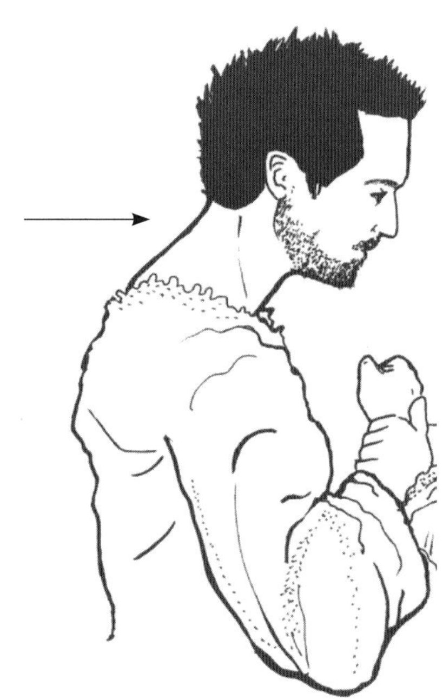

Un gran tronco (debido a los ejercicios
de musculación) que contrasta con la
finura del cuello y la cabeza: la proporción
–la armonía– se ha roto.

La rotación interna de hombros guarda una relación directa con la espalda cargada (cifosis) y con la hiperlordosis cervical

Aquí tenemos un caso muy claro de **rotación interna de hombros: los hombros se proyectan hacia delante y un poco hacia el centro del pecho.** Para que quede completamente claro: los hombros no sólo se avanzan, sino que giran un poco hacia la línea central del cuerpo. Las dos causas más inmediatas de la rotación interna de hombros (pero de ninguna manera las únicas) son los acortamientos de los pectorales y también del dorsal ancho, que hacen avanzar la parte alta del húmero. **Esta modificación de la posición del húmero va asociada a cambios en toda la cintura escapular,** puesto que este hueso se articula en la cavidad glenoidea del omóplato. Y también con el omóplato se articula la clavícula, pieza clave en la articulación del hombro.

Todo el hombro se ve afectado por los cambios de posición del húmero y, de rebote, la parte alta de la espalda.

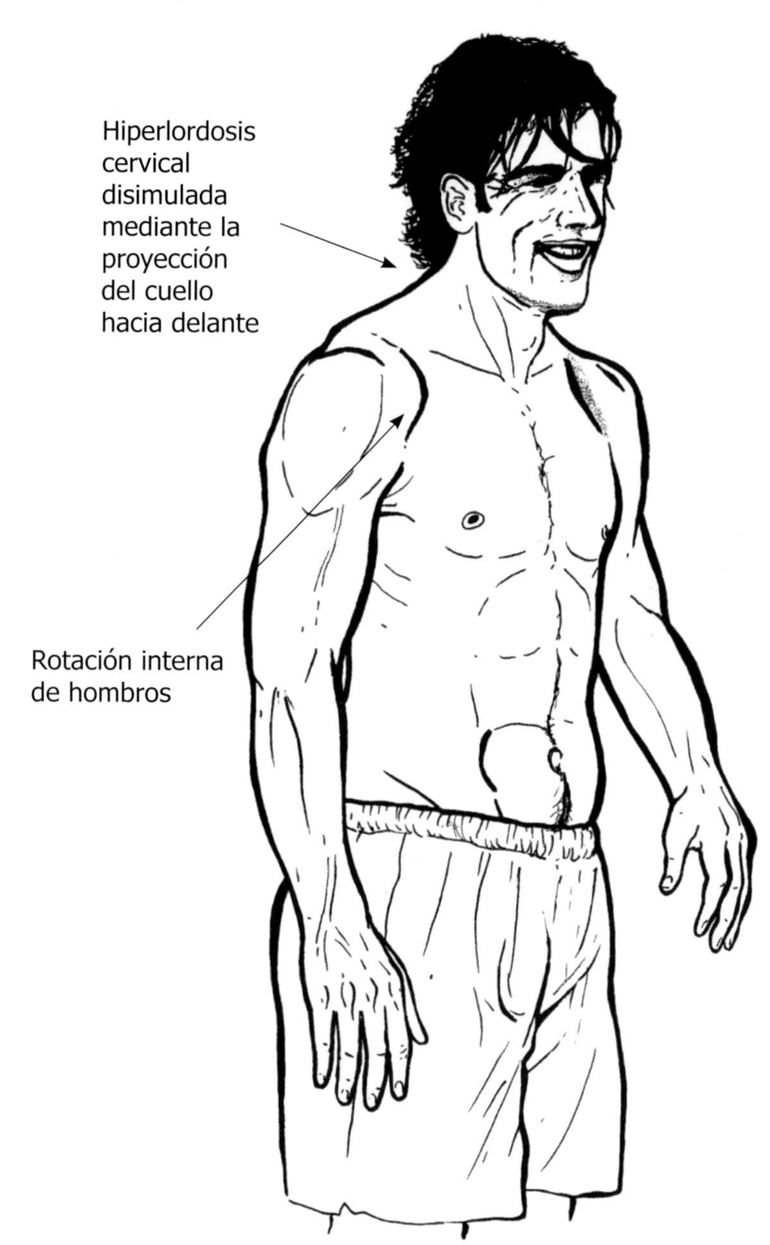

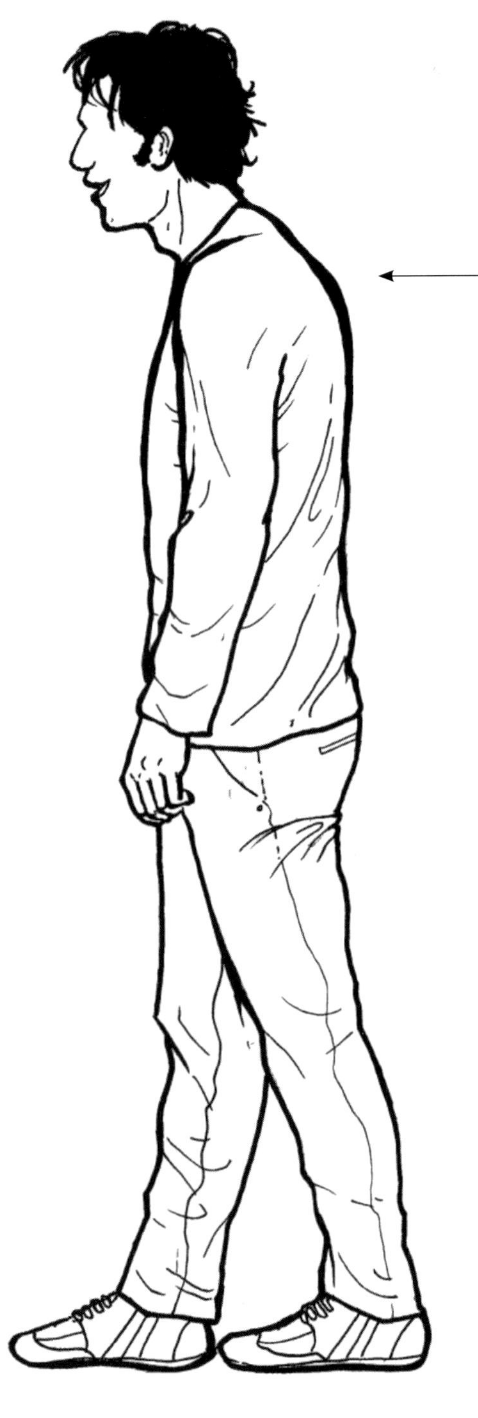

Cifosis en directa relación con el problema de hombros, causado a su vez (entre otros factores) por el acortamiento de la cadena muscular del brazo.

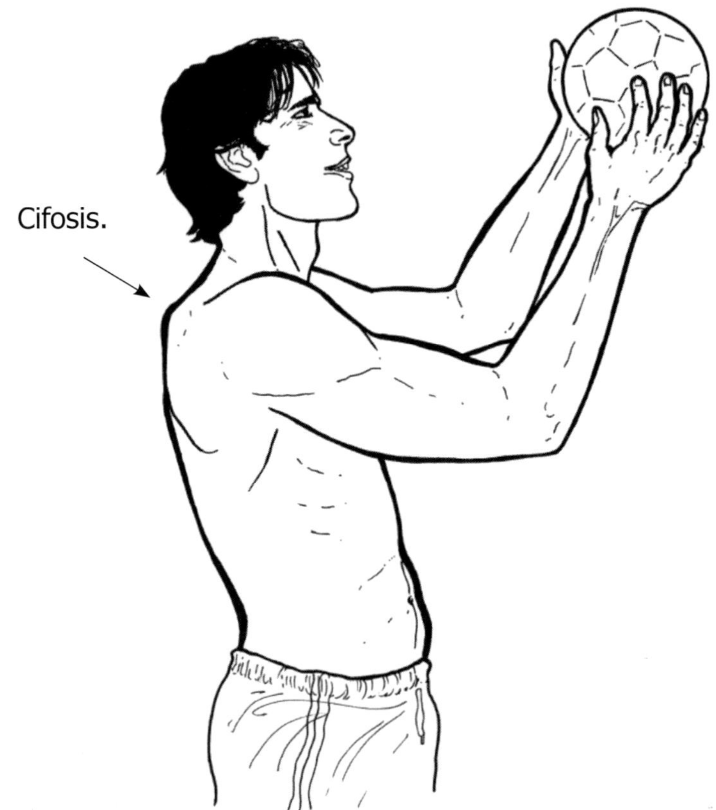

Cifosis.

La proyección del cuello hacia delante (anteriorización) esconde una grave hiperlordosis cervical, es decir, una muy acusada curvatura de las vértebras cervicales

En el caso del actor Antonio Banderas, se observa
con toda claridad la anteriorización del cuello: esto es,
una proyección del cuello hacia delante, lo que significa
que los segmentos del cuerpo están desalineados.
Oculta una grave hiperlordosis cervical. Ya hemos hablado
de la importancia del cuello debido, entre otras importantes
razones, a los nervios que pasan por él y movilizan el
diafragma o el corazón (nervio vago o neumogástrico).

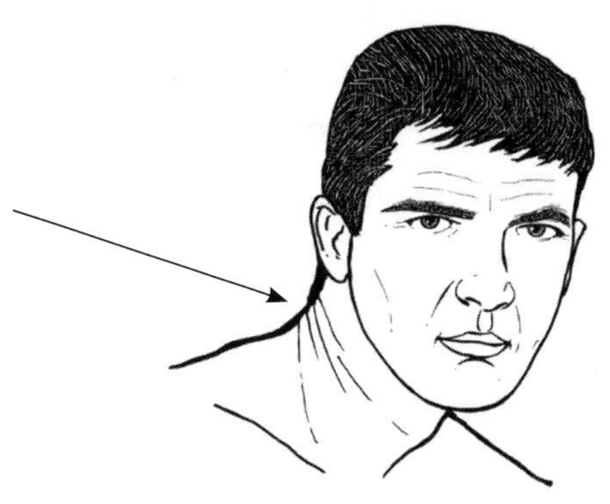

Aquí observamos con más claridad la
hiperlordosis cervical disimulada mediante
una anteriorización del cuello: la nuca no
toca la pared y toda la cabeza se avanza.
Si el paciente estuviera tumbado en el
suelo en decúbito supino (boca arriba),
la barbilla se proyectaría notablemente
hacia el techo y quedaría un gran hueco
entre la nuca y el suelo o la camilla.

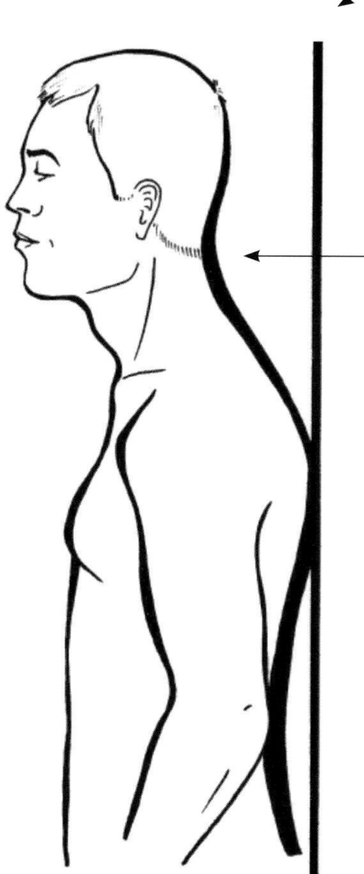

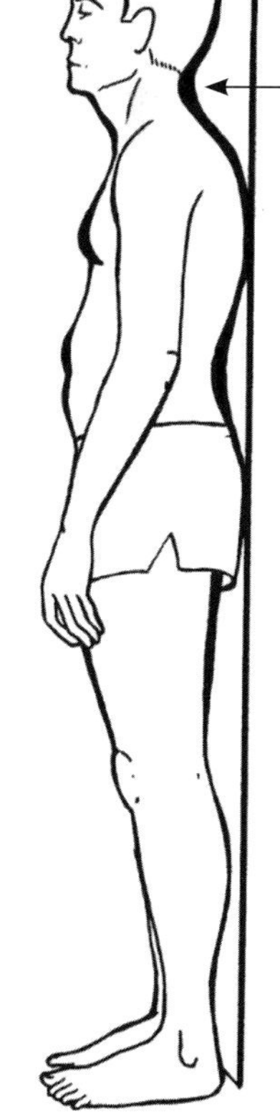

Resulta muy fácil comprobar el
grado de anteriorización del cuello
de un paciente. Basta con pedirle
que ponga los pies juntos y pegue
toda la parte posterior de su cuerpo
a la pared. Observaremos entonces
que hay segmentos que no tocan
esa pared o superficie: la nuca,
por ejemplo, o la región lumbar.

En las siguientes ilustraciones vemos al actor
británico Joseph Fiennes, coprotagonista del brioso
y bello film *Shakespeare in love* o del menos
conocido y muy interesante *The Darwin Awards*.

En varias de sus películas puede comprobarse
que ha practicado ejercicios de musculación
de brazos y pectorales, lo que ha provocado
una hipertrofia del tronco respecto al cuello.
La anteriorización de su cuello, ya muy marcada
anteriormente, se ha acentuado de forma más
que notable con estos ejercicios de musculación.

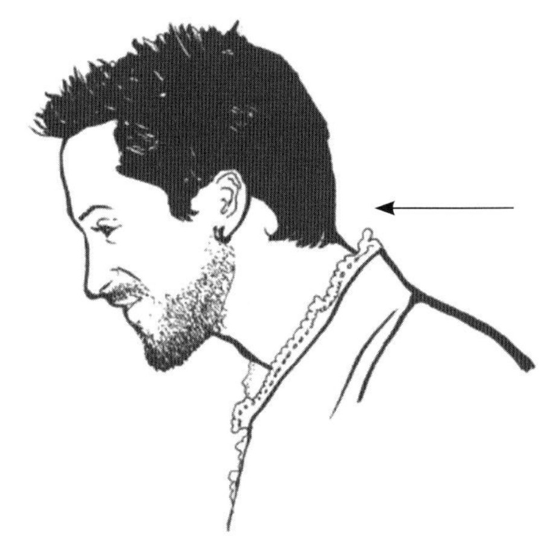

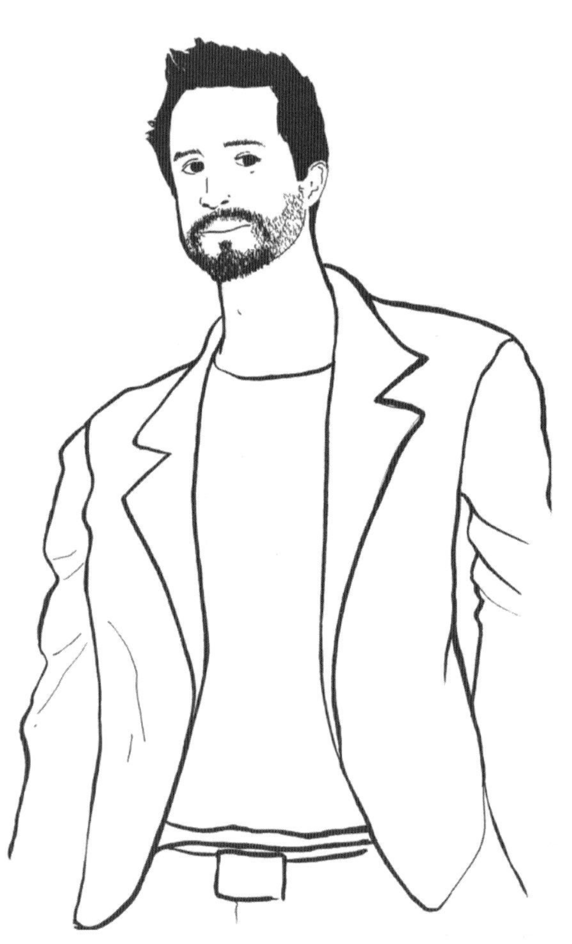

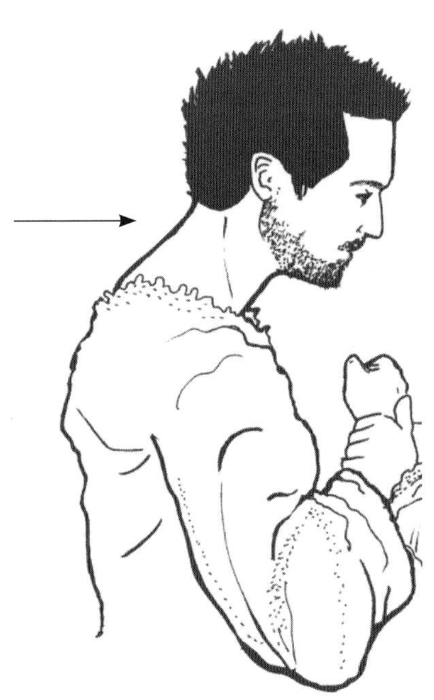

Un gran tronco (debido a los ejercicios
de musculación) que contrasta con la
finura del cuello y la cabeza: la proporción
–la armonía– se ha roto.

Hipertrofia muscular: ¿fortaleza o debilidad?

Abultamiento de la musculatura por razones etológicas

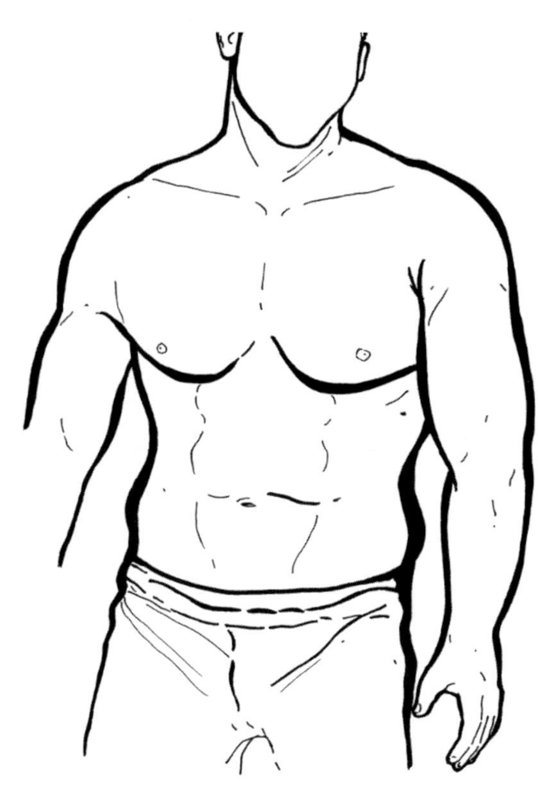

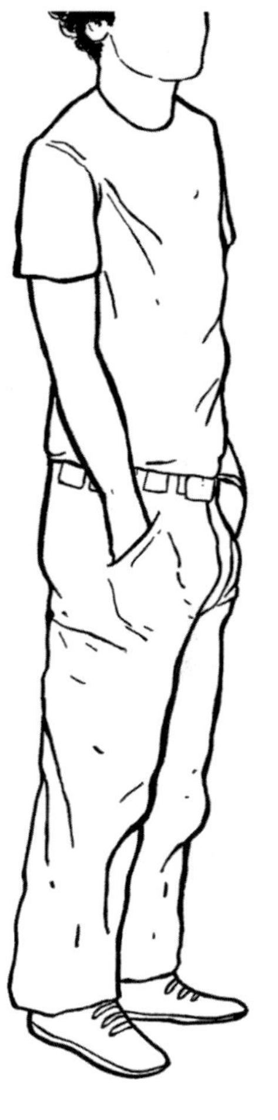

Un joven actor español ha preferido pasar de una estructura corporal como la que vemos a la derecha a la que vemos a la izquierda. Se ha cargado de esas masas de músculos que pronto de convertirán en grasa, ¿para encubrir quizá alguna sensación de debilidad?, ¿para **parecer** más grande y poderoso, menos vulnerable? En todos los ejercicios de musculación (de abultar la musculatura) existe un componente etológico: **parecer más grande y fuerte.** En esto, la especie humana no se ha alejado en absoluto del resto de animales que enfrentan el miedo de esta forma, intentando provocar miedo **pareciendo** más grandes y vigorosos. Ahora bien, lo que un actor pierde con estos ejercicios es precisamente su instrumento de trabajo: la capacidad de llevar a cabo muchos movimientos que expresen emociones, algunas muy rotundas y claras y otras muy sutiles. La rigidez impide los matices, las sutilezas, luego destruye una parte de las posibilidades expresivas, que son la herramienta de trabajo del actor. ¿Alguien se imagina a los grandes del cine clásico –Gary Cooper, James Stewart, Gregory Peck, por ejemplo– abultándose para los papeles que interpretaron en obras maestras?

El proceso para abultar un músculo y hacerlo vistoso es el mismo que para acortarlo: no se produce una cosa sin la otra

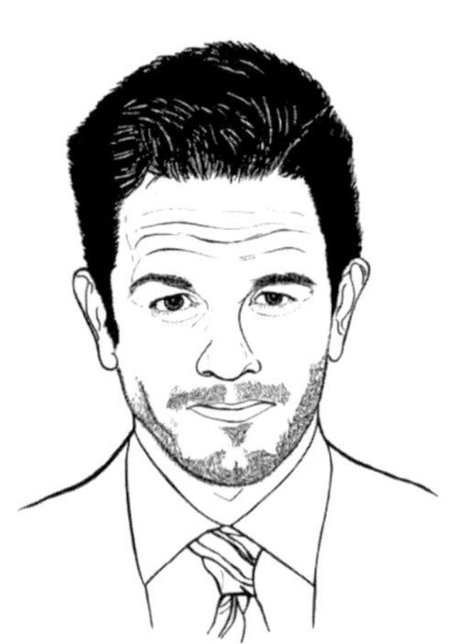

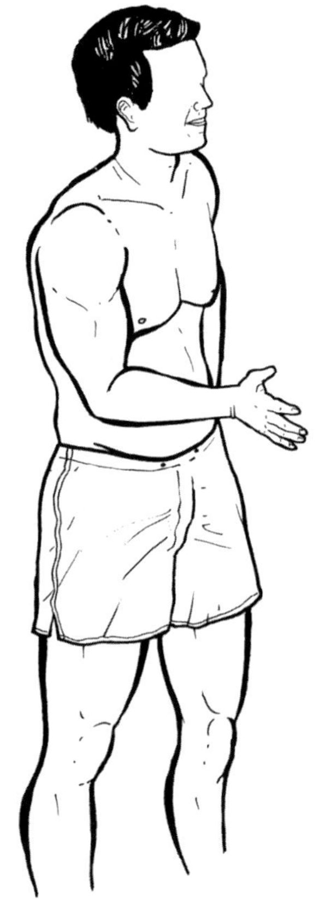

El caso de Mark Wahlberg nos muestra que en determinados aspectos, los estereotipos de varón y mujer mantienen plena vigencia: lo que se exige a los hombres para resultar atractivos queda prohibido a las mujeres, y a la inversa.

La acentuación relativa de la espalda cargada se tolera en el estereotipo de belleza de los hombres, mientras que se prohíbe absolutamente en el canon de belleza femenino. Pocas mujeres acuden a los gimnasios con el objetivo de conseguir unos bíceps abultados. Constatamos de nuevo que hay dos estereotipos sociales de belleza y, **lo que más nos importa en vistas al tratamiento, que desembocan en diferentes problemas de la estructura corporal.**

A los hombres se los continúa prefiriendo fuertes, que transmitan sensación de solidez y seguridad, incluso inexpresivos, pero tiernos en la intimidad. Por el contrario, el cuerpo de la mujer debe ser delicado y frágil, susceptible de ser acogido y protegido por el varón. Esto no ha cambiado. ¿Alguien imagina que el varón regresa quejumbroso y quizá lloroso al hogar después de una jornada de trabajo en la que ha tenido problemas con su jefe y que este varón es acogido por la esposa que le pasa un brazo por el hombro y le reconforta sentado en el sofá?, ¿y que esta actitud de la mujer se repite varios días e incluso semanas? Es altamente improbable. Sin embargo, parece que sí es exigible al varón la actitud protectora y confortadora.

Si esto no es un intento de parecer
más grande e impresionante,
¿entonces de qué se trata?,
¿cuál es el propósito?

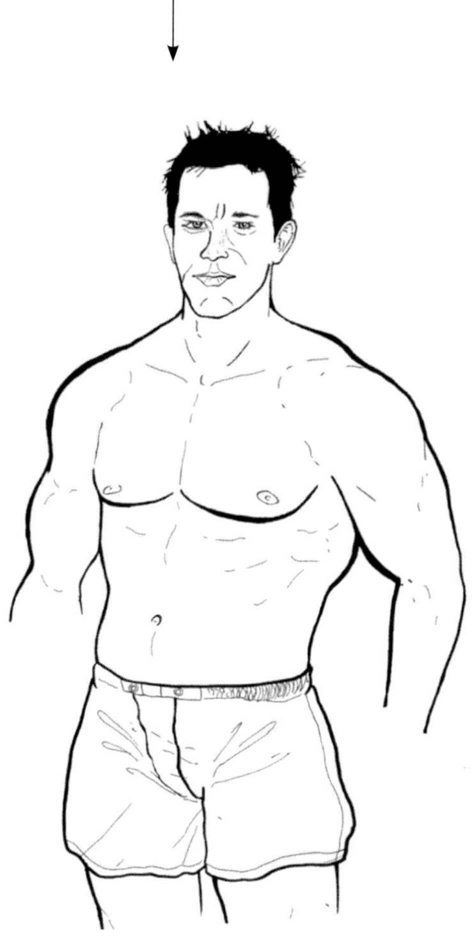

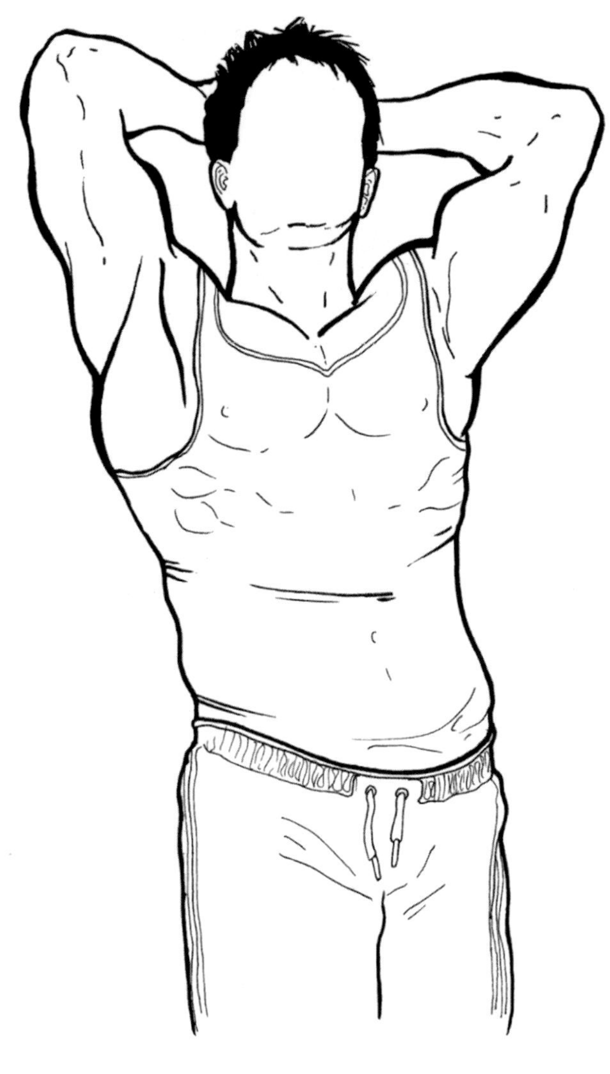

Las personas débiles se sienten atraídas por los cuerpos-armadura, los cuerpos muscularmente abultados que parecen indicar que el individuo es fuerte (física y psicológicamente)

Trabajo muscular isotónico. Un cuerpo musculado de esta forma, como un «armazón abultado», resulta atractivo a muchas personas porque transmite sensación de poder y de fuerza, y por tanto aparece como propio de un individuo con capacidades para proteger. Un cuerpo con este tipo concreto de musculación atrae a los sujetos que se sienten débiles e inconscientemente necesitados de protección, pero el mismo «propietario» de este cuerpo puede sentirse secretamente débil, inseguro, acomplejado o necesitado, a su vez, de protección.

Lo que sí funciona: ejercicio no destinado a abultar la musculatura y trabajo corporal isométrico

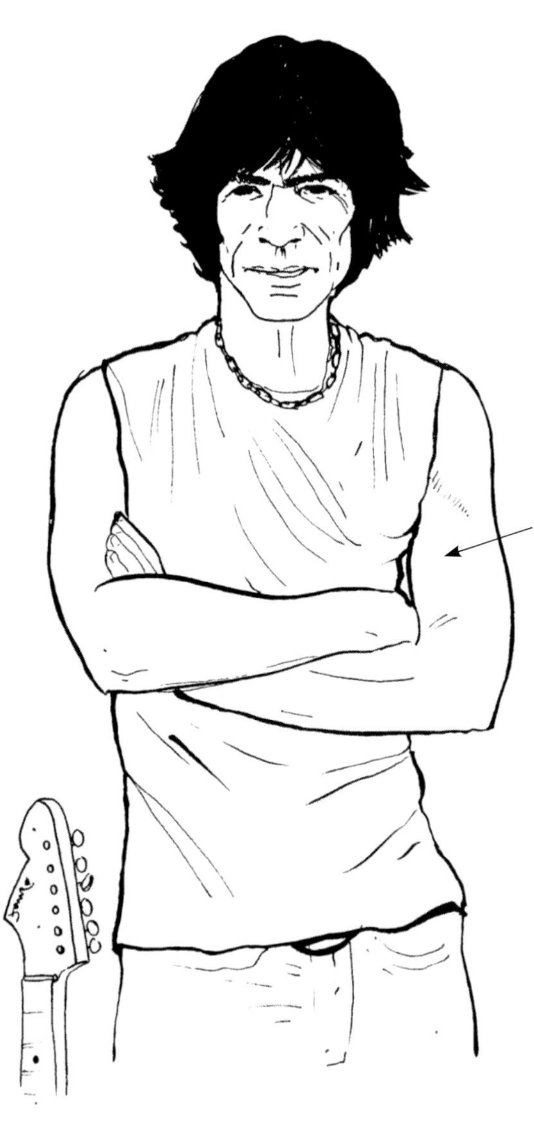

Se sabe que este hombre (Mick Jagger) ha cuidado su físico durante toda su vida practicando un tipo de trabajo muscular que, al menos, no iba destinado a abultar la musculatura. Ningún músico que quiera conservar la capacidad de movimiento practicará nunca ejercicios para abultar los músculos (ejercicios isotónicos como los de la gimnasia clásica, como el que practican la mayoría de deportistas o como el de los gimnasios). Si los músicos saben que abultar su musculatura reduce sus capacidades de movimiento y flexibilidad, ¿por qué los actores confunden el mantenerse en forma con crearse bíceps y pectorales abultados? Los actores también necesitan moverse con agilidad y conservar la elasticidad del cuerpo, por lo que ¿no es absurdo invertir la energía en procurarse músculos abultados que, necesariamente, reducen la capacidad de movimientos ya que el abultamiento es sinónimo de acortamiento? El proceso para abultar un músculo y hacerlo vistoso es el mismo que para acortarlo: para aumentar su volumen es necesario practicar ejercicios que permiten el acercamiento de los extremos del músculo y esto engrosa la musculatura, a costa de acortarla, precisamente porque se permite ese acercamiento de los extremos.

Es interesante resaltar el hecho de que ningún músico que quiera conservar su fluidez en el uso del instrumento practicará ejercicios de musculación, porque saben que eso supone rigidez. Todos los ejercicios de musculación –sin excepción– producen rigidez porque abultar los músculos es paralelo e inseparable del proceso de acortarlos.

Lo que no funciona: adelgazar no corrige los problemas de la estructura del cuerpo

Sólo tres ejemplos: si la espalda está cargada (cifosis) o si hay exceso de curvatura lumbar o cervical, perder kilos no solucionará nada de esto ni tampoco otros deterioros de la estructura.

Como ya ha quedado claro en capítulos anteriores, hay millones de personas que abandonan la dieta y la práctica del ejercicio, porque ni las dietas (ni tampoco el deporte practicado sin estiramientos globales) solucionan los problemas de la estructura corporal.

Estas personas que abandonan el régimen o el ejercicio se han sentido decepcionadas. Esperaban cambios en la estructura del cuerpo, pero lo único que han conseguido es perder kilos, y eso no es lo que inconscientemente deseaban.

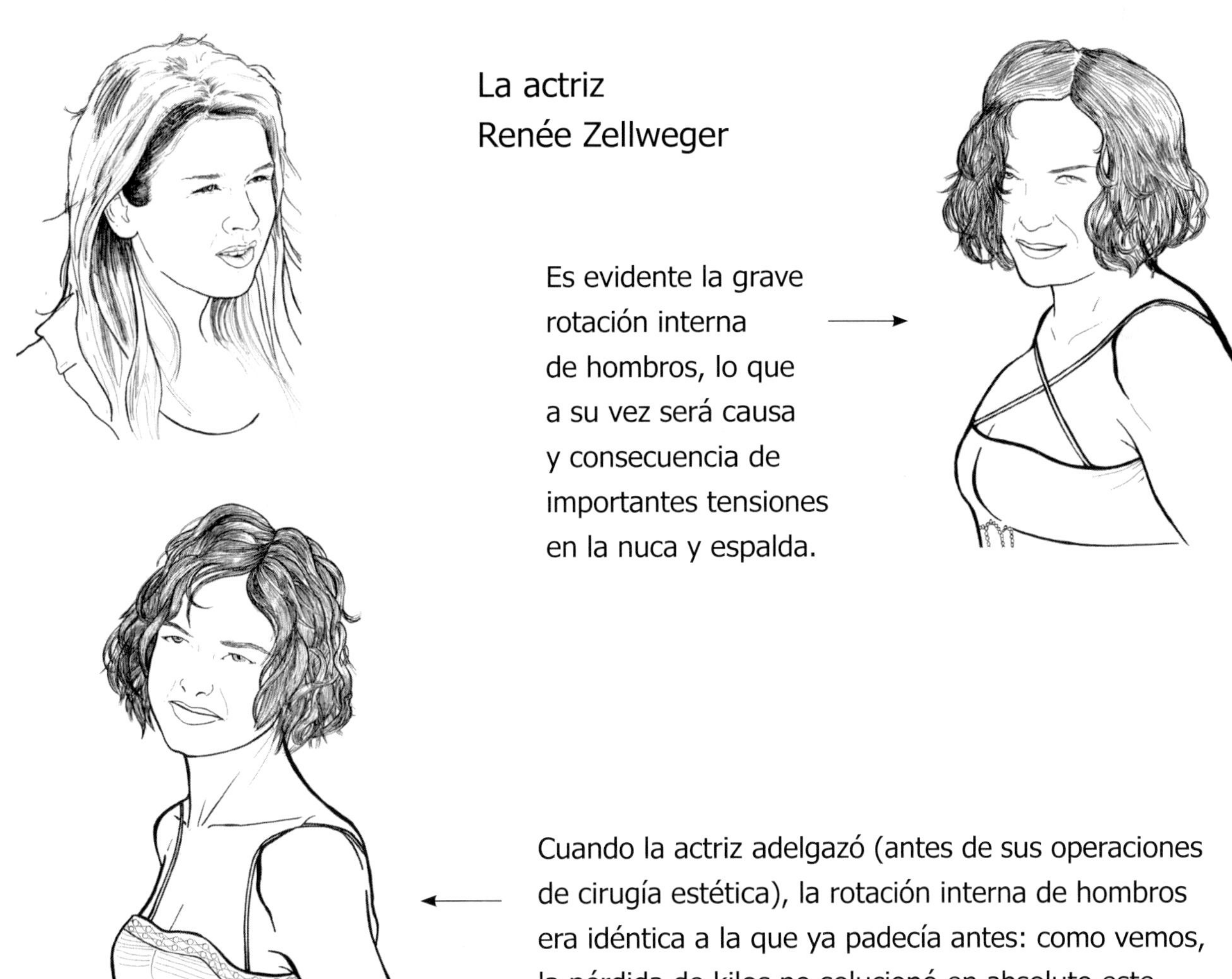

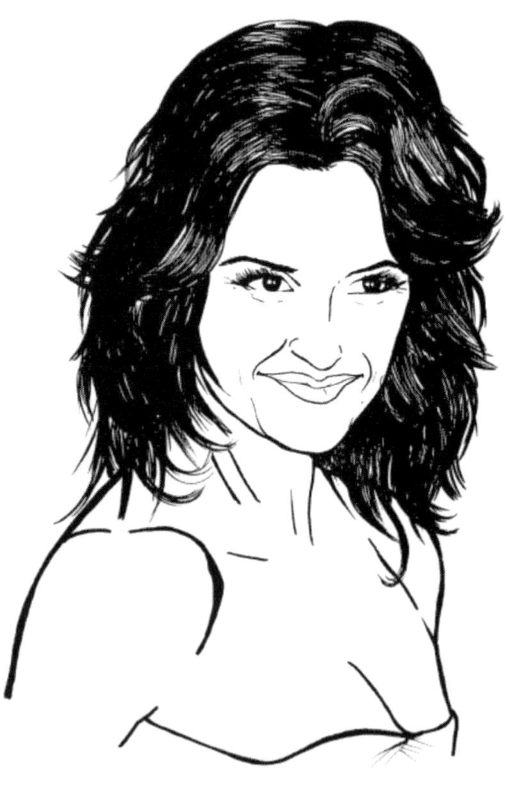

Sin referirnos en absoluto a Penélope Cruz,
podemos decir que las personas delgadas,
o las que no lo eran y abandonaron la dieta
(con frecuencia una dieta tras otra)
o el ejercicio, querían un cuerpo atlético
y bien proporcionado: **perder kilos es
imprescindible en muchas ocasiones
(por problemas de diabetes o
cardíacos, o para evitar sobrecargar
articulaciones...), pero eso no estira
la musculatura que estaba acortada
y que deteriora la estructura del cuerpo.**

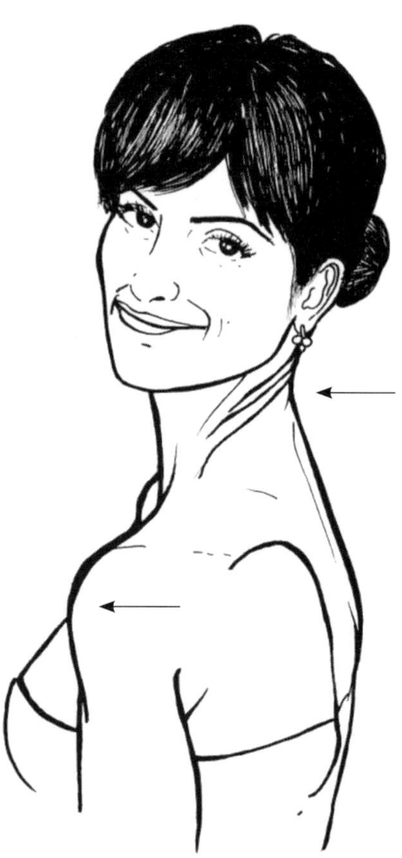

Es fácil estar más delgado cuando se desea
perder kilos, incluso estar muy delgado,
pero el cuello, por ejemplo, puede continuar
proyectado hacia delante, y la espalda
seguirá cargada, los hombros con rotación
interna, o las curvaturas cervical y lumbar
permanecerán acentuadas. **Perder kilos
no corrige nada de eso por muy
necesario que sea por otros motivos
de salud. Que el exceso de peso
(no es el caso de las personas que
analizamos) es nocivo lo saben todos
los médicos y puede ser causa de varias
dolencias graves.**

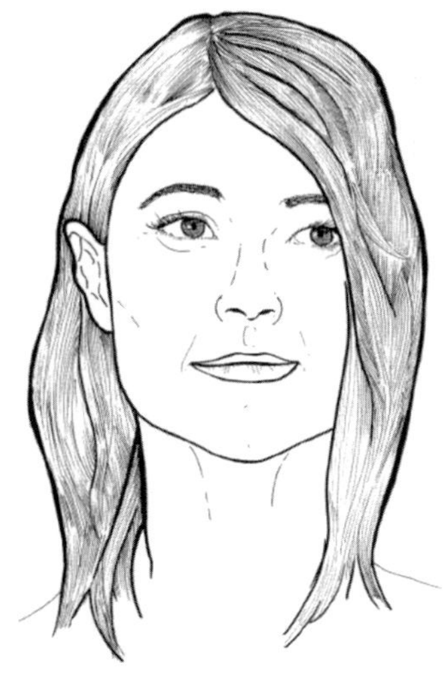

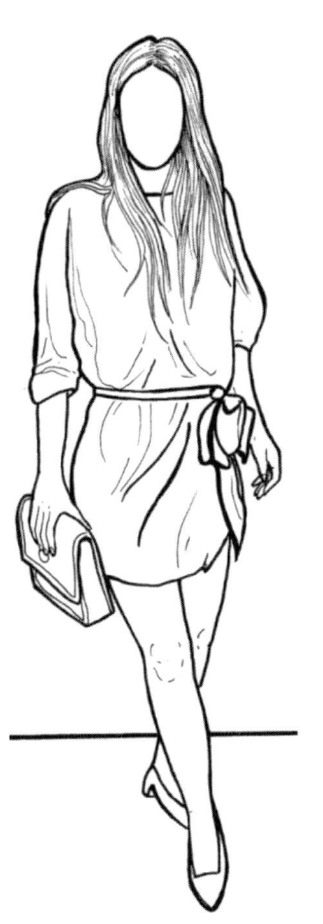

La indumentaria sirve, entre otras cosas, para afirmar el Yo, para dejar claro lo que uno prefiere y lo que rechaza (colores, formas rígidas o cómodas, elegancia rebuscada o sencillez, estatus elevado y alto poder adquisitivo o apariencia de humildad, etcétera), pero también sirve para ocultar el cuerpo y los problemas de la estructura corporal. A la izquierda vemos un dibujo tomado de una imagen de Gwyneth Paltrow. A la derecha, su cuerpo, ya sin las imposturas de la indumentaria y los complementos, nos permite ver los problemas encubiertos: la rotación interna de hombros, la fuerte tensión en la parte alta de la espalda, el vuelco de la pelvis hacia delante (anteversión), la contracción de los glúteos, las piernas en equis... **En suma, adelgazar no corrige los problemas de la estructura del cuerpo, ni ser una persona delgada tampoco impide la aparición de esos problemas: hay que estirar la musculatura.**

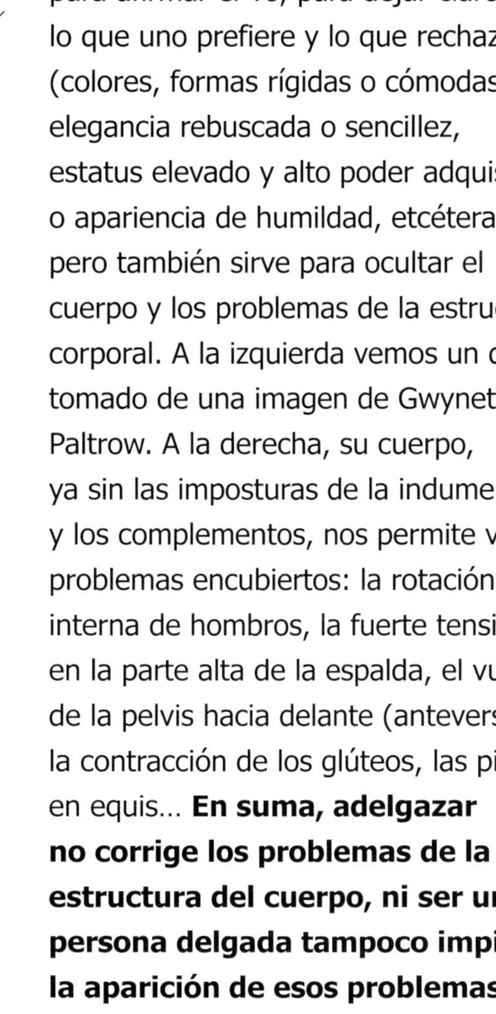

Lo que no funciona: los abdominales habituales (isotónicos) acentúan la curva lumbar y, por tanto, a medio plazo producen más barriga

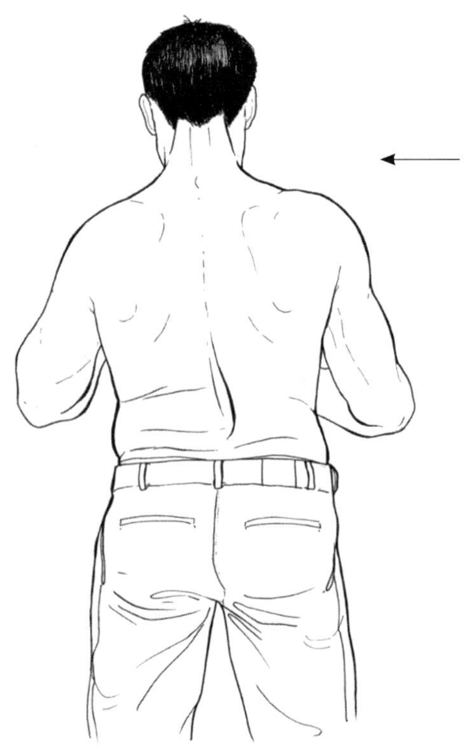

Tom Cruise, de espaldas durante el rodaje de una película. Los muchos abdominales practicados han aumentado la tensión de la región lumbar y, en consecuencia, acentuado la curvatura, lo que producirá a medio plazo y como efecto contraproducente el aumento de la barriga que se deseaba eliminar.

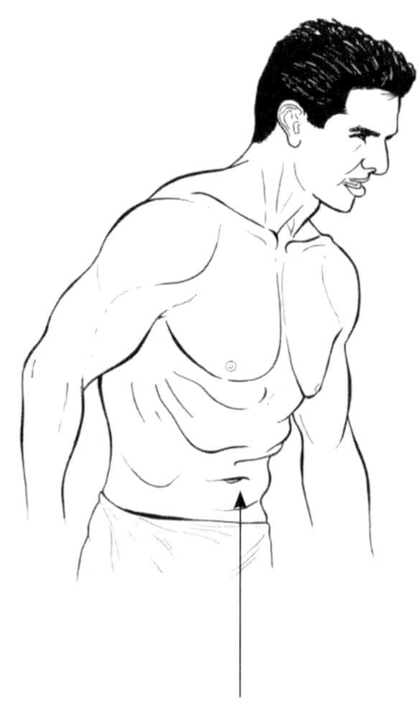

Tom Cruise en una actitud que no parece dejar dudas: metiendo barriga. La parte alta de la espalda muy cargada.

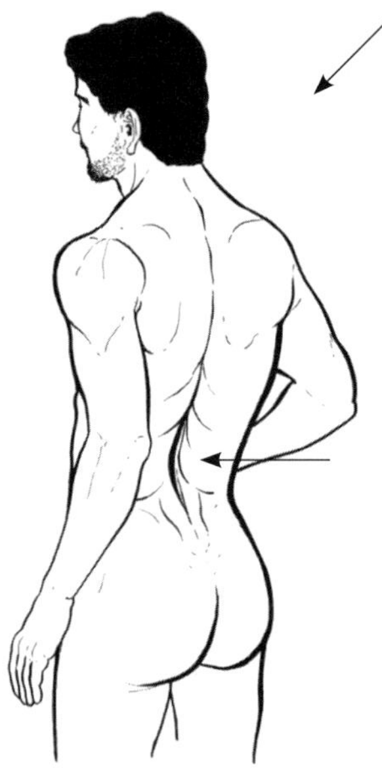

He aquí a Miguel Ángel Muñoz, un actor de talento por la capacidad para interpretar papeles radicalmente distintos. Sus abdominales revelan exactamente el problema que hemos querido señalar en Tom Cruise: para practicar abdominales mediante ejercicios de tipo isotónico, es necesario cargar la zona lumbar y acentuar su curvatura. Lo vemos en el dibujo de la izquierda.

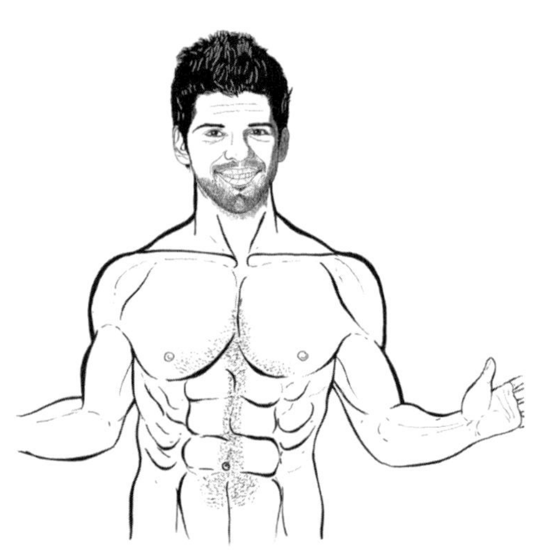

El futbolista Cristiano Ronaldo: vientre plano conseguido a la manera habitual. Para practicar abdominales de este tipo, es necesaria una actividad muscular que pone mucha más tensión en la región de los riñones que en el recto anterior del abdomen (el músculo situado ante el estómago y vientre).

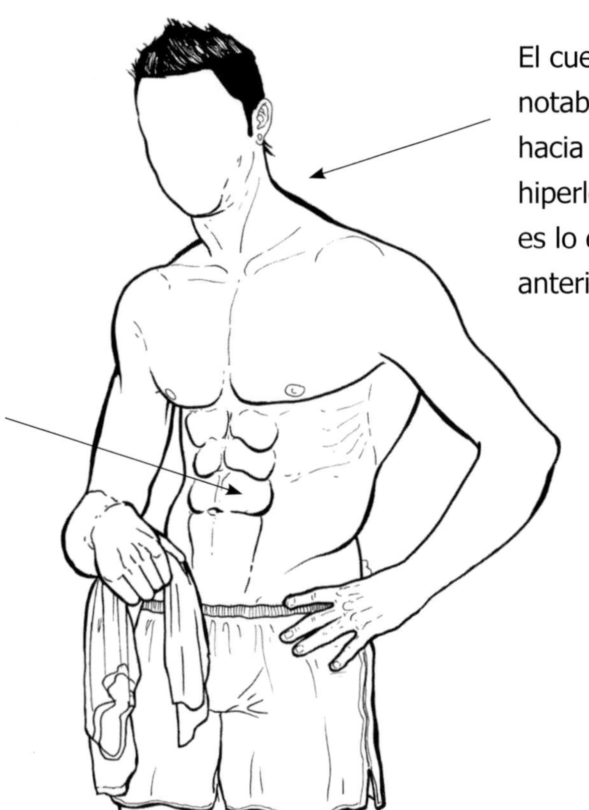

El cuello está muy notablemente avanzado hacia delante (oculta una hiperlordosis cervical): es lo que llamamos anteriorización.

Sin ninguna duda se trata de un jugador genial, lo que le convierte en modelo que imitar para millones de jóvenes. Sin embargo, el hecho de que este hombre posea una extraordinaria capacidad de juego en su deporte (el fútbol) no significa que esa habilidad proceda necesariamente de los ejercicios repetitivos que practica para mantener liso su vientre. Se sabe –él mismo lo ha afirmado en distintos medios de comunicación– que lleva a cabo muchísimos abdominales.

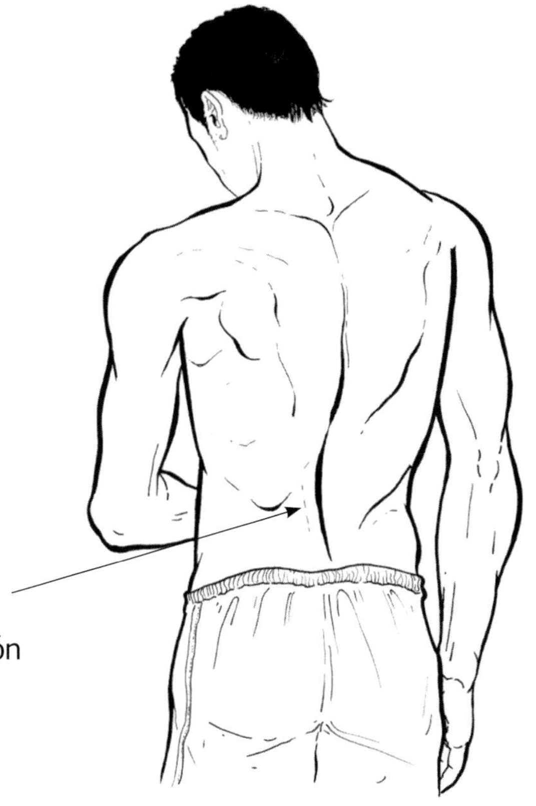

No hay duda de que su musculatura está acortada y de que esto le supondrá –y de hecho ya le supone– deterioros en la estructura de su cuerpo: la anteriorización de su cuello, por ejemplo, es muy notable y puede observarse en el propio campo de fútbol, pero también el agravamiento de la lordosis lumbar.

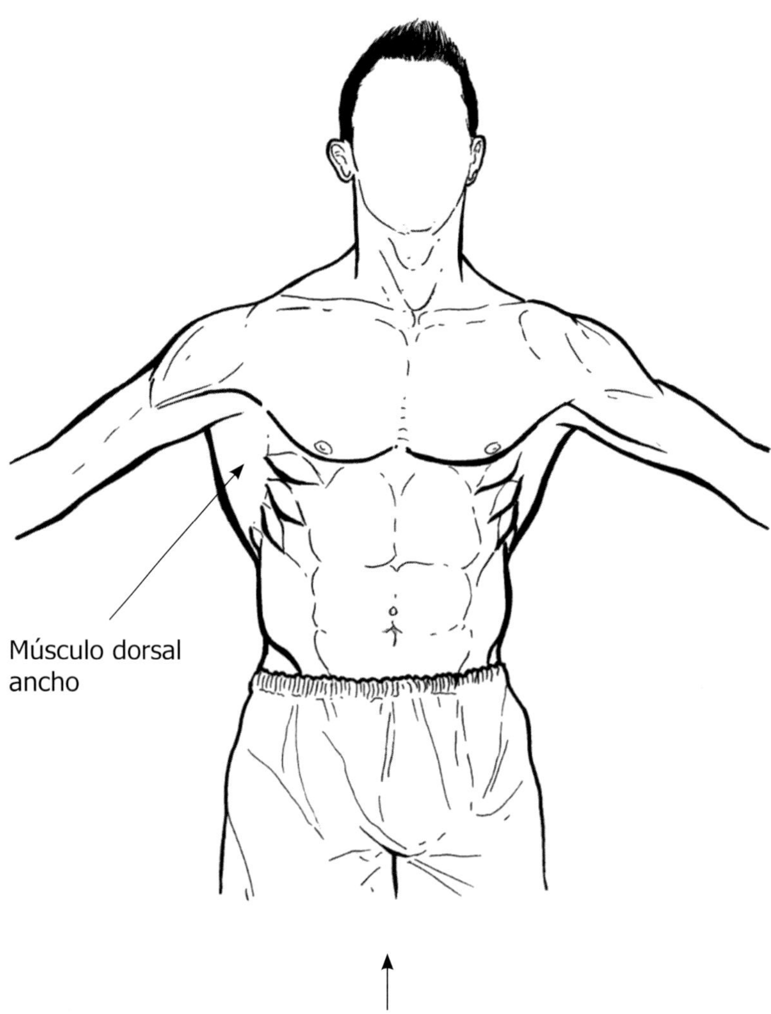

Este hombre consigue que el dorsal ancho aparezca musculado y abierto como si fueran dos aletas a ambos lados del tórax, a costa de acentuar la curvatura de las vértebras lumbares. Recordemos las inserciones de este enorme músculo: se engancha a cada lado en la parte alta del hueso del brazo (el húmero) y baja hasta los huesos que marcan la línea de la cintura, los íleos, la cresta ilíaca en concreto.

En el futuro, cuando este hombre cese ese intenso trabajo corporal de tipo isotónico (abdominales no hipopresivos y fortalecimiento muscular), todo el cuerpo se acortará y aparecerá la obesidad, que no será tal sino graves acortamientos y, por tanto, plegamiento del conjunto de la estructura corporal. El engordamiento no se producirá principalmente por el cese de la práctica de ejercicio, sino porque toda la estructura corporal ya está preparada para hincharse dado su plegamiento, su compresión. La estructura estará ya encogida y reducida de tamaño, como un fuelle.

El acortamiento de los isquiotibiales o de los aductores, la pérdida del eje de las piernas y los problemas de pelvis y espalda

Trabajo isotónico para muscular las piernas. Insistimos en lo importante: es un tipo de trabajo corporal que vuelve rígida la musculatura, la acorta añadiendo así presión sobre las articulaciones, y reduce muy notablemente las capacidades de movimiento flexible.

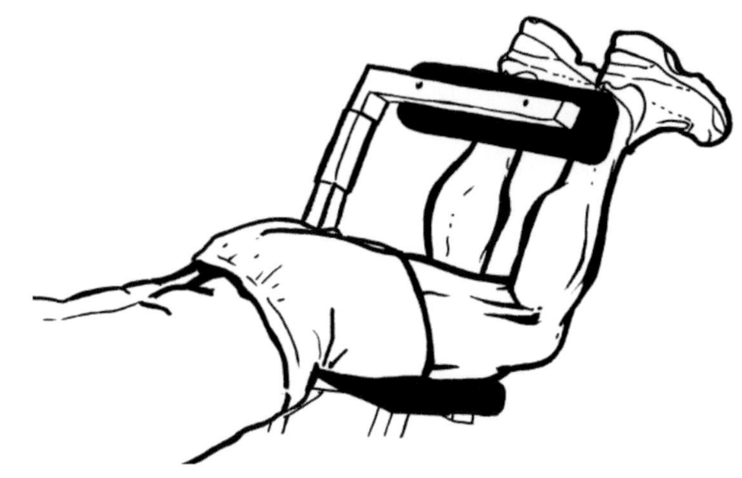

Conjunto de los músculos isquiotibiales. En su parte alta, se insertan muy cerca del esfínter anal. Desde la infancia, el niño necesita tensar estos músculos (y otros cercanos) para ser prematuramente limpio.

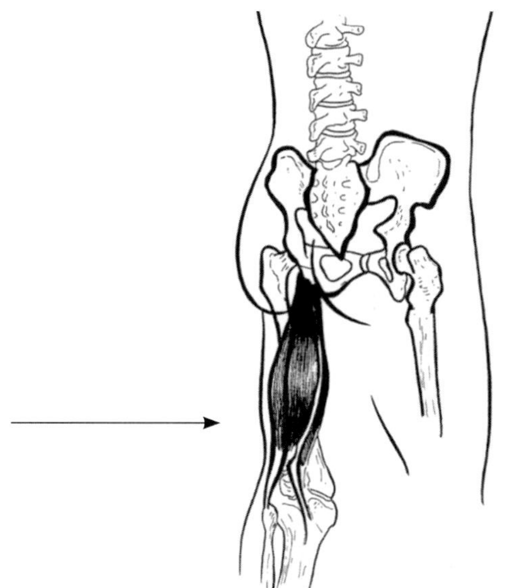

Ya hemos aclarado que lo que ocurre en las piernas y la pelvis tiene extraordinaria importancia para comprender los problemas de toda la espalda e incluso la nuca.

El estado de la musculatura de las piernas está condicionado desde la infancia por la forma en que una persona vive su sexualidad y sus funciones excretorias. Los acortamientos de los músculos de las piernas no pueden separarse de la educación recibida por el niño respecto al sexo y a la evacuación de los excrementos.

Lo que ocurre en las piernas y la pelvis tiene extraordinaria importancia para comprender las patologías de toda la espalda e incluso de la nuca.

Los isquiotibiales se llaman así porque van desde la protuberancia del hueso isquión llamada tuberosidad isquiática (en la parte posterior de la pelvis) hasta la tibia, excepto el bíceps femoral que va a insertarse al peroné.

Se acortan estos grandes músculos (los isquiotibiales) de la parte posterior del muslo, y ese acortamiento tira de la pelvis de tal forma que la hace bascular hacia atrás.

La consecuencia más visible en la estructura del cuerpo es que la parte baja de la espalda queda aplanada, las vértebras lumbares muy comprimidas y en línea recta con los glúteos, que caen hacia atrás debido a ese vuelco de la pelvis.

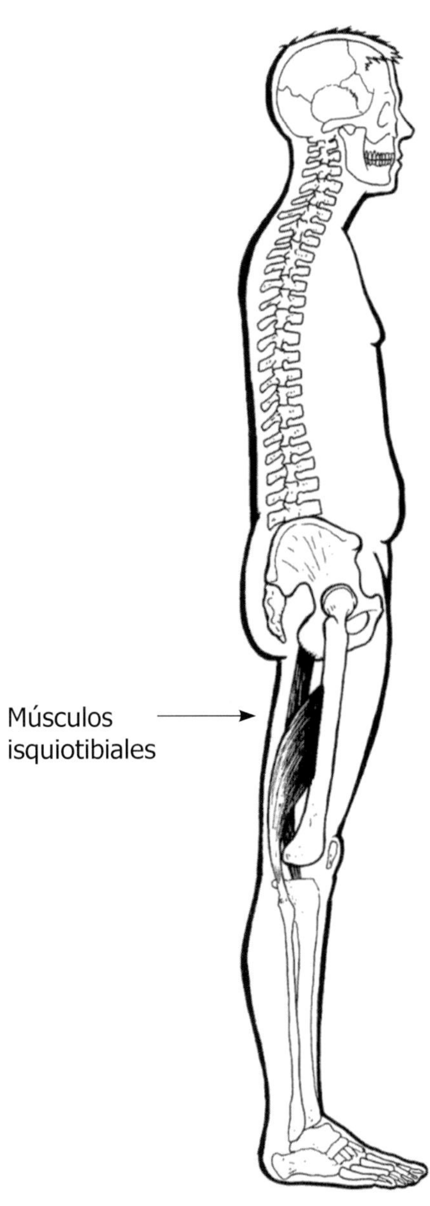

Desde la pelvis, y según predominen en cada individuo las tensiones crónicas relacionadas con el sexo o con la evacuación de los excrementos, **se acorta la musculatura de las piernas de distinto modo y con diferentes consecuencias sobre la propia pelvis.**

Además de los problemas causados por el tipo de trabajo que lleva a cabo cada individuo adulto, **el estado de la musculatura de las piernas está condicionado desde la infancia por la forma en que una persona vive su sexualidad y sus funciones excretorias: los acortamientos de los músculos de las piernas no pueden separarse de la educación recibida respecto al sexo y la excreción.**

El concepto de la sexualidad que los adultos transmiten al niño desde que es un bebé puede estar impregnado de vergüenza, o rechazo, o culpa, **o, con más frecuencia, de incomodidad.** La cultura actual **parece** extraordinariamente liberal respecto al sexo, pero esto es un engaño, es uno de los mejores disfraces que ha utilizado nunca el puritanismo. La cultura de hoy exige la apariencia de placer y diversión –tal como ya hemos afirmado a lo largo de esta obra–, **pero no consiente los goces auténticos y de ningún modo una sexualidad satisfecha. En caso de permitirla y preconizarla, los individuos no vivirían en ese estado de continua agitación que los empuja a consumir desenfrenadamente a fin de intentar calmar su sensación de vacío y su hambre de piel.**

La autorregulación del niño en cuanto a la evacuación puede haber sido impedida por la madre –menos frecuentemente por el padre– o por educadores rígidos. Con frecuencia ni siquiera ha habido una intromisión excesiva en las funciones excretorias, sino un deseo (narcisista) de los padres de que el niño sea precoz: que hable lo más pronto posible, que camine también prematuramente, que sea el número uno en su clase (por muy pequeño que sea). Conocí a una madre que estimulaba las autoagresiones de su hijo de seis años cada vez que el niño perdía un partido de tenis: quería un triunfador, alguien que tuviera éxito social por encima de cualquier otra cosa. El niño, tras cada partido que perdía, lloraba y se abofeteaba a sí mismo.

En esas exigencias prematuras dirigidas al niño para que sea limpio, o se mantenga de pie, o camine, o sea el mejor demasiado tempranamente, está el origen de fortísimas tensiones musculares propias de las piernas arqueadas. Los deterioros en la estructura de las piernas (arqueadas o en equis) tienen un trayecto de ida y vuelta. Comienzan a partir de la pelvis, determinan el estado de las piernas y luego esos acortamientos musculares condicionan la propia estática de la pelvis (que bascula hacia delante o hacia atrás), lo que a su vez repercute sobre las piernas.

No es casual que si vamos demasiado rápido en los estiramientos destinados a corregir el eje de las piernas, reaparezcan las inseguridades y la ansiedad de caída. El paciente lo experimenta muy intensamente por la noche, cuando está abandonándose al sueño y nota que sus piernas caen. Se despierta bruscamente al mismo tiempo que se le disparan todos los sistemas de alarma del cuerpo.

El cuerpo teme los cambios de aquello, por malo que sea, a lo que está acostumbrado. En la ansiedad de caída a causa de la relajación de las piernas, la rama simpática del sistema nervioso se pone a funcionar con toda su fuerza. Están emergiendo miedos infantiles, es decir, emociones, que habían cristalizado o que se habían materializado en tensiones musculares: ¿en qué, si no, van a materializarse nuestras emociones si los músculos son el único elemento del que disponemos para expresarlas o contenerlas?

Cuando predominan las sensaciones de suciedad o vileza referidas al sexo, son los músculos del interior del muslo (los aductores) los que se contraen crónicamente para bloquear la pelvis e inmovilizarla en la mayor medida posible. Entonces, a causa de las inserciones de los aductores, la pelvis se vuelca hacia delante (anteversión) y esto acentúa la curvatura lumbar.

Si predominan las actitudes retentivas relacionadas con las heces (analidad) y con la «perfección», con el ser correctos y dar lo que se espera de nosotros, se acortan los músculos de la cara posterior del muslo (isquiotibiales) puesto que se insertan muy cerca del esfínter. Esto hace que la pelvis bascule hacia atrás (retroversión). En ambos casos, los cambios en la estática de la pelvis provocan cambios en la estática de **toda** la columna vertebral, pues ya desde su base, las vértebras apoyan mal sobre el hueso sacro, que es al mismo tiempo parte de la pelvis y de la columna.

Acortamiento de la cadena muscular de la pierna que provoca modificaciones en la estática de la pelvis y repercute en toda la columna vertebral hasta la nuca

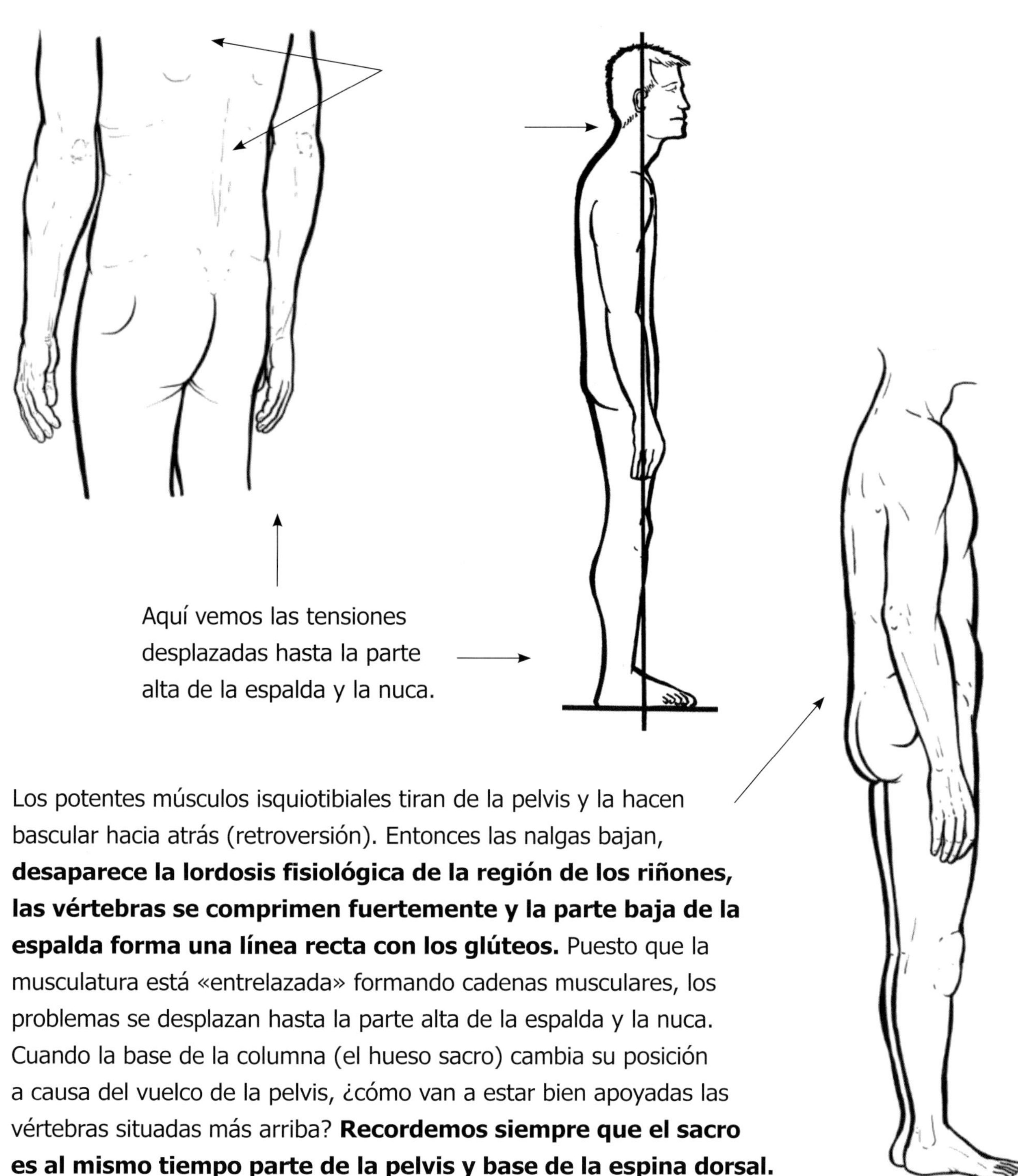

Los potentes músculos isquiotibiales tiran de la pelvis y la hacen bascular hacia atrás (retroversión). Entonces las nalgas bajan, **desaparece la lordosis fisiológica de la región de los riñones, las vértebras se comprimen fuertemente y la parte baja de la espalda forma una línea recta con los glúteos.** Puesto que la musculatura está «entrelazada» formando cadenas musculares, los problemas se desplazan hasta la parte alta de la espalda y la nuca. Cuando la base de la columna (el hueso sacro) cambia su posición a causa del vuelco de la pelvis, ¿cómo van a estar bien apoyadas las vértebras situadas más arriba? **Recordemos siempre que el sacro es al mismo tiempo parte de la pelvis y base de la espina dorsal.**

Problemas de piernas, acortamiento lumbar y espalda cargada (cifosis). Y a la inversa: problemas de acortamiento en la región lumbar y en la pelvis, y grave tensión muscular en las piernas

Aunque no lo parezca, nunca existen piernas débiles. Pueden ser delgadas o con apariencia de blandas, pero si exploramos el estado de esa musculatura nos daremos cuenta de que, aunque delgada o con poco tono superficial, existe una gran tensión profunda y quizá apelmazamiento de las fibras, pero no debilidad. Si la musculatura de las piernas ya está crónicamente tensa, fortalecerla o tonificarla todavía más creará más problemas de los ya existentes y esas tensiones llegarán hasta la parte alta del cuerpo.

Atribuir los problemas de espalda (por ejemplo, la espalda cargada: cifosis) solamente al acortamiento del trapecio y de los músculos altos es lo mismo que continuar tratando los síntomas en lugar de observar el cuerpo entero. Con mucha frecuencia observamos que el acortamiento del trapecio va acompañado de acortamientos de otros segmentos de la espalda y de las piernas. Hemos de estirar esas otras partes del cuerpo porque, en caso contrario, el trabajo corporal en la parte alta dará poco resultado.

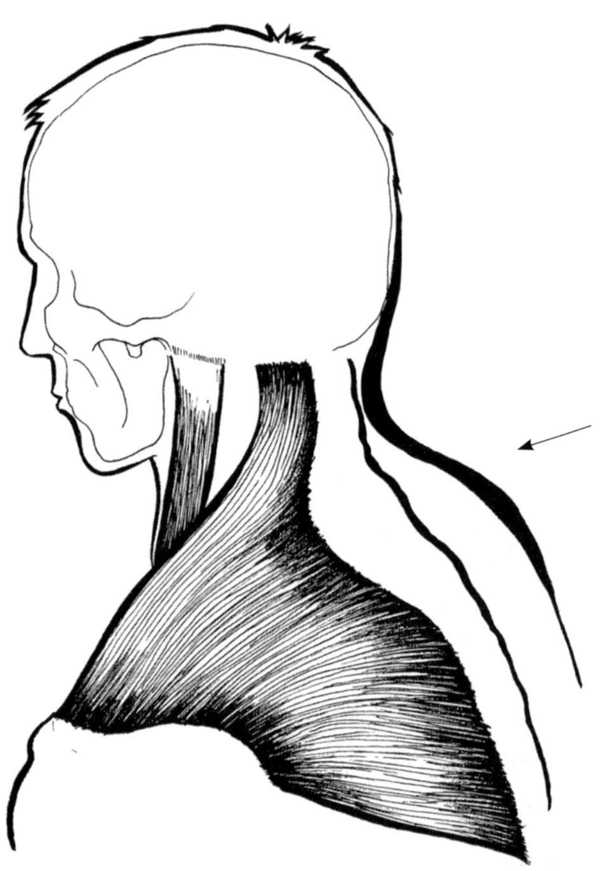

Cuando el trapecio se acorta (junto con los músculos inspiradores altos como el esternocleidomastoideo o los escalenos, por ejemplo), contribuye fuertemente a esta carga de la espalda o cifosis). Sin embargo, esto no es suficiente para explicar por qué permanecen tantos problemas de espalda sin resolver a pesar de los masajes **localizados** aplicados a ese músculo. **Cuando se trata el cuerpo sólo por partes o segmentos no se corrigen los problemas sino que nos limitamos a aliviar síntomas temporalmente.**

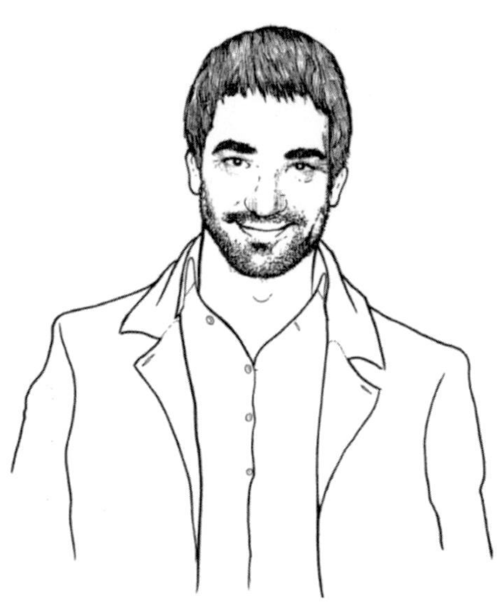

En la película *El sueño de Ibiza*, Adrià Collado aparece desnudo y puede apreciarse parte de su estructura corporal.

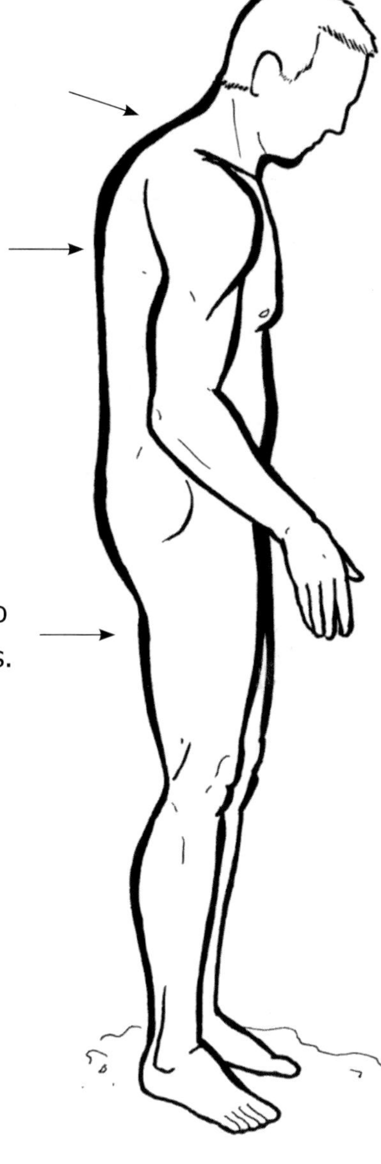

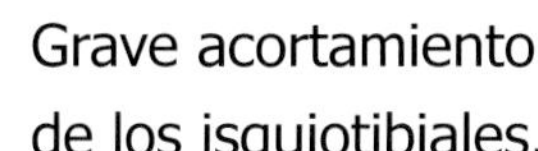

Grave acortamiento de los isquiotibiales.

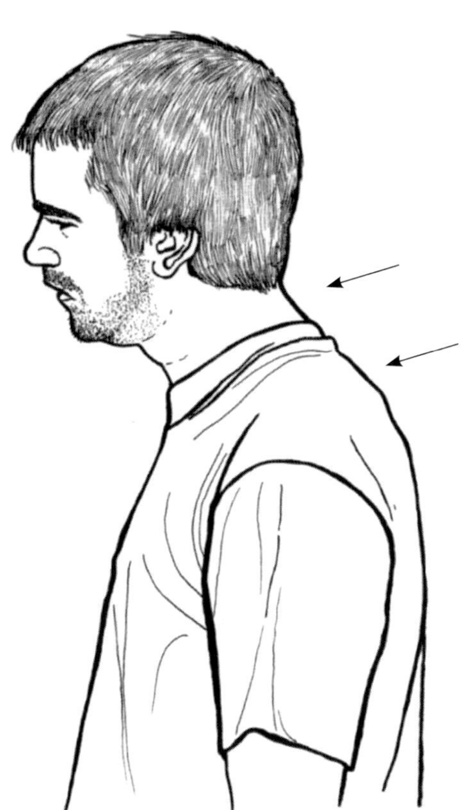

Y esta es la estructura: espalda cargada (cifosis); cuello proyectado hacia delante (anteriorización) y, por tanto, graves tensiones en la nuca; la parte baja de la espalda pierde la lordosis fisiológica a causa de la retroversión de la pelvis (por predominio del acortamiento de los isquiotibiales).

Como es habitual en esta estructura, las salidas naturales de energía parecen parcialmente cerradas: ambos esfínteres.

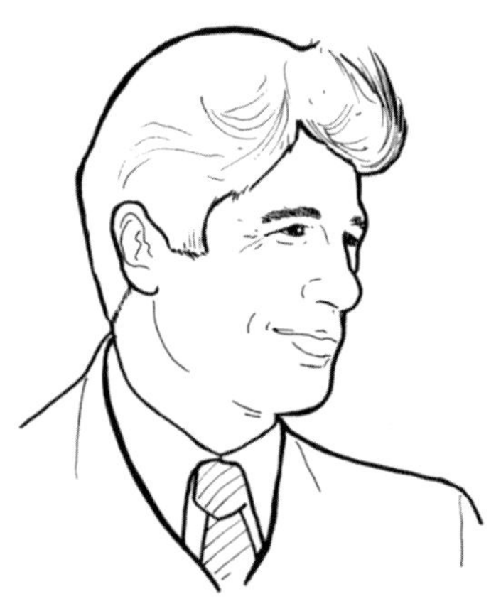

Los mismos problemas de la estructura del cuerpo que hemos visto en Adrià Collado, podemos observarlos en actores mundialmente conocidos como Richard Gere (arriba) o Robert Redford (abajo), aunque en estos dos últimos la cifosis es más visiblemente angulosa y no presenta la forma disimulada de anteriorización del cuello.

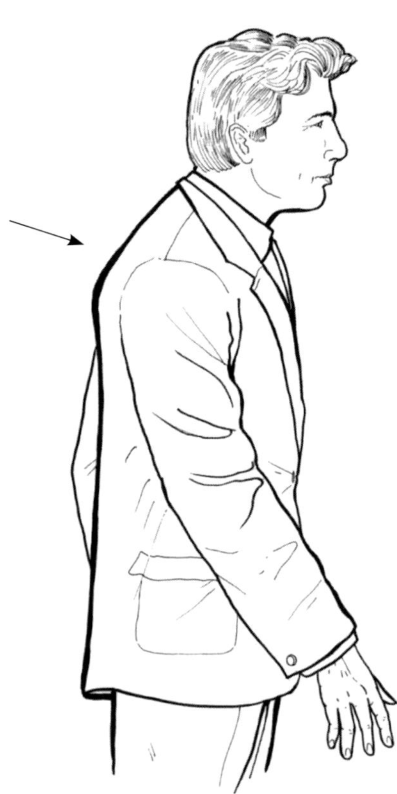

Dibujos realizados a partir de imágenes de la película *Memorias de África*.

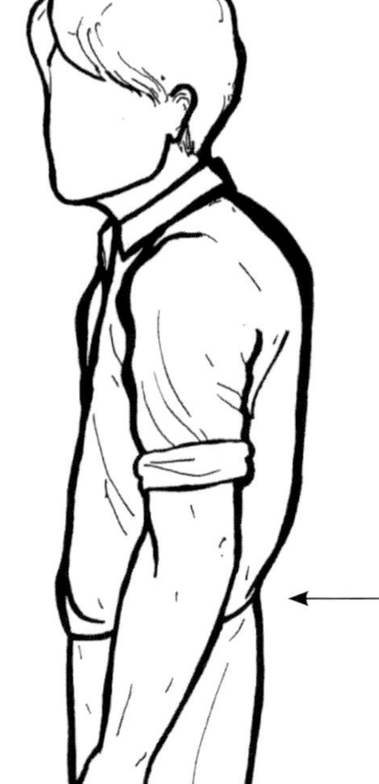

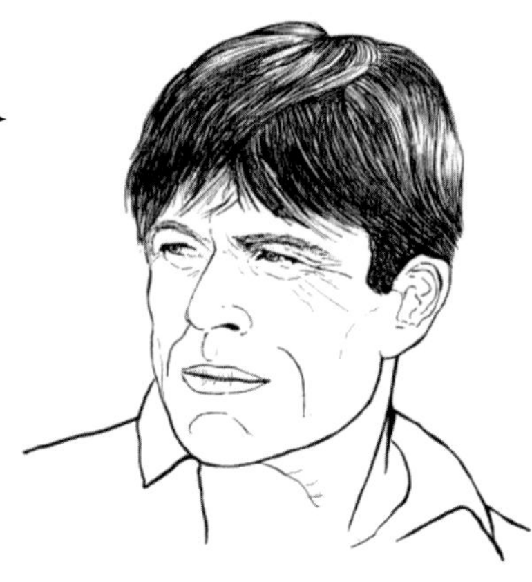

Ya desde muy joven podía observarse en distintos films protagonizados por este actor, que la parte baja de su espalda formaba una línea recta con las nalgas: el vuelco de la pelvis estaba ya presente y los glúteos formaban línea recta con las piernas. Podía intuirse, pues, que las vértebras lumbares habían perdido la lordosis fisiológica y estaban fuertemente comprimidas.

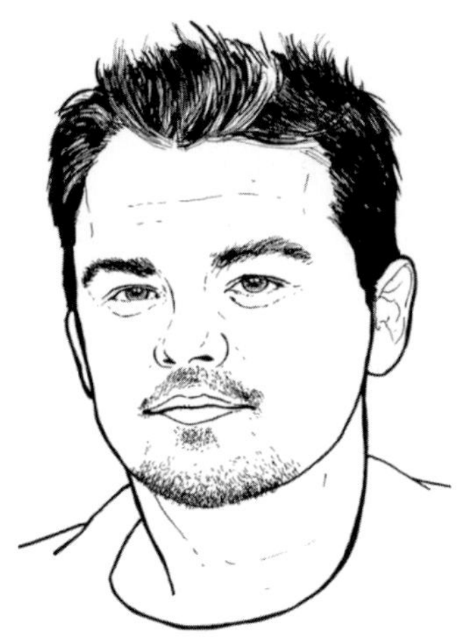

Leonardo DiCaprio, un actor con películas tan interesantes para
ilustrar problemas neuróticos como *Atrápame si puedes* (donde
aparece la figura del llamado «padre cerdo» por la psicología de
análisis transaccional) y *El aviador* (buen ejemplo de neurosis
obsesiva), parece tener una estructura corporal escasamente
armoniosa: las piernas muy largas en relación con el tronco, mucho
más corto de lo que debería ser en una estructura proporcionada;
y la parte baja de las piernas muy delgadas en contraste con
la hipertrofia del tronco. **En realidad, se trata de un grave
acortamiento de la región lumbar**: algo que puede comprobarse
en imágenes de la vida cotidiana, durante sus vacaciones en las
que el actor aparece con una gran barriga. Como sabemos, este
vientre prominente es consecuencia no sólo del régimen alimenticio
(sea el que sea), sino del acortamiento de la musculatura de la
región de los riñones y la consiguiente proyección de la barriga
hacia delante.

Muy probablemente la delgadez de la parte baja
de las piernas sea una manifestación de las
tensiones que vienen de más arriba, que luego,
a su vez, repercuten en la parte alta.

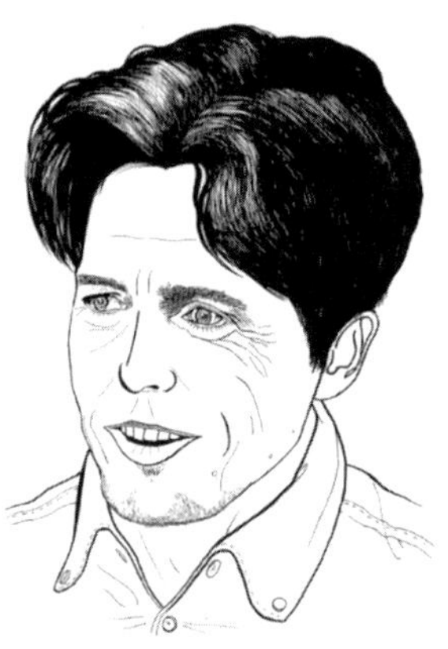

Hugh Grant (protagonista de la película
Un niño grande, tan útil para comprender
lo que la psicoterapeuta Alice Miller
ha llamado «el drama del niño dotado»),
en actitud que parece típicamente suya:
como si protegiera o apoyara la zona lumbar,
muy cargada.

Sus piernas son muy tensas, y este rasgo
no es independiente de lo que ocurre en la
musculatura de la región de los riñones.

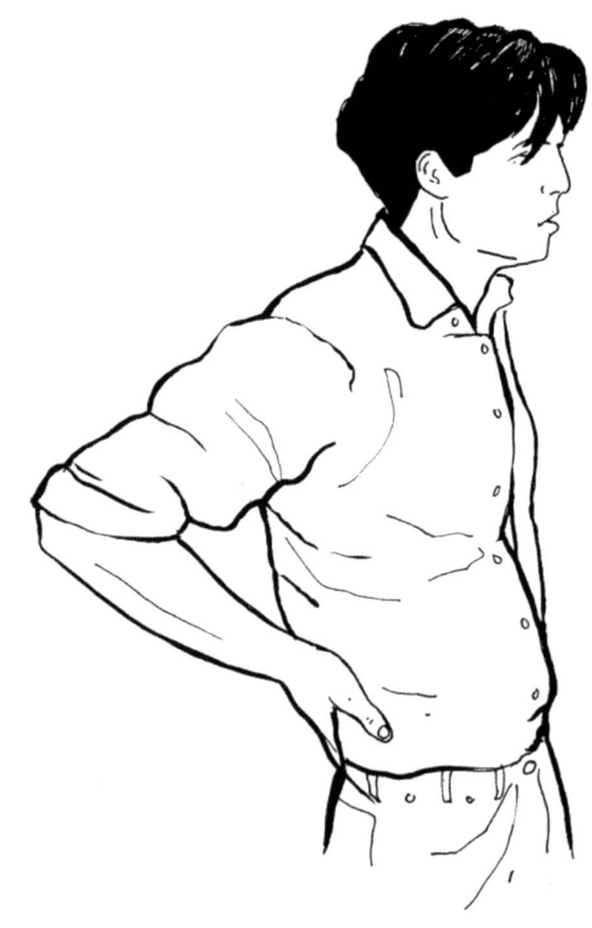

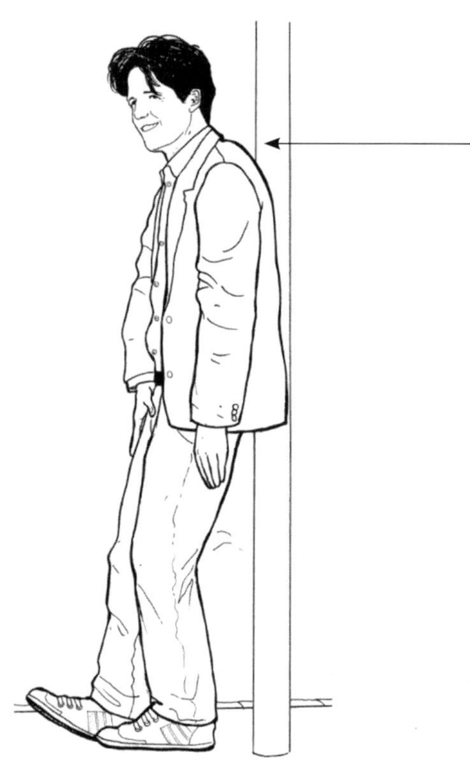

En directa relación con el acortamiento de la zona lumbar,
como si se tratara de una consecuencia, la parte alta de la
espalda aparece cargada: no son una espalda y una nuca
libres de tensiones y que destaquen por una sensación de
carencia de crispación.

La fuerte tensión de la musculatura de las piernas
puede observarse en los films en que aparece en ropa
interior o con pantalones estilo bermudas.

Los problemas de la musculatura de la pelvis y su proceso de ida y vuelta respecto a las piernas

Cambios en la estática de la pelvis y cambios en las piernas, que, a su vez, actúan sobre la pelvis

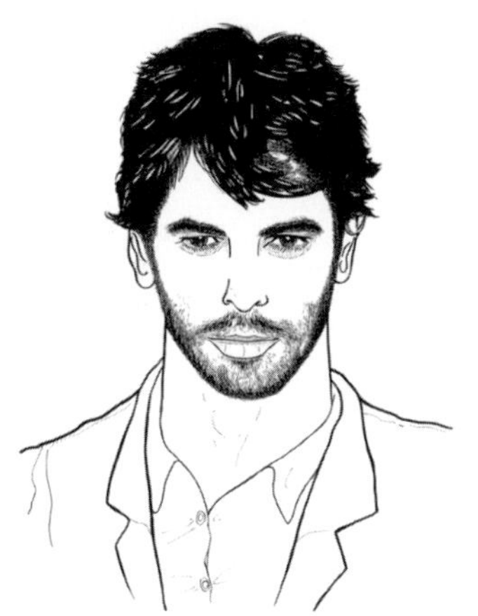

En la película *Canciones de amor en Lolita's club*, basada en la novela de Juan Marsé y protagonizada en dos magníficos papeles por Eduardo Noriega, puede comprobarse la enorme tensión y el acortamiento de los glúteos (músculos para estabilizar la pelvis). Quizá la educación recibida por este hombre durante su infancia y los ejercicios practicados después (pueden verse en fotografías relacionadas con la película *Novo*) habrán influido directamente sobre el tono de los músculos de la pelvis que, a su vez, actúa sobre el estado de la región lumbar (por arriba) y de las piernas (por abajo). De vuelta, en un círculo vicioso, se agravan los problemas pélvicos.

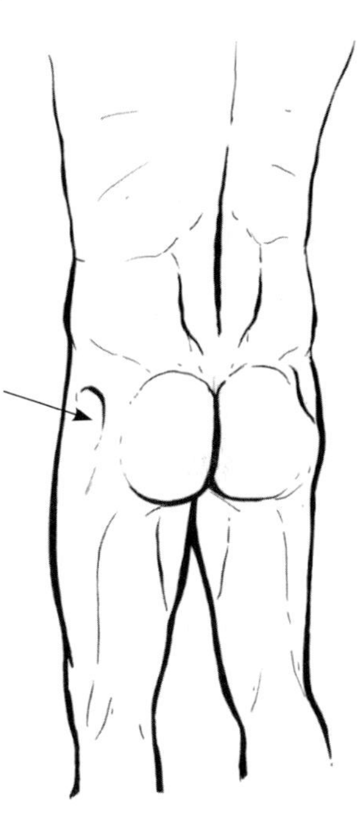

Al lado vemos cómo todos los músculos glúteos se insertan en la pelvis y en las piernas, actuando de esa forma en uno y otro segmento del cuerpo.

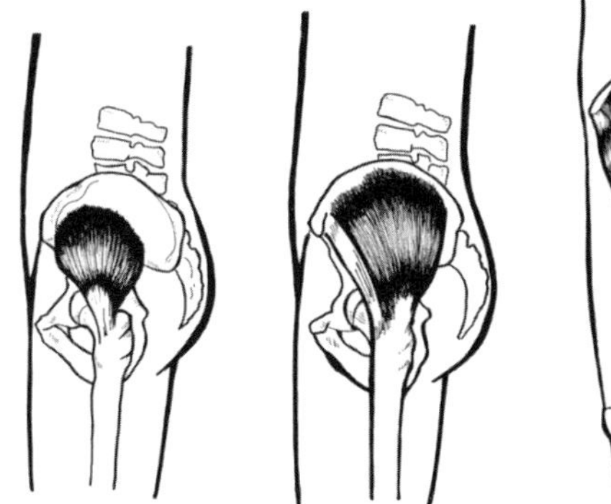
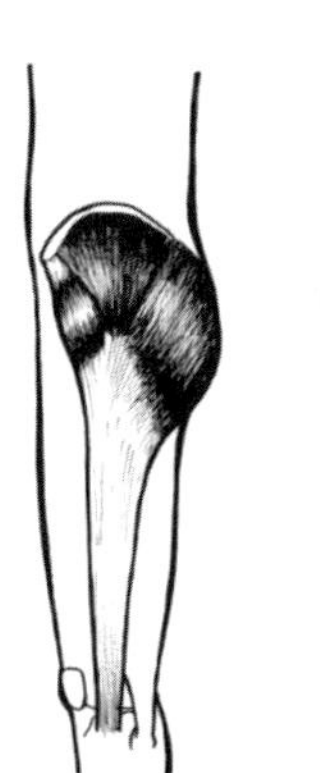
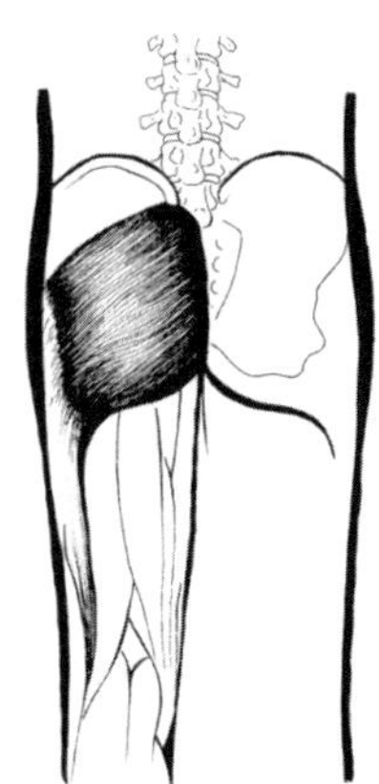

La espalda cargada (cifosis) no es propia solamente de personas de elevada estatura

Otro tópico: con frecuencia se afirma que es normal que las personas altas tengan la espalda cargada (cifosis), que esa tendencia se da en los altos. Esto no se explica en absoluto por su estatura, puesto que podemos encontrar a numerosas personas de menor estatura con cifosis. Veamos dos casos.

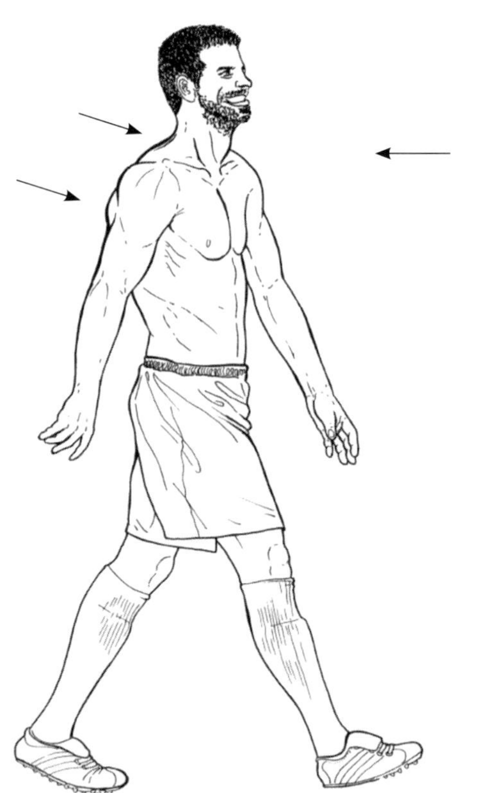

Gerard Piqué: un hombre alto y con una visible espalda cargada (cifosis). En otras imágenes públicas suyas puede observarse una gran rotación interna de hombros, que revelaría acortamientos graves en el dorsal ancho (músculo de la espalda), en el pectoral mayor (músculo de la cara anterior del cuerpo pero que también tira del húmero) y en otros de la cadena muscular del brazo. Necesariamente el trapecio tiene que estar acortado, pero no puede ser la única causa de los problemas de la espalda.

Jordi Alba: un hombre menos alto que Gerard Piqué, pero también con graves problemas de cifosis y rotación interna de hombros. Obviamente no se trata del único caso de persona de estatura modesta con cifosis: lo traemos a colación sólo porque estamos hablando de no imitar la forma de ejercitarse, practicar deporte o alimentarse de los famosos. Sólo con salir a la calle, encontraremos a otras muchas personas no altas con problemas de espalda semejantes: la parte alta cargada. En el caso de Jordi Alba, es también muy evidente la grave tensión de los brazos y de los pectorales mayores. Y es casi seguro que su zona lumbar estará seriamente acortada.

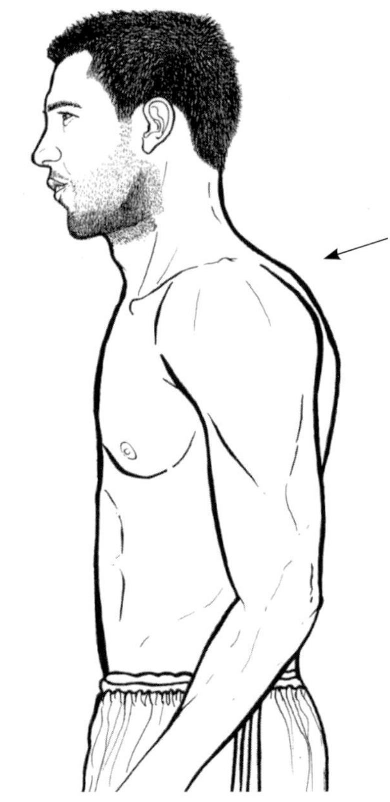

El deporte no corrige los excesos de curvatura cervical o lumbar

Todos los deportes y trabajos que obligan a levantar los brazos más allá del ángulo recto provocan cifosis y acentuación crónica de la curvatura lumbar (hiperlordosis), afectando también muy notablemente a la nuca

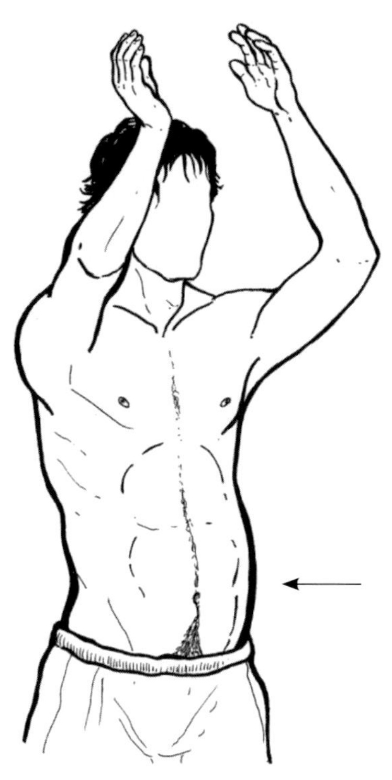

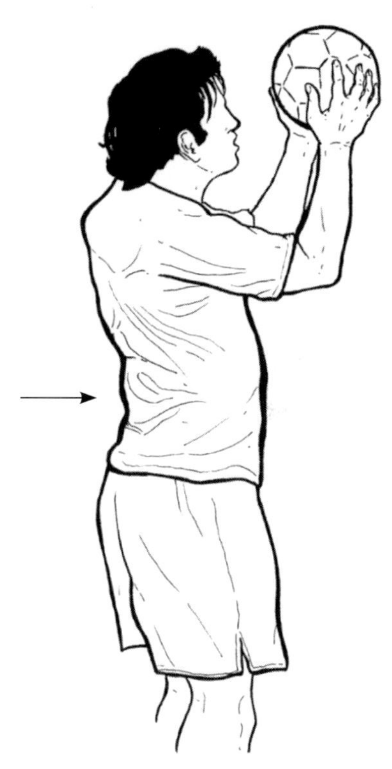

Lo que los músculos hacen detrás, se nota delante.
Al levantar los brazos se ponen en marcha músculos tan potentes como el dorsal ancho o el trapecio (aunque también otros muchos que afectan a la nuca directa o indirectamente). Lo que ahora nos importa dejar claro es que, como mínimo, el dorsal ancho (que vemos en los dibujos de abajo) estira de la pelvis y acentúa la curvatura lumbar, mientras que el trapecio carga la parte alta de la espalda y la nuca hasta la base del cráneo.

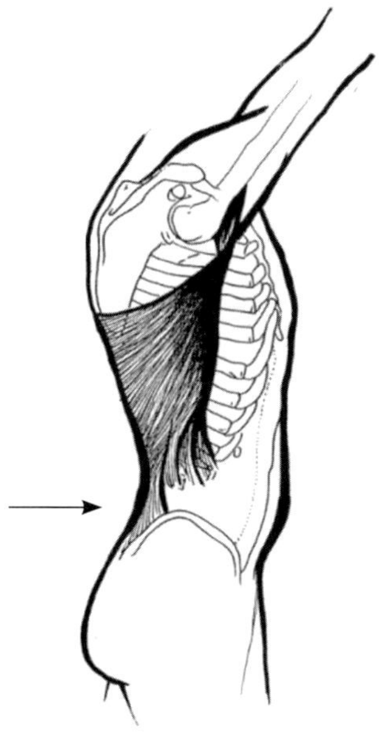

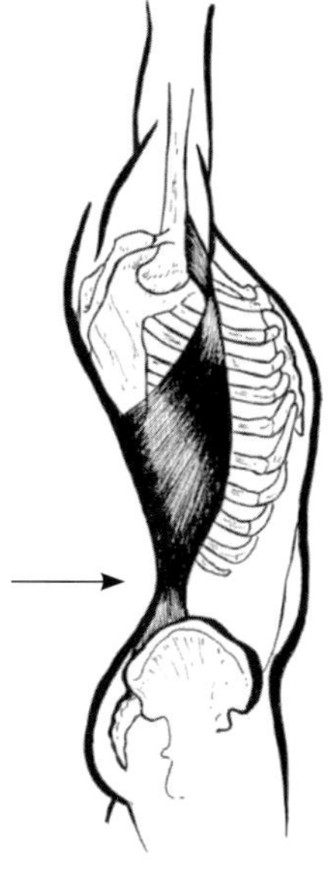

En estos dos dibujos vemos el gran dorsal en acción. Cuanto más elevamos el brazo por encima del ángulo recto, más tira de los huesos que marcan la línea de la cintura (crestas ilíacas) y más acentúa la lordosis lumbar. Es lo que ocurre con el tenis, baloncesto, natación, voleibol..., o con los trabajos como los de los pintores o albañiles que han de levantar los brazos casi constantemente.

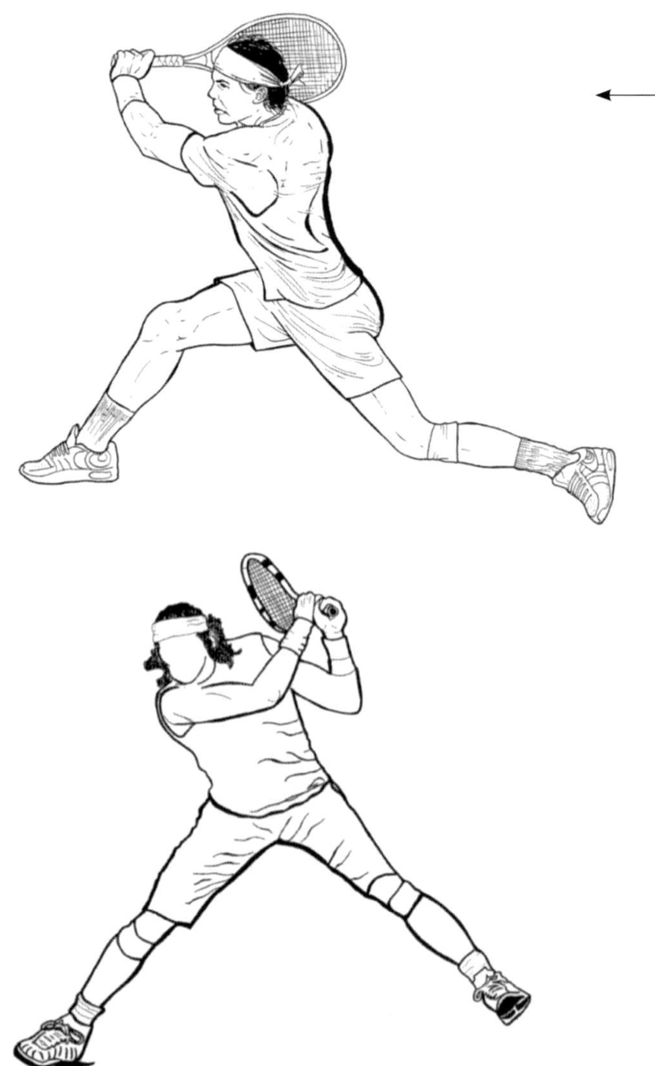

De un deportista admirable (nunca da por perdida una oportunidad), puede decirse también que ha conseguido sus triunfos a costa de un enorme sufrimiento físico, tal como el propio Rafael Nadal ha reconocido en varias ocasiones ante los medios de comunicación.

Como podemos observar en estos dos dibujos en que el tenista juega, la intensa solicitación de la musculatura de los brazos va pareja con la de las piernas, y ambas fuerzas confluyen en el tronco: los problemas lumbares (aunque poco perceptibles) existirán, sin la más mínima duda. Sus millones de admiradores deben tener presente que los grandes triunfos de este hombre no son producto de la casualidad sino de un trabajo en el que su cuerpo ha sufrido enormemente. En consecuencia, si deciden jugar al tenis, será preferible para su salud que lo hagan más por placer que llevados por el ansia de competir.

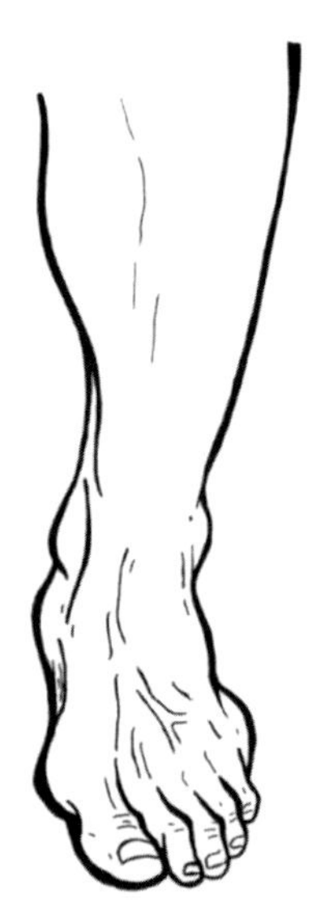

De la existencia de cadenas musculares, dan buena cuenta el estado de los pies de Rafael Nadal. Sus pies acusan la tensión de toda la musculatura de la pierna e incluso de la que procede de más arriba y actúa sobre la pelvis y piernas: psoas-ilíaco y diafragma, por ejemplo.

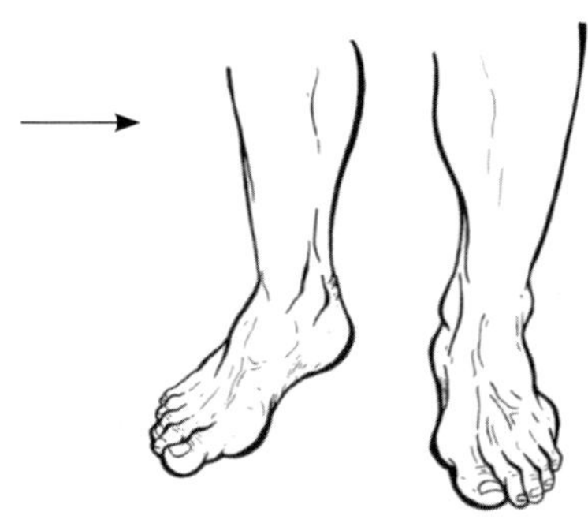

Las personas que son (o han sido) referentes eróticos lo son porque sólo atendemos lo que el cine y los medios de comunicación quieren que creamos

También personas famosas que han sido tomadas como referente erótico o de belleza en determinado momento presentan deterioros en distintos segmentos de su estructura corporal: los hombros o los pies, por ejemplo. Imitarlas no es una actitud necesariamente buena para la salud.

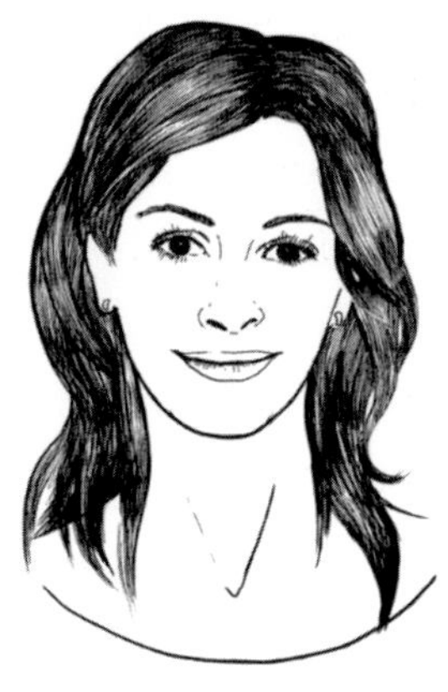

Julia Roberts, la protagonista de films tan comerciales como *Pretty woman*, y de otros mucho menos conocidos pero de gran sentido del humor e inteligencia como *The mexican*, presenta problemas de estructura tan notables como esta rotación interna de hombros. Esa proyección de hombros hacia delante revela graves acortamientos en la musculatura de la espalda y los brazos, y supone una fuerte tensión en la nuca, más la constante tendencia a que los pechos cuelguen cada vez más fláccidos (a no ser que se corrija la rotación del hombro en lugar de recurrir a la cirugía estética).

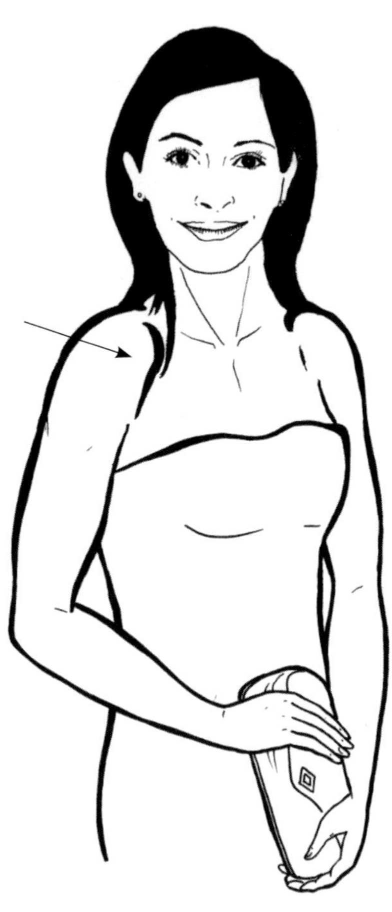

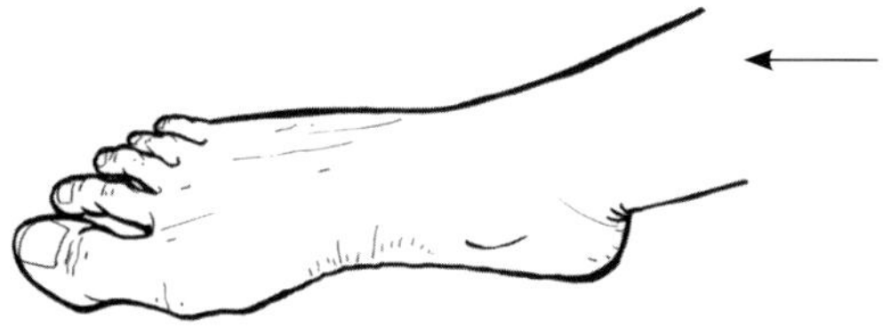

Pie de Julia Roberts tal como aparece en fotogramas de la película *Notting Hill*. Hemos visto ya que los deterioros de la buena forma del pie no dependen sólo de su propia musculatura, sino que expresan lo que ocurre en el resto de la pierna e incluso más arriba.

Engordar por acortamiento y plegamiento del conjunto del cuerpo y no por la cantidad de comida ingerida

En esta página, Jack Nicholson, protagonista de *Mejor imposible,* una de las películas que muestra de forma más clara el sufrimiento de las personas con neurosis obsesiva.

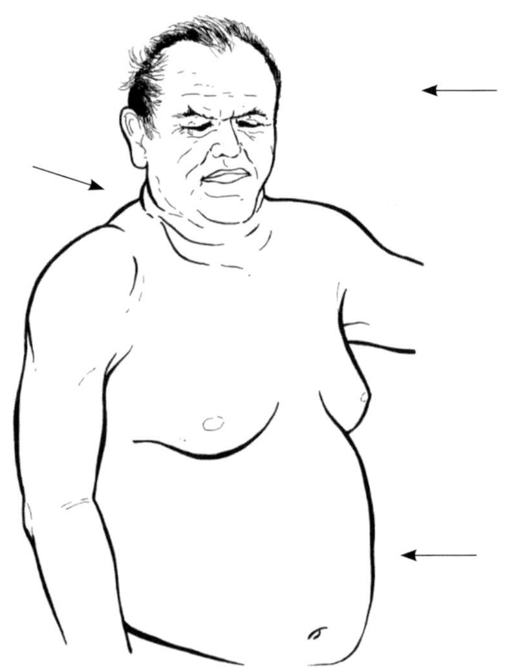

Cualquiera que observe fotografías o films de hace diez, quince o veinte años de este gran actor se dará cuenta del acortamiento del cuello. Ese acortamiento, en el caso de Jack Nicholson, expresa, a su vez, el de la espalda y, en particular, de la nuca y la zona lumbar, lo que, como ya sabemos, repercute en la parte anterior del cuerpo: **la barriga cuelga fláccida hacia delante y hacia abajo, tanto más cuanto mayor sea la acentuación de la curvatura de las vértebras lumbares.**

De nuevo es posible constatar que lo que ocurre en la parte de atrás del cuerpo (debido a la fortaleza de la cadena muscular posterior y su acortamiento) se traduce delante. En este caso concreto, la espalda cargada está en directa relación con la flaccidez de los pectorales, y el acortamiento de la musculatura lumbar, con la prominencia del vientre.

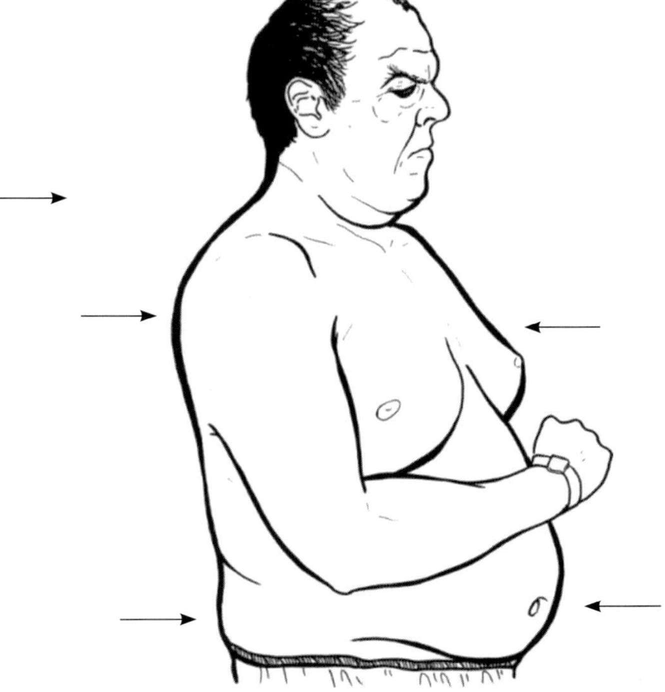

Acortamiento del cuello por musculación de brazos y plegamiento del conjunto de la cadena muscular posterior

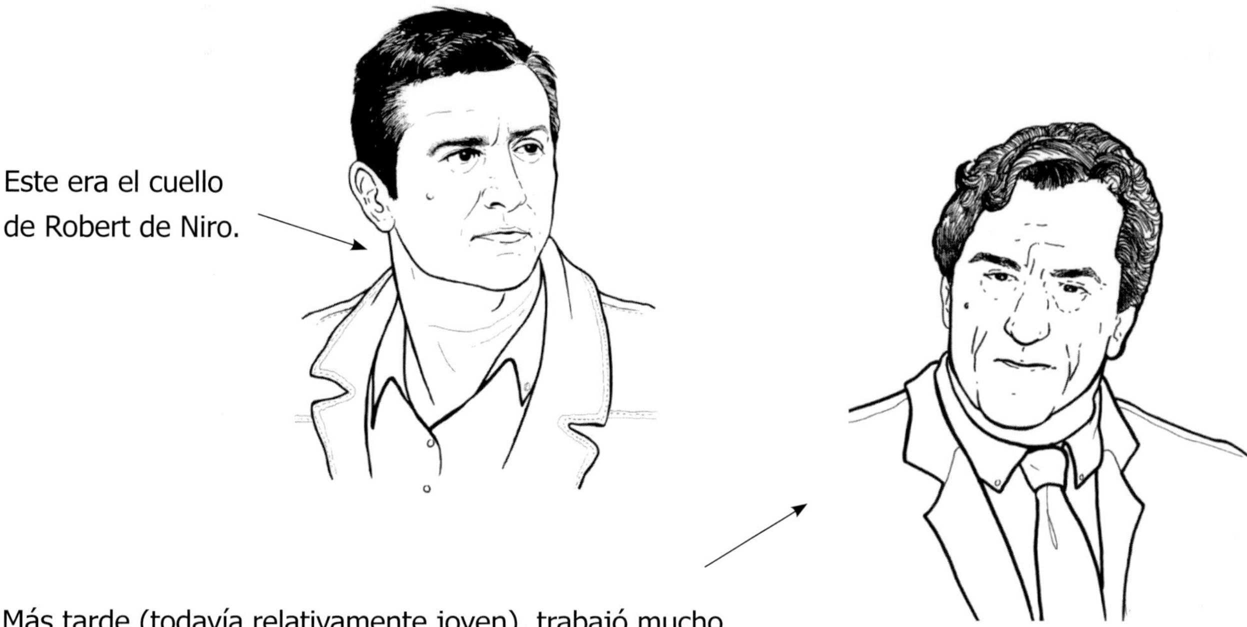

Este era el cuello de Robert de Niro.

Más tarde (todavía relativamente joven), trabajó mucho su musculatura para abultarla (en *El cabo del miedo*, por ejemplo). Ya hemos visto en toda esta obra que abultar la musculatura conlleva necesariamente acortarla. El resultado en el caso de Robert de Niro (como en tantos otros) fue un grave acortamiento de la musculatura de la espalda y del cuello.

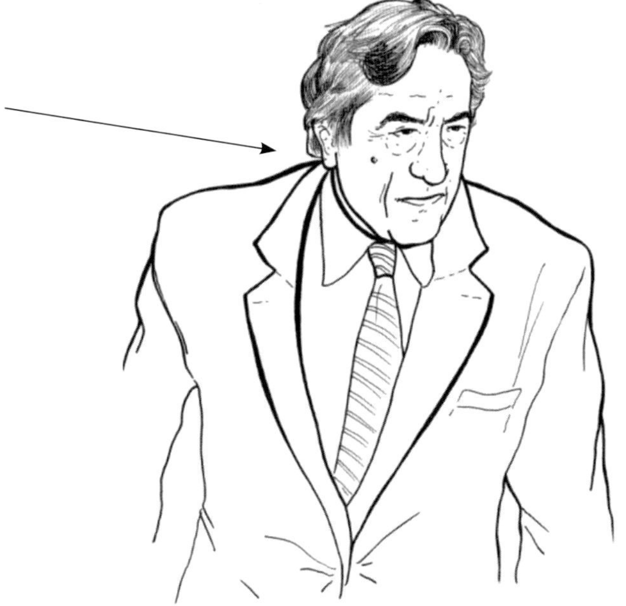

Ese acortamiento del cuello y un cierto grado de espalda cargada se produce igualmente en la mayoría de personas: no se debe al trabajo de musculación de brazos sino al acortamiento de las cadenas musculares propio del trabajo y los quehaceres diarios. Se intensifica, sin embargo, cuando se llevan a cabo esos ejercicios de musculación, ya que suponen una especie de «aceleración» del acortamiento global. Es como si concentráramos en un breve lapso de tiempo, los progresivos acortamientos de muchos años.

Los acortamientos de las cadenas musculares y del diafragma se manifiestan con mucha frecuencia en un tórax con forma abombada o de tonel, lo que nos advierte de posibles problemas cardíacos (por mala oxigenación de los tejidos)

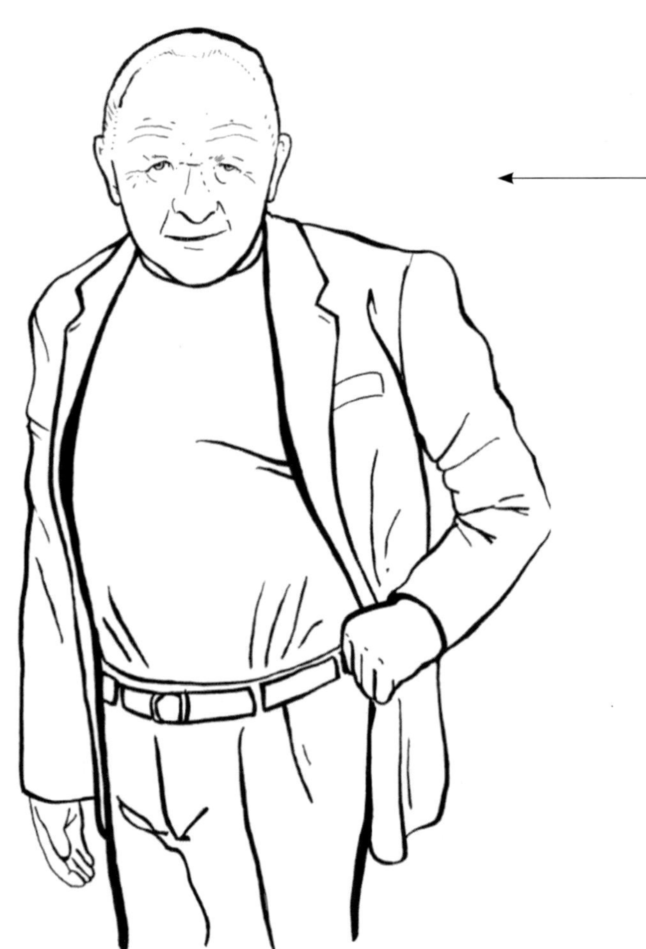

Anthony Hopkins antes de adelgazar.

Es posible observar con mucha frecuencia, y en relación con este tipo de caja torácica abultada, que la musculatura de las piernas está contraída. Las piernas aparecen delgadas como si fueran débiles, aunque no lo son: están muy tensas y los músculos apelmazados. La energía no baja hacia el suelo, no hay «toma de tierra».

La caja torácica abombada o con forma de tonel y las piernas delgadas. Hemos comentado en otras páginas que perder kilos puede ser beneficioso, incluso necesario y en algunos casos imprescindible, para conservar o mejorar la salud, pero perder kilos no modifica los problemas de la estructura del cuerpo: si la musculatura de las piernas está acortada y hay poca «toma de tierra», es decir, escasa descarga de energía hacia el suelo, la pérdida de kilos no cambiará esto. Será necesario estirar la cadena muscular de la pierna y recuperar el tono justo de sus músculos.

La rotación interna de extremidades como consecuencia más habitual del acortamiento de las cadenas musculares

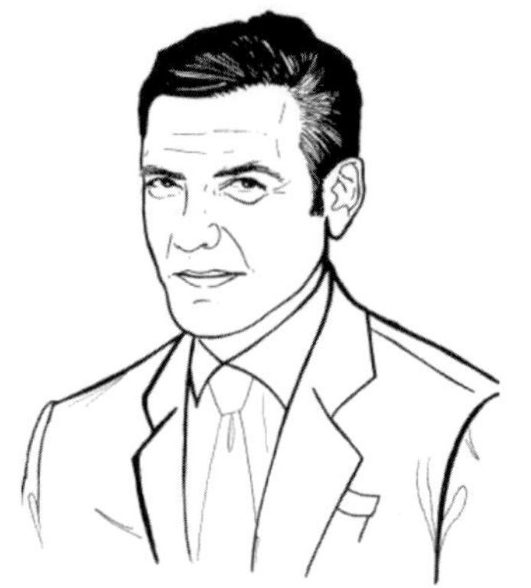

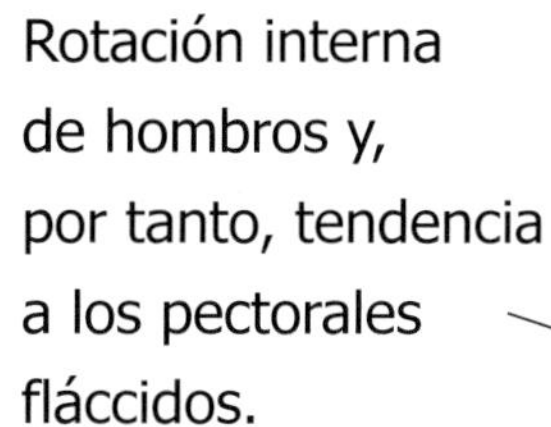

Rotación interna de hombros y, por tanto, tendencia a los pectorales fláccidos.

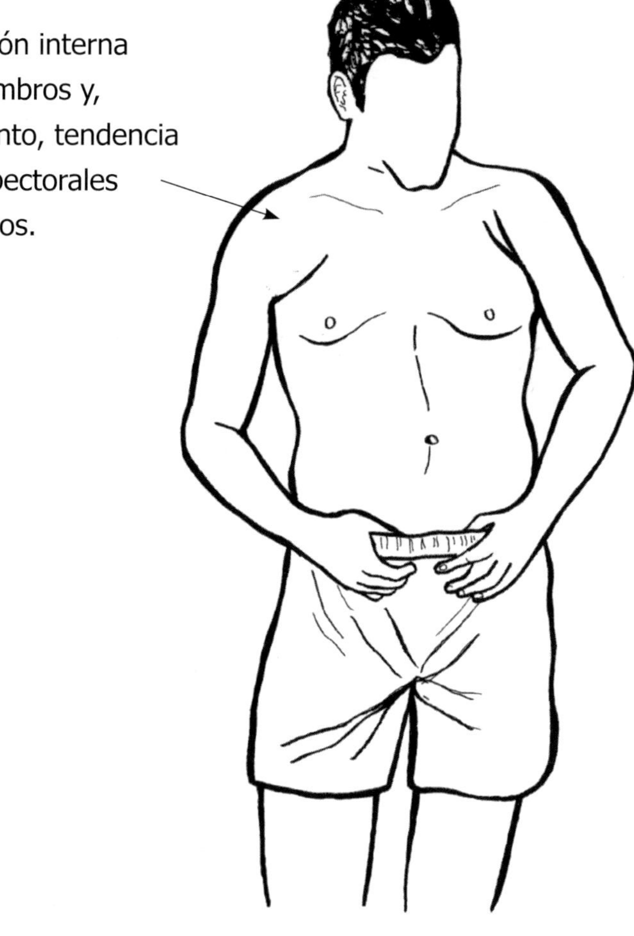

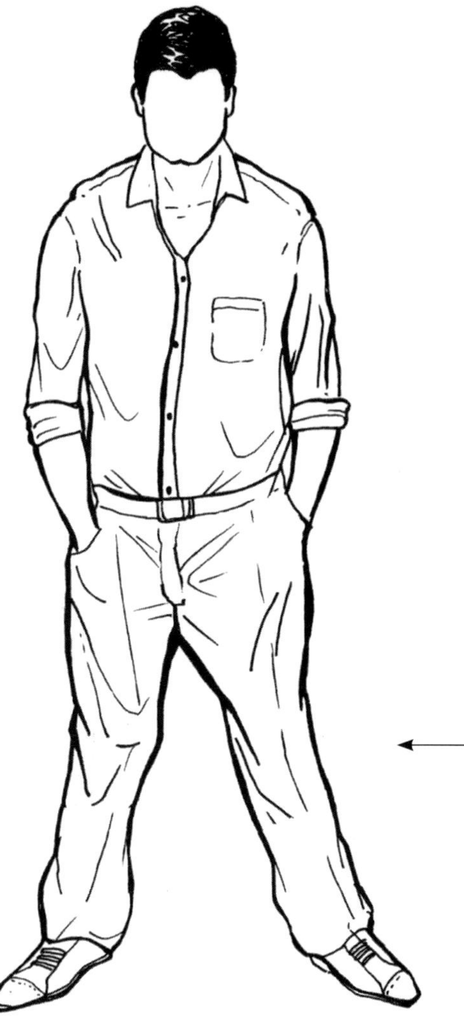

Françoise Mézières afirmó que el acortamiento de las cadenas musculares produce una rotación interna de las extremidades: aquí vemos las piernas en equis (las rodillas giran hacia el interior).

Observando la estructura corporal de la mayoría de deportistas famosos, es lógico preguntarse cómo es posible que en la gimnasia clásica y en el deporte se insista en fortalecer todavía más la espalda como solución para numerosos problemas

Los tópicos y los absurdos de la fisioterapia y la gimnasia clásicas

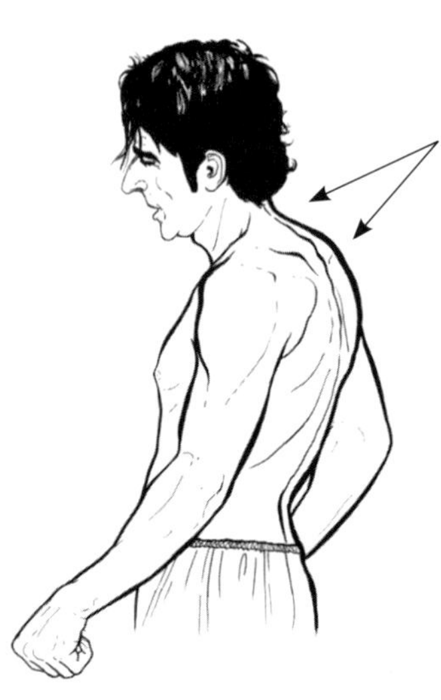

La fisioterapia y gimnasia clásicas insisten siempre en la necesidad de tonificar la musculatura, de darle más fuerza, de potenciarla, alegando que la causa de los problemas radica en el hecho de que la musculatura está débil. Afirman esto porque solamente observan una parte de la musculatura y no se dan cuenta, o no quieren darse cuenta, de que una parte está débil o con poco tono porque hay otra que sufre exceso de tono. Pero ante problemas de espalda cargada (cifosis) como el que vemos aquí al lado, nos preguntamos ¿cómo es posible pedir a una persona que fortalezca o tonifique **todavía más** lo que ya está excesivamente tenso y fuerte y, por ello, acortado?

Si la espalda de este hombre, como la de tantas otras personas, padece de algo, es de exceso de fuerza, de exceso de tono.

¿Cómo exigirle a un hombre como éste, que ha pasado toda su vida fortaleciéndose y «estirando» (estirando de unos segmentos mientras se acortaban otros, como ya hemos visto), que todavía fortaleza más su espalda para solucionar sus problemas?

La solución no consiste en ningún caso en tonificar o «potenciar» o fortalecer **todavía más,** puesto que eso **equivale a acortar esa musculatura que ya está excesivamente tensa y acortada,** sino en relajarla y estirarla. Se nos objetará que lo que se pide a personas con esos problemas es potenciar otros músculos para contrarrestar la fuerza de éstos, pero, como ya hemos visto, no hay nada apenas para contrarrestar la fuerza de la musculatura posterior. La musculatura anterior es mucho menor en cantidad y fuerza.

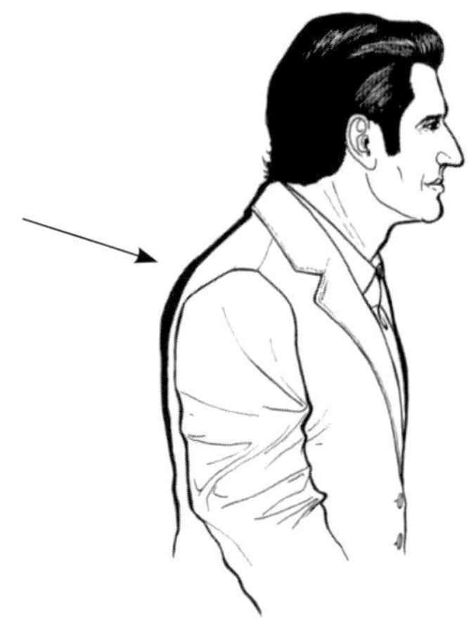

La delgadez no significa que la cadena muscular posterior no esté ejerciendo su presión de acortamiento. Numerosos individuos, incluso muy delgados, son también muscularmente muy rígidos, con un exceso de tono en la musculatura

En algunos puntos clave (la región lumbar y la cervical) con cuatro capas de músculos fortísimos frente a la parte anterior del cuerpo (en el vientre sólo tenemos un músculo), se percibe claramente la acción de la musculatura posterior porque se acentúan las curvas de la columna.

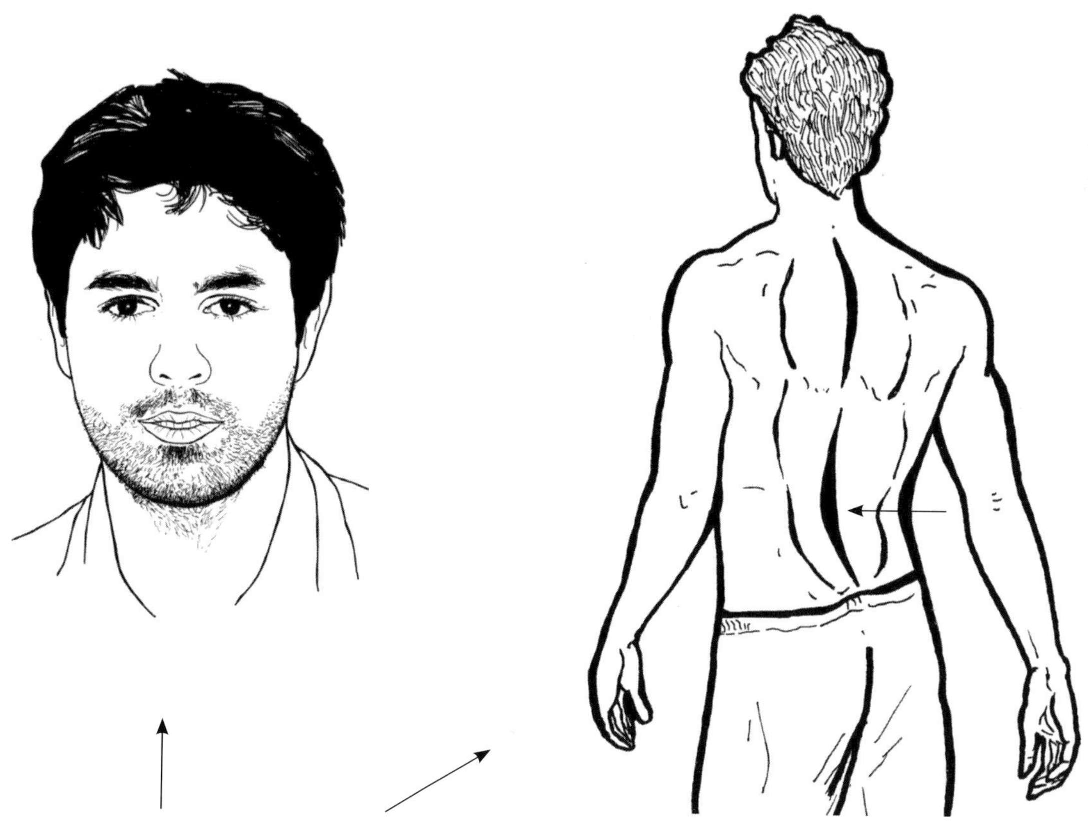

La delgadez propia de una persona —no el hecho de adelgazar, que ya lo hemos visto— no impide por sí misma los problemas de la estructura del cuerpo. Enrique Iglesias, que ha practicado ejercicios de musculación, ha acentuado, como mínimo, su curvatura lumbar. **La delgadez no impide que las varias capas de musculatura de la parte posterior dejen de tener el poder de acortamiento que tienen. Se puede ser de constitución delgada o incluso muy delgada, pero no por ello las cadenas musculares dejan de tener la fuerza que poseen: la posterior es muy fuerte y la anterior es débil en comparación.**

Índice

Nota introductoria 7

Agradecimientos 9

Capítulo I

La estructura del carácter y la estructura del cuerpo
Estudio de tres estructuras corporales y de carácter y otras ideas
de punto de partida 17

1.1. Previo y a tener siempre presente: los procesos energéticos que subyacen
a nuestra conducta 18

1.2. Bases psicológicas elementales 19

1.3. Mecanicismo y narcisismo médicos. Médicos e industria farmacéutica 23

1.4. El titánico esfuerzo de Sigmund Freud y la perdurable validez
del psicoanálisis. Fundamentos psicoanalíticos y otras anotaciones 25

   1.4.1. Los tres personajes que luchan e interactúan en nuestra mente:
el *Ello*, el *Yo* y el *Superyó* 30

   1.4.2. La acción del *Ello* en una sociedad narcisista de (falsas)
gratificaciones inmediatas 32

   1.4.3. El carácter oral y su estructura física: «Me lo merezco todo a cambio
de ningún esfuerzo» 33

   1.4.4. La estructura física y caracterial masoquista: autosabotaje 40

   1.4.5. La estructura física y caracterial esquizoide: «Los estímulos
exteriores me abruman, desconecto del mundo y me escapo
al interior de mi mente» 47

1.5. Narcisismo y tiranía de la apariencia: extenuados de tanto aparentar
que se disfruta 51

1.6. La genética como nueva superstición 55

1.7. Dos aclaraciones de punto de partida sobre el Método Mézières 57

1.8. Cuerpo y mente son inseparables pero el cuerpo es la base 60

1.9. En qué consiste de forma concreta el relajarse muscularmente 62

CAPÍTULO 2

«¡PONTE RECTO!»
Terapias, técnicas y padres que exigen lo que no es posible a no ser
que estiremos globalmente la musculatura 65

CAPÍTULO 3

LA ESTRUCTURA DEL CUERPO Y LA SALUD
Una persona enferma se deforma y una persona que se deforma
pierde la salud 77

3.1. De profesores médicos geniales: sobre la buena postura 78
3.2. ¿Y qué es concretamente la buena postura? 79
3.3. Nuestros movimientos y la contracción muscular 80
3.4. Buena respiración, buena oxigenación de los tejidos y buena salud
     de los órganos internos 81
3.5. Importancia capital de la respiración 84
3.6. Los huesos no deciden la estructura de nuestro cuerpo 85
3.7. Los músculos son elásticos: la fisiología del músculo lo convierte
     en elástico y en el órgano del movimiento 86
3.8. A qué nos referimos cuando hablamos de la estructura del cuerpo 87
3.9. Los huesos y las articulaciones son elementos total
     y absolutamente pasivos 88
3.10. La pérdida de estatura es la primera consecuencia del acortamiento
     de las cadenas musculares 90
3.11. El cuerpo no es una máquina ni debe ser tratado como tal 92
3.12. Las tablas gimnásticas no sirven para corregir los deterioros
     de la estructura del cuerpo 93
3.13. Nuestras resistencias al movimiento no repetitivo (no compulsivo)
     son resistencias al placer 94
3.14. Por qué tantas personas abandonan la práctica del deporte
     y del ejercicio 95
     3.14.1. Más sobre los motivos que explican el abandono del ejercicio
          o del deporte 96

3.15. Los problemas aparecen localizados en una o varias partes del cuerpo
     pero revelan deterioros en el conjunto de la estructura 98

3.16. La causa de los problemas de la estructura del cuerpo puede estar
muy lejos en el espacio y en el tiempo 99

3.17. Características de una estructura corporal correcta, esto es, sana,
y problemas propios de una estructura corporal deteriorada 100

3.17.1. Ejes rectos de las piernas 102

3.17.2. La barriga fláccida o abultada: aspectos estéticos de la estructura
que nos indican los acortamientos de las cadenas musculares 103

3.17.3. Encogimiento del cuerpo por acortamiento de las cadenas
musculares y consecuencias en la cavidad abdominal 105

3.17.4. Las tensiones del diafragma y los problemas circulatorios
y de digestión 107

3.17.5. Si engordar dependiera exclusivamente de la comida,
todas las partes del cuerpo engordarían por igual,
pero sabemos que no es así 108

3.17.6. En una persona con la estructura corporal sana se conserva
la distancia que debe existir entre las costillas bajas y los huesos
que marcan la línea de la cintura (crestas ilíacas) 110

3.17.7. Cómo se vuelven fláccidos determinados segmentos
de la parte anterior del cuerpo 111

3.17.8. Esta es la clave de la juventud: conseguir mantener recta
la columna vertebral evitando la acentuación de sus curvaturas 114

3.17.9. La estructura del cuerpo y el buen funcionamiento
de los riñones 115

3.17.10. La transmisión de los impulsos nerviosos desde el cerebro
a todo el cuerpo 116

3.17.11. La enfermedad de Parkinson vista al revés: en lugar de eliminar
síntomas (los temblores), hagamos que éstos se expresen
y se descargue la tensión contenida por no haber dado
salida a emociones 117

3.17.12. ¿Por qué en las personas parapléjicas o tetrapléjicas se deforma
también la musculatura? 118

3.17.13. El vértigo (pérdida del sentido del equilibrio) 120

3.17.14. La sangre, el oxígeno y la respiración: las claves de nuestra vida
en relación con la estructura corporal 121

3.17.15. Nuestro organismo quiere asegurarse a toda costa la entrada
de oxígeno y la eliminación de los residuos de ese oxígeno
ya quemado en el metabolismo 124

CAPÍTULO 4

QUÉ SON LAS CADENAS MUSCULARES.
   PRINCIPIOS BÁSICOS DE SU FUNCIONAMIENTO 125

4.1. Una comprobación sencilla de la existencia de las cadenas musculares 126

4.2. Por qué existe un predominio de la gran cadena muscular posterior 127

4.3. El proceso de encorvamiento y sus diferentes formas revela
la acción del acortamiento de la cadena muscular posterior 130

4.4. El concepto clave del método Mézières: las compensaciones.
Pero, ¿qué son las compensaciones? 133

   4.4.1. Las compensaciones son la expresión muscular de nuestras
resistencias al cambio en todos los sentidos, también
y especialmente el psicológico 135

   4.4.2. Ejemplos de compensaciones frecuentes y tanto más habituales
precisamente en aquellos que creen estar estirando correctamente 137

4.5. Cuando las cadenas musculares no están acortadas (o las estiramos),
todas las vértebras han de poder reposar sobre la superficie lisa
en la que nos tendemos boca arriba (decúbito supino) 140

4.6. Todo es lordosis. ¿Qué es la lordosis? 141

   4.6.1. La barriga prominente como manifestación de la lordosis lumbar 142

   4.6.2. Signos claros de hiperlordosis lumbar: la tensión de la parte baja
de la pierna nos revela ya lo que ocurre en la región lumbar 145

   4.6.3. La proyección del cuello y la cabeza hacia delante es una
de las formas más comunes de disfrazar el exceso de curvatura
cervical (hiperlordosis cervical) y se da cada vez con mayor
frecuencia en varones jóvenes 146

4.7. El peor error de la fisioterapia y la gimnasia clásicas: tonificar
la musculatura como forma de resolver los problemas
de la estructura corporal 148

4.8. La fisioterapia y gimnasia clásicas se limitan a observar unos pocos
músculos en lugar del conjunto, y de ahí sus graves errores 150

4.9. Incongruencias médicas: cómo los médicos y los fisioterapeutas
clásicos culpabilizan a los pacientes con problemas de artrosis
en las rodillas, los tobillos o los pies 152

4.10. ¿Trabajo muscular isotónico o isométrico? Deportes y ejercicio
    no solucionan los problemas de la estructura corporal. Lo importante no
    es hacer deporte y ejercicio sino cómo lo hacemos 153

4.11. Nuestro objetivo: músculos poco abultados pero bien definidos 158

Capítulo 5

Desacelerar el proceso de envejecimiento estirando las cadenas musculares 161

5.1. El estado de nuestros músculos (relajado o, por el contrario, tenso)
    determina nuestros movimientos 163

5.2. El músculo está constituido fisiológicamente para ser elástico.
    Sus componentes lo convierten en un elemento flexible 164

5.3. Músculos de la parte baja de la pierna 165

5.4. Esfínter anal, actitudes retentivas y músculos isquiotibiales:
    la cara posterior del muslo 167

5.5. Estreñimiento y hemorroides en relación con las actitudes asociadas
    al acortamiento de los isquiotibiales 174

5.6. Cuando predomina el acortamiento de los isquiotibiales, son éstas
    las posturas que se adoptan en actividades de la vida cotidiana 175

5.7. Glúteos: los músculos que forman las nalgas 176

    5.7.1. Los «andares de pato»: signo del grave acortamiento
        de los músculos glúteos 178

5.8. Cuando los glúteos y el resto de musculatura pélvica no están acortados,
    las piernas tienden a conservar sus ejes correctos y hay buena circulación
    de retorno. Y a la inversa 179

5.9. Seguimos con los músculos de la cadena posterior: el cuadrado lumbar 180

5.10. Músculos que hacen juego con la cadena posterior: los oblicuos.
    Causas de su proceso de pérdida de tono 181

5.11. Flaccidez en los costados de la barriga y solución a esa pérdida de tono
    y al deterioro de la estructura 183

5.12. El oblicuo menor: otro gran músculo espirador que hace juego
    con la cadena posterior y, a su vez, es víctima de ella 184

5.13. Un gigante de la musculatura: el dorsal ancho 186

5.14. El dorsal ancho y su relación directa con el lumbago 187

5.15. Más músculos de la gran cadena posterior: el trapecio 188

5.16. Individuos que se sienten apocados y abultan su musculatura
para parecer más grandes 192

5.17. Los músculos más profundos de la cadena muscular posterior 193

5.18. Hombros caídos: el músculo angular de la escápula es causa directa
de los hombros inclinados hacia abajo (hombros caídos) 197

5.19. Músculos de la espalda relacionados directa o indirectamente
con los brazos. Los romboides 198

Capítulo 6

Buena respiración y buena forma del cuerpo

La cadena muscular interna-anterior (diafragma y psoas-ilíaco)
y su relación con la respiración y la vida emocional 201

6.1. Nuestra forma de vida estresada y angustiada y el bloqueo
de la respiración 203

6.2. Las roturas de cadera y su relación con los acortamientos
del psoas-ilíaco y del diafragma 205

6.3. Sexualidad y musculatura lumbar. Músculos que se insertan
en un segmento del cuerpo cargado de energía sexual 207

6.4. El diafragma, la respiración, las emociones y el sexo 208

6.5. El diafragma y la circulación de la sangre: varices y hemorroides 209

6.6. ¡Atención!: el corazón no es independiente del diafragma.
Conservar o recuperar la elasticidad del diafragma contribuye
notablemente a la salud del corazón 210

6.7. Los nervios frénicos: los que movilizan el diafragma 211

6.8. Problemas vertebrales provocados por el diafragma cuando está rígido
según tome como punto fijo las vértebras cervicales o las lumbares 212

6.9. El psoas-ilíaco y nuestra sexualidad 213

6.10. Los efectos visibles del acortamiento de la cadena muscular
interna-anterior: la prominencia de la barriga incluso
en personas delgadas 215

6.11. Importancia primordial de la respiración y del tono de los músculos
que la hacen posible 217

6.12. Para profesionales que trabajan con la voz: movimientos del diafragma
durante la respiración 218

6.13. Beneficios de la práctica consciente de la respiración 219

6.14. Calidad de la respiración y aumento de nuestras capacidades
de acción 221

6.15. Respiración de la salud y autoestiramientos del diafragma 223

Capítulo 7

Estar recto y flexible: los ejes del cuerpo 229

7.1. Una estructura corporal «perfecta» es aquella en la que todos
sus segmentos se encuentran correctamente alineados siguiendo
los ejes fisiológicos 230

7.2. La estructura concreta que adopta el cuerpo de cada individuo,
también concreto, depende de la singularidad irrepetible
de su historia personal 236

7.3. Disminución de estatura del individuo a causa de la desalineación
de los ejes 238

7.4. Bloqueo de la respiración por pérdida de los ejes correctos (esto es, sanos)
del cuerpo 239

7.5. La buena o mala estructura del cuerpo tiene su origen ya en la
infancia, puesto que guarda una relación inseparable con los rasgos
de carácter 240

Capítulo 8

La pelvis y la región lumbar
Son el centro de gravedad del cuerpo, pero además la pelvis
es la región de descarga de las funciones sexuales y excretorias,
y posee por ello una importancia simbólica y energética
de primer orden 243

8.1. La pelvis: centro de gravedad y segmento de origen de numerosos
problemas corporales y también de sus soluciones 244

8.2. El puritanismo, el sentido del ridículo y la vergüenza bloquean
los movimientos pélvicos a fin de que el placer se sienta en la menor
medida posible o no se sienta en absoluto (frigidez) 247

8.2.1. La pelvis y las piernas: región de descarga de energía 248

8.2.2. La relación muscular de la pelvis con las piernas y con la descarga
de energía en el suelo 249

8.2.3. La estática de la pelvis está en relación directa con el estado de la
musculatura de las piernas, y las piernas guardan una relación
igualmente directa con el estado de los músculos pélvicos 250
8.2.4. Músculos cargados de sexualidad relacionados con la libertad
y flexibilidad de los movimientos pélvicos o con su inhibición 252
8.2.5. La escisión del cuerpo en dos mitades sirve inconscientemente
para que la oleada respiratoria no baje desde el diafragma
hasta los genitales y de esa forma evitemos sentirlos 253

8.3. La pelvis basculada hacia atrás: taponar las salidas 254
8.4. Eyaculación precoz. La directa relación entre los problemas
de eyaculación precoz y la tensión crónica de la musculatura de la pelvis 257
8.5. Obesidad falsa 260
8.5.1. Por qué tantas personas abandonan la dieta de adelgazamiento
o la práctica del ejercicio 260
8.5.2. Cuando las cadenas musculares no se acortan o las estiramos,
se conserva la distancia entre las costillas bajas y los huesos
que marcan la línea de la cintura 263
8.5.3. El verdadero origen de la celulitis 265

8.6. El puritanismo, su influencia en el lenguaje corporal y su relación
con las roturas de cadera 269
8.6.1. Las posiciones de las piernas, el lenguaje corporal y las tensiones
crónicas en la pelvis 270
8.6.2. Frigidez sexual, anorgasmia y roturas de cadera en directa relación
con las tensiones de la musculatura de las piernas 279
8.6.3. Posiciones de las piernas y roturas de cadera 281
8.6.3.1. Un apunte sobre la tensión acumulada en la espalda y el brazo,
y su mayor frecuencia en mujeres que en hombres 283

8.7. El verdadero cinturón de castidad 286
8.7.1. «Ahogarse» por arriba y «ahogarse» por abajo: las repercusiones
en la salud causadas por la ausencia de descarga de la energía
de la parte alta del cuerpo 288
8.7.2. Justo arriba de los huesos pélvicos se produce una división
en el cuerpo que impide la buena circulación hacia la pelvis
y las piernas, y a la inversa 289

8.8. La pelvis, la musculatura de la región lumbar y el pinzamiento
del nervio ciático 296

8.9. Roturas de cadera y nutrición para la regeneración de tejidos óseo
y conjuntivo 299

8.10. Pérdida de espacio interóseo y disminución de movilidad de la cadera
acompañada de dolor 302

8.11. Así se produce la regeneración del colágeno (que es la proteína
fundamental de los cartílagos, tendones, ligamentos, discos
intervertebrales e interior de los vasos sanguíneos) 309

8.12. Anotaciones elementales sobre nuestra forma de vida estresada,
las emociones, la nutrición y su relación con la necesidad de un sistema
inmunitario fuerte 310

8.13. El papel de las proteínas en el mantenimiento de un sistema
inmunitario fuerte 312

Capítulo 9

Las piernas arqueadas

Las piernas arqueadas y su relación con las actitudes anales
(es decir, retentivas, de no soltar, no dejar ir ni siquiera
lo más tóxico para el organismo) 317

9.1. Principales músculos de la pierna 318
9.2. Las piernas arqueadas en contraste con las piernas en equis
y con las piernas rectas y sus ejes 319
9.3. Qué son los rasgos anales o retentivos 322
9.4. Un proceso de ida y vuelta: de la pelvis a las piernas y a la inversa 324
9.5. ¿Qué debe hacer un paciente que fue forzado a ser «correcto» y limpio? 325

Capítulo 10

Las piernas en equis y su relación con la vivencia negativa y culpable de la sexualidad

Las piernas en equis y su relación con la vivencia negativa
y culpable de la sexualidad 327

10.1. Las piernas y la sexualidad 328
10.2. Tensamos la musculatura de las piernas más por miedo
a los placeres intensos que por dolor 329
10.3. Una aparente paradoja: necesitamos aprender a «soportar» el placer 331
10.4. Acortamiento de aductores y vuelco de la pelvis hacia delante 334
10.5. Aductores libres de tensiones crónicas y acortamientos. Remando
con la pierna derecha y con una pasmosa fluidez de movimientos 339

10.6. Los cambios en el eje de la pierna y sus consecuencias
en los cartílagos y ligamentos de la rodilla 341

10.7. El miedo o incluso el horror inconsciente ante el sexo: el cierre
progresivo de las piernas en equis 347

10.7.1. Consecuencias de la pérdida del eje correcto de las piernas:
ejemplos más pormenorizados 349

Capítulo 11

Estiramientos para liberar las piernas, la pelvis y la parte baja
de la espalda, y práctica de abdominales no contraproducentes 353

11.1. Cómo colocar los pies para practicar estiramientos 354

11.2. Estiramientos de las piernas en equis (genu valgum) 356

11.3. Estiramientos de las piernas arqueadas (genu varum) 359

11.4. Autoestiramientos de piernas 362

11.5. Estiramientos con el terapeuta para corregir las piernas en equis
o arqueadas 364

11.6. Autoestiramientos de las piernas y de toda la cadena
muscular posterior 367

11.7. Masaje y estiramiento del cuádriceps por el terapeuta evitando
las compensaciones 375

11.8. Abdominales no contraproducentes 376

11.9. Ésta es la forma y el porqué de practicar abdominales
contraproducentes 377

11.10. La barriga lisa o, en contraste, prominente, depende del estado
de la musculatura de la espalda 378

11.11. Buenos abdominales: desaparecerá la barriga prominente y fláccida
si eliminamos las causas que la producen 379

11.12. Otras formas de hacer abdominales no contraproducentes:
actuando desde las causas que originan el vientre fláccido 380

11.13. Más formas de liberar la musculatura de la zona lumbar a fin
de que su plegamiento no contribuya a la aparición de los
pliegues de la barriga 381

Capítulo 12

Los pies: la necesidad física pero también psicológica de apoyar sólidamente los pies en tierra, de sentir un firme arraigo, de mantener el contacto con la realidad 383

12.1. Los pies no encogidos y con los dedos extendidos y no en garra o martillo: el sólido contacto con la realidad y el apoyo sobre esa realidad firme 384

12.2. Músculos de la pierna que actúan directamente sobre el pie 385

12.3. Contra los tópicos: cualquier elevación de tacón, por leve que sea, es nefasta para la estructura del conjunto del cuerpo 392

12.4. El tacón y sus consecuencias visibles: una prueba más de que vivimos bajo la tiranía de la apariencia y no del goce 393

12.4.1. Los zapatos de tacón alto y la tendencia a «engordar» de algunas mujeres 394

12.5. La fuerza de la gravedad y la recuperación de la curvatura de la planta del pie según Françoise Mézières 395

12.6. Relajación y estiramiento de la musculatura de los pies: veamos algunas de las muchas posibilidades 396

Capítulo 13

Manos y brazos, sobrevivir, vivir y expresar: nuestra capacidad de acción sobre el mundo
Fortísima conexión muscular de los brazos con la espalda y la nuca, y las consecuencias de este hecho anatómico 399

13.1. Un prodigio de la naturaleza y la cultura: la mano humana 400

13.2. Desplazamos las tensiones de las manos y brazos al tronco y a la nuca 402

13.3. Numerosas deformidades de los dedos son producto del acortamiento de músculos que proceden del brazo 404

13.4. La fortísima conexión de los brazos con la espalda y la nuca 405

13.5. Las manos, los brazos y la cintura escapular 406

13.6. Importancia del buen estado del cuello para mover los brazos y las manos 409

13.7. Esquema simplificado de la cadena muscular del brazo 410

13.8. La musculatura se acorta tanto a causa de los trabajos que exigen poco
esfuerzo físico (pero precisión) como por tareas que requieren fuerza 413

13.9. La musculación acentúa gravemente el acortamiento de los músculos 416

13.10. La musculación de brazos mediante ejercicios isotónicos
provoca la rotación de los hombros hacia delante 417

13.10.1. El pectoral mayor es el aductor del brazo: esta función del
músculo es causa directa de la rotación interna de hombros 418

13.11. Es posible corregir las desviaciones del eje de los dedos de la mano
cuando no se trata de artritis reumatoide sino de acortamientos
musculares 419

13.12. Los movimientos de los brazos actúan sobre el tórax y la nuca,
pero también sobre la región lumbar 421

13.13. Capsulitis adhesiva, hombro congelado o encapsulamiento del hombro ... 422

13.13.1. Músculos del manguito rotador: los más directos responsables
del encapsulamiento del hombro o capsulitis adhesiva 424

13.14. Tendinitis del codo: la tendinitis del codo es un cajón de sastre
en el que se engloban numerosas dolencias 427

Capítulo 14

Pechos caídos en las mujeres y pectorales fláccidos en los hombres:
sólo son síntomas de la espalda cargada (cifosis) y de la rotación
interna del hombro

La solución está en corregir la espalda cargada y la proyección
de los hombros hacia delante (esto es, su rotación interna)

La solución está en corregir la espalda cargada y la proyección
de los hombros hacia delante (esto es, su rotación interna) 433

14.1. La espalda cargada: primera causa de los pechos caídos
y pectorales fláccidos 434

14.1.1. La espalda cargada (cifosis) y la dificultad para respirar
profundamente, y, por tanto, para recargarse de energía 436

14.2. La rotación interna de hombros: causa también directa de los pechos
caídos y pectorales fláccidos 437

14.2.1. Fortalecer o tonificar el pectoral mayor con ejercicios isotónicos
no puede conducir sino a la rotación interna del hombro, y a corto
y medio plazo, a la flaccidez de los pectorales o a los pechos caídos ... 441

14.2.2. Dos fenómenos que van juntos: el pecho comprimido a causa
de la rotación de hombros y la respiración superficial 442

14.3. Ésta es la forma de no estirar los pectorales 444

14.4. ¿Qué es la cintura escapular y por qué es tan importante
para la vida humana? 446

14.5. Trabajo corporal de precisión para aplicar en la vida cotidiana:
independizar los movimientos de la muñeca respecto del brazo 450

14.6. Los cambios en la cintura escapular (los hombros, para simplificar)
y sus repercusiones 451

14.7. Recordemos que la musculatura del brazo se inserta en un hueso
de la espalda: el omóplato. En consecuencia, las acciones que llevamos
a cabo con nuestros brazos actúan directamente sobre la espalda 453

Capítulo 15

Estiramientos de brazos: el placer de actuar

Recuperar la capacidad de actuar, pero sin dañar la nuca
ni la parte alta de la espalda (estirar sin compensaciones) 455

15.1. Estiramientos de brazos evitando las compensaciones (sin desplazar
las tensiones a la nuca o a la espalda) 456

15.2. Estiramientos de brazos con intervención del terapeuta eliminando
las siguientes compensaciones que aparecen 461

15.3. Autoestiramiento de brazos evitando las compensaciones (al igual
que cuando el estiramiento se lleva a cabo por el terapeuta) 463

15.3.1. Cómo colocar las manos para no hacer trampas durante
el estiramiento de brazos (para no hacer compensaciones) 465

15.4. Aprendiendo a independizar el movimiento de los brazos respecto
de la caja torácica y de la nuca: cómo dejar de malgastar energía
y de dañar la columna 468

15.5. Con frecuencia duelen los músculos de la mano y no sólo notamos
los acortamientos del brazo: ¿cómo estiramos la musculatura
de la mano? 471

Capítulo 16

Columna vertebral: la obra maestra de la naturaleza
    Principios generales sobre su buen estado (su salud)
    y sus patologías si se pinzan nervios, o se comprime la médula,
    o se desvía lateralmente: escoliosis 473

    16.1. Una columna vertebral sana se caracteriza por tener sus curvas suaves
        y no acentuadas solamente cuando estamos de pie 474
    16.2. El principal objetivo de nuestro trabajo es liberar la columna
        vertebral de las presiones a las que se ve sometida por las cadenas
        musculares acortadas 475
    16.3. Ejercicios y «terapias» de moda que dañan la columna vertebral 480
    16.4. Consecuencias nocivas en los discos intervertebrales y en los nervios,
        de los estiramientos que acentúan las curvas de la columna 482
    16.5. Desviaciones laterales de la columna vertebral: escoliosis 485
        16.5.1. Cómo detectar las escoliosis 486
        16.5.2. Músculos cuyo acortamiento provoca escoliosis 492
        16.5.3. Los brazos y los hombros (no los pies ni la diferencia de longitud
            de las piernas) son la clave para comprender la escoliosis
            y para tratarla 495
        16.5.4. La causa de la escoliosis no es la existencia de una pierna
            más corta que la otra 497

Capítulo 17

Hernias en los discos intervertebrales
    Nutrición para regenerar tejidos. Buena nutrición y desaceleración
    del envejecimiento, mala nutrición y envejecimiento 501

    17.1. Qué son los discos intervertebrales 503
    17.2. Qué datos anatómico-fisiológicos permiten a los médicos afirmar que
        el tejido óseo se recupera, pero no el tejido conjuntivo (y entre él, los
        discos intervertebrales) 504
    17.3. Cómo se produce una hernia de disco 507
    17.4. Roturas de los discos intervertebrales a causa del desgaste
        y adelgazamiento 510

Capítulo 18

La nuca y el cuello: atreverse a descollar respirando sin ansiedad ni angustia

Destacar arriba dejando que la respiración suba calmadamente
desde abajo 511

18.1. La estructura del cuello y de la nuca está en relación directa
con los problemas crónicos de voz 512

18.2. Importancia excepcional del estado de la nuca y el cuello 513

18.3. Músculos inspiradores cuyo acortamiento es causa directa
de los problemas de la estructura del cuello 514

18.4. Los médicos están bien informados sobre la importancia
de la estructura del cuerpo en la salud, pero... 518

18.5. El vértigo (pérdida del sentido del equilibrio) y su relación
con la desalineación de las vértebras cervicales 519

18.6. Otras repercusiones que el estado de la musculatura del cuello
y del cráneo tiene sobre la salud 524

18.7. Los ojos: lo que queremos ver y lo que nos negamos a ver.
El uso de los ojos (la vista) y sus consecuencias sobre
las vértebras cervicales 527

18.8. Autoestiramientos de nuca 529

18.9. Estiramientos del cuello y la nuca con el terapeuta 534

Capítulo 19

La respiración de la angustia

Utilizamos en exceso los músculos inspiradores altos para mantener
bloqueado el diafragma. Y bloqueamos el diafragma para sentir sólo
superficialmente nuestras emociones dolorosas o nuestros dolores
físicos, lo que nos obliga a usar demasiado los músculos inspiradores
altos: se trata de un círculo vicioso que hay que romper 535

19.1. Un gran gasto de energía para conseguir resultados muy escasos:
la respiración de la angustia 536

19.2. Principales músculos inspiradores altos 538

19.3. Consecuencias del uso excesivo de los músculos inspiradores altos
en lugar del diafragma 544

19.4. La necesidad absoluta de «horizontalización» de la mirada
y su relación con el acortamiento de los músculos inspiradores altos 548

Capítulo 20

Buena estructura corporal y buena salud del corazón: decenas de miles de operaciones que podrían evitarse

Al corregir la estructura del cuerpo, desbloqueamos la respiración
y conseguimos la oxigenación suficiente para que las células
del músculo cardíaco se conserven sanas 551

20.1. El corazón y el diafragma son inconcebibles por separado,
de ahí la importancia para la salud del corazón de conservar
o recuperar la flexibilidad del diafragma 553
20.2. La caja torácica, que alberga el corazón, es muy maleable y se deforma
(o corrige) con facilidad a causa de los acortamientos de la musculatura
y en particular de los músculos de la respiración 555
20.3. La forma de la caja torácica revela la contención, o, por el
contrario, la canalización o salida de los impulsos a través
de los brazos (la rabia, la pena, la necesidad de contacto, la alegría...) 557
20.4. A causa de la ausencia de descarga de la energía del tórax a través
de las piernas, y de su contención en la parte alta del cuerpo,
las extremidades inferiores se vuelven cada vez más delgadas 561
20.5. No se nace con una caja torácica atlética o, al contrario, son los músculos
los que van dando forma al tórax 563
20.6. Masajes para relajar el tórax abombado y el diafragma. Después hay que
estirar los brazos y las piernas para poder descargar la energía por las
extremidades 565
20.7. Otros masajes para liberar el tronco 568
20.8. Crucial para la salud: mantener en buen estado los vasos sanguíneos 570

Capítulo 21

Frente a los tópicos de la fisioterapia clásica, aclaremos el funcionamiento muscular: el caso de la natación

La natación no sólo no resuelve los problemas de espalda,
sino que los agrava 571

21.1. La postura de brazos levantados propia de la natación: un caso
que no es del deporte sino del arte, Miguel Ángel Buonarroti 575

21.2. La idealización del cuerpo de los nadadores que impide ver la realidad 577

21.3. Más de lo mismo no es mejor 580

Apéndice

Sobre la escena narcisista global

Narcisismo y tiranía de la apariencia: los juegos de poder y control
entre individuos. Tácticas y maniobras encubiertas mediante
seducción, exhibicionismo, simulacro, interpretación
y representación

y representación 583

Introducción 585

Narcisismo: el juego de los espejos 586

Lo que hemos de valorar y admirar en actores, actrices y deportistas:
su trabajo y no su vida privada 591

Cinco citas particularmente esclarecedoras sobre la sociedad de la apariencia 594

La tiranía de la apariencia en la sociedad narcisista. Seducir: el juego del poder
y del control entre individuos narcisistas 595

Lo que no debemos copiar de los actores ni de los deportistas: evitemos
el trabajo isotónico para muscular los brazos 597

Lo que no funciona: musculación de pectorales y brazos. Muscular o tonificar
los brazos equivale a acortar esa musculatura y a cargar la espalda (cifosis) 599

Los músculos que provocan más directamente la espalda cargada (cifosis)
y los problemas cervicales cuando los brazos y pectorales se ejercitan
para que aparezcan abultados y vistosos 603

Acortamiento de la musculatura de los brazos y de los pectorales
y rotación interna de hombros 605

Los ejercicios isotónicos de musculación de brazos provocan el bloqueo
del diafragma y obligan a usar en exceso los inspiradores altos, y, por tanto,
también producen espalda cargada (cifosis) 607

Otro ejemplo en el que es posible observar que el trabajo de musculación
de brazos provoca la anteriorización del cuello y la carga de la espalda 609

El esternocleidomastoideo es también uno de los músculos inspiradores altos
que se usa en exceso en los ejercicios de musculación 610

La rotación interna de hombros guarda una relación directa con la espalda
cargada (cifosis) y con la hiperlordosis cervical 611
La proyección del cuello hacia delante (anteriorización) esconde
una grave hiperlordosis cervical, es decir, una muy acusada curvatura
de las vértebras cervicales 613
Hipertrofia muscular: ¿fortaleza o debilidad? 615
El proceso para abultar un músculo y hacerlo vistoso es el mismo
que para acortarlo: no se produce una cosa sin la otra 616
Lo que sí funciona: ejercicio no destinado a abultar la musculatura
y trabajo corporal isométrico 618
Lo que no funciona: adelgazar no corrige los problemas de la estructura
del cuerpo 619
Lo que no funciona: los abdominales habituales (isotónicos) acentúan
la curva lumbar y, por tanto, a medio plazo producen más barriga 622
El acortamiento de los isquiotibiales o de los aductores, la pérdida del eje
de las piernas y los problemas de pelvis y espalda 625
Acortamiento de la cadena muscular de la pierna que provoca modificaciones
en la estática de la pelvis y repercute en toda la columna vertebral
hasta la nuca 629
Problemas de piernas, acortamiento lumbar y espalda cargada (cifosis).
Y a la inversa: problemas de acortamiento en la región lumbar y en la
pelvis, y grave tensión muscular en las piernas 630
Los problemas de la musculatura de la pelvis y su proceso de ida y vuelta
respecto a las piernas 635
La espalda cargada (cifosis) no es propia solamente de personas
de elevada estatura 636
El deporte no corrige los excesos de curvatura cervical o lumbar 637
Las personas que son (o han sido) referentes eróticos lo son porque sólo atendemos
lo que el cine y los medios de comunicación quieren que creamos 639
Engordar por acortamiento y plegamiento del conjunto del cuerpo
y no por la cantidad de comida ingerida 640
Acortamiento del cuello por musculación de brazos y plegamiento del conjunto
de la cadena muscular posterior 641

Los acortamientos de las cadenas musculares y del diafragma se manifiestan
con mucha frecuencia en un tórax con forma abombada o de tonel,
lo que nos advierte de posibles problemas cardíacos (por mala oxigenación
de los tejidos) 642
La rotación interna de extremidades como consecuencia más habitual
del acortamiento de las cadenas musculares 643
Observando la estructura corporal de la mayoría de deportistas famosos,
es lógico preguntarse cómo es posible que en la gimnasia clásica
y en el deporte se insista en fortalecer todavía más la espalda como solución
para numerosos problemas 644
La delgadez no significa que la cadena muscular posterior no esté ejerciendo
su presión de acortamiento. Numerosos individuos, incluso muy delgados,
son también muscularmente muy rígidos, con un exceso de tono
en la musculatura 645
Signos inequívocos de acortamiento en la musculatura de las piernas
y acentuación de la curvatura de las vértebras lumbares: consecuencias
en la espalda y la nuca 646
Musculación de todo el cuerpo y rotación interna de las extremidades:
las piernas en equis (aquellas cuyas rodillas giran hacia dentro) 647
Ejercicios propios de la gimnasia y fisioterapia clásicas, acortamiento
de las cadenas musculares y tendencia a engordar (en gran parte
por el plegamiento del cuerpo y no por la cantidad de comida ingerida) 648
Piernas arqueadas: el deporte no corrige los problemas de la estructura
corporal sino que los agrava (en este caso, no soluciona la pérdida
del eje de las piernas) 649
El uso de tacones y la acentuación de la curvatura en la región de los riñones
(hiperlordosis lumbar) con los consiguientes problemas en las vértebras
y discos de ese segmento de la columna 650
La viveza y expresividad de los ojos no dependen de los ojos sino
de los músculos del rostro 651

Bibliografía esencial 653
Acerca del autor 655

Otros libros del mismo autor
publicados por Ediciones Obelisco

¿Por qué hay personas que envejecen mucho más lentamente que otras?

- Tal vez no arrastren cargas inservibles.
- Tal vez hayan sabido elegir y disfruten de una vida más ágil.
- Tal vez sean más creativos.
- Tal vez hayan leído este libro.

Me doy permiso para... es un conjunto de breves anotaciones sobre la vida cotidiana y las distintas formas de enfocarla. A través de estas páginas, el autor nos ofrece su sabiduría para reconciliarnos con nuestras emociones ocultas largo tiempo atrapadas en la rigidez de nuestro cuerpo. Sus palabras tienen el poder de aflojar todas las corazas musculares y devolver nuestro organismo a su ancestral plenitud.

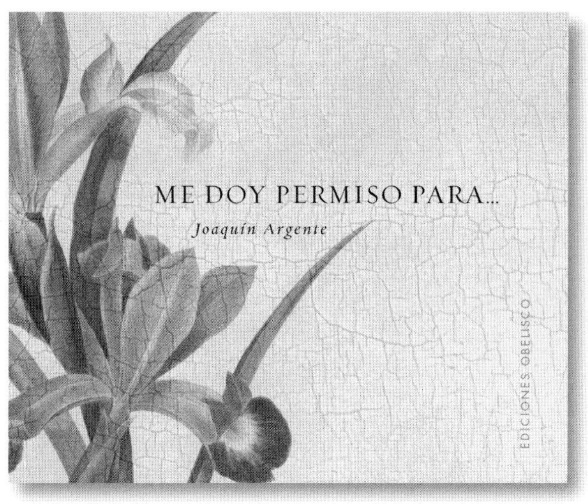

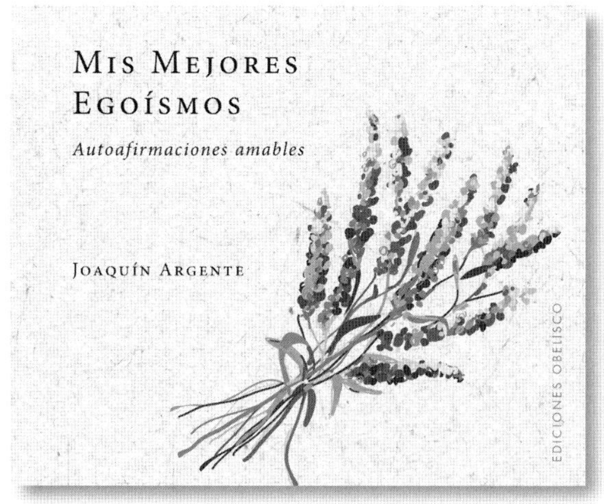

Nuestras posibilidades de llenar nuestras vidas con una relación de pareja excelente y con amistades realmente profundas son infinitas. Sólo tenemos que observar al otro con una mirada de inefable ternura y apreciarlo tal como es. Este libro nos muestra el camino para abandonar las relaciones basadas en las posiciones de poder y cambiarlas por unas cimentadas en la colaboración, la comprensión y la admiración.

La clave para mantener relaciones estimulantes y que nos aumentan la vida radica en afirmar con claridad nuestras necesidades y deseos, y no en negarlos ni menguarnos, no disminuirnos renunciando a ellos, al tiempo que ofrecemos siempre al otro todo aquello bueno que desearíamos para nosotros.

Mis mejores egoísmos nos invita a afirmarnos con respeto y amor, y aceptar también la afectuosa afirmación personal de los demás.